FORMULAIRE
Officinal et Magistral
International

**Dictionnaire de médecine, de chirurgie, de pharmacie, de
l'art vétérinaire** et des sciences qui s'y rapportent, par
E. LITTRÉ (de l'Institut). 15e édition. 1 vol. gr. in-8 de
1800 pages à deux colonnes et 600 figures, broché 20 fr.
Relié.. **24 fr.**

PHYSIQUE, CHIMIE ET HISTOIRE NATURELLE MÉDICALES

BUIGNET. *Manipulations de physique.* 1 vol. in-8 de
800 pages, avec 265 fig. et 1 pl. coloriée. Cart... **16 fr.**

CAUVET. *Nouveaux éléments d'histoire naturelle médicale.*
2 vol. in-18 jésus, avec 822 fig................. **12 fr.**

ENGEL. *Nouveaux éléments de chimie médicale et de chimie biologique.* In-18 jésus, avec 125 figures.... **8 fr.**

GUIBOURT et PLANCHON. *Histoire naturelle des drogues
simples.* 7e édition. 4 vol. in-8, avec 1077 fig..... **36 fr.**

JUNGFLEISCH. *Manipulations de chimie,* cours de travaux pratiques professé à l'Ecole de pharmacie par
E. Jungfleisch. 1 vol. in-8.

MOQUIN-TANDON. *Eléments de botanique médicale.*
3e édition. 1 vol. in-18 jésus, avec 128 figures.... **6 fr.**

ANATOMIE, PHYSIOLOGIE, HISTOLOGIE

ANGER. *Nouveaux éléments d'anatomie chirurgicale.*
in-8, avec 1079 fig. et atlas in-4 de 12 pl. col.. **40 fr.**

BEAUNIS. *Nouveaux éléments de physiologie humaine.*
2e édition. 2 vol. in-8, avec 400 fig. cart........ **25 fr.**

BEAUNIS et BOUCHARD. *Nouveaux éléments d'anatomie
descriptive et d'embryologie.* 1 vol. in-8, avec 421 figures
noires et coloriées .... **20 fr.**

— *Précis d'anatomie et de dissection.* 1 vol. in-18. **4 50**

DUVAL (Mathias). *Précis de technique microscopique et
histologique.* 1 vol. in-18 jésus, avec 43 fig....... **4 fr.**

KUSS et DUVAL. *Cours de physiologie.* 5e édition. 1 vol.
in-18 jésus, cartonné.......................... **8 fr.**

|N (CH.). *Manuel des vivisections,* par Ch. LIVON, pro-
seur à l'Ecole de médecine de Marseille. 1 vol. in-8,
:c 119 figures noires et coloriées............. **7 fr.**

GAIGNE. *Traité d'anatomie chirurgicale et de chirur-
expérime................................. **18 fr.**

Env

MOREL (C.). *Traité élémentaire d'histologie humaine*, normale et pathologique. 3ᵉ édition. 1 vol. in-8, VIII-418 pages avec atlas in-8 de 36 planches.................... 16 fr.

RANVIER (L.). *Leçons d'anatomie générale*, par L. RANVIER, professeur au Collège de France. 2 volumes in-8, avec figures............................ 20 fr.

ROBIN (CH.). *Traité du microscope.* 1 vol. in-8, 1028 pages, avec 317 figures et 3 planches. Cartonné......... 20 fr.
—*Programme du cours d'histologie.* 1 v. in-8 de 500 p. . 6 fr.
— *Anatomie et physiologie cellulaire* ou des cellules animales et végétales. 1 vol. in-8, avec 83 fig. cart. 16 fr.
— *Leçons sur les humeurs* normales et morbides du corps de l'homme, 2ᵉ édit. 1 vol. in-8, av. 35 fig., cart. 18 fr.

PATHOLOGIE ET CLINIQUE MÉDICALES

ANATOMIE PATHOLOGIQUE ET PATHOLOGIE GÉNÉRALE

BOUCHUT. *Nouveaux éléments de pathologie générale*, 4ᵉ édition. 1 vol. in-8 avec 245 figures............ 16 fr.
— *Traité de diagnostic et de sémiologie.* 1 vol. in-8 de 692, pages avec 160 figures..................... 12 fr.

BOUILLET. *Précis de l'histoire de la médecine*, avec introduction, par A. LABOULBÈNE. 1 volume in-8 de XIV-366 pages.................................... 6 fr.

COIFFIER. *Précis d'auscultation.* 1 vol. in-18 jésus, avec 71 fig. coloriées, intercalées dans le texte........ 3 fr.

CORLIEU. *Aide-mémoire de médecine, de chirurgie et d'accouchements*, vade-mecum du praticien. 3ᵉ édition. 1 vol. in-18 jésus, avec 439 figures. Cartonné......... 6 fr.

CRUVEILHIER (J.). *Traité d'anatomie pathologique.* 5 vol. in-8........................... 35 fr.

LABOULBÈNE. *Nouveaux éléments d'anatomie pathologique*, descriptive et histologique, par A. LABOULBÈNE, professeur à la Faculté. 1 volume in-8, avec 298 figures. Cartonné................... 20 fr.

LAVERAN et TEISSIER. *Nouveaux éléments de pathologie et de clinique médicales*, par A. LAVERAN, professeur agrégé à l'école du Val-de-Grâce, et J. TEISSIER, professeur agrégé à la Faculté de Lyon. 2ᵉ édition................ 18 fr.

LEYDEN. *Traité clinique des maladies de la moelle épinière.* 1 vol. in-8 de 850 pages.................. 14 fr.

PETER. *Traité clinique et pratique des maladies du cœur et de la crosse de l'aorte.* 1883, avec 4 planches en chromolithographie et 54 fig. dans le texte.............. 18 fr.

RACLE. *Traité de diagnostic médical.* 6ᵉ édition, par CH. FERNET et I. STRAUS. in-18 jésus.......... 8 fr.

RINDFLEISCH. *Traité d'histologie pathologique.* 1 vol. in-8, IV-740 pages, avec 260 figures............. 14 fr.

TROUSSEAU. *Clinique médicale de l'Hôtel-Dieu de Paris.* 4ᵉ édit., par le professeur M. PETER, 3 vol. in-8.. 32 fr.

VALLEIX et LORAIN. *Guide du médecin praticien,* résumé général de pathologie interne et de thérapeutique appliquées. 5ᵉ édit. 5 vol in-8..................... 50 fr.

PATHOLOGIE ET CLINIQUE CHIRURGICALES
MÉDECINE OPÉRATOIRE

BERGERON (A.). *Précis de petite chirurgie et de chirurgie d'urgence.* 1 vol. in-18 jésus, avec 374 fig........ 5 fr.

BERNARD (Cl.) et HUETTE. *Précis iconographique de médecine opératoire et d'anatomie chirurgicale.* 1 vol. in-18 jésus, avec 113 pl., fig. noires. Cart........ 24 fr.
— Le même, fig. color. Cartonné................. 48 fr.

CHAUVEL. *Précis d'opérations de chirurgie.* 2ᵉ édition. 1 vol. in-18 jésus, avec 281 figures............. 7 fr.

CHRÉTIEN (H.). *Nouveaux éléments de médecine opératoire.* In-18 jésus 528 pag., avec 184 fig......... 6 fr.

CORRE. *Pratique de la chirurgie d'urgence.* 1 vol. in-18, avec 51 figures........................ 2 fr.

DECAYE. *Précis de thérapeutique chirurgicale,* par le Dᵣ P. DECAYE, 1 vol. in-18 jésus de XII-572 pages. 6 fr.

DESPRÉS. *La Chirurgie journalière.* 2ᵉ édition. 1 volume in-8, avec figures........................ 12 fr.

Encyclopédie internationale de chirurgie, publiée sous la direction du docteur ASHHURST, avec introduction par le professeur GOSSELIN. 6 vol. in-8 de chacun 800 pages à 2 col., avec 500 fig. Prix de chaque volume...... 17 50

FORMULAIRE

OFFICINAL ET MAGISTRAL

INTERNATIONAL

Bourloton. — Imprimeries réunies, A, rue Mignon, 2, Paris.

FORMULAIRE
OFFICINAL ET MAGISTRAL
INTERNATIONAL

comprenant environ

QUATRE MILLE FORMULES

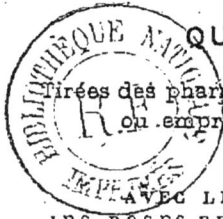

Tirées des pharmacopées légales de la France et de l'étranger
ou empruntées à la pratique des thérapeutistes
et des pharmacologistes

AVEC LES INDICATIONS THÉRAPEUTIQUES
LES DOSES DES SUBSTANCES SIMPLES ET COMPOSÉES
LE MODE D'ADMINISTRATION
L'EMPLOI DES MÉDICAMENTS NOUVEAUX, ETC.

SUIVI D'UN MÉMORIAL THÉRAPEUTIQUE

Par le Dr J. JEANNEL

Ancien Membre du Conseil de santé des armées
Pharmacien inspecteur en retraite
Professeur honoraire de thérapeutique et de matière médicale
à l'École de médecine de Bordeaux
Officier de la Légion d'honneur, etc.

TROISIÈME ÉDITION

Contenant les médicaments nouveaux, et les formules nouvelles
d'après le Codex de 1884

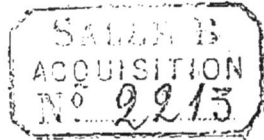

PARIS

LIBRAIRIE J.-B. BAILLIÈRE et FILS
Rue Hautefeuille, 19, près le boulevard Saint-Germain
1885
Tous droits réservés

PRÉFACE

DE LA TROISIÈME ÉDITION

Au moment de publier une troisième édition du *Formulaire officinal et magistral*, j'ai pensé que le meilleur moyen de faciliter la transition entre le Codex de 1866 et celui de 1884 serait d'offrir par ordre alphabétique dans un supplément de quelques pages, toutes les innovations apportées par le Codex nouveau avec des renvois aux formules du Codex de 1866 qui se trouvent intégralement insérées dans le corps de l'ouvrage.

« La loi du 21 germinal an XI prescrit (art. 38) la rédaction d'un Codex ou formulaire officiel des préparations médicinales et pharmaceutiques que les médecins doivent trouver toujours identiques dans toutes les pharmacies du territoire. » (Voy. *Rapport au Président de la République*, Codex 1884, p. V.)

Il est bon de faire observer :

1° Que le Codex n'est point et ne saurait être obligatoire pour les médecins. Assumant tout entière la responsabilité de leurs actes professionnels, les médecins sont libres de formuler et de prescrire des médicaments quelconques, simples, officinaux ou magistraux inscrits ou non inscrits au Codex ;

2° Que le Codex est obligatoire pour les pharmaciens, mais seulement lorsqu'il s'agit des préparations médicinales prescrites par les médecins d'après leur dénomination, sans formule, et sans instruction quant au *modus faciendi*.

Un médecin prescrit sirop de digitale, 100 gram. ; le pharmacien à qui l'ordonnance est présentée est obligé de délivrer le sirop de digitale formulé au Codex de 1884, c'est-à-dire préparé par le mélange de la teinture de digitale et du sirop de sucre dans la proportion de 25 pour 1000 sans ébullition ; mais le médecin était libre de prescrire en le formulant du sirop de digitale préparé par le même mélange, suivi de l'élimination de l'alcool par l'ébullition, selon le Codex de 1866 ; il pouvait tout aussi bien prescrire le sirop de digitale préparé par le mélange de l'alcoolature de digitale avec le sirop de sucre, s'il est de ceux qui préfèrent, et pour d'excellentes raisons, les alcoolatures aux teintures; il pouvait encore ordonner la préparation par la dissolution de l'extrait hydroalcoolique de digitale dans le sirop simple, selon le procédé qui a fait la fortune de Labélonye.

Le même raisonnement s'appliquant à toute espèce de médicament officinal ou magistral, il est de toute évidence que le Codex est pour le thérapeutiste un guide purement officieux, un recueil de recettes proposées à son jugement, mais point imposées à sa pratique.

Le Codex possède sans doute une grande autorité morale en raison de la haute notoriété de ses rédacteurs, mais il n'a pas d'autorité légale auprès des médecins, car il ne saurait immobiliser la science toujours en quête de ressources nouvelles contre la mort, qui chaque jour, par des arguments sans réplique, la convainc d'impuissance.

Voilà pourquoi le Codex ne remplace pas les formulaires destinés à multiplier et à comparer les procédés, à suggérer des expédients, et même, dans une certaine mesure, à motiver des jugements.

Un des inconvénients les plus graves des nouvelles éditions du Codex, c'est qu'elles rompent certaines habitudes thérapeutiques et pharmaceutiques en changeant non seulement le mode de préparation, mais encore les dosages des médicaments. Ainsi le *Vin diurétique de l'Hôtel-Dieu*, le *Vin antiscorbutique*, la *Poudre de Dower*, la plupart des *Sirops*, les *Tablettes*, les *Tisanes*, les *Vins* sont changés dans le dosage ou la nature de leurs véhicules ou de leurs composants, et par suite dans leur activité thérapeutique, leur couleur, leur saveur, etc.

Pourtant ces habitudes, c'est la vie médicale de chaque jour; la liberté du médecin traitant n'admettant aucune restriction, il peut considérer les formules du Codex comme non avenues et s'en tenir à un arsenal thérapeutique particulier auquel à tort ou à raison il attribue les succès de ses traitements.

Bien plus, si tous les médecins connaissaient à fond, comme ils devraient les connaître, la thérapeutique et la pharmacologie, ils ne prescriraient jamais de médicaments composés que selon l'indication immédiate, ils formuleraient toujours et par là même ils annuleraient le Codex. C'est donc une erreur de croire que la pratique médicale va se plier docilement aux variations du recueil officiel.

Un autre inconvénient des transformations ordonnées par le Codex nouveau est relatif aux clients. Comprendront-ils les changements d'aspect, de volume, d'odeur, de saveur des médicaments dont ils voudraient continuer l'usage et qui leur sont conseillés comme étant toujours les mêmes?

Et le pharmacien, dans quelle perplexité ne sera-t-il pas, ignorant le plus souvent au reçu d'une ordonnance, si le médecin entend prescrire les médicaments de l'ancien Codex ou ceux du nouveau, les tablettes rouges de l'ancien ou les tablettes blanches du nouveau contenant le même principe actif.

Il semble donc que les changements édictés par les éditions successives du Codex devraient consister dans l'addition des nouveaux agents consacrés par la pratique de la majorité des médecins, bien plutôt que dans les modifications des anciennes formules. Quant à celles-ci, les changements devraient être motivés par des raisons péremptoires, par des progrès importants et avérés.

Je ne parle pas des erreurs et des fautes d'impression signalées trop bruyamment dans le premier tirage. Les critiques auxquelles je suis obligé de m'associer ne ferment pas mes yeux aux améliorations considérables qu'on rencontre à chaque page du nouveau Code pharmaceutique, ni aux progrès scientifiques qu'il sanctionne ou qu'il réalise.

D'ailleurs j'ai enrichi la présente édition des acquisitions thérapeutiques les plus récentes.

On me permettra de faire observer que la 2e édition qui portait la date de 1876 publiait déjà le plus grand nombre des médicaments nouveaux admis au Codex de 1884.

J'ose espérer que l'ouvrage rajeuni permettra aux médecins comme aux pharmaciens de comparer l'ancien et le nouveau Codex au double point de vue thérapeutique et pharmaceutique, tout en leur signalant les agents récemment accueillis par les praticiens et ceux dont les indications ne sont pas encore nettement précisées.

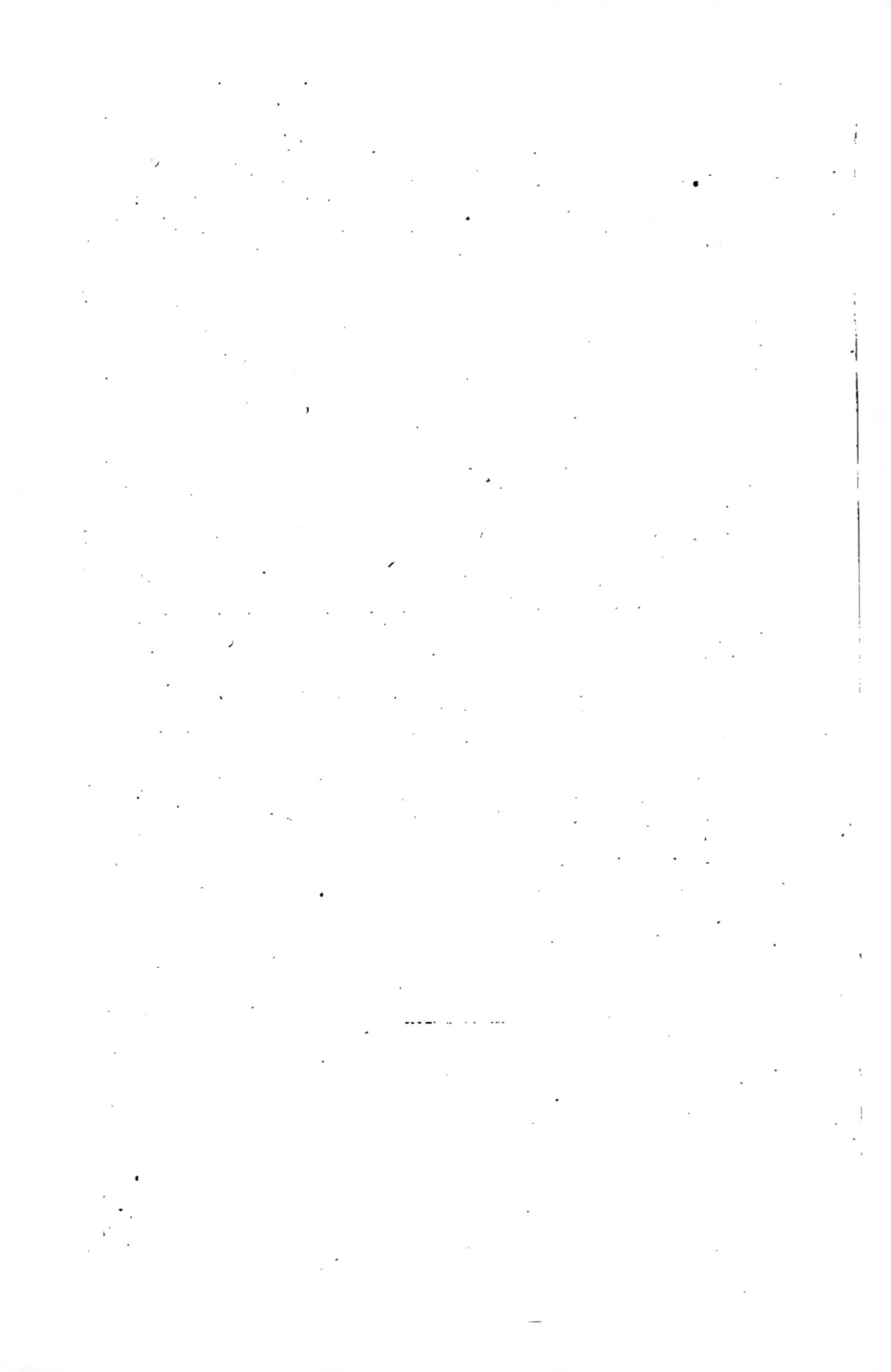

PRÉFACE

Pour la rédaction du présent ouvrage, l'auteur a pris pour point de départ le *Codex français* (1866), le *Formulaire des hôpitaux civils de Paris* (1867), et le *Formulaire des hôpitaux militaires* (1869), dont il a reproduit toutes les formules sans exception, avec celles que la Société de Pharmacie de Paris a proposées au Congrès pharmaceutique international de Saint-Pétersbourg, en 1874; puis les principaux formulaires étrangers et les monographies des meilleurs thérapeutistes et pharmacologistes de l'Europe ont été soigneusement dépouillés et comparés. Moyennant ce faisceau de documents, il a cherché à présenter pour chaque médication, c'est-à-dire pour chacune des grandes indications thérapeutiques, et toujours en procédant du simple au composé, les ressources dont dispose la science moderne.

Le titre de *Formulaire international* eût sans doute exigé l'emploi simultané des langues latine et française que l'auteur a réclamé lui-même pour le *Codex français* dans ses *Remarques critiques*, mais alors le volume doublé n'était plus portatif et perdait par là même une partie de son utilité pratique.

L'auteur a essayé de tourner cette difficulté : les dénominations des composés chimiques imposées par la nomenclature ne peuvent guère laisser de place au doute, d'ailleurs les formules numériques jointes à ces dénominations éloignent toute chance d'erreur ou de confusion ; mais quant aux espèces végétales ou animales, le nom vulgaire français eût souvent laissé dans le vague la détermination précise de l'espèce; ici le recours au latin était de toute nécessité. Aussi, dans la rédaction des formules, le nom français de chaque substance simple, d'origine végétale ou animale, est-il suivi du nom latin de l'espèce qui la produit. Ce système aura tout au moins l'avantage de fixer naturellement dans la mémoire les dénominations scientifiques dont on se déshabitue en se servant des formulaires publiés en France dans ces dernières années.

D'autres critiques sont prévues : on accusera l'ouvrage d'être incomplet comme formulaire international. Sur ce point, voici les justifications de l'auteur : d'abord un Codex vraiment universel est une utopie ; il faudrait, pour le rédiger, un congrès de plénipotentiaires médicaux et pharmaceutiques, discutant pendant de longues années les besoins et les habitudes, et même les préjugés thérapeutiques de toutes les nations. Encore cette œuvre serait-elle incessamment à refaire selon les progrès de la chimie et de la pharmacie, de la pharmacologie et de la thérapeutique. Un Codex, quel qu'il soit, est incomplet par essence, comme la science elle-même est incomplète.

L'école moderne de la thérapeutique et de la médecine expérimentale pourrait bien exprimer une critique inverse, et blâmer l'insertion d'un grand nombre de médicaments d'une utilité médiocre et dont l'action est imparfaitement connue. A ce sujet, voici les considérations que l'auteur croit devoir soumettre au public : assurément s'il avait omis tous les agents d'une utilité contestable, l'ouvrage serait beaucoup moins volumineux ; mais s'il n'a pas entrepris la réforme de la matière médicale, il espère au moins l'avoir préparée, en cherchant à classer dans chaque médication les agents par ordre d'importance, et en qualifiant comme inutiles et inefficaces un nombre considérable de médicaments que le respect exagéré des anciens usages a maintenus dans les formulaires officiels.

La classification, dont les motifs sont déduits dans l'introduction, est la suivante :

Une première section comprend les matières premières sans action thérapeutique bien déterminée, puis viennent dans des sections distinctes, les agents désinfectants, reconstituants, astringents, stimulants, rubéfiants, vésicants et caustiques, les émollients, les tempérants, les contro-stimulants ; les médicaments spéciaux des appareils nerveux, digestif, respiratoire, circulatoire, exhalant, glandulaire, génito-urinaire, utérin, mammaire et biliaire ; les médicaments spécifiques des maladies cutanées ou herpétiques, parasitaires, syphilitiques, blennorrhagiques, scrofuleuses, goutteuses, rhumatismales et névralgiques, scorbutiques, vermineuses ; les remèdes employés contre les brûlures et les gerçures, contre le cancer ; les médicaments employés contre les empoisonnements ; enfin l'ouvrage est terminé par des formulaires spéciaux de l'oculistique, de l'hygiène et de la pathologie dentaire, et par une section des cosmétiques et parfums.

Pour compléter le cadre des médications, l'auteur a cru devoir résumer l'action thérapeutique des principaux agents physiques : la chaleur, la réfrigération, l'électricité, etc., et donner avec quelque détail les règles pour l'administration des vapeurs anesthésiques et du protoxyde d'azote, et pour remédier aux accidents qui compliquent trop souvent l'anesthésie chirurgicale

Sous le titre de *Mémorial thérapeutique*, une table alphabétique des maladies renvoie aux formules proposées contre elles dans le corps de l'ouvrage. Ce mémorial a surtout pour objet de remettre incessamment sous les yeux des praticiens les ressources de l'arsenal thérapeutique qu'ils savent mettre en œuvre ; il est précédé d'un tableau comparatif des doses auxquelles les médicaments les plus actifs sont prescrits dans les principaux formulaires et par les auteurs qui font autorité.

La table des auteurs, renvoie aux formules et aux indications données par chacun d'eux.

La table générale des matières comprend toutes les dénominations usuelles des diverses substances et des formules.

Au travail personnel accumulé par l'auteur pendant vingt années de professorat, plusieurs savants praticiens ont apporté le concours de leur expérience et de leurs lumières.

Il doit d'abord rendre hommage à M. Gubler, l'éminent professeur dont il a souvent consulté les *Commentaires thérapeutiques du Codex*, et à M. Rabuteau, dont les *Éléments de thérapeutique* lui ont été très-utiles.

M. le docteur Dequevauviller, M. Falières, pharmacien, M. le docteur A. Schaeuffèle, pharmacien, ont bien voulu revoir, en entier, le texte ou les épreuves de la première édition. M. le professeur A. Hardy, M. le professeur Rousset, M. le docteur Sous, et M. Perrens, pharmacien, ont bien voulu examiner et contrôler divers chapitres relatifs à des médications spéciales.

—Plusieurs savants confrères ont concouru au perfectionnement de la présente édition par des observations critiques ou par la communication de leurs travaux personnels. Ce sont : MM. les docteurs A. Hardy, Delioux de Savignac, Sous, Homolle, Caron et P. Chernowitz, et MM. les pharmaciens Marty, A. Schaeuffèle, Mayet Duquesnel, Fréd. Wurtz, E. Genevoix, Roussin et Latour (E. N.).

L'auteur s'acquitte d'un devoir de reconnaissance envers les savants confrères qui l'ont aidé à remplir sa tâche, en les priant de recevoir ses remercîments publics.

L'accueil fait à la première édition l'engage à renouveler son appel à la bienveillance des praticiens et des amis de la science, il recevra avec gratitude et s'empressera de mettre à profit les critiques et les indications qui lui permettraient d'améliorer son œuvre.

J. JEANNEL.

Mars 1876.

★ Médicament officinal ou pouvant être conservé dans l'officine.

Les chiffres précédés du signe + ou du signe — et accostés du signe ° indiquent des degrés du thermomètre centigrade au-dessus ou au-dessous de zéro.

Les chiffres accostés du signe ° et non précédés des signes + ou — , indiquent des degrés de l'aréomètre de Baumé.

Les chiffres précédés du mot alcool signifient des degrés de l'alcoomètre centésimal.

= égale.

! à la suite d'une préparation, indique qu'elle est recommandée par l'auteur.

? à la suite d'une préparation, indique le doute sur l'efficacité.

aa. De chaque.

Ac. ou ac. Acide.

Am. Amer.

B. Aréomètre de Baumé

B. M. Bain-marie.

B. S. Bain de sable.

cc. Centimètre cube.

Centigram. Centigramme.

Collut. Collutoire.

Coll. ou Colly. Collyre..

Comp. Composé.

Concass. Concassé.

c. Contre.

Crist. Cristallisé:

D. Densité.

D. Décoction ou décocté.

Décigram. Décigramme.

Ec. ou éc. Ecorce.

Elect. Electuaire.

Elix. Elixir.

Empl. Emplâtre.

Emuls. Emulsion.

Esp. Espèces.

Ess. Essence.

Extr. Extrait.

F. ou f. Faites.

Fl. ou fl. Fleur.

Feuil. Feuille.

Garg. Gargarisme.

Glycér. Glycéré.

Gom. Gomme.

Gram. Gramme.

Infus. Infusion ou infusé.

Inject. Injection.

Kil. Kilogramme.

Lav. Lavement.

Lin. Liniment.

Lit. Litre.

M. ou m. Mêlez.

Met. ou m. après un chiffre, Mètre.

Milligram. Milligramme.

Offic. Officinal ou Officinalis.

Op. Opiacé.

P. ou p. Page, pour ou par.

P. E. ou p. e. Parties égales.

Pil. Pilule ou pilules.

Pom. Pommade.

Porphyr. Porphyrisé.

Pot. Potion.

Poud. Poudre.

Prép. ou prép. Préparation ou préparez.

Pulv. Pulvérisé.

Purif. Purifié.

Q. S. ou q. s. Quantum satis.

Q. V. ou q. v. Quantum volueris.

Rac. Racine.

Sem. Semences.

Sp. Sirop.

Sol. Solution ou soluté.

Teint. Teinture.

Tis. Tisane.

Voy. ou voy. Voyez.

Cod. fr. Codex français de 1866.

F. H. M. Formulaire des hôpitaux militaires de 1869.

H. P. Formulaire des hôpitaux de Paris, 1867.

Ph. allem. Pharmacopées allemandes.

Ph. aut. ou autrich. Pharmacopée autrichienne.

Ph. bad. Pharmacopée badoise.

Ph. bav. Pharmacopée bavaroise.

Ph. belg. Pharmacopée belge.

Ph. britan. Pharmacopée britannique.

Ph. dan. Pharmacopée danoise.

Ph. Edimb. Pharmacopée d'Edimbourg.

Ph. espag. Pharmacopée espagnole.

Ph. fin. Pharmacopée finlandaise.

Ph. germ. Pharmacopée germanique.

Ph. hamb. Pharmacopée hambourgeoise.

Ph. han. Phamarcopée hanovrienne.

Ph. helv. Pharmacopée helvétique.

Hh. hess. Pharmacopée hessoise.

Ph. holl. Pharmacopée hollandaise.

Ph. ital. Pharmacopée italienne.

Ph. Lond. Pharmacopée de Londres.

Ph. pruss. Pharmacopée prussienne.

Ph. vurt. Pharmacopée vurtembergeoise.

Soc. de ph. Formules proposées pour le Codex international par la Société de pharmacie de Paris.

Soc. de pharm. de Bord. Société de pharmacie de Bordeaux.

ÉNUMÉRATION
DES MÉDICAMENTS SIMPLES ET COMPOSÉS
QUI DOIVENT SE TROUVER DANS TOUTES LES PHARMACIES FRANÇAISES

DROGUES SIMPLES TIRÉES DES VÉGÉTAUX ET DES ANIMAUX.

Absinthe grande.
Absinthe maritime.
Aconit napel.
Agaric de chêne.
Alkékenge.
Aloès du Cap.
Amandes douces.
Amidon.
Anis étoilé.
Anis vert
Aristoloche serpentaire.
Armoise.
Arnica.
Arrow-root de la Jamaïq.
Asa fœtida.
Asperges (racines).
Aunée officinale.
Badiane ou Anis étoilé.
Bardane.
Baume de Tolu.
Bdellium d'Afrique.
Belladone.
Benjoin amygdaloïde.
Bistorte.
Blanc de baleine.
Bouillon-bl. ou Molène.
Bourrache.
Cachou.
Camomille romaine.
Camphre du Japon.
Canne de Provence.
Cannelle de Ceylan.
Cantharides.
Capillaire du Canada.
Cardamome du Malabar.
Carragaheen.
Casse officinale.
Castoréum.
Centaurée, petite.
Chardon bénit.
Chicorée sauvage.
Chiendent officinal.
Ciguë officinale.
Cire d'abeilles.
Colombo (racine de).
Colophane ou Arcanson.
Coloquinte.

Consoude, grande.
Copahu.
Coquelicot.
Coriandre.
Corne de cerf.
Cousso.
Croton-tiglium.
Cubèbe.
Cumin.
Curcuma long et rond.
Dictame de Crète.
Digitale.
Douce-amère.
Elémi du Brésil.
Ellébore blanc.
Ergot de seigle.
Euphorbe des Canaries.
Fenouil doux.
Fenugrec.
Fougère mâle.
Fragon épineux.
Fumeterre.
Galanga officinal.
Galbanum.
Galipot.
Galle de chêne d'Alep.
Garou.
Gaïac.
Gélatine animale.
Genévrier commun.
Gentiane.
Germandrée.
Gingembre.
Girofle.
Gomme adragant.
Gomme ammoniaque.
Gomme arabique vraie.
Gomme-gutte.
Gomme du Sénégal.
Graisse de porc.
Guimauve, rac. feuill. fl.
Huile de cade.
Huile de foie de morue.
Ichthyocolle.
Ipécacuanha annelé.
Iris de Florence.
Jalap tubéreux.

Jujubes.
Jusquiame noire.
Lavande officinale.
Lichen d'Islande.
Lierre terrestre.
Lin.
Lycopode.
Manne.
Mauve, feuil. fl..
Mélilot officinal.
Mélisse officinale.
Ményanthe ou trèfle
d'eau.
Menthe poivrée.
Mercuriale annuelle.
Miel.
Morelle.
Mousse de Corse.
Moutarde blanche.
Moutarde noire.
Musc.
Myrrhe.
Néroli.
Nicotiane.
Oliban.
Opium.
Orge.
Origan vulgaire.
Ortie blanche.
Pariétaire.
Patience sauvage.
Pensée sauvage.
Pervenche.
Pied-de-chat.
Poix de Bourgogne.
Poix résine.
Polygala de Virginie.
Polypode commun.
Quassia amara.
Quinquina gris huanuco.
Quinquina calisaya,
Quinquina rouge.
Raisins secs.
Ratanhia.
Réglisse.
Rhubarbe de Chine.
Riz.

Teint. de fl. d'arnica.
— de quassia amara.
— de racine de colomb.
— — de jalap.
— — de rhub.
— de squam. de scille.
— de quinquina.
— de feuilles d'abs.
— — de bellad.
— — de ciguë.
— — de digitale.
— de ratanhia
— de valériane.
— de noix vomique.
— de girofle.
— de cannelle.
— de rac. pyrèthre.
— d'aloès.
— de cachou.
— de sem. de coco.
— de cantharides.
— de castoréum.
— de musc.
— de safran.
— de benjoin.
— d'asa fœtida.
— de myrrhe.
— d'iode.
— de savon.
— d'aloès composée.
— de gent. composée.
— dite vulnéraire.
— balsamique.
— de jalap composée.
— d'absin. composée.
— d'extrait d'opium.
Laudanum de Sydenham.
— de Rousseau.
Teinture éthérée digitale
— éthérée de camphre.

Eau-de-vie camphrée.
Vin de gentiane.
— de quinquina.
— aromatique.
— antiscorbutique.
Chlorhydrate de morph.
Chloroforme.
Chlorure d'or et de sodium.
Chlorure de baryum.
Codéine.
Cyanure de potassium.
— de mercure.
Deutochlorure de merc. sublimé.
Deutoiodure de mercure
Eau de chaux.
Eau de goudron.
Ether sulfurique.
— — alcoolisé.
— acétique.
Fleur de soufre lavée.
Fer réduit par l'hydrog.
Hypochlor. de chaux liq.
— de soude liquide.
Iodure de potassium.
— de plomb.
Kermès minéral.
Lactate de fer.
Limaille de fer préparée.
— porphyrisée.
Magnésie calcinée.
Monosulfure de sodium cristallisé.
Morphine.
Nitrate acide de deutoxyde de mercure.
Nitrate d'argent cristall.
— — fondu.
Oxyde rouge de mercure

Oxyde de zinc voie sèche
Péroxyde de fer hydraté.
Phosph. de soude crist.
Potasse caust. à la chaux.
Poudre de Vienne.
Protochl. d'antimoine liquide.
Protochl. de mercure par sublimation
Protochl. de merc. pulv.
— de merc. par précip.
Protoiodure de mercure.
Safran de Mars apératif.
Savon amygdalin.
Solution officinale d'acide chromique.
Solution officinale de perchlorure de fer.
Solut. arsen. de Pearson.
— d'arsen. de pot.
Santonine.
Sous sulfate de deutoxyde de mercure.
Sous-acétate de plomb.
Sous-nitrate de bismuth.
Strychnine.
Sulfate de fer cristallisé,
— de zinc cristallisé.
— d'alumine et de potasse desséché.
Sulfate de soude purifié.
Sulfate de quinine.
Sulfate d'atropine.
Tartrate neutre de pot.
— de pot. et de soude.
— de pot. et d'antim.
— borico-potassique.
— ferrico-potassique.
Teinture de Mars tartr.
Trisulfure de potas. imp.

INTRODUCTION

DÉFINITIONS

ALIMENT. — Toute substance minérale ou organique, digestible, ou tout au moins assimilable, et donnée dans le but de nourrir : Ex. le carbonate, le phosphate de chaux, les chlorures de sodium, de magnésium, etc., contenus dans les eaux potables sont des aliments comme l'amidon, le sucre, les huiles, les fruits, les viandes, etc.

NUTRIMENT. — Toute substance organique susceptible d'être assimilée directement et de nourrir sans avoir été digérée : Ex. : l'albumine liquide, la fibrine rendue soluble par l'action prolongée de l'eau bouillante, par l'action du suc gastrique ou de la pepsine en dehors de l'estomac, les bouillons, l'osmazôme.

CONDIMENT. — Toute substance minérale ou organique donnée dans le but de stimuler les organes digestifs. Le condiment peut ne pas être digestible ni assimilable : Ex. : Alcool, huiles essentielles, poivre.

MÉDICAMENT. — Toute substance administrée à l'intérieur sous une forme étrangère au régime alimentaire, ou appliquée à l'extérieur et produisant un effet non mécanique, en vue de déterminer une modification fonctionnelle et d'atteindre un but thérapeutique.

POISON. — Toute substance qui, administrée ou appliquée à petite dose, produit, par une action non mécanique, une maladie susceptible de se terminer plus ou moins promptement par la mort. La plupart des médicaments actifs sont des poisons. Ex. : Ac. cyanhydrique, ac. arsénieux, atropine, etc. ; quelques condiments sont aussi des poisons : Ex. : Essence d'amandes amères ; le poivre à la dose de 1 gram. serait un poison pour un enfant.

CONTRE-POISON. — Il peut être *chimique* : Ex. : Magnésie contre les acides, contre les sels métalliques ; ou *dynamique* : Ex. : Café contre les narcotiques, opium contre la belladone.

TRAITEMENT OU MÉDICATION. — Ensemble des moyens employés pour atteindre le but de la thérapeutique. Il comprend à la fois ce qu'il faut prescrire et ce qu'il faut défendre.

Le traitement *Prophylactique* ou *Préservatif* a pour but de prévenir une maladie : Ex. : La diète, un purgatif salin prescrits aux sujets pléthoriques menacés de congestions cérébrale ou pulmonaire, ou d'éruptions herpétiques.

Palliatif, calme les douleurs ou retarde la terminaison fatale des maladies qu'on n'espère pas guérir : Ex. : narcotiques contre le cancer ulcéré.

Curatif, qui a pour but la guérison ; on distingue le traitement curatif : *général* : Ex. : Syphilides guéries par les mercuriaux administrés à l'intérieur ; chlorose par les ferrugineux ; *local :* Ex. Cautérisation d'un nævus ; application d'une solution d'azotate d'argent sur un zona ; *direct,* qui s'adresse à l'élément primitif : Ex. : Médicaments qui tuent les parasites, employés pour guérir les affections parasitaires ; lavements astringents contre la diarrhée ; *indirect* qui combat les éléments accessoires de la maladie : Ex. : Toniques reconstituants contre la syphilis, contre les fièvres intermittentes rebelles ; *rationnel,* fondé en raison. : Ex. : Plaie enflammée, c'est-à-dire chaude, rouge, douloureuse, engorgée, traitée par les débilitants, les émollients ; plaie indolente, pâle, par les stimulants.

Empirique, non fondé en raison, applicable à tous les cas indistinctement sans tenir compte de l'âge, du sexe, du tempérament du malade, de la cause, de la nature de la maladie, de l'intensité des symptômes, des contre-indications, des complications, etc. : Ex. : Pommade de la veuve Farnier contre les ophthalmies ; Rob Boyveau-Laffecteur contre la syphilis, etc. On a appelé empirique le traitement par les spécifiques dont on ignore le mode d'action dans son essence, mais c'est une fausse application d'un mot qui entraîne l'idée de l'ignorance absolue de l'art de guérir. Les spécifiques sont employés rationnellement lorsqu'on tient compte des indications et des contre-indications résultant de chaque cas particulier.

Hygiénique, appelé à tort expectant ; le plus important de tous puisqu'il modifie les conditions mêmes de la vie, savoir : le *milieu,* c'est-à-dire l'atmosphère ; la *température,* c'est-à-dire l'activité des combustions organiques ; le *vêtement,* c'est-à-dire les fonctions cutanées : évaporations, excrétions, et aussi la stimulation du réseau nerveux et sanguin superficiel ; l'*aliment,* c'est-à-dire la nutrition, les sécrétions et les excrétions ; les *mouvements,* c'est-à-dire les dépenses de forces physiques et chimiques ; l'*état moral,* c'est-à-dire le régulateur de l'organisme : Ex. : Le climat maritime et la gymnastique contre les scrofules ; le climat de Madère contre la phthisie, le régime froid contre l'hypersthénie nerveuse ; le retour dans les foyers contre la nostalgie.

AGENTS DE LA THÉRAPEUTIQUE. — Ils sont de trois sortes :

1° *Hygiéniques*, comprenant toute la matière de l'hygiène (ὑγίεια, santé), savoir : le milieu où l'homme vit *(circumfusa)*; l'habitation et le vêtement *(applicata)*, l'aliment et la boisson *(ingesta)*; enfin l'action métaphysique ou intellectuelle, organique ou matérielle *(acta)*.

2° *Mécaniques*, comprenant les opérations chirurgicales, les bandages et les appareils, tout ce qui est exécuté par la main (χειρ, main; ἔργον, ouvrage).

3° *Pharmacologiques* (φάρμαχον, médicament), dont l'ensemble comprend la matière médicale proprement dite.

ACTION DES MÉDICAMENTS. — Reconnue par divers moyens :

1° L'observation clinique; c'est la constatation de ce qui arrive naturellement sous les yeux de l'observateur et indépendamment de son intervention;

2° L'expérimentation sur l'homme sain ou sur les animaux qui a pour but de provoquer les phénomènes et de les étudier en en variant les conditions. Mais cette expérimentation est hérissée de difficultés; il faut se garder de conclusions précipitées fondées sur un seul phénomène très-apparent qu'on a pu constater. Ainsi certains agents sont considérés comme diminuant les combustions organiques bien qu'ils favorisent le travail musculaire, et on les a appelés aliments d'épargne ou antidéperditeurs parce qu'ils produisent le phénomène très-apparent de la diminution de l'urée dans les urines, mais on ignore les effets de ces agents sur d'autres sécrétions moins faciles à analyser que les urines, sur les sécrétions intestinales, cutanées, etc., on ignore leurs effets secondaires;

3° L'expérimentation clinique qui exige :

A. La connaissance de la maladie et du malade;

B. La connaissance du médicament et des changements d'action que lui impriment les formes, les doses, les mélanges, etc.

C'est par l'expérimentation qu'on réunit les faits scientifiques dont le caractère propre est de se reproduire et de pouvoir être reproduits dans des circonstances prévues et déterminées;

4° Les données de la toxicologie :

On considère l'action des médicaments, comme :

1° *Physiologique* ou mieux pathogénique, comprenant les effets observés sur l'organisme sain : Ex. : Calomel : effets laxatif, selles vertes, puis salivation, plus tard anémie.

La connaissance des effets pathogéniques conduit souvent à employer un médicament pour modifier l'organisme malade : Ex. : Tannin : produit un sentiment d'astriction et de sécheresse dans la bouche, d'où l'on déduit l'utilité du tannin dans les cas d'hémorrhagie ou de flux séreux, ou de relâchement des tissus.

2° *Thérapeutique* ou *curative* lorsqu'on envisage seulément les effets sur le malade : Ex. : Sinapisme, vésicatoire ou caustique, appliqués sur le siége d'une douleur névralgique, ont une action thérapeutique manifeste.

L'action thérapeutique peut avoir un rapport direct, appréciable avec l'action pathogénique ; elle est alors *analogue* : Ex. : Pédiluve sinapisé détruisant la congestion de la tête en produisant la congestion des pieds ; perchlorure de fer arrêtant une hémorrhagie par la coagulation du sang et l'astriction des capillaires.

Elle est *non analogue* ou *spécifique* lorsqu'elle n'a pas de rapport direct appréciable avec l'action pathogénique : Ex. : Sulfate de quinine, ac. arsénieux guérissant la fièvre périodique ; mercure : syphilis.

3° *Primitive*. La première qui se produit. Ex. : Électricité : contraction musculaire ; calomel : purgation avec effet anthelminthique.

4° *Secondaire :* Ex. : Électricité, après avoir produit la contraction, anime la nutrition musculaire ; calomel. après l'effet purgatif et anthelminthique, produit la salivation et l'anémie.

5° *Sympathique*. Résulte de la solidarité particulière qui unit certains appareils et certains organes : Ex. : La peau et l'intestin ; l'utérus et les mamelles ; la luette et le diaphragme.

6° *Chimique*. Résulte de la combinaison des éléments organiques avec le médicament : Ex. : Les caustiques : potasse, azotate d'argent, etc. On a aussi en vue l'*action chimique* pour débarrasser l'organisme de certains produits anormaux : Ex. : Gravelle urique : bicarbonate de soude, benzoate de soude ; ou de certains poisons : Ex. : Intoxication saturnine : fleur de soufre à l'intérieur, bains sulfureux à l'extérieur.

Souvent on cherche à éviter l'action chimique lorsqu'on veut qu'un médicament agisse après avoir été absorbé ; on y réussit, soit par la dilution : Ex. : Le bichlorure de mercure donné en solution très-étendue (liqueur de Van Swieten) ; soit par la combinaison préalable avec des substances organiques qui masquent ou atténuent les affinités chimiques : Ex. : Le bichlorure de mercure donné avec l'albumine ou avec le lait ; les oxydes métalliques combinés aux acides gras ; les sels de fer combinés avec l'acide citrique et le citrate d'ammoniaque.

7° *Dynamique*. Action de certains médicaments sur certains organes ou appareils, ce qu'on appelle quelquefois l'*action élective* du médicament, n'est pas le résultat d'une affinité spéciale pour tel ou tel organe, c'est plutôt le résultat de la sensibilité particulière de tel ou tel organe qui se manifeste au contact du sang tenant le médicament en dissolution ; c'est ainsi que doit s'entendre l'action dynamique ou élective de l'atropine ou de l'ésérine sur la pupille, de la strychnine sur la moelle, etc. C'est par la sensibilité particulière des organes, leur contexture ou leurs fonctions qu'on peut expliquer l'élimination des médicaments par les uns ou par les autres.

VOIES D'INTRODUCTION DES MÉDICAMENTS, ce sont : l'*estomac*, l'*intestin*, la *peau*, les *muqueuses*, les *cavités closes*, le *derme dénudé*, les *plaies* et les *veines*.

Estomac. C'est la voie principale d'introduction. L'état de vacuité de l'estomac est indispensable pour l'administration des médicaments qui doivent exercer une action locale sur la muqueuse, ou une action chimique sur les sécrétions stomacales. Il faut au contraire administrer avec les aliments les médicaments destinés à modifier la composition du sang, comme le phosphate de chaux, les ferrugineux, les iodiques, l'huile de foie de morue, etc., et qui sont, à proprement parler, des aliments médicamenteux. L'association de certains médicaments avec les substances alimentaires est très-usitée : Ex. : Biscuits au bichlorure de mercure ; bichlorure de mercure, scammonée avec le lait ; magnésie avec le chocolat, etc.

L'*Intestin* rectum est une voie sûre pour l'absorption des médicaments surtout lorsqu'on a intérêt à ménager la susceptibilité gastrique.

Les médicaments administrés en lavement agissent immédiatement sur les organes voisins par imbibition, ou par pénétration de leurs principes volatils.

La *Peau.* Les dissolutions aqueuses ne pénètrent qu'en quantités infinitésimales. Les solides pulvérulents ou associés aux corps gras ne pénètrent guère davantage. La pommade mercurielle semble faire exception. L'action de beaucoup de topiques s'explique, soit parce qu'ils traversent la peau à l'état de vapeur, soit parce que les vapeurs qu'ils produisent sont inspirées avec l'air.

La *Muqueuse respiratoire* est une voie très-sûre pour l'absorption des médicaments volatils ou solubles dans l'eau ; les solutions médicamenteuses sont alors divisées mécaniquement (pulvérisées) et aspirées avec l'air (Sales-Girons).

Toutes les *Muqueuses* sont aptes à absorber et peuvent être utilisées pour introduire les médicaments dans l'organisme.

Les injections dans les *Cavités closes* sont employées pour modifier les surfaces internes de ces cavités (épanchements séreux ou purulents) mais point, jusqu'à présent, pour en utiliser la faculté absorbante en vue d'une médication générale.

Le *Derme dénudé*, les *applications dermiques* exigent la destruction préalable ou le soulèvement de l'épiderme par des vésicants.

L'*Inoculation ou Vaccination sous-épidermique* au moyen d'une lancette chargée d'une solution concentrée du médicament est préférable au vésicatoire.

Les *Injections hypodermiques* au moyen d'une petite seringue graduée en cristal dont la canule s'adapte à celle d'un trocart capillaire permettent d'introduire dans le tissu cellulaire sous-cutané des solutions très-actives (atropine, morphine, digitaline, quinine, etc.), qui sont absorbées rapidement et sûrement.

Les *Plaies* offrent à l'absorption des médicaments une voie qu'on utilise dans quelques circonstances exceptionnelles.

Les *Veines.* La transfusion est comme le type de l'injection intra-veineuse. Malgré les tentatives trop hardies des Américains et de quelques praticiens qui les ont imités, les injections intra-veineuses resteront un procédé d'investigation expérimentale sur les animaux vivants, et seront repoussées de la thérapeutique; elles exposent à l'introduction immédiate de l'air, à la coagulation du sang et à la phlébite consécutive; elles sont d'ailleurs remplacées dans les cas même les plus pressants, par les injections hypodermiques ou rectales et par les inhalations qui sont moins périlleuses.

ABSORPTION DES MÉDICAMENTS. — *Corpora non agunt nisi soluta.* Les dissolutions imbibent les membranes et les traversent par endosmose. Les médicaments rencontrent dans l'organisme des dissolvants très-actifs :

1° *Dans l'estomac :* l'eau tiède (un très-grand nombre de corps sont beaucoup plus solubles à 37° qu'à la température moyenne de l'atmosphère) ; la *diastase*, qui convertit l'amidon et le sucre de canne en glucose ; la *pepsine*, qui dissout l'albumine coagulée, le caséum, la fibrine et le gluten; les *acides du suc gastrique*, qui agissent comme la pepsine sur les substances protéiques, et dissolvent un grand nombre de substances minérales; les *sels du suc gastrique*, (chlorures, sulfates, phosphates alcalins), qui contribuent à la dissolution des substances minérales ;

2° *Dans l'intestin :* le suc pancréatique, le suc intestinal et la bile, qui transforment et dissolvent un grand nombre de sels insolubles, d'oxydes métalliques, etc., et qui émulsionnent les corps gras ;

3° *A la surface des muqueuses, dans les cavités closes, sur le derme dénudé, dans le tissu cellulaire*, le sérum chargé de *bicarbonates alcalins*, de *chlorures*, etc.

Les conditions qui influent sur l'absorption des médicaments sont :

1° Pour la rendre plus active :

L'enfance ou la jeunesse des sujets et surtout l'abstinence ;

2º Pour la ralentir :

La vieillesse, la pléthore sanguine, la plénitude de l'estomac.

ACCUMULATION DES MÉDICAMENTS ; résulte :

1º De la lenteur de l'élimination sécrétoire, ou du ralentissement accidentel de cette élimination. Ainsi les sels qui doivent s'éliminer par les urines pourront s'accumuler, si les boissons aqueuses sont insuffisantes et si la transpiration cutanée prédomine sur la sécrétion urinaire ; Ex. : Sels de potasse produisant tout à coup des effets toxiques ;

2º De la combinaison inexpliquée de certains médicaments avec les éléments constitutifs de certains organes, d'où une sorte d'emmagasinement qui finit par déterminer des effets toxiques ; Ex. : Antimoine, Arsenic, Mercure ;

3º De l'inertie morbide momentanée des organes digestifs sur lesquels on compte pour l'absorption ; on est alors induit à réitérer et à augmenter les doses ; puis les organes revenant à l'état normal, les doses successives qui n'ont point été absorbées et se sont accumulées, sont absorbées toutes à la fois ; de là des effets toxiques ; Ex. : Opium dans les collapsus et l'algidité ;

4º La sensibilité élective de certains organes s'exagère par le contact de quelques médicaments spéciaux ; il arrive alors que, par un effet diamétralement opposé à l'accoutumance, une dose ordinaire et usuelle produit des perturbations disproportionnées ; Ex. Strychnine, Electricité, Alcool.

ÉLIMINATION. — Expulsion après absorption des substances :

1º *Constituantes des organes* : c'est la désassimilation normale, qui s'opère par toutes les voies sécrétoires et excrétoires.

2º *Étrangères à l'organisme*, non assimilables, toxiques ; celle-ci se fait aussi par toutes les voies de la désassimilation normale.

Avant d'être éliminées beaucoup de substances sont transformées chimiquement, dédoublées, oxydées ou réduites.

Les *Voies d'élimination* varient selon les substances :

A. *Urines*, voie principale. *Substances éliminées par les urines :*

1º *Sans altération :* Eau, carbonates, azotates, chlorures, iodures, bromures, chlorates, phosphates, sulfates, borates, oxalates, alcalins et terreux, ferro-cyanure de potassium ;

Sels d'alcaloïdes : sulfate de quinine, etc. ;

Matières colorantes : indigo, garance, curcuma, gomme-gutte, rhubarbe, etc. ;

Quelques principes aromatiques ; l'alcool partiellement.

2º *Plus ou moins altérées :* Huiles essentielles, ac. valérianique, asperge.

3º *En combinaison :* Ac. sulfurique, azotique, chlorhydrique, oxalique, succinique, à l'état de sels de soude ou de potasse.

4° *Transformées, brûlées :* Alcool ; acides tartrique, citrique, acétique, benzoïque, malique, tartrates, citrates, acétates, malates alcalins, éliminés à l'état de carbonates alcalins ; les benzoates éliminés à l'état d'hippurates ; phosphore, soufre, sulfures alcalins, éliminés à l'état de phosphates alcalins, d'ac. sulfureux, de sulfates alcalins.

B. *Substances éliminées avec la salive, les larmes, le lait :*
1° *Sans altération :* Chlorures, iodures, bromures, alcalins.
2° *En combinaison :* Iode à l'état d'iodure de sodium ; le mercure probablement à l'état de bichlorure.

C. *Substances éliminées avec la bile :*
La plupart des acides métalliques, l'arsenic, l'antimoine, le cuivre.

D. *Substances éliminées par l'exhalation pulmonaire :*
Eau, acide sulfhydrique, huiles essentielles, alcool, éther, chloroforme, ac. phénique.

E. *Substances éliminées par l'intestin :*
Sels métalliques ; le fer à l'état de sulfure, etc., acide sulfhydrique ; sulfhydrate d'ammoniaque.

F. *Substances éliminées par la peau :*
Eau, sels alcalins ; quelques huiles essentielles ; le soufre à l'état d'acide sulfureux, la morphine.

G. *Substances éliminées par le système pileux :*
Le système pileux contribue à l'élimination du fer.

— L'élimination commençant dès qu'un agent étranger est introduit dans l'organisme explique pourquoi certains agents toxiques ne déterminent pas la mort, lorsqu'ils sont administrés à petites doses successives : Ex. Curare (Claude Bernard). La durée de l'élimination est très-variable : pour les substances volatiles, elle se termine en moins de vingt-quatre heures ; pour les alcalins, elle se termine en trois ou quatre jours, excepté pour le bromure de potassium, qui paraît avoir la singulière propriété de s'accumuler dans l'organisme ; certains oxydes étrangers à l'organisme forment avec les tissus vivants des combinaisons durables qui retardent l'élimination ; on a essayé de mesurer approximativement la durée de l'élimination dans ces cas : arsenic, ac. arsénieux, 12 jours ; mercure, 1 mois ; antimoine (émétique), 4 mois ; argent, 5 à 7 mois ; plomb et cuivre, environ 8 mois.

INCOMPATIBILITÉS. — Les médicaments sont incompatibles :
1° Au point de vue *chimique* lorsque de leur mélange résultent des réactions qui amoindrissent ou annulent leurs effets : Ex. : Acides et alcalis, sels solubles produisant un sel insoluble par double décomposition, tannin et sels alcaloïdiques ou métalliques, etc.

2° Au point de vue thérapeutique, lorsque par leur mélange ils annulent réciproquement leurs effets : Ex. : Opium, café, etc.

3° Au point de vue physiologique ou pathogénique, lorsque les effets sont antagonistes : Ex.: Opium, fait cesser le délire atropique. Mais l'incompatibilité physiologique n'implique pas nécessairement l'incompatibilité thérapeutique, car l'opium ne neutralise pas l'action sédative de la belladone contre la douleur.

TOLÉRANCE ; APATHIE. — Il ne faut pas confondre la *tolérance* avec l'*apathie;* celle-ci peut être *idiosyncrasique.* Ex.: certains sujets digèrent l'huile de ricin qui ne les purge pas, ou sont insensibles aux doses ordinaires d'aloès, etc.; elle est plus souvent *morbide.* Ex.: les vomitifs sans effet chez les sujets narcotisés ou dans les cas de pneumonie ou de phlegmasie grave, les rubéfiants ou les vésicants chez les agonisants. La tolérance pour certains médicaments se manifeste dans certaines maladies. Ex.: l'opium dans le *delirium tremens.*

ASSOCIATION DES MÉDICAMENTS. — Elle peut avoir pour but :

1° D'augmenter l'action thérapeutique par la synergie d'agents du même genre ; Ex.: Copahu et cubèbe.

2° De diminuer l'action irritante locale en diminuant la solubilité ; Ex.: Extraits de quinquina et sulfate de quinine.

3° D'obtenir en même temps les effets de deux ou de plusieurs médicaments différents répondant à la même indication ; Ex.: Opium et belladone ; opium et quinquina ; morphine et chloroforme.

4° De former par le mélange de plusieurs substances un remède nouveau ; Ex.: Diascordium, thériaque, ou bien, acide citrique et bicarbonate de soude.

5° De donner au médicament une forme agréable ou convenable ; C'est le but qu'on se propose par les véhicules, les intermèdes, les correctifs.

ART DE FORMULER. — Art de rédiger par écrit la prescription des médicaments simples ou composés en raison des indications, et selon les propriétés physiques ou chimiques de chacun d'eux.

Le *médicament* peut être :

A. *Simple*, c'est-à-dire ne comprenant qu'un seul agent avec ou sans véhicule ; Ex.: Poudre de quinquina, sp. d'opium.

B. *Composé*, comprenant la combinaison ou le simple mélange de plusieurs agents ; Ex.: Sp. antiscorbutique, poudre de Dower.

C. *Officinal*, simple ou composé peut être conservé longtemps et se trouver tout préparé dans les pharmacies ; Ex.: Alcoolés, alcoolats, alcoolatures, sirops, hydrolats, etc etc., Dans le présent ouvrage le titre de toutes les formules des médicaments officinaux, ou qu'on peut considérer comme tels, est précédé d'un astérisque ★

D. *Magistral;* préparation non susceptible de conservation que le médecin prescrit chaque jour selon les indications. Ex.: Tisanes, potions, cataplasmes, gargarismes, etc., etc.

Formule ou *ordonnance.* — Moyen employé par le médecin pour communiquer par écrit ses prescriptions. Elle comprend l'inscription méthodique du médicament simple ou composé, avec le *modus faciendi* s'il est nécessaire, le mode d'administration, la dose d'une prise, etc.

Il est utile, dans la plupart des cas, que la formule, très-facile à lire ou à interpréter par le pharmacien, soit indéchiffrable pour le malade ou pour ses proches; aussi est-il bon de formuler en langue latine[1].

On évite ainsi les commentaires, les répugnances, les préjugés qui entravent les traitements.

Il est bon dans les cas graves de laisser aux personnes qui soignent le malade une ordonnance spéciale indiquant le régime alimentaire, les détails relatifs à l'administration des médicaments, etc.

Codex. — Recueil officiel de formules obligatoires pour tous les pharmaciens, qui a pour but :

1° D'assurer l'approvisionnement de toutes les pharmacies en certains médicaments d'un usage général :

2° De servir de guide aux pharmaciens afin que les mêmes formules usuelles soient exécutées partout de la même manière, et par conséquent afin que les qualités des médicaments qui en résultent soient identiques dans toute l'étendue du territoire.

Au premier abord, cela paraît commode comme toutes les réglementations précises émanées de l'autorité supérieure. Mais le Codex officiel a de regrettables conséquences :

A la rigueur, on concevrait des formules *conseillées* par un corps savant, par exemple par une commission de l'Académie de médecine pour l'exécution des médicaments d'un usage universel ; mais la substitution de la science et de la prudence de l'administration à la science et à la prudence des médecins et des pharmaciens abaisse, au grand détriment du public, les deux professions qui concourent à l'exercice de l'art de guérir ;

La liberté de la science fait sa dignité ;

Il n'y a pas de science officielle ni de science réglementée ;

Les erreurs relevées dans un premier tirage du Codex de 1866 ont donné à l'autorité publique un rôle inacceptable et ont fait

---

[1] Il faut malheureusement reconnaître que le certificat de grammaire exigé des candidats aux titres d'officier de santé ou de pharmacien de 2e classe ne justifie pas d'études littéraires assez étendues pour que l'usage de la langue latine puisse actuellement être généralisé dans les formules.

voir l'impossibilité pratique de son intervention dans des questions scientifiques (1).

Lorsque les médecins prescrivent des formules d'après leur titre, ils finissent par oublier les doses et même la nature des agents que ces formules comportent.

Les formules, quel que soit leur auteur, ne devraient être que des types proposés aux médecins, et qu'ils devraient savoir modifier selon les indications.

Les *Spécialités pharmaceutiques* sont des médicaments dont les formules sont publiées, et dont certains pharmaciens s'efforcent de monopoliser la préparation et la vente à leur profit à grand renfort d'annonces et de réclames.

Les spécialités dont les formules sont connues peuvent se justifier par l'émulation du bien et du mieux lorsque les pharmaciens qui les préparent les recommandent aux médecins, qui sont les vrais juges compétents en matière de médicaments.

Mais une formule publiée ne tarde pas à être oubliée, et alors le médicament désigné par son titre peut être assimilé au remède secret ; il en prend tout à fait le caractère lorsque des annonces et des prospectus adressés au public le recommandent comme propre à guérir telles ou telles maladies.

Les formules officielles ont habitué les médecins à prescrire, d'après leur titre, des médicaments composés sans s'inquiéter des composants, puis à prescrire des spécialités et des remèdes secrets d'après les propriétés thérapeutiques qui leur étaient attribuées. En même temps, les malades se sont persuadés qu'ils pouvaient s'administrer eux-mêmes des spécialités et des remèdes secrets en se passant de médecins.

Le *Remède secret* a pour lui le prestige du mystère, mais toutes les drogues actives sont à la disposition de la thérapeutique, et jusqu'à présent il a toujours suffi que la formule d'un remède secret fût divulguée pour qu'il cessât d'être en vogue.

Le médecin consciencieux et instruit ne consent jamais à prescrire un remède dont il ignore la composition, car il n'en peut apprécier nettement ni les indications ni les contre-indications.

1 Le Codex français, publié en 1866, a été l'objet de nombreuses critiques, mais l'ouvrage n'avait pas été tiré intégralement, on l'avait cliché afin de pouvoir procéder à des tirages successifs au fur et à mesure des besoins du public. On a profité de cette circonstance pour exécuter des corrections en raison desquelles les exemplaires vendus le 1er avril 1867 se trouvent expurgés de quelques-unes des erreurs signalées aussitôt après la publication du livre. Mais il en reste encore, et qui pis est la correction même en a introduit de nouvelles. (Voy. *Journ. de méd. de Bordeaux*, 1866, p. 559 ; *Union médicale*, 1868, *Revue scientifique*, 1867 ; *Bull. de la Soc. de Pharm. de Bordeaux*, 1866, p. 51 ; *Union médicale*, 16 mai 1868).

Enfin, il faut remarquer les effets incroyables que produisent
les annonces et les promesses pompeuses de guérison, non pas sur
les malades seulement mais encore sur les médecins eux-
mêmes.

Le meilleur remède à tous ces désordres consisterait dans
l'obligation imposée aux pharmaciens d'indiquer en abrégé et en
langue latine sur l'étiquette l'exacte composition et le mode de
préparation de tout médicament délivré par eux ; l'étiquette
imprimée pour les médicaments officinaux, écrite pour les médicaments magistraux.

Alors plus de remèdes secrets, plus de médecin se ravalant au
niveau de l'empirique en prescrivant des drogues sans les connaître, plus de pharmacien sacrifiant son caractère scientifique,
en vendant des préparations qu'il ne saurait pas exécuter et dont
il se déclare irresponsable.

— Il est impossible au médecin comme au pharmacien de conserver l'estime du monde savant s'il garde le secret de ses découvertes. La mise en commun du résultat de ses recherches au
profit de l'humanité est une obligation morale qu'il a contractée
en venant recevoir dans les écoles sa part du patrimoine scientifique. Cette sévère obligation caractérise la profession libérale.
Évidemment, la médecine et la pharmacie n'existeraient pas si
chacun s'était attribué l'exploitation égoïste de ses découvertes;
or quiconque par sa conduite exclut logiquement la science, mé-
rite d'être exclu par les savants.

LÉGISLATION SUR LES REMÈDES SECRETS.

Aux termes du décret du 18 août 1810, la vente des remèdes secrets est
nterdite.

Quand un remède secret est approuvé, le gouvernement peut en acheter la
formule et la publier, ou par extension de la lettre de la loi, en autoriser la
vente. Aux termes de l'article 36 de la loi du 21 germinal an XI, la publication de toute affiche ou annonce imprimée qui indiquerait des remèdes secrets,
sous quelque dénomination qu'ils soient présentés, est sévèrement prohibée.
D'après la loi du 29 pluviôse an XIII, ceux qui contreviendraient aux dispositions de cet article doivent être poursuivis par mesure de police correction-
nelle, et punis d'une amende de 25 à 600 fr.; et en outre, en cas de récidive,
d'une détention de trois jours au moins, de dix au plus.

Les pharmaciens eux-mêmes sont soumis à l'application de cette peine,
puisqu'il leur est interdit, par l'article 32 de la loi du 21 germinal an XI,
de vendre des remèdes secrets.

Tout inventeur de remède secret qui veut jouir du bénéfice de la loi de 1810
en adresse sous pli la recette détaillée au ministre de l'agriculture et du commerce, qui la transmet à l'Académie de médecine. Cette compagnie en délibère,
Si le remède est reconnu bon, une autorisation est donnée par le ministre, ou
un traité est fait avec les inventeurs. Depuis l'institution de l'Académie de
édecine, le gouvernement n'a acheté aucun remède secret : cette compagnie

savante en a approuvé deux seulement, les biscuits d'Olivier et la poudre de Seney. Depuis le décret du 3 mai 1850 sur les remèdes nouveaux, aucune nouvelle application du décret du 18 août 1810 n'a été faite (Bouchardat).

DÉCRET DU 3 MAI 1850 SUR LES REMÈDES NOUVEAUX. — Les remèdes qui auront été reconnus nouveaux et utiles par l'Académie nationale de médecine, et dont les formules, approuvées par le ministre de l'agriculture et du commerce, conformément à l'avis de cette compagnie savante, auront été publiées dans son Bulletin, avec l'assentiment des inventeurs ou possesseurs, cesseront d'être considérés comme remèdes secrets.

Ils pourront être, en conséquence, vendus librement par les pharmaciens en attendant que la recette en soit insérée dans une nouvelle édition du Codex.

INSTRUCTION POUR LA RÉDACTION D'UNE FORMULE OU D'UNE ORDONNANCE PAR LE MÉDECIN.

1° Inscrire le titre *Potion, Pilules, Médicament pour l'usage externe, Liniment*, etc., en indiquant si on le juge convenable l'intention [thérapeutique : *Potion purgative, Pilules calmantes, Liniment stimulant.*

On peut prescrire par leur titre seulement et sans autre détail que le chiffre des quantités et le mode d'administration, les médicaments officinaux inscrits au Codex, à moins qu'on ne juge convenable d'en modifier la composition ou le procédé de préparation.

2° Il est d'usage de tracer avant le nom du premier composant de la formule le signe ℞ où R, qui signifient *Recipe*, ou simplement P, qui signifie prenez.

3° On doit inscrire un seul composant sur chaque ligne, et la dose à la suite en poids décimaux et en chiffres, l'espèce d'unité étant indiquée en toutes lettres.

  Ex. : Sp. thebaïcum.................... 30 *grammes.*

Indiquer en toutes lettres les quantités des médicaments très-actifs et les souligner lorsqu'on dépasse la dose ordinaire, afin de faire comprendre au pharmacien qu'on la dépasse intentionnellement.

  Ex. : Bichlorurct. hydrargyricum........ *cinq centigrammes.*

4° Désigner les composants par leurs noms scientifiques en évitant les abréviations d'une interprétation douteuse; avoir en vue d'être compris sans hésitation par le pharmacien et de ne pas l'être par le malade ou par ses proches.

5° Suivre autant que possible dans l'inscription successive des composants l'ordre dans lequel ils devront être choisis pour l'exécution de la formule.

6° Calculer la dose totale du composé et les doses des principes actifs selon les doses partielles. Ainsi il faut se souvenir que le poids total d'une potion à prendre par cuillerées à bouche doit être un multiple de 20 gram.; il faut se rendre compte aussi de la dose de principe actif qui sera contenue dans 20 gram. ou dans une cuillerée à bouche de la potion. Les mêmes calculs doivent être faits pour les potions à prendre par cuillerées à café ou par doses partielles de 5 gram.

7° Pour les médicaments prescrits en paquets, en pilules, en bols, en tablettes, en pastilles, etc., nous recommandons de formuler un seul paquet, une seule pilule, un seul bol, etc., et d'inscrire à la suite le nombre total de paquets, de pilules, de bols à préparer ; c'est le meilleur moyen de se rendre compte exactement de ce qu'on prescrit et des doses partielles qu'on administre.

8° Les substances prescrites aux mêmes doses dans la formule peuvent être réunies par une accolade à la suite de laquelle on inscrit les signes *aa* ou *ana*, qui signifient de chacune. Lorsque la formule comprend plusieurs substances du même genre comme des racines, des fleurs, des hydrolats, etc., on n'inscrit le nom générique qu'une seule fois pour la désignation de la première substance ; au-dessous on le remplace par une barre.

9° Les excipients ou les intermèdes, qu'il est inutile de doser, comme les poudres inertes, le miel, la mie de pain pour faire des pilules, sont indiqués par le signe Q. S. quantité suffisante.

10° Éviter de prescrire en trop grandes quantités les médicaments facilement altérables comme les loochs, les potions, les tisanes, qui doivent être renouvelés au moins toutes les vingt-quatre heures.

11° Éviter de faire entrer des médicaments déliquescents ou facilement altérables dans des paquets ou des pilules à moins d'indiquer les précautions qui doivent en prévenir la diffluence.

12° Éviter de prescrire dans un cas pressant un médicament dont la préparation exige beaucoup de temps.

13° Éviter de prescrire un médicament rare ou nouveau avant de s'être assuré que les officines voisines en sont approvisionnées.

14° Éviter de prescrire aux pauvres des médicaments d'un prix élevé lorsqu'il est possible de les remplacer par des agents similaires à bas prix.

15° Au-dessous de la formule le médecin se contente d'inscrire le signe M. F. S. A. *Mixtura Fiat Secundum Artem* ou D. F. S. A. *Dissolutio Fiat Secundum Artem*, lorsqu'il n'attache aucune intention particulière au mode de préparation, ou lorsqu'il le suppose connu du pharmacien ; mais lorsque le mode de préparation n'est pas usuel ou doit modifier les propriétés du médicament, il est nécessaire d'en donner l'exacte description. Ainsi certaines substances peuvent être traitées par macération, par infusion ou par décoction plus ou moins prolongée, doivent être lavées, filtrées, triturées ou ne l'être pas, selon l'intention thérapeutique. Il faut, en un mot, que la formule indique positivement au pharmacien ce qu'il lui serait impossible de deviner.

16° A la suite du *modus faciendi* plus ou moins détaillé, il faut inscrire la manière dont le médicament doit être administré, si c'est en une seule fois, ou en doses partielles, selon quelles mesures (verrées, cuillerées à bouche ou à café, gouttes) et à quelles heures de jour ou de nuit, avant ou après les aliments ou les boissons. Pour les médicaments dont le dosage doit être rigoureux, on prescrit les mesures au moyen d'un verre gradué ou d'un compte-gouttes. Rien de ce qui peut éloigner les causes d'erreur et les malentendus ne doit être négligé.

17° Le signe T. *Transcribe* au-dessous ou en tête de la formule indique au pharmacien d'avoir à transcrire sur l'étiquette le mode d'administration. C'est une précaution souvent indispensable.

18° La formule doit être datée et signée lisiblement, enfin elle doit porter le nom et l'adresse du malade, à moins que la nature des médicaments prescrits ne puisse divulguer une maladie qu'il aurait intérêt à cacher.

19° La formule terminée doit être relue avec soin avant d'être délivrée.

20° Le médecin peut conseiller à son client de s'adresser de préférence à une officine dont le chef lui inspire confiance, mais il doit se montrer à cet égard extrêmement réservé, car il est déshonorant pour le médecin de s'entendre avec un pharmacien pour tirer profit de ses propres ordonnances.

21° Les ordonnances qui ne portent qu'un numéro ou des signes conventionnels, de telle sorte qu'elles ne peuvent être exécutées que par un seul pharmacien désigné par écrit ou de vive voix au client, compromettent gravement la dignité du médecin ; elles motivent la présomption d'une connivence avec le pharmacien en vue de l'exploitation du malade.

— On nomme *Base* le médicament principal qui entre dans la composition d'une formule ; *Véhicule* ou *Excipient*, la substance solide ou liquide servant à dissoudre ou à diviser le médicament principal pour en faciliter l'administration ; *Adjuvant*, le médicament qui doit aider à l'action du médicament principal ; *Correctif*, celui qui doit en atténuer l'action, ou bien en corriger la saveur désagréable ; *Intermède*, la substance qui rend possible la division ou le mélange du médicament principal.

Souvent une formule ne comprend rien autre chose que la base, ou bien le véhicule sert en même temps d'adjuvant et de correctif; l'intermède n'est pas d'un fréquent usage.

EXEMPLE DE FORMULE.

Potion balsamique.

♃ (ou R.)

Oléo-rés. de copahu.	50 gram.	(*Base.*)
Jaune d'œuf n° 1.	20 —	(*Intermède.*)
Sp. de cachou.	50 —	(*Adjuvant-correctif.*)
Eau dist. simpl.	60 —	(*Véhicule.*)
Hydrolat de menthe poiv. } aa.	10 —	(*Correctifs.*)
— fl. d'orang. . . }		

Souscription (côté)

Instruction *Souscription* (côté)

Battez l'oléo-rés. avec le jaune d'œuf; ajoutez peu à peu le sp., puis l'eau dist. et les hydrolats.

Ou simplement : M. F. S. A.

A prendre une cuillerée à bouche le matin, à midi et le soir. — Agitez chaque fois.

T.

Date.   *Signature.*

Nom et adresse du malade (s'il n'y a pas de raison particulière pour s'en abstenir).

AUTRE EXEMPLE.

Pilules fébrifuges.

Inscription (côté)

Sulfate quin.	cinq centigrammes.	(*Base.*)
Extr. de quinq. r. calys.	un décigramme.	(*Adjuvant.*)
Extr. thébaïq.	cinq milligrammes.	(*Adjuvant.*)
Rac. rég. pulv. } aa.	Q. S.	(*Intermèdes.*)
Miel blanc. }		

Souscription (côté)

F. S. A. une pilule
F. 36 pilules semblables.   Date.   *Signature.*

C'est là le mode d'inscription le plus convenable pour les pilules comme pour tous les médicaments qui sont ordinairement prescrits en nombre.

Grâce à ce système, le médecin peut toujours avoir présente à l'esprit l'unité qu'il lui importe de ne jamais perdre de vue; il peut augmenter ou diminuer sans aucun calcul et sans aucune chance d'erreur les doses des composants actifs qu'il prescrit.

Une formule comprenant les mêmes médicaments inscrits à la manière habituelle fera mieux comprendre les avantages du système que nous recommandons :

Pilules fébrifuges.

♃ Sulfate quin. . . . . deux gram.
Extr. de quinq. calys. . . . . quatre gram.
Extr. thébaïq. . . . . , ... , . . . deux décigram.
Rac. régl. pulv. }
Miel blanc. }   . . . . Q. S.
F. S. A. 36 pilules.

— Ici pour se rendre compte exactement de ce que contient chaque pilule, c'est-à-dire l'unité de dose du médicament, le médecin devra faire un calcul minutieux; il devra diviser par le nombre 36 chacune des doses des agents compris dans sa formule :

$$\text{Sulfate de quinine } \frac{2 \text{ gram.}}{36} = 55 \text{ milligram.;}$$

$$\text{Extr. de quinquina } \frac{4 \text{ gram.}}{36} = 11 \text{ centigram.;}$$

$$\text{Extr. thébaïque. . } \frac{2 \text{ décig.}}{36} = 55 \text{ dix-milligram.}$$

Ce que nous disons des pilules s'applique aux bols, aux paquets de poudre, aux tablettes, etc., en un mot à tous les médicaments prescrits en nombre. Mais la dose totale importe peu; ce qu'il faut graver dans la mémoire, c'est la composition de l'unité de dose, c'est-à-dire de chaque pilule, de chaque bol, de chaque paquet.

Le système que nous recommandons perd de son importance ou n'est plus applicable pour les médicaments officinaux complexes, qui sont ordinairement prescrits sans être formulés et qui représentent à l'esprit du médecin un effet thérapeutique déterminé indépendamment de leurs composants ; par exemple, les pilules de cynoglosse, les pilules de belloste, la poudre de Dower, etc.

INSTRUCTION POUR L'EXÉCUTION D'UNE FORMULE OU D'UNE ORDONNANCE

PAR LE PHARMACIEN.

1° Lire attentivement la formule afin de la bien comprendre.

2° Si la dose de quelque médicament très-actif paraît excessive et si la rédaction de la formule paraît entachée d'erreur, demander un délai pour l'exécution, adresser au médecin la *copie* de sa formule et le prier de vouloir faire connaître s'il a eu réellement l'intention de prescrire et d'administrer la dose qui semble inusitée, ou le composé dont la préparation semble impraticable.

Le médecin doit accueillir cette démarche non-seulement avec politesse, mais encore avec reconnaissance; car les erreurs dont il s'agit engagent sa responsabilité de la manière la plus grave.

Ce contrôle exercé par celui qui exécute la formule est de la plus haute importance, c'est la sauvegarde des malades contre des erreurs dangereuses dont les médecins les plus instruits et les plus soigneux ne sont pas exempts; c'est ce contrôle qui motive la distinction des deux professions : médecine et pharmacie, qui nécessite l'indépendance du pharmacien et justifie les dispositions légales par suite desquelles le médecin ne doit point préparer lui-même les médicaments qu'il prescrit, ni le pharmacien prescrire les médicaments qu'il prépare (1).

On doit s'en tenir à l'article 27 de la loi de germinal an XI qui n'autorise la vente des médicaments par les médecins que dans les bourgs, villages ou communes où il n'y a pas de pharmaciens ayant officine ouverte.

3º Exécuter la formule selon les règles de l'art et sans jamais se permettre de substituer un médicament à un autre, quelque analogues que l'on puisse croire leurs propriétés.

4º Étiqueter. Si le médicament préparé est destiné à l'usage externe, il doit porter une étiquette spéciale de couleur orange qui ne dispense pas de l'étiquette blanche ordinaire. (Circ. min. du 25 juin 1855.)

Les médicaments vénéneux destinés à l'usage externe doivent être délivrés dans des fioles bleues. Cette précaution prescrite dans le service des hôpitaux militaires devrait être obligatoire partout.

L'étiquette ordinaire, au nom du pharmacien, doit reproduire exactement le titre et le mode d'administration du médicament, copiés d'après la formule; cette étiquette doit porter en outre un Nº d'ordre inscrit en même temps sur la formule et sur un registre.

5º Avant que le médicament soit livré au client, la formule revêtue de son Nº doit être transcrite à son rang sur un registre *ad hoc.* Cette transcription est un dernier contrôle à cause de l'attention qu'elle exige.

Le Nº d'ordre se trouve donc à la fois sur l'étiquette, sur la formule et sur le registre. Les pharmaciens soigneux imitent sur le registre les signes, les abréviations et les chiffres dont le médecin s'est servi, et à la suite de la copie de la formule ils notent la nature et le poids des excipients dont ils se sont servis lorsque le signe Q. S. *Quantum Satis* avait laissé à leur libre choix ces compléments d'exécution. Cette dernière précaution a pour but de leur permettre, si le médicament leur était redemandé, de le reproduire dans des conditions d'identité parfaite.

6º Dans certaines villes où les pharmaciens ne veulent pas se faire entre eux la concurrence des bas prix, ils inscrivent sur la formule d'après une numération en lettres convenues le prix qu'ils ont attribué au médicament (2). Dans tous les cas, ils inscrivent ce

---

¹ Le prétendu progrès qui consisterait à subordonner le pharmacien au médecin ou à fusionner dans les hôpitaux le corps pharmaceutique avec le corps médical ne serait qu'un retour vers un régime condamné par l'expérience de nos pères.

² **1 2 3 4 5 6 7 8 9 0**
 p r u d e n t i a m

prix sur le registre en regard de la copie de la formule, afin que le prix réclamé par eux à différentes reprises pour le même médicament ne risque pas de varier.

· Doses. — *Unité de dose :* quantité de médicament que, selon l'expérience commune, on peut administrer à un adulte en vingt-quatre heures. C'est l'unité de doses qui est indiquée à la suite de toutes les formules dans le présent ouvrage.

La décroissance des doses selon les âges est généralement admise dans les proportions inscrites au tableau ci-après :

Pour l'homme adulte de 20 à 60 ans unité de dose : . . . , ... 1.	Pour le sexe féminin
Vers l'âge de 20 ans. 2/3	on diminue encore
— 14 — 1/2	environ de 1/5 ;
— 7 — 1/3	Pour les vieillards on
— 3 — 1/4	se règle selon les
— 1 — 1/8	forces apparentes.
A la naissance. 1/15	

·On comprend que ce tableau dispense de spécifier les doses qu'il faut prescrire aux enfants, à moins de certains cas exceptionnels. Du reste, les indications ci-dessus n'ont rien d'absolu ; il n'est pas rare de rencontrer des sujets dont la susceptibilité pour certains médicaments est excessive. Aussi, à moins d'un danger pressant, est-il prudent de ne point administrer en une seule fois la dose entière d'un médicament très-actif à un malade nouveau : *Primo non nocere.*

Doses partielles : divisions de l'unité de dose que l'on prescrit à différentes heures.

Doses réfractées : très-petites doses administrées à de courts intervalles en vue d'obtenir du médicament des effets différents de ses effets ordinaires. Ex. : Calomel, unité de dose : comme purgatif, cinq décigram., comme antisyphilitique, cinq centigram. ; à dose réfractée de un milligram. toutes les demi-heures il est contro-stimulant.

· *Doses infinitésimales :* doses homœopathiques. Les dilutions homœopathiques réduisent la matière à un tel état de division, que le rapport de 5 centigrammes d'une substance active avec le volume entier des eaux de l'Océan serait encore cent millions de fois trop fort pour l'exprimer. L'action de ces doses, que jamais aucune observation scientifique n'a pu vérifier, se prouve par le raisonnement et l'affirmation de ceux qui exploitent le penchant de l'esprit humain pour l'absurde.

·*Habitude.* L'organisme s'habitue à l'action de certains agents, dont il faut augmenter journellement les doses pour obtenir les mêmes effets : Ex. : l'opium. La science ne possède à cet égard ni théorie satisfaisante, ni données générales. L'habitude n'amoindrit pas l'action des irritants ni des caustiques; il faut reléguer parmi les fables ce que les anciens auteurs rapportent de Mithridate.

SUBSTANCES VÉNÉNEUSES.

EXTRAIT DU DÉCRET DU 29 OCTOBRE 1846 SUR LA VENTE DES SUBSTANCES VÉNÉNEUSES. — La vente des substances vénéneuses ne peut être faite, *pour l'usage de la médecine,* que par les pharmaciens et sur la prescription d'un médecin, chirurgien, officier de santé ou d'un vétérinaire breveté.

Cette prescription doit être signée et datée, elle doit énoncer en toutes lettres la dose desdites substances, ainsi que le mode d'administration du médicament.

Les pharmaciens transcriront lesdites prescriptions avec les indications qui précèdent, sur un registre spécial coté et parafé par le maire ou le commissaire de police.

Ces inscriptions devront être faites de suite et sans aucun blanc.

Les pharmaciens ne rendront les prescriptions que revêtues de leur cachet, et après y avoir indiqué le jour où les substances auront été livrées, ainsi que le numéro d'ordre de la transcription sur le registre.

Ledit registre sera conservé pendant vingt ans au moins, et devra être représenté à toute réquisition de l'autorité.

Avant de délivrer la préparation médicale, le pharmacien y apposera une étiquette indiquant son nom et son domicile, et rappelant la destination interne ou externe du médicament.

L'arsenic et ses composés ne pourront être vendus pour d'autres usages que la médecine, que combinés avec d'autres substances (1).

Les quantités livrées, ainsi que le nom et le domicile des acheteurs, seront inscrits sur le registre spécial.

La vente et l'emploi de l'arsenic et de ses composés sont inter-

---

1 D'après la circulaire du ministre de l'agriculture et du commerce du 26 février 1875 l'ac. arsénieux ne peut être vendu par les pharmaciens qu'après avoir été coloré et dénaturé par le mélange de 1 pour 100 de colcothar, et de 1/2 pour 100 d'aloès . Ce mélange est rose et d'une saveur amère.

Grimaud propose de dénaturer l'acide arsénieux avec 1 pour 100 de sulfate ferreux cristallisé et 1 pour 100 de cyanure jaune de potassium et de fer. Le mélange est bleu et d'une saveur atramentaire. Il colore les substances alimentaires en bleu ou en vert et leur communique une saveur métallique très-prononcée; sous tous ces rapports il paraît préférable au mélange officiel.

dits pour le chaulage des grains, l'embaumement des corps et la destruction des insectes.

Les substances vénéneuses doivent toujours être tenues, par les commerçants, fabricants, manufacturiers et pharmaciens, dans un endroit sûr et fermé à clef.

EXTRAIT DU DÉCRET DU 8 JUILLET 1850. — Dans les visites spéciales, prescrites par l'article 44 de l'ordonnance du 29 octobre 1846, les maires ou commissaires de police seront assistés, s'il y a lieu, soit d'un docteur en médecine, soit de deux professeurs d'une école de pharmacie, soit d'un membre du jury médical et d'un des pharmaciens adjoints à ce jury désignés par le préfet.

TABLEAU DES SUBSTANCES VÉNÉNEUSES QUI, D'APRÈS L'ORDONNANCE DU 29 OCTOBRE 1846 ET DU DÉCRET DU 8 JUILLET 1850, DOIVENT TOUJOURS ÊTRE TENUES DANS UN ENDROIT SUR ET FERMÉ A CLEF.

Acide cyanhydrique.
Alcaloïdes végétaux vénéneux et leurs sels.
Arsenic et ses préparations.
Belladone, extrait et teinture.
Cantharides entières, poudre et extrait.
Chloroforme.
Ciguë, extrait et teinture.
Cyanure de mercure.
Cyanure de potassium.

Digitale, extrait et teinture.
Émétique.
Jusquiame, extrait et teinture.
Nicotiane.
Nitrate de mercure.
Opium et son extrait.
Phosphore.
Seigle ergoté.
Stramonium, extrait et teinture.
Sublimé corrosif [1].

CLASSIFICATION DES MÉDICAMENTS.

Les facultés de comparer et de généraliser sont des plus précieuses de l'esprit humain. Comparer pour reconnaître les ressemblances et les différences; généraliser pour rapprocher sous un terme univoque les objets semblables.

Mais en fait de généralisation comme en toutes choses, le but engendre la méthode.

L'hygiéniste rapproche, en vue de l'alimentation, les végétaux féculents ou amylacés : pomme de terre, froment, seigle, maïs, manioc, arum, orchis, sagoutier, etc., sans tenir compte de leurs caractères botaniques ; il range dans la même classe tous les animaux dont la chair est blanche, quelles que soient les différences de leur organisation : veau, agneau, poulet, perdrix, grenouille,

[1] Le pharmacien soigneux et prudent doit tenir sous clef tous les médicaments très-actifs, même non compris sur cette liste très-incomplète, qu'il juge susceptibles de causer à très-fortes doses des accidents mortels. — On s'étonne de trouver sur cette liste sous le nom de Nicotiane, le tabac, que la population consomme par millions de kilogrammes.

et les éloigne peu des poissons à chair ferme comme le saumon, le thon.

Mais le botaniste classe la pomme de terre dans la même famille que la belladone, avec la jusquiame, la mandragore, le piment, la tomate, le tabac, sans s'occuper de ses tubercules féculents; et le zoologiste ne distingue pas le veau du taureau, ni l'agneau du bouc, etc.

De même le thérapeutiste considère les corps de la nature comme susceptibles d'être utilisés pour la cure des maladies. Il reconnaît des reconstituants, des débilitants, des stimulants, des antiherpétiques, des antisyphilitiques, des antipériodiques, etc.; pour lui, le point de vue de la cure est obligatoire; il serait infidèle à la méthode s'il s'en détournait pour s'attacher à l'action physiologique ou pathogénique des médicaments.

En conséquence, nous considérons comme absolument vaines les tentatives qui ont été faites pour classer les médicaments d'après l'action pathogénique.

La classification pathogénique regarde la toxicologie, elle est étrangère à la thérapeutique.

D'ailleurs l'effet pathogénique de la plupart des médicaments s'exerce sur plusieurs organes à la fois et l'on est induit à prendre pour base de classification les effets les plus apparents ou ceux qu'on a réussi à constater et qui ne sont pas toujours les plus importants.

L'imperfection des classifications de médicaments est la conséquence de l'imperfection de la classification nosologique; lorsque la pathologie aura découvert la classification méthodique des maladies, la thérapeutique trouvera naturellement celle des médicaments.

Jusque-là il faut se contenter des services que peut rendre une classification des médicaments systématique et provisoire en évitant les fausses routes ouvertes par la toxicologie sous le vocable trompeur des actions physiologiques ou pathogéniques.

— Ces principes, soutenus dans la première édition de cet ouvrage, en 1870, étaient alors vivement contestés par les physiologistes; aujourd'hui généralement acceptés par les thérapeutistes, ils servent de base à la classification des médicaments dans les *Principes de thérapeutique générale* du professeur Fonssagrives (Paris, 1875) et dans le *Traitement hydriatique des maladies chroniques*, tout récemment publié par le professeur Gubler.

ERRATA

Page 40, ligne 16, au lieu de : Miel 10,   lisez : Miel   1.
                                                  Eau 10.
— 267, — 6,   — : *Galvaancaustie*, — : *Galvano-*
                                                     caustie.
— 361, — 20,   — : décigr., — : 3 décigr.
— 362, — 18,   — : camphrée, — : camphré.
— 479, — 5,   — : COMPOSÉE, — : COMPOSÉ.
— 479, — 12,   — : COMPOSÉE, — : COMPOSÉ.
— 676, — 36,   — : ARSÉNIATE, — : ARSÉNITE.
— 739, — 3,   — : CUBÉINE, — : CUBÉBINE.

MÉDICAMENTS NOUVEAUX ET FORMULES NOUVELLES

D'APRÈS LE CODEX DE 1884

ABLUTIONS FROIDES

Le sujet se lave lui-même rapidement toute la surface du corps au moyen d'une éponge imbibée d'eau pure ou savonneuse, ou alcaline (Carbonate de soude 2 à 5/100) ou aromatique (Eau de Cologne 1/100) à la température de sa chambre, et s'essuie immédiatement au moyen de linges froids ou chauds. — Embarras gastrique, anorexie, anémie, chlorose, scrofules!

Ou bien le malade étendu sur un lit de sangle garni de toile cirée, est lavé par un aide, essuyé, puis reporté dans son lit. Favorisez la réaction, s'il est nécessaire, par l'enveloppement dans une couverture chaude, des linges chauds, par des bouteilles d'eau chaude. Employez l'eau phéniquée 1/1000, ou vinaigrée 5/100 ou chlorurée (Hypochlorite de soude 2 à 5/100). Renouvelez plusieurs fois par jour, s'il est nécessaire. — Hyperthermie; affections typhiques, ataxiques; scarlatine maligne; rhumatisme cérébral.

AFFUSIONS FROIDES

Le malade déposé dans une baignoire vide reçoit coup sur coup, sur la tête et sur le tronc, plusieurs seaux d'eau froide, puis il est essuyé et reporté dans son lit; favorisez la réaction comme ci-dessus. — Scarlatine maligne; rhumatisme cérébral. (Trousseau.)

Bain froid plus ou moins fréquemment renouvelé à température plus ou moins basse. — Fièvre typhoïde. (Brand.)

ACIDE BROMHYDRIQUE DISSOUS; AC. BROMHYDRIQUE OFFICINAL (Cod. 84).

Bromure de baryum crist.......................... 50
Eau dist.. 100
Ac. sulfurique officinal......................... 15

Diluez l'acide dans le double de son poids d'eau dist.; laissez refroidir; f. dissoudre le bromure dans l'eau prescrite; versez cette solution dans l'acide étendu; agitez; laissez déposer pendant 6 h.; filtrez; lavez le sulfate de baryte avec 30 d'eau environ; introduisez les liqueurs dans une cornue de verre tubulée, dont le col sera engagé dans celui d'un matras; distillez au B. S.

JEANNEL. — FORM. NOUV.   c

pour recueillir presque tout le liquide. Le produit distillé devra être ramené à D. 1,077 par S. Q. d'eau dist. — Préparation des bromhydrates.

ACIDE CHROMIQUE PUR (Warengton).

Ac. chromique crist. (Cod. fr.)................. Q. V.
Eau distillée................................... Q. S.

Pour dissoudre ; ajoutez : Solution de bichromate de baryte, Q. S. pour précipiter l'ac. sulfurique qui était retenu par l'ac. chromique crist.; ayez soin de ne pas verser un excès de bichromate de baryte ; filtrez à travers l'amiante ; f. évaporer au B. M. en consistance sirupeuse ; achevez l'évaporation sous une cloche à côté d'une capsule contenant de l'ac. sulfurique concentré. Il se forme des cristaux d'ac. chromique pur ; séparez-les par décantation de leur eau mère.

— Périostite aiguë ou chronique, ostéo-périostite alvéolo-dentaire ; gingivite aiguë ou chronique, aphthes, ulcérations buccales, néoplasmes, etc. — Appliquez le caustique au moyen d'une petite palette de bois ; recouvrez avec un tampon d'ouate sèche (Magitot).

ACIDE CYANHYDRIQUE OFFICINAL AU 100ᵉ (Cod. 84).

L'ac. cyanhydrique officinal qui était au 10ᵉ selon le cod. fr. de 1866 est prescrit au 100ᵉ par le Cod. 84. (Voy. p. 431.)

ACIDE PYROGALLIQUE ; PYROGALLOL. $C^{12}H^6O^6$ (Cod. 84).

Affections cutanées rebelles ; chancre mou. — Applications ; pommades. — Colore l'épiderme en brun plus ou moins foncé.

ACIDE PHOSPHORIQUE OFFICINAL (Cod. 84).

Phosphore rouge entier....................... 10
Ac. azotique officinal........................ 66
Eau dist...................................... 44

Introduisez le mélange d'ac. azotique et d'eau (D 1,240) dans une cornue de verre tubulée munie d'un bouchon à l'émeri ; disposez la cornue sur un B. S. ; adaptez à son col, sans bouchon de liège, un ballon tubulé pour donner issue aux vapeurs acides. Divisez le phosphore en 6 ou 8 fragments que vous introduirez dans le mélange acide par la tubulure de la cornue ; chauffez doucement ; modérez le feu si l'attaque devient trop vive ; recohobez lorsque le phosphore aura presque entièrement disparu. Retirez enfin le liquide de la cornue ; concentrez-le dans une capsule de porcelaine, jusqu'en consistance de sirop.

épais sans dépasser la température de + 180°. Étendez d'eau pour obtenir une solution D. 1,35. — Doses : voy. *Acide phosphorique*, p. 527, 602.

ALCOOLATURE DE DROSERA ROTUNDIFOLIA (Cod. 84).

Prép. comme l'*Alcoolature d'aconit.* Voy. p. 761. — Stimulant, antispasmodique. — Doses : 4 à 20 g. ?.

ALCOOLATURE DE FLEURS DE COLCHIQUE (Cod. 84).

Prép. comme l'*Alcoolature d'aconit.* Voy. p. 761. — Doses : Voy. *Alcoolé de colchique*, p. 757.

ALCOOLATURE DE RAC. DE BRYONE (Cod. 84).

Prép. comme l'*Alcoolature d'aconit.* Voy. p. 761. — Purgatif. — Doses : 2 à 4 gram.

ANTIDOTE DU TABAC ET DES SOLANÉES, VIREUSES

Essence de sassafras. — Doses : 10 à 15 gouttes. — (Thompson, Lyle.)

ANTIDOTE DU TRIGONOCÉPHALE

Essence de sassafras. — Doses : 1 à 2 gram.

ASA FŒTIDA PURIFIÉE (Cod. 84).

Prép. comme *Gomme ammoniaque purif.* (Voy. p. LIV.)

AXONGE BENZOINÉE (Cod. 84).

Axonge.................................... 1 kil.
Teinture de benjoin....................... 5 gram.

F. fondre l'axonge; ajoutez la teinture; agitez jusqu'au refroidissement. (Voy. p. 52.)

AZOTATE D'ACONITINE (Cod. 84).

Aconitine crist........................... Q. V.
Ac. azotique offic........................ Q. S.
Eau dist.................................. Q. S.

Délayez l'aconitine dans 5 f. son poids d'eau; étendez l'ac. azotique de 5 f. son poids d'eau; versez de cet acide sur l'aconitine jusqu'à saturation exacte; f. évaporer la liqueur au B. M.; laissez refroidir et cristalliser. — Doses : Voy. *Aconitine*, p. 764.

AZOTATE DE PILOCARPINE (Cod. 84).

Doses : 1 à 3 centigr. en pilules, en granules ou en injection hypodermique (Voy. p. 578).

AZOTATE DE STRYCHNINE (Cod. 84).

Prép. comme l'*Azotate d'aconitine* (Voy. p. XXXIX).
— Doses : Voy. *Sulfate de strychnine*, p. 634.

BAINS LOCAUX D'OXYGÈNE

Gangrène sénile.

BROMURE DE SODIUM.

Mieux toléré que le *Bromure de potassium* (Hammond). Epilepsie, vertiges épileptiques. — Doses : 3 à 12 gram.

BROMURE DE ZINC (Hammond, Bourneville, Hublé).

En sirop et en pil.
— Epilepsie. — Doses : 5 décigram. à 4 gram. — Ce médicament, plus actif que le bromure de potassium, ne détermine pas la cachexie bromurique.

BENZOATE DE CHAUX (Cod. 84).

Acide benzoïque.............................. Q. V.
Lait de chaux................................. Q. S.

Délayez l'acide dans le lait de chaux ; f. bouillir pendant quelques m. ; filtrez ; concentrez la liqueur par la chaleur ; filtrez de nouveau s'il est nécessaire ; laissez cristalliser par refroidissement ; décantez ; placez les cristaux sur des feuilles de papier buvard blanc ; achevez la dessiccation à l'étuve.
— Stimulant des muqueuses repiratoires ; catarrhe vésical. — Doses : 2 décigram. à 2 gram. et plus en pil.

BENZOATE DE LITHINE (Cod. 84).

Prép. comme le benzoate de chaux avec le carbonate de lithine (Voy. ci-dessus).
— Néphrite calculeuse. — Doses : 1 à 5 décigram. en solution gazeuse (Voy. p. 782).

BROMHYDRATE D'AMMONIAQUE (Cod. 84).

— Doses : Voy. *Bromure de potassium*, p. 436.

BROMHYDRATE DE CICUTINE (Mourrut, Cod. 84).

Cicutine incolore............................. 1
Ether offic.................................... 10
Ac. bromhydrique gazeux sec................... Q. S.

Dissolvez la cicutine dans l'éther ; placez la liqueur dans un flacon à goulot étroit plongé dans l'eau froide; faites arriver jusqu'au fond au moyen d'un tube de verre, le gaz bromhydrique desséché. Le bromhydrate de cicutine, insoluble dans l'éther, se précipite ; lavez le précipité à l'éther sur un filtre couvert d'une lame de verre ; f. sécher à l'étuve tiède. Purifiez le produit par évaporation spontanée à la température ordinaire de sa dissolution aqueuse saturée à froid.

— Coqueluche, asthme, hoquet, névralgie. — Doses 5 à 10 milligram. en injection hypodermique, en granules, en sirop. — Toxique.

BROMHYDRATE DE MORPHINE (Cod. 84).

Prép. comme le *Bromhydrate d'ésérine.* — Voy. p. 849. Narcotique; névralgies. — Doses : Voy. *Chlorhydrate de morphine,* p. 409.

CAMPHRE MONOBROMÉ ; BROMURE DE CAMPHRE (Swartz, Cod. 84).

Hypnotique, antispasmodique. — Hystérie, épilepsie, mal épileptique, nymphomanie. — Doses : 2 décigram. à 2 gram. et plus en pil., en dragées, en capsule (Clin), en lavement avec huile d'olives 50 gram. et 1 jaune d'œuf (Bourneville, Hublé).

CAPSULES BALSAMIQUES A LA RÉSINE DE COPAHU (Pâquet, C. Paul, Mauriac).

Résine de copahu, résidu de la distillation du copahu.. 3
Huile d'amandes............................... 2

F. fondre la résine dans l'huile à feu doux ; f. des capsules de 85 à 90 centigr. Chaque capsule contient 33 à 35 centigram. de résine correspondant à 1 gram. d'oléo-résine de copahu.

— Blennhorrhagies. — Doses : 8 à 12 capsules en 3 fois avant les repas ! — Ce médicament ne produit pas les renvois répugnants du copahu.

CAPSULES DE CRÉOSOTE; GOUTTES LIVONIENNES
(Lasniée, Trouette-Perret).

Créosote du hêtre.......................... 5 centigram.
Goudron purif............................. 75 milligram.
Baume de Tolu............................ 75 —

M. à la chaleur du B. M. pour 1 capsule.

— Bronchite, laryngite chronique; phthisie commençante; cystite chronique. — Doses : 2 à 12 par jour.

CAPSULES GÉLATINEUSES (Cod. 84).

Grénétine................................... 25
Glycérine................................... 10
Sucre...................................... 8
Eau dist.................................... 45

Prép. comme il est indiqué p: 40.

CATGUT; LIGATURE ANTISEPTIQUE (Lister, Lucas Championnière).

Ac. phénique crist........................... 10
Eau dist.................................... 1
Huile d'olives.............................. 5
Corde à boyau récemment fabriquée........... Q. S.

M. l'ac. phénique avec l'eau ; ajoutez l'huile : immergez les cordes à boyaux; laissez en contact pendant 4 mois au moins. La corde à boyau, qui était d'abord devenue opaque, devient peu à peu translucide ; c'est alors qu'elle est propre à faire les ligatures qui s'absorbent dans les plaies sans provoquer de suppuration.

CHLORATE DE SOUDE (Cod. 84).

Mêmes indications et mêmes doses que le *Chlorate de potasse* (Voy. p. 701).

CHLORHYDRATE DE MORPHINE

1 à 3 centigram. en injections hypodermiques. — Névralgies, diarrhée colliquative des phthisiques (Vulpian) ; dyspnée (Huchard); éclampsie, douleurs excessives de l'accouchement; choléra.

CHLORHYDRATE DE PILOCARPINE (Cod. 84).

Prép. comme l'*Azotate de pilocarpine* (Voy. p. 578).

CHLOROIODURE DE MERCURE (Cod. 84).

Ajoutez jusqu'à refus du bi-iodure de mercure à une solution saturée bouillante de sublimé corrosif : par le refroidissement il se séparera des lamelles incolores dont la composition n'est pas bien définie (Voy. p. 668).

CHLORURE FERREUX CRISTALLISÉ Fe Cl., 4 Aq. (Cod. 84).

Tournure de fer.................................... 1
Ac. chlorhydriq. officinal.........:.............. 3

Etendez l'acide de 2 f. son volume d'eau dist.; versez-le sur le fer; la réaction terminée, évaporez jusqu'à D. 1,38 bouillant; filtrez; laissez cristalliser par refroidissement; décantez; égouttez les cristaux; lavez-les avec un peu d'eau dist. bouillie; f. sécher rapidément entre des doubles de papier buvard.

— Chlorose. — Doses 5 centigram. à 2 décigram. en pil., dragées (Rabuteau).

CITRATE DE LITHINE (Cod. 84).

(Voyez p. 782.)

COLLODION FLEXIBLE (E. U.).

Collodion........ 470
Térébenthine de pin........................... 8
Huile de ricin................................ 10
M (Voy. p. 34.)

COLLYRE A L'IODOFORME (Hager).

Iodoforme................................... 1
Vaseline................................... 4

M. — Blépharite. — Onctions sur le bord des paupières (Voy. p. 437).

COLLYRE AU JEQUIRITY (Wecker).

Semences de Jequirity (*Abrus precatorius*) décortiquées et pulv......................... 2 à 5
Eau froide................................. 100

M.; laissez macérer pendant 24 h.; passez à travers une mousseline.

Ophthalmie granuleuse chronique, kératite pustuleuse, pannus.
— Lotions oculaires réitérées deux, trois ou quatre fois par jour

pour déterminer une conjonctivite purulente, à la suite de laquelle les altérations chroniques disparaissent par substitution.

COLLYRE CONTRE L'HÉMÉRALOPIE (Galezowski).

Bromhydrate d'ésérine.................... 1 décigram.
Eau dist............................ 10 gram.

F. dissoudre. — Instillations 1 à 2 f. par j.

COLLYRE DE .CONRAD (Ph. esp.).

Gomme adragant.................... 4 décigram.
Hydrolat de roses.................... 120 gram.
Laudanum de Sydenham.............. 1 —
Bichlorure de mercure............... 5 centigram.

F. dissoudre la gomme dans l'hydrolat, ajoutez le laudanum; f. dissoudre le bichlorure.
— Ophthalmies syphilitiques. — Lotions.

COLLYRE DE GIMBERNAT (Ph. esp.).

Hydrate de potasse............................. 1
Eau distillée................................. 300

F. dissoudre — Taches de la cornée. — Instillations.

COLLYRE DE HENDERSON

Strychnine......................... 1 décigram.
Acide acétique dilué................. 4 gram.
Eau distillée....................... 30 —

F. dissoudre. — Amaurose. — Instillations entre les paupières.

COLLYRE SEC (Lagneau ; Ph. esp.).

Azotate de potasse pulv........................
Sucre blanc pulv............................. 3

M. — Taches de la cornée. — Insufflations.

COLLYRE SEC A L'IODOFORME (A. Michel).

Iodoforme pulv. ⎫
Sucre blanc pulv. ⎭ ââ.................... p. é

M. — Pannus. — Pour insufflations ou projection dans l'œil 1 fois par jour.

CÔNES CONTRE LES MOUSTIQUES

Fleurs de pyrèthre pulv. gross...............	100 gram.
Azotate de potasse pulv...................	20 —
Chlorate de potasse pulv...................	1 —
Mucilage de gomme ou empois............	Q. S.

F. une pâte homogène; divisez en 50 trochisques que vous ferez sécher à l'étuve — Pour prévenir les attaques nocturnes des moustiques, f. brûler ces trochisques dans les chambres à coucher, les portes et les fenêtres étant fermées. Un trochisque suffit pour une chambre de 20 à 25 mèt. cubes.; l'odeur de la fumée est désagréable; on peut atténuer cet inconvénient en brûlant en même temps un clou fumant du Cod. fr. — Les moustiques ne sont pas tués par cette fumigation, mais ils sont engourdis et la nuit se passe sans qu'ils tourmentent les dormeurs.

CÔNES AROMATIQUES CONTRE LES MOUSTIQUES (Jeannel).

Poudre de pyrèthre..............................	150
Azotate de potasse..............................	60
Styrax amygdaloïde..............................	25
Santal citrin..	12
Baume de Tolu....................................	12
Gomme arabique..................................	6
Eau..	200

Pulv. et mêlez les 5 premières substances; f. dissoudre la gomme dans l'eau; m. pour faire 260 cônes pesant à l'état sec environ 225 gram.

COTON HÉMOSTATIQUE (Jordan).

Coton en rame, Q. V.; sol. offic. de perchlorure de fer, Q. S.
F. bouillir le coton dans l'eau additionnée de 2/100 de carbonate sodique crist.; lavez-le à grande eau; f. sécher; trempez-le dans la sol. offic. de perchlorure de fer étendue de son poids d'eau dist.; f. sécher sur du papier brouillard, puis à l'étuve; conservez en vase clos.
— Hémostatique efficace et d'un emploi commode!

CRAYONS D'HUILE DE CROTON TIGLIUM (Ladreit, Limousin).

Huile de croton....................................	2
Beurre de cacao..................................	1
Cire blanche......................................	1

F. fondre la cire; ajoutez le beurre de cacao; laissez un peu refroidir; ajoutez l'huile; coulez dans des tubes de plomb de

5 ou 6ᵐᵐ de diamètre; vous taillerez l'enveloppe métallique pour mettre le médicament à découvert. Les parties touchées deviendront le siège d'une éruption eczémateuse. — Teigne tonsurante : toucher les parties malades tous les 2 ou 3 j. avec ce crayon. — Ce traitement dispense de l'épilation.

CRAYON ÉLASTIQUE A L'AZOTATE D'ARGENT (Pajot).

Tige de laminaire...............................	Q. V.
Mucilage de gomme.............................	Q. S.
Azotate d'argent pulv..........................	Q. S.

Trempez l'un des bouts de la tige de laminaire dans le mucilage; puis dans la poudre d'azotate d'argent; laisser sécher. — Pour porter le caustique dans l'utérus, le pharynx, etc.!

CRAYONS DE TANNIN (Cod. 84).

Tannin pulv....................................	20
Gomme pulv....................................	1
Eau dist. et glycérine p. é.....................	Q. S.

(Le moins possible).

M. le tannin et la gomme; f. à l'aide de l'eau et de la glycérine une masse de consistance pilulaire que vous roulerez en cylindres. (Voy. *Tannin*, p. 189.)

DIGITALINE AMORPHE (Cod. 84).

Si l'ordonnance ne spécifie pas l'emploi de la digitaline cristallisée, le pharmacien doit délivrer la digitaline amorphe. (Voy. p. 573.)

EAU COMMUNE POUR BOISSON

L'ébullition modifie profondément la nature des substances organiques en suspension ou en dissolution dans l'eau destinée à la boisson et en prévient les effets nuisibles. De là l'usage hygiénique des infusions. En outre l'ébullition dégage les gaz et précipite les bicarbonates de chaux, de magnésie, de fer, etc., tenus en dissolution dans certaines eaux trop minéralisées pour servir de boisson alimentaire.

— L'eau de chaux, en s'emparant de l'acide carbonique pour former du carbonate de chaux insoluble, précipite le carbonate de chaux retenu en excès dans certaines eaux par l'acide carbonique (Boudet).

— Le carbonate de soude, en s'emparant de l'acide carbonique pour former du bicarbonate, précipite le carbonate de chaux tenu en dissolution par l'acide carbonique; de plus il précipite à l'état de carbonate insoluble les chlorures et les sulfates de chaux et de magnésie.

— L'alun employé en très minime proportion (1/10 000 et même moins) détermine la prompte précipitation des matières argileuses tenues en suspension dans l'eau des rivières à l'époque des grandes crues.

— L'acide citrique à la dose de 0,5 à 1 gram., corrige les eaux et en diminue l'insalubrité.

EAU DE BANARÈS (Ph. esp.).

Sulfate de magnésie.............................	11 gram.
Tartrate de potasse et d'antimoine......	5 centigram.
Sulfate ferreux......................	3 décigram.
Tartrate de potasse et de soude.........	6 —
Eau commune.....................	1380 gram.

F. dissoudre; filtrez. — Résolutif; laxatif. — Engorgement des viscères abdominaux. — Doses : 100 à 200 gram. comme résolutif; 200 à 350 gram. comme laxatif.

EAU FERRÉE GAZEUSE (Cod. 84).

	gr.
Bitartrate de potasse............................	0,56
Carbonate de soude crist......................	0,56
Chlorure de sodium............................	1,16
Sulfate ferreux pur............................	1,18

F. dissoudre les trois premiers sels dans un peu d'eau tiède; versez la solution dans une bouteille de 65 centilitres environ; ajoutez le sulfate ferreux; remplissez la bouteille d'eau gazeuse; bouchez. (Voy. p. 124.)

EAU DE GOUDRON (Magne-Lahens, Cod. 84).

Goudron végétal.............................	5
Sciure de bois de sapin......................	15
Eau distillée.	1000

M. le goudron avec la sciure; ajoutez l'eau; laissez en contact pendant 24 h.; agitez de temps en temps; filtrez. (Voy. p. 552.)

ÉLECTRICITÉ

Après l'accouchement, la faradisation prévient les hémorrhagies, accélère le retrait de l'utérus, prévient les déviations. — Réophores dans le fond du vagin e sur l'hypogastre. (Apostoli.)

ÉLECTUAIRE DE COPAHU; OPIAT DE COPAHU COMPOSÉ (Cod. 84).

Copahu... 100
Cubèbe pulv.. 150
Cachou pulv... 50
Huile volatile de menthe........................... 3

M. (Voy. p. 731.)

ÉLECTUAIRE DENTRIFICE; OPIAT DENTIFRICE (Cod. 84).

Poudre dentifrice acide (Voy. p. 857)............... 4
Miel blanc.. 3
Glycérine offic..................................... 1

M. le miel et la glycérine; ajoutez la poudre; mêlez.

ÉLECTUAIRE LAXATIF (Ferrand).

Manne en larmes; Miel blanc, ââ.................. 100
Magnésie calcinée................................. 13

M. — Doses : 20 gram. le matin à jeun.

ÉLECTUAIRE DE QUINQUINA ANTIMONIAL ; ÉLECTUAIRE FÉBRIFUGE ;
ÉLECTUAIRE CONTRE LA FIÈVRE QUARTE (Ph. esp.; hôp. de Madrid).

Émétique.................................... 3 décigram.
Crème de tartre............................. 11 gram.
Quinquina loxa pulv.   )
Quinquina calysaya pulv. } ââ........... 14   —
Sp. de vinaigre............................ 100   —

M. les deux sels par trituration prolongée dans un mortier de
verre; ajoutez les poudres de quinquina, puis le sirop, pour obtenir un électuaire homogène.
— Fébrifuge; fièvres intermittentes rebelles. — Doses : 2 à
12 gram.

ÉLIXIR DENTRIFICE (Cod. 84).

Essence de cannelle Ceylan....................... 1
—   badiane......................... 2
—   girofle......................... 2
—   menthe.......................... 8
Teinture de benjoin.............................. 8
—   cochenille...................... 20
—   gayac........................... 8
—   pyrèthre........................ 8
Alcool à 80°................................... 1000

M. ; après quelques h. de contact, filtrez. (Voy. p. 854.)

ÉLIXIR DE PEPSINE (Cod. 84).

Pepsine médicinale pulv............................	50
Ou bien Pepsine extractive........................	20
Eau dist..	450
Alcool à 80°......................................	150
Sirop simple......................................	400
Essence de menthe ou autre pour aromatiser.....	Q. S.

Délayez la pepsine dans l'eau; ajoutez le sp, puis l'alcool dans lequel l'essence aura été dissoute: laissez en contact pendant 24 h.; filtrez. — 10 gram. représentent 2 décigram. de pepsine. (Voy. p. 103.)

EMPOISONNEMENT PAR L'ATROPINE OU PAR LES SOLANÉES VIREUSES

Pilocarpine.....................................	1 centigram.
Eau distillée...................................	1 gram.

F. dissoudre. — Pour une injection sous-cutanée. — A renouveler tous les quarts d'heure selon les effets obtenus.

ÉMULSION ANTIPRURIGINEUSE

Gomme arabique pulv............................	4
Baume du Pérou.................................	2
Huile d'amandes................................	6
Hydrolat de roses..............................	15

F. un mucilage avec la gomme et l'hydrolat de roses; émulsionnez l'huile et le baume du Pérou. — Prurit de la vulve et de l'anus; lichen. — Appliquez le médicament sur les parties malades au moyen d'un pinceau trois fois par jour; laissez sécher.

ÉMULSION DE BAUME DE TOLU (Cod. 84; Lebeuf).

Baume de tolu...................................	20
Alcool à 90°....................................	100
Teinture de quillaya............................	100
Eau distillée chaude............................	780

Faire dissoudre le baume de tolu dans l'alcool; ajoutez la teinture de quillaya, puis l'eau peu à peu en agitant. Cette émulsion représente 2 pour 100 de baume de tolu. (Voy. p. 557.)

Prép. de même : l'*Émulsion de copahu* (Voy. p. 732); l'*Émulsion d'huile de cade* (Voy. p. 695); l'*Émulsion de goudron* (Voy. p. 63 et 618).

ÉMULSION DE COALTAR (Cod. 84; Lebeuf).

Teinture de quillaya coaltarée...................... 1
Eau distillée......,......................... . 4

M. Antiseptique. — Cette émulsion est ordinairement plus ou moins diluée pour l'usage (Voy. p. 64).

ESSAI DE LA PEPSINE (Cod. 84).

Pepsine médicinale..................... 5 décigram.
Eau dist..........................:.... 60 gram.
Ac. chlorhydrique offic.................. .6 décigram.
Fibrine de porc, lavée et fraîchement esso-
rée.................................. 10 gram.

Introduisez les substances dans une étuve à eau chaude, température + 50°; f. digérer pendant 6 h., agitez fréquemment. La fibrine doit être complètement dissoute; 10 centimètres cubes de la liqueur refroidie et filtrée ne doivent pas précipiter par l'addition de 20 à 30 g. d'ac. azotique.

— La *Pepsine médicinale* est un mélange de pepsine extractive et d'amidon; la *Pepsine extractive* se retire des estomacs de porc ou des caillettes de mouton ou de veau (Voy. p. 104).

ESSENCE DE MENTHE

2 g^{tt} d'essence de menthe couvrent fort bien la saveur désagréable des solutions de sulfate de magnésie (Yvon).

ESSENCE DE SANTAL CITRIN (P. Petit, Henderson, Panas).

Prép. comme l'*Essence de Cannelle* (Voy. p. 229).
— Blennorrhagie, catarrhe vésical. — Doses : 3 à 12 gram. pen capsules administrées comme le copahu ou le cubèbe (Voy. p. 731).

ÉTHER AMYLVALÉRIANIQUE (Bruel).

Alcool amylique pur............................... 88
Valérianate de soude............................. 130
Acide sulfurique D. 1,84....,..................... 184

Introduisez dans une cornue tubulée le valérianate de soude et l'alcool amylique, ajoutez l'acide sulfurique très lentement pour éviter l'échauffement du mélange; laissez en contact pendant 24 h.; distillez à feu nu. Le produit se présente en deux couches superposées. Séparez le liquide supérieur éthéré; agitez-le avec son volume de lessive des savonniers et d'eau distillée p. é.; renouvelez plusieurs fois ce lavage; décantez; laissez déposer; l'eau gagne le fond du vase; séparez l'éther.

— Névralgies, hystérie, dysménorrhée. — Doses : 3 décigram. à 1 gram. en capsule de 1 à 2 décigram.

ÉTHER AMYLNITREUX (Cod. 84).

Angine de poitrine (Gallois), coqueluche (Bowles). Quelques gouttes en inhalations.

ÉTHER BROMHYDRIQUE; BROMURE D'ÉTHYLE C^1O^5Br (Cod. 84).

Bromure de potassium crist. pulv.	120
Ac. sulfurique offic.	120
Alcool à 95°.	70

Introduisez l'alcool dans un ballon de 1/2 lit. plongé dans l'eau froide, versez peu à peu l'ac. sulfurique en agitant. Après refroidissement du mélange, ajoutez peu à peu le bromure de potassium en agitant et refroidissant toujours le ballon; adaptez au col du ballon un réfrigérant Liebig communiquant avec un flacon contenant un peu d'eau. Après quelques heures de contact distillez au B. S. à + 125° environ. Agitez le liquide du flacon avec une solution de potasse à 5 p. 100; décantez. Agitez le liquide éthéré qui reste au fond avec 3 ou 4 fois son vol. d'eau dist.; versez le mélange dans un entonnoir à robinet; recevez l'éther dans un flacon contenant du chlorure de calcium fondu; laissez en contact pendant vingt-quatre heures; décantez l'éther dans une cornue tubulée; ajoutez 1 dixième de son poids d'huile d'amandes; dist. au B. M. sans dépasser la température de + 39°. Conservez le produit dans des flacons bien bouchés à l'abri de la lumière. Il s'altère spontanément au bout d'un certain temps.

— Hystérie, épilepsie. — Inhalations réitérées (Bourneville, Olier).

ÉTHER IODHYDRIQUE, IODURE D'ÉTHYLE, C^4H^5, I (Cod. 84).

Iode pur.	40
Alcool à 95°.	60
Phosphore rouge.	5

Introduisez le phosphore et l'alcool dans une cornue tubulée placée sur un B. S.; ajoutez peu à peu l'iode; adaptez à la cornue un ballon à long col; laissez en contact pendant vingt-quatre heures, puis distillez à + 80° environ. Lavez le produit avec une solution faible de bisulfite de soude jusqu'à décoloration; décantez; agitez le liquide éthéré qui reste au fond avec 3 ou 4 f. son vol. d'eau dist.; le reste de la préparation comme pour l'*Ether bromhydrique* (Voy. p. LI). Très instable.

Hystérie, accès d'asthme, 6 à 10 gouttes en inhalations plusieurs fois par jour.

ÉTHER SULFURIQUE

Stimulant, hémorrhagie, syncope. — Injection hypodermique. Doses : 2 à 4 grammes (Chantreuil).

EXTRAIT AQUEUX DE MUGUET (*Convallaria maialis*.(Cod. 84).

Tiges et fleurs de muguet récemment récoltées et desséchées.. Q. S.

Feuilles et rac. de muguet récemment récoltées et desséchées, le tiers de la quantité de tiges et de fleurs.

Incisez; f. infuser la plante dans 6 f. son poids d'eau dist.; exprimez; f. infuser le résidu dans la même quantité de liquide; exprimez; réunissez les liqueurs; f. évaporer en consistance d'extrait mou. Reprenez cet extrait par l'eau froide Q. S.; filtrez; f. évaporer au B. M. en consistance d'extrait ferme.

— Tonique du cœur; diurétique. — Affections cardiaques accompagnées d'infiltration séreuse et d'hydropisie. Doses : 5 décigram. à $1^{gr},5$ en pilules (G. Sée).

EXTRAIT DU SUC DE MUGUET (*Convallaria maialis*) (Cod. 84.).

Tiges et feuilles fraîches de muguet............. Q. V.

Feuilles et rac. fraîches de muguet, un tiers du poids des tiges en feuilles employées.

Contusez dans un mortier de marbre; exprimez; f. bouillir pour séparer l'albumine; passez; f. évaporer en consistance d'ext. mou; reprenez par eau dist. Q. S.; filtrez; f. évaporer en consistance d'ext. ferme (Voy. ci-dessus).

EXTRAIT DU SEIGLE ERGOTÉ; ERGOTINE (Cod. 84).

(Voy. p. 628.)

EXTRAIT DE SEMENCES DE BELLADONE (Cod. 84).

Prép. comme l'*Ext. de semences de Stramoine* (V. p. 424 et p. 415).

EXTRAIT DE STIGMATES DE MAÏS

Prép. comme l'*Ext. de digitale.* — Doses : 5 à 20 gram. et plus. (Voy. p. LXXVI.)

FUMIGATION A L'ACIDE SULFUREUX (Cod. 84).

Soufre en canon concassé..................... Q. S.

Arrosez le soufre avec un peu d'alcool; allumez le mélange contenu dans un vase de terre évasé. Il faut 3 à 4 kil. de soufre pour désinfecter une pièce de 100 mèt. cub. de capacité!

GALBANUM PURIFIÉ (Cod. 84).

Prép. comme *Gomme ammoniaque purif.* (Voy. p. LIV).

GLYCÉRÉ ANTIPRURIGINEUX

Glycérine.. 100
Amidon.. 10
Calomel vap...................................... 5
Bromure de potassium pulv...................... 10
Ext. de belladone.............................. 2
Eau.. 4

Délayez l'extrait dans l'eau; m. l'amidon avec le calomel; ajoutez la glycérine puis le bromure de potassium.
— Prurigo.
— Onctions réitérées.

GLYCÉRÉ CAUSTIQUE IODO-PHÉNIQUÉ (Déclat).

Acide phénique; iode, ââ........................ 1
Glycérine...................................... 5

M. — Lupus, cancer.
— Applications au moyen d'un pinceau.

GLYCÉRINE CRÉOSOTÉE (Jaccoud).

Glycérine pure........................... 40 gram.
Créosote de hêtre........................ 20 centigram
Rhum.................................... 10 gram.
Essence de menthe....................... 2 gouttes

En deux fois tous les jours, dans la 1re période de la phthisie, comme succédané de l'huile de foie de morue créosotée. — Cette préparation ne devrait pas être administrée pendant la fièvre, car sous l'influence de la glycérine, on voit se manifester une élévation de température de quelques dixièmes de degré et une augmentation de l'excrétion d'urée. Ce médicament favoriserait donc les combustions organiques. (Hublé.)

GLYCÉRÉ MERCURIEL

Glycérine.............................. 50 gram.
Bichlorure de mercure.................. 1 —
Essence de géranium................... 10 gouttes.

M. — Sycosis.

— Onctions tous les soirs, la barbe étant coupée ras.

GLYZINE; GLYCYRRHIZINE AMMONIACALE (Cod. 84).

3 de glyzine masquent entièrement la saveur de 1 de sulfate de quinine. (Voy. p. 614.)

GOMME AMMONIAQUE PURIFIÉE (Cod. 84).

Gomme ammoniaque concassée................... Q. V.

Alcool à 60°................................... Q. S.

F. dissoudre la gomme ammoniaque dans l'alcool; passez à travers un linge peu serré; exprimez; chassez l'alcool au B. M. jusqu'à ce qu'une goutte du liquide gommo-résineux jetée dans l'eau froide se laisse malaxer sans adhérer aux doigts. (Voy. p. 554.)

GOUTTES ANTISPASMODIQUES (Botkin).

Ether sulfurique alcoolisé; teinture éthérée de valériane; teinture de digitale; teinture de belladone; ââ p. é.

M. — Accès d'angine de poitrine ; accès d'asthme. — Doses : 10 à 20 gouttes dans un peu d'eau sucrée.

HUILE DE CROTON TIGLIUM (Cod. 84).

Semences de croton tiglium mondées........... Q. V.

Lavez à l'alcool; f. sécher sur un tamis; broyez; réduisez en pâte avec Q. S. d'éther D. 0,758; épuisez cette pâte par l'éther Q. S. dans l'appareil à déplacement. Retirez l'éther par distillation, ou laissez-le évaporer spontanément à l'air libre. Laissez déposer; décantez; filtrez. Rendement 30 à 32 p. 100 (Julliard).

. Lorsque l'on opère sur de grandes quantités, on peut préparer l'huile de croton par expression. (Voy. p. 495.)

HUILE DE GABIAN; PÉTROLE BRUT

Bronchite chronique, Phthisie. — Dose : 15 à 60 gram.

HUILE DE FOIE DE MORUE CRÉOSOTÉE

Huile de foie de morue........................ 200

Créosote du hêtre............................. 1

Eau distillée de menthe....................... 50

M. — Phthisie 1re et 2e période. — Doses : 48 à 50 gram. (Voy. *Huile de foie de morue*, p. 83.)

HUILE DE FOIE DE MORUE GOUDRONNÉE (Miguel).

Huile de foie de morue................................ 200
Goudron de bois..................................... 1

M. F. dissoudre; filtrez.
— Catarrhe pulmonaire chronique, laryngite chronique; phthisie pulmonaire; catarrhe vésical. — Doses : 20 à 200 gram. — Le goudron fait disparaître l'odeur et le goût de poisson. (Voy. p. 552.)

HUILE DE FOIE DE MORUE IODÉE (Fonssagrives).

Huile de foie de morue............................. 400
Iodoforme.. 1
Essence d'anis..................................... 1

M. — Plus active et plus facile à administrer que l'huile de foie de morue pure (Voy. p. 83).

HYDROLÉ DE CRÉOSOTE; EAU DE CRÉOSOTE; EAU CRÉOSOTÉE (E. U.).

Créosote... 3,69
Eau distillée...................................... 470

M.; agitez jusqu'à ce que la créosote soit dissoute; filtrez. (Voy. p. 70).

HYOSCYAMINE (Cod. 84).

(Voy. *Atropine*, p. 420.)

HYDROFERROCYANATE DE QUININE; FERROCYANHYDRATE DE QUININE
($C^{40} H^{24} Az^2 O^4, 2 H^2 Cy^3 Fe, 4 Aq.$). (Cod. 84).

(Voy. *Sulfate de quinine*, p. 639.)

INFUSION DE STIGMATES DE MAÏS

Stigmates de maïs secs.............................. 20
Eau bouillante..................................... 1000

F. infuser jusqu'au refroidissement; édulçorez avec Sp de sucre ou le Sp de stigmates de maïs Q. S.
Coliques néphrétiques; cystite; ascite. (Landrieux, Castan,

Denucé.) — La dose de stigmates peut être portée jusqu'à 100/1000 d'infusion.

INJECTION BORIQUE (Félix Guyon).

Ac. borique.. 1
Eau 50

F. dissoudre. — Cystite chronique ; urines ammoniacales. — Injections dans la vessie 3 ou 4 f. par j. — La dose d'ac. borique peut être portée à 7/100.

INJECTIONS HYPODERMIQUES MORPHINÉES

Gardez-vous d'apprendre aux malades à pratiquer eux-mêmes les injections hypodermiques morphinées; ils sont portés à en abuser et ils deviennent morphiomanes. (E. Levinstein.)

INSUFFLATION

Le siphon d'eau de Seltz artificielle dont le goulot est prolongé par un tube en caoutchouc terminé par une canule, peut être déchargé dans le rectum pour produire l'insufflation de l'intestin. (Béhier.)

Les petits insufflateurs composés d'une vessie en caoutchouc et d'un tube capillaire sont commodes pour porter les médicaments liquides dans le pharynx (Voy. p. 46).

IODHYDRATE D'AMMONIAQUE ; IODURE D'AMMONIUM AzH⁴I (E. U.).

Iodure de potassium gross. pulv................ 125 gram.
Sulfate d'ammoniaque gross. pulv............ 31 —
Eau dist. bouillante........................ 60 —
Alcool D. 0.81°............................. Q. S.
Eau dist. .... Q. S.

Mêlez les sels ; ajoutez l'eau bouillante ; agitez ; laissez refroidir ; ajoutez 30 gram. d'acool ; f. refroidir le mélange jusque vers 0° dans un bain d'eau glacée ; filtrez dans un entonnoir refroidi dont la douille est obstruée par du coton mouillé ; lavez le sulfate de potasse resté sur le filtre avec 30 gram. d'un mélange d'eau dist. 2. et alcool, 1 ; f. évaporer rapidement la solution d'iodure d'ammonium jusqu'à siccité en l'agitant continuellement.

— Altéré par l'air et la lumière.

— Mêmes indications que l'iodure de potassium (Voy. p. 583).

— Doses : 5 décigram. à 2 gram. en solution.

Ce médicament figure au Cod. 84, sans que la préparation en soit décrite.

LACTATE DE QUININE (C⁴⁰H²⁴Az²O⁴, C⁶H⁵O⁵,HO) (Cod. 84).

LACTATE DE QUININE ($C^{40}H^{24}Az^2O^4$, $C^6H^5O^5$,HO) (Cod. 84).

Quinine hydratée......................... Q. V.
Ac. lactique offic......................... Q. S.

Délayez la quinine dans eau dist.. Q..S., f. chauffer à l'ébulli-tion ; ajoutez ac. lactique, Q. S. pour dissoudre la quinine et aciduler légèrement la liqueur, filtrez bouillant ; laisser cristalli-ser. (Voy. *Sulfate de quinine*, p. 639.)

LACTOPHOSPHATE DE CHAUX EN SOLUTION (Cod. 84).

Phosphate bicalcique....................... 17 gram.
Ac. lactique offic. environ................. 19 —
Eau dist.................................... 964 —

M. ; après dissolution, filtrez.
— 15 gram. de cette solution représentent 25 centigram. de phosphate bicalcique (Voy. *Lactophosphate de chaux*, p. 101).

LAVEMENT ANTIDYSENTÉRIQUE (Berthold).

Acide salicylique.......................... 1 gram.
Alcool à 85................................ 10 —
Eau.. 300 —

F. dissoudre l'ac. salicylique dans l'alcool ; mêlez.
— Dysenterie. — Doses : le lavement à renouveler toutes les 4 heures !

LAVEMENT ANTISPASMODIQUE (J. Simon).

Musc...................................... 2 décigram.
Hydrate de choral......................... 5 —
Camphre................................... 1 gram.
Jaune d'œuf............................... n° 1
Eau....................................... 158 gram.

Divisez le musc, le chloral et le camphre dans le jaune d'œuf ; ajoutez l'eau peu à peu en triturant.
— Convulsions sans fièvre.

LAVEMENT NUTRITIF

Viande de bœuf hachée menue............... 150 gram.
Pancréas de bœuf haché menu.............. 50 —
Eau tiède................................. 100 —

Pilez la viande avec le pancréas dans un mortier, ajoutez l'eau peu à peu en triturant.

— Cancer de l'estomac, rétrécissement de l'œsophage, anémie, convalescence.

LAVEMENT PHÉNIQUÉ (Desplats).

Acide phénique...........................   5 décigram.
Eau.................................. 200   gram.

Pour 1 lavement qui peut être renouvelé 5 ou 6 fois dans les 24 heures ; la dose d'acide phénique peut être portée à 1 et même à 3 gram. pour chaque lavement.

— Ce lavement produit des sueurs et un abaissement considérable de la température organique qui persiste de 1 à 3 h. ; il doit être renouvelé dès que la température se relève.

— Fièvre typhoïde. — L'efficacité curative de ce mode de traitement n'est pas démontrée.

LAVEMENT STIMULANT

Vin blanc, eau-de-vie, eau chaude, ââ.............   100

M. — Syncope ; hémorrhagies.

LIMONADE |SULFURIQUE (Cod. 84.)

Acide sulfurique dilué au 10ᵉ..................   20 gram.
Eau dist......................................   875 —
Sp de sucre...................................   125 —

M. — Prép. de même avec les acides dilués au 10ᵉ les *Limonades azotique, chlorhydrique, phosphorique.* — La *Limonade sulfurique* du Cod. 1866 comporte 2 gram. d'ac. sulfurique pur.

— Les vases de verre ou de porcelaine doivent toujours être prescrits pour contenir les limonades. (Voy. p. 176.)

LOTION A L'ACÉTATE DE PLOMB ; EAU BLANCHE (Cod. 84).

Sous-acétate de plomb liquide....................   20
Eau commune..................................   980

Mêlez, agitez au moment de l'employer (Voy. p. 186).

LOTION ANTÉPHÉLIQUE

Bichlorure de mercure...........................   1
Sulfate de zinc................................   2
Alcool camphré.................................   2
Eau distillée................................. 1000

F. dissoudre ; M.

—Lotions journalières sur les taches de rousseur ; l'exfoliation épidermique précède la guérison.

LOTION CONTRE L'ALOPÉCIE SYPHILITIQUE (Langlebert).

Rhum............................... 90 gram.
Alcoolat de mélisse comp............... 10 —
Alcoolé de cantharides................. 10
Bichlorure de mercure................. 1 décigram.

M. — Pour frictionner le cuir chevelu 1 f. par jour.

LOTION CAMPHRÉE SOUFRÉE (Besnier).

Soufre sublimé et lavé......... ⎫
Alcoolé de camphre étendu..... ⎭ ââ............. p. é.

M. — Acne rosacea.

— Badigeonnage le soir ; étendez d'eau s'il se produit de l'irritation (Hillairet).

LOTION DITE DE GOULARD; EAU VÉGÉTO-MINÉRALE (Cod. 84).

(Voy. *Fomentation saturnine*, p. 486.)

LOTION PARASITICIDE; LOTION ANTISEPTIQUE (Hublé).

Sublimé corrosif............................. 1
Alcool.................................... 5
Glycérine................................. 10
Eau distillée............................. 200

F. dissoudre le sel dans l'alcool; mêlez.
— Pédiculi, pityriasis versicolor.
— Doses : une lotion !

Le bichlorure de mercure est un des plus puissants antiseptiques. La solution aqueuse à 1 pour 1000 en injections, en lotions, prévient les affections puerpérales, la pyohémie, etc.! (Tarnier.)

LOTION SULFURÉE ; LOTION SULFUREUSE (Cod. 84).

Trisulfure de potassium solide.................... 1
Eau dist.................................. 50

F. dissoudre ; filtrez (Voy. p. 658).

MASTIC DENTAIRE (Cod. 84).

Mastic en larmes.................................... 2
Ether (D. 0,758), ou chloroforme.................... 1

F. dissoudre; filtrez à travers un flocon de coton, dans un entonnoir fermé. (Voy. p. 859.)

MASTIC DENTAIRE AU BENJOIN (Cod. 84).

Prép. comme le *Mastic dentaire* ci-dessus.

MELLITE DE ROSES ROUGES (Cod. 84).

Roses rouges sèches et pulv...................... 10
Miel blanc....................................... 60
Alcool à 30°..................................... Q. S.

Tassez la poudre dans l'appareil à déplacement; lessivez par l'alcool pour obtenir 30 de teinture; distillez au B. M. pour réduire à 15; ajoutez le miel à ce résidu, f. bouillir; écumez; filtrez au papier.

L'alcool distillé marque environ 50°; il est légèrement aromatique et peut être utilisé pour une autre opération après avoir été ramené à 30 par une addition d'eau. (Voy. p. 201.)

MELLITE DE VINAIGRE SCILLITIQUE (Cod. 84).

(Voy. p. 551.)

MIXTURE CONTRE L'ACNÉ

Soufre précipité................................. 15
Glycérine.. 15
Alcoolé de camphre étendu........................ 30
Eau.. 100

M. — Pour couvrir les parties malades au moyen d'un pinceau, tous les soirs, au moment du coucher; lavage à l'eau tiède le matin.

MIXTURE CONTRE L'ASTHME (G. Séc).

Sp de digitale; sp d'éc. d'oranges amères........ ãã 10
Iodure de potassium.............................. 1

M. — Doses : 20 à 60 gram. en 2 ou 3 fois.

MIXTURE CONTRE LA COQUELUCHE (Dujardin-Beaumetz).

Bromure de potassium.............................   2
Bromure d'ammonium..............................   2
Bromure de sodium...............................   4
Eau distillée...................................   60
Sp de chloral...................................   50

F. dissoudre les sels dans l'eau; mêlez. — Doses : 10 à 30 gram.
par jour en 2 ou 3 f. dans du lait additionné de jaune d'œuf.

POTION MUSQUÉE (Ph. esp.).

Infusion de fleurs d'oranger............   200 gram.
Hydrolat de cannelle....................   30   —
Musc....................................   4 décigram.
Carbonate d'ammoniaque..................   1 gram.
Alcoolé de castoréum....................   4   —
Sirop simple............................   50   —

Triturez le musc avec le carbonate d'ammoniaque ; ajoutez
l'alcoolé de castoréum, puis peu à peu le sirop en triturant;
mêlez l'infusion.
— Antispasmodique ; antihystérique. — Doses : par cuillerées
à bouche (Voy. p. 371).

NARCÉINE $C^{40}H^{20}AzO^{18}$; 4 Aq. (Cod. 84).

(Voy. *Morphine*, p. 408.) — Doses : 1 à 7 centigram.

OUATE SALICYLÉE (Armée allemande .

Ac. salicylique..............................   100
Alcool à 95°..................................   3 lit.
Glycérine.....................................   40

M. Imprégnez la ouate; pressez-la légèrement; faites sécher
sur des ficelles. — Chaque soldat reçoit 2 tampons de cette ouate
du poids de 2 à 3 gram. enveloppés de gaze. (Voy. p. 875.)

OXYDE DE FER DIALYSÉ ; FER DIALYSÉ

Perchlorure de fer offic......................   100
Ammoniaq. liq. (D. 0,925).....................   35

M. Le précipité d'hydrate ferrique se redissout dans le perchlorure en excès. Alors introduisez dans le dialyseur; changez
fréquemment l'eau dist. du récipient jusqu'à ce que la solution
ferrugineuse ne précipite plus par l'azotate d'argent ou n'ait
plus de réaction acide. (Voy. *Chloroxyde ferrique liquide*, p. 173.)

PÉTROLE (Essence de); HUILE LÉGÈRE DE PÉTROLE (Cod. 84).

D. 0,700 à 0,710.

— Antipsorique. — Doses : 60 à 100 gram. pour une friction générale précédée d'un bain tiède. — Dangereux ; inflammable au contact d'un corps en ignition. — Dissolvant chimique. — Combustible très usité.

PÉTROLE RAFFINÉ, HUILE MINÉRALE (Cod. 84).

D. 0,800 à 820.

— Antipsorique. — Doses : voy. ci-dessus *Essence de pétrole.* — Non inflammable au-dessous de la température de + 35. — Combustible très usité.

PÉTROLÉINE, VASELINE (Cod. 84).

D. 0,835 à 0,860. — Excipient des pommades ; peut remplacer l'axonge et le cérat.

PHÉNOL SODÉ DISSOUS ; SOLUTION DE PHÉNATE DE SOUDE (Cod. 84).

Ac. phénique ....   70 gram.
Soude caustique liquide (D. 1332)...........   100   —
Eau dist....................................   Q. S.

Diluez la lessive des savonniers dans 500 gram. d'eau dist. ; ajoutez l'acide phénique ; complétez le vol. de 1 lit. en ajoutant q. s. d'eau distillée.

— Antiseptique moins caustique que l'ac. phénique. — Doses : Solutions aqueuses plus ou moins étendues. (Voy. *Ac. phénique,* p. 65.)

PHOSPHATE BICALCIQUE, PHOSPHATE NEUTRE DE CHAUX PhO^5, 2 CaO, HO (Cod. 84).

Phosphate de soude.................   100 gram.
Chlorure de calcium crist...........   65   —
Ac. chlorhydrique offic..............   3 centim. cub.
Eau dist............................   Q. S.

Dissolvez le phosphate de soude dans 700 gram. d'eau dist. ; ajoutez l'ac. chlorhydrique ; d'autre part, dissolvez le chlorure de calcium dans 300 gram. d'eau ; mêlez les deux solutions à froid ; agitez de temps en temps ; après quelques heures de contact, lavez le précipité par décantation ; recueillez-le sur un filtre et faites-le sécher à l'air libre ou à l'étuve. (Voy. *Phosphate de chaux,* p. 99.) (Prép. du *Lactophosphate de chaux.* — Voy. p. 101.)

PHOSPHATE MONOCALCIQUE ; BIPHOSPHATE DE CHAUX $PhO^5,CaO,2\,HO$; 2 Aq.
(Cod. 84).

Os calcinés à blanc pulv....................	600 gram.
Ac. sulfurique offic........................	500 —
Eau dist...................................	Q. S.

Délayez les os dans 2 f. leur poids d'eau ; versez l'ac. sulfurique ; agitez le mélange avec une spatule de bois ; ajoutez de l'eau
jusqu'à ce que la masse soit en pâte liquide ; laissez en contact
pendant 24 h.; délayez dans l'eau bouillante ; jetez le tout sur
une toile ; lavez le précipité jusqu'à ce que l'eau de lavage ne soit
plus sensiblement acide. F. évaporer la liqueur claire par la chaleur jusqu'en consistance de sp ; laissez refroidir ; séparez par
décantation le sulfate de chaux qui s'est déposé ; lavez ce dépôt
avec un peu d'eau froide que vous ajouterez au liquide décanté.
F. encore évaporer par la chaleur en consistance de sp un peu
épais : le phosphate acide de chaux cristallisera par le refroidissement. (Voy. *Phosphate de chaux*, p. 99.)
— Le phosphate de chaux et ses préparations soutiennent les
forces de la femme pendant la grossesse et favorisent le développement du fœtus.

PHOSPHATE TRICALCIQUE PhO^5, 3 CaO (Cod. 84).

Os calcinés pulv...........................	500 gram.
Ac. chlorhydrique offic.	800 —
Ammoniaque liq. offic.....................	Q. S.

Passez les os au tamis de crin n° 1 ; traitez-les par l'ac. chlorhydrique ; ajoutez eau Q. S. pour donner à la masse la consistance d'une pâte liquide ; agitez de temps en temps ; après quelques jours de contact délayez par l'addition de 5 à 6 lit. d'eau ;
laissez reposer ; filtrez ; ajoutez au liquide clair, ammoniaque Q. S.
pour le rendre légèrement alcalin ; f. bouillir pendant 1 minute ;
laissez reposer ; décantez ; lavez le précipité à l'eau chaude à
plusieurs reprises ; faites-le égoutter et sécher. (Voy. *Phosphate
de chaux*, p. 99.)

PICROTOXINE $C^{18}H^{10}O^5$ (Cod. 84).

Toxique. (Voy. *Coque du Levant*, p. 427.)

PILULES FERRUGINEUSES DE BLAUD (Cod. 84).

La masse doit être divisée en 200 pilules (Voy. p. 115).

PILULES DE CHLORURE FERREUX (Cod. 84).

Chlorure ferreux sec...................... 1 gram.
Gomme pulv. et réglisse pulv., àà.......... 5 décig.
Eau...................................... Q. S.

F. 10 pil. que vous enroberez comme celles d'iodure de fer.
(Voy. p. 122, et supplément, p. XLIII.)

PILULES EMMÉNAGOGUES (Courty).

Feuil. de rue pulv. ; feuilles de sabine pulv. ; ergot de seigle
pulv., àà............................ 5 centigram.
Aloès..................................... 3 —

M. pour 1 pil. — Aménorrhée idiopathique. — Doses : 3 à
9 par jour en 3 fois.

PILULES CONTRE L'INCONTINENCE D'URINES (Fauvel).

Ext. de belladone........................ 5 millig.
Camphre, castoréum, àà................... 1 décig.

M. pour 1 pil. — Doses : 1 pil. chaque soir pour enfants de
5 à 6 ans.

PILULES TONI-DIGESTIVES (Martin Damourette).

Ac. arsénieux........................... 1 milligram.
Fève de Saint-Ignace pulv.............. 1 centigram.
Rhubarbe pulv.......................... 1 décigram.

M. pour 1 pil. — Doses : 1 à 3 avant chaque repas.

POMMADE A L'ACIDE BORIQUE

Vaseline.................................... 20
Ac. borique................................ 5
Glycérine.................................. 5
Baume du Pérou............................. 1

F. dissoudre l'ac. borique dans la glycérine chaude; M.
— Plaies, ulcères; pansements.
— Eczéma, impétigo, intertrigo; onctions 2 ou 3 f. par jour.

POMMADE CHRYSOPHANIQUE

Acide chrysophanique...................... 3 à 6
Axonge benzoïnée.......................... 100

M. — Psoriasis; acné indurata; éphélides suites de grossesse.
— Onctions deux fois par jour, précédées de lotions légèrement
alcalines. — La peau se colore plus ou moins fortement avant
de reprendre l'état normal.

POMMADE DE GOA (*Aracoba*).

Poudre de Goa..........................	1 gram.
Ac. acétique...........................	10 gouttes.
Axonge................................	30 gram.

Psoriasis. — Onctions matin et soir. (Voy. *Pommade chryso-phanique*, p. XLIV.)

POMMADE D'OXYDE ROUGE DE MERCURE (Cod. 84).

Vaseline...............................	15
Oxyde rouge de mercure porph...........	1

M. Sur le porphyre. (Voy. p. 837.)

POMMADE DU RÉGENT (Cod. 84).

Vaseline...............................	180
Oxyde rouge de mercure.................	10
Acétate de plomb crist.................	10
Camphre pulv...........................	1

Porphyrisez l'oxyde avec le sel; ajoutez le camphre, puis la vaseline pour obtenir un mélange homogène. (Voy. p. 838.)

POMMADE ANTISEPTIQUE A LA RÉSORCINE

Résorcine..............................	10 à 30
Vaseline...............................	100

M. — Pansements des plaies, des ulcères sanieux. (Voy. p. LXVI, LXX.)

POTION ANESTHÉSIQUE (Trélat).

Hydrate de chloral.....................	4 gram.
Sp de morphine........................	40 —

F. dissoudre. — A prendre en une fois 35 à 40 minutes avant les opérations chirurgicales. Le sommeil anesthésique est produit au bout de 30 à 40 minutes; quelques inhalations de chloroforme compléteront l'anesthésie s'il est nécessaire! (Voy. *Chloral*, p. 439; *Potion anodine*, p. 440.)

POTION ANTIDIPHTHÉRIQUE (Gultmann).

Chlorhydrate de pilocarpine............	5 centigram.
Pepsine	2 gram.
Ac. chlorhydrique......................	3 gouttes.
Eau...................................	200 gram.

M. — Angine diphtéritique. — Doses : d'heure en heure 1 cuillerée à café pour les enfants, 1 cuillerée à bouche pour les adultes.

— La pilocarpine puissamment sudorifique et sialalogue est aussi antagoniste de la belladone, de l'atropine, des solanées vireuses.

POTION ANTIPYRÉTIQUE A LA RÉSORCINE

Résorcine............................... 2 à 5 gram.
Eau distillée..........................   80 —
Hydrolat de fl. d'oranger..............   5 —
Sp simple..............................   30 —

M. — Affections typhiques; fièvres intermittentes? fièvre synoque? diphthérite?

POTION CALMANTE (Dieulafoy).

Sp de chloral, sp de morphine, hydrolat de tilleul,
ââ..................................... 30 gram.
Hydrolat de fl. d'oranger.............. 10 —

M. — Bronchite capillaire. — Doses : par cuillerées à bouche toutes les 3 heures.

POTION CALMANTE (J. Simon).

Hydrolat de tilleul.................... 100 gram.
Bromure de potassium..................   5 —
Sp de codéine.........................   5 —
Sp de fl. d'oranger................... 10 —
Musc..................................   1 décigram.

M. — A prendre par cuillerées plus ou moins rapprochées. — Convulsions épileptiformes des enfants.

POTION CORDIALE (Cod. 84).

Vin de Banyuls........................ 110 gram.
Sp d'éc. d'orange amère .... 40 —
Teinture de cannelle.................. 10 —

Mêlez. — (Voy. p. 222, 230, 231.)

POTION AU SALICYLATE DE SOUDE; POTION ANTIARTHRITIQUE (G. Sée).

Salicylate de soude................... 4 à 8 gram.
Eau commune........................... 80 —
Sp simple............................. 30 —
Rhum ou cognac. .... 20 —
F. dissoudre, mêlez.

— Rhumatisme articulaire ou musculaire, aigu ou chronique ; névralgies, rage de dents; urines purulentes, ammoniacales. — Doses : par cuillerées à bouche d'heure en heure avec 1/2 verre d'eau sucrée. — L'administration du salicylate de soude doit être surveillée ; ne doit pas être continuée plus de 5 à 6 jours sans interruption.

POTION SIMPLE (Cod. 84).

Sp simple..............................	30 gram.
Eau dist. de fl. d'oranger...................	20 —
Eau dist.................................	100 —

M. — Cette potion peut servir de véhicule pour les potions composées.

POTION DE TODD (Cod. 84).

Eau-de-vie ou rhum......................	40 gram.
Sp simple...............................	30 —
Teinture de cannelle.......................	5 —
Eau dist.................................	75 —

Mêlez. (Voy. p. 219, 220.)

POUDRE ABSORBANTE

Amidon. }
Écorce de chêne pulv. } ââ.................... p. c.
Sous-azotate de bismuth. }

M. — Intertrigo infantile. (Voy. *Lycopode*, p. 46.)

POUDRE DE BIFTECK (Adrian, Debove).

Chair musculaire dégraissée et privée de membranes. Q. V.
Hachez; f. sécher dans le vide à + 60°; pulv. — Reconstituant alimentaire ; représente 4 f. son poids de viande fraîche. — Doses 50 à 300 gram. délayée dans du lait ou du bouillon ou des confitures ; quelquefois introduite dans l'estomac au moyen du tube de Faucher pour l'alimentation forcée des phthisiques.

— On prépare de même la *Poudre de viande de cheval* dont le prix est moindre et l'efficacité semblable.

POUDRE DE DOWER (Cod. 84).

L'opium brut (à 10 — 12 de morphine) remplace l'extrait d'opium ; la poudre de réglisse est supprimée. La nouvelle formule fournit 1 décigram. d'opium brut pour 1 gramme. (Voy. p. 583.)

POUDRE POUR LA CONSERVATION DES CADAVRES ; POUDRE ANTISEPTIQUE
(Cod. 84).

Acide phénique...	2
Alcool à 90°..	2
Essence de thym...	2
Sulfate de zinc pulv..	20
Sciure de bois..	100

Mêlez le sulfate de zinc et la sciure de bois ; f. dissoudre l'ac.
phénique et l'essence de thym dans l'alcool ; mêlez. — Étendez
dans le fond de la bière une couche de poudre antiseptique de
5 centimètres d'épaisseur environ ; déposez le cadavre ; remplissez la bière avec ladite poudre, de sorte que le cadavre en soit
entièrement recouvert. Cette opération équivaut à un embaumement. Il faut environ 20 kil. de poudre antiseptique pour un
cadavre d'adulte.

— Vous pouvez obtenir les mêmes effets plus économiquement
par un mélange de sciure de bois, 2, et goudron de bois ou de
houille, 1. (Voy. p. 69, 80.)

POUDRE DENTIFRICE DE CRAIE CAMPHRÉE (Cod. 84; Ph. britan.).

Camphre pulv...	1
Carbonate de chaux précipité...............................	9

Mêlez. (Voy. p. 857.)

POUDRE DENTIFRICE ALCALINE (Cod. 84).

(Voy. *Poudre dentifrice absorbante*, p. 857).

POUDRE DÉSINFECTANTE

Acide salicylique..	3
Amidon...	10
Talc pulv..	87

M. — Sueur fétide des pieds. (Voy. *Lotion désinfectante*,
p. 77.)

POUDRE DE SEIGLE ERGOTÉ PURIFIÉE (Homolle).

Poudre de seigle ergoté récente................	250
Essence de pétrole D. 0,716...................	Q. S.

Introduisez la poudre dans l'appareil à déplacement ; f. passer
l'essence de pétrole jusqu'à ce qu'elle n'entraine plus de matière
grasse ; alors elle ne tache plus le papier ; il en faut employer

environ 400 gram. ; f. sécher la poudre à l'air libre ; tamisez-la.

— La poudre de seigle ainsi purifiée est inaltérable, pourvu qu'elle soit préservée de l'humidité !

(Voy. p. 627.)

SALICYLATE DE LITHINE $C^{14}H^5O^5$, LiO (Cod. 84).

(Voy. *Carbonate de lithine*, p. 782.)

SALICYLATE DE BISMUTH Bi^3 $(C^7 H^3 O^3)^3$ Bismuth, 65,79 ; ac. salicylique, 34,21 $= 100$ (Schlumberger).

Antipyrétique, antiseptique ; fièvre typhoïde, diarrhée, dysenterie. — Doses : 4 à 12 gram. en 4 ou 5 fois, dans du bouillon, du lait, du pain azyme (Vulpian).

SALICYLATE DE QUININE BASIQUE $C^{40}H^{24}Az^2O^4$, $C^{14}H^5O^5$, HO ; Aq. (Cod. 84).

Sulfate de quinine offic................... 10 gram.
Salicylate de soude..................... $3^{gr},67$
Eau dist........................... 120 gram.

F. dissoudre le salicylate dans l'eau bouillante ; ajoutez le sulfate de quinine ; laissez refroidir ; filtrez ; lavez le précipité sur le filtre jusqu'à ce que l'eau de lavage ne précipite plus par le chlorure de baryum ; laissez égoutter et sécher à l'air libre.

— Répond à la théorie parasitaire de la fièvre intermittente. (Voy. *Sulfate de quinine*; p. 639.)

SOLUTION ANTIHÉMORRHAGIQUE POUR INJECTION HYPODERMIQUE (Catillon).

Ergotine............................. 1
Glycérine............................ 4
Eau dist. de laurier-cerise 2
Eau dist............................ 4

1 gram. de cette solution représente 1 décigram. d'ergotine.

— Hémorrhagies ; métrorrhagies.

SOLUTION ANTIPARASITAIRE (Purdon).

Acide chromique.................... 12
Eau dist........................... 90

F. dissoudre. — Teigne circinnée, teigne tonsurante ; sycosis.

— Lotions journalières. (Voy. p. XLV.)

JEANNEL. — FORM. NOUV.   *e*

SOLUTION ANTISEPTIQUE DE RÉSORCINE

Résorcine.................................... 1 à 5
Eau distillée...:............................. 100

F. dissoudre. — Pansement antiseptique. — Inodore ; peut
remplacer les solutions d'acide phénique (voy. p. LXV).

SOLUTION D'ACIDE ARSÉNIEUX (Cod. 84).

(Voy. *Solution fébrifuge*, p. 649.)

SOLUTION D'ACIDE CHROMIQUE (Cod. 84).

(Voy. *Solution offic. d'acide chromique*, p. 270.)

SOLUTION D'ACIDE PHÉNIQUE (Cod. 84).

(Voy. *Eau phéniquée*, p. 67.)

SOLUTION DE CHLORHYDRATE DE MORPHINE POUR INJECTIONS HYPODERMIQUES (Cod. 84).

Chlorhydrate de morphine...................... 1
Eau dist...................................... 24

F. dissoudre; filtrez. — 5 gouttes représentent 1 centigram. de
chlorhydrate de morphine (voy. p. 410).

SOLUTION FERRIQUE ARSÉNICALE (P. Vigier).

Tartrate ferrico-potassique. }
Liq. de Fowler.   } ââ................. p. é.

F. dissoudre ; filtrez. Conservez dans un flacon bouché à l'émeri. — Cette solution représente par gram. 5 décigram. de sel
ferrique et 5 milligram. d'acide arsénieux.
Chlorose; scrofules ; anémie. — Doses: 1 à 5 décigram. dans
une cuillerée à bouche de vin de Malaga ou de sp de groseilles.

SOLUTION DE GUTTA-PERCHA (E. U.).

Gutta-percha coupée en petits morceaux..... 46 gram.
Chloroforme purifié...................:..... 2175 —
Carbonate de plomb pulv.................... 63 —

Versez dans un flacon 375 gram. de chloroforme ; ajoutez la gutta-percha ; agitez de temps en temps jusqu'à dissolution ; ajoutez le carbonate de plomb mêlé avec le reste du chloroforme ; agitez plusieurs fois le mélange de demi-heure en demi-heure ; laissez en repos pendant une dizaine de jours, ou jusqu'à ce que la solution soit éclaircie ; décantez ; conservez dans un flacon bouché.

SOLUTION D'HYPOCHLORITE DE CHAUX (Cod. 84).

(Voy. p. 74.)

SOLUTION D'IODE IODURÉ (Cod. 84).

Iode..	1
Iodure de potassium................................	1
Alcool à 90°..	10
Eau dist..	18

(Voy. p. 75, 724, 745.)

SOLUTION SALICYLIQUE

Acide salicylique..................................	6
Alcool à 60°..	100

F. dissoudre. — Psoriasis : lotions matin et soir. (Voy. p. 876.)

SOLUTION SALICYLIQUE BORATÉE (De Roubaix).

Acide salicylique. ⎫ āā..........................	5
S. borate de soude. ⎭	
Eau..	100

F. dissoudre. — Plaies putrides ; lotions, pansements. — Stomatite ulcéreuse, gangreneuse, muguet ; lavage de la bouche !

SOLUTION SALICYLIQUE COMPOSÉE

Acide salicylique..................................	1
Phosphate de soude................................	3
Eau commune......................................	50

F. dissoudre. — Pansements ; favorise la formation du tissu cicatriciel !

SINAPISME EN FEUILLES ; PAPIER MOUTARDE ; PAPIER SINAPIQUE

(Voy. p. 206.)

SIROP ANTIDIPHTHÉRIQUE

Solution de bromure ferreux à 1/3	15 gram.
Salicylate de soude	50 —
Eau distillée	50 —
Sirop de menthe	900 —

F. dissoudre le salicylate dans l'eau distillée ; ajoutez le sirop, puis la solution de bromure. Ce sirop contient 1 gram. de salicylate de soude et 1 décigram. de bromure de fer pour 20 gram. — Antidiphthéritique. — Doses : 5 à 10gram. d'heure en heure.

SIROP DE CALABRE (S. Martin).

Réglisse ratissée et gross. pulv	50
Eau dist	150
Traitez la réglisse par déplacement ; prenez de la solution de réglisse	100
Sucre	190

F. un sp par solution à froid ; ajoutez :

Alcoolat de citron	3
Ac. tartrique	2

Ce sp fournit une boisson agréable à la dose de 20 à 30 gr. pour 1 lit. d'eau. (Voy. p. 613.)

SIROP DE CHLORAL (Cod. 84).

Hydrate de chloral crist	50
Eau dist	45
Sp de sucre préparé à froid	900
Teinture d'essence de menthe	5

Dissolvez l'hydrate de chloral dans l'eau ; mêlez. Ce sp représente 1 gram. de chloral par cuillerée à bouche de 20 gram. (Voy. *Chloral*, p. 439.)

SIROP DE CHLORHYDROPHOSPHATE DE CHAUX (Cod. 84).

Phosphate bicalcique	27
Acide chlorhydrique	Q. S.
Eau dist	680
Sucre blanc	1260
Alcoolature de citron	20

Divisez le phosphate dans l'eau dist. ; ajoutez l'ac. chlorhydrique Q. S. pour le dissoudre (environ 16) ; ajoutez le sucre gross. pulv. ; f. dissoudre à une douce chaleur ; passez ; laissez refroidir, ajoutez l'alcoolature.

— 20 gram. de ce sp contiennent environ 25 centigram. de phosphate bicalcique.

— Scrofules, rachitisme. — Doses : 20 à 100 gram. !

SIROP D'ACONIT (Cod. 84).

Alcoolature d'aconit............................... 25
Sirop de sucre.................................... 975

M. — Ce sp représente 5 décigr. d'alcoolature d'aconit pour 20 gram. — Le sp d'aconit du Cod. fr. 1866 représentait 2 gram. d'alcoolature pour 20 gram (voy. p. 763). Cette proportion était un peu trop forte (voy. p. 761).

SIROP DE CODÉINE (Cod. 84).

Codéine pulv....................................... 2
Alcool à 90°....................................... 50
Sp de sucre.. 950

F. dissoudre la codéine dans l'alcool ; mêlez. — 20 gram. de ce sp contiennent 4 centigram. de codéine (voy. p. 413).

SIROP DE COQUELICOT (Cod. 84).

Pétales de coquelicot.............................. 100
Eau dist. bouillante............................... 1500

F. infuser pendant 6 h. ; passez ; exprimez ; laissez reposer ; décantez ; ajoutez le sucre dans la proportion de 180 pour 100 de colature ; f. bouillir ; passez. (Voy. p. 587.)

Prép. de même les sirops des diverses espèces végétales.

SIROP DE GOMME (Cod. 84).

Gomme blanche lavée............................... 10
Eau dist... 47
Sucre blanc concassé............................... 67

F. dissoudre la gomme dans l'eau froide ; ajoutez le sucre ; f. au B. M. un sp que vous passerez au blanchet.

— Ce sp offre D. 1,33 et contient 1/12 de son poids de gomme. (Voy. p. 312.)

SÍROP D'HYPOPHOSPHITE DE CHAUX (Cod. 84).

Hypophosphite de chaux............................ 5
Eau de fl. d'oranger............................. 50
Sp de sucre préparé à froid...................... 445

F. dissoudre ; mêlez.

— Ce sp contient 20 centigram. d'hypophosphite de chaux
pour 20 gram. (Voy. p. 527.)

SIROP D'HYPOPHOSPHITE DE SOUDE (Cod. 84).

Prép. comme le *Sp d'hypophosphite de chaux* (voy. ci-
dessus).

SIROP DE LACTOPHOSPHATE DE CHAUX (Cod. 84).

Prép. comme le *Sp de chlorhydrophosphate de chaux*. (Voy.
p. 72).

SIROP DE PAVOT BLANC (Cod. 84).

Extrait de payot blanc........................... 1
Alcool à 60°...................................... 3
Eau dist.. 34
Sucre blanc....................................... 63

F. dissoudre à une douce chaleur l'extrait dans l'alcool ; versez la solution avec l'eau dist. sur le sucre concassé introduit
dans un ballon ; f. dissoudre au B. M. ; filtrez après refroidissement.

— Ce sp contient 2 décigram. d'ext. de pavot blanc pour
20 gram. (Voy. p. 401.)

SIROP DE PERCHLORURE DE FER (Cod. 84).

Solution offic. de perchlorure de fer.............. 15
Sp de sucre prép. à froid......................... 985

M. — 20 gram. de ce sp contiennent environ 1 décigram.
de perchlorure de fer. — Ce sp doit être prép. au moment du
besoin. (Voy. p. 172.)

SIROP DE QUINQUINA AU VIN (Cod. 84).

La formule du Cod. 84 comporte le vin de grenache au lieu
du vin de Malaga. (Voy. p. 144.)

SIROP DE PHOSPHATE ACIDE DE CHAUX (Cod. 84).

Phosphate bicalcique........................... 27
Ac. phosphorique offic......................... Q. S.
Eau dist....................................... 680
Sucre blanc.................................... 1260
Alcoolature de citron.......................... 20

Divisez le phosphate dans l'eau dist.; ajoutez l'ac. phosphorique Q. S. pour le dissoudre; ajoutez le sucre gross. pulv.; f. dissoudre à une douce chaleur; passez; laissez refroidir; ajoutez l'alcoolature.
— Scrofule, rachitisme. — Doses : 20 à 100 gram.!

SIROP DE RAIFORT IODÉ (Cod. 84).

Iode... 1
Alcool à 90°................................... 15
Sp de raifort.................................. 985

F. dissoudre l'iode dans l'alcool; M.; au bout de 24 h. la combinaison sera complète.
20 gram. de ce sp contiennent 2 centigram. d'iode. (Voy. p. 747, 787.)

SIROP DE SAFRAN (Cod. 84).

La formule du Cod. 84 comporte le vin de Grenache au lieu du vin de Malaga. (Voy. p. 375.)

SIROP DE SCILLE ET DIGITALE (H. Roger).

Sp de digitale................................. 4
Oxymel scillitique............................. 3

M. — Albuminurie scarlatineuse. — Doses : 5 à 6 gram. pour 1 tasse d'eau nitrée 1/1000.

SIROP DE STIGMATES DE MAÏS.

Extrait de stigmates de maïs................... 30
Sp de sucre.................................... 1000
Eau.. 30

Délayez l'extrait dans l'eau; m. avec le sp.; filtrez. — Doses : 60 à 200 gram.

SIROP DE TARTRATE DE FER AMMONIACAL (Cod. 84).

Prép. comme le *Sp de tartrate ferrico-potassique* (voy. p. 125).

SIROP DE VALÉRIANE (Cod. 84).

Ext. de valériane.................................... 4
Eau dist. de valériane............................... 100
Sucre blanc.. 180

F. dissoudre l'extrait dans l'eau dist.; filtrez; f. dissoudre le sucre dans le soluté, en vase clos, au B. M. (Voy. p. 364.)

SIROP DE VINAIGRE FRAMBOISÉ (Cod. 84).

Sp de vinaigre et Sp de framboise, āā p. é. M. (Voy. p. 342.)

SULFATE DE CINCHONIDINE BASIQUE $C^{38}H^{22}Az^2O^2$, SO^3, HO, 6 aq. (Cod. 84).

Succédané du sulfate de quinine. (Voy. p. 643.)

SULFATE D'ÉSÉRINE (Cod. 84).

Saturez par l'ac. sulfurique dilué la solution éthérée d'ésérine. (Voy. *Esérine*, p. 848, et *Bromhydrate d'ésérine*, p. 849.)

SULFATE DE QUINIDINE BASIQUE $C^{40}H^{24}Az^2O^4$, SO^3, HO, 2 aq. (Cod. 84).

Succédané du sulfate de quinine. (Voy. p. 643.)

SULFOVINATE DE SOUDE 2 $(SO^3)C^4H^5ONaO$, 2 aq. (Cod. 84).

Purgatif sans saveur désagréable. — Doses : 20 à 30 gram. en solution édulcorée, aromatisée, acidulée.

SULFURE DE CARBONE CS^2 (Cod. 84).

D. 1,271 ; bout à + 46°. — Dissolvant du caoutchouc, de la gutta-percha, des corps gras, etc. — Très inflammable, dangereux à manier.

SULFURE FERREUX PAR VOIE HUMIDE FeS (Cod. 84).

(Voy. p. 815.)

SUPPOSITOIRE D'ERGOTINE (Liebreght).

Ergotine.................................... 5 décigram.
Beurre de cacao............................. 5 gram.

M. pour 1 suppositoire. — Flux hémorrhoïdaux, métrorrhagies.

TABLETTES DE BORATE DE SOUDE (Cod. 84).

Borate de soude pulv............................ 200
Sucre pulv..................................... 1800
Gomme adragant................................ 5
Eau... 120
Teinture de benjoin............................ 20

Prép. le mucilage avec 60 d'eau, et 10 de teinture; M. le borax avec la moitié du sucre; tamisez; incorporez le mucilage avec l'autre moitié du sucre, le reste de l'eau et de la teinture; enfin ajoutez le sucre boraté. F. des tablettes de 1 gram. — Chaque tablette contient 1 décigram. de borate de soude. (Voy. p. 698.)

TABLETTES DE CACHOU (Cod. 84).

Cachou pulv. et mucilage de gomme adragant.... āā 5
Sucre pulv 40

F. des tablettes de 1 gram. — Chaque tablette contient 1 décigram. de cachou. — Les tablettes du Codex 1866 étaient du poids de 5 décigram. (Voy. p. 195.)

TABLETTES DE CALOMEL (Cod. 84).

Calomel vap........................... 5 gram.
Sucre pulv............................ 90 —
Carmin n° 40......................... 5 centigram.
Mucilage de gomme adragant.......... 10 gram.

F. de tablettes de 1 gram. — Chaque tablette contient 5 centigram. de calomel. — Les tablettes du Codex 1866 étaient du poids de 5 décigram. (Voy. p. 460.)

TABLETTES DE CHARBON (Cod. 84).

Charbon végétal pulv. et sucre pulv............. āā 20
Mucilage de gomme adragant................. 5

F. des tablettes de 1 gram. — Chaque tablette contient 5 décigram. de charbon. — Les tablettes du Codex 1866 ne contenaient que 25 centigr. de charbon. (Voy. p. 518.)

TABLETTES DE CHLORATE DE POTASSE (Cod. 84).

Voy. la formule p. 701, moins le carmin.

TABLETTES DE CITRATE DE FER (Cod. 84).

Prép. comme les *Tablettes au lactate de fer* (voy. p. 129).

TABLETTES DE GUIMAUVE (Cod. 84).

Rac. de guimauve pulv........................... 10
Sucre pulv...................................... 100
Mucilage de gomme adragant...................... 5

M. la poudre de guimauve avec p. é. de sucre; tamisez; f. une pâte avec le mucilage et le reste du sucre; ajoutez le mélange précédent; f. des tablettes de 1 gram.

TABLETTES D'IPÉCACUANHA (Cod. 84).

Ipéca pulv..	5
Sucre pulv..	495
Gomme adragante..............................	4
Eau de fl. d'oranger............................	30

M. l'ipéca avec 20 de sucre ; tamisez; f. avec la gomme et l'eau de fl. d'oranger un mucilage auquel vous incorporerez d'abord le reste du sucre, puis le mélange de sucre et d'ipéca.

F. des tablettes du poids de 1 gram. — Chaque tablette contient 1 centigram. d'ipéca. — Les tablettes du Codex 1866 étaient du poids de 5 décigrammes. (Voy. p. 529.)

TABLETTES DE KERMES (Cod. 84).

Kermès...	5
Sucre pulv.......................................	450
Gomme arabique du Sénégal pulv..............	40
Eau de fl. d'oranger...........................	40

Triturez le kermès avec 20 de sucre; préparez un mucilage avec la gomme et sucre p. é. et l'eau de fl. d'oranger; incorporez le reste du sucre, puis le mélange de sucre et de kermès.

F. des tablettes de 1 gram. — Chaque tablette contient 1 centigram. de kermès. — Les tablettes du Codex 1866 étaient du poids de 5 décigram. (Voy. p. 525.)

TABLETTES DE LACTATE DE FER (Cod. 84).

Lactate de fer..................................	5
Sucre pulv.....................................	100
Sucre vanillé..................................	3
Mucilage de gomme adragant..................	10

Triturez le sel avec 25 de sucre; f. d'autre part une masse avec le mucilage, le reste du sucre et le sucre vanillé; ajoutez le sucre ferrugineux ; mêlez.

F. des tablettes de 1 gram. — Chaque tablette contient 5 centigram. de lactate de fer. (Voy. p. 131.)

TABLETTES DE MANNE (Cod. 84).

Manné en larmes................................	200
Sucre pulv.....................................	750
Gomme arabique du Sénégal pulv..............	50
Eau de fl. d'oranger	75

F. fondre la manne à une douce chaleur dans l'eau de fl. d'oranger ; passez à travers un linge ; ajoutez la gomme mêlée à 2 f. son poids de sucre; incorporez le reste du sucre ; faites des tablettes de 1 gram. — Chaque tablette contient 2 décigram. de manne. (Voy. p. 532.)

TABLETTES AU TARTRATE DE FER AMMONIACAL (Cod. 84).

Prép. comme les *Tablettes au lactate de fer* (voy. p. 78).

TABLETTES DE SANTONINE (Cod. 84).

Santonine... 5
Sucre pulv...................................... 500
Mucilage de gomme adragant.................... 45

Divisez la santonine avec 100 gram. de sucre; incorporez à la pâte faite avec le reste du sucre et le mucilage ; f. des tablettes de 1 gram.— Chaque tablette contient 1 centigram. de santonine. — Les tablettes de santonine du Codex 1866 étaient colorées par le carmin. (Voy. p. 792.)

TANNATE DE PELLETIÉRINE (Tanret, Cod. 84).

Sel à base d'isopelletiérine et de pelletiérine, alcaloïdes actifs de l'écorce de racine de grenadier.
— Tænia. — Doses : 1 gram. à 1^{gr},60. Pulv. la dose prescrite de tannate; mettez-la en suspension dans 50 f. son poids d'eau ; ajoutez : solution d'ac. tartrique Q. S. pour dissoudre. Une heure après avoir ingéré le tannate de pelletiérine le malade doit prendre un purgatif.

TANNATE DE QUININE (Cod. 84).

Succédané du sulfate de quinine. — Inusité. (Voy. p. 643.)

TARLATANE PHÉNIQUÉE

Ac. phénique.................................. 60
Alcool et glycérine āā........................ 100
Eau.. 1000

M. ; f. macérer l'étoffe dans le mélange pendant 2 h.; f. sécher; rincez l'étoffe dans l'eau tiède avant de vous en servir. — Pansements antiseptiques.

TARTRATE FERRICO-AMMONIQUE (Cod. 84).

Sol offic. de perchlorure de fer D. 1, 26........... 625
Acide tartrique pulv............................ 150
Ammoniaque liq. offic......................... Q. S.

Prép. avec le perchlorure de fer et ammoniaque Q. S. du peroxyde de fer hydraté (Voy. p. 817) ; après lavage mettez le précipité gélatineux dans une capsule avec l'ac. tartrique ; quand le mélange sera devenu jaune ocreux, ajoutez-y peu à peu un léger excès d'ammoniaque jusqu'à ce que la liqueur devienne limpide ; concentrez-la en consistance sirupeuse sans dépasser la temp. de + 60° ; étendez-la sur des lames de verre au moyen d'un pinceau ; f. sécher à l'étuve modérément chauffée ; détachez le sel lorsqu'il sera sec ; conservez en vases clos. (Voy. p. 127.)

TEINTURE D'ABSINTHE COMPOSÉE (Cod. 84).

La dose de racine de rhubarbe indiquée dans la formule p. 167 est portée de 15 à 25.

TEINTURE DE BENJOIN.

Gerçures du mamelon. — Badigeonnage chaque fois que l'enfant a teté.

TEINTURE BLONDE AU HENNÉ.

Henné gross. pulv. (*Lawsonia inermis*).......... Q. V.
Eau chaude................................. Q. S.

M. pour faire une pâte que vous appliquerez sur les cheveux ou la barbe dégraissés à l'eau de savon. — La teinte est plus ou moins foncée selon la durée de l'application. — Les Orientaux appliquent le henné dans les bains d'étuve.

TEINTURE D'ESSENCE DE MENTHE ; ESPRIT DE MENTHE (Cod. 84).

Essence de menthe............................. 1
Alcool à 90°................................... 49

M.; filtrez. (Voy. p. 239.)
Prép. de même les *Teintures d'essence d'Anis et d'Ombellifères, de Bergamote, Cédrat, Citron, Genièvre, Orange, fl. d'Oranger (Néroli), de Romarin et de Labiées.*

TEINTURE A L'INDIGO BLANC.

Indigo bleu pulv............................... 1
Hydrate de chaux.............................. 3
Sulfate ferreux............................... 2
Eau... 150

M. dans un flacon de capacité convenable pour qu'il soit entièrement rempli; bouchez; agitez; le liquide ayant pris une teinte jaune foncé, humectez-en au moyen d'un pinceau, les poils dégraissés à l'eau de savon; ils prendront au contact de l'air une teinte d'un beau noir bleu.

TEINTURE NOIRE A L'INDIGO.

Feuilles sèches d'Indigotier gross. pulv. (*Indigofera argentea*).. Q. V.
Eau chaude... Q. S.

Pour une infusion concentrée que vous appliquerez au pinceau sur les cheveux, la barbe ou les sourcils dégraissés à l'eau de savon. — Cette teinture est très usitée en Perse (Coulier).

TEINTURE DE QUILLAYA COALTARÉ (Cod. 84).

Goudron de houille................................. 1
Teinture de quillaya.............................. 4

M.; faites chauffer au B. M.; agitez; passez à travers une toile. (Voy. p 64.)

TISANES (Cod. 84).

Toutes les tisanes doivent être préparées avec l'eau distillée. — Il est douteux que cette prescription soit acceptée.

TISANE DE TAMARINS (Cod. 84).

Pulpe de tamarins................................. 20
Eau dist. bouillante.............................. 1000

Délayez la pulpe dans l'eau bouillante; laissez en contact pendant 1 h.; passez à l'étamine. — Opérez dans un vase de faïence ou de porcelaine. (Voy. p. 497.)

TISANE DE STIGMATES DE MAÏS

Stigmates frais de maïs......................... 10
Eau bouillante..................................... 1000

F. infuser. — Dysurie, cystite purulente. — La dose de stigmates de maïs peut être augmentée sans danger.

THYMOL $C^{20}H^{14}O^2$ (Cod. 84).

(Voy. *Acide thymique*, p. 71.)

VANILLINE $C^{16}H^9O^6$ (Cod. 84).

Principe aromatique de la vanille, équivaut à 10 f. son poids de vanille. (Laire.)

VIN D'ABSINTHE (Cod. 84).

Feuilles d'absinthe sèches.......................... 3
Alcool à 60°.. 6
Vin blanc.. 100

Incisez l'absinthe; mettez en contact avec l'alcool en vase clos pendant 24 h.; ajoutez le vin; f. macérer pendant 10 j.; passez; exprimez; filtrez. (Voy. p. 796 au lieu de 1000, lisez 100.)

VIN ANTISCORBUTIQUE (Cod. 84).

Rac. de raifort fraîche en tranches minces........ 30
Feuil. fraîch. de cochléaria incisées............. 15
Feuil. fraîch. de cresson incisées................ 15
Feuil. sèches de trèfle d'eau incisées............ 3
Chlorhydrate d'ammoniaque......................... 7
Sem. de moutarde noire pulv....................... 15
Alcoolat de cochléaria comp....................... 16
Vin blanc... 1000

F. macérer pendant 10 j.; passez; exprimez; filtrez. (Voy. p. 787.)

VIN AROMATIQUE (Cod. 84).

Alcoolature vulnéraire............................ 125
Vin rouge... 875

M.; filtrez. (Voy. p. 251.)

VIN DE BULBES DE COLCHIQUE (Cod. 84).

Bulbes fraîches de colchique incisées............. 10
Vin de grenache................................... 100

F. macérer pendant 10 j.; passez; exprimez; filtrez. (Voy. p. 758.)

VIN CHALIBÉ (Cod. 84).

Remplacez le vin de Malaga par le vin de grenache. (Voy. p. 130.)

VIN DE COCA (Cod. 84).

Feuilles de coca sèch. concass.................... 6
Vin de grenache................................... 100

F. macérer pendant 10 j.; passez; exprimez; filtrez. (Voy. p. 224.)

VIN DE COLOMBO (Cod. 84).

Rac. de colombo gross. pulv	3
Vin de grenache	100

F. macérer en vase clos pendant 10 j.; passez; exprimez; filtrez. (Voyez p. 152.)

Prép. de même le *Vin de Boldo*, *de Buchu*, *de Feuil. d'Eucalyptus* (voy. p. 650) *de bois de Quassia amara* (voy. p. 151).

VIN DE DIGITALE COMPOSÉ; VIN DE TROUSSEAU (Cod. 84).

Feuil. sèch. de digitale pulv	5
Squames de scille	7,5
Baies de genièvre	75
Acétate de potasse sec	50
Vin blanc	900
Alcool à 90°	100

Contusez les squames de scille et les baies de genièvre; f. macérer avec la digitale en vase clos pendant 10 j. dans le vin additionné de l'alcool; passez; exprimez; ajoutez l'acétate de potasse; filtrez.

— 20 gram. de ce vin représentent environ 1 décigram. de digitale et 1 gram. d'acétate de potasse. La formule usitée jusqu'à présent d'après le formulaire des hôpitaux de Paris comporte une dose de digitale plus forte dans la proportion de 13,2 à 5 et une dose de scille plus faible dans la proportion de 6,6 à 7,5; 20 gram. de vin diurétique selon l'ancienne formule représentaient $0^{gr},264$ de digitale et $0^{gr},132$ de scille; selon le Cod. 84, 20 gram. représentent $0^{gr},1$ de digitale et $0^{gr},1,5$ de scille. (Voy. p. 609.)

VIN FERRUGINEUX BROMURÉ (Siredey).

Citrate de fer ammoniacal	2
Bromure de potassium	4
Vin de Malaga	100

F. dissoudre. — Chlorose chez les femmes nerveuses, hystériques. — Doses : 1 cuillerée à bouche matin et soir avant le repas.

VIN DE PEPSINE (Cod. 84).

Pepsine médicinale	50
Ou bien Pepsine extractive	20
Vin de Lunel ou de grenache	1000

Délayez la pepsine dans le vin; laissez en contact pendant 24 h.; filtrez. (Voy. p. 50.)

VIN DE QUINQUINA FERRUGINEUX (Cod. 84).

Sulfate ferreux pur crist...................	2 gram.
Ac. citrique crist........................	2 gram.
Eau dist. chaude........................	10 gram.
Vin de quinquina gris au grenache........	900 gram.

F. dissoudre dans l'eau prescrite le sel de fer et l'ac. citrique; ajoutez la solution au vin de quinquina; mêlez.

— 50 gram. de ce vin représentent 125 milligram. de sulfate ferreux. (Voy. p. 148.)

VIN DE QUINQUINA GRIS (Cod. 84).

Quinquina gris gross. pulv................	50 .
Alcool à 60°...........................	100
Vin rouge.............................	1000

Mettez le quinquina en contact avec l'alcool en vase clos pendant 24 h.; ajoutez le vin; f. macérer pendant 10 j.; passez; exprimez; filtrez..

Prép. de même le *Vin de quinquina jaune* et le *Vin de quinquina rouge*, mais réduisez à 25 la dose de quinquina.

Selon la prescription on peut substituer le vin blanc au vin rouge, ou bien employer les vins de grenache, Lunel, Malaga, Madère, etc., mais alors sans alcool. (Voy. p. 145.)

VINAIGRE.

Destruction des verrues. — Applications continues. (Voy. *Solution d'ac. acétique*, p. 812.)

VINAIGRE ANGLAIS (Cod. 84).

Ac. acétique cristallisable..................	1000
Camphre...............................	100
Essence de cannelle.......................	2
Essence de girofle........................	2
Essence de lavande.......................	1

M. (Voy. p. 520.)

VINAIGRE AROMATIQUE (Cod. 84).

Alcoolature vulnéraire.....................	125
Vinaigre blanc...........................	875

M.; filtrez. (Voy. p. 257.)

VINAIGRE DE COLCHIQUE (Cod. 84).

Bulbes fraîches de colchique incisées..............	20
Acide acétique cristallisable.......................	2
Vinaigre blanc....................................	98

F. macérer pendant 8 j. dans un vase de verre bouché ; passez ; filtrez. (Voy. p. 758.)

VINAIGRE PHÉNIQUÉ (Cod. 84).

Ac. phénique crist...............................	1
Ac. acétique (D. 1,060).........................	20
Eau dist..	79

M. ; filtrez. (Voy. p. 68.)

VINAIGRE DE SCILLE ; VINAIGRE SCILLITIQUE (Cod. 84).

Squames de scille sèches gross. pulv..............	10
Ac. acét. cristallisable...........................	2
Vinaigre blanc....................................	98

F. macérer pendant 8 j.; passez; exprimez; filtrez (Voy. p. 551).

Prép. de même le *Vinaigre rosat* (voy. p. 202, 342).

SOCIÉTÉ FRANÇAISE

La *Société françaises des eaux minérales* (exclusivement constituée par les médecins et les pharmaciens) recommande les eaux ci-après :

BONDONNEAU près Montélimar (Drôme). — Gazeuse, iodurée, ferrugineuse, alcaline, sulfureuse, froide. La plus iodurée des eaux françaises : Iodure alcalin, 8 centigr. — Diathèses scrofuleuse et syphilitique; obésité, goitre, engorgements strumeux.

ANTRAIGUES (Ardèche). — *La Reine du fer*. La plus ferrugineuse des eaux d'Europe. Gazeuse, alcaline, ferrugineuse : carbonate ferreux, 39 centigr.; silicatée. Excellente eau de table. Anémie, chlorose, convalescence, diabète.

La Victoire VALS (Ardèche): Gazeuse, bicarbonatée sodique, 1 gramme.

L'Amélie VALS (Ardèche). Gazeuse, bicarbonatée sodique, 3 grammes; magnésienne.

La Marquise VALS (Ardèche). Gazeuse, bicarbonatée sodique, 7 grammes; ferrugineuse.

Toutes ces eaux répondent aux mêmes indications que·les eaux de Vichy : dyspepsie, gastralgie, gravelle, goutte, rhumatisme, diabète, hépatite chronique, calculs biliaires.

Saint-Louis VALS (Ardèche). Arsenicale, ferrugineuse, sulfureuse.

Dermatoses, cachexie paludéenne, anémie, chlorose.

RIPERSTWEILLER (Alsace). *Eau nitrée d'Alsace.* 12 centigrammes de nitrate.de potasse.

Anasarque, ascite, maladies du cœur.

BUDA-PEST (Hongrie) *Royale hongroise.* Saline purgative : sulfate de magnésie, 18 grammes; sulfate de soude, 15 grammes; chlorures alcalins, 3 grammes.

Purgatif efficace à la dose de deux à trois verres.

CONTREXÉVILLE (Vosges). Faiblement saline, froide.

Gravelle, goutte, catarrhe vésical.

CHATEAUFORT (Puy-de-Dôme). Bicarbonatée, sodique, gazeuse, ferrugineuse. — Eau de table.

Gastralgie, goutte, gravelle, anémie.

SIERCK (Lorraine). Chlorurée et bromurée sodique.

Engorgements strumeux; scrofules, rachitisme; hémorrhoïdes.

GAZOST (Hautes-Pyrénées). Sulfureuse, iodo-bromurée, froide.

Bronchite, phthisie, laryngite, pharyngite, asthme, dermatose.

SAINT-CYR, CHATEAUNEUF (Puy-de-Dôme), Gazeuse, bicarbonatée, calcique, lithinée, ferrugineuse.

Goutte, anémie, chlorose, diabète.

SUPPLÉMENT

TABLE DES MATIÈRES

FIN DE LA TABLE DES MATIÈRES DU SUPPLÉMENT

SUPPLÉMENT

TABLE DES AUTEURS

FIN DE LA TABLE DES AUTEURS DU SUPPLÉMENT

BOURLOTON. — Imprimeries réunies, A, rue Mignon, 2, Paris.

FORMULAIRE

OFFICINAL ET MAGISTRAL

INTERNATIONAL

PRÉLIMINAIRES

POIDS.

La loi a établi le système décimal.

Le *gramme*, unité des poids nouveaux, équivaut au poids d'un centimètre cube d'eau distillée, à son maximum de densité, + 4°.

Les fractions du gramme sont :

Le *décigramme*, qui est la dixième partie du gramme ;

Le *centigramme*, qui est la centième partie du gramme et le dixième du décigramme ;

Le *milligramme*, qui est la millième partie du gramme, la centième du décigramme et la dixième du centigramme.

Les grammes s'écrivent comme les nombres entiers ; exemple :

$$1 \text{ gram.}$$
$$10 \text{ —}$$
$$125 \text{ —}$$

Les décigrammes, à droite d'une virgule qui les sépare des grammes, s'écrivent ainsi :

$$0,1 \text{ gram.} = 1 \text{ décigram.}$$
$$0,4 \text{ —} \qquad 4 \text{ —}$$
$$0,6 \text{ —} \qquad 6 \text{ —}$$

Les centigrammes, placés à la droite des décigrammes, s'écrivent ainsi :

$$0,01 \text{ gram.} = 1 \text{ centigram.}$$
$$0,05 \text{ —} \qquad 5 \text{ —}$$
$$0,08 \text{ —} \qquad 8 \text{ —}$$

S'il y a en même temps des décigrammes et des centigrammes, chacun des chiffres, représentant les uns ou les autres, conserve sa place.

$$0,12 \text{ gram.} = 12 \text{ centigram. ou } 1 \text{ décigram. et } 2 \text{ centigram.}$$
$$0,25 \text{ —} \qquad 25 \text{ —} \qquad 2 \text{ —} \qquad 5 \text{ —}$$
$$0,58 \text{ —} \qquad 58 \text{ —} \qquad 5 \text{ —} \qquad 8 \text{ —}$$

JEANNEL.

1

Les milligrammes, placés à droite des centigrammes, s'écrivent ainsi :

$$0,005 \text{ gram.} = 5 \text{ milligram.}$$
$$0,008 \quad - \quad 8 \quad -$$

S'il y a en même temps des centigrammes et des milligrammes, chacun d'eux conserve sa place :

$$0,015 \text{ gram.} = 15 \text{ milligram., on } 1 \text{ centigram. et } 5 \text{ milligram.}$$
$$0,046 \quad - \quad 46 \quad - \quad 4 \quad - \quad 6 \quad -$$

S'il y a en même temps des décigrammes, des centigrammes et des milligrammes, on les écrit de la manière suivante :

$$0,125 \text{ gram.} = 125 \text{ milligr., ou } 1 \text{ décigr. } 2 \text{ centigr. et } 5 \text{ milligr.}$$
$$0,536 \quad - \quad 536 \quad - \quad 5 \quad - \quad 3 \quad - \quad 6$$

S'il y a des grammes et des fractions de gramme, on suit la même règle :

$$1,236 \text{ gram.} = 1 \text{ gram. } 2 \text{ décigram. } 3 \text{ centigram. } 6 \text{ milligram.}$$
$$6,345 \quad 6 \quad - \quad 3 \quad - \quad 4 \quad - \quad 5 \quad -$$

Mais comme une erreur dans la position de la virgule pourrait entraîner des différences très-graves, nous avons supprimé dans les formules l'usage de la virgule et indiqué la nature de l'unité, *gram.*, *décigram.*, *centigram.*, *milligram.*, en lettres ; c'est ainsi que nous conseillons de formuler.

RAPPORT EXACT DES POIDS DÉCIMAUX A LA LIVRE MÉTRIQUE EN USAGE
EN FRANCE JUSQU'EN 1840.

	gram.	liv.	onc.	gros.	grains.
1 kilogramme ... ou	1000	2	»	»	»
1 hectogramme...	100	»	3	»	43,20
1 décagramme....	10	»	»	2	40,32
1 gramme	1	»	»	»	18,83
1 décigramme....	0,1	»	»	»	1,88
1 centigramme ...	0,1	»	»	»	0,188

Ces rapports sont trop-compliqués ; en voici de moins exacts, mais de plus simples, et pour cela plus facilement appréciables :

RAPPORT APPROXIMATIF DES POIDS DÉCIMAUX A LA LIVRE ET A SES DIVISIONS.

1 kilog.	vaut 2 livres.		375 gram.	vaut 12 onces.
750 gram.	1 livre 1/2.		350 gram.	11 onces.
625 gram.	1 livre 1/4.		320 gram.	10 onces
500 gram.	1 livre.		280 gram.	9 onces
470 gram.	15 onces		250 gram.	8 onces.
440 gram.	14 onces.		220 gram.	= 7 onces.
400 gram	13 onces.		192 gram.	6 onces.

150 gram.	vaut 5 onces	2 décigram.	vaut 4 grains.
125 gram.	4 onces.	1 décigram.	2 grains.
96 gram.	3 onces.	100 centigram.	18 grains.
80 gram.	2 onces 1/2.	50 centigram.	9 grains.
64 gram.	2 onces.	40 centigram.	8 grains.
48 gram.	1 once 1/2.	30 centigram.	6 grains.
32 gram.	1 once.	25 centigram.	5 grains.
24 gram.	6 gros.	20 centigram.	4 grains.
20 gram.	5 gros.	15 centigram.	3 grains.
16 gram.	1/2 once.	10 centigram.	2 grains.
12 gram.	3 gros.	5 centigram.	1 grain.
10 gram.	2 gros 1/2.	4 centigram.	4/5 grain.
8 gram.	2 gros.	3 centigram.	3/5 grain.
6 gram.	1 gros 1/2.	2 1/2 centigr.	1/2 grain.
4 gram.	1 gros.	2 centigram.	2/5 grain.
2 gram.	36 grains.	1 centigram.	1/5 grain.
1 1/2 gram.	27 grains.	50 milligram.	1 grain.
1 gram.	18 grains.	38 milligram.	3/4 grain.
1/2 gram.	9 grains.	25 milligram.	1/2 grain.
8 décigram.	15 grains.	15 milligram.	1/3 grain.
7 décigram.	11 grains.	10 milligram.	1/5 grain.
5 décigram.	9 grains.	6 milligram.	1/8 grain.
4 décigram.	8 grains.	5 milligram.	1/10 grain.
3 décigram.	6 grains.	1 milligram.	1/50 grain.

RAPPORT EXACT DE LA LIVRE MÉTRIQUE ET DE SES DIVISIONS
AVEC LES POIDS DÉCIMAUX.

	gram.
1 grain.......................	0,054
1 scrupule ou 24 grains.............	1,273
1/2 gros ou 36 grains...............	1,95
2 scrupules ou 48 grains............	2,60
1 gros ou 1 drachme ou 72 grains....	3,90
2 gros.......................	7,81
1/2 once ou 4 gros................	15,62
1 once.........................	31,25
1 quarteron ou 4 onces............	125,00
1/2 livre ou 8 onces...............	250,00
1 livre ou 16 onces...............	500,00
2 livres.......................	1000,00

Les rapports exprimés dans ces tableaux pour quelques-unes des divisions sont trop compliqués pour qu'on puisse les employer dans la pratique ordinaire ; en voici la simplification usuelle :

RAPPORT APPROXIMATIF DE LA LIVRE MÉTRIQUE ET DE SES DIVISIONS AVEC LES POIDS DÉCIMAUX.

	gram.
1 grain..	ou 0,05
2 grains.	0,1
1 scrupule 24 grains	1,30
1/2 gros ou 36 grains	2,0
1 gros ou 72 grains	4,0
2 gros	8,0
1/2 once ou 4 gros	16,0
1 once	32,0
1 once 1/2	48,0
2 onces	64,0
3 onces	96,0
4 onces	125,0
1/2 livre	250,0
1 livre	500,0
2 livres	1000,0

Pourtant le chiffre adopté pour l'once est un peu élevé ; l'Académie de médecine avait adopté les rapports suivants concordant mieux avec l'ancienne livre de marc :

	gram.
1/2 once ou 4 gros	15
1 once	30
1 once 1/2	45
2 onces	60
3 onces	90

Au reste, les différences sont si légères et portent, pour l'ordinaire, sur des substances si peu actives, qu'il est indifférent d'adopter l'une ou l'autre concordance.

RAPPORTS APPROXIMATIFS DES FRACTIONS DE GRAINS ET DES FRACTIONS DE GRAMMES.

	gram.
1/2 grain	ou 0,025
1/3 grain	0,017
1/4 grain	0,013
1/5 grain	0,010
1/6 grain	0,009
1/7 grain	0,008
1/8 grain	0,007
1/9 grain	0,005

RAPPORTS DES DIFFÉRENTS POIDS MÉDICINAUX ÉTRANGERS AVEC LE GRAMME
(UNITÉ DE POIDS SELON LE SYSTÈME DÉCIMAL).

	LIVRE.	ONCE.	GROS.	SCRUPULE.	GRAIN.
	gram.	gram.	gram.	gram.	gram.
Autriche.....	420,009	35,001	4,375	1,458	0,073
Belgique..... Hollande	375,000	31,250	3,906	1,302	0,065
Amérique.... Angleterre...	453,59	28,35	3,54	1,98	0,065 (1)
Amérique.... Angleterre...	373,246	31,104	3,888	1,296	0,065 (2)
Bavière......	360,000	30,000	3,750	1,250	0,063
Hambourg... Hanovre..... Norwége,.... Nuremberg .. Russie ...... Wurtemberg .	357,746	29,812	3,727	1,242	0,062
Berne.......	356,578	29,715	3,714	1,238	0,062
Suède.	356,227	29,686	3,711	1,237	0,062
Prusse ...... Saxe........	350,784	29,232	3,654	1,218	0,061

La livre de ces différents pays se compose de 5670 grains et se
divise en 12 onces ; l'once contient 8 gros, le gros 3 scrupules, et
le scrupule 20 grains. Il y a, par conséquent, 480 grains dans une
once, 60 dans un gros, et 20 dans un scrupule.

La Prusse, la Hollande et la plupart des pays allemands ont la
livre de 16 onces pour les usages commerciaux.

	LIVRE.	ONCE.	GROS.	SCRUPULE.	GRAIN.
	gram.	gram.	gram.	gram.	gram.
Espagne.......	345,072	28,756	3,595	1,198	0,050
Portugal.......	344,190	28,683	3,585	1,195	0,050
Rome........	339,161	28,263	3,533	1,177	0,049

(1) C'est la livre *Avoir du pois* et ses divisions, la seule usitée dans les
pharmacopées anglaises ; elle est divisée en 16 onces et en 7000 grains. Le
gros et le scrupule, divisions de cette livre, sont inusités et sont remplacés
dans la pratique par des sommes de grains.

(2) C'est la livre Troy et ses divisions, inusitée dans les pharmacopées. Le
Codex français (1866) en a donné les rapports avec le gramme et a omis les

Dans ces derniers pays, la livre se subdivise en onces, gros, scrupules et grains ; mais le scrupule se partageant en 24 grains au lieu de 20, la livre contient 6912 grains au lieu de 5760.

MESURES DE CAPACITÉ.

Les seules mesures de capacité sont le litre et ses divisions décimales.

1 litre.................... équivaut à	1 décimètre cube.
1 décalitre — dix litres..... —	10 décimètres cubes.
1 hectolitre— cent litres..... —	100 — —
1 décilitre — dixième de litre —	100 centimètres cubes.
1 centilitre—centième de litre —	10 — —
1 millilitre —millième de litre —	1 centimètre cube.

VOLUMES, POIDS, DENSITÉS.

On trouve par le calcul le volume d'un poids donné d'un corps ou le poids d'un volume donné, lorsqu'on connaît la densité, et réciproquement la densité, lorsqu'on connaît le poids d'un volume donné.

On connaît le volume d'un corps, en décimètres cubes, en divisant le poids exprimé en kilogrammes par la densité $\left(v = \dfrac{p}{d} \right)$.

On connaît le poids d'un corps exprimé en kilogrammes en multipliant son volume, exprimé en décimètres cubes par sa densité $(p = vd)$.

On connaît la densité en divisant le poids du corps en kilogrammes par son volume en décimètres cubes $\left(d = \dfrac{p}{v} \right)$.

Exemple : Quel est le volume d'un kilogramme d'éther sulfurique, la densité connue de ce corps étant 0,729 ?

Il faut diviser 1 kilogramme ou 1000 grammes par la densité 0,729 ; soit $\dfrac{1000}{0,729} = 1,371$.

Autre exemple : Quel est le poids de 1,500 centimètres cubes d'un corps, la densité connue de ce corps étant 1847 ?

Il faut multiplier le volume 1,500 par 1847, soit : $1,500 \times 1847 = 2,770$.

rapports de la livre anglaise *avoir du pois ;* il en résulte un défaut de concordance entre le tableau p. 3 et les dosages indiqués aux formules extraites de la pharmacopée britannique, p. 661 et suivantes de cet ouvrage.

Autre exemple : Quelle est la densité d'un corps dont le poids est 923,5 grammes et le volume 500 centimètres cubes ?

Il faut diviser le poids 923,5 par le volume 500, soit $\dfrac{923,5}{500}$ = 1847.

DENSITÉ DES GAZ, CELLE DE L'AIR A 0° ET 0ᵐ,76 ÉTANT PRISE POUR UNITÉ.

Air (mélange de 20,8 d'oxygène et 79,2 d'azote, en vol.)	1,000
Oxygène.............. d'après M. Regnault.	1,10563
Hydrogène............. id.	0,06926
Azote................ id.	0,97137
Chlore...................................	2,47
Hydrogène protocarboné (gaz des marais), C^2H^4.	0,556
Hydrogène bicarboné (gaz oléfiant), C^4H^4......	0,985
Hydrogène phosphoré, PhH^3....................	1,214
Hydrogène arsénié, AsH^3....................	2,695
Cyanogène, C^2Az...........................	1,806
Ammoniaque, AzH^3.........................	0,596
Protoxyde d'azote, AzO.....................	1,527
Bioxyde d'azote, AzO^2.....................	1,039
Oxyde de carbone, CO......................	0,967
Acide carbonique, CO^2.. d'après M. Regnault..	1,52901
Acide sulfureux, SO^2......................	2,234
Acide chlorhydrique, ClH...................	1,247
Acide bromhydrique, BrH...................	2,731
Acide iodhydrique, IH.....................	4,433
Acide sulfhydrique, SH....................	1,191
Chlorure de bore, BCl^6...................	3,942
Fluorure de bore, BFl^6...................	2,312
Fluorure de silicium, $SiFl^3$..............	3,57
Chlorure de cyanogène, $C^2Az.Cl$..........	2,124
Oxyde de méthyle, C^2H^3O................	1,617
Chlorure de méthyle, C^2H^3Cl............	1,731

RAPPORT DU POIDS DE L'AIR AU POIDS DE L'EAU.

Pour établir une liaison entre les Tables de densités qui précèdent et celles qui suivent, nous dirons que, d'après les recherches les plus récentes, le poids de l'air atmosphérique sec à Paris, à la température de la glace fondante et sous la pression de 0ᵐ,76, est, à volume égal, $\dfrac{1}{773,28}$ de celui de l'eau distillée.

DENSITÉ DES LIQUIDES, CELLE DE L'EAU A $+$ 4° ÉTANT PRISE POUR UNITÉ.

Mercure (à 0°)............................. 13,596
Brome..................................... 2,966
Acide sulfurique hydraté, $SO^3.HO$........... 1,841
Acide azotique fumant, $AzO^5.HO$............. 1,451
Acide azotique quadrihydraté, $AzO^5.4HO$..... 1,42
Acide hypo-azotique, AzO^4.................. 1,451
Acide chlorhydrique hydraté, $ClH.6HO$....... 1,208
Sulfure de carbone, CS^2................... 1,263
Benzine, $C^{12}H^6$......................... 0,85
Essence de térébenthine, $C^{20}H^{16}$............. 0,861
Essence de citron, $C^{20}H^{16}$............. 0,847
Essence d'amandes amères, $C^{14}H^6O^2$......... 1,043
Alcool absolu, $C^4H^6O^2$.................... 0,795
Mercaptan, $C^4H^6S^2$....................... 0,842
Aldéhyde, $C^4H^4O^2$........................ 0,790
Éther, $C^8H^{10}O^2$........................ 0,730 (1)
Éther formique, $C^2HO^3.C^4H^5O$.............. 0,915
Éther acétique, $C^4H^3O^3.C^4H^5O$............ 0,890
Éther benzoïque, $C^{14}H^5O^3.C^4H^5O$............ 1,054
Éther oxalique. $C^4O^6.2C^4H^5O$.............. 1,093
Esprit de bois, $C^2H^4O^2$.................... 0,978
Huile de pommes de terre, $C^{10}H^{12}O^2$........... 0,818
Liqueur des Hollandais, $C^4H^4Cl^2$.............. 1,280
Acide cyanhydrique, C^2AzH................. 0,697
Acide formique, $C^2H^2O^4$.................. 1,117
Acide acétique monohydraté, $C^4H^2O^3.HO$...... 1,063
Eau de la mer (en moyenne)................. 1,026
Lait...................................... 1,03
Vin....................................... 0,99
Huile d'olive............................. 0,915

DENSITÉ DES SOLIDES, CELLE DE L'EAU A $+°$ 4 ÉTANT PRISE POUR UNITÉ.

Corps simples.

Aluminium $\begin{Bmatrix}$ fondu..................... 2,56 \\ laminé.................... 2,67 $\end{Bmatrix}$

(1) D'après le *Codex français*, la densité de l'éther sulfurique pur est 0,729 (p. 18) sans indication de température; d'après le même ouvrage (p. 107), la densité de l'éther sulfurique est 0,723 à $+$ 15°; (p. 276) : la densité de l'éther sulfurique rectifié est d'environ 0,720 (66 B.), et celle de l'éther le plus pur du commerce est 0,725.

Antimoine		6,72
Argent fondu		10,47
Arsenic		5,67
Bismuth		9,82
Bore adamantin		2,69
Cadmium		8,69
Calcium		1,58
Carbone. {	anthracite	1,34 à 1,46
	graphite	2,09 à 2,24
	diamant	3,50 à 3,53
Cérium		5,50
Chrome		5,90
Cobalt fondu		7,81
Cuivre {	fondu	8,85
	laminé	8,95
Étain		7,29
Fer		7,79
Glucininm		2,10
Indium		7,11
Iode		4,95
Iridium fondu		21,15
Lithium		0,59
Magnésium		1,74
Manganèse		8,01
Mercure solide à —40°		14,39
Molybdène		8,60
Nickel		8,67
Or {	fondu	19,26
	forgé	19,36
Osmium		23,00
Palladium		11,80
Phosphore		1,77
Platine {	fondu	21,15
	laminé	23,00
Plomb		11,35
Potassium		0,86
Rhodium		11,00
Rubidium		1,52
Ruthénium		11,30
Sélénium		4,30
Silicium {	graphitoïde	2,49
	cristallisé	2,65
Sodium		0,97
Soufre octaédrique		2,07

1.

Soufre. prismatique	1,96 à 1,99
Strontium	2,54
Tellure	6,24
Thallium	11,86
Titane	5,30
Tungstène	17,60
Uranium	18,33 à 18,40
Zinc	7,19
Zirconium	4,14

Corps composés divers.

Glace à 0°, HO	0,918
Acide sulfurique anhydre, SO^3	1,97
Chaux, CaO	2,3
Chlorure de potassium, KCl	1,84
Chlorure de sodium, NaCl	2,26
Acide arsénieux vitreux, AsO^3	3,738
Acide arsénieux opaque, AsO^3	3,699
Sel ammoniac, $AzH^3.ClH$	1,528
Azotate de potasse, $KO.AzO^5$	1,937
Azotate de soude, $NaO.AzO^5$	2,290
Borate de soude, $NaO.BO^3$	1,716
Alun potassique, $KO.SO^3 + Al^2O^3.3SO^3 + 24HO$.	1,90
Peroxyde de fer, Fe^2O^3	5,225
Oxyde de zinc, ZnO	5,60
Litharge, PbO	7,90
Minium, Pb^3O^4	8,94
Céruse, $PbO.CO^2$	6,57
Oxyde rouge de mercure, HgO	11,00
Calomel, Hg^2Cl	7,14
Sublimé corrosif, HgCl	5,42
Cinnabre, HgS	8,124
Chlorure d'argent, fondu, AgCl	5,548 (1)

Le tableau suivant offre le rapport des densités au volume des liquides de 5 en 5 centimètres cubes, depuis l'éther sulfurique purifié du commerce dont la densité, l'eau étant prise pour 1000, est 724, et le poids du décimètre cube 724 gram., et aussi le volume du kilog. 1375 centimètres cubes, jusqu'à l'acide sulfurique monohydraté dont la densité, l'eau étant prise pour 1000, est 1847

(1) Une table beaucoup plus étendue des densités des minéraux se trouve dans les *Annuaires du Bureau des longitudes* de 1866 à 1869.

et le poids du décimètre cube 1847 gram. et aussi le volume du kilog. 541 centimètres cubes.

On y a joint la concordance approximative de l'aréomètre centésimal et de l'aréomètre de Cartier et les rapports des richesses en sel marin et en sucre avec les volumes et les densités des solutions de ces deux corps.

Ce tableau est en réalité l'échelle d'un *Densimètre universel* : 1° pour les liquides moins denses que l'eau ; 2° pour les liquides plus denses que l'eau ; mais comme la tige d'un pareil instrument serait trop longue, pour la commodité de l'usage, ce densimètre universel serait constitué par deux instruments séparés, l'un à zéro inférieur pour les liquides moins denses que l'eau, l'autre à zéro supérieur pour les liquides plus denses que l'eau.

DENSITÉS l'eau pesant 1000 ou poids du litre à +4°.	VOLUMES CORRESPONDANTS en centimètres cubes ou volume du kilogramme en millièmes de litres.
0,724	1,375
0,729	1,370
0,732	1,365
0,735	1,360
0,738	1,355
0,740	1,350
0,743	1,345
0,746	1,340
0,749	1,335
0,751	1,330
0,754	1,325
0,757	1,320
0,760	1,315
0,763	1,310
0,766	1,305
0,769	1,300
0,772	1,295
0,775	1,290
0,778	1,285
0,781	1,280
0,784	1,275
0,787	1,270

CONCORDANCE de l'aréomètre centésimal.	DENSITÉS l'eau pesant 1000 ou poids du litre à +4°.	VOLUMES CORRESPONDANTS en centimètres cubes ou volume du kilogramme en millièmes de litre.	CONCORDANCE de l'aréomètre de Cartier.
	0,790	1,265	
100	0,793	1,260	
	0,796	1,255	44
	0,800	1,250	
	0,803	1,245	42
	0,806	1,240	
	0,809	1,235	
	0,813	1,230	40
95	0,816	1,225	
	0,819	1,220	
	0,823	1,215	38
	0,826	1,210	
	0,829	1,205	
90	0,833	1,200	36
	0,836	1,195	
	0,840	1,190	
	0,843	1,185	34
85	0,847	1,180	
	0,851	1,175	
	0,854	1,170	30
	0,858	1,165	
	0,862	1,160	

CONCORDANCE de l'alcoomètre centésimal.	DENSITÉS l'eau pesant 1000 ou poids du litre à + 4°.	VOLUMES CORRESPONDANTS en centimètres cubes ou volume du kilogramme en millièmes de litre.	CONCORDANCE de l'alcoomètre de Cartier.
— 80	0,865	1,155	32
	0,869	1,150	
	0,873	1,145	
— 75	0,877	1,140	28
	0,881	1,135	
	0,884	1,130	
— 70	0,888	1,125	26
	0,892	1,120	
	0,896	1,115	
65	0,900	1,110	24
	0,904	1,105	
	0,909	1,100	
— 60	0,913	1,095	22
	0,917	1,090	
	0,921	1,085	
— 55	0,925	1,080	20
	0,930	1,075	
— 50	0,934	1,070	
	0,938	1,065	18
45	0,943	1,060	
	0,946	1,055	
40	0,952	1,050	16
	0,956	1,045	
— 35	0,961	1,040	
30	0,966	1,035	14
25	0,970	1,030	
20	0,975	1,025	
15	0,980	1,020	12
10	0,985	1,015	
5	0,990	1,010	
	0,995	1,005	
	1,000-1,000		10

SEL MARIN pour 100 d'eau.	DENSITÉS l'eau pesant 1000 ou poids du litre à + 4°.	VOLUMES CORRESPONDANTS ou centimètres cubes ou volume du kilogramme en millièmes de litre.	SUCRE pour 100 d'eau.
	1,000-1,000		
	1,005	995	
	1,010	990	
	1,015	985	5
	1,020	980	
	1,025	975	
	1,030	970	
— 5	1,036	965	10
	1,041	960	
	1,047	955	15
	1,052	955	
	1,058	945	
—10	1,063	940	20
	1,069	935	
	1,075	930	
	1,081	925	25
	1,086	920	
	1,092	915	
—15	1,098	910	30
	1,104	905	
	1,111	900	
	1,117	895	40
	1,123	890	
—20	1,129	885	
	1,136	880	
	1,142	875	50
	1,149	870	
—25	1,156	865	
	1,162	860	60
	1,169	855	
—30	1,176	850	70
	1,183	845	
	1,190	840	
	1,197	835	80
—35	1,204	830	
—36	1,212	825	90

DENSITÉS l'eau pesant 1000 ou poids du litre à + 4°.	VOLUMES CORRESPONDANTS en centimètres cubes ou volume du kilogramme en millièmes de litre.	SUCRE pour 100 d'eau.	DENSITÉS l'eau pesant 1000 ou poids du litre à + 4°.	VOLUMES CORRESPONDANTS en centimètres cubes ou volume du kilogramme en millièmes de litre.
1,219	820	100	1,481	675
1,226	815		1,492	670
1,234	810	110	1,503	665
1,242	805		1,515	660
1,250	800	120	1,526	655
1,257	795		1,538	650
1,265	790	130	1,550	645
1,273	785	140	1,562	640
1,282	780	150	1,574	635
1,290	775	160	1,587	630
1,298	770	170	1,600	625
1,307	765	190	1,621	620
1,315	760	200	1,626	615
1,324	755		1,639	610
1,333	750		1,652	605
1,342	745		1,666	600
1,351	740		1,680	595
1,360	735		1,694	590
1,369	730		1,709	585
1,379	725		1,724	580
1,388	720		1,739	575
1,398	715		1,754	570
1,408	710		1,769	565
1,418	705		1,780	560
1,428	700		1,801	555
1,438	695		1,818	550
1,449	690		1,834	545
1,459	685		1,851	540
1,470	680			

— Pour peser les liquides plus denses que l'eau, Baumé a imaginé un aréomètre qui marque 0 dans l'eau pure et 15° dans une solution de sel marin contenant, en poids, 15 de sel pour 85 d'eau. Le sel marin pur ayant été desséché à + 150°, la solution faite dans les proportions ci-dessus indiquées offre à + 15° la densité 1,110,725 (Coulier) ou 1,111 (Gerlach, Baudin).

L'aréomètre de Baumé pour les liquides moins denses que l'eau est quelquefois employé pour apprécier la richesse des éthers. Ce instrument purement empirique, dont le zéro inférieur se détermine dans une solution de. sel marin contenant 10 de sel pour 90 d'eau à + 12°,5, D. 1,0847, marque 10° dans l'eau distillée à + 12°,5. L'alcoomètre de Cartier en diffère peu..

Dans nos formules, nous ferons suivre le degré densimétrique du degré de l'aréomètre de Baumé, excepté pour l'alcool, l'usage de l'alcoomètre centésimal étant généralement répandu. (Voy. *Alcool*.)

Il serait à désirer que l'aréomètre dont nous venons d'indiquer les avantages, remplaçât tous les autres qui ne représentent rien autre chose que le plus ou le moins de densité des liquides. Le tableau suivant indique pour les liquides plus denses que l'eau le rapport entre les degrés de l'aréomètre de Baumé et ceux du densimètre.

RAPPORT ENTRE LES DEGRÉS DE L'ARÉOMÈTRE (PÈSE-ACIDES, PÈSE-SELS OU PÈSE-SIROPS) DE BEAUMÉ ET LA DENSITÉ DES LIQUIDES.

DEGRÉS DE BAUMÉ.	DENSITÉ.	DEGRÉS DE BAUMÉ.	DENSITÉ.	DEGRÉS DE BAUMÉ.	DENSITÉ.	DEGRÉS DE BAUMÉ.	DENSITÉ.
0	1000	19	1152	38	1359	57	1656
1	1007	20	1161	39	1372	58	1676
2	1014	21	1171	40	1384	59	1695
3	1022	22	1180	41	1398	60	1715
4	1029	23	1190	42	1412	61	1736
5	1036	24	1199	43	1426	62	1758
6	1044	25	1210	44	1440	63	1779
7	1052	26	1221	45	1454	64	1801
8	1060	27	1231	46	1470	65	1823
9	1067	28	1242	47	1485	66	1847
10	1075	29	1252	48	1501	67	1872
11	1083	30	1261	49	1516	68	1897
12	1091	31	1275	50	1532	69	1921
13	1100	32	1286	51	1549	70	1946
14	1108	33	1298	52	1566	71	1974
15	1116	34	1309	53	1583	72	2000
16	1125	35	1321	54	1601	73	2031
17	1134	36	1334	55	1618	74	2059
18	1143	37	1346	56	1637	75	2087
						76	2116

ÉVALUATION APPROXIMATIVE EN POIDS DES CUILLERÉES, VERRÉES, POIGNÉES, PINCÉES, POUR QUELQUES SUBSTANCES USUELLES. (*Cod. fr.*)

Ces mesures, nécessairement variables, ne doivent pas être employées pour des médicaments actifs.

Une cuillerée à café d'eau équivaut à.............. 5
    — à bouche d'eau, à.................... 20
Une verrée équivaut à 8 cuillerées ordinaires ou.... 160
Une poignée de semences d'orge équivaut à........ 80
    — semences de lin, à,.............. 50
    — farine de lin, à.............. 100
    — feuilles sèches de mauve, à........ 40
    — — chicorée, à..... 30
Une pincée de fleurs ou de feuilles sèches, à 1 ou 2

Ajoutons les données ci-après :

Une cuillerée à café de sirop de sucre pèse......... 6
    — à bouche — 25
    — à café d'huile.................... 4,5
    — à bouche — 18

NOTA. La proportion des principes actifs des sirops est toujours calculée comme si la cuillerée à bouche de sirop pesait 20 gram.

1 œuf frais pèse en moyenne...................... 64
1 blanc d'œuf.................................. 40
1 jaune d'œuf................................. 20
1 amande mondée.............................. 1

ÉVALUATION DU POIDS DES GOUTTES.

Pour certains médicaments liquides et même pour les plus actifs le dosage à la goutte est fréquent. Cependant le diamètre et la forme des déversoirs, la nature des substances dont ils peuvent être enduits et quelques autres circonstances amènent de notables différences dans le poids des gouttes.

Le Codex propose un *compte-gouttes* dont l'emploi permet d'arriver à un dosage suffisamment exact. Il consiste en un petit ballon muni d'une tubulure latérale dont le diamètre intérieur, convenablement réglé, permet au liquide, moyennant une légère inclinaison, de couler goutte à goutte avec régularité. On considère l'appareil comme bien réglé lorsque, à la température de $+15°$, vingt gouttes d'eau distillée pèsent 1 gram., à moins de 5 centigram. près.

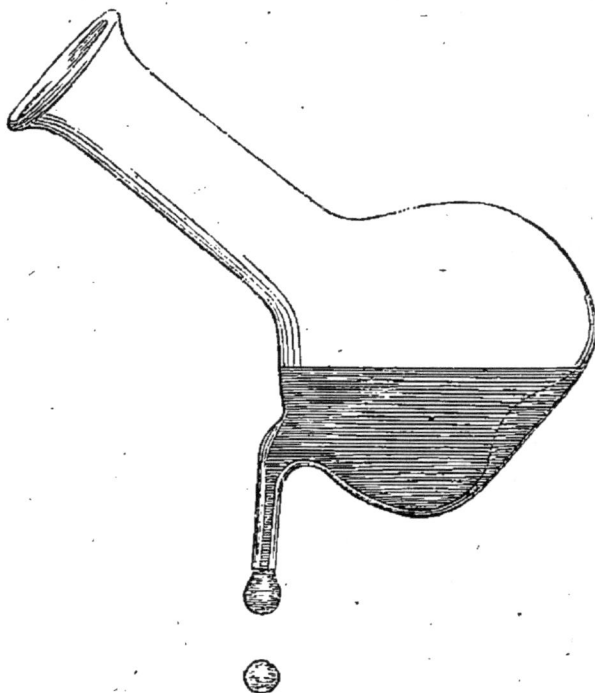

Compte-gouttes de Salleron.

POIDS CORRESPONDANT A 20 GOUTTES DES LIQUIDES CI-APRÈS, OBTENUES
[AVEC LE COMPTE-GOUTTES PROFOSÉ PAR LE CODEX FRANÇAIS.

Eau distillée...	1
Acide chlorhydrique D. 1,17	0,950
Acide azotique D. 1,42	0,861
Acide sulfurique D. 1,84	0,700
Alcool à 90°	0,335
Alcool absolu.	0,311
Alcool sulfurique (eau de Rabel)	0,360
Alcoolat de mélisse	0,350
Alcoolature d'aconit.	0,397
Ammoniaque D. 0,92	0,909
Chloroforme.	0,370
Éther sulfurique pur	0,263
Huile de croton	0,410
Huile volatile de menthe poivrée	0,400

Huile de térébenthine 0,385
Laudanum de Rousseau............................ 0,571
— Sydenham. ......:............... 0,588
Liq. d'Hoffmann........ 0,294
Teint. d'arnica.................................. 0,340
  — de belladone............................ 0,391
  — castoréum 0,357
  — de colchique (bulbes)...................... 0,356
  — — (semences)................... 0,390
  — de digitale............................... 0,344
  — éthérée de digitale......................... 0,270

- *Compte-gouttes de Lebaigue.* — Voici les avantages présentés par cet ingénieux instrument :

1° Il donne exactement des gouttes du poids de 5 centigram. ; 2° il est inattaquable par les liquides ordinairement employés en pharmacie et en chimie ; 3° il est d'une seule pièce ; 4° il s'amorce de lui-même, quelque petite que soit la quantité de liquide ; 5° il laissé tomber les gouttes d'elles-mêmes ; 6° il peut être adapté aux flacons de toutes formes ; 7° l'usage en est tellement simple, qu'il peut être mis entre les mains du public, en même temps qu'il peut servir à la pratique journalière des pharmaciens ou des chimistes.

En voici la figure qui s'explique d'elle-même.

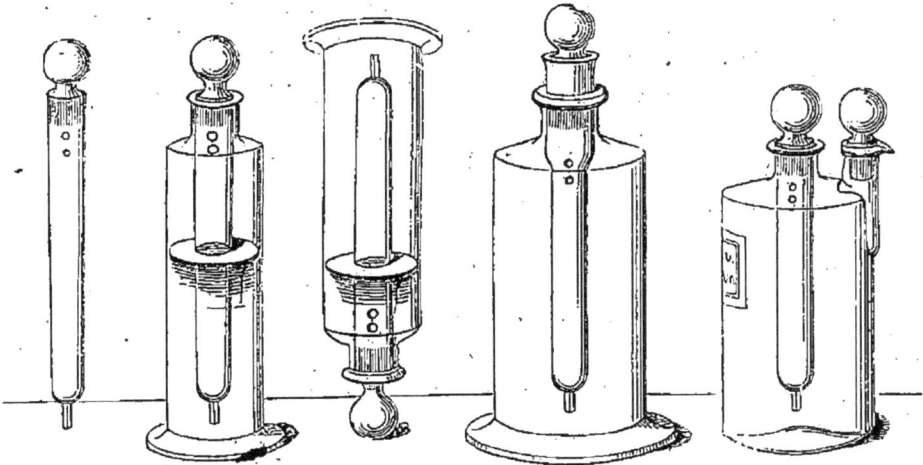

Compte-gouttes de Lebaigue.

TABLEAU DES CORPS SIMPLES, DE LEURS ÉQUIVALENTS ET DE LEURS SYMBOLES.

NOMS des CORPS SIMPLES.	ÉQUIVALENTS.	SYMBOLES.	NOMS des CORPS SIMPLES.	ÉQUIVALENTS.	SYMBOLES.
Aluminium . .	13,7	Al	Mercure.	100	Hg
Antimoine. . .	122	Sb	Molybdène. . .	48	Mo
Argent	108	Ag	Nickel.	29,5	Ni
Arsenic.	75	As	Niobium.	48,9	Nb
Azote	14	Az	Or.	98,3	Au
Baryum	68,5	Ba	Osmium.	99,5	Os
Bismuth	210	Bi	Oxygène.	8	O
Bore.	11	B	Palladium. . . .	53,2	Pd
Brome	80	Br	Phosphore. . .	31	P
Cadmium. . . .	56	Cd	Platine.	98,6	Pt
Calcium.	20	Ca	Plomb.	103,5	Pb
Carbone.	6	C	Potassium. . .	39	K
Cérium.	46	Ce	Rhodium. . . .	52,2	Rh
Chlore.	35,5	Cl	Rubidium . . .	85	Rb
Chrome.	26,2	Cr	Ruthénium. . .	52,2	Ru
Cobalt.	29,5	Co	Sélénium. . . .	39,8	Se
Cæsium.	133	Cs	Silicium.	21	Si
Cuivre.	31,8	Cu	Sodium	23	Na
Didyme.	48	Di	Soufre	16	S
Erbium.			Strontium. . . .	43,8	Sr
Étain.	59	Sn	Tantale.	68,8	Ta
Fer.	28	Fe	Tellure.	64,2	Te
Fluor	19	Fl	Terbium		
Glucinium. . .	4,6	Gl	Thallium. . . .	203	Tl
Hydrogène. . .	1	H	Thorium.	59,5	Th
Indium.	36,7	In	Titane	24,5	Ti
Iode.	127	I	Tungstène. . .	92	W
Iridium.	98,6	Ir	Uranium. . . .	59,8	U
Lanthane. . . .	46,4	La	Vanadium. . .	68,5	V
Lithium.	7	Li	Yttrium.	32,2	Y
Magnésium. . .	12,2	Mg	Zinc.	32,7	Zn
Manganèse. . .	27,5	Mn	Zirconium. . .	33,6	Zr

THERMOMÈTRES.

La température de la glace fondante est le 0 du thermomètre de Réaumur, qui marque 80° dans l'eau bouillante ;

La température de la glace fondante est le 0 du thermomètre centigrade, qui marque 100° dans l'eau bouillante ;

La température d'un mélange à p. é. de glace pilée et de sel ammoniac est le 0 du thermomètre de Fahrenheit, qui marque 32° dans la glace fondante et 212° dans l'eau bouillante ; par conséquent, ce thermomètre divise en 180° l'espace compris entre la température de la glace fondante et celle de l'eau bouillante, que le centigrade divise en 100 ;

Le rapport des échelles des différents thermomètres est le suivant :

Centigrade... 1,0
Réaumur... 0,8
Fahrenheit.. 1,8
Donc 5° centigrades équivalent à......... 4° Réaumur.
        —   —   à........... 9° Fahrenheit.

POINTS DE FUSION ET D'ÉBULLITION (1).

NOMS DES SUBSTANCES.	TEMPÉRATURE	
	de fusion.	d'ébullition. (2)
Acide acétique cristallisé...............	17°	120°
— azotique monohydraté...........	—50	86
— azotique quadrihydraté...........		123
— benzoïque.................	120	240*
— carbonique..............		—78
— chlorhydrique D. 1.110.........		110
— cyanhydrique...........	—13,8	26,2
— stéarique................	70	
— sulfureux..............	—78,9	—10
— sulfurique monohydraté.........	—34	326
— sulfurique bihydraté..........	7*	
— tartrique................	175	
Alcool absolu..................	<—90	78,3
— 1 p. et 1 p. d'eau.......	—21	
Alcool { huile de pommes de terre. Amylique {	—23	131,8

(1) Un astérisque indique un nombre qui ne doit être considéré que comme une valeur approchée ; le signe < indique une température inférieure et le signe > une température supérieure à celle qui est inscrite à côté du signe.

(2) Ébullition sous une pression voisine de la pression normale.

	Fusion.	Ébullition.
Alcool méthylique (esprit de bois).....		66,3
Aldéhyde............................		20,8
Alliage 5 part. plomb, 3 étain, 8 bismuth (métal de Darcet).................	94	
Aluminium.......................	600*	
Ammoniaque anhydre.................	—80*	—35
Antimoine.........................	440	
Argent...........................	1000*	
Arsenic...........................	210	
Atropine..........................	90	
Azote (protoxyde d')...............		—88
Azotate d'argent....................	198	
— de potasse...................	350	
— — dissolution saturée...		115,9
— de soude......................		121
Baume de copahu...................		212
Benzine...........................	7	80,8
Beurre............................	30	
Beurre de cacao....................	30	
— de muscade.................	31	
Bismuth...........................	265	
Brome............................	—7,5	63
Brucine........................:	105	
Cadmium..........................	500*	860
Camphre de Bornéo..	195	215
— du Japon...................	175	205
Caoutchouc.......................	>120	
Carbonate de pot. (dissol. saturée).....		135
— de soude. id.		104.6
Chlorhydrate d'ammoniaque id.		114,2
Chlorate de potasse.................	334	
Chlore liquide.....................		—40
Chloroforme.......................		60,8
Chlorure de calcium (dissol. saturée)...		179,5
— (bi) d'étain (liq. de Libavius)..		115,4
— de sodium (dissol. saturée)....		108,4
— de zinc...................	250*	
Cinchonine........................	165	
Cire jaune........................	76,2	
— blanche.....................	68,7	
Cholestérine.	137	
Codéine...........................	150	
Colophane.........................	135	
Créosote		203
Cuivre............................	1050*	
— jaune...................	1015*	
Eau de mer........................	—2,5	103,7
Essence d'amandes amères............		176
— d'anis.............	18	220*

	Fusion.	Ébullition.
Essence de citron...............		167
— de moutarde...............		145
— de térébenthine............	—10	156,8
Étain.............................	235	
Éther sulfurique.................	<—32	35,5
— acétique.....................	<—36	74,1
Fer doux français................	1500*	
Fonte de fer.....................	1050 à 1200	
Graisse de mouton...............	51	
Huile de lin.....................	—20	387,5
— d'olive.....................	2,5	
— de palme....................	29	
— de ricin.....................	—18	265*
Iode.............................	107	176
Mannite..........................	166	
Mercure.........................	—39,5	350
Naphtaline.......................	78	210
Narcotine........................	170	
Nitrobenzine.....................	3	213
Or...............................	1250*	
— au titre de la Monnaie........	1180*	
Paraffine........................	43,7	370*
Phosphore.......................	44,2	290
Platine..........................	>1700	
Plomb...........................	335	
Potassium........................	55	700*
Potasse caustique (dissol. saturée).....		175
Quinidine........................	160	
Quinine à 6 équiv. d'eau..........	120	
Salicine.........................	120	
Sélénium........................	217	700*
Sirop de sucre...................		105
Sodium..........................	90	700*
Soufre...........................	114,5	400
Spermaceti.......................	49	
Stéarine.........................	61	
Succin...........................	288	
Sucre de canne...................	160	
— de raisin....................	100	
Suif.............................	33	
Sulfure de carbone...............		48
Urée.............................	120	
Vératrine........................	115	
Zinc.............................	450*	1300*

SOLUBILITÉ D'UN CERTAIN NOMBRE DE SUBSTANCES EMPLOYÉES EN PHARMACIE.

100 d'eau distillée dissolvent, selon le Codex de 1866 corrigé (1) :

	À L'ÉBULLITION DE LA SOLUTION SATURÉE.	À FROID (1)	OBSERVATIONS ET ADDITIONS.
	gram.	gram.	
Acide arsénieux transparent........	10,00	2,00	à + 100°,10,98; à + 10°, 1,25. (Poggiale.)
— opaque..............	10,00	0,50	
— benzoïque sublimé........	8,33	0,50	
— cristallisé............	»	»	
— borique cristallisé.	33,67	4,00	à + 100°,39,80; à froid, 7,28. (Poggiale).
— oxalique cristallisé........	En toute proportion	11,00	
— phénique.............	»	»	à froid, 1. (F. H. M.)
Acétate neutre de plomb cristallisé.	En toute proportion	59,00	Fond dans son eau de cristallisation à + 56°,25. (Jeannel.)
— de soude cristallisé..........	»	»	Fond dans son eau de cristallisation à + 58°. (Jeannel.)
Borate de soude anhydre.	54,52	4,00	à + 20°, 7,88; à 0°, 2,83. (Poggiale.)
— prismatique........	201,43	8,00	Peut être fondu dans son eau de cristallisation à + 107°. (Jeannel.)
Carbonate de potasse sec.........	205,00	109,00	à + 100°, 153,66.; à + 20° 94. (F. H M.)
Bicarbonate de potasse cristallisé....	Est décomposé	25,00	Est décomposé vers + 70°. (Jeannel.)
Carbonate de soude anhydre.	48,50	21,00	

(1) Les exemplaires du Codex de 1866, imprimés à dater du mois d'avril 1867, ne contiennent plus quelques-unes des fautes qui y avaient été signalées peu après sa publication.

(2) A froid signifie de + 12° à + 15°,

Substance			Observations
Carbonate de soude cristallisé	En toute proportion.	92,00	à + 104°,445; à + 36°,833; à + 14°,60 (Lœvel et Payen); à 34° il se dédouble en 8 de cristaux grenus de carbonate monohydraté et 92 de solution saturnée. (Jeannel.)
Bicarbonate de soude	Est décomposé.	10,00	
Chlorate de potasse	60,24	6,00	
— de soude	»	33,00	
Chlorure de baryum cristallisé	78,13	35,00	
Bichlorure de mercure	33,33	5,50	à + 100°, 53,96; à + 50°, 11,34; à + 10°, 6,57. (Poggiale).
Chlorure de potassium	59,52	33,00	
— de sodium	40,48	36,00	
Chlorhydrate d'ammoniaque	100,00	37,00	à + 100°, 80,27; à + 20°, 38,43. à + 100°, 100 environ. (F. H. M.)
— de morphine	»	6,00	
Cyanure de mercure	»	5,50	
— jaune de potassium	100,00	33,00	
— rouge de potassium	»	26,00	
Nitrate (azotate) de baryte	35,48	8,00	
— de plomb	124,25	48,00	
— de potasse	335,00	25,00	
— de soude	225,00	89,00	
— de strontiane anhydre	125,00	54,90	
Phosphate de soude cristallisé	En toute proportion	25,00	Fond dans son eau de cristallisation vers + 46°. (Jeannel.)
Pyrophosphate de soude	»	»	
Quinine	»	»	à + 12°, 0,25; à + 100°, 0,4. Alcool absolu à + 12°, 50. Éther, 1,66. Chloroforme, 16,6.

Sulfate d'alumine et de potasse anhydre	133,00	5,50	Fond dans son eau de cristallisation à +107°. (Jeannel.)
— — cristallisé.	En toute proportion	10,50	Anhydre, à +100°, 75,35; à +50°, 34,14; à +20°, 23,55. (Poggiale.)
— de cuivre cristallisé	203,32	37,00	à +97°, 644; à +15°, 104. (Gay-Lussac.) Il n'est pas fusible dans son eau de cristallisation. (Jeannel.)
— de magnésie anhydre	72,00	32,70	
Sulfate de magnésie cristallisé	En toute proportion	102,00	
— de potasse	26,32	10,00	à +50°40, 262,25; à +32°,73, 322,12; à +18°,48,28. (Gay-Lussac.) Il se dédouble à +32° en sulfate de soude à 8 équivalents d'eau qui se précipite et en solution saturée. (Jeannel.)
— de soude anhydre	42,65	12,00	
— cristallisé	210,51	32,00	
— de quinine	»	»	à +12°,0,135; à +100, 3,33. Alcool absolu à +12°, 166. (Soc. de Ph.)
— de quinine (bi-)	»	9,00	
— de zinc cristallisé	En toute proportion	138,00	à +100°, 653; à +20°,161; à 0°, 115. (Soubeyran.) Il n'est pas fusible dans son eau de cristallisation. (Jeannel.)
Tartrate borico-potassique	400,00	133,00	Fond dans son eau de cristallisation à +95°. (Jeannel.)
— de potasse et de soude	En toute proportion	68,00	
— de potasse et d'antimoine	53,49	7,00	à +100°, 48; à +20°, 8,59. (Poggiale.)

TABLEAU DES PRINCIPALES STATIONS HIVERNALES CLASSÉES SELON LA
TEMPÉRATURE MOYENNE DE LA SAISON D'HIVER.

	Hiver.	Printemps.	Été.	Automne.	Année entière.
Venise	3.3	12.6	22.8	13.3	12.5
Pau	5.8	11.5	18.6	13.1	12.3
Pise	6.0	14.2	24.0	15.6	14.9
Rome	7.5	13.8	24.9	18.3	15.8
Amélie-les-Bains	7.9	14.9	23.2	15.9	15.2
Nice	8.3	13.7	22.9	16.1	15.2
Hyères	8.5	15.0	23.4	15.5	15.6
Cannes	9.0	15.8	24.2	18.0	16.7
Menton	9.2	16.2	24.6	17.5	17.6
Naples	9.8	15.2	23.8	16.8	16.4
Palerme	11.4	15.0	23.5	19.0	17.2
Alger	12.4	17.2	23.6	21.4	17.8
Malaga	13.1	20.3	26.8	16.2	19.1
Le Caire	14.6	21.9	29.0	23.2	22.0
Funchal	16.3	17.5	21.1	19.8	18.7
Paris					10.6
Londres					10.2
Bruxelles					10.2

POUDRES.

Le *Formulaire des hôpitaux militaires* (F. H. M.) admet deux
degrés de ténuité pour les poudres. Les poudres n° 1 sont obtenues
au moyen de tamis offrant 100 mailles ; les poudres n° 2, au moyen
de tamis offrant 80 mailles par centimètre carré.

PREMIÈRE SECTION

MATIÈRES PREMIÈRES SANS ACTION THÉRAPEUTIQUE BIEN DÉTERMINÉE,
VÉHICULES, CORRECTIFS, INTERMÈDES, AGENTS DE CONSERVATION,
AGENTS PHYSIQUES OU MÉCANIQUES, ETC.

ACIDE ACÉTIQUE.

ACIDE ACÉTIQUE FAIBLE (Soc. de Ph.)

Acide acétique glacial............................ 25
Eau distillée.................................... 75
M. ; D. 1,034, (4°,5 B.).

★ ACIDE ACÉTIQUE DILUÉ A 3° (F. H. M.).

Acide acétique concentré D. 1,073 (10° B.)........... 5
Eau. 21

M.; D. 1,022, (3° B.). 100 de cet acide représentent 15 d'acide acétique pur monohydraté. Rendement : 100/100 de liquides mélangés.

★ VINAIGRE DISTILLÉ (Cod. fr.).

Vinaigre de vin.. Q. V.

Distillez au bain de sable dans une cornue de verre munie d'une allonge et d'un récipient refroidi. Retirez environ les 3/4 du vinaigre employé.

Le Cod. fr. ne mentionne aucune préparation dans laquelle figure le vinaigre distillé.

★ ACIDE BORIQUE CRISTALLISÉ $BoO^3,3HO$ (Cod. fr.).

Borate de soude cristallisé................. 300 gram.
Eau distillée................................. 1200 —
Ac. sulfurique D. 1,84 (66° B.).............. 100 —
Blanc d'œuf..................... .... N° 1 —

F. dissoudre le borate de soude dans 600 gram. d'eau chaude ; f. dissoudre l'ac. sulfurique dans 300 gram. d'eau froide ; battez le blanc d'œuf avec 300 gram. d'eau froide ; mêlez l'eau albumineuse à la solution du sel ; f. bouillir ; ajoutez l'acide ; filtrez ; laissez refroidir ; décantez l'eau mère ; lavez les cristaux à l'eau distillée froide, jusqu'à ce que l'eau de lavage soit insipide ; desséchez les cristaux entre des doubles de papier joseph.

Prép. de la *Crème de tartre soluble.*

Autrefois employée sous le nom de *Sel sédatif de Homberg.*

ACUPUNCTURE.

Introduction dans les tissus à travers la peau, d'une ou de plusieurs aiguilles fines qui y sont laissées pendant un temps plus ou moins long. Il est bon que les aiguilles soient graissées. — Substitutif et révulsif efficace et trop négligé ! Névralgies, douleurs rhumatismales, etc. !

L'acupuncture précédant les frictions stibiées, etc., en assure et en accélère les effets !

AIR COMPRIMÉ.

— Diminution de la respiration et de la circulation ; absorption d'une plus grande quantité d'oxygène par les poumons, augmentation dans l'excrétion d'acide carbonique, amélioration dans la nutrition et dans la composition du sang, augmentation de la capacité pulmonaire, activité musculaire renforcée. Action particulière sur l'appareil auditif.

Catarrhes pulmonaires chroniques, tuberculose chronique, emphysème, asthme.

1° L'air comprimé peut remplacer le cathétérisme de la trompe d'Eustache, spécialement chez les enfants et chez les personnes irritables ;

2° Il agit mécaniquement dans le traitement des surdités catarrhales en désobstruant la trompe, en évacuant les mucosités de la caisse et en régularisant la circulation des muqueuses atteintes de phlogose chronique ;

3° Il agit dynamiquement, d'abord comme modificateur naturel de la muqueuse de l'oreille moyenne, puis secondairement comme modificateur général de l'économie. (T. Pravaz.)

AIR RARÉFIÉ.

— Les ventouses appliquées sur un point quelconque de la peau y déterminent une congestion sanguine et même une extravasation des liquides, et produisent une révulsion passagère ; les ventouses scarifiées, excellent moyen de déplétion locale. -

Les appareils aspirateurs sont fondés comme les ventouses sur la raréfaction de l'air. (Voy. *Térabdelle*.)

ALCOOL.

★ ALCOOL A 100°; ALCOOL ABSOLU, $C^4H^6O^2$ (Cod. fr.)

Alcool à 95°... 845
Chaux pulv. et fortement calcinée.................... 300

F. digérer pendant 2 ou 3 j. ; agitez de temps en temps; distillez au B. M. jusqu'à ce qu'il ne reste plus rien.

Réactif. (Voy. *Hygiène en pathologie dentaire*.)

★ ALCOOL A 95° (Cod. fr.).

Alcool à 85°................................... 30
Carbonate de potasse desséché.................... 4

F. digérer pendant 2 j. en agitant de temps en temps ; distillez au B. M. jusqu'à ce qu'il ne passe plus rien. — Réactif.

— On trouve aisément, dans le commerce, des alcools à 92° ou 93° qui peuvent être amenés à 95° par une distillation lente sans aucune addition. Il existe même des alcools qui marquent 95° et sont parfaitement neutres, c'est-à-dire exempts de toute substance étrangère.

DILUTIONS DE L'ALCOOL (F. H. M.).

Le mélange :			Fournit :	
Alcool à 85°........	925	}	Alcool à 80°........	1000
Eau	75			
Alcool à 85°........	656	}	Alcool à 60°	1000
Eau...............	344			
Alcool à 90°........	927	}	Alcool à 85°........	1000
Eau................	73			
Alcool à 90°........	857	}	Alcool à 80°........	1000
Eau	143			
Alcool à 90°........	607	}	Alcool à 60°........	1000
Eau	393			

Les autres dilutions beaucoup moins usitées sont aisément trouvées par tâtonnements, d'après les données ci-dessus.

— Si l'on opère à + 15°, le degré de l'alcoomètre centésimal est l'expression exacte de la richesse alcoolique en centièmes d'un mélange d'eau et d'alcool. Ainsi l'alcool à 85 contient 85 p. 100 d'alcool absolu, l'alcool à 75 contient 75 p. 100 d'alcool absolu, etc.

Si l'on opère à une température supérieure ou inférieure à + 15°, il convient de consulter les tables dressées par Gay-Lussac pour trouver les corrections qu'il faut apporter aux indications de l'alcoomètre en raison des dilatations ou des contractions irrégulières qu'éprouvent les divers mélanges d'alcool et d'eau.

La formule suivante permet de corriger avec une suffisante approximation, selon les températures, les indications de l'alcoomètre sans recourir aux tables de Gay-Lussac : $x = d \pm 0,4 \times t$; x, richesse alcoolique réelle cherchée $= d$, richesse indiquée par l'alcoomètre ; t, degrés de température comptés à partir de + 15° et qu'il faut affecter du signe — ou du signe + selon que la température est supérieure ou inférieure à + 15°. Ex : Quelle est la richesse réelle d'un alcool marquant 60° à + 20? $d = 60$; $t = 5$; $x = 60 - 0,4 \times 5 = 58°$. (Francœur.)

Voici d'ailleurs, d'après Gay-Lussac, une table qui donne exactement le degré et le volume correspondant des alcools usuels à toutes les températures depuis 0° jusqu'à + 30°.

DEGRÉ MARQUÉ ET VOLUME OCCUPÉ PAR 1 LITRE D'ALCOOL.

TEMPÉRATURE.	A 60° centésimaux.		A 80° centésimaux.		A 85° centésimaux.		A 90° centésimaux.	
	Degré alcoométrique.	Volume.	Degré alcoométrique.	Volume.	Degré alcoométrique.	Volume.	Degré alcoométrique.	Volume.
		lit.		lit.		lit.		lit.
0	54,8	0,988	75,5	0,986	80,7	0,986	86,1	0,985
1	55,1	0,989	75,8	0,987	81,0	0,987	86,4	0,986
2	55,5	0,989,5	76,1	0,988	81,3	0,988	86,6	0,987
3	55,8	0,990	76,4	0,989	81,6	0,989	86,8	0,988
4	56,2	0,991	76,7	0,990	81,8	0,989	87,2	0,989
5	56,5	0,992	77,0	0,991	82,2	0,990	87,4	0,990
6	56,9	0,993	77,3	0,992	82,5	0,991	87,7	0,991
7	57,2	0,993	77,6	0,993	82,8	0,992	88,0	0,992
8	57,5	0,994	77,9	0,993	83,0	0,993	88,2	0,993
9	58,0	0,995	78,2	0,994	83,3	0,994	88,5	0,994
10	58,3	0,996	78,5	0,995	83,6	0,995	88,7	0,995
11	58,6	0,997	78,8	0,996	83,9	0,996	89,0	0,996
12	59,0	0,998	79,1	0,997	84,2	0,997	89,3	0,997
13	59,3	0,998	79,4	0,998	84,4	0,998	89,5	0,998
14	59,7	0,999	79,7	0,999	84,7	0,999	89,8	0,999
15	60,0	1,000	80,0	1,000	85,0	1,000	90,0	1,000
16	60,4	1,001	80,3	1,001	85,3	1,001	90,3	1,001
17	60,7	1,002	80,6	1,002	85,6	1,002	90,5	1,002
18	61,1	1,003	80,9	1,003	85,9	1,003	90,8	1,003
19	61,4	1,003	81,2	1,004	86,1	1,004	91,0	1,004
20	61,8	1,004	81,5	1,005	86,4	1,005	91,3	1,005
21	62,1	1,005	81,8	1,006	86,7	1,006	91,5	1,006
22	62,5	1,006	82,1	1,007	87,0	1,007	91,8	1,007
23	62,8	1,007	82,4	1,008	87,2	1,008	92,0	1,008
24	63,1	1,008	82,7	1,009	87,5	1,009	92,3	1,009
25	63,5	1,008	82,9	1,010	87,8	1,010	92,5	1,010
26	63,8	1,009	83,2	1,011	88,1	1,011	92,8	1,011
27	64,1	1,010	83,5	1,012	88,3	1,012	93,0	1,012
28	64,5	1,011	83,8	1,013	88,6	1,013	93,2	1,013
29	64,8	1,012	84,1	1,014	88,9	1,014	93,5	1,014
30	65,1	1,013	84,4	1,014,5	89,1	1,015	93,7	1,015

Un exemple suffira pour faire comprendre l'usage de ce tableau. Supposons qu'on veuille acheter 1 litre d'alcool à 90°, et que la température soit à + 28° centigr. ; à cette température, l'alcool devra marquer 93°,2 centésimaux, et l'on devra mesurer 1^{lit},013 En refroidissant le tout à + 15°, l'alcool ne marquera que 90°, et son volume sera réduit à 1 litre.

2.

Si l'on doit mesurer, au contraire, un certain nombre de litres (représentés par la lettre N) d'alcool à 85°, et que la température soit + 7°, l'alcool devra marquer 82°,8, et le nombre de litres = N 0,992.

★ AMADOU, AGARIC (*Polyporus igniarius, P. fomentarius*).

— On emploie le parenchyme coupé par tranches, fermenté, lavé et battu. Un morceau d'amadou fonctionne très-bien comme éponge fine pour laver des parties délicates, des plaies douloureuses ; pour transmettre et localiser la compression d'un bandage !

— Trempé dans une dissolution de nitre et séché, il s'allume au contact d'une étincelle, et peut servir à la confection des moxas ! (Voy. *Moxas.*)

AMIDON.

★ AMIDON, FÉCULE DE POMME DE TERRE.

Prép. de la dextrine et de la glycose. Saupoudrer les surfaces atteintes d'affections prurigineuses d'exanthèmes ; quelquefois avec camphre, 1/10. L'empois suffit, mêlé à la gomme pulvérisée, pour confectionner les appareils inamovibles.

(Voy. *Pain azyme; Cachets médicamenteux; Silicate de potasse, Plâtre, Paraffine, Mélange solidifiable, Dextrine, Œuf, Reconstituants alimentaires; Spéciaux de l'appareil digestif.*)

★ DEXTRINE.

Amidon... Q. S.

Torréfiez à la température de 150 à 200°, dans une bassine d'argent ou une capsule de porcelaine chauffée au B. S., en agitant continuellement jusqu'à ce que la matière, qui a pris une teinte un peu jaunâtre, ne bleuisse plus l'eau iodée.

— Délayée avec eau Q. S. pour faire un sirop épais, elle peut servir à confectionner les appareils inamovibles.

★ POUDRE DITE MÉLANGE SOLIDIFIABLE (F. H. M.)

Gomme du Sénégal pulv. (*Acacia senegalensis*)......... 1
Dextrine.. 3

M. — Pour bandages inamovibles, prenez : mélange solidifiable, 2 ; eau tiède, 3 ; m. ; soit 80 gram. pour 120 gram. d'eau formant un liquide visqueux qui suffit pour imprégner 1 mèt. carré de toile.

★ GOMME ARABIQUE (*Acacia vera*) ; G. DU SÉNÉGAL (*Acacia verek*).

Aliment respiratoire. On assure qu'elle suffit à l'alimentation des nègres qui vont la récolter. Entraîne l'eau et la retient, lubrifie les surfaces muqueuses et les garantit du contact de l'air ou des liquides irritants. — Considérée comme émolliente, elle n'agit réellement que par l'eau ; à ce titre, elle peut remplacer tous les autres médicaments mucilagineux auxquels on attribue à tort des effets spéciaux. Boissons, lotions, injections, collyres, 15 à 20 gram. par litre ; pâtes pectorales (Voy. *Émollients ; Spéciaux de l'appareil respiratoire ; Mélange solidifiable.*)

ANTIMOINE.

★ ANTIMOINE PURIFIÉ (Cod. fr.; Soc. de Ph.).

Antimoine du commerce pulv...................... Q. S.

Étendez en couche mince sur un plat vernissé ; chauffez graduellement jusqu'à ce que le métal commence à s'oxyder ; diminuez le feu ; brassez le métal devenu incandescent ; laissez refroidir ; faites fondre le sous-oxyde dans un creuset couvert en ménageant la chaleur, vous obtiendrez un culot d'antimoine pur et une scorie contenant les oxydes des métaux étrangers en combinaison avec un grand excès d'oxyde d'antimoine. Rendement : environ 1/4 de l'antimoine employé. — Prép. de l'*Oxyde d'antimoine*, de l'*Antimoine diaphorétique*, du *Sulfure d'antimoine artificiel.*

★ SULFURE D'ANTIMOINE Sb^3 (Cod. fr.).

Antimoine purifié pulv............................... 125
Fleur de soufre 50

Mêlez ; f. fondre dans un creuset ; donnez un coup de feu à la fin pour chasser l'excès de soufre. — Prép. du *Kermès*, du *Soufre doré d'antimoine*, de l'*Acide sulfhydrique*. Ne doit pas être confondu avec le sulfure d'antimoine naturel qui contient du sulfure d'arsenic et qui doit être employé à la prép. de la *Tisane de Feltz* et des *Pastilles antimoniales de Kunckel.*

★ POUDRE DE SULFURE D'ANTIMOINE (Cod. fr.).

Sulfure d'antimoine cristallisé. .... Q. S.

Pulv. sans résidu dans un mortier de fer couvert ; passez au tamis de soie. — Prép. de l'*Acide sulfhydrique*, du *Kermès* et du *Soufre doré d'antimoine*. (Voy. *Tisane de Feltz ; Tablettes antimoniales de Kunckel.*)

★ ARGENT PURIFIÉ (Cod. fr.).

Argent de monnaie ou d'orfévrerie................... 10
Acide azotique D. 1,42............................. 14
Eau distillée 6

F. dissoudre ; ajoutez 1 lit. d'eau dist. ; puis acide chlorhydrique Q. S. ; lavez le précipité de chlorure d'argent ; faites-le sécher ; mêlez-le avec la moitié de son poids de carbonate sodique anhydre ; calcinez fortement pendant une h. dans un creuset de Hesse. Vous obtiendrez un culot d'argent pur et une scorie de chlorure de sodium. — Prép. de l'*Azotate d'argent cristallisé* et *fondu*. Les alliages d'argent et de cuivre peuvent servir à préparer l'azotate d'argent cristallisé et fondu, puisque l'azotate d'argent peut être aisément débarrassé d'azotate de cuivre.

★ BISMUTH PURIFIÉ (Cod. fr.).

Bismuth du commerce pulv...................... 10
Azotate de potasse pulv........................... 1

Mêlez la totalité du bismuth avec la moitié de l'azotate de potasse ; calcinez dans un creuset ; laissez refroidir ; pulvérisez le métal ; mêlez-le avec l'autre moitié de l'azotate ; calcinez-le de nouveau. Le bismuth ainsi obtenu n'est pas chimiquement pur, mais il ne contient pas d'arsenic. — Prép. du *Sous-azotate de bismuth.*

★ CAOUTCHOUC (*Hevea guyanensis; Syphonia guyanensis; S. brasiliensis; Ficus elastica; F. indica; F. religiosa.*

— Tissus élastiques filés avec le coton ; pelotes de bandages herniaires ; pois à cautère ; serre-bras ; suspensoirs ; canules ; pessaires ; urinaux, vessies de toutes formes ; tubes pour irrigation et réfrigération médiate ; tubes fins introduits dans les plaies sinueuses et profondes pour l'évacuation continue du pus : drainage chirurgical ; bandes pour pansements compressifs, particulièrement utiles sur le thorax, les mamelles, l'abdomen. (Voyez *Antiherpétiques spéciaux.*

★ CALCIUM (CHLORURE DE), CaCl (Cod. fr.).

Carbonate de chaux............................ Q. V.
Ac. chlorhydrique D. 1,17..................... Q. S.

Étendez l'acide de son vol. d'eau ; f. réagir sur le carbonate de chaux en excès ; filtrez ; f. évaporer à siccité.

Pour obtenir le chlorure de calcium cristallisé CaCl, 6HO (Cod. fr.) : f. évaporer la solution de chlorure de calcium jusqu'à D. 1,38 ; laisser cristalliser par refroidissement.

Pour obtenir le chlorure de calcium fondu (Cod. fr) : f. subir la fusion ignée au chlorure de calcium desséché ; coulez sur le marbre huilé. — Prép. du *Carbonate de chaux précipité.* Dessiccation des gaz. (Voy. *Antiscrofuleux.*)

★ CHARPIE.

Faite de toile de chanvre (*Cannabis sativa*) ou de lin (*Linum usitatissimum)* usée et effilée, elle abrite les plaies en exerçant sur elles une pression douce et élastique ; reçoit les topiques qu'on veut mettre en contact avec les plaies ; absorbe le pus ; sert à faire des mèches, des plumasseaux, des pinceaux.

Il est de la plus haute importance que la charpie, corps éminemment poreux, soit exempte de miasmes nosocomiaux ou de gaz putrides. Elle doit être conservée dans des magasins parfaitement secs et aérés. Elle ne doit point séjourner dans les salles de malades, encore moins sur les lits des blessés atteints d'érysipèles, de résorption purulente, de gangrène, de pourriture d'hôpital ; elle devient alors une source de contagion très-dangereuse.

★ COMPRESSES, BANDES.

Faites de toile usée de chanvre, de lin ou de coton, d'un très-grand usage pour les pansements et les appareils chirurgicaux, elles doivent être l'objet, quant à leur conservation, des mêmes soins et, quant à leur emploi, des mêmes précautions que la charpie

Les linges qui ont servi doivent être soumis à des lavages et des lessivages exceptionnels qui en garantissent l'assainissement absolu.

COTON.

★ COTON (Gossypium herbaceum).

Employé sous forme de coton cardé (ouate) pour garnir les appareils et produire une pression douce et élastique, modérer la pression douloureuse des bas élastiques, envelopper les testicules enflammés et les comprimer au moyen du suspensoir, constitue alors un traitement de l'orchite ! envelopper les articulations atteintes de rhumatisme aigu ou chronique ; traitement des plaies par occlusion (A. Guérin) ! (Voy. *Goudron.*) Topique pour le traitement des érysipèles, des brûlures étendues et superficielles ; il adhère aux plaies et la cicatrisation s'opère sans autre pansement ! employé sur les vésicatoires volants, qui n'exigent alors aucun autre pansement ! appliqué comme hémostatique moyennant une compression continue.

Les Anglais en font un tissu mou, feutré, une sorte de molleton qu'ils emploient comme charpie.

Les tissus de coton sont aussi bons que ceux de lin pour les pièces de pansements : bandes, compresses (Voy. *Moxas; Cataplasmes de Carragaheen; Coton iodé*).

★ FULMICOTON (Cod. fr.; F. H. M.; Soc. de Ph.).

Ac. sulfurique D. 1,84 (66° B.)...................... 200
Ac. azotique D. 1,42 (43° B.)....................... 100
Coton séché à 100° (*Gossypium herbaceum*).......... 11

Versez l'ac. sulfurique dans l'ac. azotique ; laissez refroidir jusqu'à + 30° environ ; immergez le coton par petites portions ; laissez en contact pendant 24, 36 ou 48 h., selon que la température sera de + 35, + 25 ou + 15° ; retirez le coton ; lavez-le à grande eau pour enlever jusqu'à la dernière trace d'acide ; f. sécher à l'air libre ; conservez à l'abri de l'humidité. Le F. H. M. prescrit l'acide azotique D. 1,38 (40° B.). — Prép. du *Collodion.*

⋆ COLLODION (Cod. fr.; F. H. M.; Soc. de Ph.).

Fulmicoton 7
Éther sulfurique D. 0,720 (66° B.) 64
Alcool à 90° 22
Huile de ricin (*Ricinus communis*) 7

F. dissoudre le fulmicoton dans le mélange d'éther et d'alcool ; ajoutez l'huile. Les proportions d'éther et d'alcool sont trop faibles d'au moins 1/3. La dissolution est toujours incomplète.

Le F. H. M. emploie l'éther D. 0,735 (62° B.).

— Le collodion peut être coloré en rose par la macération de Q. S. de racine d'orcanette (*Anchusa tinctoria*).

— Agglutinatif : pansement des plaies superficielles ; il est commode d'en imbiber des bandes de papier ou de linge fin au moment même de l'application.

— Compressif en raison de la rétraction qu'il éprouve en séchant ; de là des applications très-variées : engelures, brûlures, érysipèles, affections cutanées chroniques, gerçures du mamelon, tumeurs diverses, hernie ombilicale des nouveau-nés, etc., préventif des cicatrices varioliques.

— Antiphlogistique : le badigeonnage de la peau au moyen du collodion laisse une sorte de vernis qui empêche le contact de l'air et le développement de l'inflammation dans les organes sous-jacents (de Robert de Latour).

— On a employé le collodion comme excipient de médicaments actifs : cantharides, bichlorure de mercure, perchlorure de fer, chlorhydrate de morphine ; mais l'impossibilité de l'enlever à volonté offre alors souvent des inconvénients.

⋆ COLLODION MÉDICINAL (de Robert de Latour).

Fulmicoton 7
Éther sulfurique D. 0,724 (65° B) 80
Alcool à 90° 20
Huile de ricin (*Ricinus communis*) 7

F. dissoudre le fulmicoton dans le mélange d'alcool et d'éther, et ajoutez l'huile de ricin.

★ COLLODION PHOTOGRAPHIQUE.

Fulmicoton.. 16
Alcool à 85°...................................... 100
Éther sulfurique à 60° B......................... 200
Iodhydrate d'ammoniaque........................... 3

M. dans un flacon bouché; agitez de temps en temps jusqu'à dissolution complète.

★ CUIVRE (OXYDE NOIR DE) (Ph. Germ.).

Carbonate de cuivre.......................... Q. V.

Calcinez dans un creuset de porcelaine jusqu'à ce que l'eau et l'acide carbonique soient entièrement volatilisés et que la poudre restant dans le creuset soit devenue noire. — Prép. de quelques collyres.

— Très-usité pour l'analyse des matières organiques à cause de la facilité avec laquelle il est réduit à une température élevée par l'hydrogène et le charbon.

DILATATEURS DES TRAJETS FISTULEUX.

★ RACINE DE GENTIANE (Gentiana lutea).

On en taille des cônes ou cylindres pour dilater les trajets fistuleux, en raison de la propriété qu'elle possède de se gonfler en s'imbibant d'eau. (Voy. *Éponges; Tiges de laminaire.*)

★ TIGES DE LAMINAIRE (Laminaria digitata).

Avant d'employer cette algue comme dilatateur, lavez-la à l'eau tiède; après avoir gratté l'épiderme qui la recouvre; ne l'enduisez pas de corps gras; elle refuserait de se gonfler.

Préférable à l'éponge préparée et à la racine de gentiane pour la dilatation des plaies fistuleuses, du col utérin! etc. Dégrand introduit de petits cylindres de *Laminaria digitata* soigneusement taillés dans les rétrécissements uréthraux, au moyen de la pince à trois branches de Hunter.

EAU.

★ EAU DISTILLÉE (Cod. fr.; F. H. M.).

Distillez de l'eau commune; commencez à recueillir le produit lorsqu'il ne précipite ni par l'eau de chaux (ac. carbonique), ni par l'azotate de baryte (ac. sulfurique), ni par l'azotate d'argent (ac. chlorhydrique, chlorures); ni par l'oxalate d'ammoniaque (sels solubles de chaux), ni par le bichlorure de mercure (alcalis, lusfures) ; arrêtez l'opération lorsqu'il reste dans la cucurbite environ 1/4 de l'eau qui y a été introduite.

Le F. H. M. prescrit de rejeter le premier quart du produit, puis de recueillir la moitié de l'eau employée.

EAU POUR LES TISANES (F. H. M.).

L'ébullition modifiant la nature des substances organiques assez profondément pour détruire leur action nuisible, les tisanes par infusion ou par décoction doivent être préférées lorsqu'il est impossible de se procurer de l'eau de bonne qualité. — On peut ajouter que l'ébullition dégage les gaz et précipite les bicarbonates de chaux, de magnésie, de fer, etc., tenus en dissolution dans certaines eaux, trop minéralisées pour servir de boisson.

L'eau de chaux, en s'emparant de l'acide carbonique pour former du carbonate de chaux insoluble, précipite le carbonate de chaux retenu en excès dans certaines eaux par l'acide carbonique. (Boudet.)

EMPLATRES.

★ EMPLATRE SIMPLE, OLÉO-STÉARATE DE PLOMB (Cod. fr.; F. H. M ; Soc. de Ph.)

Litharge pulv.. 1
Axonge. (*Sus scrofa.*)................................ 1
Huile d'olive. (*Olea Europœa.*)....................... 1
Eau commune... 2

M. F bouillir dans une bassine de cuivre en remuant continuellement jusqu'à saponification complète des corps gras et disparition de la litharge, ce qui exige plusieurs heures. Alors une partie de la masse projetée dans l'eau froide se solidifie. Laissez refroidir à moitié ; malaxez l'emplâtre pour en exprimer l'eau et le rouler en magdaléons.

Rendement : 105/100 de matières employées sans compter l'eau.

— Rarement employé isolément ; base d'un grand nombre d'emplâtres composés. (Voy. *Sparadrap.*)

★ EMPLATRE DIAPALME (Cod. fr.).

Emplâtre simple....................................... 80
Cire blanche (*Apis mellifica*)....................... 5
Sulfate de zinc....................................... 2
Eau chaude.. 2

F. dissoudre le sulfate de zinc dans l'eau ; f. fondre ensemble l'emplâtre et la cire ; ajoutez la solution saline ; continuez de chauffer doucement jusqu'à ce que l'eau soit entièrement évaporée.

Le nom de cet emplâtre vient de ce qu'on se servait autrefois d'une décoction de régime de palmier au lieu d'eau pour le préparer. C'est de l'emplâtre simple (oléo-stéarate de plomb) blanchi par du sulfate de plomb qui prend naissance par la double décomposition du sulfate de zinc et du sel gras à base de plomb.

★ EMPLATRE DIACHYLON GOMMÉ (Cod. fr.).

Emplâtre simple..................................	150
Cire jaune (Apis mellifica).....................	25
Poix blanche purif. (Pinus maritima).............	10
Térébenthine (Pinus maritima)....................	15
Résine élémi purif. (Icica icicariba)...........	10
Huile d'olive. (Olea Europœa)...................	5
Gom. ammoniaque purif. (Dorema ammoniacum)....	3
Galbanum purif. (Galbanum officinale)...........	3
Sagapenum purif. (Ferula persica)...............	3

M.; f. fondre à une douce chaleur.

— Préparation de sparadraps agglutinatifs! (Voy. *Stimulants*.)

★ EMPLATRE DIACHYLON GOMMÉ (F. H. M.).

Même dosage qu'au Codex français.

F. fondre l'emplâtre simple au B.-M.; ajoutez la cire et l'huile; f. fondre les autres substances avec 10 gram. d'eau; passez-les; mêlez; agitez jusqu'au refroidissement. Rendement : 95/100 de matières employées sans compter l'eau!.

★ EMPLATRE ADHÉSIF (Guibourt).

Emplâtre simple................................	5
Poix blanche (Pinus maritima)..................	1

F. fondre.

★ EMPLATRE AGGLUTINATIF; EMPLATRE D'ANDRÉ DE LA CROIX (Cod. fr.; F. H. M.).

Poix blanche (Pinus maritima)...................	8
Résine élémi (Icica icicariba).................	2
Térébenthine de mélèze (Larix Europœa)..........	1
Huile de laurier (Laurus nobilis)..............	1

F. fondre à une douce chaleur; passez.

— Stimulant. Rendement : 70/100 de matières employées.

Sert à préparer le *Sparadrap d'André de la Croix* (Cod. fr.) moyennant l'addition de Q. S. d'huile d'olive. Préférable aux emplâtres à base d'emplâtre simple!

★ EMPLÂTRE AGGLUTINATIF (Ph. bavaroise).

Minium (oxyde rouge de plomb)......	45
Huile d'olive (*Olea Europœa*).....................	35
Cire jaune (*Apis mellifica*).....	5
Colophane (*Pinus maritima*).....................	7
Térébentine de Bordeaux (*Pinus maritima*).........	15

F. chauffer l'huile vers 200°; f. tomber le minium dans le bain d'huile au moyen d'un tamis; remuez avec une spatule de fer et chauffez jusqu'à ce que la matière se boursoufle en répandant une odeur empyreumatique; retirez le feu et continuez de remuer jusqu'à ce que l'effervescence soit apaisée; ajoutez les autres substances dans la composition encore chaude; remuez jusqu'à fusion complète. Cet emplâtre étendu sur la toile donne un sparadrap extrêmement agglutinatif.

ÉPONGES.

★ ÉPONGES (*Spongia officinalis*).

Les éponges fines sont très-usitées pour les lavages et aussi pour porter, au moyen de longues pinces ou de tiges de baleine, des topiques dans les organes profonds ou anfractueux : l'arrière-gorge, les fosses nasales, l'anus, le vagin, ou bien dans le fond des plaies. Elles servent à comprimer médiatement les parties profondes et inaccessibles qui sont le siége d'hémorrhagies.

★ ÉPONGES PRÉPARÉES A LA FICELLE (Cod. fr.; F. H. M.).

Éponges fines (*Spongia officinalis*).............. Q. V.

Battez les éponges sèches; laissez-les tremper dans l'eau tiède pendant 24 h.; lavez-les jusqu'à ce qu'elles n'abandonnent plus rien à l'eau; serrez fortement chaque éponge humide au moyen d'une cordelette de chanvre dite *fouet*, dont les spires contiguës lui donnent la forme d'un cylindre; arrêtez la cordelette par un nœud; f. sécher à l'étuve. Rendement : environ 100/100 d'éponges employées.

— Les cônes d'éponge préparée, taillés aux dimensions convenables, sont fréquemment employés pour dilater les orifices des fistules ou les orifices naturels, en raison du volume qu'ils acquièrent en absorbant peu à peu les liquides organiques. On s'en est servi pour dilater l'orifice utérin et provoquer l'accouchement prématuré; mais les douches d'eau tiède sont préférables. (Voy. *Gentiane; Laminaire; Spéciaux de l'appareil utérin.*)

★ ÉPONGES PRÉPARÉES A LA CIRE (Cod. fr.).

Éponges demi-fines battues, lavées à l'eau tiède, séchées, coupées par tranches, plongées dans la cire fondue; pressées modérément entre des plaques de fer chauffées; puis refroidies; enfin débarrassées de l'excès de cire.

— Mêmes usages que les *Éponges préparées à la ficelle*, qui valent mieux.

★ ÉTAIN (PERSULFURE D'); OR MUSSIF (Cod. fr.).

Étain pur......................................	12
Mercure.......................................	6
Fleur de soufre................................	7
Chlorhydrate d'ammoniaque.....................	6

F. fondre l'étain dans un creuset; ajoutez le mercure; triturez l'amalgame avec le soufre et le sel ammoniac; introduisez le mélange homogène dans un matras; chauffez lentement au bain de sable jusqu'à ce qu'il cesse de se dégager des vapeurs blanches; laissez refroidir; cassez le matras; l'or mussif en écailles brillantes, cristallines, jaunes, est attaché aux parois.

— Sert à enduire les coussins des machines électriques.

★ FER (SULFURE DE) FeS (Cod. fr.).

Limaille de fer................................	6
Fleur de soufre................................	4

Mêlez; chauffez doucement dans un creuset; lorsque la réaction très-vive se sera manifestée, augmentez le feu pour fondre le sulfure; coulez sur une plaque de fonte.

— Prép. de l'*Acide sulfhydrique*. (Voy. *Antiherpétiques; Empoisonnements*.)

GALVANOCAUSTIE THERMIQUE.

Cautérisation des tissus au moyen d'une anse de fil de platine porté au rouge par un courant électrique (Middeldorff). Lorsque la chaleur du fil est porté au rouge blanc, les tissus vivants sont divisés à son contact comme avec un rasoir et l'hémorrhagie n'est pas évitée; mais lorsque la chaleur du fil est seulement au rouge vif, l'incision qu'il produit s'accompagne d'une eschare qui obture les vaisseaux, et les opérations ne sont pas suivies d'hémorrhagies. (Eug. Bœckel.) La pile à préférer est celle de Bœckel-Redslop, modification de la pile au bichromate de potasse et à l'acide sulfurique de Grenet.

GALVANOCAUSTIE CHIMIQUE.

A pour but de coaguler le sang dans les sacs anévrysmaux ou de modifier la vitalité des tumeurs par l'introduction d'aiguilles vernies à leur base, communiquant avec les rhéophores d'une pile et transportant par leurs pointes le pouvoir électrolyseur de celle-ci.

★ GÉLATINE.

1° *Gélatine pur;* grénétine. — Sert à préparer des gelées médicinales, à recouvrir les pilules, à faire des capsules, à clarifier les vins.

2° *Colle de Flandre.* — Prép. des bains émollients.

3° *Colle de Givet.* — Prép. de la colle liquide.

4° *Ichthyocolle (Acipenser huso).* Membrane qui se transforme en gélatine par l'ébullition dans l'eau ; mêmes usages que la grénétine.

La gélatine entre dans la composition des bouillons, des gelées avec les principes solubles de la viande ; elle ne suffit pas seule à l'alimentation ; il est possible qu'elle y contribue dans les mélanges complexes de matières alimentaires. (Voy. *Sparadraps.*)

★ CAPSULES GÉLATINEUSES (Cod. fr.).

Gélatine incolore (grénétine).......................... 3
Gomme arabique pulv................................ 3
Sucre blanc pulv.................................... 3
Miel blanc... ~~10~~ 1

F. dissoudre au B. M. Plongez dans cette solution des olives de fer étamé un peu huilées, dont le volume représente la capacité des capsules à préparer ; ces olives sont munies de tiges par lesquelles elles sont fixées, en nombre plus ou moins considérable, sur un plateau. Après quelques instants d'immersion, retirez le plateau et imprimez-lui des mouvements giratoires jusqu'à ce que la solution gélatineuse se soit fixée par le refroidissement ; alors faites sécher dans l'étuve à + 40°. Les capsules dont les olives sont revêtues étant incomplétement sèches et encore molles, arrachez-les une à une avec les doigts et régularisez-en l'orifice avec des ciseaux.

Pour opérer le remplissage, commencez par disposer les capsules, l'orifice en haut, sur une planche percée de trous ; faites couler dans l'intérieur, au moyen d'une burette à bec effilé, le médicament liquide ou liquéfié par la chaleur ; fermez l'orifice de la capsule par une goutte de la composition gélatineuse tiède, que vous déposerez au moyen d'un pinceau ; la goutte obturatrice étant consolidée, plongez le quart de la capsule dans la composition pour recouvrir et égaliser la surface du côté de l'orifice ; enfin achevez la dessiccation dans l'étuve à + 40°.

Les poudres peuvent être administrées dans des capsules formées de deux petits tubes de gélatine fermés par un bout et qui s'emboîtent l'un dans l'autre par leur extrémité libre. Ces tubes sont aisément préparés au moyen de tiges métalliques d'un diamètre convenable, dont l'extrémité est arrondie, qu'on revêt de gélatine par immersion et qu'on fait sécher comme les capsules de forme olivaire.

— Les *Perles* sont une sorte de capsules obtenue par un procédé spécial : le médicament liquide est d'abord introduit entre deux plaques minces de composition gélatineuse dont les bords sont soudés par pression, il en résulte une vaste capsule de forme lenticulaire ; celle-ci, comprimée entre deux lames de fer percées de trous de dimension convenable, se découpe en sphéroïdes aplatis, dont chacun contient une quantité déterminée de liquide

— Les praticiens remplacent dans ces préparations la moitié de la gomme par de la pâte de jujubes. (A. Schaeuffele.)

— Les *Tablettes gélatineuses*, constituées par des médicaments solubles ou pulvérulents dissous ou mêlés dans de la gélatine divisée en tablettes desséchées ont été proposées comme moyen général de conservation et d'administration.

★ COLLE LIQUIDE (Dorvault).

Colle de Givet.. 5
Eau commune.. 5

F. dissoudre au B.-M. ; ajoutez peu à peu :

Acide azotique à 36° B................................... 1.

Laissez refroidir..

★ COLLE LIQUIDE (Balland).

Acide acétique du commerce.............................. 5
Colle de Givet concassée................................. 2

F. dissoudre à une douce chaleur.

★ COLLE LIQUIDE (Boettger).

Colle de Givet... 8
Vinaigre... 8
Alcool à 85°... 2
Alun pulv.. 1

F. dissoudre à une douce chaleur.

★ GELÉE DE COLLE DE POISSON ALCOOLIQUE (Béral).

Colle de poisson (*Acipenser huso*)...................... 9
Eau distillée.. 75

F. dissoudre par la chaleur ; ajoutez :

Alcool à 80° 25

M. — Cette préparation, qui se conserve indéfiniment, peut servir à donner de la consistance aux gelées végétales ; elle représente 1/11 de son poids de gélatine. Pour en faire usage il suffit d'en ajouter la quantité convenable au liquide qu'on peut transformer en gelée et de faire bouillir quelques instants pour chasser l'alcool !

★ GLYCÉRINE.

Pansement des plaies ; elle produit une stimulation légère qui favorise la cicatrisation ; ne se desséchant pas, elle empêche l'adhérence des pièces de pansement avec les bords des plaies. Elle est éminemment antiseptique.

Elle sert de véhicule à un grand nombre de médicaments que le Codex réunit sous le nom de *Glycérés ;* quelques pharmacologistes avaient déjà adopté les dénominations de *Glycérats* pour les préparations molles eu solides et de *Glycérolés* pour les préparations liquides auxquelles la glycérine sert de dissolvant ou véhicule. Elle doit être employée pure ; les impuretés dont elle est souvent souillée la rendent très-irritante. On peut la parfumer avec 1/1000 d'essence d'eucalyptus, de thym, etc.

— La glycérine, dissolvant les huiles essentielles, peut servir à recueillir les aromes fugaces par le procédé de l'enfleurage ; lorsqu'elle paraît suffisamment chargée, on l'étend d'eau, puis on l'agite avec du chloroforme ou du sulfure de carbone, qui s'emparent de l'huile essentielle et qu'on sépare par décantation. (Voy. *Enfleurage.*)

— La glycérine dissout en toutes proportions :

Brome.
Protoiodure de fer.
Monosulfure de sodium.
Chlorure d'antimoine.
Perchlorure de fer.
Hypochlorites de soude et de potasse.
Acide sulfurique.
— azotique.
— chlorhydrique.
— phosphorique.

Acide acétique.
— tartrique.
— citrique.
— lactique.
Ammoniaque.
Potasse caustique.
Soude caustique.
Codéine.
Azotate d'argent.
Azotate acide de mercure.

100 de glycérine dissolvent :

Carbonate de soude....... 98
Borax 60
Tannin 50

Urée..................... 50
Arséniate de potasse...... 50
Arséniate de soude....... 50

Chlorure de zinc	50	Acétate neutre de cuivre	10
Iodure de potassium	40	Sulfure de calcium	10
Iodure de zinc	40	Sulfure de potassium	10
Alun	40	Bicarbonate de soude	8
Sulfate de zinc	35	Tartrate de pot. et de fer	8
Sulfate d'atropine	33	Bichlorure de mercure	7,50
Cyanure de potassium	32	Sulfate de cinchonine	6,70
Sulfate de cuivre	30	Émétique	5,50
Cyanure de mercure	27	Azotate de strychnine	3,85
Bromure de potassium	25	Chlorate de potasse	3,50
Persulfure de potassium	25	Atropine	3,00
Sulfate de fer	25	Sulfate de quinine	2,75
Sulfate de strychnine	22,50	Brucine	2,25
Chlorhyd. d'ammoniaque	20	Iode	1,90
Chlorure de sodium	20	Iodure de soufre	1,67
Acide arsénieux	20	Vératrine	1,00
— arsénique	20	Tannate de quinine	0,77
Carbon. d'ammoniaque	20	Quinine	0,50
Acétate de plomb	20	Cinchonine	0,50
Chlorhyd. de morphine	20	Morphine	0,45
Lactate de fer	16	Biiodure de mercure	0,29
Acide oxalique	15	Strychnine	0,25
Chlorure de baryum	10	Phosphore	0,20
Acide borique	10	Soufre	0,10
— benzoïque	10	(Surun; Dorvault.)	

GLYCÉRÉ D'AMIDON (Cod. fr.; Soc. de Ph.).

Amidon de blé 1
Glycérine D. 1,24, (28° B) 15
Eau 1

F. chauffer la glycérine jusque vers la température de + 60°; ajoutez l'amidon humecté avec l'eau; remuez jusqu'à ce que la masse prenne l'aspect d'une gelée homogène. Quelques gouttes d'eau facilitent l'opération.

— Le glycéré d'amidon, qui peut très-bien remplacer le cérat pour les pansements, le remplace aussi comme véhicule d'un grand nombre de médicaments composés.

GLYCÉRÉ D'ŒUF, GLYCONINE (Ed. Sichel).

Jaune d'œuf 4
Glycérine 5

M. — Pansements de toutes sortes : brûlures, érysipèles; affections cutanées, gerçures du mamelon.

★ GUTTA-PERCHA (*Isonandra gutta*).

— Appareils divers ; attelles moulées selon la forme des membres, gouttières, etc.

— Excipient des caustiques : chlorure de zinc, potasse, sulfate de cuivre, etc.

— Des feuilles minces de gutta-percha forment un tissu imperméable très-légers, dont les usages sont très-multipliés pour les pansements, etc.

La solution de gutta-percha dans le sulfure de carbonne, étendue au moyen d'un pinceau, laisse par évaporation un vernis analogue à celui qui résulte de l'application du collodion, moins adhérent, plus facile à enlever, qui peut servir à produire l'occlusion des plaies superficielles.

HÉMOSTATIQUES PHYSIQUES OU MÉCANIQUES.

— La compression médiate ou immédiate est le plus efficace des hémostatiques ; elle complète et assure les effets des hémostatiques astringents, coagulants ou caustiques ; elle s'exécute au moyen de bandages, d'appareils ou d'instruments variés, ou simplement au moyen des doigts (compression digitale) ; dans les plaies elles-mêmes au moyen de pinces élastiques laissées à demeure ! C'est *Forcipressure* (Verneuil). (Voy. *Astringents.*)

ACUPRESSURE (Rizzoli).

Traversez la peau avec une épingle que vous faites passer derrière l'artère et ressortir au delà. Quand l'artère est éloignée de la peau, fixez une aiguille auprès d'elle obliquement de chaque côté et jettez une anse de fil de fer fin entre les aiguilles pour les rapprocher ; ou bien implantez une épingle à côté d'une artère, faites décrire à la tête de l'épingle un quart de cercle, puis enfoncez-la davantage au delà du vaisseau dans la profondeur des tissus ; il en résulte un tiraillement qui suffit pour intercepter le cours du sang. Ce moyen se prête à des combinaisons variées.

A la suite des amputations, les épingles et les aiguilles peuvent être retirées au bout de 48 h. s'il s'agit de grosses artères, et au bout de 24 h. s'il s'agit des petites, sans que l'hémorrhagie se produise.

RÉFRIGÉRATION.

La réfrigération est un puissant moyen d'arrêter les hémorrhagies, de prévenir l'inflammation, d'abaisser la température organique, etc. (Voy. *Collodion, Tempérants, Glace, Bains froids*). L'eau froide ou la glace sont les meilleurs agents de réfrigération. On produit la glace artificiellement : 1° au moyen d'appareils dont le principe est l'absorption du calorique par les liquides qui se volatilisent rapidement dans une atmosphère raréfiée (appareils Carré) ; 2° par la dissolution de certains sels très-solubles qui absorbent beaucoup de calorique en passant de l'état solide à l'état liquide.

MÉLANGES FRIGORIFIQUES.		Abaissement de température de
Chlorure de potassium pulv.............	1	........12°
Eau.................................	1	
Azotate d'ammoniaque pulv...........	1	........13°
Eau.................................	1	
Azotate d'ammoniaque pulv...........	1	
Carbonate de soude crist. pulv..........	1	........16°
Eau.................................	1	
Sel marin pulv.........................	1	........20°
Neige ou glace pulv...................	3	
Neige................................	3	
Ac. sulfurique étendu de son poids d'eau,		........30°
et refroidi à la température ordinaire.:	1	

On a proposé beaucoup d'autres mélanges analogues.

— L'éther, projeté sur l'hypogastre par un pulvérisateur, a été employé avec le plus grand succès pour arrêter l'hémorrhagie provenant de l'inertie utérine après l'accouchement! La réfrigération par l'éther pulvérisé suffit quelquefois pour obtenir la réduction des hernies étrangères! (Voy. *Anesthésiques.*)

INJECTIONS HYPODERMIQUES (Vood).

— Employez des solutions neutres, récemment préparées et parfaitement limpides pour vous mettre à l'abri des accidents d'irritation locale. — En général, les médicaments sont absorbés plus rapidement et produisent plus d'effet que lorsqu'ils sont administrés par la bouche ou par le rectum. — Les effets thérapeutiques sont les mêmes, que l'injection soit pratiquée près du point malade ou à distance, sauf les effets locaux de révulsion. — La méthode hypodermique doit être préférée quand on désire obtenir une action thérapeutique rapide et énergique.

Les études sur lesquelles sont fondées les conclusions ci-dessus comprennent l'aconitine, l'atropine, la morphine, la strychnine, la quinine, la fève de Calabar, la conicine, l'acide cyanhydrique, l'iodure de potassium, la podophylline, la colocynthine, l'aloès, la solution d'opium de Battley. Conclusions de la Société médico-chirurgicale de Londres. (*Médic.-chirurg. Transactions,* 1867.

— Les injections hypodermiques ont aussi pour but de porter

3.

directement dans l'intimité des tissus, où ils doivent épuiser leur action, des liquides plus ou moins irritants et même caustiques (Luton), ou l'eau distillée; dose : 1 gram. (Potain.)

INSUFFLATIONS.

Les insufflations d'air dans l'anus au moyen d'un soufflet jusqu'à ce que ce fluide s'échappe par la bouche sont employées contre l'iléus (Debreyne; J. Cloquet); elles suffisent quelquefois à déterminer la réduction des hernies étranglées (Griffin). — Le soufflet doit être muni d'un embout spécial qui obture l'anus.

IRIS.

★ RACINE D'IRIS DE FLORENCE (*Iris florentina*).

Sert à faire les pois à cautère. Parfumerie. (Voy. *Spéciaux de l'appareil respiratoire; de l'oculistique; Cosmétiques.)*

★ POUDRE D'IRIS (Cod. fr.; F. H. M.).

Prép. comme la *Poudre de Bistorte*. Rendement : 94/100.

— Employée pour parfumer la *Poudre de riz* qui sert à la toilette; peut remplacer le lycopode pour saupoudrer les plis de la peau des enfants à la mamelle. Prétendu expectorant. (Voy. *Spéciaux des organes respiratoires; Oculistiques; Cosmétiques et Parfums.*)

★ LYCOPODE (*Lycopodium clavatum*).

— Employé pour poudrer les plis humides et profonds de la peau chez les enfants. Peut être remplacé par l'*Amidon*; la *Farine de riz (Oryza sativa)*; la *Poudre de vieux bois*; la *Poudre d'iris*; le *Talc*; la *Craie*; le *Sous-azotate de bismuth*.

— On y plonge les pilules pour les isoler; fort bien remplacé dans cet usage par la *Poudre de Rac. de réglisse (Glycyrrhiza glabra)* ou *de Rac. de guimauve (Althæa officinalis)*.

★ POUDRE DE BIOXYDE DE MANGANÈSE (Cod. fr.)

Prép. comme la *Poudre de sulfure d'antimoine*.

— Prép. de l'*Hypermanganate de potasse*, de l'*Oxygène*, du *Chlore*.

MATIÈRES COLORANTES.

★ BLEU DE PRUSSE.

— Teinture en bleu. (Voy. *Antiépileptiques*.)

★ COCHENILLE (*Coccus cacti*).

— Teinture en rouge. — Carmin; laque carminée.

★ POUDRE DE COCHENILLE (Cod. fr.).

— Prép. comme la *Poudre de cantharides.* (Voy. *Spécifiques de la coqueluche.*)

★ ALCOOLÉ DE COCHENILLE ; TEINTURE DE COCHENILLE (Cod. fr.).

— Prép. comme la *Teint. de castoreum* ; 1/10.

★ CURCUMA (*Curcuma tinctoria*).

— Fournit une teinture alcoolique jaune que les alcalis font virer au rouge, et qui est employée comme réactif. (Voy. *Stimulants.*)

★ INDIGO (*Indigofera anil ; I. argentea ; I. tinctoria ; Isatis tinctoria,* etc.)

— Teinture en bleu. (Voy. *Antispasmodiques , Antiépileptiques.*)

★ ORCANETTE (*Anchusa tinctoria*).

— Matière colorante rouge insoluble dans l'eau, soluble dans l'alcool, l'éther, les corps gras.

★ TOURNESOL (*Croton tinctorium ; Roccella tinctoria*).

1° Tournesol en pains.
2° Tournesol en drapeaux.
— La matière colorante du tournesol (*Érythrine*), bleue en présence des alcalis, rouge en présence des acides, soluble dans l'eau et l'alcool faible, est employée pour les teintures communes et comme réactif.

★ VIOLETTE (*Viola odorata*).

— On en prépare un sp. violet employé comme réactif, qui vire au vert par les alcalis (Voy. *Spéciaux de l'appareil respiratoire.*)

MATIÈRES GRASSES.

— Ingérés en grande quantité, en quantité plus forte que celle qui peut être émulsionnée par les sucs intestinaux, ils purgent par indigestion. (Voy. *Vomitifs et purgatifs.*)
— Usages très-nombreux, variables selon les principes auxquels ils sont unis naturellement.
— Classification au point de vue thérapeutique :
1° Corps gras sans action déterminée, servant comme matières premières, véhicules, etc. ; *d'origine animale* : axonge, suif ; beurre, moelle de bœuf, cétine, cire, huile ; *d'origine végétale :* huile d'olives, d'arachides, de lin, d'amandes, de colza, d'œillette, de noix, beurre de cacao.
2° Corps gras ayant une action thérapeutique : due à des *prin-*

cipes indéterminés : huiles de ricin, de croton, de foie de morue ; due à des *huiles volatiles :* huile de laurier, beurre de muscade.

— Aliments respiratoires. Quand les matières grasses manquent à l'organisme, l'oxygène qui devait se combiner avec elles pour produire la chaleur nécessaire à l'entretien de la vie brûle les matières azotées constitutives des tissus organiques. L'exagération de la quantité d'urée éliminée accompagne cette sorte d'autophagisme (Bischoff).

★ BEURRE DE CACAO (Cod. fr.).

Cacao non terré (*Theobroma cacao*)............. Q. V.

Mondez à la main ; torréfiez légèrement ; brisez les enveloppes au moyen d'un rouleau ; vannez ; criblez ; réduisez en pâte fine dans un mortier chauffé ; ajoutez 1/10 d'eau chaude ; exprimez dans un sac de coutil entre les plaques de fer étamé chauffées dans l'eau bouillante. F. fondre le beurre de cacao au B.-M. ; laissez refroidir lentement ; séparez le dépôt ; f. sécher sur du papier joseph le beurre défégué ; filtrez-le au papier dans l'entonnoir à B.-M. Conservez dans des flacons pleins et bouchés. — On devrait le benzoïner comme l'axonge afin d'en assurer la conservation.

— Prép. des suppositoires anaux et vaginaux. Il suffit de frotter journellement la peau avec un fragment de beurre de cacao pour remédier aux gerçures, aux érosions, aux crevasses ! Excipient pour les pommades médicamenteuses ou cosmétiques !

★ SUPPOSITOIRES VAGINAUX AU BEURRE DE CACAO ET A LA GLYCÉRINE
(Moussous).

Coulez dans un moule spécial, en étain, un cône creux en beurre de cacao de 7 centimètres de longueur et de 2 centimètres de diamètre ; la cavité intérieure a 12 millimètres de diamètre, et les parois ont 4 millimètres d'épaisseur. C'est comme un gros étui en beurre de cacao.

Versez dans la cavité des solutions de divers médicaments dans la glycérine ; par exemple :

Glycérine...........................	10
Tannin..............................	4

ou bien :

Glycérine...........................	1000
Morphine...........................	5

etc., etc., selon les indications à remplir.

Ensuite, bouchez l'orifice libre du suppositoire, en coulant sur la glycérine une quantité suffisante de beurre de cacao fondu. En raison de la différence de densité, celui-ci ne se mêlant point à la glycérine, forme, en se figeant, une sorte de bouchon hermétique.

Vous obtenez ainsi un suppositoire, dont les parois en beurre de cacao, suffisamment résistantes pour l'introduction dans le vagin, contiennent un glycéré quelconque.

' Peu après l'introduction, la chaleur organique fait entrer les parois en fusion ; mais le bouchon, plus massif, obture le vagin, qui reste baigné par le glycéré médicamenteux !

— On fait aussi des capsules closes moulées en beurre de cacao, du volume et de la forme d'une olive, remplies de médicaments variés selon les indications, et qu'on introduit dans le vagin ou dans l'anus. Ces capsules se rapprochent des suppositoires !

★ CÉRAT AU BEURRE DE CACAO (Guibourt).

Beurre de cacao (*Theobroma cacao*). . . . . }
Huiles d'amandes (*Amygdalus communis*. . . . . . } aa P. E.

F. fondre. Gerçures du sein, des mains, des lèvres. Excipient pour des cérats composés !

★ HUILE D'AMANDES DOUCES (Cod. fr.).

Amandes mondées (*Amygdalus communis*). . . . . . . Q. V.

Secouez fortement dans un sac de toile pour détacher la poussière adhérente à la surface ; vannez ; passez au moulin ; exprimez fortement la farine ; filtrez.

— L'huile obtenue en exprimant les amandes amères (*Amygdalus communis*, var. *Amara*) est identique avec l'huile d'amandes douces.

— Excipient d'un grand nombre de médicaments officinaux. Quelquefois prescrite en potion, en loochs.

— Prép. du *Savon médicinal*.

★ HUILE D'ARACHIDES (*Arachis hypogœa*).

— Comestible lorsqu'elle est préparée avec soin, bien qu'elle conserve presque toujours un arrière-goût légumineux. Peut remplacer l'huile d'olives dans la plupart des cas.

★ HUILE DE COLZA (*Brassica oleracca*).

— Falsification d'huile d'olives. Éclairage.

★ HUILE DE LIN (*Linum usitatissimum*) (Cod. fr.).

— Prép. comme l'*Huile d'amandes*.

— Quelques opérations officinales emplastiques.

— Cuite avec la litharge, elle devient très-siccative et sert à confectionner des sondes flexibles.

★ HUILE DE NOISETTES (*Corylus avellana*) (Cod. fr.).

— Prép. comme l'*Huile d'amandes.* Succédanée de l'huile d'amandes.

★ HUILE DE NOIX (*Juglans regia*) (Cod. fr.).

— Prép. comme l'*Huile d'amandes.* Alimentaire ; quelquefois prescrite en lavement ; entre dans quelques onguents.

★ HUILE D'ŒILLETTE (*Papaver somniferum*).

— Alimentation ; quelques emplâtres.

★ HUILE D'OLIVES (*Olea Europæa*).

— Huiles médicinales ; liniments ; emplâtres ; onguents, à l'intér., elle est laxative par indigestion à la dose de 30 à 60 gram. (Voy. *Vomitifs et purgatifs.*)

★ CÉTINE ; BLANC DE BALEINE (*Physeter macrocephalus*).

— Prép. de quelques cérats et de quelques cosmétiques.

★ CÉRAT DE BLANC DE BALEINE (Ph. Lond.).

Blanc de baleine (*Physeter macrocephalus*)............ 1
Cire blanche (*Apis mellifica*)........................ 4
Huile d'olive (*Olea Europæa*)...................... 8

F. fondre. — Pansement des plaies simples ; excipients de cérats composés. (Voy. *Cosmétiques et Parfums.*)

★ CIRE (*Apis mellifica*).

— Cérats ; emplâtres ; onguents ; à l'intér., en potion rarement. (Voy. *Spéciaux de l'appareil digestif.*)
— La *Cire jaune* provient des gâteaux simplement fondus après l'extraction du miel. La *Cire blanche* ou *Cire vierge* a été blanchie par des procédés industriels.

★ CÉRAT SIMPLE (Cod. fr.).

Huile d'amandes (*Amygdalus communis*)............. 5
Cire blanche (*Apis millifica*)....................... 1

F. fondre au B. M. agitez pendant le refroidissement. — Émollient ; pansement des plaies simples.
— Le cérat a pour effet d'enduire la surface des plaies, de la protéger contre le contact de l'air et l'empêcher l'adhérence des pièces de pansement ; il a l'inconvénient de laisser sur les bords un magma souvent rance, qu'on ne peut enlever sans risquer de détruire la cicatrice commençante, et qui est irritant. Il est généralement abandonné pour le pansement des plaies.
— Excipient d'un grand nombre de cérats composés.

★ CÉRAT SIMPLE (F. H. M.).

Huile d'olive... 35
Cire jaune... 10

F. fondre au B.-M.; [passez à travers un linge s'il est nécessaire; agitez pendant le refroidissement. Rendement : 97,7/100.

★ CÉRAT DE GALIEN (Cod. fr.; Soc. de Ph.).

Huile d'amandes (*Amygdalus communis*)............... 4
Cire blanche (*Apis mellifica*)....................... 1
Hydrolat de roses.................................... 3

F. fondre la cire au B.-M.; ajoutez l'huile et la moitié de l'hydrolat; versez le mélange dans un mortier de marbre chauffé à
l'eau bouillante; remuez la masse pendant le refroidissement pour
empêcher la formation des grumeaux; vers la fin ajoutez peu à
peu le reste de l'hydrolat en continuant d'agiter la masse.
— Pansement des plaies simples; excipient d'un grand nombre
de cérats composés. (Voy. *Cérat simple*.)

★ CÉRAT JAUNE (Cod. fr.; H. P.); CÉRAT DE GALIEN (F. H. M.)

Cire jaune (*Apis mellifica*)........................ 10
Huile d'amandes (*Amygdalus communis*).............. 35
Eau... 25

— Prép. comme le *Cérat de Galien* du Cod. fr. Rendement :
97,1/100. (Voy. *Cérat simple*.)
— Le principe aromatique contenu naturellement dans la cire
jaune, agissant comme le principe aromatique du benjoin dont on
charge l'axonge benzoïnée, empêche le cérat jaune de rancir.
— Le cérat jaune est exclusivement adopté par les Formulaires
des hôpitaux civils et militaires.

★ CÉRAT POUR LE TOUCHER (Jeannel).

Huile d'amandes (*Amygpalus communis*).............. 4
Cire jaune (*Apis mellifica*)....................... 1
Hydrolat de laurier-cerise.......................... 3

F. chauffer au B.-M. l'huile avec la cire et la moitié de l'hydrolat; coulez dans un mortier de marbre chauffé à l'eau bouillante; remuez le mélange jusqu'à ce qu'il soit presque froid;
incorporez peu à peu le reste de l'hydrolat.
Ou bien ajoutez 1/200 d'essence d'amandes amères au cérat de
Galien du Codex français.
— L'hydrolat de laurier-cerise et l'essence d'amandes amères
comme tous les composés cyaniques ont pour effet de détruire les
odeurs animales. (Voy. *Huile de foie de morue désinfectée*.)

★ ONGUENT SIMPLE; ONGUENT DE CIRE (Ph. austr ; Soc. de Ph.).

Axonge... 4
Cire blanche...................................... 1

F. fondre ; passez ; remuez pendant le refroidissement.

★ GRAISSE DE PORC; AXONGE (Cod. fr.; F. H. M.; Soc. de Ph.).

Panne de porc (*Sus scrofa*)..................... Q. V.

Retranchez les membranes ainsi que toutes les parties rouges ; coupéz par morceaux ; pilez dans un mortier de marbre pour déchirer les aréoles du tissu cellulaire ; lavez ; chauffez au B.-M. jusqu'à fusion complête ; passez à travers un linge serré ; agitez doucement avec une spatule jusqu'à ce que la graisse soit devenue blanche et opaque sans être encore entièrement figée; coulez dans des pots. — Rendement : 90 à 92/100.

— Excipient d'un grand nombre de pommades, d'onguents, d'emplâtres, etc. (Voy. *Cosmétiques* et *Parfums*.)

★ AXONGE BENZOÏNÉE; AXONGE BENZINÉE (Deschamps; Cod. fr.; Soc. de Ph.).

Axonge fraîche (*Sus acrofa*)....................... 25
Benjoin concassé (*Styrax benzoin*)................ 1

Chauffez au B.-M. pendant 2 ou 3 h.; passez à travers un linge.

— Cette axonge incolore, d'une odeur agréable, et qui se conserve très-longtemps sans rancir, est généralement employée pour la préparation des pommades. Le baume de Tolu, à la dose de 1/100, peut remplacer le benjoin. Le baume du Pérou, liquide mêlé à froid avec la graisse, à la dose de 1/1000, la parfume suffisamment. Les autres corps gras peuvent être aromatisés et préservés de la rancidité selon la même formule.

★ AXONGE POPULINÉE (Deschamps).

Axonge fraîche (*Sus scrofa*)..................... 1000
Bourgeons de peuplier (*populus nigra*)........... 167
Eau... 85

Chauffez dans une bassine étamée jusqu'à ce qu'il n'y ait plus d'humidité ; passez à travers un linge.

— Cette axonge, de couleur jaune pâle, a une odeur assez agréable et se conserve très-longtemps sans rancir.

— Prép. des pommades colorées.

★ MOELLE DE BŒUF (Cod. fr. ; Soc. de Ph.).

— Prép. comme la *Graisse de porc*.
— Quelques préparations officinales et culinaires.

★ SUIF DE BŒUF (Cod. fr.; Soc. de Ph.).

— Prép. comme la *Graisse de porc.*
— Quelques préparations officinales.

★ SUIF DE MOUTON (Cod. fr.; F. H. M.; Soc. de Ph.).

— Prép. comme la *Graisse de porc.* Rendement : 92/100.
— Quelques préparations officinales. — Suppositoires. — Les onctions de suif sur le nez et sur la lèvre supérieure, remède populaire contre coryza ; mais le suif de chandelle, toujours rance, doit être proscrit.

★ HUILE D'ŒUFS (Cod. fr.)

Jaunes d'œufs frais............................... Q. V.

F sécher au B.-M., dans une capsule d'argent ou de porcelaine, en remuant doucement, jusqu'à ce que la matière exprimée entre les doigts donne de l'huile ; introduisez dans un sac de coutil ; exprimez entre des plaques de fer étamées chauffées à l'eau bouillante ; filtrez à chaud.

— Employée quelquefois en onctions contre les fissures du mamelon ; le beurre de cacao la remplace fort bien. Inutile.

MATIÈRES SUCRÉES.

★ SUCRE DE CANNE (*Saccharum officinarum*).

— *Aliment* et *condiment* très-recherchés ; aliment respiratoire ; *Correctif* très-usité.
— A la fois *agent de conservation* et *correctif :* 1° dans les sp. composés dont la dose ordinaire est de 20 à 30 gram. ; 2° dans un grand nombre de saccharolés mous ou solides : électuaires, gelées, pâtes, tablettes, pastilles, dragées, granules, administrés à doses très-variables.

★ POUDRE DE SUCRE (Cod. fr.)

Sucre blanc (*Saccharum officinarum*)............. Q. V

Pulv. grossièrement ; f. sécher à l'étuve ; pulv. sans résidu ; passez au tamis de soie. — Sert à saupoudrer les saccharolés solides. (Voy. *Sucre vanillé.*)

★ SIROP DE SUCRE INCOLORE; SP. BLANC; SP. SIMPLE (Cod. fr.).

Sucre très-blanc, concass. (*Saccharum officinarum*).. 200
Eau commune............................. 105

F. dissoudre à froid ; filtrez. — Excipient ; correctif très-usité.
— Doses : dans les tisanes, 50 à 60 gram. par litre ; dans les potions, environ 25/100.

★ SIROP DE SUCRE; SP. SIMPLE (Cod. fr.).

Sucre blanc (*Saccharum officinarum*)......... 10 kil.
Eau commune............................. 25 —
Blanc d'œuf............................. N° 1.

F. dissoudre; clarifiez à l'ébullition jusqu'à ce que le sp. bouillant soit à D, 1,26 (30° B.); passez. (Voy. *ci-dessus*,)

★ SIROP SIMPLE; SIROP DE SUCRE (F. H. M.).

Sucre blanc (*Saccharum officinarum*)......... 10 kil.
Eau .... 6 —
Œuf.................................... N° 1.

Battez le blanc de l'œuf dans 4 kil. d'eau; versez sur le sucre; f. chauffer doucement jusqu'à l'ébullition; modérez le boursouflement par des affusions d'eau froide; f. cuire à D. 1,26 (30° B.) bouillant; passez à l'étamine. — Rendement 150,100 de sucre environ.

★ SIROP SIMPLE (Ph. Germ.).

Sucre blanc concassé en petits fragments............ 20
Eau commune................................. 11

Remuez de temps en temps jusqu'à dissolution complète; passez à l'étamine. — Vous pouvez accélérer la dissolution du sucre en chauffant l'eau vers + 95°, et clarifier à la pâte de papier !

SIROP SIMPLE DANS LES HÔPITAUX.

— Les tisanes des malades soumis à un régime atteignant une portion au plus seront édulcorées avec un sp. simple ou médicamenteux, dont la dose maximum sera 60/1000 (H. P.).

— On ne doit pas prescrire le sirop simple isolément. Il est recommandé aux médecins traitants de ne pas prescrire des tisanes ou des potions édulcorées au sucre et au miel aux malades qui reçoivent la demi-portion d'aliments matin et soir, sauf dans des cas tout à fait exceptionnels (F. H. M.).

★ MIEL (*Apis mellifica*).

— *Aliment* légèrement laxatif; utilement prescrit contre la constipation des enfants. Pain d'épices.

— *Correctif* souvent employé en nature pour édulcorer les tisanes. — Doses : 50 à 100 gram. par litre.

Correctif et *agent de conservation;* on prépare des sirops de miel, mellites simples ou composés dont l'usage est fréquent; ils se conservent moins bien que les sirops.

— L'hydromel est le vin de miel : miel, 20; eau, 100; levûre de bière, Q. S.; très-usité dans le nord de l'Europe. (Voy. *Brûlures.*)

★ MELLITE SIMPLE (Cod. fr.).

Miel blanc (*Apis mellifica*)...................... 4 kil.
Eau commune............................... 1

F. dissoudre à l'ébullition ; bouillant D. 1,27 (31° B.) ; écumez, clarifiez à la pâte de papier ; passez.

— Très-usité pour édulcorer les tisanes qu'on veut rendre légèrement laxatives. Doses : 50 à 100 gram. par litre. — Sert de correctif aux gargarismes. — Doses : 30 à 60 gram. pour 250.

— Véhicule des collutoires.

— Le F. H. M prescrit de cuire le mellite simple, seulement à D. 1,26 (30°) bouillant. Cette prescription est justifiée par le peu de temps que doit être conservé le mellite simple qui sert à édulcorer journellement les tisanes. Rendement 105/100 de miel employé.

Lorsque le miel dont on dispose est trop coloré, le F. H. M. prescrit, avant de le faire bouillir avec l'eau, d'y ajouter 1/40 de charbon végétal grossièrement pulvérisé.

La craie ou la magnésie calcinée, 1/40, sont indispensables lorsqu'on prépare le mellite avec du miel de qualité inférieure.

★ POUDRE DE SUCRE DE LAIT ; POUDRE DE LACTINE (Cod. fr.).

— Prép. comme la *Poudre de sucre*.
— Excipient de divers médicaments.

★ MERCURE PURIFIÉ (Cod. fr.).

Mercure du commerce.......................... 200
Ac. azotique D. 1,42 (43° B.)................... 2
Eau distillée................................. 4

Mêlez dans un flacon ; agitez de temps en temps ; après 24 h., décantez ; lavez le mercure à grande eau.

★ PAIN AZYME.

Le pain azyme en feuilles est souvent employé pour faciliter l'ingurgitation des médicaments pulvérulents, des électuaires, etc. Le pain ramolli par l'eau et replié sur le médicament pour l'envelopper, forme un bol visqueux que le malade avale aisément avec une gorgée de liquide.

★ CACHETS MÉDICAMENTEUX (Limousin).

Deux petites rondelles de pain azyme soudées ensemble par leur circonférence au moyen d'une presse à main, renferment dans leur centre des poudres médicamenteuses. On les humecte dans une cuillerée de liquide pour les avaler !

★ PARAFFINE.

— Employée par Lawson-Tait pour la confection des appareils inamovibles : — laissez refroidir la paraffine jusqu'à ce qu'elle soit en consistance visqueuse avant d'en imbiber des bandelettes de flanelle. Les appareils ainsi préparés, très-légers, imperméables à l'eau, se laissent facilement couper, il suffit de les chauffer légèrement pour les enlever, les modifier, etc. ! (Voy. *Dextrine; Gomme, Mélanges solidifiables; Plâtre; Silicate de potasse.*)

— Les bouchons paraffinés qu'on prépare en trempant les bouchons de liége ordinaires dans la paraffine fondue et chauffée vers + 100°, rendent d'excellents services pour le bouchage des flacons qui contiennent l'iode, le perchlorure de fer, les acides, etc. Les robinets en bois macérés dans la paraffine chauffée vers + 100° et bien essuyés deviennent d'un excellent usage et sont inattaquables aux acides.

★ PLATRE.

Le plâtre, gâché avec l'eau, et dont on imprègne les bandes et les compresses, forme de très-bons appareils inamovibles.

— L'appareil plâtré n'a pas besoin d'envelopper entièrement le membre. Il suffit, la fracture réduite, de monter sur le membre une seule attelle longitudinale demi-périphérique ou seulement de 0^m,05 ou 0^m,06 de large, du côté sain ; les saillies naturelles osseuses ou musculaires suffisent pour assurer l'immobilité absolue, tout le reste du membre restant à découvert. Cette attelle soutenue par une planchette permettant la suspension, offre avec la plus extrême simplicité de construction et d'application tous les avantages des appareils inamovibles ou amovo-inamovibles pour le traitement des fractures simples ou compliquées ! (Périer).

★ PLOMB (LAMES DE).

— Des lames de plomb de 1 millim. d'épaisseur environ, imbriquées comme des bandelettes de diachylon, constituent un mode de pansement des plaies, même les plus graves. Des injections simples ou médicamenteuses sont faites journellement sous la cuirasse plombique sans la déranger (Burgraewe.)

★ PRÉSURE LIQUIDE (Ph. Germ.).

Lavez la caillette fraîche d'un veau de lait, raclez-en la tunique interne pour obtenir :

Raclure de caillette.................................. 3

Ajoutez :

Vin blanc.	26
Sel marin	1

F. macérer pendant 3 j. ; agitez fréquemment ; filtrez. — 4 ou 5 gram. suffisent pour faire cailler immédiatement 1 litre de lait bouillant, ou pour coaguler en masse, au bout de quelques heures, 1 litre de lait à la température ordinaire.

★ SANGSUES.

Conservation des sangsues. Le marais artificiel de Vaysson est le meilleur appareil pour la conservation des sangsues. Il se compose : 1° d'un baquet peu profond, de 35 à 45 centim. de diamètre ; 2° d'un pot à fleur ordinaire en terre cuite de 25 centim. de diamètre supérieur et de 25 à 30 centim. de hauteur rempli de terre tourbeuse ou argileuse. Le baquet contient une couche d'eau de 3 à 4 centim. de hauteur. On y dépose le pot à fleur ; l'eau qui pénètre par l'orifice inférieur vient humecter la terre au fond du pot. Les sangsues versées sur cette terre s'y établissent comme dans un marais naturel. Le pot doit être recouvert d'un tamis un peu lourd, à mailles lâches, en toile métallique ou en crin, qui empêche les sangsues de s'échapper. Les sangsues gorgées se reproduisent pendant l'été dans cet appareil, lorsqu'il reste exposé au soleil. Changez de temps en temps l'eau du baquet et enlevez les sangsues mortes. Les dimensions de cet appareil varient selon le nombre des sangsues à conserver ; celui que nous avons décrit comme type suffit pour 250 sangsues !

— La *Térabdelle* de Damoiseau, modifiée par Hamon, est une ventouse à pompe destinée à remplacer les sangsues, et qui s'applique sur les mouchetures du scarificateur mécanique.

Elle peut servir à vider les abcès profonds par une simple piqûre de lancette, et à évacuer les épanchements pleuraux par la piqûre d'un trocart explorateur. La seringue exploratrice de Van den Corput est préférable. (Voy. *Air raréfié.*)

SAVONS.

— Le savon médicinal d'huile d'amandes, le savon de suif ou de moelle de bœuf, le savon mou à base de potasse, peuvent servir d'excipients à un grand nombre de drogues simples ou composées. Les savons alcalins sont très-propres à favoriser l'absorption par la peau des principes actifs qu'ils tiennent en dissolution ; ils s'unissent aisément aux teintures alcooliques ou éthérées, aux extraits ; gardez-vous de les mêler aux acides ou aux sels métalliques solubles qui les décomposent. On donne le nom de Saponés aux médicaments composés qui ont pour excipient le savon.

Le plus souvent on commence par dissoudre le savon dans l'alcool et c'est l'alcoolé de savon qui sert de véhicule. (Voy. *Spécifiques des affections rhumatismales.)*

— Le *Savon de potasse* commun ou savon noir est employé en bains; 250 gram. ; il est prescrit pour nettoyer et ramollir l'épiderme avant les frictions antipsoriques. (Voy. *Pommade antipsorique.)*

— On prescrit souvent le bain savonneux avec 250 à 1000 gram. de savon blanc de Marseille. Le *Savon médicinal* ou d'huile d'amandes est laxatif. (Voy. *Spéciaux de l'appareil digestif.)*

— Le savon d'oxyde de plomb ou Emplâtre simple est l'excipient d'un grand nombre d'emplâtres composés, et notamment de l'Emplâtre diachylon gommé, dont on fait un sparadrap très-usité.

★ SAVON DE MOELLE DE BŒUF; SAVON ANIMAL (Cod. fr.).

Moelle de bœuf purifiée	10
Soude caustique liquide D. 1,33 (36° B)	5
Eau commune	20
Chlorure de sodium	2

F. chauffer ensemble la moelle de bœuf et l'eau ; ajoutez peu à peu la soude en agitant et entretenant l'ébullition, jusqu'à ce que la saponification soit complète ; ajoutez le chlorure de sodium ; laissez refroidir ; enlevez le pain de savon solidifié à la surface ; faites-le égoutter ; faites-le fondre à une douce chaleur ; coulez-le dans les moules. — Prép. du *Baume opodeldoch*, etc.

★ QUILLARIA SAPONARIA; ÉCORCE DE PANAMA; ALCOOLÉ DE QUILLAYA SAPONARIA (Lebœuf).

Écorce de Panama concassée (*Quillaya saponaria*)	1
Alcool à 90°	4

F. digérer pendant 24 h. ; filtrez.

Cet alcoolé, mêlé à l'eau, lui communique à un très-haut point la propriété d'émulsionner les corps gras ou oléo-résineux. — Blanchiment. (Voy. *Coaltar saponiné.)*

★ SILICATE DE POTASSE (SOLUTION DE) (Schub).

Sable blanc	60
Carbonate de potasse du commerce	50
Charbon de bois pulv	4

M.; f. chauffer jusqu'à fusion tranquille dans un creuset dont la capacité doit être le double du volume de la matière ; coulez sur une plaque de fonte ; laissez refroidir ; pulv. ; f. dissoudre dans l'eau chaude ; f. évaporer la solution jusqu'à la densité voulue.

— Le Silicate de potasse ordinairement fourni par l'industrie, doit offrir la D. 1,32 (35° B). (F. H. M. après correction).

Ce liquide, étendu à la surface d'un appareil au moyen d'un pinceau, se dessèche et durcit dans l'espace de 5 ou 6 heures ; l'enduit solide qui en résulte est imperméable. 1/10 de magnésie calcinée en accélère au besoin la solidification. Le verre soluble du commerce employé pour imprégner les pièces des appareils inamovibles au lieu de dextrine, paraît avoir les avantages suivants : économie, dessiccation rapide, simplicité d'application, solidité, imperméabilité, enlèvement facile au moyen de l'eau chaude ; mais les linges ne peuvent plus être remis en service. (Voy. *Paraffine*.)

★ SPARADRAPS.

— Tissus de lin, de coton ou de soie, baudruche ou papier, enduits de substances emplastiques.

— Étalez l'emplâtre fondu au moyen d'un couteau chauffé, ou d'un appareil spécial, et les substances dissoutes au moyen d'un pinceau.

Les uns sont : 1° à base d'emplâtre simple avec ou sans addition de gommes-résines, ex. : Sparadrap d'emplâtre diachylon gommé ; 2° à base de cire et d'huile, ex. : Toile de mai ; ils adhèrent en raison d'une demi-fusion au contact de la peau. Les autres sont à base de gélatine (grénétine ou ichthyocolle) et sont appelés tissus agglutinatifs, ex. : Taffetas d'Angleterre ; ils adhèrent après avoir été humectés.

Usages : 1° Moyen d'union ou de contention des lèvres ou des lambeaux des plaies ; 2° protection des plaies contre les frottements, les chocs ; 3° protection des plaies contre le contact de l'air, contre l'évaporation ; ils sont alors agents d'occlusion ; 4° ils produisent la compression des parties sous-jacentes ; 5° ils servent d'excipients pour des médicaments actifs : rubéfiants, vésicants, narcotiques, etc. !

★ SPARADRAP D'EMPLATRE DIACHYLON GOMMÉ (Cod. fr.).

Emplâtre diachylon gommé...................... Q. S.

F. fondre l'emplâtre à feu doux ; étendez-le sur les bandes de toile. — Stimulant ; agglutinatif. Pansement des ulcères par bandelettes imbriquées ; pansement des plaies simples ; une pièce de sparadrap remplace souvent avec avantage un emplâtre de poix de Bourgogne, peut servir d'excipient à l'huile de croton, etc.

★ SPARADRAP D'EMPLATRE DIACHYLON (F. H. M.).

Emplâtre diachylon gommé...................... 10 kil.

Oléo-rés. de térébenthine (*Larix Europœa*)....... 1 —

Calicot 50 mèt., larg. 0,80, pesant de 4 kil. 500 à. 5 —

F. fondre à une douce chaleur : étendez sur le calicot divisé en bandes de 0,15 de largeur environ ; f. sécher.

Rendement : 95/100 du poids total de la toile et des matières employées. La dose de térébenthine peut être augmentée ou diminuée selon la température atmosphérique !

★ SPARADRAP D'EMPLATRE AGGLUTINATIF (F. H. M.).

Emplâtre agglutinatif.......................... Q. S.

Étendez sur la toile ; f. sécher à l'air libre.

Rendement : 95/100 du poids total de la toile et de l'emplâtre employés !

★ SPARADRAP AGGLUTINATIF (Dorvault).

Résine élémi (*Icica icicariba*)..................... 2
Huile d'olive (*Olea Europœa*)..................... 1
Emplâtre diachylon gommé..................... 40
Cire jaune (*Apis mellifica*)..................... 3
Oléo-rés. de térébenthine (*Pinus maritima*)......... 1

F. fondre la résine élémi dans l'huile ; passez à travers un linge ; f. fondre l'emplâtre et la cire ; ajoutez la térébenthine ; mêlez ; étendez sur les bandes de toile. — La dose d'huile d'olive peut être diminuée de moitié pendant la saison chaude.

— Très-usité en bandelettes pour réunir les plaies, en forme d'emplâtre pour couvrir les ulcères. En hiver, il convient de le chauffer légèrement avant de l'appliquer !

★ SPARADRAP DE COLLE DE POISSON ; SPARADRAP A L'ICHTHYOCOLLE ; TAFFETAS D'ANGLETERRE (Cod. fr.).

Colle de poisson (*Acipenser huso*)..................... 1
Eau commune..................... 8
Alcool à 60°..................... 8

F. macérer la colle divisée dans l'eau pendant 24 h. ; ajoutez l'alcool ; f. dissoudre au B.-M. ; étendez la solution à demi refroidie, par couches successives, sur des bandes de taffetas tendues sur un châssis.

— Agglutinatif ; pansement des plaies superficielles. Humectez-le avant de l'appliquer !

★ SPARADRAP A L'HICHTHYOCOLLE ; PERCALINE AGGLUTINATIVE (F. H. M.).

Ichthyocolle (*Acipenser huso*)..................... 32
Eau..................... 125
Alcool à 60°..................... 250

F. dissoudre l'ichthyocolle dans l'eau à l'ébullition ; f. évaporer jusqu'à réduction de moitié ; retirez du feu ; ajoutez l'alcool ; pas=

sez à travers un linge ; étendez d'un seul côté sur des bandes de percaline blanche ou noire, tendues sur un châssis, le liquide encore tiède, au moyen d'un pinceau ; laissez sécher ; appliquez ainsi 4 ou 5 couches successives ; divisez en bandes de 1 mèt. de long sur 0^m,08 de large !

— Pour préparer le *Taffetas anglais* (F. H M.) vous étendrez la même composition sur du taffetas.

★ BAUDRUCHE GOMMÉE (Cod. fr.).

Prép. comme le *Taffetas d'Angleterre.*

★ BAUDRUCHE GOMMÉE.

Ichthyocolle. (*Acipenser huso.*)   3
Eau.   25

F. dissoudre en chauffant doucement ; ajoutez :

Alcool à 56°.   25
Alcoolé de benjoin.   6

F. chauffer au B.-M. à $+$ 60° dans un ballon ; étendez au pinceau une ou deux couches sur la baudruche tendue sur un châssis.
— Réunion des plaies superficielles ; pansement des brûlures etc. ; accessoire obligé de la trousse du chirurgien. Mouillez la partie où vous voulez l'appliquer !

★ BOUGIES EMPLASTIQUES.

Cire jaune (*Apis mellifica*).   6
Huile d'olive (*Olea Europœa*).   1

F. fondre ; les bougies garnies à leur extrémité de cette matière emplastique servent à prendre l'empreinte des rétrécissements de l'urèthre !

ZINC AMALGAMÉ.

Ac. chlorhydrique.   30
Solution saturée de bichlorure de mercure.   3
Mercure métallique. . . . . :   15

Mêlez ; plongez les feuilles de zinc ; frottez-les avec une brosse ; f. égoutter le mercure excédant.

— Le zinc amalgamé, c'est-à-dire recouvert d'une couche légère de mercure, est employé comme élément constitutif de la pile de Bunsen.

DEUXIÈME SECTION

AGENTS DÉSINFECTANTS

§ I. — *Oxygène; Ozone; Charbon; Quinquina; Goudron; Goaltar; Acide phénique; Créosote; Essence de thym; Chloroforme; Chloral.*

OXYGÈNE; OZONE.

L'oxygène et l'ozone brûlant les composés hydrocarbonés gazeux ou solides accidentellement dégagés dans l'atmosphère, sont les agents naturels de la purification de l'air.

[★ POUDRE ANTIPUTRIDE; POUDRE DE QUINQUINA ET CHARBON.

Quinquina calysaya pulv. (*Cinchona calysaya*).   }
Charbon léger pulv. . . . . } *aa.* P. É.

M. — Pour couvrir les plaies gangréneuses, putrides.

— Le charbon de bois agit en absorbant les gaz putrides. On a proposé la poudre de houille dont l'action doit se rapprocher de celle du goudron.

★ POUDRE ANTISEPTIQUE (Dechaux).

Charbon de bois pulv 15
Quinquina pulv. (*Cinchona calysaya*). 4
Camphre pulv. (*Laurus camphora*). . . . . }
Benjoin pulv. (*Styrax benjoin*). . . . . } *aa.* . . . 1

M. — A l'extér. : pansement des plaies renouvelé 3 ou 4 fois par jour; à l'intér. : 1 cuillerée à café toutes les 2 h. dans une tasse d'infusion aromatique dans les cas de gangrène du poumon.

CATAPLASME ANTISEPTIQUE CAMPHRÉ. (Reuss.)

Pâte de cataplasme. . . . . 250 gr
Quinquina pulv. (*Cinchona calysaya*). . . . . 30 —
Camphre pulv. (*Laurus camphora*). . . . . 4 —

M. — Plaies gangréneuses, putrides. Ce cataplasme peut être arrosé de vin de quinquina; il est ordinairement appliqué froid.

★ GOUDRON VÉGÉTAL PURIFIÉ (Cod. fr.).

Prép. comme la *Poix de Bourgogne purifiée.* — Antiseptique; détersif, antiherpétique, anticatarrhal; — A l'intér. : pilules ou capsules. — Doses : 2 décigram. à 4 gram.; *Eau de goudron*, par verre, soit en mangeant, soit dans l'intervalle des repas! — A l'extér., sert à enduire à leur surface les pièces des pansements par occlusion antiseptible; solution, émulsion (voy. ci-après).
(Voy. *Antiherpétiques, Antiblennorrhagiques*).

★ EAU DE GOUDRON.

(Voy. *Spéciaux de l'appareil respiratoire.*)

GOUDRON PULVÉRULENT (Magnes-Lahens).

Goudron de bois ou de houille...................... 1
Charbon de bois léger pulv........................ 2

M. — Ce mélange ne tache pas le linge et peut servir à la dose de 1 à 50/1000 à faire avec l'eau des hydrolés plus ou moins chargés pour l'usage externe, ou, après filtration, pour l'usage interne.

GLYCÉRÉ DE GOUDRON (Cod. fr.).

Goudron purifié.................................. 1
Glycéré d'amidon................................ 3

M. — Pansement des plaies gangréneuses, putrides.

GLYCÉRÉ DE GOUDRON (Soc: de Ph.).

Goudron purifié.................................. 10
Glycérine D. 1,24 (28 B)........................ 26
Alcool à 85°..................................... 5
Amidon de blé................................... 2
Eau... 2

M. le goudron avec l'alcool ; ajoutez la glycérine ; faites chauffer vers + 60° ; agitez ; ajoutez l'amidon délayé avec l'eau ; f. chauffer en agitant jusqu'à ce que la masse prenne la consistance d'une gelée homogène.
— Pansement des plaies gangréneuses.

★ ÉMULSION DE GOUDRON (Adrian).

Goudron de bois................................. 2
Jaune d'œuf..................................... 3
Eau commune.................................... 15

Triturez le goudron avec le jaune d'œuf ; ajoutez l'eau peu à peu en triturant. Cette émulsion très-active peut être étendue d'eau à volonté. — Plaies suppurantes, gangréneuses, putrides. — Injections, lotions !

GOUDRON GLYCÉRINÉ (Adrian).

Goudron de bois................................. 1
Jaune d'œuf..................................... 1
Glycérine....................................... 2

M. — Pansement des plaies gangréneuses.
Cette préparation peut être étendue d'eau pour lotions, injections, etc.

★ ÉMULSION DE GOUDRON (Jeannel).

Carbonate sodique cristallisé pulv................. 1
Goudron de bois.............................. 1
Eau commune............................... 100

M. le goudron et le carbonate sodique dans un mortier de porcelaine ; introduisez le mélange avec l'eau dans un flacon de 2 lit. de capacité ; agitez fortement jusqu'à l'émulsionnement complet du goudron ; filtrez !

— Cette émulsion permet de doser le goudron exactement pour boissons, gargarismes, lotions ; bains. 5 gram. contenant 5 centigram. de goudron et 5 centigram. de carbonate sodique, mêlés à un litre d'eau, fournissent un liquide louche paraissant contenir un peu plus de résine amère que l'eau de goudron ordinaire. On peut porter la dose à 40 gram. par litre. La quantité de carbonate de soude qu'elle contient est trop faible pour exercer une action appréciable. L'émulsion pure est un puissant désinfectant en injection dans les plaies fistuleuses contre les écoulements vaginaux infects, en lotions, en applications sur les plaies gangréneuses putrides cancéreuses. Sarazin en généralise l'emploi pour les lotions antiseptiques et pour imbiber les pièces des pansements par occlusion.

★ ALCOOLÉ DE COALTAR SAPONINÉ ; COALTAR SAPONINÉ (Lebeuf).

Coaltar.. 10
Alcoolé de quillaya saponaria................... 12

F. digérer pendant 8 j. ; filtrez. Cet alcoolé, mêlé à l'eau commune dans la proportion de 3/100, fournit une émulsion stable.

— Les compresses, la charpie trempée dans l'émulsion (coaltar saponiné 1, eau 5) exprimées puis séchées, servent au pansement des plaies suppurantes, gangréneuses, putrides.

★ POMMADE DE GOUDRON (Cod. fr.).

Goudron purifié.................................. 1
Axonge... 3

M. par trituration. — Affections herpétiques ; pansement des plaies gangréneuses. — On prescrit souvent des pommades contenant seulement quelques centièmes de goudron contre le *Pityriasis capitis* ! (Voy. *Antiherpétiques*.)

POMMADE DE GOUDRON ; ONGUENT DE GOUDRON (Soc. de Ph.).

Goudron purifié.................... 1
Alcool............................. quelques gouttes
Axonge............................. 9

M. par trituration. (Voy. ci-dessus).

★ POIX NOIRE PURIFIÉE (Cod. fr.).

— Prép. comme la *Poix de Bourgogne purifiée*. — Rarement employée à l'intérieur au même titre que le goudron ; Doses : 5 décigram. à 4 gram. — Prép. de l'*Onguent basilicum* et de quelques autres topiques.

—Un emplâtre de poix noire, appelé *La calotte*, appliqué sur la tête et qu'on arrachait ensuite, servait autrefois au traitement de la teigne ; c'était un procédé barbare d'épilation. (Voy. *Traitement de la teigne*.

★ POUDRE DÉSINFECTANTE (Devergie).

Coaltar...   1
Amidon...   30

M. — Sueur fétide des pieds.

★ ÉMULSION DE COALTAR ; COALTAR SAPONIFIÉ (Demeaux).

Coaltar.................................. ⎫
Savon coupé............................ ⎬ *aa*..   P. É.
Alcool à 85°........... .... ⎭

F. chauffer au B.-M. jusqu'à solution complète.

—Cette préparation mêlée à l'eau dans la proportion de 3/100, donne une émulsion efficace, mais inférieure au coaltar saponiné de Lebœuf.

LOTION FULIGINIQUE (Blaud).

Suie de cheminée.....................   2 poignées.
Eau commune........................   500 gram.

F. bouillir 1/2 h. ; passez. — Plaies putrides, cancer ulcéré. — Lotions, applications.

★ POMMADE FULIGINIQUE (Debreyne).

Suie de cheminée pulv................. ⎫
Axonge (*Sus scrofa*)................... ⎬ *aa*....   50
Essence de thym........................   1

M. — Cancer ulcéré infect. —Pansements.

★ SOLUTION CAUSTIQUE D'ACIDE PHÉNIQUE (Déclat).

Acide phénique cristallisé............... ⎫
Alcool à 90°............................ ⎬ *aa*..   P. E.

M. —Caustique substitutif et désinfectant. — Toucher au moyen d'un pinceau les ulcères cancéreux ou les ulcères syphilitiques rebelles. Toxique.

4.

★ POMMADE CONTRE LE LUPUS (Whitehead).

Acide phénique cristallisé........................... 1
Cérat de blanc de baleine......................... 14

M. — Caustique désinfectant. — Onctions ménagées tous les 3 ou 4 jours.

★ GLYCÉRÉ D'ACIDE PHÉNIQUE.

Acide phénique cristallisé....................... 1
Glycérine....................................... 200

M. — Les préparations anatomiques simplement badigeonnées au moyen de ce glycéré sont préservées de la putréfaction et conservent leur souplesse !

★ ACIDE PHÉNIQUE LIQUIDE (H. P.).

Acide phénique cristallisé....................... 1
Alcool à 90°..................................... 9

R. — Désinfectant, caustique. — Prép. des solutions plus ou moins étendues d'acide phénique ! — Toxique.

★ SOLUTION PHÉNIQUÉE (Dussau).

Acide phénique................................... 1
Alcool à 85°..................................... }
Eau distillée................................... } $\overline{aa}$.... 50

F. dissoudre. — Affections typhiques, plaies gangréneuses, putrides ; lotions, applications !

★ EAU PHÉNIQUÉE (H. P.).

Acide phénique cristallisé....................... 1
Eau distillée................................... 100

F. dissoudre l'acide phénique dans un peu d'alcool à 85° ; ajoutez l'eau. — Usage extérieur : plaies gangréneuses, infectées de pourriture d'hôpital ; stomatites ulcéreuses (Turner) ; teigne (Lemaire) ; variole confluente (Chauffard). Lotions, gargarismes, injections, applications. A l'intérieur on peut donner par jour 5 décigram. à 1gr,5 d'acide phénique.

— Désinfectant très-énergique. Les cadavres injectés de cette solution, les matières animales qui y ont macéré, les pièces anatomiques qui en sont injectées, se dessèchent à l'air et ne se putréfient point. (Voy. *Poudre de Vafflard*.)

★ SOLUTION D'ACIDE PHÉNIQUE PARFUMÉE (Lebon).

Alcool à 85°..................................... 100
Acide phénique................................... 1
Essence de citron............................... 3

F. dissoudre. — L'odeur de l'essence de citron couvre celle de l'acide phénique.

INJECTION ANTIPUTRIDE (Muller).

Acide phénique cristallisé........................ 3
Alcool à 90°....................................... 1
Eau.. 300

F. dissoudre ; filtrez. — Cystite chronique purulente. — Doses : 100 gram. pour 1 injection à renouveler une fois ou plusieurs fois chaque jour (Voy. *Potion benzoïque*).

★ EAU PHÉNIQUÉE; SOLUTION D'ACIDE PHÉNIQUE (F. H. M.).

Acide phénique cristallisé.: 1
Eau... 1000

F. dissoudre. — Affections typhiques ; diarrhées rebelles. — Doses : à l'intér. 1 lit. par jour. — Plaies putrides ; à l'ext. : lotions, injections, applications. Préparez l'eau phéniquée pour la désinfection des vases de nuit, des latrines, etc., avec l'acide phénique du commerce 1/1000.

— La désinfection des égouts et des fosses d'aisances, l'aspersion des habitations par la solution d'acide phénique, auraient suffi pour arrêter une épidémie de fièvre typhoïde (Gower), et pourraient prévenir l'extension des épidémies de choléra (Dumas) ; l'emploi méthodique de cette solution a préservé le personnel des pompes funèbres de la ville de Paris de toute atteinte de choléra pendant l'épidémie de 1865. (Vafflard.) Pour cet usage l'*Acide phénique impur* du commerce suffit ; le prix en est peu élevé ; il contient environ la moitié de son poids d'acide phénique pur.

POUDRE DÉSINFECTANTE (Devergie).

Acide phénique cristallisé........................ 1
Amidon... 500

M. — Sueurs fétides des pieds !

★ POUDRE DÉSINFECTANTE (Bouchardat).

Acide phénique cristallisé........................ 1
Plâtre tamisé..................................... 1000

M. — Pansements. — Préférable au *Plâtre coalté* de Corne et Demeaux ; salit moins le linge.

★ POUDRE DÉSINFECTANTE (Mac Dougall).

Phénate de chaux.................... ⎫
Sulfite de magnésie................. ⎭ aa. P. É.

M. — Pansements. — Très-usité en Angleterre.

—Prép. le *Sulfite de magnésie* comme le *Sulfite de chaux*, et le *Phénate* de chaux, en mêlant par trituration 40 de chaux hydratée avec 100 d'acide phénique cristallisé.

★ SIROP D'ACIDE PHÉNIQUE.

Acide phénique cristallisé	3
Sucre blanc. (*Saccharum officinarum*)	2000
Eau	1000

M. l'acide au sucre concassé ; introduisez le mélange dans un flacon ; ajoutez l'eau ; f. dissoudre en agitant ; filtrez. Ce sp. représente 2 centigram. d'acide phénique pour 20 gram. — Affections typhiques, catarrhes pulmonaires chroniques, etc. — Doses : 20 à 60 gram. par jour et plus.

★ VINAIGRE PHÉNIQUÉ (Bouchardat).

Acide phénique cristallisé	1
Vinaigre	100

F. dissoudre. — Désinfectant. — Usage extérieur ; étendu d'eau : lotions.

★ VINAIGRE PHÉNIQUÉ CAMPHRÉ (H. P.)

Acide phénique cristallisé	10
Camphre (*Laurus camphora*)	1
Alcool à 90°	10
Acide pyroligneux	80

F. dissoudre le camphre dans l'alcool ; ajoutez l'acide phénique et l'acide pyroligneux.

— Cette solution caustique, destinée à être étendue d'eau, serait toxique, si elle était employée en lotions sur une grande étendue de la surface cutanée.

★ SOLUTION ALCOOLIQUE ET ACÉTIQUE D'ACIDE PHÉNIQUE CAMPHRÉE (Merletta).

Alcool à 85°	525
Acide acétique cristallisable	25
Camphre	50
Acide phénique cristallisé	6

F. dissoudre ; filtrez. — Antiseptique !

★ GLYCÉRÉ D'ACIDE PHÉNIQUE (Ph. Lond.).

Acide phénique cristallisé	1
Glycérine	4

F. dissoudre. — Caustique coagulant ; commode pour préparer la solution aqueuse plus ou moins étendue d'acide phénique.
—Usage extérieur ! Toxique.

★ GLYCÉRÉ CAUSTIQUE IODO-PHÉNIQUÉ (Déclat).

Acide phénique cristallisé.................... } aa..... 1
Alcoolé d'iode...........................
Glycérine 5

Mêlez par trituration. — Caustique. Cancer, lupus. — Pour toucher les parties malades au moyen d'un pinceau ; agitez chaque fois ! Toxique.

★ GLYCÉRÉ PHÉNIQUE; GLYCÉRINE PHÉNIQUÉE.

Acide phénique cristallisé......................... 1
Glycéré d'amidon.............................. 100

M. — Plaies gangréneuses, putrides, phagédéniques, atoniques, dermatoses rebelles. — Pansements ! Toxique.
Prép. de même le *Glycéré de créosote.*

SOLUTION ANTISEPTIQUE-PHÉNIQUÉE-IODÉE (Percy, Boulton).

Alcoolé d'iode............................ 3 gram.
Ac. phénique liquide (p. 66).............. 6 gouttes.
Glycérine................................ 30 gram.
Eau distillée............................. 150 —

M. — Blénnorrhée ; ozène ; écoulements vaginaux infects etc.
— Injections ! La dose d'ac. phénique peut être augmentée.

★ SPARADRAP D'EMPLATRE PHÉNIQUÉ (Lister, Parisel).

Acide phénique cristallisé..................... 1
Emplâtre simple............................ 10

F. fondre l'emplâtre ; mêlez l'acide phénique ; f. un sparadrap.

★ HUILE PHÉNIQUÉE (Lister).

Huile d'olive.................................... 4
Acide phénique cristallisé..................... 1

M. — Lister trempe le bistouri, dans cette huile caustique avant de s'en servir pour entamer les tissus. — Caustique. Toxique.

POUDRE POUR LA CONSERVATION DES CADAVRES (Vafflard).

Acide phénique du commerce.................. 4 kil.
Sciure de bois............................. 16 —

Arrosez la sciure de bois avec l'acide ; m. intimement. — Pour 1 cadavre d'adulte. Déposez le cadavre dans le cercueil sur une couche de 4 ou 5 centimètres de ce mélange, dont vous le recouvrirez ensuite entièrement.

— L'immersion dans cette poudre prévient ou arrête d'une manière absolue la putréfaction des cadavres qui s'y momifient en se dessé-

chant peu à peu. (Conseil de salubrité de la Seine ; Devergie rap—
porteur ; 1869.)

POUDRE POUR LA CONSERVATION DES CADAVRES (F. H. M.).

Acide phénique du commerce.................... 4 kil.
Charbon de bois gros. pulv.................... Q. S.

M. — Environ 25 kil. pour 1 cadavre d'adulte.
— Les effets sont les mêmes, que ceux de la *Poudre de Vafflard*.
(Voy. ci-dessus.)

★ EAU CRÉOSOTÉE.

Créosote... 1
Eau.. 1000

F. dissoudre par l'agitation.
— Ulcères gangréneux, putrides ; brûlures. — Lotions, applications ; injections.
— Conservation des pièces anatomiques : après quelques heures
de macération dans l'eau créosotée, ou après avoir été injectées
de ce liquide les pièces anatomiques sont préservées de la putréfaction et se dessèchent à l'air ; elles sont boucanées. (Voy. *Ac. phénique*, p. 65 à 69.)

POTION CRÉOSOTÉE (Pécholier).

Créosote................................. 3 gouttes.
Eau commune............................. 90 gram.
Hydrolat de fl. d'oranger................ 30 —
Essence de citron........................ 2 gouttes.

Mêlez par l'agitation. — Fièvre typhoïde au début. — Doses : 1
cuillerée à bouche toutes les 2 ou 3 h. ; administrez en même
temps matin et soir 1/4 de lavement d'eau pure avec 3 à 5 gouttes
c créosote.

GARGARISME CRÉOSOTÉ (Green).

Créosote................................. 1 gram.
Alcoolé de lavande composé............... 12 —
 — de myrrhe............................ 12 —
 — de *Capsicum annuum*................. 6 —

Mêlez ; ajoutez :

Sp. simple............................... 24 gram.
Eau commune............................. 150 —

Mêlez. — Angines, laryngites, pharyngites ulcéreuses ; muguet.

★ POMMADE CRÉOSOTÉE (Ph. Lond.).

Créosote 1
Axonge (*Sus scrofa*)...................... 15

M. — Ulcères putrides. — Pansements. A employer avec précaution. L'action de la créosote est analogue à celle de l'ac. phénique.

★ HUILE ESSENTIELLE DE THYM (Cod. fr.).

Prép. comme l'*Huile essentielle de fl. d'oranger.*
— Prép. de l'*Acide thymique.* (Voy. ci-après.)

★ ACIDE THYMIQUE (Bouilhon).

Cristallise lorsque l'essence de thym est soumise à un refroidissement prolongé. On peut encore l'obtenir en saturant l'essence de thym par la potasse, séparant par décantation le thymène qui surnage, et en décomposant le thymate de potasse par l'acide tartrique en excès.

— Proposé pour remplacer l'*Acide phénique* sur lequel il a l'avantage d'un parfum presque agréable.

★ LOTION A L'ACIDE THYMIQUE (Bouilhon, Paquet).

Acide thymique............................... 1
Alcool à 85°................................. 4
F. dissoudre ; ajoutez :
Eau distillée................................ 995

M. — Pansements, lotions, injections antiseptiques.

★ POMMADE A L'ACIDE THYMIQUE (Bouilhon, Paquet).

Acide thymique............................... 1 à 4
Axonge....................................... 100

M. — Plaies gangréneuses putrides, diphthéritiques. — Pansements.

★ GLYCÉRÉ THYMIQUE (Bouilhon, Paquet).

Acide thymique............................... 1
Glycéré d'amidon............................. 100

M. — Plaies gangréneuses, putrides, phagédéniques : plaies atoniques ; dermatoses rebelles. — Topique.

SOLUTION AQUEUSE DE CHLORAL (Dujardin-Beaumetz).

Chloral...................................... 1
Eau.. 100

F. dissoudre. En lotions ou en bains pour désinfecter les plaies putrides, les membres gangrénés. La dose de chloral peut être doublée.

CHLOROFORME.

— Le chloroforme liquide ou en vapeur, prévient ou arrête la fermentation putride qui reparaît lorsqu'il est évaporé.

§ 2. — *Chlore; Ac. hypoazotique; Hypochlorites; Iode.*

FUMIGATION GUYTONIENNE; FUMIGATION DE CHLORE (Cod. fr.).

Chlorure de sodium pulv..........................	5
Bioxyde de magnanèse pulv.......................	2
Ac. sulfurique D. 1,84. (66° B)....................	4
Eau commune....................................	4

M. le chlorure de sodium avec le bioxyde de manganèse ; délayez avec l'eau : ajoutez l'ac. sulfurique.

Il faut employer un vase de verre, de porcelaine ou de grès.

— Les doses varient selon les dimensions des locaux, à désinfecter. (Voy. ci-après.)

— Traitez l'oxychlorure de cuivre par l'ac. chlorhydrique ; il se forme de l'eau et du chlore qui se dégagent par la chaleur ; il reste du chlorure de cuivre qui repasse à l'état d'oxychlorure en absorbant l'oxygène de l'air.

FUMIGATION CHLORÉE (F. H. M.).

Chlorure de sodium.......................	100	gram.
Bioxyde de manganèse.....................	15	—
Acide sulfurique D. 1,84 (66° B.)...........	50	—
Eau......................................	60	—

Mêlez le sel, l'oxyde et l'eau dans une capsule de porcelaine placée sur un réchaud au centre de la salle à désinfecter ; fermez hermétiquement toutes les ouvertures, et versez l'acide sulfurique sur le mélange ; 12 h. après renouvelez l'air. Pour une salle de 100 mèt. cub. de capacité.

— Avant de commencer l'opération, étalez les couvertures et les matelas afin de présenter toute leur surface à l'action du gaz.

FUMIGATION CHLORÉE POUR DÉSINFECTION (H. P.).

Chlorure de chaux sec....................	500	gram.
Acide chlorhydrique D. 1,17 (21° B).......	1000	—
Eau.....................................	3000	—

Mélangez l'eau et l'acide dans une terrine en grès d'une capacité de 8 à 10 litres, et, au moment de sortir de la salle, projetez dans ce mélange le chlorure de chaux, préalablement renfermé dans un sac de toile, dont l'ouverture sera soigneusement liée. Ces quantités produisent environ 45 litres de chlore.

— Avant la fumigation, calfeutrez toutes les ouvertures. La formule ci-dessus est calculée à raison d'une dose de mélange pour l'espace d'un lit, soit 20 mèt. cub. environ.

— Vous pouvez employer le vinaigre au lieu d'ac. chlorhydrique étendu.

★ CHLORE EN BOULES (Hager).

Sel marin sec pulv...................................	5
Argile figuline humide..............................	5

Mêlez ; ajoutez :

Peroxyde de manganèse pulv......................	1
Sulfate ferreux pulv.............	5

M. — Roulez en boules du poids de 15 à 20 gram. ; f. sécher à l'étuve. Ces boules dégagent du chlore lorsqu'on les chauffe sur des charbons ardents.

FUMIGATION NITREUSE; FUMIGATION D'ACIDE HYPOAZOTIQUE (H. P.).

Tournure de cuivre...................	300 gram.
Acide azotique...........................	1500 —
Eau...................................	2000 —

Mélangez l'eau et l'acide dans une terrine en grès d'une capaeité de 8 à 10 litres, et, au moment de sortir de la salle, projetez dans ce mélange la tournure de cuivre. Ces quantités produisent environ 60 litres de gaz bioxyde d'azote qui passe à l'état d'acide hypoazotique au contact de l'air. Avant de procéder à la fumigation, calfeutrez toutes les ouvertures.

— Le dosage ci-dessus est calculé à raison d'une dose de mélange pour l'espace d'un lit, soit 20 mèt. cub. environ.

— Il est très-dangereux de respirer l'air mêlé de gaz nitreux (acide hypoazotique).

★ CHLORE DISSOUS DANS L'EAU; SOLUTION DE CHLORE (Cod. fr.).

Bioxyde de manganèse pulvérisé............	250 gram
Ac. chlorhydrique D. 1,18 (22° B.).........	1000 —

Introduisez le bioxyde dans un matras portant un tube en S et un tube abducteur adapté à un appareil de Woulf dont les flacons seront remplis aux 3/4 d'eau distillée, et qui se termine par une éprouvette contenant un lait de chaux. Versez l'acide peu à peu par le tube en S et chauffez modérément le matras pour entretenir un dégagement régulier de chlore jusqu'à la saturation de l'eau qu'on reconnaît par le passage intégral des bulles de gaz à travers le dernier flacon de l'appareil.

— Les quantités de matières premières indiquées dans la formule suffisent pour saturer 30 lit. d'eau à la température de + 20°.

— La solution aqueuse de chlore doit être conservée dans des flacons noirs, bien bouchés. Elle contient environ le double de son volume de chlore gazeux.

★ HYPOCHLORITE DE CHAUX LIQUIDE; CHLORURE DE CHAUX LIQUIDE
(Cod. fr.; Soc. de Ph.).

Chlorure de chaux sec............................. 1
Eau commune...................................... 45

Triturez le chlorure avec une partie de l'eau; entraînez par
décantation la poudre ténue qui trouble l'eau; renouvelez la trituration et la décantation jusqu'à ce que le chlorure ait été entièrement divisé dans la totalité de l'eau; filtrez.

— Cette solution sera à 200° chlorométriques si le chlorure employé est lui-même à 90°, ainsi qu'il doit être. Si le chlorure de
chaux était plus faible il faudrait diminuer proportionnellement la
quantité d'eau pour obtenir la solution officinale à 90° chlorométriques.

— Désinfectant! — Le chlorure de chaux sec, décomposé par
l'acide carbonique de l'air, fournit un dégagement très-lent de
chlore; il donne du chlore en abondance lorsqu'il est traité par
un acide étendu et remplace ordinairement le chlorure de chaux
liquide. (Voy. *Fumigation chlorée*, p. 72.)

★ LOTION ANTISEPTIQUE (F, H. M.).

Chlorure de chaux sec à 85° chlorométriques....... 50
Alcoolé de camphre étendu........................ 50
Eau... 1000

F. dissoudre le chlorure de chaux dans l'eau; filtrez; ajoutez
l'alcoolé de camphre. — Plaies putrides!

★ HYPOCHLORITE DE SOUDE LIQUIDE; CHLORURE DE SOUDE; LIQUEUR
DE LABARRAQUE (Cod. fr.; F. H. M.).

Chlorure de chaux sec............................. 1
Carbonate de soude cristallisé.................... 2
Eau commune...................................... 45

F. dissoudre le chlorure de chaux dans 30 d'eau; et le carbonate de soude dans 15 d'eau; m.; laissez déposer; filtrez. Le liquide doit être légèrement alcalin.

Selon le F. H. M., d'une part: délayez le chlorure de chaux dans
20 d'eau; après 3 h. de contact, filtrez; lavez le résidu avec
10 d'eau; d'autre part: f. dissoudre le carbonate de soude dans
15 d'eau; m. les solutions; filtrez. Rendement: 45.

— Il est préférable d'employer le bicarbonate de soude (1 suffit
pour 1 de chlorure de chaux sec), alors le précipité de carbonate
de chaux est cristallin et se rassemble facilement. (Société d'en-
couragement.)

— Désinfectant ! La solution aqueuse à 3/100 est efficace en lotions contre la sueur fétide des pieds. (Voy. *Brûlures*.)

GARGARISME CHLORURÉ (F. H. M.)

Hypochlorite de soude liquide .... 10 gram.
Mellite simple............................ 30 —
Décoction d'orge......................... 200 —

M. — Angines stomatites, ulcéreuses, gangréneuses, fétidité de l'haleine !
(Voy. *Gargarisme antiseptique*.)

INJECTION CHLORURÉE (Cullerier).

Hypochlorite de soude liquide................ 1
Eau... 12

M. — Écoulements vaginaux fétides. — Injections fréquemment réitérées !

LAVEMENT CHLORURÉ (Labarraque).

Hypochlorite de soude liquide............ 5 à 20 gram.
Eau.................................... 250 —

Mêlez. — Fièvre typhoïde. — Contre la putridité des matières intestinales !

COLLUTOIRE ANTISEPTIQUE (Guersent).

Décocté de quinquina..................... 90 gram.
Sp. d'écorce d'orange.................... 30 —
Hypochlorite de soude liquide............. 30 —

M. — Stomatites gangréneuses, mercurielles !

POTION IODÉE (Régis).

Hydrolat de tilleul...................... 60 gram.
— de fl. d'oranger................. 20 —
Sp. simple............................. 30 —
Alcoolé d'iode.......................... 20 centigr.

M. — Fièvre typhoïde, ataxique. — Doses : par cuillerées d'heure en heure.

ALCOOLÉ DE BROME (Pharm. des États-Unis).

Brome..................................... 1
Alcool à 90°.............................. 10

M. — Plaies gangréneuses, putrides, lotions injections, avec l'eau commune. — Doses : 1 à 2 d'*Alcoolé de brome* pour 100 d'eau. Voy. *Solution aqueuse du brome*.)
L'*Alcoolé d'iode* plus ou moins étendu d'eau et les *Solutions*

iodurées iodées désinfectent puissamment les plaies, les foyers, les clapiers purulents, mais ils sont irritants et caustiques. (Voy. *Iode substitutif; Antiscrofuleux.*)

§ 3. — *Permanganate de potasse; Hyposulfites; Sulfites; Chlorate de Potasse.*

★ PERMANGANATE DE POTASSE; KO,Mn^2O^7 (Cod. fr.).

Bioxyde de manganèse pulv......................... 8
Chlorate de potasse pulv........................... 7
Potasse caustique.................................. 10
Eau distillée .... Q. S.

F. dissoudre la potasse dans la plus petite quantité d'eau possible ; mêlez le bioxyde et le chlorate ; ajoutez la solution de potasse ; f. chauffer, en remuant le mélange dans un creuset de fer jusqu'à ce qu'il soit sec ; portez au-rouge sombre pendant 1 h. ; laissez refroidir ; pulvérisez le produit ; traitez-le dans un ballon de verre par 400 d'eau bouillante ; laissez déposer ; décantez ; filtrez à travers de l'amiante ou du verre pilé ; neutralisez par Q. S, d'ac. azotique étendu ; f. évaporer à une douce chaleur ; laissez cristalliser par refroidissement ; f. sécher les cristaux sur une brique. (Voy. ci-après.)

★ PERMANGANATE DE POTASSE (Græger).

Oxyde de manganèse pur provenant de la calcination
    du carbonate................................... 65
Chlorate de potasse................................ 50
Hydrate de potasse................................. 92

Opérez selon le procédé du Cod. fr. (Voy. ci-dessus.)

— En solution dans l'eau distillée de 1/10 à 1/1000 ; la solution à 1/10 est caustique. En poudre avec P. É. de carbonate de chaux ou d'amidon.

— Désinfectant énergique ; au contact des substances fétides, il brûle les gaz putrides en leur cédant de l'oxygène.

— Ne prescrivez jamais l'hypermanganate de potasse associé à des substances organiques, à la glycérine, aux extraits, etc., ces substances le décomposent, quelquefois avec explosion.

★ SOLUTÉ DE PERMANGANATE DE POTASSE (Van den Corput).

Permanganate de potasse...................... 1 à 10
Eau distillée.................................. 200

F. dissoudre. — Désinfectant. — Lotions ; injections ; gargarismes.

★ INJECTION ANTIPUTRIDE (Mallez).

Permanganate de potasse...................... 1
Eau distillée............................... 100

. F. dissoudre. — Cystite chronique purulente. — Doses : 100 gr.
pour 1 injection à renouveler une fois ou plusieurs fois chaque
jour !

★ LOTION DÉSINFECTANTE (H. P.).

Permanganate de potasse cristallisé............ 1
Eau......:................................ 1000

F. dissoudre ; servez-vous d'un flacon à l'émeri pour éviter le
contact du liége. — Plaies putrides ; sueurs fétides des pieds ; lavage des mains après les travaux anatomiques, des vases imprégnés de matières infectes !

★ HYPOSULFITE DE SOUDE; SULFITE SULFURÉ DE SOUDE; $NaO^2S^2O^2,5HO$.
(Cod. fr.).

Carbonate de soude cristallisé.................. 8
Eau distillée................................ 16
Soufre sublimé............................... 1

F. dissoudre le sel dans l'eau ; sursaturez-en la moitié par un
courant d'ac. sulfureux ; ajoutez l'autre moitié ; f. bouillir ; vous
obtiendrez ainsi un sulfite de soude neutre ; ajoutez le soufre sublimé ; agitez ; f. bouillir et évaporer jusqu'à 1/3 du vol. primitif ;
laissez cristalliser par refroidissement pour obtenir l'hyposulfite.
Conservez à l'abri de l'air.

— Désinfectant . à l'intérieur, doses : 8 à 16 gram. par jour
en potion.

— Conservation des pièces anatomiques : solution saturée.

— L'action conservatrice des hyposulfites dépend de leur affinité
pour l'oxygène ; ils absorbent ce gaz pour passer à l'état de sulfates.
En réalité, ils préservent les substances putrescibles de l'action de
l'oxygène ; mais leur action cesse dès qu'ils sont entièrement trans-
formés en sulfates. Ils ne corrodent point les scalpels lorsqu'ils
sont neutres. (Voy. p. 79.)

★ HYPOSULFITE DE SOUDE (Walkner).

Carbonate de soude desséché..................... 50
Soufre sublimé................................ 15

F. chauffer jusqu'à fusion ; coulez en plaques minces pour faire
passer le sulfure de sodium à l'état de sulfite par l'action de l'oxygène de l'air ; f. dissoudre ; filtrez ; f. bouillir la solution avec un
excès de soufre ; filtrez ; f. évaporer et cristalliser par le refroidissement. Conservez à l'abri de l'air. (Voy ci-dessus.)

TISANE D'HYPOSULFITE DE SOUDE (Polli).

Solution de gomme édulcorée............ 1 litre.
Hyposulfite de soude................... 2 à 5 gram.

F. dissoudre. — Affections typhiques, gangréneuses. — Doses :
1 litre par jour.

GARGARISME A L'HYPOSULFITE DE SOUDE (Polli).

Gargarisme émollient...................... 250 gram.
Hyposulfite de soude..................... · 20 —

F. dissoudre. — Ulcérations gangréneuses de la bouche ou du
pharynx.

POTION ANTIZYMOTIQUE (Polli).

Hyposulfite de soude..... .... 15 gram.
Eau distillée............................ 60 —

F. dissoudre ; filtrez ; ajoutez :

Sp. simple............................... 25 gram.

M. — Fièvres éruptives, paludéennes, typhoïdes, typhus ; phthisie pulmonaire, infection purulente ; fièvre puerpérale, etc. —
Doses : 1 cuillerée à bouche toutes les heures. Les hyposulfites
ont la propriété de s'opposer aux fermentations dans l'organisme
vivant, aussi bien que dans les matières organiques soustraites à
l'influence de la vie ?

SOLUTION ANTISEPTIQUE.

Hyposulfite de soude.......................... 1
Eau.. 5

F. dissoudre ; filtrez. — Pansement des plaies gangréneuses. Lotions ; applications au moyen de gâteaux de charpie !

INJECTION ANTIPUTRIDE (Mallez).

Hyposulfite de soude.......................... 1
Eau.. 100

F. dissoudre ; filtrez. — Cystite chronique, purulente. — Doses :
100 gram. pour 1 injection à renouveler chaque jour une fois ou
plusieurs fois !

COLLUTOIRE CONTRE LA FÉTIDITÉ DE L'HALEINE.

Hyposulfite de soude..................... 1 gram.
Eau commune......................... 100 —
Eau de Botot........... .... 1 —

M. — Pour laver la bouche ! (Voy. *Dentifrices.*)

★ SOLUTION POUR LA CONSERVATION DES PIÈCES ANATOMIQUES (Sucquet).

Hyposulfite de soude......................... Q. V.
Eau .... Q. S.

Pour faire une solution saturée. Conservez à l'abri de l'air. L'injection de cette solution empêche la putréfaction des cadavres destinés aux études anatomiques ; pour la conservation indéfinie des pièces ainsi injectées, il faut les faire macérer dans une solution de chlorure de zinc à 4° B. L'effet antiputride de l'hyposulfite de soude est temporaire ; l'imbibition par le chlorure de zinc assure la conservation définitive (Voy. *Chlorure de zinc*, p. 79).

★ SULFITE DE CHAUX; CaO SO² (Cod. fr.).

. F. passer un courant d'ac. sulfureux lavé, à travers des fragments de craie humectée ; lavez le sulfite de chaux à l'eau froide.

— Conservez à l'abri de l'air. Moins commode à administrer que l'hyposulfite de soude parce qu'il est presque insoluble. Mêmes propriétés thérapeutiques.

★ TOPIQUE POUR LE PANSEMENT DES PLAIES (Foucher).

Alcool à 85°.. 10
Glycérine.. 15
Chlorate de potasse............................... 1

M. — Pour imbiber la charpie ou les linges fenêtrés dont on recouvre les plaies. Empêche l'altération du pus ; favorise la cicatrisation ; les linges n'adhèrent pas ! — L'alcool et la glycérine suffisent pour amener tous ces résultats.

★ POMMADE AU CHLORATE DE POTASSE (Puche).

Axonge benzoïnée................................... 15
Chlorate de potasse pulv.......................... 1

M. — Ulcères phagédéniques. — Pansements.

§ 4. — *Chlorure de zinc ; Sulfate de zinc ; Sulfate de fer; Glycérine;*
Bichlorure d'étain; Savon arsenical.

★ SOLUTION DE CHLORURE DE ZINC POUR INJECTIONS CADAVÉRIQUES.

Chlorure de zinc fondu............................ 1
Eau distillée... 2

F. dissoudre en ajoutant environ 1/100 d'ac. chlorhydrique ; soit la quantité strictement nécessaire pour dissoudre l'oxyde de zinc que contient toujours le chlorure de zinc fondu ; D 1.33. (36° B.)

— Cette addition d'ac. chlorhydrique complique inutilement l'opération ; il est préférable de séparer l'oxyde de zinc avec les autres impuretés par la filtration, quitte à employer, s'il est nécessaire, un peu plus de chlorure de zinc que ne l'indique la formule pour obtenir une solution offrant la densité voulue de 1,33.

— Très-efficace pour la conservation des pièces anatomiques, mais altère le tranchant des scalpels. (Voy. *Hyposulfite de soude*, p. 77.)

★ SULFATE D'ALUMINE ET DE ZINC (Cod. fr.).

Sulfate d'alumine exempt de fer....................... 60
Eau... 40
Oxyde de zinc...................................... 6

F. dissoudre ; filtrez ; f. évaporer jusqu'à D. 1,35 (38° B) astringent plus actif que l'alun ; mêmes usages thérapeutiques. Inusité.

— Très-efficace en injection pour la conservation des cadavres. (Homolle.)

★ POUDRE POUR LA CONSERVATION DES CADAVRES.

Sciure de bois blanc................................ 50
Sulfate de zinc pulv............................... 20
Essence de lavande (*Lavandula vera*)............... 1

— Répandez au fond de la bière une couche de 4 ou 5 centimètres d'épaisseur de cette poudre ; déposez le cadavre ; achevez de remplir. (Voy. *Ac. phénique*, p. 69.)

★ CHARPIE BORIQUÉE ; BORACIC LINT (Lister).

Acide borique... ⎰
Eau.. ⎱ *aa* Q. S.

Pour faire une solution saturée ; imbibez la charpie de cette solution ; faites-la sécher. — Antiseptique. — Pansements.

★ ONGUENT BORIQUE (Lister).

Acide borique pulv................................... 1
Cire... 1
Paraffine.. 2
Huile d'amande douce................................ 2

F. fondre ; remuez pendant le refroidissement. —Antiseptique· — Pansements.

★ POUDRE POUR LA CONSERVATION DES CADAVRES (Sucquet).

Soufre sublimé.. ⎰
Acide borique pulv................................... ⎱ *aa.* P. É.

M. — Environ 40 kil. pour 1 cadavre d'adulte ; les effets sont les mêmes que ceux de la *Poudre de Vafflard* (Voy. p. 69.)

DÉSINFECTION DES BAINS SULFURÉS.

Sulfate de zinc cristallisé impur.............. 100 gram.

F. dissoudre dans l'eau du bain. — Il se forme du sulfure de zinc blanc qui est inodore. — La désinfection est obligatoire à Paris avant le déversement de l'eau sulfureuse sur la voie publique.

— Le sulfate de fer produit très-bien la désinfection, mais le sulfure qu'il forme est noir.

★ SULFATE DE FER.

Le sulfate de fer brut en dissolution dans l'eau 1/5 est souvent employé pour désinfecter les latrines et les urinoirs. Il fixe l'ammoniaque, décompose les sulfhydrates alcalins, et arrête la putréfaction.

★ MIXTURE POUR LA CONSERVATION DES PIÈCES ANATOMIQUES.

Glycérine 14
Cassonnade....................................... 2
Azotate de potasse............................... 1

M. — Après quelques jours de macération, les pièces deviennent rigides, mais elles reprennent bientôt leur souplesse dans un air sec et chaud ; et lorsqu'elles sont ressuyées, elles peuvent être vernies. La durée de la macération varie selon la dimension des pièces ; 8 j. suffisent pour une main. Les pièces ainsi préparées n'altèrent pas les instruments de dissection.

★ SOLUTION DE CARAMEL (Gaffard).

Caramel.. Q. V.
Eau.. Q. S.

Pour une solution D. 1,26 (30° B). F. tremper les viandes ou les pièces anatomiques pendant 24 h. ; f. les égoutter, puis suspendez-les dans un lieu sec pour les faire sécher. — Le caramel est puissamment antiseptique.

★ BICHLORURE D'ÉTAIN ; LIQUEUR FUMANTE DE LIBAVIUS.

Limaille d'étain................................. 1
Bichlorure de mercure pulv...................... 4

M. — F. chauffer au B. S. dans une cornue de verre, munie d'un récipient refroidi pour recueillir le bichlorure d'étain qui distille.

— Les vapeurs de bichlorure d'étain qui se dégagent d'un flacon débouché auprès d'un cadavre, préviennent d'une manière absolue l'odeur de la putréfaction, sans empêcher les progrès de celle-ci. (Sucquet.)

TISSUS IMPERMÉABLES.

Les cadavres soigneusement enveloppés de *Tissus imperméables* ne dégagent pas d'odeur putride? (Sucquet.)

★ SAVON ARSENICAL POUR LA CONSERVATION DES PEAUX D'ANIMAUX.
(Cod. fr.).

Ac. arsénieux.. 32
Carbonate de potasse sec................................ 12
Eau commune.. 32
Savon de Marseille...................................... 32
Chaux vive pulv... 4
Camphre pulv. (*Laurus camphora*).................... 1

F. dissoudre dans l'eau à l'ébullition l'ac. arsénieux et le carbonate de potasse ; puis le savon ; laissez refroidir ; ajoutez le camphre ; broyez la pâte dans un mortier.

—Délayez ce savon dans le double de son poids d'eau pour enduire la face interne des peaux à conserver ! — Toxique. Les poussières provenant des vieilles collections ainsi préparées sont toxiques.

CONSERVATION DES CADAVRES OU PRÉPARATION DES PIÈCES ANATOMIQUES
(Brunetti).

1° Injection d'eau pure dans les vaisseaux pour entraîner le sang et les liquides organiques.

2° Injection d'alcool à 85° pour chasser l'eau ;

3° Injection d'éther pour dégraisser les tissus ;

4° Injection d'une solution de tannin, 10 à 15/100 pour les tanner;

5° Dessiccation par injection d'air chaud et sec !

La teinte des pièces ainsi préparées est uniformément brune, mais elles ont leur volume naturel et la trame des tissus est admirablement conservée.

(Voy. *Congrès médical international*, 1867.)

§ 5. — *Assainissement des hôpitaux en temps d'épidémie.*

RAPPORT DU CONSEIL D'HYGIÈNE ET DE SALUBRITÉ AU MINISTRE
DE L'INTÉRIEUR.

1° Assainissement du linge : le tremper dans l'eau contenant 1/10 de chlorure de soude ; laver ; faire sécher.

2° Désinfection des bassins et des urinoirs : après les avoir vidés, tremper les vases dans l'eau contenant 1/20 de chlorure de chaux sec ; laver.

3° Désinfection des cabinets d'aisances, des urinaux, etc. : jeter dans chaque orifice, matin et soir, environ 10 lit. d'eau contenant sulfate de fer 500 gram., solution d'acide phénique à 1/100, 100 gram.

4° Désinfection des amphithéâtres, de la salle des morts, du dépôt du linge sale, des conduits d'extraction d'air : ac. pyroligneux, 1 lit., eau, 4 lit., chlorure de chaux sec, 250 gram. ; le chlorure sera projeté en plusieurs fois dans l'eau acidulée. (Voy. p. 72.)

5° Assainissement des salles de malades : disséminer des assiettes contenant du chlorure de chaux humide et des terrines contenant chacune 2 lit. du mélange suivant : eau, 10 lit., alcool à 85°, 1 lit., ac. phénique, 50 gram. ; 5 terrines pour une salle de 30 à 40 lits.

6° Bières : répandre sous le cadavre 2 kil. de chlorure de chaux sec ; répandre sur le cadavre 1 lit de sciure de bois imprégnée d'ac. phénique, 10 gram. (Voy. *Poudre de Vafflard*, p. 69.)

TROISIÈME SECTION

AGENTS RECONSTITUANTS.

AGENTS RECONSTITUANTS ALIMENTAIRES.

§ 1. — *Substances alimentaires grasses.*

— On peut utiliser largement les graisses pour le traitement des diabètes (Bouchardat, Brouardel). Dans toutes les maladies consomptives, les aliments gras peuvent être prescrits aux quantités qui peuvent être digérées.

★ HUILE DE FOIE DE MORUE (Cod. fr.).

Foies de morue frais (*Gadus morrhua*)............ Q. V.

Séparez les membranes ; coupez les foies par morceaux ; chauffez au B. M., dans une bassine étamée en remuant continuellement jusqu'à ce que l'huile se rassemble à la surface ; passez à travers un tissu de laine ; exprimez légèrement ; laissez déposer pendant quelques j. ; filtrez au papier.

Préparez de même l'huile de foie de raie (*Raja vulgaris*) et l'huile de foie de squale (*Squalus catulus*).

— Les huiles brunes ou noires plus ou moins épaisses et infectes, obtenues de foies altérés ou bouillis, ont une odeur et une saveur très-fortes de poisson ; elles doivent êtres rejetées de l'usage médical. C'est à tort qu'on les a crues supérieures à l'huile blanche ou blonde ; l'analyse chimique dément cette présomption. Rejetez les huiles décolorées et épurées par le charbon ; malheureusement aucun réactif ne permet de reconnaître celles qui ont subi cette opération.

L'huile de foie de morue est un corps gras chloro-bromo-ioduré et de plus sulfuré et phosphoré. La composition des huiles de foie de squale et de foie de raie est presque semblable.

On s'accorde à la considérer comme essentiellement alimentaire en qualité de corps gras facilement assimilable ; les éléments méalloïdes qu'elle contient expliquent ses effets utiles dans les affections scrofuleuses et dans les consomptions. L'embonpoint du malade, dont il est utile de constater les progrès par la balance, témoigne des effets favorables du médicament.

— Doses : 20 à 250 gram. par jour, ou toute la quantité que le malade peut digérer sans difficulté ni fatigue.

L'administration de l'huile de foie de morue peut être facilitée si l'on offre au malade d'abord une cuillerée d'huile et aussitôt après une cuillerée d'un potage épais et savoureux.

★ HUILE DE FOIE DE MORUE DÉSINFECTÉE ET PARFUMÉE (Jeannel).

Huile de foie de morue. (*Gadus morrhua*). 100
Hydrolat de laurier-cerise. 15

Agitez fortement ; laissez déposer ; décantez. Vous pouvez remplacer l'hydrolat de laurier-cerise par 5 décigrammes d'essence d'amandes amères.

Les quantités indiquées d'hydrolat de laurier-cerise ou d'essence d'amandes amères ne produisent aucun effet défavorable.

SIROP D'HUILE DE FOIE DE MORUE.

Sp. d'orgeat. . . . . ⎱
Huile de foie de morue. . . . . ⎰ *a a* 20
Hydrolat de laurier-cerise. 1

M. par l'agitation dans un flacon. Agitez chaque fois. Ce mélange rend facile l'administration de l'huile de foie de morue chez les sujets difficiles à médicamenter.

GELÉE D'HUILE DE FOIE DE MORUE A LA GÉLATINE (Mouchon).

Gélatine pure. 16
Eau commune. 125
Sp. simple. 125
Huile de foie de morue. 250
Essence pour aromatiser. . . . . Q. S.

Pour 500 gram. de gelée ; f. dissoudre la gélatine dans l'eau bouillante ; ajoutez le sp., l'huile et l'aromate ; placez le vase dans l'eau froide ; battez le mélange pendant 5 minutes ; coulez.

Vous pouvez remplacer la gélatine par une égale quantité de *Fucus crispus,* que vous ferez bouillir dans 575 gram. d'eau jusqu'à réduction à 125 gram. ; passez le décocté ; le reste de la préparation comme ci-dessus.

GELÉE DE FOIE DE MORUE AU BLANC DE BALEINE (Mouchon).

Huile de foie de morue	60
Blanc de baleine (*Physeter macrocephalus*)	10
Sp. simple ou autre	25
Rhum de la Jamaïque	25

F fondre le blanc de baleine; ajoutez l'huile, le sp. et le rhum; coulez.

— Cette préparation, comme les autres analogues, masque assez bien la saveur de l'huile, mais elle en double le volume et en quadruple le prix.

BEURRE.

Séparez la crème; [battez-la dans une baratte à la température de + 18°; lavez à grande eau le beurre réuni.

La séparation du beurre est singulièrement accélérée lorsqu'on opère à la température de + 18°.

— Excellent aliment très-assimilable; proposé pour remplacer l'huile de foie de morue; pour cela on l'additionne de 1 à 21/000 d'iodure et de bromure de potassium. Le beurre frais lavé et sucré est un excipient commode pour les médicaments pulvérulents à administrer aux enfants. C'est aussi l'excipient de quelques pommades ophthalmiques.

Quelquefois employé pour le pansement des vésicatoires volants auxquels il communique une odeur très-désagréable; l'axonge benzoïnée ou plutôt la ouate, celle-ci restant en place jusqu'à guérison, sont bien préférables.

AXONGE; HUILE D'OLIVE, ETC.

(Voy. *Matières grasses*, p. 47.)

BAIN HUILEUX (Jeannel).

Carbonate sodiq. cristallisé	500 gram.
Eau tiède pour un bain	300 litres.

F. dissoudre; laissez en repos 1/2 heure; ajoutez :

Huile d'amandes ou huiles de foie de morue	250 gram.

Agitez.— La dissolution préliminaire du carbonate sodique est indispensable pour précipiter les sels de chaux contenus dans l'eau commune; sans cette précaution, l'émulsionnement du corps gras n'aurait pas lieu. — Ce bain fréquemment renouvelé favoriserait l'engraissement des malades ou des convalescents!

§ 2. — *Substances alimentaires amyloïdes.*

TABLEAU INDIQUANT LES QUANTITÉS DE DIVERSES SUBSTANCES ALIMENTAIRES AMYLACÉES OU SUCRÉES QUI REPRÉSENTENT L'AMIDON OU LE SUCRE DE 100 DE PAIN FRAIS (Mayet).

Pain frais ordinaire	100
Amidon	60
Farine de blé	70
Riz pulvérisé	80
Pain desséché	83
Échaudé	100
Pâtes d'Italie	110
Vermicelle au gluten	120
Farine Martin	130
Pain de gluten, compagnie de Vichy	156
— Boulangerie de la rue de Lancry	160
— avec la farine Martin	180
Gâteau de riz des ménages	200
Lentilles cuites à l'eau	222
Marrons rôtis	240
Carottes sautées au beurre	300
Pommes de terres cuites au four	300
Haricots blancs cuits à l'eau	300
Purée de pois cassés	320
Gluten granulé	320
Petits pois en boîtes	400
Purée de pommes de terre	600
Carottes cuites dans leur jus	625
Riz crevé à l'eau	625
Navets en ragoût	714

Ce tableau fait voir dans quelles proportions on peut permettre aux diabétiques la consommation des substances alimentaires amylacées ou sucrées, sans atteindre l'équivalent de 100 de pain (Voy. *Gluten.*)

★ AMIDON.

L'Arow-root (*Maranta arundinacea, Arum*, etc.), le Sagou (*Sagus Rumphii*), le Tapioka (*Jatropha manihot*), etc.; sont aussi bien que la fécule de pomme de terre (*Solanum tuberosum*) des variétés d'amidon qui ne diffèrent entre elles et qui ne diffèrent de l'amidon du blé que par le volume et la forme des granules. Toutes les variétés ou espèces d'amidon ou de fécule ont la même composition chimique et sont alimentaires au même titre : elles se convertissent en glycose sous l'influence de la diastase salivaire et pancréatique.

★ CHOCOLAT DE SANTÉ (Cod. fr.).

Cacao caraque. (*Theobroma cacao.*)........ ⎫
— maragnan. (*Theobroma cacao.*). .... ⎬ *a a*... 100
Sucre pulv.................................... 166
Cannelle pulv. (*Laurus cinnamomum.*)............ 1

Nettoyez le cacao à la main; torréfiez-le; vannez pour séparer les enveloppes, les germes et tout ce qui est altéré; réduisez en pâte molle dans un mortier de fer chauffé; ajoutez les 4/5 du sucre prescrit, broyez par portions sur la pierre à chocolat échauffée; mêlez la cannelle incorporée au reste du sucre et repassez sur la pierre; mettez en tablettes. — Analeptique purement alimentaire.

★ CHOCOLAT A LA VANILLE (Cod. fr.).

Chocolat sans cannelle............................. 100
Poudre de vanille sucrée........................... 4

Ramollissez le chocolat dans un mortier de fer chauffé; ajoutez la poudre de vanille; m.; mettez en tablettes. — Analeptique purement alimentaire.

— La poudre de benjoin est employée pour donner un arome de vanille aux chocolats de qualité inférieure.

★ CHOCOLAT AU SALEP (Cod. fr.).

Chocolat....................................... 100
Salep. pulv. (*Orchis mascula.*).................... 3

Ramollissez le chocolat dans un mortier de fer chauffé; ajoutez le salep; m.; mettez en tablettes. — Analeptique purement alimentaire.

Prép. de même le *Chocolat à Arrow-root* et *au Tapioka* (cod. fr.).

★ PALAMOUD (Soubeiran).

Cacao torréfié pulv. (*Theobroma cacao*)............ 25
Farine de riz. (*Oryza sativa.*).................... 100
Fécule de pomme de terre. (*Solanum tuberosum.*)... 100
Santal rouge pulv. (*Pterocarpus indicus.*).......... 3

M. — Analeptique agréable; pour potages au lait ou à l'eau !

★ RACAHOUT DES ARABES (Dorvault).

Salep pulv. (*Orchis mascula.*)..................... 15
Cacao pulv. (*Theobroma cacao.*)................... 60
Glands doux torréfiés pulv. (*Quercus ballota.*)........ 60
Fécule de pomme de terre. (*Solanum tuberosum.*).... 45
Farine de riz. (*Oryza sativa.*).................... 60

Sucre blanc pulv.. 250
Sucre vanillé.. 5

M. — Analeptique agréable pour potages au lait. Les glands doux pulvérisés peuvent être remplacés sans grand inconvénient par leur poids de farine de riz.

Dans cette préparation dite des *Arabes* aucun des composants ne vient d'Arabie. (Reveil.)

★ KAIFFA; FÉCULE ORIENTALE (Hager).

Farine de riz. (*Oryza sativa.*)........................ 60
Fécule de *sagus*, sagou. (*Sagus Rumphii.*)............ 48
Salep. (*Orchis mascula.*)............................. 32
Cacao pulv. (*Theobroma cacao.*)....................... 40
Fécule de pomme de terre. (*Solanum tuberosum.*).... 88
Gélatine sèche (grénétine) pulv....................... 20
Sucre blanc pulv....................................... 240
Sucre vanillé... 1

Mêlez. — Analeptique agréable à l'eau ou au lait.

★ POUDRE DE SALEP Cod. fr.)·

Salep de Perse (*Orchis mascula.*).................. Q. V.

F. tremper dans l'eau froide pendant 24 h.; essuyez avec un linge rude; concassez; f. sécher à l'étuve sans dépasser la température de + 50°; pulv. sans résidu; passez au tamis de soie. — Aliment très-usité en Orient sous forme de bouillie à l'eau, aromatisée à la cannelle.

★ POUDRE DE CARRAGAHEEN COMPOSÉE; POUDRE ANALEPTIQUE (Frank.).

Carragaheen (*Fucus crispus.*)........................ 13
Eau commune... 500
F. bouillir jusqu'à réduction de moitié; passez; ajoutez :
Sucre blanc... 125
Gomme arabique pulv. (*Acacia vera.*)................. 30
Iris de Florence pulv. (*Iris florentina.*)........... 4
F. sécher au B. M. en remuant sans cesse; ajoutez :
Arrow-root. (*Maranta arundinacca.*).................. 100

M. — Alimentation des enfants délicats. — Doses : 1 cuillerée à café avec q. s. d'eau ou de lait bouillants pour un potage.

LAIT ANALEPTIQUE AU CARRAGAHEEN (Béral).

Caragaheen. (*Fucus crispus.*)........................ 5
Lait de vache... 150
F. bouillir pendant 10 m.; passez; exprimez; ajoutez :
Hydrolat de fleurs d'oranger.......................... 45

— Cette préparation prend la consistance de gelée en refroidissant. Aromatisez avec 1 de cannelle concassée que vous ferez bouillir dans le lait avec le carragaheen, alors supprimez l'hydrolat de fleurs d'oranger. Édulcorez avec 30 gram. de sirop simple. —Analeptique agréable?

★ POTAGE SAXON, *Ferculum saxoniæ* (Hager).

Farine de riz (*Oryza sativa*.)..................... 133
Sucre blanc pulv............................ 40
Cannelle de Ceylan pulv. (*Laurus cinnamomum*.).... 1

M.—Analeptique agréable. F. cuire avec l'eau ou avec le lait q. s. pour une bouillie.

Dorvault, d'après Taddei, indique sous le même titre : Farine d'orge 170, sucre 56, cannelle 1 ; ce mélange d'abord cuit au four, puis pulvérisé, pour faire des potages au bouillon !

★ DICTAMIA (Groult et Boutron-Roussel).

Sucre blanc pulv.............................. 217
Fécule de pomme de terre. (*Solanum tuberosum*.)... 125
Crème d'épeautre. (*Triticum spelta*.)............. 92
Cacao caraque torréfié pulv. (*Theobroma cacao*.).... 30
Cacao Maragnan torréfié pulv. (*Theobroma cacao*.)... 30
Vanille. (*Vanilla sativa*.)...................... 1

M.—La vanille doit être pulvérisée avec le sucre ; la crème d'épeautre n'est que la farine d'épeautre cuite à la vapeur et séché. —Analeptique agréable. F. cuire avec l'eau ou le lait q. s. pour une bouillie.

§ 3. — *Substances alimentaires protéiques.*

CONSERVATION.

A la température ordinaire elles se décomposent en présence de l'eau par la fermentation putride dont l'air paraît apporter le germe, et dont les agents promoteurs sont des végétaux et des animaux microscopiques vivants sans oxygène. (*Anaérobies*, Pasteur.)

Les conditions exclusives des organismes inférieurs sont précisément celles de la conservation des matières alimentaires ou des matières organiques quelconques :

1° Dessiccation : élimination de l'eau à une température modérée : procédé Masson pour les légumes ; procédé américain (tasajo) ou turc (pastourma) pour les viandes.

2° Salaison suivie ou non suivie de dessiccation : porc salé des États-Unis, bœuf salé de Hambourg ; poissons salés.

3° Infumation ou boucanage : les substances dites empyreumatiques provenant de la combustion incomplète du bois qui sont entraînées dans la fumée : créosote, ac. phénique, tuent les organismes inférieurs. Le boucanage est suivi ou non suivi de dessiccation : jambons fumés, bœuf fumé, harengs saurs, etc.

4° Procédé d'Appert : coction dans des vases hermétiquement clos. La chaleur détruit les germes de la fermentation ; peut-être détermine-t-elle l'absorption de l'oxygène contenu dans les vases avec les matières. La fermeture hermétique empêche l'apport de germes nouveaux (1).

5° La paraffine, procédé Redwood : les viandes fraîches immergées dans la paraffine fondue, puis suspendues à l'air libre, restent couvertes d'une sorte de vernis qui les préserve de toute décomposition.

6° Abaissement de température à 0°. La conservation des matières organiques dans la glace est indéfinie. L'usage des glacières, populaire en Suède, n'est pas assez répandu en France.

7° Immersion dans l'alcool ; usitée pour la conservation des petits animaux entiers, des pièces anatomiques.

8° Atmosphère saturée de vapeurs toxiques : éther, chloroforme, sulfure de carbone, essence d'amandes amères.

9° Immersion dans l'eau tenant en dissolution de la créosote, de l'acide phénique ; immersion dans la glycérine.

10° Injections de solutions salines : chlorure de zinc, chlorure d'aluminium, etc., employées en injections pour l'embaumement des cadavres, pour la conservation des pièces anatomiques.

11° Le vide obtenu au moyen de pompes à air, dans des réservoirs étanches, est le meilleur des procédés pour la conservation des grains (Louvel).

— *Alimentation* succulente *exploratrice*, sous forme de bouillon substantiel, doit être essayée dans les cas de gastrite douloureuse résistant aux émissions sanguines, aux calmants, aux révulsifs locaux ; si l'alimentation réussit, les stomachiques (rhubarbe, colombo) ou l'opium sont indiqués. (Debreyne.)

ALBUMINE ANIMALE ; ŒUF DE POULE (*Gallus bankiva*).

— Le poids moyen d'un œuf de poule est 64 gram. Aliment complet, d'une très-facile digestion, surtout lorsqu'il n'a pas été coagulé par la coction.

— Le jaune d'œuf est un intermède très-employé pour émulsionner les huiles, les oléo-résines, les baumes. Un jaune d'œuf pèse 20 gram. Le blanc d'œuf ou albumine sert à la clarification

(1) Le chauffage des vins consiste dans la destruction des germes de fermentation par la chaleur. Le chauffage à la température de + 50° suffit pour la conservation et l'amélioration des vins.

des sirops. Un blanc d'œuf pèse 40 gram. (Voy. *Dysenterie*; *Empoisonnements métalliques*.)

POTION ANALEPTIQUE (Sainte-Marie).

Jaune d'œuf..............................	N° 2
Crème....................................	180 gram.
Hydrolat de cannelle.....................	20 —
Sucre blanc..............................	30 —

M. — Convalescences. — Doses : *ad libitum*. Aliment agréable !

★ SIROP D'ŒUFS (Guibourt).

Œufs de poule (*Gallus bankiva*)............	N° 10
Sucre pulv...............................	300 gram.
Eau.....................................	45 —
Hydrolat de fl. d'oranger.................	24 —
Sel marin................................	15 —

Battez les œufs avec l'eau et l'hydrolat ; passez à travers une étamine ; ajoutez le sucre et le sel ; faites fondre à froid ; passez. — Convalescence. — Doses : par cuillerées, *ad libitum*.

Ce sp., d'une saveur agréable, ne peut être conservé longtemps.

LAVEMENT ANALEPTIQUE.

Jaune d'œuf..............................	N° 1
Salep pulv. (*Orchis mascula*).............	1 à 2 gram.
Bouillon de viande sans sel..............	125 —

Faites bouillir le salep avec le bouillon ; laissez attiédir ; battez le jaune d'œuf. — S'il est indiqué de rendre le lavement légèrement stimulant, ajoutez 50 gram. de vin rouge !

BOLS DE VIANDE CRUE (Dannecy).

Viande de bœuf maigre....................	Q. V.

Coupez en morceaux de 4 à 5 gram. ; pilez dans un mortier ; faites passer au tamis de crin ; ajoutez : Sel marin pulv. 1/2 pour 100 ; divisez en bols de 1 à 2 gram. que vous roulerez dans de la poudre de mie de pain desséchée, aromatisée avec un peu de persil ou d'estragon haché très-fin.

VIANDE CRUE (Bouchardat).

Viande de bœuf hachée....................	Q. V.

F. des boulettes roulées dans du sucre ou des confitures ; ou bien associez la pâte de viande crue avec des purées de pomme de terre, de lentilles, de haricots, ou avec de la crème ; ajoutez quelques condiments au goût du malade : sel, poivre, ail, échalote, etc.

— Amaigrissement causé par le sevrage prématuré ; consomption glycosurique, pulmonaire, diarrhées rebelles ! — Doses : 100 à 200 gram. par j. Ces doses peuvent être encore de beaucoup dépassées.

MARMELADE DE VIANDE (Reveil).

Filet de bœuf cru...................................... 1000

Séparez soigneusement et rejetez les aponévroses et la matière grasse ; hachez menu, pilez dans un mortier de bois ; ajoutez :

Sucre pulv.. 20
Chlorure de sodium pulv............................. 15
    —   potassium pulv............................ 5
Poivre noir pulv. (*Piper nigrum.*)................... 2

M. — On peut remplacer le filet de bœuf par la chair de poisson, de poulet, de veau.

— Diarrhées atoniques, convalescences, dyspepsies ! — Doses : par cuillerées, *ad libitum*.

MARMELADE DE VIANDE ; CONSERVE DE DAMAS (Adrian).

Filet de bœuf choisi........................ 60 gram.
Sel marin pulv............................... 1   —
Gelée de fruits (au goût du malade)........... 15   —

Pulpez la viande ; ajoutez le sel, puis la gelée de fruits ; m. Vous pouvez remplacer la gelée de fruits par 15 gram. de purée de pomme de terre ; alors ajoutez 25 centigram. de poivre pulv.

— La pulpe de viande crue est facilement acceptée lorsqu'elle est délayée dans du sp. de groseilles ou de cerises, ou dans du bouillon tiède (Voy. *ci-dessus*).

GELÉE DE VIANDE (Reveil).

Muscles de bœuf dégraissés, hachés............. 500
Eau commune................................... 1000
Sel marin..................................... 3
Chlorure de potassium......................... 1
Carottes, navets, poireau, de chacun.......... 30

F. bouillir à petit feu ; écumez ; réduisez à moitié ; laissez refroidir, filtrez ; ajoutez :

Gélatine pure. (Grénétine.).................... 50

F. dissoudre à une douce chaleur ; coulez dans un moule, laissez refroidir.

— Convalescences ! — Doses : par cuillerées, *ad libitum*.

★ SIROP DE MUSCULINE (Reveil).

Muscles de veau lavés, dégraissés, hachés menu..... 200

Eau commune.. 1000

Ac. chlorhydrique pur............................... 1

Chlorure de sodium..... ....

—   potassium.................   }   *aa*..   1

M.; agitez de temps en temps; après 12 h. de macération, passez; filtrez; ajoutez :

Pour............................... 1000 de liquide.

Sucre blanc 2000

F. dissoudre à la température de + 35° à + 40°.

Convalescences. — Doses : *ad libitum*.

BOUILLON (Liebig).

Viande de bœuf, de veau ou de poulet haché

menu....................................... 250 gram.

Eau commune............................. 250

Acide chlorhydrique pur................... 4 à 5 gouttes.

Chlorure de sodium....................... 4 gram.

F. macérer 1 h. ; passez à travers un tamis de crin ; ajoutez sur le résidu.

Eau commune glacée..................... 250 gram.

F. macérer 1 h. ; passez sans exprimer.

— Convalescences. — Doses : *ad libitum* (Voy. *Extrait de viande*.)

THÉ DE BŒUF (Beneke).

Viande de bœuf dégraissée, hachée menu....

Eau froide...........................   } *aa*, P. É.

F. chauffer lentement ; portez à l'ébullition ; après 2 minutes, passez à travers un linge ; exprimez ; ajoutez :

Caramel ou oignon brûlé Q. S. pour colorer.

— Dyspepsies, convalescences ! Doses : par tasses *ad libitum*.

★ EXTRAIT DE VIANDE; EXTRAIT DE VIANDE DE LIEBIG; *Extractum carnis*
(Ph. Germ.).

Chair de bœuf ou de vache maigre désossée et coupée

en petits morceaux................................. 10

Pilez dans un mortier de marbre avec

Eau de fontaine................................... 1

Pour faire une pulpe homogène ; ajoutez :

Eau de fontaine.............................. ... 20

F. digérer au B. M. dans un vase d'étain pendant 1 heure ; agitez fréquemment ; passez ; exprimez ; ajoutez au résidu :

Eau bouillante.................................. 10

Délayez ; passez ; exprimez de nouveau ; mêlez les deux solutions ; faites évaporer au B. M. et réduire à 3 ; laissez refroidir ; séparez la graisse qui s'est figée à la surface ; f. évaporer au B. M. en consistance d'extrait.

—1 ou 2 gram. de cet extrait dissous dans une tasse d'eau bouillante convenablement salée et additionnée de 1 gram. de beurre frais ou de graisse fournit un bouillon passable ; la préparation devient très-agréable si l'extrait est dissous dans du bouillon de légumes. Une dose d'extrait trop élevée communique au liquide une saveur désagréable de colle forte. Cet extrait améliore beaucoup les diverses préparations culinaires et remplace économiquement les jus de viandes ; c'est plutôt un condiment qu'un aliment.

BOUILLON DE NAUCHE.

Cervelle de veau ou de mouton............	150 gram.
Navet, carotte, cresson, de chacun.........	30 —
Choux rouge haché......................	500 —
Eau commune...	1500 —

Faites bouillir à petit feu jusqu'à réduction à 750 gram. ; passez sans exprimer ; ajoutez :

Lait de vache...........	150 gram.

—Affections chroniques de l'estomac, de la poitrine ! — Doses : par tasses, *ad libitum*.

SANG.

Le sang chaud des animaux fraîchement abattus est quelquefois employé comme tonique reconstituant ; c'est en effet certainement un aliment plastique, mais il est d'une difficile digestion ; il doit être d'abord coagulé, puis chimifié dans l'estomac, et il ne fournit ses principes nutritifs qu'à la seconde digestion. La preuve que l'assimilation en est difficile, c'est l'odeur fétide des excréments après l'ingestion de cet aliment par les carnassiers. Le jus de viande saignante, le thé de bœuf, la viande crue elle-même, sont préférables au sang. C'est un aliment qui séduit l'imagination de certains malades. On a administré surtout le sang de veau ou le sang de volaille.

Les *Capsules hématiques* (Foy) contiennent le sang évaporé à froid dans le vide et additionné de 1/10 de phosphate de soude. Chaque capsule contient 25 centigr. à 5 décigr. d'extrait de sang, c'est-à-dire de sang desséché. -

LAIT.

Le lait, aliment complet. Le lait de vache pur est composé en moyenne de : eau 862,8, beurre 43,8, sucre de lait 52,7, caséum 38, sels 2,7 = 1000.

Quoique le lait contienne la totalité des principes nécessaires à l'alimentation, il figure parmi les agents hygiéniques de la médication asthénique. L'alimentation exclusive par le lait pur et froid, qui soustrait absolument les malades aux stimulants alimentaires habituels, joue un rôle considérable dans le traitement des affections chroniques sthéniques : gastrite, gastro-entérite, bronchite, surexcitation nervoso-vasculaire ; cette alimentation est extrêmement utile dans certaines hydropisies non symptomatiques de lésions organiques. (Voy. *Diurétiques*.)

On a profité de ce que certaines substances actives administrées aux vaches sont éliminées par leur lait pour administrer le chlorure de sodium, l'iodure de potassium, le bichlorure de mercure, etc. ; on a pensé que le médicament, se trouvant ainsi dissimulé dans une combinaison organique naturelle avec le meilleur aliment, serait aisément absorbé et mieux supporté que sous toute autre forme. (Labourdette.)

Il n'est pas absolument prouvé que l'addition pure et simple des médicaments en question au lait ordinaire ne donne pas à moins de frais les mêmes résultats.

LAIT POUR ALLAITEMENT ARTIFICIEL (C. Marchand).

Lait de vache frais............................. 1000

Laissez reposer pendant 6 à 8 h. dans un vase muni d'un robinet à sa partie inférieure ; soutirez le quart inférieur que vous rejetterez ; ajoutez :

Eau fraîche non bouillie........................ 250
Sucre.. 35

F. dissoudre ; m. — Ce mélange moins riche en caséum que le lait de vache, se rapproche de la composition du lait de femme ; il doit être donné tiède et préparé autant que possible au fur et à mesure des besoins!

— Le lait de vache frais et de bonne qualité, additionné de 1/4 de son volume d'eau, et de 30 gram. de sucre brut par litre, est généralement employé pour l'allaitement artificiel. Caron y ajoute 2 gram. de sel marin par litre! Il est de la plus haute importance de veiller à la propreté du biberon et de donner toujours le lait tiède.

Les quantités de lait que les nourrissons prennent chaque jour sont en moyenne :

1er jour..................... 30 gram.
2e jour...................... 150 —
3e jour...................... 460 —
Après le 1er mois............ 650 —

Après le 3º mois............... 750   —
Après le 4.e mois............... 850   —
Du 6e au 9e mois............... 950   —   (Bouchaud).

CRÈME DE LAIT CHLORO-BROMO-IODURÉE.

Crème de lait fraiche.................... 100 gram.
Iodure de potassium ⎫
Bromure de potassium. ⎬ aa............ 5 centigram.
Chlorure de sodium..................... 1 gram.
Sucre vanillé......................... 10   —

M. pour une dose : succédané agréable de l'huile de foie de morue. —Aliment pour les scrofuleux ! (Voy. *Antiscrofuleux*.)

GLUTEN.

Substance azotée albuminoïde, analogue à la fibrine animale, existant dans la farine de froment et qui donne à la pâte la propriété glutineuse.

—Malaxez très-lentement, sous un filet d'eau au-dessus d'un tamis, la pâte faite depuis une heure environ avec 2/3 de farine de froment et 1/3 d'eau ; l'amidon est entraîné, le gluten reste. La farine de bonne qualité doit laisser 25 à 34/100 de gluten frais ou 8 à 11/100 de gluten sec. On le retire en grand des farines traitées pour obtenir l'amidon.

Il constitue l'aliment plastique des farines des céréales.

Bouchardat prescrit d'en préparer une sorte de pain destiné à tromper l'appétit des diabétiques pour les substances amylacées. Ce pain, qui contient encore une forte proportion d'amidon, peut être remplacé par des purées de légumes pour varier l'alimentation des diabétiques. (Mayet, voy. p. 86.)

—Le gluten granulé, préparé par l'industrie, remplace très-avantageusement les pâtes d'Italie dans les potages.

—Le gluten forme, avec le bichlorure de mercure, une combinaison mal définie, insoluble dans l'eau, soluble lentement dans les organes digestifs ; sur cette combinaison est fondée la préparation des *Biscuits dépuratifs d'Olivier*, *remède secret* approuvé par l'Académie de médecine. Chacun de ces biscuits, dont le poids est d'environ 16 gram., contient 1 centigram. de bichlorure. (Foy. ; voy. *Antisyphilitiques*.)

PAIN DE GLUTEN (Bérenger-Féraud).

	Nº 1	Nº 2	Nº 3	Nº 4	Nº 5
Gluten..........	25	35	45	55	65
Farine de froment.	10	10	10	10	10
Son.............	65	55	45	35	25

Ajoutez les quantités de sel de cuisine, de levûre et d'eau nécessaires pour faire la pâte ; laissez fermenter jusqu'à ce qu'elle soit levée ; divisez en petits pains que vous ferez cuire comme le pain ordinaire.

—Alimentation des diabétiques. (Voy. ci-dessus *Gluten*.)

★ PHOSPHATE DE BLÉ (Ph. anglaises).

Son de froment.................................... 10.

Eau.. 100

Faites bouillir 1/2 heure ; ajoutez :

Sucre blanc..................................... 2

F. évaporer à siccité au B. M. ; pulv.

—Analeptique pour compléter l'alimentation des enfants délicats.

— Doses : 15 à 25 gram. par jour.

—La dénomination de ce médicament en donne une fausse idée.

§ 4. — *Substances alimentaires salines.*

★ CHLORURE DE SODIUM NaCl (Cod. fr.).

Faites dissoudre dans l'eau tiède Q. V. de sel marin du commerce ; ajoutez Q. S. de solution de carbonate de soude pour précipiter les sels terreux (chlorure de magnésium et de calcium) ; filtrez ; faites cristalliser par évaporation. Le sel du commerce contient aussi des matières organiques qu'on peut détruire par la calcination ; le produit est alors le *Sel marin décrépité.*

— Pour la plupart des usages médicinaux le sel blanc du commerce est suffisamment pur.

—Alimentaire comme élément essentiel des liquidss et des solides animaux ; phthisie, scrofules.

—Doses : 1 à 8 gram. par jour.

Le lait d'une chèvre à qui l'on fait prendre 12 à 30 gram. de sel marin par j. avec ses aliments a été proposé comme curatif de la phthisie. (A. Latour.) (Voy. *Lait pour allaitement artificiel,* p. 95.)

Les aliments plus ou moins salés peuvent remplacer toutes les formes pharmaceutiques proposées pour l'administration du sel marin.

—Le *pain à l'eau de mer* augmente l'appétit, favorise les digestions, rend les selles plus faciles (Lisle).

— Collyre. (Voy. *Oculistique.*) Purgatif inusité à la dose de 20 à 60 gram. — L'eau marinée ou salée préconisée comme méthode générale pour le pansement des plaies (Devendre.) — Résolutif populaire. (Voy. *Bains stimulants.*)

— Conservation des substances alimentaires : poissons, viandes.

— L'usage prolongé des salaisons détermine le scorbut. La prépondérance continue du chlorure de sodium dans les aliments détermine l'élimination du chlorure de potassium nécessaire à la constitution physiologique des liquides et des solides ? (Garrod.)

BEURRE CHLORO-BROMO-IODURÉ (Trousseau).

Beurre frais......................................	125 gram.
Iodure de potassium pulv....................	5 centig.
Bromure de potassium pulv..................	2 —
Chlorure de sodium pulv.....................	2 gram.

M. ; à prendre dans la journée sur des tartines. — Scrofules. — Doses : 20 à 200 gram. par j. — On peut saler les aliments avec du sel marin additionné de 5/100 d'iodure et 5/100 de bromure de potassium ! (Voy. *Antiscrofuleux*.)

SOLUTION ALCALINE POUR INJECTION DANS LES VEINES (Colson).

Eau distillée...................................	1000
Chlorure de sodium...........................	100
Lactate de soude...............................	66
Phosphate de soude	25

F. dissoudre ; filtrez.

— Ce liquide chauffé à 40° a été injecté sans grand succès à la dose de quelques centaines de grammes en plusieurs fois dans la période algide du choléra ; il a pourtant déterminé de la réaction et dans un cas on a pu lui attribuer le salut du malade.

★ CARBONATE DE CHAUX $CaOCO^2$ (Cod. fr. ; Soc. de Ph.).

Chlorure de calcium fondu....................	100
Carbonate de soude cristallisé...............	260

F. dissoudre séparément chaque sel dans un lit. d'eau ; filtrez les solutions ; m. ; laissez déposer ; décantez ; lavez le précipité par décantation avec l'eau distillée jusqu'à ce que l'eau de lavage ne précipite plus par l'azotate d'argent ; divisez en trochisques ; f. sécher.

— Rachitisme, scrofules, diarrhées. — Doses : 2 à 16 gram. — Entre dans quelques médicaments composés. (Voy. *Spéciaux de l'appareil digestif*.)

★ POUDRE CALCIQUE (Kuchenmeister).

Carbonate de chaux............................	6 décigram.
Phosphate de chaux...........................	3 —
Sucre de lait....................................	1 gram.

M. ; f. un paquet. — Rachitisme ; scrofules ; diarrhées. — Doses : 1 ou 2 paquets avant les repas.

★ POUDRE DE CORNE DE CERF CALCINÉE (Cod. fr.; Soc. de Ph.)

Cornichons de cerf calcinés à blanc. (*Cervus elaphus.*) Q. V.

Enlevez au couteau la surface demi-vitrifiée des fragments ; pulvérisez dans un mortier de fer; tamisez ; porphyrisez; délayez dans l'eau ; séparez par décantation la poudre la plus ténue ; divisez cette poudre en trochisques.

— La poudre d'os calcinés se prépare de même avec les os des mammifères. Ces deux poudres ne diffèrent pas sensiblement l'une de l'autre ; elles sont composées de phosphate tribasique et d'une faible proportion de carbonate de chaux (Voy. *Spéciaux de l'appareil digestif.*)

★ PHOSPHATE DE CHAUX ; SOUS-PHOSPHATE DE CHAUX PRÉCIPITÉ ; PHOSPHATE DE CHAUX TRIBASIQUE 3 Ca O, Ph O⁵. (Cod. fr.; Soc. de Ph.).

Os calcinés à blanc.............................. 5
Ac. chlorhydrique, D. 1,17 (24° B)............... 8
Ammoniaque liquide............................. Q. S.

Pulvérisez les os ; ajoutez l'ac. chlorhydrique et assez d'eau pour faire une pâte fluide ; remuez de temps en temps pendant 3 j. ; délayez avec 50 à 60 d'eau ; laissez déposer ; décantez ; filtrez. — Versez dans le liquide Q. S. d'ammoniaque pour qu'il soit légèrement alcalin ; f. bouillir 1 minute ; laissez déposer ; décantez ; lavez le précipité à l'eau chaude par décantation ; f. égoutter puis sécher.

— L'effervescence qui se produit au contact de l'ac. chlorhydrique provient de la décomposition du carbonate de chaux contenu dans les os. La Soc. de Ph. propose d'opérer sans faire bouillir. Ainsi préparé le Phosphate de chaux est gélatineux et devient corné par la dessiccation. Possoz et Collas préparent le *Phosphate de chaux gélatineux*, le dessèchent partiellement entre des plaques de plâtre et le conservent dans des flacons bouchés. Le *Phosphate de chaux* peut être obtenu directement des os frais en faisant bouillir les os pendant plusieurs heures dans la solution de potasse ou de soude caustique (25/100). Les alcalis dissolvent les matières organiques Le produit en poudre impalpable ne fait pas effervescence avec les acides.

On obtiendrait le *phosphate de chaux neutre*, peut-être préférable, en précipitant la solution de chlorure de calcium par la solution de phosphate de soude.

— Alimentaire comme élément essentiel de la constitution des os ; rachitisme, fractures non consolidées. Doses : 5 décigram. à 2 gram. — Antidiarrhéique : peut-être alors agit-il mécaniquement. — Doses : 1 à 10 gram. (Voy. *Spéciaux de l'appareil digestif.*)

★ POUDRE PHOSPHATÉE RECONSTITUANTE (Reveil).

Sous-phosphate de chaux précipité........... 1 gram.
Sucre blanc pulv......................... 1 —
Fer réduit............................... 2 décigram.

M. F. un paquet. — Doses : 1 ou 2 par j. avant les repas. (Voy.
Fer réduit.)

§ 5. — *Médicaments nutrimentifs.*

★ LACTATE DE CHAUX (Béchamp).

Sucre de canne........................... 50
Craie récemment extraite.................. 40 à 50
Eau commune.............................. 200 à 300
Viande fraîche hachée..................... 1

M.; laissez en contact à + 35° environ pendant 1 mois ; le tout
sera pris en une masse de lactate de chaux ; exprimez ; f. dissoudre
dans Q. S. d'eau à + 50° ; filtrez ; f. évaporer et cristalliser. —
Sert à préparer l'acide lactique.

— Le lactate de chaux ou le lactate de zinc peuvent être obtenus
par la fermentation de la glycose et du lait aigri en présence de la
craie ou de l'oxyde de zinc.

★ ACIDE LACTIQUE ($C^6 H^6 O^6$ (Cod. fr.).

Lactate de chaux......................... 100
Ac. sulfurique D. 1,84. (66° B)........... 35
Eau .... Q. S.
Alcool à 85°............................. 35

F. dissoudre le sel dans l'eau ; ajoutez peu à peu l'ac. sulfurique étendu d'eau ; ajoutez l'alcool ; filtrez ; exprimez ; retirez
l'alcool par distillation ; f. évaporer au B.-M. en consistance sirupeuse.

Autre procédé (Cod. fr.) : décomposez le lactate de zinc par un
courant d'ac. sulfhydrique ; filtrez ; f. évaporer le liquide au B.-M.
en consistance sirupeuse.

— Préparation des *Lactates* de la *Limonade lactique* et d'une
solution destinée à dissoudre les fausses membranes diphthéritiques.
(Voy. *Gargarisme lactique; Spécifiques des maladies diphthéritiques.*)

LIMONADE LACTIQUE (Hôpital des enfants).

Eau commune............................. 1 lit.
Sirop simple............................ 60 gram.
Acide lactique.......................... 4 à 8 —

M. — Dyspepsie par défaut d'acidité du suc gastrique. — Doses :
par verres après les repas !

★ PASTILLES DE LACTATE DE SOUDE ET DE MAGNÉSIE (Piétrequin et Burin).

Lactate de magnésie pulv....................... 1
Saccharure de lactate de soude au 1/4........... 4
Sucre pulv.................................... 95
Mucilage de gomme adragant.................... Q. S.

F. 100 pastilles. — Gastralgies; dyspepsies. Doses : 2 à 10. — Chaque pastille représente 5 centigram. de chacun des lactates !

★ LACTO-PHOSPHATE DE CHAUX.

Phosphate de chaux gélatineux.................. Q. V.
Acide lactique étendu..:..................... Q. S.

Pour dissoudre à une douce chaleur; f. évaporer au B.-M. jusqu'à siccité. — Reconstituant, antiscrofuleux; fractures non consolidées. — Doses : 4 à 6 gram. (Dusart).

POTION CONTRE LA DYSPEPSIE (Caron).

Vin de quinquina au Bordeaux.................. 100
Sirop thébaïque............................. 30
Acide chlorhydrique.......................... 1

M. — Doses : une cuillerée à bouche avec une cuillerée à bouche d'eau avant chaque repas; augmentez la proportion d'eau s'il est nécessaire. Dans les cas de constipation, remplacez le vin de quinquina par le vin de rhubarbe.

POTION ANTIDYSPEPTIQUE (Trousseau).

Potion gommeuse du Codex............ 125 gram.
Acide chlorhydrique................. 3 à 10 gouttes.

M. — Dyspepsie; gastralgie. — Doses : 1 à 4 cuillerées à bouche après les repas.

PEPSINE DE CORVISART.

Matière azotée, complexe, sécrétée dans l'estomac des mammifères et des oiseaux, faisant partie du suc gastrique. (Voy. *Suc gastrique; Suc pancréatique.*)

★ PEPSINE; PEPSINE MÉDICINALE (Cod. fr.).

Caillettes de moutons très-récemment tués........ Q. V.

Lavez rapidement à grande eau; déchirez et arrachez la membrane interne avec une brosse de chiendent; f. macérer le détritus qui en résulte dans de l'eau à +15° pendant 2 h.; passez à travers une toile; ajoutez au liquide obtenu un soluté d'acétate neutre de plomb jusqu'à cessation de précipité; décantez; lavez deux fois par décantation; délayez le précipité dans 'eau; f. passer un cou-

rant d'ac. sulfhydrique jusqu'à excès ; distribuez le liquide et le
précipité noir de sulfure de plomb sur des filtres ; évaporez immédiatement à siccité dans des assiettes le liquide filtré, sans dépasser la température de + 45°. Recueillez le produit en raclant les
assiettes avec un couteau flexible.

Le procédé Buchner décrit ci-après est plus simple et de tout
point préférable.

Dannecy propose d'administrer comme pepsine le jabot d'oi-
seau desséché à une douce chaleur et pulvérisé. L'expérience n'a
pas encore prononcé sur l'application de cette idée.

— Propriété caractéristique : en dissolution dans l'eau acidulée,
la pepsine dissout ou digère en 12 h. à la température de l'organisme
40 f. son poids de fibrine humide essuyée, et la convertit en peptone ou nutriment non coagulable par la chaleur, et non précipi-
table par l'ac. azotique.

Elle perd sa propriété de dissoudre la fibrine lorsqu'elle est soumise à une température supérieure à + 45°. Comme elle est très-
altérable, il faut se garder de l'introduire dans des médicaments
composés ; il faut la prescrire isolément.

Cependant comme elle est soluble sans altération dans les liquides
alcooliques et sucrés, on peut la prescrire sous forme d'élixir ou
de sirop.

★ PEPSINE ACIDE AMYLACÉE (Corvisart).

— L'activité dissolvante de la pepsine médicinale est variable ;
on parvient pourtant à en préparer un médicament dont l'action
est uniforme. L'unité de dose pèse 1 gram. après addition d'ac. citrique et d'amidon torréfié, et contient une quantité de pepsine
pouvant dissoudre 6 gram. de fibrine.

Supposons qu'on ait préparé 100 gram. de pepsine médicinale
dont on ignore l'activité et qu'il faut diviser en doses de 1 gram.
possédant la propriété indiquée ci-dessus. On constate d'abord
par essais préalables quelle quantité de cette pepsine est nécessaire pour dissoudre 6 gram. de fibrine : on trouve par exemple
que cette quantité est de 30 centigram., soit 3 dixièmes de
gramme. Il ne s'agit plus que d'ajouter aux 100 gram. de pepsine
qu'on a préparés autant de fois 20 centigram. ou 2 dixièmes de
gram. d'ac. citrique et 50 centigram. ou 5 dixièmes de gram. d'a-
midon torréfié, qu'elle représente de fois 30 centigram. ; alors-
chaque dose de 1 gram. représentera la quantité de pepsine nécessaire pour dissoudre 6 gram. de fibrine. Dans le cas que nous
supposons il faudrait ajouter 66 gram. d'ac. citrique et 166 gram.
d'amidon torréfié aux 100 gram. de pepsine pour obtenir 332 doses
de 1 gram. Il faut remarquer que l'ac. citrique ne varie pas ; c'est

l'amidon torréfié qui est le véritable véhicule dont la quantité varie en plus ou en moins, selon que la pepsine essayée est plus ou moins active.

L'ac. tartrique et l'ac. lactique peuvent remplacer l'ac. citrique dans la préparation de la *pepsine acide amylacée.*

— La pepsine acide amylacée s'administre dans du pain azyme ou en cachet médicamenteux après les repas.

Elle détermine artificiellement dans l'estomac la digestion des matières animales, dans les cas de dyspepsies causées par l'altération du suc gastrique. La sécrétion normale et la fonction digestive se rétablissent bientôt sous l'influence du médicament.

ESSAI DE LA PEPSINE (Cod. fr.).

Pepsine médicinale........................... 25 centigram.
Eau distillée................................ 25 gram.
Acide lactique concentré.................... 40 centigram.
Fibrine humide.............................. 10 gram.

M. dans un flacon à large ouverture ; placez dans l'étuve à eau chaude à + 40° pendant 12 h. ; agitez plusieurs fois.

— La digestion est complète, lorsque la fibrine est trouvée dissoute sauf un léger résidu grisâtre, et lorsque le liquide de consistance demi-gélatineuse, étendu d'eau et filtré, ne se trouble pas par l'ébullition et ne précipite pas par l'ac. azotique.

★ ÉLIXIR DE PEPSINE (Corvisart).

Élixir de Garus............................... 50
Sirop de cerises aigres........................ 50
Eau distillée.................................. 50
Pepsine amylacée.............................. 10

Triturez dans un mortier de verre, laissez en contact 1/2 h. ; filtrez. — Chaque cuillerée à bouche représente 1 dose de pepsine amylacée.

★ ÉLIXIR DE PEPSINE (Mialhe).

Pepsine amylacée.............................. 6
Eau distillée.................................. 24
Vin blanc de Lunel............................ 54
Sucre blanc................................... 30
Alcool à 80°.................................. 12

F. dissoudre ; filtrez. — Doses : 1 cuillerée à bouche avant chaque repas.

★ SIROP DE PEPSINE (Besson).

Prenez la solution de pepsine (Voy. p. 101) provenant de 50 caillettes ; f. évaporer sur des assiettes à une température qui ne dépasse pas + 45° jusqu'à réduction à................ 2300

Ajoutez :

Acide lactique.	11
Alcoolature d'écorce d'oranges. (*Citrus aurantium.*).	100
Extrait alcoolique de curaçao. (*Citrus bigaradia.*)...	110

F. dissoudre ; filtrez ; ajoutez.

Sucre blanc....................................	4500

Passez ; pour obtenir 7 kil. de sirop contenant 1 décigram. de pepsine pour 20 gram.

★ PEPSINE (Buchner).

Estomac de porc frais, encore chaud s'il est possible ; ouvrez l'organe ; lavez-le sans frotter, à grande eau ; étendez-le sur une table, la surface muqueuse en dessus ; raclez avec force la surface muqueuse au moyen d'un couteau mousse. Vous obtiendrez environ 30 gram. d'une matière semi-fluide ; agitez cette matière avec 150 gram. d'eau distillée ; f. digérer pendant 15 minutes à + 35° ; ajoutez 2 gouttes d'acide chlorhydrique ; passez à travers un linge fin ; laissez éclaircir par le repos ; décantez ; f. sécher à + 45° sur des assiettes.

La substance semi-fluide obtenue par le grattage peut aussi être desséchée directement sur des assiettes à + 45° ; puis acidulée et amylacée selon le procédé de Corvisart (voy. p. 102) ; cette matière desséchée, sans autre préparation, reprise par l'eau à + 30°, acidulée par quelques gouttes d'acide chlorhydrique, puis filtrée, donne une solution très-active.

★ PASTILLES DE PEPSINE.

Pepsine amylacée.............................	10
Sucre blanc pulv..............................	90
Mucilage de gomme adragant à l'eau de fleurs d'oranger..	Q. S.

F. 100 pastilles. — Chaque pastille représente 1 décigram. de pepsine. — Dyspepsies. — Doses : 1 à 5 pendant ou après le repas.

PEPTONE (Oehcke).

Viande maigre hachée menue...............	125	gram.
Eau distillée....................................	250	—
Sel marin..	1	—
Acide chlorhydrique...........................	2	gouttes.

F. macérer pendant 1 h. ; passez au tamis ; ajoutez au résidu :

Eau distillée.	125	gram.

F. macérer pendant 1 h. ; passez au tamis ; réunissez les liqueurs ; ajoutez :

| Pepsine | 1 gram. |
| Acide chlorhydrique | 10 gouttes. |

F. digérer à + 40° pendant 6 h. Le produit pèse 250 gram. — Ce liquide étendu de 2 ou 3 f. son poids d'eau est administré en lavement à la dose de 45 gram. toutes les 3 h. lorsque l'alimentation par l'estomac n'est pas possible.

★ MALT; DIASTASE; MALTINE.

Le *Malt* est l'orge germée et desséchée, préparée pour la fabrication de la bière ; la *Diastase* qui se produit autour de la radicule pendant la germination est une sorte de ferment qui a la propriété, au contact de l'eau et à une température convenable (qui ne doit pas dépasser 75°), de convertir en glycose 2000 f. son poids d'amidon.

— La salive et le liquide pancréatique contiennent de la diastase identique avec celle de l'orge germée. La diastase est le ferment nécessaire de la digestion des matières amylacées, comme la pepsine est celui de la digestion des matières albuminoïdes. De là l'utilité du malt dans certaines dyspepsies causées par l'altération de la sécrétion salivaire.

— La *Bière de malt* ayant subi l'action d'une température supérieure à + 75° ne contient pas de diastase.

MALTINE.

La maltine obtenue en traitant l'infusion d'orge germée par 2 f. son volume d'alcool à 90°, est 100 fois plus active que la diastase. Celle-ci est une matière par elle-même inerte qui ne doit son activité qu'au mélange d'une très-petite proportion de maltine. (Dubrunfaut.)

POUDRE ANTIDYSPEPTIQUE.

Maltine	5 centigr.
Bicarbonate de soude pulv	5 —
Magnésie calcinée	1 décigr.
Sucre blanc	5 —

M. pour un paquet. — Dyspepsie amylacée. — Un paquet après chaque repas. — La maltine peut être associée à la pepsine amylacée.

★ SIROP DE MALT.

| Farine de malt | 250 gram. |
| Eau tiède | 1 lit. |

M. ; laissez digérer pendant 1/4 d'h. ; passez ; exprimez ; délayez le résidu avec 200 gram. d'eau tiède ; passez ; exprimez :

réunissez les liqueurs pour compléter le litre de solution ; filtrez ;
ajoutez :

Sucre blanc.. 1900 gram.

F. dissoudre à + 40°. — Dyspepsie des aliments féculents. —
Doses : 1 ou 2 cuillerées à bouche avant ou après les repas !

POUDRE DIGESTIVE.

Malt pulv.. 1 gram.
Pepsine acide amylacée........................... 5 décigram.
Chlorure de sodium.................................. 2 —

M. pour un paquet. — Dyspepsie. — Doses : 1 ou 2 avant ou après
le repas. On peut mettre ce médicament en capsules après en avoir
fait une pâte au moyen d'un sirop !

AGENTS RECONSTITUANTS MINÉRAUX.

§ 1. — *Préparations de fer ou martiales.*

TABLEAU DES QUANTITÉS DE FER CONTENUES DANS 100 PARTIES DES
DIVERSES PRÉPARATIONS MARTIALES.

		Fer 0/0
Fer métallique : Limaille ; fer réduit.................		100
Oxydes...	Éthiops martial, oxyde noir............	72
	Oxyde ferrique............................	70
	Hydrate ferrique 2 Fe^2O^3 3HO..........	59
	Safran de mars apéritif séché à l'air.....	51
Sels ferreux...	Sulfate ferreux cristallisé..............	21
	Lactate ferreux...........................	19
	Carbonate ferreux supposé sec...........	47
	Iodure ferreux............................	18
	Citrate ferreux...........................	30
	Phosphate ferroso-ferrique...............	»
Sels ferriques.	Chlorure ferrique'.......................	34
	Sulfate ferrique'.........................	28
	Tartrate ferrico-potassique..............	21
	Citrate ferrique..........................	22
	Pyro-phosphate ferriq. citro-ammoniacal.	18
	Pyro-phosphate de fer et de soude.......	20

✶ LIMAILLE DE FER PRÉPARÉE (Cod. fr.).

Fer doux... Q. V.

Divisez à la lime ; conservez dans un flacon sec et bouché.
— Prép. du *Sulfate*, du *Chlorure ferreux*, etc.

(1) Pour le chlorure et le sulfate ferriques, voy. *Astringents minéraux*.

★ LIMAILLE DE FER PORPHYRISÉE (Cod. fr.).

Limaille de fer préparée.... .... Q. V.

Porphyrisez à sec. Conservez dans un flacon sec et bouché.

— Doses : 5 centigram. à 5 décigram., en poudre, pilules, opiat, tablettes, chocolat ! (Voy. *Fer réduit par l'hydrogène.*)

— La dose de 5 décigram. souvent prescrite dépasse de beaucoup ce qui peut être assimilé ; 1 décigram. avant chaque repas est une dose suffisante pour obtenir les effets reconstituants qu'on attend des ferrugineux. Cette remarque s'applique à toutes les préparations de fer.

★ CHOCOLAT FERRUGINEUX (Cod. fr.).

Chocolat... 50
Limaille de fer porphyr............................ 1

Ramollisez le chocolat dans un mortier de fer chauffé ; incorporez la limaille ; mettez dans les moules.

— Le chocolat ferrugineux, d'une conservation difficile, ne doit pas être préparé longtemps à l'avance.

— Il représente 5 décigram. de fer pour 25 gram. de chocolat. Doses : 2 à 25 gram. !

★ TABLETTES MARTIALES (Soubeiran).

Limaille de fer porphyrisée........................ 17
Cannelle Ceylan pulv. (*Laurus cinnamomum*)........ 2
Sucre 180
Gomme adragant. (*Astragalus verus*).............. 4
Hydrolat de cannelle............................. 8

F. un mucilage avec la gomme et l'hydrolat de cannelle ; f. 340 tablettes. Chaque tablette représente 5 centigram. de fer. —Doses : 1 à 10 par jour !

★ PILULES CHALYBÉES.

Limaille de fer porphyrisée............. 5 centigram.
Aloès socotrin. (*Aloe socotrina.*)........ 1 —
Cannelle pulv. (*Laurus cinnamomum.*)... 1 —
Miel blanc................... } aa.. Q. S.
Racine de réglisse pulv......... }

M. pour une pilule. — Doses : 1 à 10 par jour !

★ MIXTURE DE FER AROMATIQUE ; HEBERDEN'S MIXTURE (Ph. Dublin).

Limaille de fer................................ 15
Quinquina gris. (*Cinchona micrantha.*)......... 30
Racine de colombo. (*Ménispermum palmatum.*).... 12
Clous de girofle (*Caryophyllus aromaticus.*)...... 8
Hydrolat de menthe........................... 500

Concassez les espèces; M.; f. macérer pendant 3 j.; agitez souvent; filtrez; ajoutez :

Teinture de cardamome composée.................. 80
— d'écorce d'oranges..................... 12

M. — Doses : 2 ou 3 cuillerées à bouche par jour.

★ OPIAT ANTICHLOROTIQUE (Levent).

Limaille de fer porphyrisée..................... 20
Safran pulv. (*Crocus sativus*)................... 2
Cannelle pulv. (*Laurus cinnamomum.*).... 4
Miel blanc. (*Apis mellifica.*)................... 60

M. — Doses : 5 décigram. à 2 gram. avant chaque repas !

★ PILULES ANTICHLOROTIQUES (Chomel).

Scille pulv. (*Scilla maritima.*)..... ⎫
Digitale pulv. (*Digitalis purpurea.*).. ⎬ aa.. 5 centigram.
Limaille de fer porphyrisée.............. 1 décigram.

M. pour 1 pilule. — Chlorose compliquée de névrose du cœur et d'albuminurie. — Doses : 1 à 6 par jour !

★ FER RÉDUIT PAR L'HYDROGÈNE (Cod. fr.).

Peroxyde de fer hydraté, sec.................... Q. V.

Introduisez dans un tube de porcelaine ou dans un canon de fusil, placé horizontalement dans un fourneau, communiquant d'un côté avec une source d'hydrogène pur et sec, et terminé de l'autre côté par un tube effilé. Chauffez au rouge obscur jusqu'à ce qu'il cesse de se dégager de la vapeur d'eau par le tube effilé. Laissez refroidir en continuant le courant d'hydrogène. Passez le fer réduit sur un porphyre. Conservez dans un flacon sec et bouché.

— Les fers réduits du commerce sont très-souvent impurs et contiennent du soufre, du phosphore, du carbone, du silicium, de l'arsenic.

Préparé à une trop haute température, le fer réduit est aggloméré et peu oxydable; préparé à une température trop basse, il est pyrophorique.

Il détermine souvent des rapports nidoreux que Deschamps attribue à ce qu'il contient du sulfure de fer donnant de l'ac. sulfhydrique au contact des acides du suc gastrique; Mialhe, à la formation de ce même acide par la combinaison de l'hydrogène naissant avec le soufre des matières protéiques contenues dans l'estomac.

Quévenne a reconnu que 50 centigram. de fer réduit au contact de 100 gram. de uc gastrique llaissent dissoudre 51 milligram., tandis que 50 centigram. de limaille de fer porphyrisé ne laissent dissoudre que 35 milligram. de fer. Le rapport de solubilité des deux espèces de fer serait donc comme 10 est à 7.

Quévenne a conclu de cette expérience que le fer réduit était supérieur à la limaille ; nous en avons conclu qu'on devrait obtenir de la limaille les mêmes effets que du fer réduit, si on l'administrait à une dose plus forte dans la proportion de 3 dixièmes environ, et que cette différence relative était sans importance pour des médicaments administrés par décigrammes.

De plus, on a reproché au fer réduit d'être d'un prix très-élevé, d'être souvent de mauvaise qualité ou falsifié et de ne pouvoir que difficilement être préparé dans l'officine du pharmacien. La limaille est à l'abri de tous ces reproches.

En résumé, nous nions la supériorité thérapeutique du fer réduit sur la limaille de fer porphyrisée. (Voy. *Limaille de fer porphyrisée*, p. 107.)

— Doses : 5 centigram. à 5 décigram. en poudre, pilules, opiat, tablettes, chocolat.

★ CHOCOLAT AU FER RÉDUIT. (Miquelard et Quévenne).

Fer réduit... 5 gram.
Chocolat fin...................................... 1 kil.

M. — Les tablettes de 40 gram. représentent 2 décigram. de fer réduit.

On fait aussi des *Pastilles de chocolat au fer réduit* au 20e ; chaque pastille de 1 gram. représente 5 centigram. de fer réduit.
— Doses : 1 à 10 par jour.

★ DRAGÉES AU FER RÉDUIT (Miquelard et Quévenne).

Fer réduit... 2
Sucre blanc....................................... 18

F. des dragées du poids de 50 centigram. représentant chacune 5 centigram. de fer ; aromatisez *ad libitum*.
— Doses : 1 à 10 par j. avant les repas.

★ PILULES FERRUGINEUSES COMPOSÉES (Bretonneau).

Fer réduit........................... 16 centigram.
Sulfate de quinine.................. 1 —
Gingembre pulv. (*Amomum Zingiber*)..... 1 —
Extrait de quinquina jaune........... 3 —
— de rhubarbe composée........ 3 —
Aloès succotrin. (*Aloe socotrina*.)......... 5 milligram.

M. pour 1 pilule. — Chloro-anémie ; dyspepsie anémique ; fièvres intermittentes rebelles ; anémies syphilitiques. — Doses : 1 à 6.

Ces pilules produisent les effets de la médication reconstituante sans déterminer la constipation !

★ FER RÉDUIT PAR L'ÉLECTRICITÉ (Collas).

— Doses : 5 centigram. à 5 décigram. Inusité. (Voy. *Fer réduit par l'hydrogène,* p. 108.)

★ OXYDE NOIR DE FER ; ÉTHIOPS MARTIAL ; FeO, Fe²O³. (Cod. fr.; F. H. M.)

Limaille de fer fine et pure......................... 2 kil.

. Placez dans une terrine de grès ; imbibez d'eau ; tassez ; abandonnez à l'air ; lorsque la masse commencera à s'échauffer, remuez-la et remplacez l'eau évaporée. Au bout de 2 ou 3 j. la masse étant refroidie, triturez-la dans un mortier de fer ; jetez-la sur un tamis de crin serré ; lavez à grande eau pour séparer l'oxyde noir formé ; décantez immédiatement cette eau d'où les parcelles de métal non oxydé se seront précipitées, l'oxyde plus léger restant en suspension. Réunissez l'oxyde sur une toile serrée ; égouttez ; pressez ; f. sécher rapidement sur des feuilles de papier joseph.

Lorsqu'on opère en hiver, il faut favoriser l'oxydation de la limaille en la déposant dans l'étuve chauffée à + 30° ou en la plaçant dans un mortier de fer un peu chaud. — Cette préparation ne réussit pas bien lorsqu'on opère sur de petites quantités.

— L'éthiops martial, facilement soluble dans le suc gastrique, est une des meilleures préparations ferrugineuses.—Doses : 1 décigram. à 1 gram. en pil., opiat, chocolat, tablettes, etc. !

★ ÉTHIOPS MARTIAL ; OXYDE NOIR DE FER ; OXYDE FERROSO-FERRIQUE (Ph. Brit.; Ph. Hamb.).

D'une part :

Sulfate ferreux cristallisé......................... 17
Sulfate ferrique sec.............................. 25
Eau distillée tiède.............................. 200

F. dissoudre ; d'autre part :

Carbonate de soude cristallisé.................... 80
Eau distillée bouillante......................... 200

F. dissoudre ; versez brusquement la solution des sels de fer dans la solution de carbonate alcalin : lavez par décantation l'oxyde noir qui s'est déposé !

—Mialhe préfère avec raison, comme d'une composition fixe et comme parfaitement stable, l'éthiops martial, ainsi préparé, à celui qui résulte de l'oxydation directe de la limaille humide.

—Doses : 1 décigram. à 1 gram.

★ OXYDE FERROSO-FERRIQUE ; ÉTHIOPS MARTIAL (Ph. Germ.).

Sulfate ferreux cristallisé...................... 8
Eau distillée................................... 120
F. dissoudre ; ajoutez :
Solution de sulfate ferrique. D. 1,34 (36° B.)........ 40
Mêlez ; ajoutez :
Ammoniaque liq. étendue de 4 fois son volume d'eau. 45

Pour rendre la liqueur légèrement alcaline, f. bouillir dans un vase de fer ; lavez le précipité par décantation ; faites-le sécher à une douce chaleur ! (Voy. ci-dessus.)

★ OPIAT ANTICHLOROTIQUE.

Éthiops martial............................... 1
Cannelle pulv. *(Laurus cinnamomum.)*............. 1
Miel de Narbonne. *(Apis mellifica.)*............... 25

M. — Doses : 1 à 4 cuillérées à café, 5 à 20 gram. par j. avant les repas. Cet opiat représente 2 décigram. d'éthiops martial pour 5 gram. !

— On peut ajouter à la formule 5 gram. d'écorce de quinquina gris ou jaune pulv., si l'on veut obtenir les effets d'un tonique reconstituant amer.

★ ÉLECTUAIRE FERRUGINEUX LAXATIF (Pères jésuites).

Cannelle pulv. *(Laurus cinnamomum.)*............. 1
Éthiops martial............................... 5
Quinquina jaune pulv. *(Cinchona calysaya.)*...... 2
Racine de jalap pulv. *(Exogonum purga.)*.......... 1
Miel blanc. *(Apis mellifica.)*.................... 24

M. — Chlorose compliquée de constipation. — Doses : 5 à 15 gram. par j. avant les repas !

★ PASTILLES D'OXYDE NOIR DE FER.

Oxyde noir de fer, éthiops martial................ 10
Cannelle pulv. *(Laurus cinnamomum.)*............ 2
Sucre blanc pulv............................... 88
Mucilage de gomme adragant................... Q. S.

F. 100 pastilles. — Chaque pastille représente 1 décigram. d'oxyde noir de fer ! — Reconstituant. — Doses : 1 à 2 avant chaque repas.

★ OXYDE DE FER HYDRATÉ ; SAFRAN DE MARS APÉRITIF (Cod. fr.; F. H. M.; Ph. Germ.).

Sulfate de protoxyde de fer purifié et cristallisé...... 15
Carbonate de soude cristallisé................... 18

F. dissoudre séparément les deux sels dans Q. S. d'eau dist.
Versez peu à peu la solution de carbonate de soude dans celle de
sulfate de fer ; agitez ; lavez le précipité à grande eau par décantation ; f. sécher sur des toiles en changeant les surfaces exposées
à l'air jusqu'à ce que le produit, d'abord blanc, puis brun verdâtre, soit devenu jaune rougeâtre.

— Appelé improprement sous-carbonate de peroxyde de fer.
Composition variable ; mélange d'hydrate ferrique et de sous-
carbonate ferrique. Beaucoup moins soluble que l'*Éthiops martial.*
Doses : 1 décigram. à 1 gram. Poudre, pilules, opiat. Trop
usité. — Le *safran de Mars astringent* préparé par la calcination
du safran de Mars apéritif ou de l'oxyde des battitures de fer, tout
à fait insoluble et inerte doit être rejeté.

★ BOLS FERRUGINEUX (Velpeau).

Extrait de valériane...................... 1 gram.
Safran de Mars apéritif................... 1 décigram.
Racine de valériane pulv................. Q. S.

M. pour 1 bol. — Chlorose hystérique. — Dose : 2 à 6 par j. avant
les repas.

— Nous proposons de remplacer, dans cette formule et dans les
deux suivantes, le safran de Mars apéritif par l'éthiops martial.

★ PILULES TONIQUES ANTILEUCORRHÉIQUES (Debreyne).

Safran de Mars apéritif.................. 1 décigram.
Cachou. (*Uncaria gambir.*).............. 1 —
Aloès. (*Aloe socotrina.*)............... 25 milligram.
Térébenthine de Venise. (*Larix Europœa.*). Q. S.

M. pour 1 pil. — Anémie, chlorose, leucorrhée. — Doses : 1 à 6
par j. avec 2 ou 3 cuillerées de vin de quinquina. Cette préparation réussit ordinairement, à moins que la leucorrhée ne soit
entretenue par une lésion organique, l'abus du coït, l'onanisme.
(Voy. ci-dessus.)

★ ÉLECTUAIRE FERRUGINEUX.

Cannelle pulv. (*Laurus cinnamomum.*).............. 1
Safran de Mars apéritif.......................... 3
Quinquina jaune pulv. (*Cinchona calysaya.*)........ 2
Miel blanc. (*Apis mellifica*)..................... 24

M. — Anémie, chlorose. — Doses : 2 à 10 gram. par j. avant
les repas.

SUCRE FERRUGINEUX (Jeannel).

Hydrate ferrique gélatineux stable (80/100 d'eau)..... 1
Cassonade blanche en gros cristaux.................. 20

M. sans triturer ; f. sécher à l'air libre. 20 gram. représentant 2 décigram. de péroxyde de fer anhydre.

★ OXYDE ROUGE DE FER; COLCOTHAR, SESQUI-OXYDE DE FER; Fe^2O^3.

Sulfate de protoxyde de fer purifié et cristallisé... Q. V.

F. dessécher dans une chaudière de fonte ; calcinez dans un creuset de terre jusqu'à ce qu'il ne se dégage plus rien ; laissez refroidir ; pulvérisez l'oxyde produit ; lavez à l'eau bouillante prophyrisez ; f. sécher. — Usage extérieur. (Voy. *Hydrate ferrique*.)

★ EMPLATRE DE CANET : ONGUENT CANET (Cod. fr.).

Emplâtre simple........................	5
— diachylon gommé....................	5
Cire jaune. (*Apis mellifica*.)...............	5
Huile d'olive. (*Olea Europœa*.)............	4
Colcothar ;..............................	5

Porphyrisez le colcothar avec la moitié de l'huile ; f. fondre les emplâtres et la cire avec le reste de l'huile ; ajoutez le mélange de colcothar et d'huile ; remuez pendant le refroidissement. — Pansement des ulcères atoniques. — Cet onguent nous paraît au-dessous de sa renommée populaire.

★ SULFATE DE FER CRISTALLISÉ; SULFATE FERREUX ; SULFATE DE PROTOXYDE DE FER ; VITRIOL VERT, COUPEROSE VERTE; $Fe\,O\,SO^3,7\,H\,O$ (Cod. fr.)

Limaille de fer..........................	6
Acide sulfurique D. 1,84 (66° B).............	8
Eau....................................	55

M. l'acide et l'eau dans un ballon ; ajoutez peu à peu la limaille ; l'effervescence ayant cessé, f. bouillir ; filtrez ; ajoutez : ac. sulfurique 1/700 ; concentrez par l'ébullition à D, 1,29 (32° B) ; laissez cristalliser par refroidissement ; lavez les cristaux avec un peu d'alcool à 85° sur un entonnoir ; f. sécher entre des doubles de papier joseph. — Livré à très-bas prix par le commerce. Matière première de beaucoup de préparations reconstituantes.

— Mal supporté par l'estomac à cause de son astringence ; rarement administré à l'intérieur, à moins qu'on n'ait en vue de combattre à la fois la chloro-anémie et une hémorrhagie passive.

— Existe en dissolution étendue dans l'eau minérale ferrugineuse de Passy et d'Auteuil d'où il est promptement précipité par l'oxygène de l'air à l'état de sous-sulfate de peroxyde. (Voy. *Désinfectants.*)

SULFATE FERREUX STABLE (Ph. Allem.).

Sulfate ferreux cristallisé purifié............	1
Eau distillé.............................	1

F. dissoudre vers la température de + 60°; filtrez; f. couler la solution dans un vase contenant :

Alcool à 90° c.. 2

Laissez refroidir; décantez; faire sécher entre des doubles de papier joseph ; conservez à l'abri de l'air.

Le sel est alors en petits cristaux grenus d'un vert clair ; il est presque inaltérable à l'air. Est-ce l'hydrate à 7 équivalents d'eau ?

★ PILULES ANTICHLOROTIQUES (Marshall-hall.).

Sulfate ferreux......................... ⎫
Aloès succotrin. (*Aloe socotrina*.).... ⎬ aa.. 1 décigram.

M. pour une pilule. — Doses : 1 à 3 par j. avant les repas ?

★ PILULES FERRUGINEUSES ALOÉTIQUES (Ph. allem.).

Sulfate ferreux desséché............. ⎫
Aloès succotrin. (*Aloe socotrina*.)...... ⎬ aa. 12 centig.
Alcool à 85°.............................. Q. S.

M. pour 1 pil. — Tonique et purgatif; emménagogue ? — Doses : 1 à 2 pil. avant les repas.

★ EAU FERRÉE.

Sulfate ferreux cristallisé....... .... 2 à 3 centigram.
Eau commune........................... 1 lit.

F. dissoudre. — A boire avec le vin en mangeant.

— Le carbonate de chaux en dissolution dans l'eau commune, forme par double décomposition avec le sulfate ferreux du carbonate ferreux et du sulfate de chaux. L'oxygène de l'air transforme le carbonate ferreux en sous-carbonate et en hydrate ferrique hydraté. — Forme commode et économique pour administrer le fer.

★ CARBONATE FERREUX.

Le carbonate ferreux naturel (fer spathique), pulv., inaltérable à l'air, pourrait remplacer très-avantageusement le carbonate ferreux artificiel dans toutes les préparations ci-après.

★ PILULES DE CARBONATE FERREUX INALTÉRABLE, préparées selon la formule de Vallet (Soc. de pharm. Bord.).

Sulfate ferreux cristallisé pur.............. 20 gram.
Carbonate de soude cristallisé............. 24 —
Sirop simple.............................. 9 —
Mélasse .... 3 —
Eau privée d'air et sucrée................. Q. S.

F. dissoudre à chaud chaque sel séparément dans de l'eau privée d'air par l'ébullition et contenant 1/16 de son poids de sucre ; fil-

trez les liqueurs et réunissez-les dans un flacon ; laissez reposer
le précipité de proto-carbonate de fer, enlevez par décantation
l'eau qui surnage, remplacez celle-ci par de nouvelle eau toujours
privée d'air et sucrée ; continuez les lavages jusqu'à ce que le liquide décanté ne contienne plus de sulfate de soude ; jetez alors
le précipité sur une toile imbibée de sp. de sucre ; exprimez-le
fortement, ajoutez les doses indiquées de sirop et de mélasse ;
concentrez le tout au B. M. jusqu'à ce que le produit ne pèse plus
que 24 gram. ; épaississez cette masse avec $0^{gr},5$ de poudre de
réglisse et $1^{gr},5$ de poudre de guimauve ; divisez-la en 150 pilules ; argentez.

Chaque pil. représente 15 centigram. de carbonate ferreux ?

★ PILULES DE PROTOCARBONATE DE FER, selon la formule de Vallet
(Cod. fr.; Soc. de Ph.).

Sulfate ferreux cristallisé pur........................ 10
Carbonate de soude cristallisé......................... 12
Miel blanc... 3
Sucre de lait pulvérisé............................... 3
Sucre blanc.. Q. S.

F. dissoudre le sulfate de fer dans Q. S. d'eau bouillie et chaude
contenant 1/20 de sucre. F. dissoudre de même le carbonate de
soude dans Q. S. d'eau bouillie et sucrée. Réunissez les liquides
dans un flacon bouché qui en soit presque rempli ; agitez ; laissez
déposer ; décantez ; lavez le précipité par décantation avec de l'eau
bouillie et sucrée jusqu'à ce que celle-ci n'entraîne plus de sel
alcalin ; décantez une dernière fois ; jetez le carbonate de fer sur
une toile imprégnée de sp. de sucre ; exprimez fortement ; mettez
le carbonate de fer dans une capsule avec le miel ; le mélange
se liquéfie ; ajoutez le sucre de lait ; concentrez au B. M. en consistance d'extrait.

Ajoutez 1/4 d'un mélange à p. é. de poudre de réglisse et de
guimauve et faites des pil. de 25 centigram. argentées ; conservez
dans des flacons bouchés. Chaque pil. représente environ 5 centigram. de protoxyde de fer. — Reconstituant ; antichlorotique. —
Doses : 1 à 10 par jour.

— La substitution de la glycérine au sucre dans l'eau employée
pour dissoudre le carbonate de soude et pour laver le précipité
donne de bons résultats ; il convient aussi de rejeter la poudre de
réglisse et de faire la masse pilulaire avec la poudre de guimauve.
Les pilules ainsi préparées ne durcissent point. (A. Schaeuffele.)

★ PILULES FERRUGINEUSES DE BLAUD (Cod. fr.) :

Sulfate de protoxyde de fer desséché et pulv. } aa.. 30
Carbonate de potasse pur, desséché et pulv. }

Gomme arabique pulv. (*Acacia vera*.)............... 5

Eau.. 20

Sirop simple....................................... 15

F. dissoudre la gomme dans l'eau au B. M. ; ajoutez le sp. et le sulfate de fer ; mêlez ; ajoutez le carbonate de potasse ; remuez avec une spatule de fer ; chauffez jusqu'à ce que la masse soit en consistance pilulaire. Retirez du feu ; f. 120 pil. ; séchez-les à l'étuve ; argentez. Chaque pil. pèse près de 40 centigram. et représente environ 20 centigram. de carbonate de fer. — Plus altérables que les pilules de Vallet. Ces pil. contiennent le sulfate de potasse provenant de la réaction du sulfate de fer et du carbonate de potasse ; la quantité en est insignifiante. — Doses : 1 à 5 par jour.

★ PILULES DE CARBONATE DE FER (F. H. M.).

Sulfate ferreux pur et cristallisé............)

Carbonate de potasse pur................. } *aa.* P. É.

Sucre pulv................................)

Racine de guimauve pulvérisée................. Q. S.

M. ; pulv. séparément le sulfate de fer et le carbonate de potasse ; mêlez dans un mortier de fer ; la masse se liquéfie ; ajoutez le sucre, puis la poudre de guimauve. F. des pil. de 2 décigram. Cette formule qui remplace la gomme par le sucre paraît préférable à celle du Cod. fr. (Voy. *ci-dessus*.) — Tonique reconstituant. — Doses : 1 à 5 pil. par jour !

★ CARBONATE DE FER SUCRÉ (Ph. Germ.).

Sulfate ferreux pur............................. 5

Eau distillée chaude........................... 20

F. dissoudre ; versez dans un matras à col long et étroit, de dimension convenable, contenant en dissolution :

Bicarbonate sodique......................... 4

Eau tiède................................... 50

Remplissez aussitôt le matras d'eau bouillante ; laissez reposer pendant 5 h. ; séparez au moyen d'un siphon le liquide qui surnage le précipité ; remplissez de nouveau le matras d'eau distillée bouillie ; agitez ; décantez ; renouvelez ce lavage jusqu'à ce que le liquide ne se trouble presque plus par l'azotate de baryte ; enfin versez le précipité pâteux dans une capsule de porcelaine contenant :

Sucre blanc pulvérisé......................... 4

M.; f. évaporer au B. M. jusqu'à siccité ; pulvérisez.

Cette préparation représente 20/100 de carbonate ferreux.
— Doses : 5 décigram. à 5 gram. en pilules ; en potion, ou bien dans de l'eau servant à la boisson des malades !

★ PILULES DE MYRRHE ET DE FER (Ph. Belge).

Myrrhe. (*Balsamodendron myrrha*.)........ 1 décigram.
Carbonate de soude cristallisé...... ⎫
Sulfate ferreux cristallisé.........: ⎬ *aa*. 5 centigram.
Mélasse....... .... ⎭

M. pour 1 pil. — Tonique reconstituant ; antichlorotique.
— Doses : 1 à 2 pilules avant chaque repas.

★ POUDRE FERRUGINEUSE (Menzer).

D'une part :
Sulfate ferreux cristallisé............_....... 17 centigram.
Sucre blanc pulvérisé.......:.. ......: 5 décigram.
M. pour 1 paquet n° 1.

D'autre part :
Bicarbonate de soude pulvérisé.........._... 17 centigram.
Sucre blanc pulvérisé...........,... :......,.. 5 décigram.

M. pour 1 paquet n° 2.
F. dissoudre séparément dans quelques cuillerées d'eau ; mêlez pour boire aussitôt. La double décomposition donne naissance à environ 7 centigram. de carbonate de fer, qui restent en grande partie dissous à la faveur du bicarbonate de soude en excès. — Chlorose. — Doses : 1 mélange avant chaque repas.
— Cette préparation a l'inconvénient d'être un peu compliquée. (Voy. *ci-après*).

★ POUDRE GAZOGÈNE FERRUGINEUSE (Cod. fr.).

Ac. tartrique pulv. gross..... .... 4 gram.
Sulfate ferreux cristallisé pulv. gross...... 15 centigram.
Bicarbonate de soude pulv. gross.........,.... 5 gram.
Sucre blanc pulv......................,.......... 13 —

M. l'ac. tartrique et le sulfate de fer ; ajoutez le sucre et le bi-carbonate de soude, pour 1 paquet. — Dose : 1 paquet dans 1 bouteille de lit. presque entièrement remplie d'eau ; bouchez ; agitez. Il en résulte une boisson acidulée, transparente, d'un goût très-supportable !
— Pour administrer le carbonate de manganèse, il suffit d'ajouter à cette formule 1 décigram. de sulfate de manganèse.

7.

★ EAU FERRUGINEUSE ACIDULE (Soubeiran ; H. P.).

Sulfate ferreux cristallisé..............   5 centigram.
Carbonate de soude cristallisé..........   2 décigram.
Eau privée d'air, chargée de 5 vol. d'acide
   carbonique.................... ...   625 gram.
— Chlorose. — Boisson ordinaire !

★ BISCUITS FERRUGINEUX.

Pâte à biscuits................................   Q. S.
Carbonate ferreux provenant de la décomposition de 2 centigram. de sulfate ferreux par le carbonate de soude, et lavé à
l'eau sucrée; ou mieux : carbonate ferreux sucré (Ph. Germ.),
2 à 8 décigram.
Pour un biscuit. — Tonique reconstituant. — Doses : 1 à 4 par
jour aux repas !

PAIN FERRUGINEUX (Boissière).

Pâte de farine de froment.....   Q. S. pour un petit pain.
Lactate de fer pulvérisé................   25 centigram.
M.; f. cuire au four. — Reconstituant. — On peut remplacer le
lactate par quelque autre sel de fer, et la pâte de pain par celle
de biscuit ! (Voy. ci-dessus.)

★ DRAGÉES DE PROTOCHLORURE DE FER (Rabuteau).

Protochlorure de fer...................   25 milligram.
Sucre blanc......   ....   Q. S.
F. 1 dragée. — Chlorose ; chloro-anémie. — Doses : 4 à 6 par
jour. L'administration du protochlorure de fer est justifiée par ce
fait que toutes les préparations ferriques sont réduites dans l'organisme à l'état de protochlorure, et que ce sel est lui-même
inoffensif.

★ IODURE DE FER ; IODURE DE FER CRISTALLISÉ ; PROTOIODURE DE FER ;
Fe I. (Cod. fr.; Ph. Bad., Belg.).

Iode..   4
Tournure de fer...   1
Eau distillée.....................................   5
Introduisez dans un ballon l'eau et la tournure de fer ; ajoutez
l'iode par partie en agitant ; filtrez lorsque la liqueur sera devenue verdâtre.
Évaporez rapidement en présence de fragments de fil de fer
jusqu'à ce qu'une goutte du liquide déposée sur une lame de verre
se solidifie en refroidissant ; alors coulez dans une assiette ; laissez
refroidir ; brisez en fragments ; conservez dans un flacon bien sec,
bouché à l'émeri.
— S'il vient à s'altérer en devenant d'un brun foncé, faites-le

dissoudre dans un peu d'eau chaude en présence de quelques grammes de limaille de fer ; agitez ; filtrez lorsque la solution sera devenue verdâtre, évaporez, etc.

L'iodure de fer exempt d'altération doit se dissoudre dans l'eau sans laisser de résidu, en donnant une solution verdâtre.

— On lui attribue, d'après des idées théoriques, une efficacité particulière contre la phthisie, les scrofules. Il est certain qu'il est décomposé dans l'organisme : l'iode est éliminé rapidement par les urines, les larmes, etc., à l'état d'iodure alcalin ; le fer, tardivement, par la bile, l'intestin, les poils. Il produit les effets ordinaires des médicaments ferrugineux et ceux de l'iodure de potassium employé à petites doses, mais il est permis de se demander si l'on n'obtiendrait pas à moins de frais des résultats identiques en administrant les deux agents séparément. (Voy. ci-après : *Eau iodoferrée gazeuse, Sp. iodoferré*). — Doses : 5 centigram. à 1 gram. (Voy. *Spécifiques des maladies scrofuleuses*.)

★ SOLUTION D'IODURE DE FER (Soc. de Ph).

Iode	85
Limaille de fer	25
Eau	200

M.; filtrez lorsque la solution sera devenue verdâtre ; conservez dans un flacon noir ; laissez dans le liquide un fragment de fer métallique. Cette solution représente 1/3 de son poids d'iodure de fer. (Voy. *ci-dessus*.)

★ SOLUTION D'IODURE DE FER (Dupasquier, modifiée par Deschamps).

Iode	20
Limaille de fer	10
Eau	73

Préparez et conservez comme ci-dessus.

Cette solution représente 1/4 de son poids d'iodure de fer.

★ IODURE DE FER LIQUIDE ; SOLUTION DE IODURE DE FER AU 10e (F. H. M.)

Iode	41
Limaille de fer	20
Eau distillée	450

Introduisez dans un matras l'eau, la limaille de fer et l'iode ; f. chauffer doucement ; agitez ; lorsque la liqueur est devenue verdâtre, presque incolore, filtrez ; lavez le filtre avec Q. S. d'eau pour obtenir 500 de solution. Conservez dans un flacon contenant quelques fragments de fil de fer. Cette solution représente 1/10 de son poids d'iodure de fer.

★ POUDRE DE PROTOIODURE DE FER (Soc. de Ph.).

Iode.. 8
Limaille de fer... 3
Eau distillée.. 10
Sucre de lait pulvérisé.................................... 40

M.; triturez. Cette poudre soluble dans 7 f. son poids d'eau froide contient 1/5 de son poids d'iodure de fer anhydre. (Voy. *ci-dessus : Iodure de fer.*)

★ EAU IODOFERRÉE GAZEUSE.

Tartrate ferrico-potassique............................... 1
Iodure de potassium....................................... 1
Bicarbonate de soude...................................... 4
Acide citrique.. 5
Eau commune... 650

F. dissoudre les sels ; ajoutez l'acide ; bouchez. — Affections scrofuleuses ; chloro-anémie. — Doses : par verre, en mangeant, surtout si le sujet est constipé !

★ SIROP D'IODURE DE FER (Cod. fr.).

Iode... 4,25
Limaille de fer.. 2
Eau distillée.. 10
Sirop de gomme... 785
Sirop de fleur d'oranger................................. 200

F. avec le fer, l'eau et l'iode une solution comme il est indiqué ci-dessus ; filtrez (voy. *Iodure de fer*) ; lavez le filtre avec Q. S. d'eau pour que la solution et l'eau de lavage ajoutés au mélange des deux sirops complètent le poids de 1000 gram.

— La combinaison de l'iode et du fer a produit 5 gram. d'iodure ferreux ; le sp. préparé représente 0,5/100 d'iodure, soit 1 décigr. pour 20 gram. — Doses : 20 à 80 gram. et plus.

— L'addition de : ac. tartrique ou ac. citrique 1/1000 rend le sp. d'iodure de fer parfaitement stable et en diminue beaucoup la saveur atramentaire. (Jeannel.)

★ SIROP D'IODURE DE FER (F. H. M.).

Solution d'iodure de fer au 10°........................... 1
Sirop de sucre D. 1,345 (37° B)......................... 19

M. 20 gram. de ce sirop représentent 1 décigram. d'iodure de fer. (Voy. *ci-dessus.*)

★ SIROP IODOFERRÉ (H. P.).

Iodure de potassium...................................... 2

Tartrate de potasse et de fer...................... 2
Eau distillée de cannelle............................ 6
Sirop de sucre..................................... 90

F. dissoudre l'iodure de potassium dans l'eau de cannelle ; ajoutez le tartrate de potasse et de fer ; filtrez ; ajoutez le sp.

— 20 gram. de ce sp. contiennent les éléments de 40 centigram. d'iodure de potassium et de 40 centigram. de tartrate de potasse et de fer. — Doses : 10 à 40 gram !

★ SIROP DE QUINQUINA ROUGE IODOFERRÉ (Zuccarello Patti).

D'une part :

Sirop de quinquina rouge au vin blanc.............. 660
Eau distillée } aa............................. 6
Acide citrique {
Alcoolature d'écorce d'oranges..................., 20

F. dissoudre l'acide citrique dans l'eau ; mêlez cette solution au sirop ; ajoutez l'alcoolature ;

D'autre part :

Iode.. 6
Limaille de fer.................................. 3
Eau distillée................................... 29
Sirop de sucre.................................. 440

M. l'iode, la limaille de fer et l'eau ; après la combinaison, filtrez ; ajoutez le sp. de sucre ; M. les 2 sirops. Ce sirop représente environ 7 centigram. d'iodure ferreux pour 10 gram.

— Tonique ; antiscrofuleux. — Doses : 10 à 60 gram. (Voy. *Quinquina*.)

★ PILULES DE PROTOIODURE DE FER ; PILULES DE BLANCARD (Cod. fr.).

Iode.. 4
Limaille de fer................................. 2
Eau distillée................................... 6
Miel blanc. (*Apis mellifica*.)................. 5
Racine de réglisse pulvérisée........... } aa.. Q. S.
Racine de guimauve pulvérisée........... }

F. réagir l'iode et la limaille avec l'eau distillée pour obtenir le protoiodure de fer ; filtrez ; lavez le filtre avec 10 gram. d'eau miellée ; ajoutez le miel ; f. évaporer jusqu'à réduction à 10 gram. ; ajoutez les poudres pour faire une masse homogène de consistance convenable, que vous diviserez en 100 pilules roulées dans la limaille de fer porphyrisée, et enfin couvertes d'un vernis composé de mastic et de baume de Tolu dissous dans l'éther. — Chaque pil. représente 4 centigram. de protoiodure de fer et

environ 1 centigram. de limaille de fer porphyrisée. — Tonique reconstituant; antiscrofuleux. — Doses : 2 à 20 pil.

— Il convient d'éviter l'emploi de la poudre de réglisse dans la
prép. des pil. ferrugineuses. (A. Schaeuffelé.)

★ PILULES D'IODURE DE FER (Blancard).

Iode... 41
Limaille de fer... 20
Eau.. 80
Miel... 50
Poudre absorbante environ..................................... 75

F. l'iodure de fer à la manière ordinaire ; filtrez dans une capsule de fer tarée ; lavez le filtre avec 80 gram. d'eau miellée ; aux
liqueurs réunies ajoutez le miel ; faites évaporer à feu doux jusqu'à ce que le tout pèse 100 gram. ; ajoutez les poudres de réglisse et de guimauve à p. é. ; roulez la masse dans du fer réduit ;
divisez en 1000 pil. ; f. sécher ; couvrez de deux couches de vernis
de baume de Tolu. (Baume de Tolu 1 ; éther 3.) Chaque pil. représente 1 centigram. de fer ou 5 centigram. d'iodure de fer, sans
compter une quantité indéterminée de fer réduit. — Doses : 2 à 20.
— Inaltérables ; très-usitées.

★ PILULES D'IODURE DE FER (Perrens).

Iode.............................. ⎫
Limaille de fer porphyrisée....... ⎬ aa.. 4 centigram.
Sirop de sucre.................... ⎭
Racine de guimauve pulvérisée.................. Q. S.

Broyez l'iode avec le sp. ; ajoutez peu à peu le fer en triturant
jusqu'à ce que la couleur de l'iode ait disparu ; ajoutez la guimauve pulv. ; roulez dans la limaille de fer porphyrisée. — Pour
faire 1 pil. représentant 5 centigram. d'iodure de fer et environ
3 centigram. de fer métallique. — Les pil. préparées selon cette
formule, vernies au baume de Tolu (1), remplacent très-bien les
pil. de Blancard dont la préparation est plus compliquée.

(1)   ★ VERNIS DE TOLU (Soc. de Ph.).

Baume de Tolu... 1
Mastic en larmes... 1
Éther sulfurique à 62.. 6

F. dissoudre. Pour vernir les pilules, mettez-les dans une capsule de porcelaine, versez dessus Q. S. de solution de Tolu pour les humecter par l'agitation ; répandez-les sur une table de marbre ; laissez-les sécher ; recommencez le même traitement jusqu'à ce que la couche de vernis soit d'une épaisseur
suffisante.

★ PASTILLES D'IODURE DE FER (Bouchardat).

Iode... 20
Limaille de fer.. 10
Eau... 200

M. ; agitez jusqu'à décoloration ; filtrez ; ajoutez :

Sucre granulé... 1000
Essence de menthe....................................... 5
Hydrolat de menthe..................................... Q. S.

F. des pastilles à la goutte de 5 décigram. — Tonique reconstituant, antiscrofuleux. — Doses : 5 à 20 par jour. — Chaque pastille représente environ 12 milligram. d'iodure de fer.

★ SACCHARURE D'IODURE DE FER (Ph. Pruss., Bav., Aust., Han., Hess., Fen., Dan.).

Limaille de fer.. 2
Iode.. 4
Eau distillée.. 5

M. ; agitez dans un ballon de verre jusqu'à ce que la couleur brune de l'iode ait disparu ; filtrez ; lavez le filtre avec un peu d'eau distillée ; ajoutez aux liqueurs :

Sucre de lait pulvérisé.................................. 12

F. évaporer au B. M. en agitant jusqu'à consistance pâteuse ; ajoutez :

Sucre de lait pulvérisé.................................. 8

F. sécher au B. M. en agitant jusqu'à ce que la matière soit pulvérulente. Cette préparation représente 1/5 de son poids d'iodure de fer. — Doses : 1 décigram. à 5 gram. en poudre, en pilules.

PILULES FERRUGINEUSES IODURÉES (F. H. M.).

Iodure de potassium..................... 55 milligram.
Sulfate de fer cristallisé pulvérisé........ 45 —
Limaille de fer.......................... 5 —
Gomme pulvérisée (Acacia verck)........ 5 —
Mie de pain............................. 60 —
Poudre de guimauve........ }
Miel blanc................ } aa...... Q. S.

M. successivement les substances dans l'ordre indiqué dans la formule pour faire 1 pil. que vous roulerez dans la limaille de fer porphyrisée. — Le sulfate de fer rend ces pilules très-astringentes

★ TARTRATE FERRICO-POTASSIQUE ; $KO, Fe^2O^3, C^8H^4O^{10}$ (Cod. fr.).

Bitartrate de potasse pulvérisé............ 100
Peroxyde de fer hydraté.................. Q. S.

L'hydrate ferrique étant obtenu sous forme d'une gelée humide (voy. *Hydrate ferrique*), déterminez la quantité d'eau qu'il renferme en en desséchant 10 gram. Mettez dans une capsule de porcelaine la quantité de cet hydrate qui correspond à 43 gram. d'oxyde ferrique sec ; ajoutez la crème de tartre pulv. ; f. digérer pendant 2 h. à + 60° ; filtrez ; distribuez la liqueur en couches minces sur des assiettes ou des lames de verre ; f. sécher dans l'étuve de + 40° à + 50°. — Doses : 1 décigram. à 4 gram. !

— Le peroxyde de fer précipité par l'ammoniaque retient toujours malgré les lavages une assez forte proportion d'alcali qui facilite sa dissolution dans la crème de tartre, sans offrir aucun inconvénient quant aux propriétés du sel double ferrique. Aussi la plupart des échantillons de tartrate ferrico-potassique dégagent-ils de l'ammoniaque lorsqu'on les triture avec la chaux.

— Très-facilement assimilé à hautes doses sans produire ni irritation gastrique, ni constipation ; employé par Ricord pour combattre l'anémie syphilitique qui complique ou détermine les chancres phagédéniques. Produit rapidement et sûrement les effets de la médication ferrugineuse. Offrant la propriété de n'être point précipité par les carbonates alcalins de sa dissolution aqueuse, on conçoit qu'il doive être absorbé dans l'intestin, s'il échappe à l'absorption gastrique.

★ EAU FERRUGINEUSE (F. H. M.)

Tartrate de potasse et de fer...................... 1
Eau.. 1000
F. dissoudre. — Tonique reconstituant. — Doses : par verres !

★ EAU FERRÉE GAZEUSE (Cod. fr.).

Tartrate ferrico-potassique...................... 0,15
Eau gazeuse simple............................. 650
Introduisez le sel de fer dans la bouteille, puis l'eau gazeuse.
— Cette eau répond aux mêmes indications que les eaux minérales naturelles de *Spa*, de *Bussang*, de *Saint-Alban*, de *Forges*, d'*Orezza*, etc., et les remplace !

★ EAU FERRÉE GAZEUSE (Jeannel).

Tartrate ferrico-potassique.............. 15 centigram.
Acide citrique......................... 15 —
Eau gazeuse à 5 vol.................... 625 gram.
M. — Boisson ordinaire du malade ! (Voy. ci-dessus.)

★ EAU FERRÉE GAZEUSE AU TARTRATE FERRICO-POTASSIQUE (Mialhe).

Eau commune, une bouteille................. 650
Bicarbonate de soude...................... 5

Tartrate ferrico-potassique........................ 1

Acide citrique............................... 4

Introduisez avec l'eau le bicarbonate de soude et le tartrate; ajoutez l'acide concassé; bouchez, ficelez. — Doses: boisson ordinaire du malade, surtout en cas de constipation!

★ POUDRE POUR EAU FERRÉE (Jeannel).

Tartrate ferrico-potassique pulv.................... 1

Sucre blanc pulv................................. 50

Acide tartrique pulv............................. 3

Bicarbonate sodique pulv......................... 2

M. pour un paquet. F. dissoudre dans un litre d'eau.
— Doses: boisson ordinaire, avec le vin, en mangeant!
— Boisson légèrement acidulée, dont la saveur est à peine appréciable. Vous pouvez neutraliser l'acide avec Q. S. d'ammoniaque liquide sans que la saveur atramentaire se développe.

POTION FERRUGINEUSE (Trousseau).

Tartrate ferrico-potassique...................... 4 à 8

Eau distillée.................................. 100

Hydrolat de cannelle............................ 20

Sirop de Tolu................................. 30

F. dissoudre; mêlez. — Purpura hæmorrhagica; variole hémorrhagique; chancres phagédéniques; gangrènes. — Doses: 1 cuillerée à bouche d'heure en heure!
— L'addition de 2 décigram. d'acide tartrique ou d'acide citrique à cette potion en diminue la saveur atramentaire. (Voy. *Antisyphilitiques; Sels ferriques*).

★ SIROP DE TARTRATE FERRICO-POTASSIQUE (Cod. fr.).

Tartrate ferrico-potassique en paillettes............ 25

Hydrolat de cannelle (*Laurus cinnamomum*)........ 25

Sirop de sucre................................. 950

F. dissoudre le sel dans l'hydrolat; filtrez; mêlez au sp. de sucre.— Ce sp. représente 5 décigram. de tartrate ferrico-potassique ou 1 décigram. de fer pour 20 gram.— Saveur légèrement atramentaire.— Doses: 10 à 40 gram.!
— La saveur désagréable est atténuée par l'addition de 1/1000 d'ac. tartrique ou d'ac. citrique.

★ PILULES DE TARTRATE FERRICO-POTASSIQUE (Mialhe).

Tartrate ferrico-potassique............. 25 centigram.

Sirop de gomme .... Q. S.

Racine de réglisse pulv............... Q. S.

M. Pour 1 pil. — Doses: 1 à 15!

★ PILULES TONIQUES EMMÉNAGOGUES LAXATIVES (Jeannel).

Tartrate ferrico-potassique............... 1 décigram.
Aloès succotrin *(Aloe socotrina)*.......... 3 centigram.
Miel blanc ⎫
Racine de guimauve pulv. ⎭ aa........ Q. S.
M. pour 1 pil. —Doses : 2 à 10 !

★ TABLETTES FERRUGINEUSES (Cod. fr.).

Tartrate ferrico-potassique....................... 5
Sucre blanc................................... 100
Sucre vanillé.................................. 3
Mucilage de gomme adragant.................... 10

F. des tablettes de 1 gram. — Chaque tablette représente 5 centigram. de tartrate ferrico-potassique. —Tonique reconstituant —Doses : 1 à 10 !

★ TABLETTES DE TARTRATE FERRICO-POTASSIQUE (Mialhe).

Sucre pulv..................................... 100
Tartrate ferrico-potassique.................... 5
Gomme adragant pulv. *(Astragalus verus)*......... 1
Sucre vanillé à 1/8............................ 3
Eau... 10

F. une pâte ; divisez en 100 tablettes. —Chaque tablette représente 5 centigram. de tartrate ferrico-potassique.

★ TEINTURE DE MARS TARTARISÉE (Cod. fr.).

Limaille de fer pure............................ 10
Crème de tartre pulv........................... 25
Eau distillée.................................. 300
Alcool à 90°................................... 5

Mettez la limaille de fer et la crème de tartre dans une chaudière de fer ; ajoutez : eau Q. S. pour faire du tout une pâte molle ; laissez en repos pendant 24 heures ; versez le reste de l'eau ; f. bouillir pendant 2 heures en remuant ; remplacez l'eau qui s'évapore ; laissez déposer ; décantez ; filtrez ; f. évaporer jusqu'à ce que le liquide marque D. 1,28 (32° B.) ; ajoutez l'alcool ; mêlez ; filtrez.

— Cette liqueur, d'une couleur brune foncée, n'est pas d'une composition constante. L'alcool a pour effet de l'empêcher de moisir. Le tartrate ferrico-potassique est bien préférable.

★ BOULES DE MARS; BOULES DE NANCY (Cod. fr.).

Limaille de fer........................	1 kil.
Espèces vulnéraires....................	150 gram.
Eau.................................	1 kil.

F. bouillir les espèces dans l'eau; passez; exprimez. Versez le décocté sur la limaille de fer; f. évaporer à siccité dans une bassine en fer, pulvérisez le résidu. Prenez ensuite :

Produit de l'opération précédente........	la totalité.
Tartre brut...........................	1 kil.
Espèces vulnéraires....................	150 gram.
Eau.................................	400 —

F. bouillir les espèces dans l'eau; passez; exprimez; mettez dans une bassine en fer le décocté, le produit de l'opération précédente et le tartre; f. évaporer en consistance de pâte ferme; laissez en repos pendant 1 mois. Pulvérisez; prenez :

Composition ci-dessus..................	2 kil.
Tartre brut pulv.......................	2 —
Espèces vulnéraires....................	400 gram.
Eau.................................	3 kil.

F. bouillir les espèces dans l'eau; passez; exprimez; mettez le décocté avec les autres substances dans une bassine en fer; f. évaporer jusqu'à ce que la masse devienne solide par le refroidissement; roulez en boules du poids de 30 gram., que vous enduirez d'une légère couche d'huile; f. sécher à l'air libre, à l'ombre. Au bout d'un mois, enveloppez de papier.

— Les boules de Mars représentent un composé de tartrate de potasse, de tartrate ferreux et de tartrate ferrique, outre l'extrait des plantes aromatiques. Elles sont noires, très-dures, homogènes, inodores, d'une saveur atramentaire; très-solubles dans l'eau qu'elles colorent plus ou moins en brun.

— La solution *Eau de boule* : remède populaire à l'extérieur contre les contusions (léger astringent), à l'intérieur contre la chlorose.

— Les *boules de Molsheim* diffèrent des boules de Nancy parce qu'elles contiennent du benjoin et d'autres substances résineuses.

— Quelques praticiens administrent les boules de Mars sous forme de pil. à la dose de 1 à 5 décigram. avant les repas; c'est un médicament économique !

★ TARTRATE FERRICO-AMMONIACAL; TARTRATE D'AMMONIAQUE ET DE FER; *Ferro-ammonium tartaricum*; $Am O, \overline{T} + Fe^2O^3, \overline{T} + 4 H O.$ (Hager).

Acide tartrique.......................	15
Eau distillée.........................	80
Ammoniaque liquide...................	Q. S.

F. dissoudre l'ac. tartrique dans l'eau; saturez par l'ammoniaque; ajoutez :

Acide tartrique............................... 15

F. dissoudre; ajoutez :

Hydrate ferrique récemment précipité et exprimé
environ.. 14

ou Q. S. pour qu'un léger excès reste non dissous après une longue digestion; filtrez; f. évaporer à une douce chaleur pour réduire à 70; f. sécher à l'étuve en couches minces sur des assiettes.

— Doses : 1 décigram. à 4 gram. sous les mêmes formes que le tartrate ferrico-potassique. Inusité en France.

★ SIROP IODO-FERRÉ (Mialhe).

Sp. de sucre.................................... 500
Tartrate ferrico-potassique................... 8
Iodure de potassium........................... 8
Hydrolat de cannelle.......................... 8

F. dissoudre le tartrate et l'iodure dans l'hydrolat; filtrez; mêlez au sp. de sucre. — Ce sp. représente 5 décigram. de tartrate ferrico-potassique et 5 décigram. d'iodure de potassium pour 30 gram. — Doses : 10 à 30 gram.

— Remplace parfaitement le sp. d'iodure de fer et doit lui être préféré lorsqu'on veut combiner l'action thérapeutique de l'iodure alcalin à celle du fer!

★ EXTRAIT DE POMMES FERRUGINEUX (Ph. Germ.)

Pommes acides (*Pirus malus*)................... 100

Réduisez en pulpe par contusion; mêlez Q. S. de paille incisée; exprimez; laissez déposer le suc pendant 1 jour; décantez; ajoutez :

Limaille de fer......................... 4

F. digérer au B. M.; agitez de temps en temps jusqu'à ce que le fer cesse de se dissoudre; laissez refroidir; ajoutez :

Eau commune Q. S. pour compléter............... 100

Laissez déposer pendant 24 h.; filtrez; f. évaporer la liqueur au B. M. en consistance d'extrait. Cet extrait contient 7 à 8/100 de fer à l'état de malate impur.

— Tonique reconstituant. — Doses : 1 à 5 décigram. en pilules.
Préparez de même l'*Extrait de coings ferrugineux*.

★ TEINTURE D'EXTRAIT DE POMMES FERRUGINEUX (Ph. Germ.)

Extrait de pommes ferrugineux........................ 1
Eau de cannelle vineuse............................ 6

F. dissoudre; filtrez. — Tonique reconstituant. — Doses : 1 à 2 gram. en potion ou dans du vin.

Préparez de même la *Teinture d'extrait de coings ferrugineux*.

★ CITRATE FERREUX (Bouchardat),

Action directe de la solution aqueuse d'ac. citrique 1/1 sur la tournure de fer. Inusité.

★ CITRATE FERRIQUE; Fe^2O^3, $C^{12}H^5O^{11}$ + aq. (Jeannel).

Acide citrique cristallisé........................ 24
Peroxyde de fer hydraté humide.................. Q. S.
Eau distillée..................................... 24

Employez la quantité de peroxyde de fer hydraté représentant 10 de peroxyde sec. Laissez en contact à froid pendant 24 h.; filtrez. F. sécher en couches minces sur des assiettes à l'étuve à +40°.

— Soluble dans l'eau, plus soluble dans la solution de citrate d'ammoniaque ou dans l'eau légèrement ammoniacale.

— Doses : 1 décigram. à 4 gram.

★ CITRATE DE FER AMMONIACAL; CITRATE DE FER CITRO-AMMONIACAL ;
(Cod. fr.; F. H. M.).

Acide citrique cristallisé...................... 100
Peroxyde de fer hydraté humide................. Q. S.
Ammoniaque liq. à 22°.......................... 18

Employez la quantité de peroxyde de fer hydraté représentant 53 de peroxyde sec; ajoutez l'ammoniaque. F. digérer à + 60° jusqu'à dissolution; filtrez. F. sécher sur des assiettes en couches minces. — La dissolution aurait lieu à froid.

— Doses : 1 décigram. à 4 gram., très-peu sapide, surtout lorsqu'on le dissout dans l'eau acidulée par l'acide citrique; peut remplacer le tartrate ferrico-potassique, et peut être administré sous les mêmes formes que ce dernier.

★ SIROP DE CITRATE DE FER AMMONIACAL (Cod. fr.).

Citrate de fer ammoniacal en paillettes............ 25
Hydrolat de cannelle.............................. 25
Sp. de sucre..................................... 950

F. dissoudre le sel dans l'hydrolat; filtrez; mêlez au sp. de sucre. Ce sp. représente 5 décigram. de citrate de fer ammoniacal ou 6 centigram. de fer pour 20 gram.; il n'a pas de saveur atramentaire. — Doses : 20 à 60 gram.

★ VIN FERRUGINEUX; VIN CHALIBÉ (Cod. fr.).

Citrate de fer ammoniacal.................	5
Vin de Malaga...........................	1000

F. dissoudre; filtrez.
— 20 gram. de ce vin représentent 1 décigram. de sel ferrique.
— Doses : 20 à 60 gram.

★ PASTILLES DE CITRATE DE FER (Béral).

Sucre vanillé........................	16
Citrate de fer ammoniacal...............	1
Mucilage de gomme.....................	Q. S.

F. 20 pastilles. — Reconstituant. — Doses : 1 à 5 avant les repas. — Chaque pastille représente 5 centigram. de citrate ferrique ammoniacal.

★ PASTILLES AU CITRATE DE FER.

Citrate ferrique.......................	10 gram.
Acide citrique.........................	10 —
Essence de citron. (*Citrus limon*).........	10 gouttes.
Sucre blanc...........................	200 gram.
Eau...................................	Q. S.

F. des pastilles à la goutte de 5 décigram. — Tonique reconstituant. — Doses : 4 à 20 par j. avant les repas. — Chaque pastille représente 25 milligram. de citrate ferrique.

★ VIN FERRUGINEUX (Draper et Whitla).

Citrate ferrique ammoniacal...............	105
Citrate d'ammoniaque...................	39
Sherry. (Vin d'Espagne alcoolisé)...........	5000

F. dissoudre; filtrez. — Tonique reconstituant. — Doses : 20 à 50 gram. — Ce vin représente environ 2/100 de citrate ferrique!

★ ÉLIXIR AU CITRO-LACTATE DE FER (Soc. de Pharm. de Bord.).

Citrate ferrique citro-ammoniacal..........	3
Lactate ferreux.......................	1
Élixir de Garus.......................	200

— F. dissoudre. Cette préparation dissimule entièrement dans une liqueur très-agréable des sels de fer très-actifs.
— Doses : 10 à 40 gram. — Ce médicament représente environ 1 décigram. de sels ferrugineux pour 10 gram.

★ LACTATE DE FER; LACTATE DE PROTOXYDE DE FER; LACTATE FERREUX,
$FeO, C^6 H^5 O^5, 3HO$ (Cod. fr.).

Lactate de chaux............................ 100 gram.
Sulfate ferreux cristallisé .... 98 —
- Eau distillée............................... Q. S.

F. dissoudre les sels séparément; mêlez; il se forme un précipité très-abondant de sulfate de chaux; ajoutez à la liqueur le
quart de son volume d'alcool pour compléter la précipitation du
sulfate de chaux; assurez-vous que la liqueur ne précipite ni par
le lactate de chaux ni par le sulfate de fer, et ajoutez Q. S. de
l'un ou de l'autre sel s'il est nécessaire; exprimez le précipité;
filtrez; f. évaporer au B. M.; f. sécher à l'étuve.
— On peut l'obtenir directement par l'action de la solution
d'ac. lactique sur la limaille de fer.
— Doses : 5 centigram. à 5 décigram!
La supériorité du lactate de fer a été affirmée d'après des vues
théoriques; l'ac. lactique existant naturellement dans le suc-gas-
trique, on a pensé qu'après l'ingestion d'une préparation de fer,
il devait se former du lactate de fer dans l'estomac et qu'il serait
utile d'administrer ce sel tout formé. La plupart des thérapeutistes pensent que pourvu qu'elles puissent se dissoudre dans
l'estomac, pourvu qu'elles ne soient point astringentes et qu'elles
soient administrées à doses convenables, toutes les préparations
ferrugineuses sont à peu près également utiles.

★ PILULES DE LACTATE DE FER.

Lactate de fer........................ 5 centigram.
Rac. de guimauve pulv.)
Suére blanc pulv.......) $\bar{a}$ $\bar{a}$................... Q. S.

Pour 1 pilule. — Doses : 2 à 10 par j. avant les repas.

★ DRAGÉES DE LACTATE DE FER (Gélis et Conté).

Lactate de fer. .... 5 centigram.
Sucre pulv............................. Q. S.

Pour 1 dragée. — Doses : 1 à 6 matin et soir avant les repas.
Très-usités!

★ PASTILLES DE LACTATE DE FER.

Lactate de fer pulv.................... 5
Sucre pulv............................ 92
Sucré vanillé......................... 3
Mucilage de gomme adragant........... Q. S.

F. 100 pastilles. — Chaque pastille représente 5 centigram. de
lactate de fer! — Doses : 1 à 6.

★ DRAGÉES DE LACTATE DE FER (Belin).

Lactate de fer..................................	9 centigram
Ext. de quinquina............................	9 —
— de rhubarbe............................	1 —
Cannelle pulv. (*Laurus cinnamomum*.).....	1 —

M. pour 1 pil., qu'il suffit d'enrober de sucre pour la transformer en dragée.

— Reconstituant qui ne produit pas de constipation. — Doses : 1 ou 2 dragées avant chaque repas!

★ PASTILLES DE LACTATE DE FER A LA GOUTTE.

Prép. comme les *Pastilles au citrate de fer à la goutte.* (Voy. p. 130).

★ PHOSPHATE FERREUX (Ph. Germ.).

D'une part :

Sulfate ferreux................................	3
Eau distillée..................................	18

F. dissoudre; d'autre part :

Phosphate de soude............................	4
Eau distillée..................................	16

F. dissoudre; m. les deux solutions; lavez le précipité à l'eau distillée par décantation; f. sécher à une douce chaleur; pulv.

— Rachitisme. — Doses : 2 à 5 décigram. en pil.

★ PHOSPHATE FERROSO-FERRIQUE; PHOSPHATE DE FER (Cod. fr.).

Sulfate ferreux cristallisé........................	1
Phosphate de soude cristallisé....................	3
Eau distillée..................................	30

F. dissoudre séparément les deux sels dans 15 d'eau; mêlez; agitez; après 24 h. lavez par décantation le précipité à l'eau distillée, jusqu'à ce que l'eau n'enlève plus rien; f. sécher.

— Doses : 1 à 5 décigram.

★ PYROPHOSPHATE DE FER CITRO-AMMONIACAL (Robiquet; Cod. fr.).

Perchlorure de fer. (Solution officinale).....	156 gram.
Pyrophosphate de soude cristallisé[1]..........	84 —
Ac. citrique................................	26 —
Ammoniaque................................	Q. S.

[1] ★ PYROPHOSPHATE DE SOUDE CRISTALLISÉ (Cod. fr.; Soc. de Ph.).

F. subir au phosphate de soude cristallisé la fusion ignée dans un creuset de platine; f. dissoudre dans 12 d'eau bouillante; filtrez; f. évaporer jusqu'à D. 1,20; f. cristalliser par le refroidissement.

'D'une part : f. dissoudre le pyrophosphate de soude dans Q. S. d'eau; versez cette solution dans celle de perchlorure de fer étendue de son volume d'eau; lavez par décantation le précipité de pyrophosphate de fer qui s'est formé.

D'autre part : f. dissoudre l'ac. citrique dans un peu d'eau: ajoutez Q. S. d'ammoniaque pour faire un citrate avec excès d'alcali; versez le pyrophosphate de fer dans ce liquide; il s'y dissoudra. F. évaporer en consistance sirupeuse; étendez avec un pinceau sur des lames de verre; f. sécher à l'étuve. — Il représente 18/100 de son poids de fer métallique.

— Doses : 1 décigram. à 1 gram.!

— Le citrate d'ammoniaque masque d'une manière très-remarquable les propriétés chimiques des sels de fer. Reveil s'est demandé s'il n'en masquait pas aussi les propriétés thérapeutiques. L'expérience clinique répond que le *Pyrophosphate de fer citro-ammoniacal* est réellement actif, et que les préparations dont il fait partie offrent une ressource précieuse chez certains sujets très-impressionnables et difficiles à médicamenter.

★ SIROP DE PYROPHOSPHATE DE FER. (Cod. fr.).

Pyrophosphate de fer citro-ammoniacal en paillettes.......................................	1
Eau distillée..	2
Sp. de sucre.......................................	97

F. dissoudre le sel dans l'eau distillée; filtrez; mêlez au sp. de sucre. Ce sp. représente 2 décigram. de pyrophosphate de fer ou 4 centigram de fer pour 20 gram. — Il n'a pas de saveur atramentaire. — Doses : 10 à 80 gram.!

★ PYROPHOSPHATE DE FER ET DE SOUDE (Persoz).

Préparez le pyrophosphate de fer par le mélange du sulfate ferrique 17, et du pyrophosphate de soude 60, avec eau 600; le pyrophosphate de fer se redissout dans l'excès de pyrophosphate de soude; f. évaporer en couches minces pour l'obtenir en paillettes brunes. — Sel très-peu sapide, très-usité en Angleterre, très-annoncé en France. Le pyrophosphate citro-ammoniacal du Codex paraît préférable.

★ SIROP DE QUINQUINA FERRUGINEUX (Grimault).

D'une part :

Pyrophosphate de fer et de soude..................	1
Eau distillée......................................	30
Sucre blanc.......................................	70

F. dissoudre le sel; f. un sp. par solution au B. M.;

D'autre part :

Extrait hydro-alcoolique de quinquina rouge......... 5
Alcool à 50°.. 10

F. dissoudre; filtrez; mêlez au sp. de pyrophosphate de fer.
Ce sp. représente 2 décigram. de pyrophosphate de fer et
1 décigram. d'extrait de quinquina pour 20 gram.
— Doses : 20 à 100 gram. !

★ DRAGÉES FERRUGINEUSES (E. Robiquet).

Pyrophosphate de fer..................... 1 décigram.
Sucre pulv............................... Q. S.
Pour 1 dragée. — Doses : 1 ou 2 matin et soir avant le repas !

★ DRAGÉES FERRUGINEUSES MANNO-BISMUTÉES (Foucher d'Orléans).

Pyrophosphate de fer.................... 5 centigram.
S.-azotate de bismuth................... 5   —
Manne en larmes purifiée 25   —
Pour 1 dragée. — Chlorose, dyspepsie. — Doses : 2 à 10 par j. !

★ OLÉO-STÉARATE FERRIQUE (Jeannel et Monsel).

D'une part :

Sulfate ferrique D. 1,26 (30° B) 1
Eau commune............................ 10

M.; d'autre part :

Savon blanc coupé......................, ... 8
Eau tiède.............................. 100

F. dissoudre. M. peu à peu la solution ferrique à la solution de
savon jusqu'à ce que le liquide s'éclaircisse et cesse de mousser
par l'agitation, ce qui indique un léger excès de sel ferrique;
recueillez le précipité d'oléo-stéarate ferrique et lavez-le en le
malaxant dans l'eau-froide. — Tonique. Usage extérieur !

★ POMMADE A L'OLÉO-STÉARATE FERRIQUE (Jeannel).

Oléo-stéarate ferrique........................... 100
Axonge benzoïnée.... 100
Essence de thym................................ 1

M. — Ulcères atoniques; chancres phagédéniques. — Pansements !

★ HUILE DE FOIE DE MORUE FERRÉE (Ricker).

Saponifiez d'abord l'huile par le procédé ci-après :

Huile de foie de morue (Gadus morrhua)........... 10
Solution de soude caustique, D. 1,33 (36° B)........ 7

M.; f. bouillir en agitant, jusqu'à saponification ; ajoutez :

Solution de sel marin 25/100.................... 10

Cette solution sépare le savon ; passez ; exprimez. Prenez d'une part :

Savon d'huile de foie de morue..................... 6
Eau distillée..................................... 50

F. dissoudre d'autre part :

Sulfate ferreux cristallisé........................ 2
Eau distillée..................................... 10

F. dissoudre ; mêlez les deux solutions ; lavez et exprimez le savon ferrugineux ; enfin prenez :

Savon ferrugineux d'huile de foie de morue......... 3
Huile de foie de morue............................ 50

F. dissoudre ; filtrez :

— 100 gram. de cette huile représentent 2 décigram. de fer !

★ HUILE DE FOIE DE MORUE FERRÉE (Jeannel).

Huile de foie de morue (*Gadus morrhua*)........... 250
Eau distillée.................................... 250
Carbonate de soude cristallisé pulv............... 14
Sulfate de protox. de fer cristallisé pulv......... 15

M. dans un flacon de lit. ; agitez de temps en temps pendant 8 j. ; jetez sur un filtre mouillé, l'eau passe d'abord ; changez le récipient ; l'huile ferrée filtre peu à peu. Cette huile contient 1/100 de sesquioxyde de fer ; la saveur en est très-désagréable, mais on peut la mêler à la dose de 1/4 à 1/5 avec l'huile de foie de morue désinfectée ; alors elle devient supportable.

★ HUILE DE FOIE DE MORUE IODO-FERRÉE (Devergie).

Limaille de fer................................... 4
Iode... 17
Eau.. Q. S.
Huile de foie de morue (*Gadus morrhua*).......... 5000

Triturez le fer et l'iode avec un peu d'eau ; f. dissoudre l'iodure formé dans l'huile par trituration ; filtrez. — Cette huile représente 0,2/100 d'iodure de fer.

— Reconstituant ; antiscrofuleux. — Doses : 15 à 60 gram.

★ CHLORURE DE FER ET D'AMMONIAQUE ; CHLORURE FERROSO-AMMONIACAL (Soubeiran).

Chlorure ferreux desséché......................... 1
Chlorhydrate d'ammoniaque......................... 3
Eau.. 15

F. dissoudre; évaporez à siccité. — Chlorose; rachitisme; scrofules. — Doses 1 à 5 décigrammes. (Voy. *Mixture de Clarus*.)

EAUX MINÉRALES FERRUGINEUSES

Très-communes; toujours froides; limpides à l'émergence; inodores; saveur plus ou moins atramentaire; se couvrent à l'air d'une pellicule irisée et abandonnent un dépôt ocreux où prédomine l'oxyde ferrique; précipitent en noir par le tanin, en bleu par le ferro-cyanure de potassium. La dose de fer qu'elles offrent à l'état de combinaison varie de 3 centigr. à 1 décigr.-par lit.; elles contiennent beaucoup d'autres principes minéralisateurs, mais le fer les caractérise au point de vue thérapeutique; on y découvre très-souvent en petites proportions de l'arsenic qui se retrouve surtout dans les dépôts qu'elles abandonnent.

Quant à leur *composition chimique*, elles sont :

1° *Sulfatées.* — Passy, Auteuil (Seine). Sulfate de protoxyde de fer; origine : sulfure de fer; se dépouillent presque complétement à l'air, par la précipitation du fer à l'état de sous-sulfate ferrique.

2° *Carbonatées.* — Bussang (Vosges), Orezza (Corse), Saltzbach (Haut-Rhin), Spa (Belgique), Pyrmont (Westphalie). — Bicarbonate de chaux et de fer; acide carbonique, etc. Eaux gazeuses ferrugineuses.

3° *Crénatées.* — Forges (Seine-Inférieure).

4° *Manganésiennes.* — Cransac (Aveyron) plus manganésienne que ferrugineuse; Luxeuil (Haute-Saône), contient de l'arséniate de fer.

— Mode d'administration, doses : on les donne comme boisson ordinaire aux repas, mêlées avec le vin. Très-rarement en bains.

— Employées pour la cure de maladies chroniques très-variées, accompagnées d'un état général asthénique.

— Les *eaux ferrugineuses artificielles* sont inusitées; elles sont très-bien remplacées par les solutions étendues des divers sels de fer dans l'eau, pure ou chargée d'acide carbonique. (Voy. *Sulfate ferreux,* p. 113; *tartrate ferrico-potassique*, p. 123.)

§ 2. — *Préparations de manganèse.*

★ SULFATE DE MANGANÈSE; SULFATE MANGANEUX, $MnO,SO^3,4HO$. (Cod. fr.)

Bioxyde de magnèse pulv.............. ⎫
Sulfate ferreux cristallisé pulv.......... ⎬ *a a*   2
                                          ⎭

M.; f. chauffer au rouge sombre pendant 1 h. dans un creuset de terre; laissez refroidir; pulvérisez; traitez à 2 reprises par

3 d'eau chaude; filtrez; f. évaporer à l'ébullition et cristalliser par le refroidissement.

— Sert à préparer le *Carbonate de manganèse*.

★ CARBONATE DE MANGANÈSE ; MnO,CO^2 (Cod. fr.)

Sulfate de manganèse cristallisé	200
Cabonate de soude cristallisé	260

F. dissoudre séparément les deux sels dans l'eau chaude; filtrez; mêlez; laissez déposer; décantez; lavez à l'eau chaude par décantation jusqu'à ce que l'eau n'entraîne plus rien; f. sécher.

— Doses : 5 centigram. à 5 décigram. en pil. Ordinairement on associe le manganèse au fer.

Quelques chloroses rebelles aux préparations de fer sont causées par le défaut de manganèse, un composé de ce métal existant en très-petite proportion dans le sang normal (Hannon, Piétrequin, Arnozan). Le manganèse n'entre pas dans la composition des globules sanguins; les chloroses traitées par la manganèse ont guéri malgré ce médicament (Rabuteau).

★ PILULES FERRO-MANGANIQUES (Hannon, Burin).

Sulfate ferreux	26
— manganeux	7
Carbonate sodique cristallisé	35
Sp. simple	} $a\,a$ Q. S.
Miel blanc	}

Opérez comme pour la préparation des pilules de Vallet. (Voy. p. 115) F. des pilules de 2 décigram., argentées.

— Reconstituant; antichlorotique. — Doses : 1 à 4 pilules avant chaque repas !

★ POUDRE FERRO-MANGANEUSE POUR EAU GAZEUSE.

Bicarbonate de soude pulv.	25
Sucre blanc pulv.	75
Sulfate ferreux pulv.	2
Sulfate manganeux pulv.	1

Mêlez ; ajoutez :

Ac. tartrique	32

M. — Dose : une cuillerée à café dans un verre d'eau pendant les repas. (Voy. *Poudre gazogène ferrugineuse*, p. 117.)

★ PASTILLES AU LACTATE FERRO-MANGANEUX A LA GOUTTE (Burin de Buisson).

Prép. comme les *Pastilles au citrate de fer à goutte*. (Voy. p. 130.)

8.

★ PYROPHOSPHATE DE FER ET DE MANGANÈSE CITRO-AMMONIACAL (Ferré).

D'une part :

Pyrophosphate de soude desséché.............. 313
Eau distillée............................... 2000

F. dissoudre; filtrez;

D'autre part :

Perchlorure de fer anhydre................... 129,8
Chlorure de manganèse anhydre............... 25,2
Eau distillée............................... 2000

F. dissoudre ; filtrez ;

M. les deux solutions; lavez le précipité à l'eau distillée par décantation; ajoutez :

Solution concentrée de citrate d'ammoniaque..... Q. S.

pour dissoudre le précipité moyennant une douce chaleur; f. sécher sur des assiettes à l'étuve chauffée à + 50° environ.

— Tonique reconstituant. — Doses : 1 à 5 décigram. par j. en pilules, en sirop, etc. Ce sel, en écailles translucides jaunâtres et très-solubles, est à peine sapide.

§ 3. — *Préparations d'arsenic administrées comme agents reconstituants.*
— *Acide arsénieux.*

L'action reconstituante de l'ac. arsénieux et des prép. arsenicales est un fait clinique resté jusqu'à présent sans explication plausible. Ces médicaments exercent-ils une action stimulante sur le système vasculaire et respiratoire, ou bien produisent-ils le ralentissement de la désassimilation et de la combustion organique?

À petites doses l'ac. arsénieux est un des meilleurs toniques et des meilleurs corroborants; il ne devient toxique qu'à haute dose. Beaucoup de thérapeutistes le recommandent dans les bronchites chroniques, l'imminence de la phthisie pulmonaire, la chloro-anémie rebelle.

★ GRANULES D'ACIDE ARSÉNIEUX ; GRANULES DE DIOSCORIDE (Cod. fr.;
Soc. de Ph.)

Acide arsénieux........................... 1 gram.
Sucre de lait.............................. 40 —
Gomme arabique pulv....................... 9 —
Mellite simple............................. Q. S.

Triturez l'acide arsénieux avec le sucre de lait ajouté peu à peu, puis avec la gomme et le mellite pour faire une masse homogène; divisez en 1000 granules argentés. Chaque granule représente 1 milligram. d'acide arsénieux.

— La fabrication à chaud, connue par les confiseurs sous le nom de granulation, ne comporte pas une parfaite égalité dans la division des médicaments actifs; les granules d'acide arsénieux du Cod. fr. doivent être préparés à froid comme les granules de digitaline. (A. Schœuffele.) (Voy. *Granules de digitaline.*)

— Consomption. — Doses : 1 à 15 par j.! — Choléra (Cohen).

— Doses : 20 à 50 par j. par doses fractionnées de 2 granules.

— Congestion cérébrale (Lamare-Picquot), aliénés, hallucinés, paralytiques mélancoliques exempts d'hallucinations, mais présentant des signes de congestion cérébrale (Lisle). — Doses : 5 à 16 milligram. en trois fois avant les repas. (Voy. *Antiherpétiques.*)

III. AGENTS RECONSTITUANTS VÉGÉTAUX.

§ I. — *Préparations de quinquina administrées comme agents toniques reconstituants.*

★ POUDRE DE QUINQUINA CALYSAYA (Cod. fr.; F. H. M.).

Ec. de quinquina calysaya mondée (*Cinchona calysaya*), Q. V.

Concassez; f. sécher à l'étuve; pulv. jusqu'à ce qu'il ne reste plus qu'un résidu ligneux peu sapide. Rendement : n° 1 : 93/100; n° 2 : 96/100 (F. H. M.).

— Tonique; doses : 2 décigram. à 4 gram. — Fébrifuge; doses : 4 à 15 gram. (Voy. *Spécifiques de maladies intermittentes.*)

★ POUDRE DE QUINQUINA GRIS (Cod. fr.; F. H. M.).

Ec. de quinquina gris huanuco (*Cinchona micrantha*), Q. V.

Raclez la surface pour enlever les cryptogames qui y adhèrent; f. sécher à l'étuve; pulv. presque sans résidu. Rendement : n° 1 : 90/100; n° 2 : 96/100 (F. H. M.)

Tonique. — Doses : 2 décigram. à 4 gram.

★ POUDRE DE QUINQUINA ROUGE (*Cinchona succirubra*).

Prép. comme la poudre de quinquina gris.

— Tonique : doses : 2 décigram. à 4 gram. — Fébrifuge : 4 à 15 gram.

★ POUDRE DE QUINQUINA CAMPHRÉE.

Quinquina gris (*Cinchona micrantha*)................ 16

Camphre (*Laurus camphora*)...................... 1

Pulv.; mêlez.

— Plaies gangréneuses et putrides. Saupoudrez. (Voy. *Poudre antiseptique,* p. 62.)

TISANE DE QUINQUINA (Cod. fr.; H. P.).

Prescrivez l'espèce d'écorce que vous voulez employer.
Infusé; 20/100 d'eau.

Peut être édulcoré avec le sp. de quinquina 30 à 60/1000.

— Tonique; fébrifuge. — Doses : par verres!

DÉCOCTION DE QUINQUINA GRIS.

Quinquina gris concass. (*Cinchona micrantha*).. 30 gram.
Ec. d'orange am. (*Citrus bigaradia*)............ 5 —
Eau.................................... 1 lit.

F. bouillir l'écorce de quinquina jusqu'à réduction à 1/2 litre.;
passez; ajoutez l'écorce d'orange; laissez infuser jusqu'au refroidissement; passez.

Cet infusé qui se trouble par le refroidissement, ne doit pas
être filtré. — Tonique. — Doses : par verres.

DÉCOCTION DE QUINQUINA JAUNE. (F. H. M.)

Prép. comme la *Décoction de quinquina gris*. (F. H. M.)
— Tonique; fébrifuge. — Doses : par verres.

★ ALCOOLÉ DE QUINQUINA JAUNE; TEINTURE DE QUINQUINA JAUNE
(Cod. fr.; Soc. de Ph.)

Quinquina calysaya pulv. gross. (*Cinchona calysaya*) ... 1
Alcool à 60°.. 5

Versez peu à peu l'alcool sur la poudre de quinquina dans l'appareil à déplacement; ajoutez Q. S. d'alcool à 60° pour obtenir 5
de teinture. — Tonique, fébrifuge. — Doses : 5 à 20 gram.; jamais
prescrit isolément.

★ ALCOOLÉ DE QUINQUINA JAUNE (F. H. M.)

Prép. comme l'*Alcoolé de quinquina gris* F. H. M.
Rendement : 85/100 d'alcool.

— Doses : 5 à 20 gram. en potion, ou dans du vin.

★ ALCOOLÉ DE QUINQUINA JAUNE (Ph. Britann.).

Quinquina jaune gross. pulv. (*Cinchona calysaya*).. 219
Alcool à 60°................................ 1000

Opérez par macération et déplacement; ajoutez sur le résidu
alcool à 60° Q. S. pour compléter 1000 d'alcoolé.

— Doses : 10 à 40 gram. en potion ou avec du vin.

★ ALCOOLÉ DE QUINQUINA GRIS; TEINTURE DE QUINQUINA GRIS (Cod. fr.).

Prép. comme la *Teinture de quinquina jaune*; 1/5.

— Tonique. — Doses : 5 à 20 gram.; jamais prescrit isolément.

★ ALCOOLÉ DE QUINQUINA GRIS (F. H. M.).

Ec. de quinquina gris (*Cinchona micrantha*)........... 1
Alcool à 60°.................................. 5

F. macérer pendant 8 j. ; passez ; exprimez ; filtrez.
Rendement : 85/100 d'alcool employé.
—Tonique, fébrifuge accessoire. —Doses : 5 à 20 gram. en potion, dans du vin ; jamais prescrit isolément.

★ ALCOOLÉ DE QUINQUINA ROUGE ; TEINTURE DE QUINQUINA ROUGE
(*Cinchóna succirubra*) (Cod. fr.).

Prép. comme la *Teinture de quinquina jaune* ; 1/5. -
—Tonique, fébrifuge. —Doses : 5 à 20 gram. ; jamais isolément.

★ ÉLIXIR ANTISEPTIQUE (Chaussier).

Quinquina jaune (*Cinchona calysaya*)............... 60
Cascarille (*Croton eluteria*)...................... 15
Cannelle Ceylan (*Laurus cinnamomum*)........... 12
Safran (*Crocus salivus*)....................... 2
Vin d'Espagne.. }
Alcool à 52° ... } *aa*......................... 500

Concassez les écorces ; incisez le safran. F. macérer pendant 8 j. ; passez ; ajoutez :

Sucre blanc........................... 150

F. dissoudre ; filtrez ; ajoutez :

Éther sulfurique pur........................ 6

M. — Tonique ; stimulant ; antispasmodique. — Doses : 20 à 60 gram.
Rendu célèbre par Chaussier qui l'employait contre le typhus en 1814 et en 1815.

★ ÉLIXIR FÉBRIFUGE DE HUXHAM ; TEINTURE ANTISEPTIQUE ; ALCOOLÉ DE
QUINQUINA COMPOSÉ (Ph. Britann.).

Quinquina jaune gross. pulv. (*Cinchona calisaya*)... 109
Ec. d'orange amère divisée (*Citrus bigaradia*)...... 54
Rac. de serpentaire concass. (*Aristolochia serpentaria.*).............................. 27
Safran incisé (*Crocus salivus*)..................... 6
Cochenille pulv. (*Coccus cacti*)..................... 3
Alcool à 60°.............................. 1000

Opérez par macération et déplacement ; ajoutez sur le résidu Q. S. d'alcool à 60°, pour compléter 1000 d'alcoolé.

— Tonique,. fébrifuge. — Doses : 10 à 40 gram. avec du vin ou en potion.

★ ALCOOLÉ DE QUINQUINA COMPOSÉ ; ÉLIXIR ROBORANT DE WHYTT
(Ph. Allem.).

Quinquina jaune pulv. *(Cinchona calysaya)* 21
Rac. de gentiane pulv. *(Gentiana lutea)* 7
Zestes d'orange *(Citrus aurantium)* 7
Alcool à 95° 122
Hydrolat de cannelle 42

F. macérer pendant 8 j. ; passez ; exprimez ; filtrez ; ajoutez sur le résidu Q. S. d'un mélange d'alcool à 85°, 3, et hydrolat de cannelle, 1, pour obtenir, après nouvelle expression et filtration, 140 d'alcoolé.

— Tonique. — Doses : 10 à 30 gram. ; fébrifuge, 20 à 60 gram. en potion ou avec du vin !

★ EXTRAIT DE QUINQUINA JAUNE LIQUIDE (Ph. Britann. ; Soc. de Ph.).

Quinquina jaune *(Cinchona calysaya)* 20
Eau distillée .... Q. S.
Alcool à 90 1

F. macére: le quinquina dans 50 d'eau pendant 24 h. ; agitez souvent ; versez dans le percolateur ; épuisez le quinquina par 280 d'eau, f. évaporer sans dépasser la température de + 70° jusqu'à ce que le liquide soit réduit à 25ᶜᶜ ; laissez refroidir ; filtrez ; continuez l'évaporation jusqu'à ce que le volume du liquide soit réduit à 4ᶜᶜ ; alors ajoutez l'alcool pour obtenir 5ᶜᶜ d'extrait fluide représentant environ 4 f. son poids de quinquina.

Cette formule remplace l'*Essence de quinquina*, ou la *Liqueur antinévralgique de Battley*.

— Tonique ; antinévralgique. — Doses : 3 décigram. à 2 gram. 3 ou 4 f. par jour !

★ EXTRAIT DE QUINQUINA CALYSAYA (Cod. fr.; F. H. M.).

Quinquina calysaya pulv. gross. *(Cinchona calysaya)*... 1
Alcool à 60° 6
Eau distillée 1

Épuisez le quinquina par l'alcool dans l'appareil à déplacement, distillez au B. M. pour retirer tout l'alcool ; versez l'eau froide sur le résidu ; agitez de temps en temps ; après 12 h. de macération, filtrez ; f. évaporer au B. M. en consistance pilulaire Rendement : 154/1000.

— Tonique ; doses : 1 décigram. à 4 gram. ! — Fébrifuge, 2 à 10 gram. !

★ EXTRAIT DE QUINQUINA GRIS (Cod. fr.; F. H. M.; Soc. de Ph.).

Quinquina gris huanuco (*Cinchona micrantha*)....... 1
Eau distillée bouillante............................. 12

Pulv. gross. le quinquina ; f. infuser dans 8 d'eau pendant 24 h. ; agitez de temps en temps ; passez ; faites infuser le résidu dans 4 d'eau ; passez ; exprimez ; filtrez et f. évaporer séparément les liqueurs au B. M. jusqu'en consistance sirupeuse ; réunissez-les pour achever l'évaporation en consistance d'extrait mou. Rendement 19/100.

— Tonique, fébrifuge accessoire. — Doses : 1 décigram. à 4 gram. !

★ EXTRAIT DE QUINQUINA ROUGE (*Cinchona succirubra*) (Cod. fr.).

Prép. comme l'*Extrait de quinquina calysaya*.

—Tonique ; doses : 1 décigram. à 4 gram. —Fébrifuge ; doses : 2 à 10 gram. !

★ EXTRAIT HYDROALCOOLIQUE DE QUINQUINA CALYSAYA (Cod fr.; Soc. de Ph.).

Quinquina calysaya gross. pulv. (*Cinchona calysaya*)... 1
Alcool à 60.. 6

Humectez le quinquina d'alcool ; introduisez-le dans l'appareil à déplacement ; fermez l'appareil ; laissez en contact pendant 24 h. ; épuisez le quinquina par le reste de l'alcool ; distillez pour retirer celui-ci ; f. évaporer au B. M. en consistance d'extrait mou. Rendement 27/100.

—Tonique ; doses : 1 décigram. à 4 gram. — Fébrifuge ; doses 1 à 8 gram. !

★ EXTRAIT ALCOOLIQUE DE QUINQUINA GRIS (God. fr.).

Prép. comme l'*Extr. alcoolique de digitale*. Rendement 21/100
— Tonique ; fébrifuge accessoire.—Doses : 1 décigram. à 4 gram.!

★ EXTRAIT ALCOOLIQUE DE QUINQUINA ROUGE (Cod. fr.).

Prép. comme l'*Extr. alcoolique de digitale*. Rendement 25/100.
— Tonique ; fébrifuge accessoire. — Doses : 1 décigram. à 4 gram. !

★ EXTRAIT RÉSINEUX DE QUINQUINA.

Quinquina jaune gross. pulv. (*Cinchona calysaya*). Q. V.
Alcool à 85°.. Q. S.

Épuisez le quinquina par l'alcool ; distillez au B. M. ; séparez le liquide aqueux trouble qui reste dans l'alambic ; recueillez l'extrait résineux insoluble ; f. sécher.—Très-riche en alcaloïdes.

—Tonique, fébrifuge. —Doses : 5 décigram. à 4 gram. !

★ EXTRAIT SEC DE QUINQUINA (Cod. fr.).

Extrait de quinquina gris huanuco............ Q. V.
Faites avec eau distillée Q. S. une dissolution en consistance de
sp. épais; étendez sur des assiettes au moyen d'un pinceau; f. sécher à l'étuve.
— Tonique; fébrifuge accessoire. — Doses : 1 décigram. à
4 gram. !

★ EXTRAIT DE QUINQUINA (H. P.).

Quinquina gris gross. pulv. *(Cinchona micrantha)*... 1
Eau distillée bouillante............................ 12

F. infuser le quinquina pendant 24 h. dans 8 lit. d'eau; passez;
f. une seconde infusion avec le marc et 4 lit. d'eau; réunissez les
liqueurs; laissez déposer; passez; f. évaporer au B. M. jusqu'en
consistance d'extrait mou.
— Tonique; fébrifuge accessoire. — Doses : 1 à 4 gram.

★ SIROP DE QUINQUINA CALYSAYA (Cod. fr.; Soc. de Ph.).

Quinquina calysaya gross. pulv. *(Cinchona calysaya)*. 100
Alcool à 30°................................... 1000
Eau... Q. S.
Sucre blanc.................................... 1000

Épuisez le quinquina par l'alcool dans l'appareil à déplacement; ajoutez sur la poudre environ 100 d'eau, pour obtenir 1000
de colature; distilléz au B. M. pour retirer tout l'alcool; laissez
refroidir; filtrez; ajoutez le sucre; f. concentrer au B. M. pour
obtenir 1525 de sirop.
— Tonique; fébrifuge accessoire. — Doses : 10 à 100 gram. !

★ SIROP DE QUINQUINA FERRUGINEUX (Gauvinière).

Sp. de quinquinà au malaga. (Cod. fr.)............. 200
Solution d'iodure de fer à 1/10.................. 10
Acide citrique................................... 1

F dissoudre l'ac. citrique dans la solution d'iodure de fer; m.
— Ce sp. représente 1 décigram. d'iodure de fer pour 20 gram.;
il est stable et d'une saveur atramentaire à peine sensible.
— Tonique reconstituant; antiscrofuleux. — Doses : 10 à
100 gram. ! *(Iodure de fer,* p. 118; *Antiscrofuleux.)*

★ SIROP DE QUINQUINA AU VIN (Cod. fr.; Soc. de Ph.).

Extrait aqueux de quinquina calysaya............. 1
Vin de Malaga.................................. 43
Sucre blanc.................................... 56

F. dissoudre l'extrait dans le vin; filtrez; ajoutez le sucre;

f. dissoudre au B. M. ; laissez refroidir ; passez. — 20 gram. de
ce sp. représentent 2 décigram. d'extrait de quinquina.
— Tonique stomachique ; fébrifuge accessoire. — Doses : 20 à
100 gram. et plus !

★ SIROP DE QUINQUINA GRIS HUANUCO (Cod. fr.).

Prép. comme le *Sirop de quinquina calysaya* en employant le
double, d'écorce de quinquina gris, pour la même quantité des
autres substances. — Tonique. — Doses : 15 à 100 gram. !

★ SIROP DE QUINQUINA (H. P.).

Quinquina gris en poudre demi-fine. (*Cinchona hua-*
    nuço)... 1
Sucre blanc... 15

F. bouillir le quinquina dans 10 d'eau pendant 1/2 h. ; passez ;
f. une nouvelle décoction dans une même quantité d'eau ; passez :
réunissez les liqueurs ; f. évaporer pour réduire de moitié ; ajoutez
le sucre et f. cuire à 30° B. — Tonique. — Doses : 15 à 100 gram. !

SIROP DE QUINQUINA GRIS HUANUCO AU VIN (Cod. fr.).

Prép. comme le *Sirop de quinquina calysaya au vin*, en employant le double d'extr. de quinquina gris pour la même quantité
des autres substances. 20 gram. de ce sp. représentent 4 décigram. d'extr. de quinquina gris. — Tonique. — Doses : 10 à
100 gram. !

★ SIROP DE QUINQUINA GRIS FERRUGINEUX (Cod. fr.).

Sirop de quinquina gris au vin....................... 100
Citrate de fer ammoniacal............................. 1

F. dissoudre le citrate de fer dans 2 d'eau distillée ; filtrez ;
mêlez avec le sp. ; 20 de ce sp. représentent 2 décigram. de sel
ferrique et 4 décigram. d'extr. de quinquina gris.
— Tonique reconstituant ; fébrifuge accessoire. — Doses : 10 à
100 gram. !

★ VIN DE QUINQUINA JAUNE (Cod. fr.; Soc. de Ph.).

Quinquina calysaya concassé (*Cinchona calysaya*)..... 3
Alcool à 60°.. 6
Vin rouge... 100

Laissez l'alcool en contact avec le quinquina pendant 24 h. en
vase clos ; ajoutez le vin ; laissez macérer pendant 10 j. ; agitez
de temps en temps ; passez ; exprimez ; filtrez. Pour la préparation en grand, voy. ci-après.
Le vin rouge est partiellement décoloré par la fibre ligneuse du

quinquina, qui retient en même temps une forte proportion d'alcaloïde. (Soubeiran.) Le vin blanc d'Espagne est à préférer pour la préparation des vins de quinquina.

Prép. le vin de *Quinquina au madère* ou *au malaga* avec les mêmes proportions d'éc. de quinquina et de vin, mais sans alcool. — Tonique, fébrifuge. — Doses : 50 à 150 gram. !

★ VIN DE QUINQUINA JAUNE (F. H. M.).

Quinquina jaune gross. pulv. *(Cinchona calysaya)*.... 1
Alcool à 60°.................................... 2
Vin rouge....................................... 15

F. macérer la poudre avec l'alcool pendant 24 h. ; ajoutez le vin ; f. macérer pendant 8 j. ; agitez de temps en temps ; passez ; exprimez ; filtrez. Rendement : 151/150 de vin rouge employé. — Tonique ; fébrifuge accessoire. — Doses : 50 à 150 gram.

— Pour peu qu'on opère en grand, il faut se servir d'un vase à robinet inférieur qui permette de tirer le vin clarifié par le repos ; on évite ainsi les embarras et les pertes résultant de la filtration. Le dépôt seul doit alors être exprimé et filtré.

— Dans les ambulances le *Vin de quinquina* peut être préparé d'après la formule suivante :

Vin rouge....................................... 100
Alcoolé de quinquina jaune...................... 8

Faute d'alcoolé de quinquina, on pourra faire dissoudre 1 d'extrait de quinquina jaune dans 100 de vin rouge.

— Le vin de quinquina préparé extemporanément par le mélange d'alcoolé de vin rouge est trouble ; mais au point de vue thérapeutique il est très-bon, car l'alcool à 60° est le meilleur dissolvant des principes actifs très-complexes qui sont contenus dans les écorces de quinquina.

★ VIN DE QUINQUINA GRIS (F. H. M.)

Prép. comme le *Vin de quinquina jaune* (F. H. M.) Rendement environ 152/150 de vin rouge employé. — Tonique. — Doses : 50 à 150 gram.

Aux armées on peut le préparer soit avec l'alcoolé, soit avec l'extrait de quinquina gris. (Voy. ci-dessus : *Vin de quinquina jaune.* F. H. M.)

★ VIN DE QUINQUINA GRIS (Cod. fr.).

Prép. comme le *Vin de quinquina jaune* (Cod. fr.) ; en employant le double de quinquina gris pour la même quantité des autres substances. — Tonique. — Doses : 50 à 150 gram. !

★ VIN DE QUINQUINA (H. P.).

Quinquina gris concassé (Cinchona micrantha)......	9
Alcool à 60°.....	20
Vin rouge..	100
Vin blanc...	50

Versez l'alcool sur le quinquina ; laissez en contact dans un vase fermé, pendant 24 h. ; ajoutez le vin ; f. macérer pendant 10 j., en agitant de temps en temps ; passez ; exprimez ; filtrez. (Voy. *Vin de quinquina jaune* F. H. M. p. 146) — — Doses : 50 à 150 gram. !

★ VIN DE QUINQUINA COMPOSÉ (Cod. fr.).

Quinquina j. concassé (Cinchona calysaya)...........	10
Ec. d'orange amère (Citrus bigaradia)........ } aa 1	
Fl. de camomille (Anthemis nobilis)...........	
Alcool à 80°................................	10
Vin blanc généreux...........................	90

F. macérer les éc. de quinquina et d'orange et la camomille dans l'alcool et le vin pendant 10 j. ; agitez de temps en temps ; filtrez.

— Tonique, fébrifuge. — Doses : 50 à 150 gram. !
— Remplace le *Vin de Séguin*.

VIN DIT DE SÉGUIN (Soc. de Pharm. de Bord.).

Quinquina j. concassé (Cinchona calysaya)..... }	
Ec. d'orange amère (Citrus bigaradia)........ } aa 1	
Fl. de camomille (Anthemis nobilis)........... }	
Vin de Malaga.....................................	50

F. macérer pendant 6 j. ; filtrez. — Doses : 50 à 150 gram. !

ÉLIXIR TONIQUE (Pierquin).

Aloès succotrin (Aloe socotrina).................	8
Myrrhe (Balsamodendron myrrha)...............	8
Absinthe (Artemisia absinthium)...............	15
Petite centaurée (Erythræa centaurium).........	15
Quinquina jaune (Cinchona calysaya)...........	15
Safran (Crocus sativus).......................	4
Ec. d'orange amère (Citrus bigaradia)......	12
Vin d'Espagne....'...........................	1000

F. macérer pendant 1 j. ; passez ; exprimez ; ajoutez :

Sucre blanc.....................................	245

F. dissoudre ; filtrez.
— Tonique, stomachique et légèrement laxatif. — Doses : 10 à 40 gram. — 10 gram. représentent environ 6 centigram. d'aloès.

★ VIN DE QUINQUINA FERRUGINEUX (Cod. fr.).

Citrate de fer ammoniacal........................   1
Vin de quinquina gris au malaga.................   200

F. dissoudre le citrate de fer dans 10 d'eau dist. ; mêlez ; filtrez. — 20 gram. de ce vin représentent environ 1 décigram. de sel ferrique. — Tonique reconstituant. — Doses : 20 à 100 gram. !

Le F. H. M. prescrit d'employer le vin de quinquina gris au vin rouge ordinaire et d'y mêler le citrate de fer ammoniacal dissous dans le double de son poids d'eau distillée et de filtrer, mais cette préparation ne tarde pas à se troubler.

★ VIN DE QUINQUINA AU CAFÉ; VIN DE BERGHEM; MOKA-KINA (Dannecy).

Vin d'Espagne.........................   2 lit.
Quinquina j. pulv. (Cinchona calysaya).   }
Café torréfié pulv. (Coffea arabica.)....   } aa 100 gram.
Lactate de fer........................   1 —

Mêlez le quinquina et le café; traitez-les par déplacement; ajoutez le lactate de fer ; mêlez ; filtrez.

— Telle est la formule primitive du vin de Berghem; un précipité assez abondant, qui entraîne une certaine proportion d'oxyde de fer, apparaît lorsqu'on ajoute le lactate de fer, et se produit encore peu à peu dans le liquide filtré; ce précipité est moindre et la préparation est plus stable lorsque la dose de lactate de fer est dissoute dans une petite quantité de vin acidulé par 1 gram. d'acide citrique, avant d'être mêlé à la masse du vin de quinquina au café. Le vin de Berghem représente pour 20 gram. les principes actifs de 1 gram. de quinquina et de 1 gram. de café, plus environ 1 centigram. de lactate de fer.

— Doses : 10 à 60 gram. avant les repas!

★ VIN TONIQUE DE QUINQUINA AU CACAO, DIT TONIQUE NUTRITIF DE BUGEAUD (Soc. de Pharm. de Bord.).

Cacao caraque torréfié (Theobroma cacao)..........   1
Quinquina calysaya (Cinchona calysaya)............   1
Vin de Malaga....................................   20
Alcool à 85°.....................................   4

D'une part : concassez le quinquina; laissez-le macérer pendant 8 jours dans le vin de Malaga; filtrez.

D'autre part : versez l'alcool sur le cacao torréfié et grossièrement broyé; exposez le mélange à une température de + 50°; agitez de temps en temps pendant 8 jours; distillez alors pour retirer la majeure partie de l'alcool, et versez le résidu dans le vin de quinquina; laissez macérer pendant 15 jours; filtrez.

— Le *vin de Bugeaud* ne retient rien des principes nutritifs du cacao et est dépouillé de presque tous les principes actifs du quinquina. (Magne-Lahens.)

POTION TONIQUE. (Cod. fr.; H. P.).

Sirop de quinquina.................................. 25
Alcoolat de mélisse................................ 5
Hydrolat de menthe poivrée .... 30.
Eau commune....................................... 90:

M. — Tonique; stimulant. — Doses : par cuillerées à bouche.

POTION DE QUINQUINA. (F. H. M.).

Quinquina j. concassé (*Cinchona calysaya*)...... 10 gram.
Alcoolé de cannelle.......................... 5
Sirop simple................................. 30
Eau.. Q. S.

Pour 100 gram. de décocté. Faites bouillir le quinquina dans l'eau pendant 3 min.; laissez infuser jusqu'au refroidissement; passez; ajoutez l'alcoolé et le sirop.

— Tonique stimulant. — Doses : par cuillerées à bouche.

GARGARISME DÉTERSIF (Brande).

Décocté de quinquina, 6/100................. 100 gram.
Infusé de roses rouges, 2/100............... 100 —
Alcoolé de myrrhe.......................... 8 —
Acide chlorhydrique.. .... 10 gouttes.

M. — Angines pultacées, gangréneuses; stomatites ulcéreuses, scorbutiques! (Voy. *Spécifiques des affections diphthéritiques*.)

LOTION AVEC LE QUINQUINA (H. P.).

Quinquina gris concassé (*Cinchona huanuco*)... 30 gram.

F. bouillir pendant 1 h. avec Q. S. d'eau pour obtenir 1 litre de décocté; passez le liquide chaud.

— Tonique; lavage des plaies atoniques; applications; injections! — Vous pouvez doubler la dose d'écorce, employer une autre sorte de quinquina, etc. Le mélange de l'alcoolé de quinquina à l'eau froide dans la proportion de 1/20 répondrait à peu près à la même indication.

CÉRAT A L'EXTRAIT DE QUINQUINA.

Extrait alcoolique de quinquina pulv.............. 1
Cérat de Galien 10

M. — Tonique; ulcères gangréneux.

§ 2. *Préparations de rhubarbe et d'aloès administrées comme stomachiques.*

POUDRE STOMACHIQUE (Hôp. de Londres).

Rhubarbe pulv. (*Rheum palmatum*)........   5 décigram.
Gingembre pulv. (*Zingiber officinale*).......   5   —
Fl. de camomille pulv. (*Anthemis nobilis*)..   1 gram.

M. pour un paquet. — Doses : 1 paquet par jour une heure avant ou après le principal repas.

★ VIN DE RHUBARBE AROMATIQUE (Guibourt).

Rhubarbe (*Rheum palmatum*).......................   15
Cannelle (*Laurus cinnamomum*)   2
Vin de Malaga.................................   500

F. macérer pendant 4 j.; passez ; exprimez ; filtrez. — Stomachique, laxatif. — Doses : 5 à 25 gram. avant chaque repas !
— 10 gram. de ce vin représentent les principes solubles de 3 décigram. de rhubarbe.

★ PILULES DE RHUBARBE COMPOSÉES (Ph. Britann.).

Rhubarbe exotique pulv. (*Rheum palmatum*).   3 centigram.
Aloès succotrin (*Aloe socotrina*).............   2   —
Myrrhe (*Balsamodendron myrrha*)..........   15 milligram.
Savon amygdalin...........................   15   —
Essence de menthe.........................   2   —
Mélasse..................................   4 centigram.

M. pour faire 1 pilule. Formule décimale approximative. — Tonique, stomachique, laxatif : doses : 1 à 2 ! — Purgatif : doses : 2 à 10 !

★ PILULES ANTE CIBUM (Cod. fr.).

Aloès du Cap (*Aloe ferox*).................   1 décigram.
Extrait de quinquina gris huanuco..........   5 centigram.
Cannelle pulv. (*Laurus cinnamomum*).......   2   —
Sirop d'absinthe...........................   3   —

F. 1 pil. — Tonique stomachique, laxatif : doses : 1 ou 2 pil. avant chaque repas ! — Purgatif : doses : 2 à 10 pil. ! (Voy. *Spéciaux de l'appareil digestif*).
— Les *Grains de vie* ou *Pilules de Clerambourg* sont analogues.

★ PILULES STOMACHIQUES (F. H. M.).

Aloès succotrin (*Aloe socotrina*)...........   5 centigr.
Ext. aq. de quinquina (*Cinchona calysaya*)..   2   —
Cannelle Ceylan pulv. (*Laurus cinnamomum*).   1   —

M. pour 1 pil. — Doses : 1 à 4 par j.! — A plus hautes doses, elles seraient purgatives.

★ ÉLECTUAIRE DE SAFRAN COMPOSÉ; CONFECTION D'HYACINTHE (Cod. fr.).

Terre sigillée préparée	8
Yeux d'écrevisses porphyrisés	8
Cannelle de Ceylan (*Laurus cinnamomum*)	3
Dictame de Crète (*Origanum dictamnus*)	1
Santal citrin (*Santalum album*)	1
Santal rouge (*Pterocarpus indicus*)	1
Myrrhe (*Balsamodendron myrrha*)	1
Miel blanc (*Apis mellifica*)	24
Sirop d'œillet	48
Safran pulv. (*Crocus sativus*)	1

F. fondre le miel dans le sirop; passez; laissez refroidir à demi; mêlez le safran; 2 heures après ajoutez les autres substances pulvérisées et mélangées. — Stomachique, antidyspeptique. — Doses : 1 à 15 gram. Inusité.

§ 3. *Quassia amara; Bittera; Simarouba; Colombo.*

★ POUDRE DE BOIS DE QUASSIA AMER (*Quassia amara*). (Cod. fr.).

Racine de *Quassia amara* .... Q. S.

Rapez; faites sécher à l'étuve; pulv. au mortier de fer; passez au tamis de soie. — Tonique stomachique. — Doses : 5 décigram. à 2 gram.

TISANE DE QUASSIA AMARA (Cod. fr.; F. H. M.).

Prép. comme la *Tisane de gentiane*, 5/1000.
— Tonique stomachique. — Doses : par verres.
— On prescrit quelquefois du vin qu'on a laissé séjourner pendant quelques heures dans un gobelet de bois de quassia amer. Il est impossible de savoir quelle dose de principe actif se trouve ainsi dissoute; d'ailleurs cette dose diminue successivement pour chaque prise.

★ TEINTURE DE QUASSIA AMARA (Cod. fr.).

Prép. comme la *Teint. de gentiane*, 1/5. — Doses : 2 à 10 gram. en potion.

★ EXTRAIT DE QUASSIA AMARA (Cod. fr.).

Prép. comme l'*Extr. de gentiane.* — Rendement d'après le Cod. fr. : 25/1000; d'après Soubeiran : 73/1000.
— Stomachique. — Doses : 1 à 5 décigram.

★ BOIS DE BITTERA (*Bittera febrifuga*).

— Tonique amer; proposé comme fébrifuge; pourrait remplacer le bois de quassia amer. Inusité.

TISANE DE SIMAROUBA (*Simaruba officinalis*) (Cod. fr.; F. H. M.).

Prép. comme la *Tisane de gentiane*, 5/1000.
— Tonique stomachique. — Doses : par verrés.

★ POUDRE D'ÉCORCE DE RACINE DE SIMAROUBA (Cod. fr.).

Prép. comme la *Poudre de garou*. — Doses : 5 décigr. à 2 gram.

★ POUDRE DE COLOMBO (*Cocculus palmatus*). (Cod. fr.).

Prép. comme la *Poudre de bistorte*. — Affections atoniques et nerveuses des organes digestifs. — Doses : 5 décigram. à 4 gram. (Debreyne.)

★ EXTRAIT ALCOOLIQUE DE COLOMBO (Cod. fr.).

Prép. comme l'*Extr. alcooliq. de scille*.
Rendement : 162/1000. — Tonique stomachique. — Doses : 2 décigram. à 1 gram.

★ ALCOOLÉ DE COLOMBO ; TEINTURE DE COLOMBO (Cod. fr.).

Prép. comme la *Teint. de gentiane*, 1/5. — Doses : 1 à 10 gram. en potion.

★ TEINTURE DE COLOMBO (Ph. Britann.).

Racine de colombo.............................. 15
Alcool à 60°.................................... 100

Opérez par macération et déplacement; ajoutez sur le résidu Q. S. d'alcool pour compléter 100 de teinture. — Stomachique. — Doses : 1 à 10 gram. en potion.

★ PILULES TONIQUES DE MOSCOU.

Extrait de colombo.................. ⎫
—   gentiane.................. ⎪
—   quassia.................. ⎬ aa. 5 centigram.
—   fiel de bœuf........... ⎭

Racine de gentiane pulv. (*Gentiana lutea*)......... Q. S.
M. pour 1 pil. — Stomachique; antidyspeptique. — Doses : 1 à 2 après le repas.

★ POTION AU COLOMBO (Hanner).

Colombo concassé (*Cocculus palmatus*). 3 décigram. à 1 gram.
Eau.. 50

F. bouillir un instant; passez; ajoutez :
Sirop d'écorce d'orange amère.................... 15

— Diarrhées atoniques rebelles chez les enfants. — Doses : par cuillerées à bouche.

★ POUDRE STOMACHIQUE (Ph. Vurtemb.).

Colombo (*Cocculus palmatus*)....... } aa. P. É.
Oleo-saccharum de cannelle........ }

Pulv.; m. — Gastralgies, dyspepsies asthéniques. — Doses : 1 à 2 gram. avant les repas.

★ GOUTTES AMÈRES DE BAUMÉ (Cod. fr.; H. P.).

Fève de Saint-Ignace râpée (*Ignatia amara*)........ 500
Carbonate de potasse.. 5
Suie................................ 1
Alcool à 60°............................... 1000

F. macérer pendant 10 j.; passez; exprimez; filtrez. — Atonie stomachique et intestinale; colique flatulente. — Doses : 1 à 8 gouttes dans une tasse d'infusion de camomille ou de toute autre espèce amère! (Voy. *Spéciaux de l'appareil digestif*.)

§ 4. *Gentiane; Petite Centaurée; Trèfle d'eau; Chirette; Grande Centaurée; Glands de chêne; Houblon; Chicorée; Pissenlit; Chardon bénit; Chardon étoilé; Chardon Marie; Chardon Roland; Fumeterre; Pensée sauvage; Cerfeuil; Saponaire; Sucs d'herbes; Germandrées; Patience; Bardane; Espèces amères.*

★ POUDRE DE GENTIANE (Cod. fr.; F. H. M.).

Racine de gentiane sèche (*Gentiana lutea*)............ Q. S.

Coupez en tranches minces; f. sécher à l'étuve; pulv. par contusion, jusqu'à ce que le résidu devienne blanchâtre et peu sapide. — Rendement : n° 1, 85/100; n° 2, 88/100. (F. H. M.)

— Tonique stomachique. — Doses : 5 décigram. à 4 gram. avant les repas.

TISANE DE GENTIANE (Cod. fr.; H. P.).

Racine de gentiane coupée (*Gentiana lutea*).... 5 gram.
Eau froide...................................... 1 litre.

F. macérer pendant 4 h.; passez.

— Doses : boisson ordinaire du malade; peut être édulcorée avec le sirop d'écorce d'orange ou avec le sirop de gentiane!

INFUSION DE GENTIANE (F. H. M.).

Racine de gentiane coupée (*Gentiana lutea*)..... 5 gram.
Eau bouillante .... 1 litre.

F. infuser pendant 1/2 h.; passez! — Doses : voy. ci-dessus.

9.

DÉCOCTION DE GENTIANE COMPOSÉE; APOZÈME AMER. (F. H. M.).

Racine de gentiane coupée (*Gentiana lutea*).... 8 gram,
Eau Q. S. pour.............................. 1 litre.

F. bouillir 1/4 d'h. : versez sur

Espèces amères............................. 8 gram,

F. infuser jusqu'au refroidissement; passez sans exprimer.
— Tonique. Peut être édulcoré avec le sp. d'éc. d'orang. am.
ou avec le sp. de gentiane. — Doses : boisson ordinaire du malade!

APOZÈME AMER.

Rac. de gentiane (*Gentiana lutea*)........... 5 gram.
Fl. de camomille (*Anthemis nobilis*) .... 2 —
Sp. d'absinthe (*Arthemisia absinthium*)....... 50 —
Eau bouillante............................. 1 lit.

F. infuser la gentiane concassée et la camomille dans l'eau bouillante jusqu'au refroidissement; ajoutez le sp. — Doses : 500 à 1000 gram.!

APOZÈME DE GENTIANE COMPOSÉ (*Infusum gentianæ compositum*) (Ph. Britann.).

Rac. de gentiane divisée (*Gentiana lutea*)......... 7
Ec. d'orange amère (*Citrus bigaradia*) 2
Semences de coriandre (*Coriandrum sativum*)...... 2
Alcool à 60°............................... 52
Eau distillée 227

F. macérer pendant 1 j.; passez; exprimez; filtrez. — Tonique stomachique. — Doses : 100 à 500 gram.!

BIÈRE STOMACHIQUE ANGLAISE (Cadet).

Rac. de gentiane concassée (*Gentiana lutea*)....... 64
Éc. fraîche de citron (*Citrus limon*) 45
Cannelle concassée (*Laurus cinnamomum*)........ 4
Bière...................................... 4000

F. macérer pendant 4 j.; passez; exprimez; filtrez. — Tonique, stomachique. — Doses : 100 à 500 gram. en 2 f. avant les repas!

★ EXTRAIT DE GENTIANE (Cod. fr.; F. H. M.).

Rac. de gentiane gross. pulv. (*Gentiana lutea*).... 1 kil.
Eau distillée .... Q. S.

&. Humectez la gentiane avec la moitié de son poids d'eau; laissez en contact pendant 12 h.; introduisez dans l'appareil à déplacement ; lessivez à l'eau distillée froide jusqu'à épuisement ; chauffez au B. M. ; passez pour séparer le coagulum ; f. évaporer en consistance d'extrait mou.

Rendement : la poudre grossière de gentiane épuisée par lixiviation peut donner jusqu'à 500/1000 d'extrait (Soubeiran) ; 216/1000 (Cod. fr.) ; 300/1000 (F. H. M.)

L'évaporation doit être faite dans le vide ou tout au moins au B. M. dans l'alambic.

— Doses : 2 décigr. à 2 gram. en pil. !

★ VIN STOMACHIQUE (Gallois).

Extrait de gentiane.	1 gram.
Sirop d'écorce d'orange	45 . —
Vin de quinquina.	150 —
Alcoolé de noix vomique	5 goutt.

F. dissoudre ; mêlez. — Doses : 50 à 100 gram. 1/2 heure avant chaque repas.

★ SIROP DE GENTIANE (Cod. fr..

Prép. comme le *Sp. de coquelicot.*
— Tonique stomachique. — Doses : 10 à 100 gram. !

★ SIROP DE GENTIANE AU VIN (Béral).

Vin de gentiane	11
Sucre	19

F. dissoudre à froid.
— Tonique. — Doses : 30 à 90 gram. — Peut rendre service dans la médecine des enfants, mais ne saurait remplacer le vin de gentiane, dont il ne contient qu'à peu près 1/4 de son poids et qui s'administre à la dose de 50 à 150 gram.

★ TEINTURE DE GENTIANE ; ALCOOLÉ DE GENTIANE (Cod. fr.; F. H. M.).

Rac. de gentiane concassée (*Gentiana lutea*)	1
Alcool à 60°	5

F. macérer pendant 10 j.; passez; exprimez; filtrez. Rendement : 90/100 d'alcool employé. — Doses : 1 à 10 gram. en potion ou dans du vin ; jamais isolément.

★ ALCOOLÉ DE GENTIANE COMPOSÉE (Ph. Britann.).

Rac. de gentiane concassée (*Gentiana lutea*)	82
Ec. d'orange am. divisée (*Citrus bigaradia*)	41
Cardamome concassé (*Elettari major*)	13
Alcool à 60°	1000

Opérez par macération et déplacement ; ajoutez sur le résidu,

alcool à 60° Q. S. pour compléter 1000 d'alcoolé. — Tonique stomachique. — Doses : 10 à 40 en potion ou dans du vin.

★ ÉLIXIR DÉ GENTIANE (Deschamps).

Rac. de gentiane concassée (*Gentiana lutea*).......	80
Carbonate d'ammoniaque.......................	16
Alcool à 85°...............................	528
Eau.........	1056

F. macérer pendant 8 j.; passez; prenez :

Liqueur obtenue......	2
Sucre blanc........................	1

F. dissoudre; filtrez. — Doses : 5 à 30 gram.!
Analogue à l'élixir antiscrofuleux de Peyrilhe, et plus facilement accepté par les malades.

★ TEINTURE DE GENTIANE COMPOSÉE; ÉLIXIR AMER DE PEYRILHE (Cod. fr.)

Rac. de gentiane (*Gentiana lutea*)..............	100
Carbonate de soude..........................	30
Alcool à 60°...	3000

F. macérer pendant 10 j.; passez; exprimez; filtrez
— Tonique, antiscrofuleux. — Doses : 5 à 10 gram.!
La *Teinture de gentiane ammoniacale* est préparée de même
en remplaçant le carbonate de soude par 25 gram. de carbonate
d'ammoniaque. — Doses : 5 à 30 gram.!
Élixir amer de Dubois : Gentiane, 50; Carb. de potasse, 5;
Eau-de-vie, 1000!

★ VIN DE GENTIANE (Cod. fr.).

Rac. de gentiane incisée (*Gentiana lutea*).........	3
Alcool à 60°..........................	6
Vin rouge................................	100

F. macérer la gentiane dans l'alcool pendant 24 h.; ajoutez le
vin; laissez en contact pendant 10 j.; agitez de temps en temps;
passez; exprimez; filtrez. — Doses : 50 à 150 gram.!

★ VIN DE GENTIANE; VIN AMER (F. H. M).

Alcoolé de gentiane (*Gentiana lutea*)........	8 gram.
Vin rouge..............................	100 —

M. — Doses : 50 à 150 gram.!

GLANDS DE CHÊNE.

Fruits du chêne rouvre (*Quercus robur*), amers. Inusités.
GLANDS DOUX (*Quercus hispanica*) torréfiés et moulus servent à

préparer une infusion brune d'une saveur médiocrement agréable qui remplace le café au même titre que la chicorée.

TISANE DE GLANDS ; CAFÉ DE GLANDS (Foy).

Glands doux torréfiés (*Quercus hispanica*) ...　　15 gram.
Eau ....　1000 —

F. bouillir pendant 5 m. ; passez ; ajoutez :

Sp. de gentiane ....　　60 gram.

M. — Tonique. — Doses : par tasses dans la journée.

★ POUDRE DE PETITE CENTAURÉE (*Erythræa centaurium*). Cod. fr.).

Prép. comme la *Poudre de feuilles d'oranger*..
— Tonique stomachique ; fébrifuge accessoire. — Doses : 4 à 10 gram. Inusité.

TISANE DE PETITE CENTAURÉE (Cod. fr.; H. P.)

Prép. comme la *Tis. de feuil. de bourrache*, 10/1000.
— Tonique stomachique ; fébrifuge accessoire. — Doses : par verres !

INFUSION DE PETITE CENTAURÉE (F. H. M.).

Prép. comme l'*Infusion pectorale*. F. H. M.
— Tonique stomachique ; fébrifuge accessoire. — Doses : par verres !

★ EXTRAIT DE PETITE CENTAURÉE (Cod. fr.)

Prép. comme l'*Extr. de digitale*. — Doses : 5 décigr. à 5 gram.

INFUSION DE TRÈFLE D'EAU ; INFUSION DE MENYANTHE (F. H. M.).

Prép. comme l'*Infusion pectorale*. F. H. M.
— Tonique stomachique. — Doses : par verres.

★ SIROP DE TRÈFLE D'EAU (Cod. fr.).

Prép. comme le *Sp. de fumeterre*.
— Tonique stomachique. Inusité.

★ EXTRAIT DE FEUILLES DE TRÈFLE D'EAU (Cod. fr.).

Prép. comme l'*Extrait de ciguë*. Rendement : 22/1000 de suc.
— Tonique stomachique. — Doses : 1 à 10 gram.

INFUSION DE GRANDE CENTAURÉE (*Centaurea centaurium*).

Prép. comme la *Tis. de feuil. bourrache*, 10/1000. Inusité.

★ ALCOOLÉ DE CHIRETTE ; TEINTURE DE CHIRETTE (Ph. Britann.).

Chirette pulv. gross. (*Gentiana chirayta*) ....　125
Alcool à 85° ....　1000

9.

F. macérer pendant 8 j.; filtrez.
— Tonique amer. — Doses : 1 à 10 gram. Inus. en France.

INFUSION DE HOUBLON; TISANE DE HOUBLON (Cod. fr.; H. P.).

Prép. comme la *Tis. de feuil. de bourrache*, 10/100.
— Tonique stomachique. (Voy. *Spéciaux de l'appareil génital-urinaire; Lupulin.*)

INFUSION DE HOUBLON (F. H. M.).

Prép. comme l'*Infusion pectorale*. F. H. M.
— Tonique stomachique. — Doses : par verres.

CATAPLASME DE HOUBLON (Trotter).

Cônes de houblon (*Humulus lupulus*)............... 100
Eau bouillante...................... .... Q. S.

M. pour 1 cataplasme. — Ulcères douloureux, atoniques.

★ EXTRAIT ALCOOLIQUE DE HOUBLON (Cod. fr.).

Prép. comme l'*Extrait alcoolique de scille*. Rendement : 2/10
— Tonique stomachique. — Doses : 3 décigram. à 2 gram.

★ SIROP DE CÔNES DE HOUBLON (Cod. fr.).

Prép. comme le *Sp. de coquelicot*.
— Tonique stomachique. — Doses : 20 à 100 gram.

INFUSION DE CHICORÉE; TISANE DE FEUILLES DE CHICORÉE (Cod. fr.; H. P. F. H. M.).

Prép. comme la *Tis. de feuil. de bourrache*, 10/1000.
— Tonique stomachique. — Doses : par verres.

TISANE DE RACINE DE CHICORÉE (H. P.).

Prép. comme la *Tis. de quinquina*, 20/1000.
— Tonique stomachique. — Doses : par verres.

SUC DE CHICORÉE (Cod. fr.).

Feuil. fraîches de chicorée...................... Q. V.
Pilez; exprimez; filtrez.
— Tonique. — Doses : 50 à 250 gram.

★ EXTRAIT DE CHICORÉE (Cod. fr.).

Prép. comme l'*Extrait de ciguë*. Rendement : 24/1000 de suc.
— Tonique stomachique. — Doses : 1 à 10 gram.

★ EXTRAIT DE FEUILLES DE PISSENLIT (Cod. fr.).

Prép. comme l'*Extrait de ciguë*. Rendement : 26/1000 de suc.
— Tonique stomachique. — Doses : 1 à 10 gram.
— Les feuilles fraîches de pissenlit sont mangées en salade.

TISANE DE CHARDON BÉNIT (Cod. fr.; H. P.).

Prép. comme la *Tis. de feuil. de bourrache*, 10/1000.
— Légèrement amer. Inusité.

★ EXTRAIT DE CHARDON BÉNIT (Cod. fr.).

Prép. comme l'*Extrait de digitale*. Inusité.

★ CHARDON ÉTOILÉ; CHAUSSE-TRAPE (*Calcitrappa stellata*).

— Rac. autrefois considérée comme diurétique, fébrifuge, etc. Inusité.

CHARDON MARIE (*Carduus Marianus*).

— Légèrement amer. Inusité.

CHARDON ROLAND; PANICAUT (*Eryngium campestre*).

— Légèrement amer; passe pour diurétique emménagogue. Inusité.

TISANE DE FUMETERRE (*Fumaria officinalis*) (Cod. fr.; H. P.).

Prép. comme la *Tis. de feuil. de bourrache*, 10/1000.
— Légèrement amère; prétendu antiherpétique et antiscrofuleux. — Doses : par verres.

★ EXTRAIT DE FUMETERRE (Cod. fr.).

Prép. comme l'*Extrait de ciguë*. Rendement : 28/1000 de suc.
— Doses : 1 à 10 gram.

★ SIROP DE FUMETERRE (Cod. fr.).

Suc de fumeterre clarifié à chaud (*Fumaria officinalis*) 10
Sucre blanc.................................... 19

F. dissoudre au B. M.; passez à l'étamine.
— Tonique amer. Antiscrofuleux? antiherpétique? — Doses : 20 à 60 gram.

★ SIROP DE FUMETERRE (Falières).

Suc de fumeterre clarifié à chaud............. 10 gram.
Sucre blanc .... 19 —

F. un sp. par solution au B. M. couvert; passez à l'étamine; laissez refroidir; ajoutez :

Alcoolature de fumeterre................ 3/100 de sirop

Falières prépare de même les sp. de :

Bourrache, pariétaire, pointes d'asperges, trèfle d'eau.

— Les sirops de sucs non acides s'altèrent facilement; l'addition de 30 gram. d'alcoolature de la plante pour 1000 de sp. prévient ce grave inconvénient.

TISANE DE PENSÉE SAUVAGE (Cod. fr.; H. P.).

Prép. comme la *Tis. de feuil. de bourrache.*
— Légèrement tonique ; prétendu antiherpétique. — Doses : par verres.

★ EXTRAIT DE PENSÉE SAUVAGE.

Prép. comme l'*Extrait de digitale.* Inusité.

SIROP DE PENSÉE SAUVAGE (Cod. fr.).

Pensée sauvage sèche (*Viola tricolor, V. arvensis*).   8
Eau bouillante. : 100
Sucre blanc................................. Q. S.

F. infuser ; passez ; exprimez ; ajoutez le sucre dans la proportion de 190 pour 100 de colature ; f. un sp. par coction et clarification, bouillant à D. 1,26 (30° B.).

Falières ajoute à ce sp., lorsqu'il est refroidi, 25/1000 de teinture de pensée sauvage. (Pens. sauv., 1 ; Alc. à 60°, 5.)-
— Prétendu antiherpétique. — Doses : 30 à 120 gram.

SUC DE CERFEUIL (Cod. fr.).

Prép. comme le *Suc de chicorée.*
— Tonique stomachique ; n'est guère employé isolément ; entre dans quelques sucs d'herbes composés.

TISANE DE FEUILLES DE SAPONAIRE (God. fr.; H. P.).

Prép. comme la *Tisane de feuil. de bourrache,* 10/1000.

TISANE DE RACINE DE SAPONAIRE (Cod. fr.; H. P.).

Prép. comme la *Tisane de racine de bardane,* 20/1000.

— Tonique stomachique ; prétendu fondant, dépuratif, diaphorétique, etc.
— La saponaire contient de la saponine, dont la solution aqueuse mousse, par l'agitation comme l'eau de savon, émulsionne les corps gras et résineux et sert à dégraisser les étoffes ; la saponine existe aussi dans l'écorce de Panama (*Quillaya saponaria*). (Voy. *Alcoolé de Quillaya.*)

★ EXTRAIT DE SAPONAIRE (Cod. fr.).

Prép. comme l'*Ext. de gentiane.* Rendement : Rac. et tige : 30/100. — Doses : 1 à 10 gram. Inusité.

★ SIROP DE SAPONAIRE (Cod. fr.).

Prép. comme le *Sp. de coquelicot.* — Tonique ; antiherpétique ;
— Doses : 20 à 60 gram.

SUC D'HERBES ORDINAIRE (Cod. fr.; H. P.).

Feuil. fraîch. de chicorée (*Cichorium intybus*), de cresson (*Nasturtium officinale*), de fumeterre (*Fumaria officinalis*), de laitue (*Lactuca capitata*).

De chaque P. E. Pilez ; exprimez ; filtrez. — Doses : 50 à 250 gram.

— On attribue aux sucs d'herbes une action dépurative ; ils nous paraissent agir plutôt comme toniques, stomachiques et reconstituants ; la multiplicité des principes organiques et des sels assimilables dont ils sont composés expliquerait leurs effets dans les cas de scrofule, d'hydrémie, d'herpétisme, de scorbut.

SUC D'HERBES (F. H. M.).

Feuil. fraîch. de bourrache (*Borrago officinalis*), de cerfeuil (*Anthriscus cerefolium*), de cresson (*Nasturtium officinale*), de cochlearia (*Cochlearia officinalis*), de fumeterre (*Fumaria officinalis*), de laitue (*Lactuca capitata*), de menyanthe (*Menyanthes trifoliata*), d'oseille (*Rumex acetosa*).

De chaque P. E. Pilez ; exprimez ; filtrez. — Doses : 50 à 250 gram.

Ces espèces sont employées ensemble ou séparément, selon la prescription ou selon la possibilité des récoltes. (Voy. ci-dessus.)

GERMANDRÉE OFFICINALE, PETIT CHÊNE (*Teucrium chamædrys*).

Infusé, 10 à 20/1000. — Tonique léger.

GERMANDRÉE AQUATIQUE (*Teucrium scordium*).

— A donné son nom à l'électuaire astringent *Diascordium*.

GERMANDÉE IVETTE (*Teucrium chamæpitys*).

Infusé, 10 à 20/000. — Tonique léger.

INFUSION DE GERMANDRÉE (F. H. M.).

Prép. comme l'*Infusion d'anis*. (F. H. M.)
— Tonique, stomachique. — Doses : par verres.

★ POUDRE DE GERMANDRÉE (Cod. fr.).

Prép. comme la *Poudre de feuil. d'oranger*. Inusité.

★ EXTRAIT DE CHAMÆDRYS (Cod. fr.).

Prép. comme l'*Extrait de digitale*. Rendement : 25/100.
— Tonique, stomachique. — Doses : 2 à 10 gram. Inusité.

★ SIROP DE FEUILLES DE CHAMÆDRYS (Cod. fr.).

Prép. comme le *Sp. de coquelicot*. — Tonique. Inusité.

TISANE DE PATIENCE (Cod. fr.; H. P.; F. H. M.).

Prép. comme la *Tisane de bardane*, 20/1000.
— Prétendu antipsorique, antisyphilitique, antidartreux. Inutile inusité.

★ POUDRE DE PATIENCE (Cod. fr.).

Prép. comme la *Poudre de bistorte*. — Inutile, inusité.

★ EXTRAIT DE PATIENCE (Cod. fr.):

Prép. comme l'*Ext. de gentiane*. — Inutile, inusité.

TISANE DE BARDANE (Cod. fr.; H. P.).

Rac. de bardane concassée (*Lappa major*)..... 20 gram.
Eau bouillante............................. 1 lit.

F. infuser pendant 2 h. ; passez.
— Prétendu antipsorique, antisyphilitique, antiherpétique. Inutile ; inusité.

INFUSION DE BARDANE (F. H. M.).

Rac. de bardane (*Lappa major*)............. 20 gram.
Rac. de réglisse (*Glycyrrhiza glabra*)........ 10
Eau bouillante............................. 1 lit.

F. infuser pendant 2 h. ; passez. Inusité.

★ POUDRE DE BARDANE (Cod. fr.).

Prép. comme la *Poudre de bistorte*. — Inusité.

★ EXTRAIT DE RACINE DE BARDANE (Cod. fr.).

Prép. comme l'*Extrait de gentiane*. Rendement : 35/100.
— Tonique ? — Doses : 1 à 10 gram. — Inusité.

★ ESPÈCES AMÈRES (Cod. fr.).

Feuil. de chardon bénit (*Cnicus benedictus*). Sommités fleuries de germandrée (*Teucrium chamœdrys*), de petite centaurée (*Erythrœa centaurium*).
De chaque P. E. — F. sécher ; incisez ; m. — Tonique, stomachique. — Doses : 10 à 20/1000 en infusion.

★ ESPÈCES AMÈRES (F. H. M.).

Feuilles d'absinthe (*Artemisia absinthium*), de chicorée (*Cichorium intybus*), de fumeterre (*Fumaria officinalis*), de germandrée aquatique (*Teucrium scordium*), de germandrée officin. (*Teucrium chamœdrys*). Cônes de houblon (*Humulus lupulus*). Sommités de petite centaurée (*Erythrœa centaurium*).
De chaque P. E. — Incisez ; mêlez. Rendement : 97/100.
— Tonique, stomachique. — Doses : 10 à 20 gram. en infusion.

★ ESPÈCES AMÈRES.

Feuil, sèch, de petit chêne (*Teucrium chamædrys*). Sommités de petite centaurée (*Erythræa centaurium*). Sommités d'absinthe (*Artemisia absinthium*).

De chaque P. E. — Incisez ; mêlez. — Doses : 10 à 15/1000 en infusion.

TISANE AMÈRE (H. P.; F. H. M.).

Espèces amères....................................... 10 gram.
Eau bouillante....................................... 1000 —

F. infuser pendant 1 h. ; passez.
— Tonique, stomachique — Doses : par verres.

★ EXTRAIT AMER (F. H. M.).

Espèces amères....................................... Q. V.
Eau distillée bouillante............................. Q. S.

F. infuser pendant 24 h. ; passez ; f. évaporer au B. M. Rendement : 20/100. — Tonique, stomachique. — Doses : 5 décigram, à 2 gram, en pil.

BIÈRE AMÈRE (Cadet).

Bourgeons de sapin (*Abies pectinata*)............... 30
Feuil, fraîch, d'absinthe (*Artemisia absinthium*)... 24
Gentiane sèche concassée (*Gentiana lutea*)......... 15
Bière... 5000

F. macérer pendant 3 j. ; passez ; exprimez ; filtrez. — Tonique, stomachique, anthelminthique. — Doses : 50 à 250 gram. !

§ 5. Camomille ; Écorce d'orange.

★ POUDRE DE CAMOMILLE (Cod. fr.).

Prép. comme la *Poudre de roses rouges*.
— Tonique, stomachique. Inusité.

★ EAU DISTILLÉE DE CAMOMILLE ; HYDROLAT DE CAMOMILLE (Cod. fr.).

Prép. comme l'*Eau distil. de tilleul*. — Véhicule de quelques potions stimulantes, anthelminthiques. Inusité.
— La même opération fournit l'*Essence de camomille*. (Cod. fr.)

★ HUILE ESSENTIELLE DE CAMOMILLE (Cod. fr.).

Prép. comme l'*Huile essentielle de fl. d'oranger*.
— Tonique stimulant. — Doses : 1 à 2 gouttes sur du sucre, dans une infusion. Inusité en France.

TISANE DE FLEURS DE CAMOMILLE (Cod. fr.; F. H. M.).

Prép. comme la *Tis, de feuil, d'oranger*, 5/1000.

— Tonique stomachique très-usité ; souvent prescrit par verres pour favoriser le vomissement après l'administration des vomitifs.

★ EXTRAIT DE CAMOMILLE (Cod. fr.).

Prép. comme l'*Extrait de digitale*. Rendement : 225/1000.

— Tonique stomachique ; fébrifuge. — Doses : 1 à 5 gram.

★ SIROP DE FLEURS DE CAMOMILLE (Cod. fr.).

Prép. comme le *Sp. de coquelicot*. — Tonique ; inusité.

★ SIROP DE CAMOMILLE (Falières).

Fleurs de camomille (*Anthemis nobilis*)	85
Eau bouillante	1000
Sucre blanc	Q. S.

Versez l'eau bouillante sur les fleurs, laissez infuser 6 h. en vase clos, filtrez ; ajoutez le sucre dans la proportion de 190 pour 100 de colature ; faites un sp. par solution au B. M. couvert.

Ajoutez au sp. ci-dessus refroidi : Teinture de fleurs de camomille, 75 gram., soit 25/100 de sp.

— Falières prépare de la même manière les sps. des espèces suivantes : absinthe, armoise, capillaire[1], centaurée, chamædrys, chèvrefeuille, coquelicot, frêne, gentiane, houblon, hyssope, lierre terrestre, matico, nénuphar, œillet, phellandrium, polygala, saponaire, sassafras, semen-contra, tussilage..

★ HUILE DE CAMOMILLE (Cod. fr.).

Fl. de camomille sèche (*Anthemis nobilis*)	1
Huile d'olive (*Olea europœa*)	10

F. digérer pendant 2 h. ; agitez de temps en temps ; laissez macérer pendant 24 h. ; passez ; exprimez ; filtrez.

— Remède populaire contre les coliques flatulentes ; embrocations sur le ventre. Vous pouvez en augmenter l'activité par l'addition de l'essence de camomille 1/20 (Dequevauviller).

★ HUILE DE CAMOMILLE CAMPHRÉE (Cod. fr.).

Camphre râpé (*Laurus camphora*)	1
Huile de camomille	9

F. dissoudre ; filtrez.

— Stimulant, antispasmodique, carminatif. Embrocations.

---

(1) Le sp. de capillaire est particulièrement agréable au goût quand il est alcoolisé avec de la teinture très-récente de thé vert ; mais cette addition, qui le rend stimulant, ne doit être faite que dans le sp. d'agrément.

INFUSION D'ÉCORCE D'ORANGE AMÈRE (H. P.).

Prép. comme l'*Infusion de feuil. bourrache*, 10/1000.
— Stomachique, stimulant. — Doses : par verres !

★ ALCOOLÉ D'ÉCORCE D'ORANGE AMÈRE ; TEINTURE D'ÉCORCE D'ORANGE AMÈRE (Cod. fr.).

Prép. comme la *Teint. de gentiane.* — Stomachique, stimulant ; en potion. — Doses : 10 à 40 gram. ; jamais isolément.

★ ALCOOLÉ D'ORANGE (Ph. Britann.)

Ec. d'orange amère concassée *(Citrus bigaradia)*....... 1
Alcool à 60°..9

Opérez par macération et déplacement ; ajoutez sur le résidu :
Alcool à 60°. Q. S. pour obtenir 9 d'alcoolé.

— Stomachique, stimulant ; en potion. — Doses : 10 à 40 gram. ; jamais isolément.

★ RATAFIA D'ÉCORCE D'ORANGE AMÈRE ; CURAÇAO (Guibourt).

Ec. d'orange amère, dite curaçao de Hollande
  (Citrus bigaradia)........................ 250 gram.
Girofle *(Caryophyllus aromaticus)*........... 4 —
Cannelle *(Laurus cinnamomum)*................ 4 —
Eau-de-vie.................................... 5 lit.

F. macérer pendant 8 j. ; ajoutez :

Eau distillée................................ 500 gram.
Sucre blanc.................................. 1250 —

F. dissoudre ; filtrez. — Stomachique, stimulant. — Doses :
10 à 20 gram. après le repas.

★ SIROP D'ÉCORCE D'ORANGE AMÈRE (Cod. fr.).

Ec. séch. d'oranges am. *(Citrus bigaradia)*........ 1
Alcool à 60°....................................... 1
Eau... 10
Sucre blanc....................................... Q. S.

Mettez les écorces en contact avec l'alcool en vase clos pendant
12 h. ; versez dessus l'eau bouillante ; f. infuser pendant 6 h. ;
passez ; exprimez légèrement ; filtrez ; ajoutez le sucre dans la proportion de 190/100 de colature ; f. dissoudre au B. M.
— Stomachique. — Doses : 20 à 100 gram. !

★ SIROP D'ÉCORCE D'ORANGE AMÈRE (Falières).

Ec. sèch. d'orange am. *(Citrus bigaradia)*... 10 gram.
Alcool à 60° .... 15 —
Eau.. 100 —
Sucre.. Q. S.

F. macérer les écorces avec l'alcool pendant 12 h. ; versez dessus l'eau bouillante ; laissez infuser en vase clos pendant 6 h ; passez ; exprimez légèrement ; filtrez ; ajoutez le sucre dans la proportion de 190/100, f. un sp. par solution en vase clos, au B. M.

— Le *Codex* ne prescrit que 1 d'alcool pour 1 d'écorces ; cette quantité ne suffit pas pour humecter les écorces et pour assurer la conservation du sirop !

★ SIROP D'ÉCORCE D'ORANGE AMÈRE (Soc. de Ph. de Bord.).

Ext. alcoolique d'écorce d'orange am.................. 30
Teinture alcoolique d'écorce d'orange am.......... 10
Sirop de sucre 1800

F. dissoudre l'extrait dans son poids d'eau distillée ; ajoutez la solution et la teinture au sirop de sucre ; filtrez !

TISANE D'ÉCORCE D'ORANGE COMPOSÉE ; APOZÈME STOMACHIQUE (Ph. Britann.).

Ec. d'orange am. sèch. (*Citrus bigaradia*)......... 15
Ec. de citron fraîche (*Citrus medica*)............. 8
Girofle (*Caryophyllus aromaticus*) 4
Eau bouillante................................... 500

F. infuser jusqu'au refroidissement ; passez. — Dyspepsies atoniques ; convalescences. — Doses : 3 tasses par jour !

MIXTURE ANTIDYSPEPTIQUE.

Infusé d'éc. d'orange amère, 2/100.............. 125
Bicarbonate de soude 2
Alcoolé de rhubarbe............................. 2
—   cascarille........................... 10
Sp. de sucre................................... 30

M. — Embarras gastrique léger ! — Doses : 1 cuillerée à bouche toutes les 2 h.

★ ÉLIXIR D'ORANGE COMPOSÉ ; ÉLIXIR VISCÉRAL D'HOFFMANN (Ph. Allem.).

Zestes frais d'orange (*Citrus aurantium*) 6
Ec. de cannelle Ceylan (*Laurus cinnamomum*)..... 2
Carbonate de potasse............................ 1
Vin d'Espagne.................................. 48
Extrait de gentiane......................... ⎫
—   d'absinthe .... ⎬ aa.   1
—   de trèfle d'eau .... ⎪
—   de cascarille .... ⎭

F. macérer les zestes d'orange et la cannelle dans le vin additionné de carbonate de potasse pendant 4 j. ; passez ; exprimez

f. dissoudre les extraits ; laissez en contact pendant 8 j. ; filtrez.
— Tonique stomachique. — Doses : 8 à 20 gram. avant les repas !

★ ÉLIXIR D'ORANGE AMÈRE D'HOFFMANN ; ÉLIXIR D'ORANGE COMPOSÉ
(Cadet).

Ec. d'orange amère *(Citrus bigaradia)*	125
Extrait d'absinthe.......................	
— de chardon bénit.................	
— de petite centaurée.................	*aa.* 30
— de gentiane......................	
Carbonate de potasse........................	4
Alcoolé d'écorce d'orange......................	60
Vin d'Espagne..........................	1000

F. macérer l'écorce d'orange dans le vin additionné de carbonate de potasse pendant 8 j. ; passez ; exprimez ; ajoutez l'alcoolé ; f. dissoudre les extraits ; filtrez.
— Stomachique, anthelminthique. — Doses : 4 à 10 gram.
Ce médicament représente environ 1/8 d'extraits amers.

★ TEINTURE D'ABSINTHE COMPOSÉE ; ÉLIXIR STOMACHIQUE DE STOUGHTON
(Cod. fr.).

Sommités sèch. d'absinthe (*Artemisia absinthium*)	
Chamædrys (*Teucrium chamædrys*)	*aa.* 25
Rac. de gentiane (*Gentiana lutea*)	
Ec. d'orange amère (*Citrus bigaradia*).....	
Rac. de rhubarbe (*Rheum palmatum*).............	15
Aloès du Cap (*Aloe spicata*)....................	5
Ec. de cascarille (*Croton cascarilla*)	5
Alcool à 60°................................	1000

F. macérer pendant 10 j. ; passez ; exprimez ; filtrez.
— Stimulant stomachique, légèrement laxatif. — Doses : 5 à
20 gram. en potion.

§ 6. *Fiel de bœuf.*

★ EXTRAIT DE FIEL DE BŒUF (Cod. fr.).

Vésicules biliaires de bœuf (*Bos taurus*)........... Q. V.

Ouvrez les vésicules ; passez la bile à travers une étoffe de laine ; f. évaporer au B. M. en consistance d'extrait.
— Tonique, stomachique. — Doses : 1 à 4 gram. en pilules.
Inusité.

§ 7. — *Thériaque.*

✗ THÉRIAQUE (Cod. fr.).

Rac. de gingembre (*Zingiber officinale*) 6
— d'iris de Florence (*Iris florentina*) 6
— de valériane (*Valeriana officinalis*) 6
— de valériane celtique (*Valeriana celtica*) 2
— d'acore aromatique (*Acorus calamus*) 3
— de quintefeuille (*Potentilla reptans*) 3
— de rhapontic (*Rheum rhaponticum*) 3
— de gentiane (*Gentiana lutea*) 2
— de meum (*Meum athamanticum*) 2
— d'aristoloche (*Aristolochia clematitis*) 1
— d'asarum (*Asarum europœum*)................ 1
Bois d'aloès (*Aloexylum agallochum*) 1
Cannelle de Ceylan (*Laurus cinnamomum*)........... 10
Squames de scille sèch. (*Scilla maritima*) 6
Schœnanthe arabique (*Andropogon lanigerum*) 3
Dictame de Crète (*Origanum dictamnus*) 3
Feuil. de laurier sèch. (*Laurus nobilis*) 3
Sommités de scordium (*Teucrium scordium*)......... 6
— de calament (*Calamintha officinalis*) 3
— de marrube blanc (*Marrubium vulgare*)... 3
— de pouliot (*Teucrium polium*). 3
— de chamædrys (*Teucrium chamædrys*)..... 2
— de chamæpitys (*Ajuga chamæpitys*) 2
— de millepertuis (*Hypericum perforatum*)... 2
— de petite centaurée (*Erythrœa centaurium*). 1
Pétales de roses rouges (*Rosa gallica*) 6
Safran (*Crocus sativus*)...................... 4
Fleurs de stœchas (*Lavandula stœchas*) 3
Ecorce sèche de citron (*Citrus limon*)............... 3
Fruits de poivre long (*Piper longum*) 12
— de poivre noir (*Piper nigrum*)............. 6
— de persil (*Petroselinum sativum*)........... 3
— d'ammi (*Ptychotis fœniculifolia*)........... 2
— d'anis (*Pimpinella anisum*)................ 2
— de fenouil (*Fœniculum dulce*)............. 2
— de séséli de Marseille (*Seseli tortuosum*)..... 2
— de Daucus (*Athamantha cretensis*)........... 1
Semences d'ers (*Ervum ervilia*)................ 20
— de navet sauvage (*Brassica napus*).......... 6
— de petit cardamome (*Elettari cardamomum*) 8
Agaric blanc (*Polyporus officinalis*) 6

Opium de Smyrne (*Papaver somniferum*)............   12
Suc de réglisse (*Glycyrrhiza glabra*)................   6
Cachou (*Unkaria gambir*).........................   4
Gomme arabique (*Acacia vera*)....................   2
Myrrhe (*Balsamodendron myrrha*)................   4
Oliban (*Boswellia serrata*)   3
Sagapenum (*Ferula persica*).......................   2
Galbanum (*Galbanum officinale*)..................   1
Opoponax (*Opoponax chironium*)..................   1
Benjoin en larmes (*Styrax benzoin*)   2
Vipères sèches (*Vipera berus*)   6
Castoreum (*Castor fiber*).........................   1
Mie de pain desséchée............................   6
Terre sigillée.....................................   2
Sulfate de fer desséché............................   2
Bitume de Judée..................................   1

Pilez ensemble toutes ces substances et passez au tamis pour obtenir une poudre fine, en laissant le moins possible de résidu. Cette poudre porte le nom de *Poudre thériacale.*

Prenez :

Poudre thériacale...............................   20
Térébenthine de Chio (*Pistachia terebenthus*)   1
Miel blanc (*Apis mellifica*).......................   7
Vin de Malaga...................................   5

F. fondre la térébenthine; ajoutez-y de la poudre thériacale Q. S. pour la diviser; f. fondre le miel; versez-le sur le mélange de poudre thériacale et de térébenthine pour le délayer; ajoutez peu à peu le reste de la poudre thériacale et le vin de Malaga pour obtenir un mélange homogène; au bout de quelques mois, la thériaque devenue grumeleuse doit être broyée dans un mortier.

— 4 gram. de thériaque représentent environ 5 centigram. d'opium brut ou 25 milligram. d'extrait d'opium ; c'est sur la proportion d'opium que se règlent ceux qui administrent encore cette panacée. Le mode d'action de la thériaque n'est pas positivement déterminé. Elle est rarement employée de nos jours.

On la considère comme tonique et en même temps calmante.

TROISIÈME SECTION

AGENTS ASTRINGENTS ET HÉMOSTATIQUES

§ 1. *Perchlorure de fer; Persulfate de fer; Bol d'Arménie.*

★ SOLUTION OFFICINALE DE PERCHLORURE DE FER; SOLUTION NORMALE
DE PERCHLORURE DE FER (Cod. fr.; F. H. M.).

Solution de protochlorure de fer, D. 1,10......... Q. V.

Introduisez cette solution dans une série de flacons d'un appareil de Woulf, disposés pour recevoir un courant de chlore. L'opération est terminée lorsque la solution devenue d'un rouge brun n'absorbe plus de chlore et ne donne plus trace de bleu de Prusse par le cyanure ferrico-potassique, ou ne décolore plus l'hypermanganate de potasse.

Alors chassez l'excès de chlore, en chauffant le liquide dans une capsule de porcelaine, à une température qui ne doit pas dépasser + 50°, et en l'agitant, ou plus simplement en y faisant passer un courant d'air, lancé par un soufflet.

La solution ainsi obtenue a une densité supérieure à 1,26 (30° B) ; ramenez-la à cette densité par l'addition d'une Q. S. d'eau distillée ; elle représente 26/100 de perchlorure de fer anhydre, et 9/100 de fer métallique.

— Coagule très-puissamment l'albumine de l'œuf et le sérum du sang; le coagulum est aisément redissous par un excès de perchlorure. Rarement employé à l'intérieur comme reconstituant ; doses : 1 à 10 gram. en potion par cuillerée contre l'angine diphthéritique (Archambault) ! Très-usité en solution plus ou moins étendue comme hémostatique ; proposé en injections à la dose de quelques gouttes dans les anévrysmes, rejeté pour cet usage à cause des dangers de gangrène ou de phlegmon. Puissant modificateur des plaies putrides, gangréneuses, atoniques ! (Voy. *Contro-stimulants; Glace; Réfrigération*).

Bessières l'emploie pour la cure de l'*Ongle incarné : 2* gouttes dans la rainure unguéale, matin et soir, jusqu'à ce que l'ongle puisse être coupé carrément au niveau de l'extrémité de l'orteil. Quand le bord tranchant de l'ongle repose sur un tissu durci et insensible, ce tissu, qui recouvre une cicatrice, peut être arraché; les applications de perchlorure de fer sont ainsi renouvelées deux ou trois fois jusqu'à ce que la guérison de l'ulcération soit consolidée (Voy. *Azotate de plomb*).

PERCHLORURE DE FER LIQUIDE (Soc. de Ph.).

Perchlorure de fer neutre   1
Eau distillée....................................... Q. S.

Pour obtenir une solution, D. 1,26 (30° B.), qui représente environ 1/4 de son poids de perchlorure de fer anhydre.

★ PERCHLORURE DE FER CRISTALLISÉ (Ph. Germ.).

F. évaporer dans une capsule au B. M. la solution de chlorure ferrique (obtenue par l'action du chlore en excès sur la solution de chlorure ferreux), jusqu'à ce qu'une goutte se solidifie par le refroidissement ; alors f. cristalliser par refroidissement dans la capsule couverte d'une cloche de verre ; retirez la masse cristalline de la capsule en chauffant légèrement les parois ; divisez-la en fragments que vous conserverez dans un flacon bouché à l'émeri.

★ SOLUTION DE PERCHLORURE DE FER (Ph. Germ.).

Protochlorure de fer cristallisé...................   2
Eau distillée....................................   1

F. dissoudre. D. 1,482 ; contient 15/100 de fer métallique. Cette solution est beaucoup plus concentrée que celle du Cod. fr.

★ TEINTURE DE PERCHLORURE DE FER.

Perchlorure de fer cristallisé anhydre...............   1
Alcool à 80°..   5

F. dissoudre. Représente 1/6 de perchlorure de fer anhydre.

★ TEINTURE DE BESTUCHEF.

Perchlorure de fer cristallisé anhydre...............   1
Liqueur d'Hoffmann........   7

M. dans un flacon à l'émeri. Représente 1/8 de perchlorure de fer anhydre.

Autrefois employées comme médicament ferrugineux tonique, aujourd'hui inusitées, les teintures ferriques sont remplacées par la solution officinale de perchlorure de fer.

SOLUTION DE PERCHLORURE DE FER POUR INHALATION (Fieber).

Perchlorure de fer, D. 1,26 (30° B°).   1 décigram. à 2 gram.
Eau distillée...................   100 gram.

M. — Coryzas chroniques, laryngites chroniques, pharyngites granuleuses, hémoptysie. — Doses : f. respirer le liquide pulv. au moyen de l'appareil Sales-Girons ; augmentez les doses progressivement.

LOTION HÉMOSTATIQUE DE PERCHLORURE DE FER (H. P.).

Solution de perchlorure de fer. D. 1,26 (30° Bᵉ)   1
Eau. 10

M. — Hémorrhagies ; épistaxis : f. plonger les narines dans le liquide astringent, appliquer le bord du vase contre la lèvre supérieure et renverser la tête pour que toute la pituitaire soit mise en contact avec le médicament !

SIROP DE PERCHLORURE DE FER (Cod. fr.).

Solution officinale de perchlorure de fer.   3
Sp. de sucre. 197

Mêlez. — 20 gram. représentent environ 3 décigram. de perchlorure de fer officinal, ou environ 8 centigram de perchlorure anhydre et 2 centigram. de fer.

Ce sp. est instable et doit être considéré comme préparation magistrale : en présence de la solution du sucre, le perchlorure est réduit à l'état de protochlorure ; c'est ce qu'indique la décoloration du médicament. — Doses : 20 à 100 grammes et plus.

— Cette préparation est destinée à faciliter l'administration du perchlorure de fer à l'intérieur, mais, lorsqu'il est possible de surmonter la répugnance du malade, il vaut mieux donner le sel en solution dans l'eau distillée, sans aucun correctif.

POTION DE PERCHLORURE DE FER ; POTION ASTRINGENTE (F. H. M.).

Perchlorure de fer, D. 1,26 (30° B.). . . . . . .   5 décigram.
Sp. simple. . . . .   30 gram.
Eau distillée. . . . .   100 —

M. — Diarrhées ; cholérines ; métrorrhagies ; hémorrhagies intestinales ; hémoptysies ; diphthérites ; la dose de perchlorure de fer a été portée jusqu'à 10 gram. contre le croup !

POTION ASTRINGENTE AU PERCHLORURE DE FER (H. P.).

Solution normale de perchlorure de fer.   5
Sirop de sucre.   30
Eau de fleur d'oranger.   10
Eau. 100

M. — Hémorrhagies, hémoptysies, diphthérites. — Doses : 1 cuillerée à café tous les quarts d'heure !

LAVEMENT DE PERCHLORURE DE FER (H. P.).

Solution normale de perchlorure de fer.   2
Eau. 500

M. — Hémorrhagies intestinales, hémorrhoïdales ; diarrhées, dysenteries chroniques !

CHLOROXYDE FERRIQUE LIQUIDE (Jeannel).

Préparez d'abord l'hydrate ferrique gélatineux stable :

Chlorure ferreux cristallisé. .... Q. V.

Faites dissoudre dans l'eau distillée quantité suffisante, pour obtenir une dissolution D. 1,21 (25° B.) ; filtrez. Si cette dissolution précipite par le chlorure de baryum, ajoutez-y peu à peu de ce réactif, jusqu'à ce que, filtrée de nouveau, elle ne précipite plus.

Versez la solution de chlorure ferreux sur de l'acide azotique, exempt d'acide sulfurique, pour la suroxyder. 40°° d'acide azotique à 40° B. suffisent pour suroxyder 175°° de solution de chlorure ferreux D. 1,21 (25° B.) ; un excès d'acide azotique n'offre aucun inconvénient.

Chauffez doucement à + 5 0° pendant 1/2 h., pour compléter la réaction.

Étendez la solution ferrique de 50 à 60 fois son volume d'eau distillée tiède, et saturez-la par un léger excès d'ammoniaque liquide pure, privée de sulfate d'ammoniaque, et étendue de 5 fois son volume d'eau ; versez sur un filtre de papier le liquide salin tenant en suspension l'hydrate ferrique gélatineux ; lavez à l'eau distillée tiède le précipité retenu sur le filtre, jusqu'à ce que l'eau passe insipide ; continuez le lavage à l'eau distillée, acidulée avec 1 à 2 millièmes d'acide chlorhydrique pur, jusqu'à ce que le liquide filtré, qui a pris une saveur salée, passe légèrement coloré en jaune rougeâtre et devienne presque insipide. La filtration devient très-lente dès que l'hydrate ferrique cesse d'être alcalin. Laissez égoutter le filtre pendant trois jours.

L'hydrate ferrique forme alors une masse adhérente au filtre, et qu'il est facile de retirer tout d'une pièce en retournant l'entonnoir au-dessus d'une assiette ; f. sécher cette masse à l'air libre sur du papier buvard, reposant lui-même sur des briques sèches, jusqu'à ce qu'elle ne retienne plus que 80 centièmes d'eau. 70 de fer métallique, qui fournissent 100 d'oxyde ferrique anhydre, doivent donner 500 d'hydrate ferrique stable.

Prenez :

Hydrate ferrique gélatineux stable (80/100 d'eau).....   100

Ac. chlorhydrique pur, D. 1,20 (24° B.).............   5

Eau distillée.......................................   50

Délayez dans un mortier de verre ; filtrez sur un filtre lavé à l'eau acidulée par l'acide chlorhydrique pur ; reversez sur le filtre le premier liquide filtré jusqu'à ce que la totalité de l'hydrate ferrique soit dissoute.

— Stable ; nullement caustique, sans saveur atramentaire ; con-

gule le sang avec énergie. — Proposé comme astringent, hémostatique.

SOLUTION D'AZOTATE DE FER (Ph. Belge).

Tournure de fer............................... 100
Acide azotique à 35°........................... 8,34

M. — F. chauffer doucement pour achever le dégagement des
vapeurs hypoazotiques ; laissez refroidir ; ajoutez :
Eau distillée Q. S. pour compléter 166 de liquide filtré.
— Tonique astringent, hémostatique. — Doses : 1 à 2 gram. en
potion ; ou bien en lotions ou applications contre les hémorrhagies.

SOLUTION DE SULFATE FERRIQUE (Ph. Germ.).

Sulfate ferreux cristallisé........................ 10
Eau distillée.................................... 10
Acide sulfurique pur 2

F. dissoudre ; f. chauffer à l'ébullition dans une capsule de porcelaine ; ajoutez peu à peu :
Acide azotique pur.............................. 3

Ou Q. S. pour que le liquide cesse de décolorer la solution d'hypermanganate de potasse ; f. évaporer en consistance de miel épais ;
ajoutez :
Eau distillée... 10

F. dissoudre ; filtrez. — Cette solution, D. 1,34, contient 8/100
de fer.
— Astringent ; hémostatique. Coagule très-puissamment l'albumine ! Prép. de l'*Antidote de l'arsenic*.

SOLUTION DE SULFATE FERRIQUE ; SULFATE DE PEROXYDE DE FER LIQUIDE ;
HYDROLÉ HÉMOSTATIQUE DE MONSEL (F. H. M.).

Acide sulfurique, D. 1,842 (66° B.)........... 10 gram.
Eau distillée.............................. 100 —

F. bouillir dans une capsule de porcelaine de la capacité de
1 litre ; ajoutez :
Sulfate de protoxyde de fer pulv.............. 50 gram.
Après dissolution, ajoutez :
Acide azotique D. 1,384 (40° B.).............. 16 gram.

Lorsque le dégagement tumultueux de vapeurs rutilantes est
terminé, ajoutez peu à peu :
Sulfate de protoxyde de fer pulv.............. 50 gram.

La dissolution de cette dernière quantité de sulfate de protoxyde
de fer produit un nouveau dégagement de vapeurs rutilantes ;

complétez le volume de 100^{cc} par l'addition de Q. S. d'eau distillée ; laissez refroidir ; filtrez. D. 1,45 (45° B.).

— Hémostatique moins caustique que la solution officinale de perchlorure de fer !

POUDRE DE BOL D'ARMÉNIE (Cod. fr.).

Pulv. gross. dans un mortier ; séparez la poudre la plus ténue par dilutions réitérées (lévigations) ; rejetez le résidu ; f. égoutter les dépôts ; f. sécher en trochisques.

— Absorbant chimique et mécanique ; peut-être astringent en raison du sel ferrique auquel il doit donner naissance en se dissolvant dans le suc gastrique. Inusité. Prép. du *Diascordium*.

§ 2. *Acide sulfurique dilué; Vinaigre.*

ACIDE SULFURIQUE DILUÉ; ACIDE SULFURIQUE AFFAIBLI (Cod. fr.; F. H. M.) (Soc. de Ph.).

Acide sulfurique pur, D. 1, 84 (66° B.)................ 1
Eau distillée.................................... 9

Versez peu à peu l'acide dans l'eau ; agitez.

— Renferme le dixième de son poids d'acide sulfurique concentré.

— Astringent ; dysenterie. — Doses : 1 à 5 grammes en potion ; 10 à 20 grammes en boisson ; en gargarisme ; en collutoire.

ACIDE SULFURIQUE ALCOOLISÉ; EAU DE RABEL (Cod. fr.; Soc. de Ph.).

Ac. sulfurique pur, D. 1,84 (66° B.)................ 25
Alcool à 90°....................................... 75
Pétales de coquelicot.............................. 1

Versez peu à peu l'ac. dans l'alcool en agitant ; ajoutez les pétales de coquelicot au mélange refroidi ; laissez macérer 4 j. ; filtrez. Conservez dans un flacon bouché à l'émeri. La Soc. de ph. propose l'alcool à 0,835.

— Les pétales de coquelicot ont pour but de colorer légèrement le liquide.

— Astringent ; dysenterie. — Doses : 1 à 3 gram. en potion ; 1 à 6 gram. en boisson, en gargarisme.

ACIDE SULFURIQUE ALCOOLISÉ; EAU DE RABEL (F. H. M.).

Acide sulfurique D. 1,842 (66° B.)................ 1
Alcool à 90°,.................................... 3

Versez très-lentement l'acide dans l'alcool ; agitez. Rendement : 100/100.

ÉLIXIR ACIDE DE HALLER (Ph. Allem.).

Ac. sulfurique à 66°.......................⎫
Alcool à 80°...............................⎭ aa P. É.

M. — Beaucoup plus acide que l'eau de Rabel. Inus. en France.

LIMONADE SULFURIQUE (Cod. fr.; H. P.).

Acide sulfurique pur, D. 1,84 (66° B.)............... 2
Eau... 900
Sp. de sucre.................................. 100

M. dans un vase de verre ou de porcelaine,
— Astringent énergique. Dysenterie ; hémorrhagies actives ;
prophylaxie et traitement de la colique saturnine ! (Voy. *Spécifiques de l'empoisonnement par le plomb.*)

LIMONADE SULFURIQUE; LIMONADE MINÉRALE (F. H. M.).

Acide sulfurique dilué au 10me.................. 10
Eau aromatique de citron....................... 30
Sp. simple.................................... 60
Eau... 900

M. dans un vase en verre ou en porcelaine. — Dysenterie.
— La dose d'acide sulfurique peut être doublée.

GARGARISME SULFURIQUE (F. H. M.).

Acide sulfurique dilué au 10me................. 10
Mellite simple................................ 30
Décoction d'orge.............................. 200

M. — Angines ulcéreuses, aphthes.

ÉLIXIR ACIDE AROMATIQUE (Brugnatelli).

Feuil. de menthe poiv. sèche (*Mentha piperita*)....... 2
  — de menthe crépue sèche (*Mentha crispa*)........ 2
Ec. de cannelle Ceylan (*Laurus cinnamomum*)........ 1
Girofle (*Caryophyllus aromaticus*)................ 1
Gingembre (*Zingiber officinale*).................. 1
Alcool à 54°.................................. 80
Acide sulfurique D. 1,84 (66° B).............. 10

F. macérer pendant 8 j. ; passez ; exprimez ; filtrez. — Astringent. — Doses : 2 à 10 gram. en tisane, en potion. Ce médicament représente environ 1/9 d'acide sulfurique.

EAU DE VULNÉRAIRE DE THEDEN; EAU DE THEDEN (Ph. Autrich.).

Vinaigre..................................... 126
Alcool à 85°................................. 63

Acide sulfurique dilué à 1/7...................... 21
Miel blanc,............................... 42

Mêlez ; agitez ; filtrez. — Astringent ; lotions ; applications.

POTION ANTIHÉMORRHAGIQUE (Et.-Unis):

Acide sulfurique dilué 1/10...................... 4
Hydrolat de menthe.......................... 180
Sp. de framboise............................ 30

M. — Hémorrhagies passives ; hémoptysie. — Doses : par cuillerées à bouche toutes les heures!

LOTION VINAIGRÉE (H.P.).

Vinaigre blanc................................ 1
Eau froide................................... 4

M. — léger résolutif.

VINAIGRE CAMPHRÉ (Cod. fr.).

Camphre (*Laurus camphora*)................. 1
Acide acétique cristallisable................... 1
Vinaigre blanc............................... 40

Pulv. le camphre au moyen de l'acide acétique ; ajoutez le vinaigre peu à peu en triturant ; versez dans un flacon ; agitez ; après 3 j., filtrez. — Résolutif ; avec 4 ou 5 fois son volume d'eau ; lotions ; applications.

§ 3. Alun.

SULFATE D'ALUMINE ET DE POTASSE DESSÉCHÉ; ALUN CALCINÉ; $Al^2O^3,3SO^3,KO,SO^3$. (Cod. fr.; F. H. M.).

Sulfate d'alumine et de potasse cristallisé........ Q. S.

F. chauffer vers 200° dans un têt ou dans un grand creuset jusqu'à ce que le sel, qui se boursoufle beaucoup, n'émette plus de vapeurs aqueuses. Rendement : 50/100.

— Cathérétique astringent employé en insufflations contre la pharyngite granuleuse, l'angine chronique, et en applications sur les plaies fongueuses, les végétations, les tumeurs hémorrhoïdales.

POUDRE DE SULFATE D'ALUMINE ET DE POTASSE; POUDRE D'ALUN (Cod. fr.).

Prép. comme la *Poudre de borate de soude.*

— Astringent très-usité, en insufflation dans les cas d'angines chroniques, d'angine granuleuse, de procidence de la luette, ou pour saupoudrer les plaies atoniques !

PILULES ALUNÉES D'HELVÉTIUS (Cod. fr.).

Alun pulv................................ 1 décigram.
Sang-dragon pulv. (*Calamus draco*)... } aa 5 centigr.
Miel rosat......................... }

M. pour faire 1 pilule. — Hémoptysie, hémorrhagie intestinale. — Doses : 8 à 20 pil. par jour !

PILULES ASTRINGENTES (Debreyne).

Alun pulv................................ } aa 2 décigr.
Cachou (*Unkaria gambir*)........:..... }

M. pour 1 pilule. — Hémorrhagies passives ; métrorrhagies ;
diarrhées ; doses : 10 à 12 pil. par jour !

PILULES ASTRINGENTES (Capuron, Récamier).

Cachou (*Unkaria gambir*)................... 12 centig.
Alun .... 6 —
Opium brut (*Papaver somniferum*)........... 2 —
Sp. de roses rouges...................... Q. S.

M. pour 1 pilule. — Hémoptysies ; hémorrhagies intestinales, etc.
— Doses : 1 pilule toutes les 2 heures !

POTION ASTRINGENTE.

Alun .... 2 à 4 gram.
Eau distillée............................ 140 —
Sp. simple..... ....,...... 60 —

M. — Hémorrhagies intestinales ; hémoptysies. — Doses : par
cuillerées à bouche toutes les heures !

POTION ASTRINGENTE.

Ext. de ratanhia....................... 5 gram.
Alun .... 5 décigram.
Infusé de roses rouges 1/100............. 150 gram.
Sp. de roses rouges................. } aa 30 —
— de cachou................... }
Eau de Rabel......................... 15 gouttes.

M. — Hémoptysies ; hémorrhagies. — Doses : par cuillerées à
bouche d'heure en heure !

SOLUTION D'ALUN POUR INHALATIONS (Fieber).

Alun cristallisé............. 5 centigram. à 4 gram.
Eau...................................... 100 —

F. dissoudre ; filtrez. — Affections catarrhales chroniques des
voies respiratoires ; angines chroniques, etc. — Doses : f. respirer

le liquide, pulv. au moyen de l'appareil Sales-Girons. Augmentez les doses d'alun progressivement !

GARGARISME ASTRINGENT (Cod. fr.; H. P.).

Roses rouges sèch. (*Rosa gallica*)................. 10
Eau bouillante.................................. 250
Alun cristallisé 4
Mellite de roses................................ 50

F. infuser les roses dans l'eau bouillante pendant 1/2 h. ; passez ; exprimez ; f. dissoudre l'alun ; ajoutez le mellite de roses.
— Angines, au déclin de l'état inflammatoire !

GARGARISME ASTRINGENT (F. H. M.).

Alun cristallisé...................... .   3 gram
Dec. d'orge......................... 200   —
Mellite de roses...................... 30   —

F. dissoudre ; mêlez. — La dose d'alun peut être portée jusqu'à 6 gram. — Angines chroniques ; pharyngites granuleuses !

COLLUTOIRE ASTRINGENT (F. H. M.).

Alun cristallisé pulv......................... 4
Mellite simple.. 25

★ SOLUTÉ ALUMINEUX BENZINÉ ; SOUS-SULFATE D'ALUMINE BENZINÉ (Mentel).

Sulfate d'alumine............................ 10
Eau 20
Hydrate d'alumine en gelée............... Q. S.
Benjoin pulv. (*Styrax benzoin*).............. 1

F. dissoudre le sulfate d'alumine dans l'eau ; saturez par un excès d'hydrate d'alumine ; ajoutez le benjoin ; f. digérer pendant 6 h. à la température de + 80° ; agitez de temps en temps ; laissez refroidir ; filtrez. D. 1,25. (30° B.).
— Astringent énergique ; hémostatique. Pansements, injections, gargarismes. — Doses : comme hémostatique, employez-le pur ; comme astringent 1 à 10/100 dans l'eau distillée !
— Ce médicament mériterait d'être plus employé qu'il ne l'est.

EAU HÉMOSTATIQUE (Pagliari).

Benjoin (*Styrax benzoin*)..................... 1
Alun cristallisé.............................. 2
Eau....................................... 20

F. bouillir pendant 6 h. dans un pot de terre vernissé ; agitez sans cesse ; remplacez par de l'eau chaude l'eau évaporée ; laissez refroidir ; filtrez. — Cette eau est une solution saturée d'alun, aromatisée par le benjoin. D'après mes expériences, elle coagule l'albumine de l'œuf et le sérum du sang comme la solution saturée d'alun. Elle est très-usitée en Italie.

— Polacci assure que l'*Eau de Pagliari* devient beaucoup plus efficace lorsqu'elle est saturée de sel marin, puis filtrée.

EAU HÉMOSTATIQUE DE PAGLIARI (Meyer).

Benjoin en larmes	6
Alcool à 89°	15
Alun	30
Eau	300

F. dissoudre le benjoin dans l'alcool et l'alun dans l'eau chaude ; f. bouillir jusqu'à ce que la liqueur soit devenue claire ; filtrez après refroidissement. Cette liqueur doit marquer 6° B.

EAU HYGIÉNIQUE ; LIQUEUR PROPHYLACTIQUE DES MALADIES VÉNÉRIENNES (Jeannel).

Alun cristallisé	15
Sulfate de fer	1
Sulfate de cuivre	1
Eau de Cologne	10
Eau commune	1000

F. dissoudre les sels dans l'eau ; ajoutez l'eau de Cologne. — Balanites, leucorrhées, érosions du col utérin. — Lotions ; injections. Les injections vaginales astringentes, pour être efficaces, doivent être exécutées la femme étant couchée sur le dos, le bassin soulevé par un coussin.

— Ce liquide ne tache pas le linge ; il est distribué au dispensaire de salubrité de Bordeaux, au prix de 10 centimes le litre ; les prostituées de cette ville en consomment environ 300 litres par mois.

EAU D'ALUN COMPOSÉE ; EAU D'ALUN DE BATH ; INJECTION DE PRINGLES (Ph. Lond.).

Alun cristallisé	15
Sulfate de zinc	12
Eau chaude	1000

F. dissoudre ; filtrez. — Leucorrhées : injections, lotions réitérées. Conjonctivites chroniques : instillations !

EAU ALUMINEUSE COMPOSÉE (Ph. Lond.).

Alun cristallisé	} *aa*	3
Sulfate ferreux crist		
Eau chaude		100

F. dissoudre ; filtrez.

— Leucorrhées. — Doses : injections ; lotions réitérées. — Cette solution·est efficace, mais les liquides qui contiennent plus de 1/1000 de sulfate de fer ont l'inconvénient de tacher le linge.

★ SOLUTION DE SULFATE D'ALUMINE BIBASIQUE; SULFATE D'ALUMINE BIBASIQUE $2AlO^3,3SO^3$ (Cod. fr.).

Sulfate d'alumine exempt de fer................. 1000

F. dissoudre 500 de ce sel dans 5000 d'eau ; ajoutez :

Ammoniaque liquide à 22° B., Q. S. (environ 435) pour précipiter la totalité de l'alumine ; lavez par décantation ; f. égoutter sur une toile.

F. dissoudre l'alumine en gelée ainsi obtenue avec 500 de sulfate d'alumine ; f. chauffer au B. M. et évaporer jusqu'à D. 1,26 (30° B.) ; laissez déposer pendant quelques j. ; filtrez.

— Astringent très-énergique, préférable à l'alun dont il n'a pas l'acidité! Peu usité.

CATAPLASME ASTRINGENT (Swédiaur).

Sulfate ferreux pulv.............. $\left.\right\}$ aa... 15 gram.
. Alun pulv...................... $\left.\right\}$
Bol blanc. (*Calcaire argileux desséché*)....... 30 —
Eau commune........................... 300 —
Vinaigre............................... 60 —
Mie de pain........................... Q. S.

M. — Plaies atoniques.

§ 4. Sels de zinc employés comme astringents ; Sulfate de cadmium.

★ SULFATE DE ZINC CRISTALLISÉ; SULFATE ZINCIQUE; VITRIOL BLANC; COUPEROSE BLANCHE. $ZnO,SO^3,7 HO$. (Cod. fr.).

Zinc pur en grenaille......................... 20
Ac. sulfurique purifié, D. 1,84 (66° B.)........... 25
Eau.. 150

M. ; l'effervescence ayant cessé, filtrez ; concentrez par l'ébullition ; laissez cristalliser par refroidissement. Il est utile de déterminer la cristallisation en projetant quelques cristaux de sulfate de zinc dans la solution refroidie. ·

— Astringent très-énergique, mais non caustique, réservé pour l'usage extérieur. — Doses : 1 à 5 décigram. pour 100 gram. de véhicule aqueux en collyre, en injections; à l'intérieur, vomitif ; doses : 5 décigram. pour 100 d'eau.

. (Voy. *Injections antiblennorrhagiques; Collyres astringents*.)

★ ACÉTATE DE ZINC. ZnO, C4H3O3, 3HO. (Cod. fr.).

Sulfate de zinc............................,.............   10.
Carbonate de soude cristallisé.....,...............   11
Ac. acétique, D. 1,03.............................:........ Q. S.

F. du carbonate de zinc par le mélange des solutions bouillantes de sulfate de zinc et de carbonate de soude ; décantez ; lavez ;
f. dissoudre le carbonate de zinc dans l'ac. acétique ; concentrez
par la chaleur ; laissez cristalliser par le refroidissement.
— Antispasmodique ! Astringent ; vomitif. Inusité.

★ ACÉTATE DE ZINC (Ph. Germ.).

Hydrocarbonate de zinc...........................   27
Eau distillée...:   50
Acide acétique étendu. D. 1,040 (6° B.).......   100

F. dissoudre à chaud ; filtrez ; f. évaporer à une douce chaleur
jusqu'à cristallisation ; essuyez les cristaux entre des doubles de
papier joseph. — Astringent. — Doses : 1 à 5 décigram. pour 100
de véhicule aqueux. Inusité en France.

★ GLYCÉRÉ DE CHLORURE DE ZINC (Maisonneuve).

Chlorure de zinc....................................   1
Glycérine   100

M. — Astringent, cathérétique. — Plaies atoniques. Topique.
— Le chlorure de zinc pur est escharotique.

★ SUPPOSITOIRES VAGINAUX (Gaudriot).

Chlorure de zinc liq. D. 133 (36° B.)......   5 gouttes.
Sulfate de morphine.....................   25 milligram.
Mucilage de gomme adragante...........   6 gram.
Sucre pulv.............................   3 —
Amidon................................   9 —

M. pour faire une pâte que vous moulerez en forme d'un ovoïde
aplati creux de 3 centimètres de long sur 2 de large, dont les parois auront environ 2 millimètres d'épaisseur ; f. sécher. — Vaginite blennorrhagique, leucorrhée. — Doses : 1 suppositoire matin et soir ; introduisez le suppositoire au delà de l'anneau vulvaire ;
retenez-le au moyen d'une bande rattachée en avant et en arrière
à une ceinture. Les sécrétions vaginales déterminent la fusion du
suppositoire, dont les principes actifs se trouvent en contact permanent avec la muqueuse ! (Voy. *Suppositoires vaginaux de Moussous*, p. 48.)

★ SULFATE DE CADMIUM. CdO,SO³;4HO (Cod. fr.).

Cadmium concassé..............................	1
Ac. azotique, D. 1,42 (43° B.)...................	3
Eau distillée...................................	1
Carbonate de soude cristallisé..................	Q. S.
Ac. sulfurique.................................	Q. S.

F. dissoudre le métal dans l'ac. azotique étendu de la quantité d'eau prescrite; étendez la dissolution de 8 f. son vol. d'eau distillée; f. bouillir; ajoutez Q. S. de solution de carbonate de soude; laissez déposer; lavez par décantation le carbonate de cadmium; délayez-le dans eau distillée, Q. S.; ajoutez peu à peu ac. sulfurique Q. S. pour le dissoudre; filtrez; concentrez par l'ébullition; f. cristalliser par refroidissement.

— Astringent analogue au sulfate de zinc employé en collyre aux mêmes doses que ce dernier. (Voy. *Spéciaux de l'oculistique.*)

§ 5. *Plomb.*

ACÉTATE DE PLOMB; ACÉTATE DE PLOMB CRISTALLISÉ; ACÉTATE NEUTRE DE PLOMB; SEL DE SATURNE; SUCRE DE SATURNE; Pb O. C⁴H³O³ H O.

Prép. en grand dans les arts par la dissolution de la litharge dans l'acide acétique.

— Astringent, à l'intérieur, contre la diarrhée, les sueurs colliquatives. L'action secondaire est hyposthénisante et toxique. — Doses : pil. 1 à 10 centigram. et plus; lavements, solution, 2 à 25/100. A l'extérieur, on lui préfère généralement le sous-acétate de plomb.

PILULES D'ACÉTATE DE PLOMB (Fouquier).

Acétate de plomb cristallisé	1 décigram.
Rac. de guimauve pulv. (*Althæa officinalis*) Sp. simple.................................	} aa Q. S.

M. pour 1 pil. — Sueurs colliquatives. — Doses : 4 à 5 par jour. — Action secondaire très-redoutable.

PILULES D'ACÉTATE DE PLOMB OPIACÉES (Ph. Britann.).

Acétate de plomb cristallisé	6 centigr.
Opium brut sec pulv. (*Papaver somniferum*).	1 —
Conserves de roses.........................	1 —

M. pour 1 pil. — Sueurs colliquatives; doses : 1 à 4 le soir. — Dysenterie; doses : 1 pil. toutes les 2 h. (Voy. *ci-dessus.*)

POUDRE CONTRE LES SUEURS COLLIQUATIVES (Ph. Pruss.).

Acétate de plomb cristallisé............... } aa....   3
Opium brut sec (*Papaver somniferum*)..... }
Sucre blanc....................................... 12

Pulv. ; M. — Sueurs et diarrhées colliquatives des phthisiques.
— Doses : 1 à 4 décigram., matin et soir. — Dangereux.

INJECTION D'ACÉTATE NEUTRE DE PLOMB ; INJECTION SATURNINE
(H. P.; F. H. M.).

Acétate de plomb cristallisé.........................   1
Eau distillée............... 100

F. dissoudre ; filtrez. — Uréthrites ; vaginites, leucorrhées.
— L'usage-habituel des injections à base d'acétate de plomb doit
être interdit ; c'est une cause insidieuse d'intoxication saturnine.
(Voy. *Antiblennorrhagiques*.)

ONGUENT D'ACÉTATE DE PLOMB (Ph. Espagnole).

Acétate de plomb cristallisé............... } aa p. é.
Huile d'olive (*Olea Europœa*)............. }

F. fondre le sel dans son eau de cristallisation (il fond à + 56°,25)
mêlez peu à peu à l'huile d'olive tiède en triturant. — Astringent
résolutif. Topique. — L'usage prolongé serait dangereux.

POMMADE CHLORO-PLOMBIQUE (Mialhe).

Acétate de plomb cristallisé......................   1
Chlorure de sodium (sel marin)....................   4
Axonge benzinée................................. 30

M. — Ulcères atoniques. — Pansements. (Voy. *ci-dessus*.)

POMMADE SÉDATIVE (Dupuytren).

Acétate de plomb cristallisé.   1
Extrait de belladone..............................   1
Axonge...   6

Ramollissez l'extrait avec quelques gouttes d'eau ; mêlez. —
Fissures à l'anus. — Introduisez des mèches d'un volume chaque
jour croissant, enduites de cette pommade. (Voy. *ci-dessus*.)

GLYCÉRÉ ASTRINGENT (Müller).

Acétate de plomb pulv...........................   1
Glycéré d'amidon............................... 30

M. — Erythème, eczéma chronique ; conjonctivite chronique ;
épiphora. — Topique.

★ SOUS-ACÉTATE DE PLOMB CRISTALLISÉ (Jeannel).

Acétate neutre de plomb cristallisé 15
Litharge anglaise (en paillettes).................... 5
Eau distillée.. 1

M. par trituration la litharge avec l'acétate de plomb ; versez le mélange dans une capsule de porcelaine ; ajoutez l'eau ; faites chauffer jusqu'à l'ébullition qui a lieu à + 103 ; remuez continuellement ; filtrez au papier dans un entonnoir chauffé au B. M. — La dissolution de la litharge commence dès que le mélange entre en fusion vers + 60°, et se termine dès que l'ébullition se produit ; alors le liquide est rendu laiteux par un peu de carbonate de plomb.

1 de sous-acétate de plomb cristallisé, dissous dans 2 d'eau distillée, fournit le sous-acétate de plomb liquide, D. 1,32 (35° B.).

★ SOUS-ACÉTATE DE PLOMB LIQUIDE ; EXTRAIT DE SATURNE (Cod. fr.).

Acétate de plomb cristallisé........................ 3
Litharge pulv...................................... 1
Eau distillée...................................... 8

M. dans une terrine et chauffer au B. M. jusqu'à ce que la litharge soit dissoute ; filtrez. D. 1,32 (35° B.).

— On peut opérer dans une bassine de cuivre, à condition d'y introduire quelques grenailles ou mieux une lame de plomb ; plus simplement, à condition de chauffer l'eau jusqu'à l'ébullition avant d'introduire l'acétate de plomb et la litharge (Mahier).

La présence de la lame de plomb préviendrait la dissolution de l'oxyde de cuivre si la litharge en était souillée.

★ SOUS-ACÉTATE DE PLOMB LIQUIDE (Ph. Germ.).

Acétate de plomb cristallisé........................ 3
Litharge pulv...................................... 1
M. ; ajoutez :
Eau distillée...................................... 10

Introduisez dans une bouteille de capacité convenable pour que le mélange la remplisse ; agitez fréquemment jusqu'à ce que tout soit dissous, sauf un peu de résidu blanc, ce qui exige environ 6 à 8 h. ; filtrez ! D. 1,238 ; (27° B.). —

Ce procédé très-simple est applicable à la préparation du sous-acétate de plomb offrant la densité de 1,32 du Cod. fr. et du F. H. M. ; il faut alors employer les proportions suivantes :

★ SOUS-ACÉTATE DE PLOMB LIQUIDE (F. H. M.).

Acétate de plomb cristallisé........................ 30
Litharge pulv...................................... 10
Eau distillée...................................... 65

M. dans un matras; agitez de temps en temps; après 6 à 8 h.
de contact, filtrez. Rendement : 102,5 pour 105 de mélange employé ! D. 1,32 (35° B.).

LOTION AVEC L'ACÉTATE DE PLOMB; EAU BLANCHE; EAU DE GOULARD;
EAU VÉGÉTO-MINÉRALE (Cod. fr.).

Sous-acétate de plomb liquide........ 1
Eau commune.. 45
Alcoolat vulnéraire................................. 4

M. — Astringent résolutif.

L'usage habituel des lotions ou des injections vaginales, au sous-
acétate de plomb liquide, est une cause insidieuse d'intoxication
saturnine.

LOTION D'ACÉTATE DE PLOMB BASIQUE; EAU VÉGÉTO-MINÉRALE (H. P.).

Sous-acétate de plomb liquide..................... 15
Eau commune.................................. 1000

M, — Entorses; contusions. — Lotions; applications.

FOMENTATION RÉSOLUTIVE.

Chlorhydrate d'ammoniaque........................ 2
Eau... 45
Alcool à 56°.. 8
Sous-acétate de plomb liquide..................... 1

F. dissoudre le sel ammoniac dans l'eau; filtrez; ajoutez l'alcool et le sous-acétate de plomb.

M. — Astringent, résolutif. — Entorses, contusions.

FOMENTATION SATURNINE; EAU DE GOULARD (F. H. M.).

Sous-acétate de plomb liquide.............. 20 gram.
Alcool à 60°............................... 80 —
Eau commune.............................. 900 —

M. — Vous pouvez remplacer le sous-acétate de plomb liquide
par acétate de plomb cristallisé, 5 gram.

SOLUTION D'ACÉTATE DE PLOMB ALCOOLISÉE (Ph. Germ.).

Eau commune... 45
Sous-acétate de plomb liquide.................... 1
Alcool à 56°...................................... 4

M. — Astringent, résolutif. — Lotions, applications.
Agitez au moment de l'emploi.

FOMENTATION RÉSOLUTIVE (Cadet).

Hydrolat de roses..	50
Alcool à 56°..	3
Sous-acétate de plomb liquide.........................	3

M. — Astringent, résolutif. — Entorses, contusions.

FOMENTATION RÉSOLUTIVE (Brodie).

Alcool camphré...........................	} āā....	10
Alcool à 56°..............................		
Sous-acétate de plomb liquide.............		3

M.— Astringent résolutif. — Engorgements indolents des mamelles. — Applications continues au moyen d'un morceau de flanelle.

CATAPLASME SATURNIN (F. H. M.).

Cataplasme émollient.............................	200
Sous-acétate de plomb liquide.....................	5

Versez le sous-acétate de plomb sur le cataplasme.

LINIMENT SATURNÉ (Ph. Holland.).

Sous-acétate de plomb liquide	1
Huile d'olive (*Olea Europœa*).....................	2

M. — L'huile est saponifiée. — Résolutif ?

CÉRAT SATURNÉ (Cod. fr.).

Sous-acétate de plomb liquide	1
Cérat de Galien...................................	9

M. par trituration ; doit être préparé au moment du besoin ; le sous-acétate de plomb saponifie les corps gras à froid par un contact prolongé en raison de l'excès d'oxyde de plomb qu'il contient. — Astringent. — Pansement des plaies asthéniques.

CÉRAT SATURNÉ (H. P.).

Sous-acétate de plomb liquide.....................	1
Cérat jaune.......................................	9

M. (Voy. *ci-dessus*.)

CÉRAT DE GOULART (F. H. M.).

Sous-acétate de plomb liquide	1
Cérat de Galien...................................	10

M. (Voy. *ci-dessus*.)

CÉRAT SATURNÉ ET CAMPHRÉ (Ph. Lond.).

Cire (*Apis mellifica*)............................	62
Sous-acétate de plomb liquide	37
Huile d'olive (*Olea Europœa*).....................	125
Camphre...	1

F. fondre à une douce chaleur la cire avec 100 d'huile ; f. dissoudre le camphre dans le reste de l'huile ; mêlez l'huile camphrée au cérat ; ajoutez le sous-acétate de plomb à la fin par trituration. — Pansement des plaies asthéniques.

ONGUENT DE CIRE SATURNÉ (Soc. de Ph.).

Sous-acétate de plomb liquide............ 1
Onguent de cire................................. 9

M — Pansements.

★ POUDRE DE CARBONATE DE PLOMB (Cod. fr.).

Prép. comme la *Poudre d'hydrocarbonate de magnésie.*
— Prép. de la Pommade de carbonate de plomb.

POMMADE DE CARBONATE DE PLOMB ; ONGUENT BLANC DE RHASIS (Cod. fr.).

Carbonate de plomb............................. 1
Axonge benzoïné................................ 5

M. sur le porphyre. — Érosions ; ulcères asthéniques.

— Cette pommade rancit très-rapidement.

★ POUDRE D'OXYDE DE PLOMB FONDU (Cod. fr.).

Prép. comme la *Poudre de sulfure d'antimoine.*
— Prép. de l'*Emplâtre simple,* du *Sous-acétate de plomb liquide.*

CÉRAT DE MINIUM (Van Mons).

Cérat simple................................. 8
Minium....................................... 1

M. — Ulcères variqueux ?

★ AZOTATE DE PLOMB.

— Produit chimique.
— Cure de l'ongle incarné. Il suffit pour obtenir une guérison durable de saupoudrer la partie malade avec l'azotate de plomb pulvérisé et de l'envelopper d'un linge sec (Bertet).

TANNATE DE PLOMB HYDRATÉ (Ph. Germ.).

Écorce de chêne gross. pulv. (*Quercus robur*)..... 8
Eau .... Q. S.

F. bouillir 1/2 h. pour obtenir 40 de décocté ; filtrez ; ajoutez :

Sous-acétate de plomb liquide, D. 1,240, environ..... 4

Séparez sur un filtre le précipité de tannate de plomb, qui doit peser environ 12 ; versez le tout humide dans une capsule ; ajoutez :

Alcool à 85°.. 1

M. — Pansement des eschares du sacrum.

— Ce médicament doit être préparé au moment de l'employer.

ONGUENT DE TANNATE DE PLOMB (Ph. Germ.).

Tannate de plomb humide et pulpeux................ 1

Axonge.. 2

M. — Pansement des plaies atoniques.

§ 6. *Tannin; Noix de galle; Cachou; Ratanhia; Kino; Sang-dragon; Paullinia ou Guarana; Monésia; Acacia; Rose rouge; Noyer; Bistorte; Tormentille; Fraisier; Uva-ursi; Consoude; Scabieuse; Espèces astringentes; Eau de Brochieri; Eau de Léchelle; Diascordium; Augusture vraie.*

★ TANNIN; ACIDE TANNIQUE; TANNIN DE LA NOIX DE GALLE (Cod. fr.)

Noix de galle pulv. (*Quercus infectoria*)............. 10

Éther sulfurique pur............................... 60

Alcool à 90°...................................... 3

Eau distillée...................................... 1

Introduisez la poudre dans l'appareil à déplacement à l'émeri; versez peu à peu les liquides mêlés; après le passage il s'est formé dans le récipient deux couches : la supérieure est l'éther coloré, l'inférieure est une solution aqueuse et presque sirupeuse de tannin; l'addition d'un peu d'eau rendra plus nette la superposition des deux liquides; séparez le liquide inférieur au moyen d'un entonnoir à robinet; faites-le évaporer à l'étuve à + 50°.

Il est bon d'humecter la poudre de noix de galle avec 2 d'eau quelques jours à l'avance.

— Principe actif de tous les astringents végétaux. Proposé en potion contre l'albuminurie. Dans les espèces végétales astringentes, le tannin est plus ou moins atténué par la présence de l'extractif, de l'amidon, etc., etc.

— Doses : à l'intér., 1 décigr. à 1 gram.; à l'extér., doses très-variées selon les indications.

★ GLYCÉRÉ DE TANNIN (Cod. fr.; H. P.).

Tannin pulv....................................... 1

Glycéré d'amidon.................................. 5

M. — Fissures à l'anus; hémorrhoïdes; cancers ulcérés; vaginites. — Pansements; topique; introduction de tampons d'ouate imbibés de ce médicament ! (Demarquay.) Catarrhe de l'oreille : la dose de tannin augmentée ou diminuée selon les indications; tampons de ouate imbibés du médicament, introduits dans le conduit auditif (Triquet).

★ GLYCÉRÉ DE TANNIN (Soc. de Ph.).

Tannin 6
Glycérine 26
Amidon de blé 2
Eau 2

F. chauffer la glycérine avec le tannin jusque vers la température de + 60° ; ajoutez l'amidon délayé dans l'eau ; f. chauffer en remuant jusqu'à ce que la masse prenne la consistance d'une gelée homogène. (Voy. *ci-dessus*.)

PILULES DE TANNIN (Voillez).

Tannin .... 15 centigr.
Mucilage de gomme .... Q. S.

F. une pilule. — Hémoptysies ; hémorrhagies passives. — Doses : 2 à 10 pilules par jour.

POTION ASTRINGENTE (Gamba).

Tannin 1
Hydrolat d'absinthe 100
Sp. de safran .... } *aa* 20
Vin de Malaga ....

M. — Hémorrhagies passives. — Doses : 1 cuillerée à bouche d'heure en heure.

VIN AROMATIQUE TANNINÉ (Ricord).

Vin aromatique 100
Tannin .... 1 à 5

F. dissoudre. — Tonique astringent. Pansement des ulcères atoniques !

GARGARISME ASTRINGENT (Jannart).

Tannin 4
Hydrolat de roses 100
Mellite de roses 100

M. — Angines chroniques ; hémorrhagies buccales ; pharyngites granuleuses ! — La dose de tannin peut varier selon les indications.

SOLUTION DE TANNIN POUR INHALATIONS (Fieber).

Tannin .... 5 centigram. à 5 gram.
Eau 100

F. dissoudre ; filtrez.

— Affections catarrhales chroniques des voies respiratoires ;

angines chroniques; œdème de la glotte. — Doses : f. respirer
le liquide pulv. au moyen de l'appareil Sales-Girons !

— On a traité le croup par l'inhalation de la solution de tannin :
5 à 10 pour 100 d'eau.

LAVEMENT ASTRINGENT AU TANNIN.

Tannin pur.................................... 1 à 4
Eau tiède..................................... 250
Laudanum de Sydenham.......................... 1

F. dissoudre ; mêlez. — Diarrhée atonique; dysenterie ; hémorrhagies intestinales ou anales ; incontinence d'urines.

— Il est à croire que les principes actifs du laudanum précipités par le tannin, ne contribuent guère à l'efficacité de ce médicament.

★ COLLODION STYPTIQUE (Richardson).

Tannin.. 1
Alcool à 90°.................................. 2
Collodion 10

F. dissoudre le tannin dans l'alcool ; ajoutez le collodion, puis :
Alcoolé de benjoin............................ 1

M. — Hémostatique, antiseptique, cicatrisant. Ce médicament,
projeté à la surface des plaies saignantes par l'appareil pulvérisateur, ajoute l'action de la réfrigération par l'évaporation de l'éther
à l'action coagulante du tannin et de l'alcool ! — Très-vanté par
les chirurgiens anglais.

★ LIQUEUR IODO-TANNIQUE (Socquet et Guilliermond).

Tannin.. 9
Eau distillée................................. 10
F. dissoudre ; ajoutez :
Iode 1

F. dissoudre ; filtrez. — Astringent ; coagulant ; hémostatique ;
employé en injections par gouttes pour la cure des varices. 5 à
7 gouttes de cette solution équivalent en puissance hémoplastique
à 2 ou 3 gouttes de perchlorure de fer à 30°. (Desgranges.) Dans
ce composé, l'iode combiné n'est pas précipité par l'eau même en
grand excès.

★ SOLUTION TANNIQUE IODO-FERRÉE (Zucarello Patti).

D'une part :

Tannin pur................................ 6 gram.
Acide citrique............................ 3 —
Hydrolat de roses......................... 1200 —

M. ; d'autre part :

Iode.................................... 84 centigram
Limaille de fer........................ 5 décigram.
Eau distillée.......................... 5 gram.

M. l'iode, la limaille de fer et l'eau ; après la combinaison, filtrez. Mêlez les deux solutions.

— Cette solution est proposée pour faire des injections astringentes, particulièrement dans les cas de blennorrhagie.

★ SIROP IODO-TANNIQUE (H. P.)

Iode.. 1
Tannin... 4
Sirop de ratanhia... 50
Sirop de sucre............................... 440

F. dissoudre à l'aide de la chaleur, l'iode et le tannin dans 30 d'eau distillée ; laissez refroidir ; filtrez ; mêlez la dissolution au sp. de ratanhia ; f. chauffer le mélange au B. M. jusqu'à ce que son poids soit réduit à 60 ; ajoutez le sp. de sucre ; mêlez.

— 20 gram. de ce sp. contiennent 4 centigr. d'iode.

— Goître ; scrofule ; leucorrhée ; phthisie ? — Doses : 10 à 60 gram.

— Les sirops iodo-tanniques peuvent être préparés en mélangeant d'abord la solution alcoolique d'iode à la solution aqueuse d'extrait ; notamment : le *Sirop iodo-tannique de brou de noix*, le *Sirop iodo-tannique d'écorce d'oranges amères*, le *Sirop iodo-tannique de quinquina*, etc.

★ SIROP IODO-TANNIQUE (Perrens).

Iode.. 1
Alcool à 90°................................... 12

F. dissoudre :

Tannin... 5
Alcool à 60°.................................. 20

F. dissoudre ; mêlez les deux solutions ; ajoutez :

Sp. simple.................................... 250

F. bouillir quelques instants jusqu'à ce que l'alcool soit évaporé. (Voy. *ci-dessus*.)

★ ALCOOLÉ DE NOIX DE GALLE ; TEINTURE DE NOIX DE GALLE (Cod. fr.).

Prép. comme la *Teinture de gentiane*, 1/5.

— Astringent. — Réactif des sels de fer.

— Représente environ 1/8 de tannin. — Usage extérieur !

ALCOOLÉ DE NOIX DE GALLE COMPOSÉ; ALCOOLÉ TANNIQUE (Lepère).

Noix de galle...................................... 24
Eau... 80

F. bouillir jusqu'à réduction à 200 ; passez ; ajoutez :

Alcool à 85°...................................... 40
Alcoolat de citrons composé....................... 5

M. — Astringent ; leucorrhée ; toilette des femmes. — Lotions ; injections !

★ POMMADE ASTRINGENTE; POMMADE DE NOIX DE GALLE COMPOSÉE; POMMADE DE LA COMTESSE ; ONGUENT ASTRINGENT DE FERNEL ; POMMADE VIRGINALE.

Noix de galle pulv. (*Quercus infectoria*)....
— Cyprès pulv. (*Cupressus sempervirens*)
Éc. de grenade pulv. (*Punica granatum*)...   *aa*... 1
Feuille de sumac pulv. (*Rhus coriaria*).....
Mastic (*Pistacia lentiscus*)................
Onguent rosat.................................... 20

M. — Hernies des enfants ; acnés de la face ; relâchement du vagin ; hémorrhagies hémorrhoïdales. — Onctions. — La pommade au tannin 1/5, plus active, est préférable.

★ ACIDE GALLIQUE ; $C^{14}H^6O^{10}$, 2 HO (Cod. fr.).

Noix de galle (*Quercus infectoria*)............... Q. V. —

F. une pâte avec les noix de galle gross. pulv. et de l'eau ; abandonnez à l'air en remuant fréquemment et remplaçant l'eau évaporée. Au bout d'un mois, exprimez ; f. bouillir le résidu avec 10 f. son poids d'eau distillée; laissez cristalliser par le refroidissement ; reprenez les cristaux colorés par 8 f. leur poids d'eau distillée et Q. S. de charbon animal lavé ; f. bouillir ; filtrez ; laissez cristalliser par refroidissement.

— Astringent mieux supporté à l'intérieur, mais moins actif que le tannin. Proposé contre l'albuminurie. — Doses : 3 décigram. à 1 gram. en pil., dans du pain azyme ou en potion. Inusité. — Réactif.

★ POUDRE D'ÉCORCE DE CHÊNE (Cod. fr.).

Prép. comme la *Poudre de garou*. — Astringent réservé pour l'usage extérieur.

LOTION DE TAN ; INJECTION DE TAN (H. P.).

Tan. (Éc. de chêne, gross. pulv.) (*Quercus robur*.)... 6
Eau bouillante.................................... 100

F. infuser pendant 2 h.; passez.

— Astringent économique. — Lotions, applications !

FOMENTATION TONIQUE ASTRINGENTE (F. H. M.).

Éc. de chêne gross. pulv. (*Quercus robur.*)......... 30
Eau... Q. S.

Pour 1 lit. de décoction. F. bouillir pendant 1/2 heure; passez.

FOMENTATION TONIQUE ASTRINGENTE CAMPHRÉE (F. H. M.).

Éc. de chêne gross. pulv. (*Quercus robur.*).......... 30
Eau... Q. S.

Pour 1 litre de décoction. F. bouillir pendant 1/2 h.; passez;
laissez refroidir; ajoutez :

Alcoolé de camphre étendu....................... 60

M. — Lotions, applications.

CATAPLASME TONIQUE ASTRINGENT (F. H. M.).

Farine de lin (*Linum usitatissimum*)........... ⎫
Éc. de chêne pulv. (*Quercus robur*)........... ⎬ *aa* P. E.
Eau chaude................................... ⎭ Q. S.

M. les poudres; incorporez-les avec l'eau.

CATAPLASME TONIQUE ASTRINGENT CAMPHRÉ (F. H. M.).

Cataplasme tonique astringent .... 2 à 4
Camphre pulv. (*Laurus camphora*).............. 200

Ajoutez le camphre au cataplasme tiède.

★ POUDRE DE CACHOU (Cod. fr.).

Prép. comme la *Poudre d'aloès.*

— Astringent employé surtout dans des médicaments composés.
— Doses : 5 décigram. à 8 gram. et plus. (Voy. *Dentifrices.*)

★ ALCOOLÉ DE CACHOU; TEINTURE DE CACHOU (Cod. fr.; P. H. M.).

Prép. comme la *Teinture d'aloès*, 1/5.
Rendement 92/100 d'alcool employé.

— Astringent. Potions; boissons; lotions; jamais isolément.
— Doses à l'intérieur : 2 à 30 gram. et plus !

★ SIROP DE CACHOU (Cod. fr.).

Prép. comme le *Sp. de ratanhia.* — 20 gram. de ce sirop représentent 5 décigram. de cachou.

— Astringent. — Doses : 20 à 100 gram. !

★ CACHOU DE BOLOGNE (Dorvault).

Extrait de réglisse par infusion.............. } aa. 400
Eau....................................... }

F. fondre au B. M.; ajoutez :

Cachou pulv. (*Unkaria Gambir*)................... 120
Gomme arabique pulv. (*Acacia vera.*).............. 60

M.; F. évaporer en consistance d'extrait mou; ajoutez :

Mastic pulv. (*Pistacia lentiscus*)............. ⎫
Cascarille pulv. (*Croton eluteria*)............. ⎬ aa. 8
Charbon de bois pulv...................... ⎪
Iris de Florence pulv. (*Iris florentina*)....... ⎭

M.; continuez l'évaporation jusqu'en consistance convenable;
retirez du feu; ajoutez :

Essence de menthe................................. 8
Alcoolé de musc....:........................ } aa. 1
— d'ambre .... }

M.; coulez sur un marbre huilé; étendez au moyen d'un rouleau en plaques de l'épaisseur d'une pièce de 50 cent.; après
refroidissement, enlevez l'huile adhérente par l'application réitérée d'une feuille de papier sans colle; humectez légèrement
les surfaces et couvrez-les d'argent en feuilles; enfin, découpez
les plaques en carrés ou en losanges de 3 ou 4 millim. de
large.

— Stomachique, astringent employé pour corriger la fétidité
de l'haleine et particulièrement pour faire disparaître l'odeur du
tabac chez les fumeurs! (Voy. *Cachundé*.)

★ TABLETTES DE CACHOU (Cod. fr.).

Cachou pulv. (*Unkaria gambir*)...................... 20
Sucre blanc.......................:.................. 80
Mucilage de gomme adragant...................... 9

F. des tablettes de 5 décigram. — Chaque tablette représente 1 décigram. de cachou. — Astringent. — Doses : 4 à 30 tablettes et plus!

TISANE DE CACHOU (H. P.).

Cachou concassé. (*Unkaria gambir*).......... 8 gram.
Eau bouillante .... 1000 —

F. infuser pendant 1 h.; passez.
— Diarrhées; hémorrhagies; hémoptysies!

TISANE ASTRINGENTE (Debreyne).

Cachou concassé. (*Unkaria gambir*)	4
Cannelle Ceylan concassée. (*Laurus cinnamomum*).	4
Eau bouillante	1000

F. infuser jusqu'au·refroidissement; agitez; filtrez. — Vous pouvez porter la dose de cachou jusqu'à 20 gram. et édulcorer avec 50 gram. de sp. de ratanhia. (A. Martin.)
— Hémorrhagies passives; métrorrhagies!

TISANE DE CACHOU (Ph. Britann.).

Cachou (*Unkaria gambir*)	24
Cannelle (*Laurus cinnamomum*)	4
Eau bouillante	500

F. infuser jusqu'au refroidissement; agitez de temps en temps; passez. — Hémorrhagies, diarrhées, etc. — Doses : 30 à 50 gram. d'heure en heure !

LAVEMENT ASTRINGENT AU CACHOU.

Cachou pulv. (*Unkaria gambir*)	2 à 10 gram.
Eau chaude	250 —

Délayez.·— Diarrhées atoniques ; hémorrhagies intestinales ou anales ; incontinence d'urines!

✶ VIN DE CACHOU; VIN ASTRINGENT (F. H. M.).

Alcoolé de cachou	8
Vin rouge	100

Mêlez. — Diarrhées. — Doses : 50 à 100 gram. !

✶ ÉLECTUAIRE JAPONNAIS.

Cachou pulv. (*Unkaria gambir*)	20·
Cannelle pulv. (*Laurus cinnamomum*)	5
Kino pulv. (*Pterocarpus marsupium*)	15
Opium brut. (*Papaver somniferum.*)	1
Sp. de roses rouges	135

Délayer l'opium avec un peu de vin ; m. — 8 gram. de cet électuaire représentent à peu près 5 centigram. d'opium brut.
— Diarrhées atoniques. — Doses : 4 à 16 gram.

✶ POUDRE DE RACINE DE RATANHIA (Cod. fr.).

Prép. comme la *Poudre de gentiane.*
—Astringent inus.; on préfère, avec raison, l'extrait de ratanhia.

✶ TISANE DE RACINE DE RATANHIA (Cod. fr.; H. P.).

Prép. comme l'*Infusion de bardane*, 20/1000.

— Astringent très-usité ; on l'édulcore souvent avec 50 gram. de sp. de ratanhia ! — Le F. H. M. la prépare par décoction.

LAVEMENT DE RATANHIA (F. H. M.).

Rac. de ratanhia (*Krameria triandra*)......... 25 gram.
Eau....... .... Q. S.

Pour 500 gram. de décoction. F. bouillir pendant 1/2 h.; passez.

— Vous pouvez remplacer la racine de ratanhia par :

Extrait de ratanhia........................ 5 gram.

Que vous ferez dissoudre dans 500 gram. d'eau tiède.

— Diarrhées; hémorrhagies hémorrhoïdales ; fissures anales ! (Trousseau.) (Voy. *Hémorrhoïdes, Fissures.*)

★ ALCOOLÉ DE RATANHIA; TEINTURE DE RACINE DE RATANHIA (Cod. fr.).

Prép. comme la *Teinture de quinquina;* 1/5.
— Astringent. — Doses : 4 à 40 gram. en potion.

★ ALCOOLÉ DE RATANHIA (Ph. Britann.).

Rac. de ratanhia gross. pulv. (*Krameria triandra*)... 136
Alcool à 60°................................... 1000

Opérez par macération et par déplacement; ajoutez sur le résidu alcool à 60° Q. S. pour compléter 1000 d'alcoolé; filtrez.

— Astringent. — Doses : 5 à 40 gram. en potion.

★ EXTRAIT DE RACINE DE RATANHIA; EXTRAIT DE RATANHIA (Cod. fr.).

Prép. comme l'*Extrait de gentiane* (1).
Rendement : 125/1000.

Astringent très-usité. — Doses à l'intér. : 5 décigram. à 10 gram. en boisson, en potion, en pilules; à l'extér. : doses très-variées en pommades, suppositoires, solutions, etc. !

— L'extrait de ratanhia renferme environ 50/100 de tannin (Falières). (Voy. *Gerçures, Fissures*).

★ EXTRAIT DE RATANHIA (F. H. M.).

Rac. de ratanhia gross. pulv. (*Krameria triandra*). Q. V.
Eau distillée froide............................. Q. S.

Épuisez la poudre dans l'appareil à déplacement; f. évaporer

---

(1) Le Cod. fr. commet ici une erreur : la préparation de l'extrait de gentiane comporte la coagulation par la chaleur, de l'albumine contenue dans le soluté provenant du lessivage de la racine; ce procédé ne s'applique pas à la préparation de l'Extrait de ratanhia puisque la racine de ratanhia ne cède point d'albumine à l'eau. Voy. *Extrait de ratanhia* (F. H. M.).

au B.-M. jusqu'à consistance sirupeuse; achevez l'évaporation à l'étuve sur des assiettes pour obtenir un extrait sec en écailles. Rendement : 13 à 15/100.

— Cet extrait doit être entièrement soluble dans l'eau froide.

— Doses : 5 décigram. à 10 gram.!

POTION ASTRINGENTE AU RATANHIA (Cod. fr.; H. P.).

Extrait de ratanhia, ... 5 gram,
Eau commune................. .... 100 —
Sirop de coings..................... .... 50 —

F. dissoudre l'extrait dans l'eau; filtrez; ajoutez le sirop.

Hémorrhagies; hémoptysies. — Doses : 1 cuillerée à bouche toutes les 1/2 heures!

★ SIROP DE RATANHIA (Cod. fr.).

Extrait de ratanhia 1
Eau distillée 2
Sirop simple. 39

F. dissoudre l'extrait dans l'eau distillée chaude; mêlez au sirop bouillant; f. bouillir jusqu'à ce que le poids du sirop soit réduit à 40; passez. — 20 gram. de ce sirop représentent 5 décigram. d'extrait de ratanhia.

— Astringent.—Doses : 20 à 100 gram. en tisane ou en potion!

★ SIROP DE RATANHIA (Falières).

Extrait de ratanhia 24
Sirop de sucre................................... 946
Teinture de ratanhia. 30

Faites dissoudre l'extrait au B. M. dans environ 100 de sirop de sucre; ajoutez cette solution au reste du sirop de sucre préalablement mêlé avec la teinture.

— 20 grammes de sirop contiennent 5 décigrammes d'extrait de ratanhia !

— Prép. de même les *Sirops de monésia* et *de cachou.* Cette formule paraît préférable à celle du Codex.

★ POMMADE ASTRINGENTE.

Extrait de ratanhia pulv. 1
Axonge benzoïnée................................. 5

M. — Flux hémorrhoïdaux; fissures anales. — Introduisez un cône de charpie ou de linge enduit de cette pommade.

★ ALCOOLÉ DE KINO; TEINTURE DE KINO (Cod. fr.).

Prép. comme la *Teinture d'aloès;* 1/5.

— Pourrait être employée comme l'alcoolé de cachou.

★ POUDRE DE KINO COMPOSÉE (Ph. Lond.).

Kino (*Pterocarpus marsupium*)..................... 15
Cannelle (*Laurus cinnamomum*).................... 4
Opium brut (*Papaver somniferum*)................ 1

Pulv.; mêlez. — Astringent; hémostatique; sédatif; hémoptysies; métrorrhagies.
— 1 gram. de cette poudre représente 5 centigram. d'opium brut
ou 25 milligram. d'extrait d'opium. — Doses : 1 gram. toutes les
3 heures.

POMMADE ASTRINGENTE (Leroy-d'Étiolles fils).

Axonge benzoïnée 20
Kino pulv. (*Pterocarpus marsupium*)............... 15
Sulfate de zinc pulv............................ 1

M. — Pour introduire dans l'urèthre, au moyen d'une bougie
à boule, en cas d'écoulement chronique entretenu par un rétrécissement.

★ POUDRE DE SANG-DRAGON (Cod. fr.).

Prép. comme la *Poudre de benjoin.*
— Astringent. Inusité. Sert d'excipient à la *Poudre arsenicale
escharotique de Dubois.*

★ POUDRE DE PAULLINIA OU DE GUARANA (*Paullinia sorbilis*) (Cod. fr.).

Mettez le paullinia en poudre grossière; f. sécher à l'étuve;
achevez la pulvérisation; passez au tamis de soie. — Tonique
astringent. — Participe des propriétés du café et de celles du
tannin; a été vanté contre la migraine et contre la diarrhée. —
Doses : 2 à 10 gram. dans du pain azyme ou en cachet Limousin !

★ PASTILLES DE GUARANA.

Guarana pulv. (*Paullinia sorbilis*)............... 1
Sucre vanillé................................. 9
Mucilage de gomme adragante.................. Q. S.

F. 10 pastilles. — Diarrhées atoniques; migraines. — Doses :
5 à 40 et plus ! — Chaque pastille représente 1 décigramme de
guarana.

★ SIROP DE GUARANA (Chastellux).

Extrait alcoolique de guarana................... 1
Sp. simple................................... 100

F. dissoudre. — Diarrhées; migraines. — Doses : 30 à 100 gram.
et plus.

★ EXTRAIT DE MONÉSIA; EXTRAIT DE BURANHEM OU GUARANHEM (*Chrysophyllum leucophlœum*) (Cod. fr.).

Prép. comme l'*Extrait de gentiane*. Rendement : 20/100.

— Astringent ; dysenteriés ; diarrhées chroniques. — Doses : 1 à 8 gram. par jour. (Debreyne.)

★ SIROP DE MONÉSIA (Cod. fr.).

Prép. comme le *Sirop de ratanhia*. — 20 gram. de ce sp. représentent 5 décigram. d'extrait de monésia. — Astringent ; doses : 20 à 100 gram. et plus.

★ SIROP DE MONÉSIA (Bernard Derosne).

Extrait de monésia........................ .... 1.
Eau distillée .... 1.
Sp. simple... 98

M. — Astringent. — Doses : 20 à 100 gram. et plus.

★ EXTRAIT D'ACACIA (*Acacia vera*).

Obtenu par l'évaporation à siccité du suc des gousses vertes. — Inusité ; remplacé par le cachou.

★ POUDRE DE ROSES ROUGES (Cod. fr.).

Pétales de roses rouges (*Rosa gallica*).............. Q. V.
F. sécher à l'étuve ; pulv. par contusion ; passez au tamis de soie ; rejetez le résidu pâle et insipide. — Préparation de la *Conserve de roses rouges*.

INFUSION DE ROSES ROUGES ; TISANE DE ROSES ROUGES (Cod. fr.; H. P.).

Prép. comme la *Tis. de feuil. bourrache*, 10/1000. — Astringent agréable.

★ CONSERVE DE ROSES (Cod. fr.).

Poudre de roses rouges (*Rosa gallica*)............... 1
Hydrolat de roses..................................... 2
Sucre pulv... 8

F. macérer la poudre dans l'hydrolat pendant 2 h. ; ajoutez le sucre ; m. en triturant. — Astringent léger et agréable.
— Doses : 2 à 20 gram. et plus !

★ CONSERVE DE CYNORRHODONS (Cod, fr.).

Cynorrhodons un peu avant la maturité (*Rosa canina*).................................. .... Q. V.
Sucre blanc.. Q. S
Mondez les fruits du limbe, du calice, du pédoncule, des akènes

et des poils intérieurs ; laissez-les ramollir avec un peu de vin blanc en les remuant de temps en temps ; pilez dans un mortier de marbre et f. passer la pulpe au tamis de crin ; ajoutez 3 de sucre pulv. pour 2 de pulpe ; f. chauffer au B. M. en remuant pour rendre le mélange homogène ; laissez refroidir.

— Astringent et tempérant agréable. Alimentaire en Allemagne.
— Doses : *ad libitum*.

★ SIROP DE ROSES ROUGES (Deschamps).

Roses rouges sèches (*Rosa gallica*)...................... 153
Eau bouillante.. 1060

F. infuser pendant 12 h. ; passez ; exprimez ; filtrez ; prenez :

Infusé ci-dessus...................................... 130
Sucre concassé.. 1000

F. dissoudre au B. M. ; laissez refroidir ; filtrez.

— Astringent. — 20 gram. de ce sp. représentent les principes solubles de 1 gram. de roses rouges. — Doses : 20 à 100 gram. et plus.

— Ce sirop est préférable au mellite de roses, qui est beaucoup plus souvent prescrit.

★ MELLITE DE ROSES ROUGES (Cod. fr.; F. H. M.).

Roses rouges sèches (*Rosa gallica*).................... 10
Eau bouillante.. 60
Miel blanc (*Apis mellifica*).......................... 60

F. infuser les pétales de roses dans l'eau pendant 12 h. ; passez ; exprimez ; laissez déposer ; décantez ; f. évaporer au B. M. jusqu'à réduction à 15 ; ajoutez le miel ; f. bouillir un instant ; D. 1,27 (31° B.) bouillant ; écumez ; clarifiez à la pâte de papier ; passez. Le F. H. M. prescrit de cuire à D. 1,26 (30° B.) bouillant. Rendement : 105/100 de miel employé.

— Astringent léger, souvent employé en gargarisme. — Doses : 20 à 60 gram.

INFUSION VINEUSE DE ROSES ROUGES (H. P.).

Roses de Provins (*Rosa gallica*)...................... 6
Vin rouge... 100

Mettez le vin dans un vase couvert, avec les roses ; chauffez jusqu'à une température voisine de l'ébullition ; retirez du feu ; laissez infuser pendant 1 h. ; passez ; exprimez fortement.

A cette préparation on ajoute souvent 6 à 25/100 d'alcool.

— Irritant et astringent. Cette préparation était autrefois employée en injection pour la cure de l'hydrocèle. (Voy. *Alcoolé d'iode.*)

★ VIN DE ROSES ROUGES (H. Ph.).

Roses de Provins (*Rosa gallica*)..................... 6
Alcool à 90°.. 10
Vin rouge.. 100

Laissez en contact dans un vase fermé pendant 10 j.; agitez de temps en temps; passez; filtrez.

— Tonique astringent employé surtout pour l'usage extérieur.

★ VINAIGRE ROSAT (Cod. fr.).

Roses rouges sèches (*Rosa gallica*)................... 1
Vinaigre blanc....................................... 12

F. macérer pendant 10 j.; agitez de temps en temps; passez; exprimez; filtrez. — Astringent, tempérant.

GARGARISME DÉTERSIF; GARGARISME AU MIEL ROSAT (H. P.).

Orge entier................................... 5 gram.
Miel rosat.................................... 30 —

F. bouillir l'orge dans Q. S. d'eau, jusqu'à ce qu'il soit crevé, pour obtenir 200 gram. de liquide; passez; ajoutez le miel rosat. — Angine, au déclin de l'état inflammatoire.

GARGARISME DÉTERSIF (F. H. M.).

Mellite de roses............................. 30 gram.
Décoction d'orge............................ 200 —

M. — Angines!

GARGARISME DÉTERSIF.

Eau commune................................ 200 gram.
Vinaigre rosat.............................. 30 —
Mellite de roses............................ 50 —
M. — Angines!

GARGARISME DÉTERSIF (H. P.).

Gargarisme au miel rosat................... N° 1
Alcool sulfurique.......................... 1 gram.

M. — Stomatite ulcéreuse, scorbutique; angine chronique; muguet! (Voy. *Diphthérite*.)

GARGARISME DÉTERSIF (Cod. fr.).

Décoction d'orge mondé..................... 250 gram.
Mellite de roses............................ 60 —
Alcool sulfurique........................... 2 —

M. — Angines chroniques; stomatites ulcéreuses; muguet! (Voy. *Diphthérite*.)

INJECTION DE FEUILLES DE NOYER (Cod. fr.).

Feuilles de noyer sèches (*Juglans regia*)............ 1
Eau bouillante.......................... 20

F. infuser pendant 1 h. ; passez ; exprimez.

— Astringent ; antiscrofuleux ; très-efficace contre les leucorrhées à condition que le liquide séjourne dans le vagin ; il faut pour cela que l'injection soit faite, la femme étant couchée et le bassin relevé ; ces injections doivent être renouvelées trois fois par jour ! (Voy. *Antiscrofuleux*.)

FOMENTATION DE FEUILLES DE NOYER (H. P.).

Feuilles de noyer sèches (*Juglans regia*)............. 3
Eau bouillante.. 100

F. infuser pendant 1 h. ; passez.
— Astringent ; antiscrofuleux ; lotions sur les plaies atoniques !

SUC D'ORTIE (*Urtica urens*).

Préparé comme le *Suc de cerfeuil.*
— Antihémorrhagique ?

★ POUDRE DE RACINE DE BISTORTE (Cod. fr.).

Racine de bistorte (*Polygonum bistorta.*)......... Q. V.
Concassez ; f. sécher à l'étuve ; pulv. par contusion.
— Astringent médiocre ; inusité ; inutile.

TISANE DE BISTORTE; INFUSION DE BISTORTE (F. H. M.).

Prép. comme l'*Infusion de bardane*, 20/1000.
— Astringent léger. — Doses : par verres. — Inusité.

★ EXTRAIT DE RACINE DE BISTORTE (Cod. fr.).

Prép. comme l'*Extrait de gentiane.* Rendement : 175/1000.
— Astringent. — Doses : 1 à 10 gram. — Inusité.

★ POUDRE DE RACINE DE TORMENTILLE (Cod. fr.).

Prép. comme la *Poudre de bistorte.*
— Astringent médiocre et d'activité variable. — Inusité ; inutile.

TISANE DE RACINE DE FRAISIER (Cod. fr.; F. H. P.).

Prép. comme l'*Infusion de bardane*, 20/1000.
— Léger astringent administré quelquefois comme diurétique.

INFUSION DE BUSSEROLLE; TISANE D'UVA-URSI (H. P.).

Feuilles d'uva-ursi sèches (*Arbutus uva-ursi*)	20
Eau bouillante	1000

F. infuser pendant 1 h. ; passez.

— Astringent léger prescrit sans raisons précises dans les cas d'affections des organes urinaires.

TISANE DE RACINE DE GRANDE CONSOUDE (Cod. fr.; H. P.; F. H. M.).

Prép. comme l'*Infusion de bardane*, 20/1000.

— Prétendu astringent ; inutile.

★ SIROP DE CONSOUDE (Cod. fr.).

Prép. comme le *Sirop de guimauve*.

— Prétendu astringent. — Doses : *ad libitum*.

TISANE DE FEUILLES DE SCABIEUSE (Cod. fr.).

Prép. comme la *Tisane de feuil. bourrache*, 10/1000.

— Inusité ; inutile.

SIROP DE SCABIEUSE (Cod. fr.).

Prép. comme le *Sirop de coquelicot*.

— Astringent ? Antiherpétique ? Inusité ; inutile.

★ ESPÈCES ASTRINGENTES (Cod. fr.).

Épicarpe de grenade (*Punica granatum*)...	
Racine de bistorte (*Polygonum bistorta*)...	aa. P. É.
— de tormentille (*Tormentilla erecta*)..	

F. sécher ; incisez ; mêlez.

— Astringent médiocre. — Doses : 10 à 60/1000 en infusion.

★ EAU DE BROCCHIERI (Communiquée par l'auteur à Dorvault).

Menus copeaux de bois de sapin	1
Eau	2

F. macérer pendant 1 j. ; distillez pour obtenir 1 d'hydrolat ; séparez l'essence qui surnage. — Prétendu hémostatique. — Doses : *ad libitum, intus et extra*. (Voy. *Eau de Pagliari*.)

★ EAU DE PIN GEMMÉ HÉMOSTATIQUE (1) (Fauré et Mailho).

Bois de pin gemmé frais (*Pinus maritima*)	1
Eau	3

Divisez le bois en rondelles minces ; concassez ; f. macérer pendant 1 j. ; distillez pour obtenir 1 d'hydrolat ; séparez l'essence

(1) On nomme *Pin gemmé* le Pin qui a fourni la térébenthine, moyennant les incisions pratiquées sur l'écorce.

qui surnage. — Prétendu hémostatique. — Doses : *ad libitum, intus et extra.*

★ EAU HÉMOSTATIQUE (Tisserand).

Sang-dragon (*Calamus draco*)....................	1
Térébenthine d'Alsace (*Abies pectinata*).............	1
Eau..................................	10

M. ; f. digérer pendant 12 h. sur des cendres chaudes ; filtrez. — Hémostatique médiocre. (Voy. *Perchlorure de fer, Alun, Tannin.*)

★ EAU HÉMOSTATIQUE, DITE DE L'ÉCHELLE (Soc. de Pharm. de Bord.).

Feuilles fraîch. de noyer (*Juglans regia*) ; som. fraîch. de millepertuis (*Hypericum perforatum*) ; de menthe poivrée (*Mentha piperita*) ; de mélisse (*Melissa off.*) ; de sauge (*Salvia off.*) ; de romarin (*Rosmarinus off.*) ; d'hysope (*Hyssopus off.*) ; de rue (*Ruta graveolens*) ; de thym (*Thymus vulgaris*) ; de chaque....	100
Fleurs sèch. d'arnica (*Arnica montana*) ; de roses rouges (*Rosa gallica*) ; de chaque...............	25
Bourgeons secs de peuplier (*Populus nigra*) ; de sapin (*Abies excelsa*) ; de chaque......	150
Rac. de gentiane sèche (*Gentiana lutea*)............	300

Divisez les substances, f.-les macérer 12 h. dans 12,000 d'eau ; distillez pour retirer 4,000 de produit ; ajoutez 8 d'alun. — Prétendu hémostatique. — Doses : *ad libitum intus et extra.* (Voy. *Perchlorure de fer, Alun, Tannin.*)

★ DIASCORDIUM ; ÉLECTUAIRE DIASCORDIUM (Cod. fr.; F. H. M.).

Feuil. sèch. de scordium (*Teucrium scordium*).....	6
Fl. de rose rouge (*Rosa gallica*)..................	2
Rac. de bistorte pulv. (*Polygonum bistorta*).........	2
— de gentiane (*Gentiana lutea*)................	2
— de tormentille (*Tormentilla erecta*)..........	2
Semences d'épine-vinette (*Berberis vulgaris*).......	2
Gingembre (*Zingiber officinale*)..................	1
Poivre long (*Piper longum*).....................	1
Cannelle de Ceylan (*Laurus cinnamomum*).........	4
Dictame de Crète (*Origanum dictamnus*)..........	2
Benjoin en larmes (*Styrax benzoin*)...............	2
Galbanum (*Galbanum officinale*).................	2
Gomme arabique (*Acacia vera*)...................	2
Bol d'arménie préparé..........................	8
Extrait d'opium...............................	1

Miel rosat.. 130
Vin de Malaga....... 20

F. évaporer le miel rosat jusqu'à réduction à 100; ajoutez l'extrait d'opium en dissolution dans le vin, et peu à. peu toutes les autres substances finement pulvérisées; mêlez. — 1 gram. de ce médicament représente environ 6 milligram. d'extrait d'opium. — Diarrhées. — Doses : 1 à 10 gram. !

★ ÉLECTUAIRE ASTRINGENT (Saunders).

Diascordium................................... 22
Ec. de cannelle Ceylan (*Laurus cinnamomum*)...... 7
Cachou (*Uncaria gambir*)....................... 7
Alun... 7
Sang-dragon (*Calamus draco*)................... 22
Sp. simple................................. Q. S.

M. — Astringent plus actif que le diascordium. — Diarrhées; hémorrhagies. — Doses : 2 à 20 gram. !

★ ÉLECTUAIRE ASTRINGENT (Fuller).

Diascordium 150
Bol d'Arménie................................. 70
Sang-dragon (*Calamus draco*)................... 50
Fleurs de grenadier (*Punica granatum*).......... 20
Conserve de roses.............................. 570
Essence de muscades............................ 1
—   cannelle............................. 1
Sp. de roses rouges........................... 300

M. — Astringent plus actif que le diascordium. — Diarrhées; hémorrhagies; hémoptysies. — Doses : 2 à 20 gram. !

★ POUDRE D'ANGUSTURE VRAIE (Cod. fr.).

Prép. comme la *Poudre de cannelle*.

—Inusité; inutile. L'écorce d'angusture vraie (*Galipea officinalis*), purement astringente et amère, a le grave inconvénient de ressembler à l'écorce d'angusture fausse (*Strychnos nux vomica*), qui est éminemment vénéneuse.

QUATRIÈME SECTION

AGENTS STIMULANTS

§ I. — *Chaleur.*

Type des stimulants ; peut être transmise à l'organisme par un grand nombre de moyens : à l'extér. air chaud (incubation) ; bains de vapeur ; bains locaux ou généraux d'eau chaude ou de sable ; applications de linges secs chauffés ; fomentations ; cataplasmes ; bouteilles remplies d'eau chaude ; cailloux, briques chauffées ; fer à repasser, etc. ; transmise en excès, la chaleur devient le plus puissant des révulsifs cutanés rubéfiants ou vésicants, et le plus énergique des substitutifs et des escharotiques : marteau de Mayor, cautère objectif, cautère actuel ; à l'intér., les boissons chaudes sont puissamment stimulantes et diaphorétiques. (Voy. *Cautères en crayons; Moxas, Sinapismes, Jaborandi,* etc.)

La chaleur transmise le long du rachis, au moyen d'un sac allongé en caoutchouc rempli d'eau chaude, régularise les fonctions nerveuses dans les maladies congestives, la pleurésie, l'hémoptysie, le rhumatisme, etc. (Chapman.)

Pour le traitement de l'hydarthrose chronique : Couvrez l'articulation d'une couche épaisse d'ouate, puis de sachets de sable fin très-chaud, recouvrez le tout d'un épais tissu de laine (Bergeret).

OXYGÈNE GAZEUX (Cod. fr.).

Chlorate de potasse fondu.................. 10 gram.

Chauffez à feu nu dans une cornue de verre munie d'un tube à recueillir les gaz. — 100 gram. de chlorate de potasse fournissent 27 lit. 18 d'oxygène.

— On peut employer commodément le chlorate de potasse cristallisé moyennant la précaution de le mêler avec son poids de bioxyde de manganèse calciné et pulvérisé, qui régularise la décomposition du sel sans agir chimiquement. Le même oxyde peut servir indéfiniment.

— Le protochlorure de cuivre, Cu^2Cl, absorbe à froid l'oxygène de l'air et passe à l'état d'oxychlorure, $CuCl, CuO$, qui, chauffé à 400°, perd 1 atome d'oxygène et se reconstitue à l'état de protochlorure et ainsi de suite, indéfiniment, sans aucune perte. 1 kil. d'oxychlorure de cuivre fournit 28 à 30 litres d'oxygène. L'opération peut s'exécuter dans les vases de verre ; mêlez du sable au sel cuivreux pour l'empêcher de fondre. (Mallet.)

— En inhalation au moyen d'appareils spéciaux. Chloro-anémie, scrofules, intoxications miasmatiques, asthme, syncope, asphyxies par l'acide sulfhydrique ! le gaz d'éclairage, l'oxyde de carbone, asphyxies par submersion, etc.

— L'eau chargée de 3 ou 4 fois son volume d'oxygène, au moyen de l'appareil servant à la préparation des eaux gazeuses artificielles, a été proposée en boissons comme stimulant reconstituant. (Limousin).

§ II. — *Ammoniaque; Sels ammoniacaux.*

★ AMMONIAQUE LIQUIDE; ALCALI VOLATIL; SOLUTION AQUEUSE D'AMMONIAQUE AzH^3 (Cod. fr.).

Chlorhydrate d'ammoniaque pulv............ ⎰
Chaux éteinte pulv...................... ⎱ *aa*. P. É.

Mêlez ; introduisez dans une cornue de grès lutée, à laquelle vous adapterez une allonge et à la suite de celle-ci un ballon de verre ; le ballon communiquera avec un appareil de Woulf : le 1ᵉʳ flacon, flacon laveur contiendra peu d'eau ; le 2ᵉ, 75 d'eau pour 100 de chlorhydrate d'ammoniaque employé ; le 3ᵉ est destiné à retenir l'excès d'ammoniaque. Les tubes adducteurs doivent affleurer la surface de l'eau dans les flacons refroidis.

Le feu doit être augmenté peu à peu et réglé selon le dégagement du gaz. Vous recueillerez dans le 2ᵉ flacon 100 d'ammoniaque liquide, D. 0,92 (22°B.) pour 100 de chlorhydrate d'ammoniaque employé.

— A l'intér. a été signalé comme sérieusement efficace contre le tétanos. — Doses : 6 à 7 gouttes dans une tasse d'infusion de violettes toutes les 1/2 heures. Il se produit une diaphorèse abondante. Spécifique de l'ivresse alcoolique. (Voy. *Acétate d'ammoniaque; Spécifiques de l'asthme.*) — A l'extér., rubéfiant, vésicant, *Pommade de Gondret.*)

★ ALCOOLÉ D'AMMONIAQUE (Ph. Bav.).

Ammoniaque liq. D. 0,92, (22° B)................... 1
Alcool à 90°...................................... 2

M. — A l'intér., stimulant. — Doses : 5 décigram. à 2 gram. en potion ; à l'extér., rubéfiant ; vésicant ; en frictions, applications.

★ ALCOOLÉ D'AMMONIAQUE; LIQUEUR AMMONIACALE DE DZONDI; ESPRIT DE DZONDI (Hager).

Ammoniaque liquide D. 0,92..................... 50
Alcool à 90°....................................... 42

Introduisez l'ammoniaque liquide dans une cornue de verre, communiquant par un tube recourbé avec un flacon laveur muni d'un tube de sûreté et contenant 1 d'alcool à 90°; faites communiquer le flacon laveur avec un flacon de Woulf refroidi, contenant 20 d'alcool à 90°; faites chauffer doucement la cornue jusqu'à ce que, par la dissolution du gaz ammoniaque, le volume de l'alcool dans le flacon de Woulf, soit égal à 45. Cet alcool contient alors 1/10 de son poids de gaz ammoniaque anhydre D. 0,810 à 0,815.

— Stimulant, rubéfiant, vésicant. — Très-bien remplacé par l'ammoniaque liquide à 22° ou par l'alcoolé d'ammoniaque. — Inus. en France.

★ AMMONIAQUE DILUÉ (Ph. Édimb.).

Ammoniaque liquide, D. 0,92........................ 1
Eau distillée 2

M. — Plus facile à doser que l'ammoniaque liquide à 22°. — Inus. en France.

POTION AMMONIACALE (Cod. fr.).

Eau commune .... 100 gram.
Sirop de sucre........................... 30 —
Ammoniaque liquide, D. 0,92.... 5 décigram. à 1 —

M. — Prescrite pour dissiper les symptômes de l'ivresse alcoolique, produire la diaphorèse, remédier aux accès d'asthme.

— Doses : la potion entière en 2 ou 3 fois à 1/4 d'heure d'intervalle !

★ LOTION AMMONIACALE CAMPHRÉE (Cod. fr.; H. P.; F. H. M.).

Ammoniaque liquide D. 0,92..................... 6
Alcool camphré. 1
Chlorure de sodium. 6
Eau distillée.................................. 100

F. dissoudre le sel dans l'eau ; filtrez ; ajoutez l'alcool camphré puis l'ammoniaque ; agitez au moment de l'emploi.

— Cette lotion est très-improprement appelée *Eau sédative* par Raspail, qui en a donné la formule ; elle est rubéfiante, elle devient même vésicante, lorsque les compresses qui en sont imbibées restent longtemps en contact avec la peau.

LINIMENT AMMONIACAL; LINIMENT VOLATIL (Cod. fr.; H. P.; Soc. de Ph.).

Huiles d'amandes (*Amygdalus communis*)............ 9
Ammoniaque liquide D. 0,92..................... 1

M.; conservez dans un flacon bouché. — Stimulant, rubéfiant, vésicant, selon la durée de l'application ; frictions.

12.

LINIMENT AMMONIACAL; LINIMENT VOLATIL (F. H. M.).

Ammoniaque liquide D. 0,92.................   5 gram.
Huile d'arachides. ....   30 —

M. dans une fiole bouchée. (Voy. *ci-dessus*).

LINIMENT AMMONIACAL CAMPHRÉ; LINIMENT VOLATIL CAMPHRÉ (F. H. M.).

Ammoniaque liquide D. 0,92.................   5 gram.
Huile camphrée ....   30 —

M. dans une fiole bouchée. (Voy. *ci-dessus*.)

LINIMENT AMMONIACAL CAMPHRÉ; LINIMENT VOLATIL CAMPHRÉ (H. P.; Cod. fr.).

Huile camphrée..................................   9
Ammoniaque liquide D. 0,92......................   1

M. dans une fiole bouchée. — Stimulant, rubéfiant, vésicant selon la durée de l'application; frictions, applications.

LINIMENT AMMONIACAL CAMPHRÉ OPIACÉ; LINIMENT VOLATIL CAMPHRÉ OPIACÉ (F. H. M.)

Ammoniaque liquide D. 0,92.................   5 gram.
Huile camphrée...........................   30 —
Alcoolé d'extrait d'opium ....   5 —

M. dans une fiole bouchée. (Voy. *ci-dessus*.)

★ LINIMENT EXCITANT (H. P.).

Alcoolat de Fioraventi...........................   48
Huile d'amandes douces..........................   48
Alcool camphré.................................   13
Ammoniaque liquide D. 0,92.....................   1

M. dans un flacon bouché. (Voy. *Antiarthriques*.)

★ GLYCÉRÉ AMMONIACAL (F. H. M.).

Ammoniaque liquide D. 0,92. ....   4 gram.
Glycérine ....   30 —

M. (Voy. *Liniment ammoniacal*.)

LINIMENT CAMPHRÉ COMPOSÉ (Ph. Britann.).

Camphre (*Laurus camphora*)...............   23 —
Essence de lavande (*Lavandula vera*).........   1 —
Ammoniaque liquide D.0,90:...............   43 —
Alcool à 85°..............................   118 —

M. — Stimulant, antirhumatismal; rubéfiant.

LINIMENT AMMONIACAL CAMPHRÉ (Ph. Édimb.)

Ammoniaque liquide D. 0,90 5

Alcool camphré 2

Alcoolat de romarin 10

M. — Rubéfiant.

★ ESSENCE DE WARD; LINIMENT AMMONIACAL DE HAWKINS (Ph. Anglaises).

Alcoolat de lavande 100

Ammoniaque liquide D. 0,92 37

Camphre 12

M. l'alcoolat avec l'ammoniaque liquide; distillez au B. M. pour recueillir 137 environ d'alcoolat ammoniacal; ajoutez le camphre. — Stimulant, rubéfiant, antispasmodique; remède empirique contre la migraine; en frictions sur le front.

LINIMENT STIMULANT (Magendie).

Alcoolé de noix vomique 15

Ammoniaque liquide D. 0,92 4

M. — Paralysies. — En frictions?

BAIN STIMULANT (Jeannel).

Ammoniaque liquide D. 0,92 .... 200 gram.

Alcoolé de camphre concentré .... 200 —

Sel de cuisine .... 3 kilog.

M. à l'eau du bain.

POTION STIMULANTE; POTION DIAPHORÉTIQUE; POTION AU CARBONATE D'AMMONIAQUE (Stahl).

Carbonate d'ammoniaque .... 8 gram.

Eau distillée .... 200 —

Sirop de gomme .... 40 —

F. dissoudre : mêlez. — Exanthèmes languissants, varioles, rougeoles, scarlatines ataxiques. — Doses : 1 cuillerée à bouche, d'heure en heure !

POTION DIAPHORÉTIQUE (Bouchardat).

Carbonate d'ammoniaque .... 2 à 5 gram.

Rhum .... 20 —

Eau commune .... 100 —

Sirop simple .... 20 —

F. dissoudre; mêlez. — Glycosurie. — Doses : la potion entière le matin à jeun en 2 fois à 1/2 heure ou 1 heure d'intervalle. — La dose de carbonate d'ammoniaque, augmentée peu à peu selon les effets obtenus, peut être portée à 10 gram. A surveiller.

FOMENTATION AMMONIACALE CAMPHRÉE (Ph. Allem.)

Carbonate d'ammoniaque....................... 3
Eau.. 50
Alcool camphré................................ 20

M. — Stimulant, antispasmodique, rubéfiant. — Topique.

POMMADE RÉSOLUTIVE (Gueneau de Mussy).

Carbonate d'ammoniaque pulv................... 5
Camphre pulv.................................. 1
Axonge.. 30

M. — Ganglions cervicaux indolents. — Onctions, puis application de ouate.

✶ SOLUTION DE CHLORHYDRATE D'AMMONIAQUE (Hôp. du Midi).

Chlorhydrate d'ammoniaque..................... 1
Eau commune................................... 20

F. dissoudre. — Engorgements ganglionnaires strumeux; lotions, applications. (Voy. *Antiscrofuleux.*)

GARGARISME STIMULANT (Quarin).

Infusé de sauge............................ 250 gram.
Alcoolat de cochlearia..................... 24 —
Chlorhydrate d'ammoniaque.................. 8 —
Rac. de pyrèthre pulv. (*Anacyclus pyrethrum*). 6 —
F. macérer pendant 12 h. ; passez ; ajoutez miel
  blanc.................................... 15 —

F. dissoudre. — Paralysie de la langue?

FOMENTATION RÉSOLUTIVE (Schmucker).

Chlorhydrate d'ammoniaque.... 10
Camphre (*Laurus camphora*).................. 3
Savon blanc................................... 6
Alcool à 56°.................................. 140

F. dissoudre. — Stimulant; résolutif; engorgements indolents entorses ; engelures !

PÉDILUVE AU CHLORHYDRATE D'AMMONIAQUE (Gru).

Chlorhydrate d'ammoniaque..................... 250
Eau .... Q S.

Pour 1 pédiluve. — Stimulant. — Gangrène sénile. Après le pédiluve, appliquez des compresses trempées dans une solution de chlorhydrate d'ammoniaque, 1/20.

★ ACÉTATE D'AMMONIAQUE LIQUIDE; ESPRIT DE MINDÉRÉRUS (F. H. M. ;
                            Cod. fr.).

Ac. acétique, D. 1,022 (3° B.).................. Q. V.
Carbonate d'ammoniaque...................... Q. S.

Saturez l'ac. acétique tiède par le carbonate d'ammoniaque en
léger excès ; filtrez. — La quantité de carbonate d'ammoniaque nécessaire pour saturer 100 d'ac. acétique D. 1,02 (3° B.) est d'environ 15. La liqueur saturée doit marquer D. 1,036 (5° B). Elle
contient 1/13 d'acétate d'ammoniaque cristallisé. Rendement 103
pour 100 d'acide acétique dilué. — La formule primitive de Mindérérus comprenait le carbonate d'ammoniaque empyreumatique ;
l'esprit de Mindérérus conservant l'huile empyreumatique, dont le
carbonate d'ammoniaque brut était imprégné, avait des propriétés
antispasmodiques analogues à celles de l'huile empyreumatique de
Dippel. Maintenant qu'on emploie le carbonate d'ammoniaque pur,
la préparation pourrait être simplifiée. On pourrait saturer de
l'ac. acétique au moyen de l'ammoniaque liquide ; on obtiendrait
ainsi une solution concentrée d'acétate d'ammoniaque, qu'on éten-
drait d'eau distillée jusqu'à ce qu'elle offrît la densité voulue,
1,036 (5° B.). Ce procédé est admis par le F. H. M. pour le service des armées en campagne. (Voy. *ci-après.*)

Rendement : 535 pour 100 d'acide acétique concentré, D. 1,073
(10° B.).

— Stimulant, diurétique, diaphorétique. Il est brûlé dans l organisme et transformé en carbonate d'ammoniaque éliminé par
les poumons. — Doses : 4 à 60 gram. en potion ! Beaucoup de
praticiens oublient que l'on désigne sous le nom d'acétate d'ammoniaque une solution aqueuse qui ne contient que 1/13 de sel
solide, et prescrivent ce médicament à une dose insignifiante. —
A la dose de 10 à 15 gram. dans un verre d'eau sucrée ou dans
une tasse de thé ou de café, il dissipe l'ivresse.

★ SOLUTION D'ACÉTATE D'AMMONIAQUE (Ph. Germ.).

Ammoniaque liq., D. 0,960......................... 10
Acide acétique dilué, D. 1,040..................... 13

Ou Q. S. pour la saturation de l'ammoniaque ; ajoutez :

Eau distillée............................... Q. S.
pour obtenir 30 de produit ; D. 1,040 ; contient 15/100 d'acétate
d'ammoniaque réel. — Ce procédé de préparation est bien préférable à celui du Cod. fr. (Voy. *ci-dessus.*)

POTION DIAPHORÉTIQUE (Bouchardat).

Acétate d'ammoniaque liq. D. 1,036 (5° B)........... 15

Hydrolat de cannelle....................
    — de menthe.................... } aa.... 50
Sp. simple............................

M. — Stimulant, diaphorétique. — Doses : 1 cuillerée à bouche d'heure en heure !

POTION ANTISEPTIQUE (F. H. M.).

Serpentaire de Virginie (*Aristolochia serpentaria*) .... 8 gram.
Extrait aqueux de quinquina gris............ 5 —
Alcoolé de quinquina gris................... 5 —
Acétate d'ammoniaque....................... 30 —
Hydrolat de fleurs d'oranger................ 5 —
Sirop simple............................... 30 —
Eau, Q. S. pour 100 gram. d'infusion.

F. infuser la rac. de serpentaire dans l'eau pendant 15 minutes ; passez ; f. dissoudre l'extrait dans la colature ; ajoutez l'alcoolé de quinquina, l'acétate d'ammoniaque, l'hydrolat de fleurs d'oranger, puis le sirop ; mêlez. — Fièvre typhoïde. — Doses : 1 cuillerée à bouche d'heure en heure !

POTION ANTISEPTIQUE CAMPHRÉE (F. H. M.).

Camphre pulv. (*Laurus camphora*)........ 5 décigram.
Potion antiseptique.................. No 1.

F. dissoudre le camphre dans l'alcoolé de quinquina ; le reste de la préparation comme ci-dessus. — Fièvre typhoïde. — Par cuillerées à bouche.

§ 3. — *Phosphore.*

☆ HUILE PHOSPHORÉE (Cod. fr.).

Phosphore... 2
Huile d'amandes (*Amygdalus communis*)........... 100

Introduisez l'huile, puis le phosphore, dans un flacon d'une capacité telle qu'il soit presque entièrement plein ; bouchez le flacon ; chauffez au B. M. pendant 20 m. ; agitez de temps en temps ; laissez éclaircir l'huile par le repos ; décantez ; renfermez dans des vases pleins et bouchés.

Le procédé ci-après est préférable.

— Le phosphore est un stimulant diffusible, un aphrodisiaque très-énergique et en même temps un toxique des plus dangereux.

On l'a essayé contre les fièvres adynamiques, la paralysie sans lésions des centres nerveux, l'amaurose, la cataracte, etc.

L'administration de ce médicament exigera toujours les plus grandes précautions.

— Doses : 1 à 5 milligram. à l'intér. ; à l'extér., 5 à 10.
(Voy. *Huile phosphorée de Tavignot; Spécifiques de l'empoi-sonnement par le phosphore.*)

★ HUILE PHOSPHORÉE (Soc. de Ph.).

Phosphore................................. 1 gram.
Huile d'amandes douces................... 100 —

F. chauffer l'huile dans une capsule de porcelaine à la tempé-rature de + 150° pendant 1/4 d'heure, puis à la température de + 200 à 250 pendant 10 minutes ; laissez refroidir ; filtrez ; ver-sez l'huile dans un flacon à l'émeri bien sec, de la capacité de 12 centilitres ; ajoutez le phosphore sec et transparent ; bouchez le flacon ; faites-le chauffer au B. M. ; débouchez-le 2 ou 3 fois sans l'agiter pour donner issue à l'air dilaté ; lorsque la tempé-rature se sera élevée jusqu'à + 85° environ, agitez jusqu'à disso-lution du phosphore.

Méhu (à qui est due la proposition d'employer l'huile surchauf-fée) et le F. H. M. n'emploient que 95 gram. d'huile pour 1 gram. de phosphore, et complètent le poids de 100 gram. par 5 gram. d'éther ajoutés après la dissolution du phosphore et le refroidis-sement du flacon.

L'huile surchauffée se dépouille des traces de matières orga-niques étrangères qu'elle contient, et se décolore ; ce sont ces matières qui rendent l'huile phosphorée ordinaire facilement altérable, surtout par l'action de la lumière.

— Cette huile, parfaitement stable et dosée à 1/100 de phos-phore, peut aisément être administrée sous forme de pilules : 10 gram. avec Q. S. de poudre de guimauve et divisée en 100 pilules, fourniront des pilules contenant chacune 1 milligram. de phosphore. — Doses : 1 à 5 pil. ; à l'extér., 5 à 10 gram. en frictions.

— Dannecy prépare l'huile phosphorée en ajoutant à 100 d'huile, 20 de sulfure de carbone, tenant en dissolution 1 de phosphore ; le sulfure de carbone s'évapore spontanément à l'air ou moyennant une douce chaleur, et il reste de l'huile phosphorée à 1/100.

★ CAPSULES D'HUILE PHOSPHORÉE (Schmitt).

Phosphore........................... 1 décigram.
Huile d'amandes douces chauffée à + 225° et
filtrée.............................. 40 gram.

Introduisez l'huile dans un flacon en verre vert de 60 centi-mètres cubes de capacité, lavé à l'alcool et séché à l'étuve ; ajoutez le phosphore séché entre des doubles de papier joseph ; bouchez le flacon ; faites chauffer au B. M. à + 80° pendant

30 m. ; laissez refroidir ; divisez l'huile en 100 capsules gélatineuses, dont la capacité soit telle qu'elles se trouvent exactement remplies. Chaque capsule représente 1 milligram. de phosphore. L'huile se conserve sans altération dans ces conditions. — Doses : 1 à 5 capsules par jour.

PILULES DE PHOSPHORE.

Phosphore	1 milligram.
Huile d'amandes	8 centigr.
Beurre de cacao	8 —
Rac. de guimauve pulv	18 —

Pour 1 pil. Mêlez le phosphore avec les corps gras dans un flacon de capacité convenable pour en être rempli ; bouchez le flacon ; f. fondre au B. M. ; versez dans un mortier sur la poudre de guimauve ; mêlez. Chaque pil. représente 1 milligram. de phosphore. — Doses : 1 à 5.

PILULES DE PHOSPHORE (Dannecy).

Phosphore	1 gram.
Sulfure de carbone	10 —
Beurre de cacao	100 —
Poudre de réglisse	Q. S.

F. dissoudre le phosphore dans le sulfure de carbone ; mêlez la solution au beurre de cacao ; divisez en 1000 pil. Chaque pilule représente 1 milligram. de phosphore. Les pilules préparées doivent rester exposées à l'air pendant quelques heures, jusqu'à ce qu'elles n'exhalent plus l'odeur de sulfure de carbone.
— Doses : 1 à 5.

PILULES DE PHOSPHORE.

Phosphore	1 milligram.
Suif de mouton (Ovis aries)	2 décigram.

Pour 1 pil. F. fondre ensemble dans un matras au B. M. ; coulez dans un mortier ; agitez jusqu'au refroidissement ; roulez dans la poudre de savon ; couvrez de gélatine. — Doses : 1 à 5.

PILULES PHOSPHORÉES (Mandl, Gobley).

Phosphore	1 décigram.
Sulfure de carbone	40 gouttes.
Huile d'amandes	8 gram.
Magnésie calcinée	Q. S.

F. 100 pilules gélatinisées. Chaque pilule représente 1 milligram. de phosphore.

— Fièvres adynamiques ; paralysies musculaires ; scrofules. — Doses : 1 à 5 pilules par jour. — Plusieurs formulaires indiquent 18 gram. d'huile d'amandes, cette quantité exigerait une quantité de magnésie telle que les pilules dépasseraient le poids de 5 décigram.

PILULES PHOSPHORÉES (Tavignot).

Phosphore.........................	1 milligram.
Huile d'amandes....................	8 centigr.
Savon amygdalin...................	8 —
Poudre inerte.....................	Q. S.

F. 1 pil. — Fièvres adynamiques ; paralysies musculaires, scrofules. — Doses : 1 à 5 pilules par jour.

POTION PHOSPHORÉE (Soubeiran).

Huile phosphorée à 1/1000...........	8 gram.
Gomme arabique pulv. (*Acacia vera*)........	8 —
Sp. simple........................	60 —
Hydrolat de menthe................	100 —

Battez la gomme avec le sp. ; ajoutez l'huile et, peu à peu, l'hydrolat de menthe en triturant. — Doses : 1 cuillerée à bouche toutes les 2 heures. — Surveillez les effets.

★ ÉTHÉROLÉ DE PHOSPHORE (Cadet).

Phosphore divisé....................	1
Éther............................	150

Laissez en contact pendant 1 mois ; agitez de temps en temps ; décantez dans de petits flacons de verre noir.

Ce médicament représente 1 décigram. de phosphore pour 15 gram. — Stimulant. — Doses : 1 à 8 décigram. en potion.

L'*Éthérolé de phosphore* de la ph. prussienne prescrit : phosphore 1, éther 60 ; ph. saxonne : phosphore 1, éther 80 ; ph. norwégienne : ph. 1, éther 100, mais la quantité de phosphore dissoute est toujours d'environ 1/150.

★ ÉTHÉROLÉ DE PHOSPHORE (Lœbelius).

Phosphore.........................	1
Éther............................	160
Essence de menthe.................	12

M. — Agitez. — Stimulant. — Doses : 1 à 8 décigram. par jour, en potion gommeuse.

★ POMMADE PHOSPHORÉE (Cod. r.).

Phosphore.........................	1
Axonge (*Sus scrofa*)...............	100

Mêlez dans un flacon de verre à large ouverture muni d'un bouchon à l'émeri ; f. chauffer au B. M. ; bouchez le flacon en ménageant une issue à l'air dilaté ; agitez de temps en temps jusqu'à dissolution complète du phosphore ; bouchez hermétiquement le flacon ; agitez pendant le refroidissement.

— Stimulant dont l'usage est mal déterminé. — Onctions.

— L'addition de 1/100 d'essence de térébenthine empêcherait l'oxydation du phosphore et rendrait cette pommade complétement stable, mais alors probablement inactive.

★ PHOSPHURE DE ZINC ; Ph Zn² (Vigier).

Faites passer, sur du zinc en ébullition, de la vapeur de phosphore entraînée par un courant d'hydrogène.

— Ce mode de préparation a l'inconvénient de n'être pas pratique. — Même action thérapeutique que le phosphore ; (voy. p. 214.) — Doses : 2 à 8 milligram. par jour.

PILULES DE PHOSPHURE DE ZINC (Vigier).

Phosphure de zinc pulv....................	8 décigram.
Rac. de réglisse pulv....................	13 —
Sp. de gomme........................	9 —

M. pour faire 100 pil. Chaque pilule représente 2 milligram. de phosphore. — Doses : 1 à 4 pil. par jour.

— Chacune de ces pilules ne pèse que 3 centigram. Il serait utile de doubler la dose des excipients afin de les rendre plus volumineuses.

§ 4. — Alcool.

★ ALCOOL RECTIFIÉ (Cod. fr.).

Alcool de vin à 85°............................. Q. V.

Distillez au B. M. pour recueillir les 2/5 de l'alcool employé devant marquer 88° à 90°. Recueillez séparément le reste qui sera plus faible. (Voy. Alcool, p. 27.) — L'alcool de vin n'est pas nécessaire, l'alcool d'autre provenance peut être employé pourvu qu'il neutre, c'est-à-dire purifié de tout mélange d'alcool amylique, méthylique, etc. — Primitivement stimulant, l'alcool abaisse secondairement la température animale, ralentit les battements du cœur et la respiration, et modifie les combustions organiques.

Toodd regarde l'alcool comme le remède héroïque dans les affections aiguës fébriles : fièvres, phlegmasies, typhus, « toutes les fois qu'il y a tendance à la dépression des forces ». Il faut l'administrer à doses fractionnées, sans produire l'ivresse, sans que l'haleine exhale l'odeur alcoolique. L'état fébrile avec dépression des forces s'accompagne de la tolérance pour l'alcool. Les doses varient selon l'intensité des symptômes asthéniques

L'alcool peut remonter l'organisme affaissé, relever le pouls et en diminuer la fréquence, ralentir la respiration, provoquer le sommeil, la transpiration, l'appétit, augmenter la sécrétion urinaire, dissiper le coma ou le délire.

A l'extér. les alcooliques favorisent la réunion immédiate des plaies, préviennent le phlegmon diffus, les phlegmasies des synoviales tendineuses, l'infection purulente, les phlébites, les angéioleucites. Dans le pansement des plaies récentes, il faut abandonner les corps gras, les cataplasmes ; il faut employer les alcooliques (Bataillé et Guillet). Lecœur préfère l'*Alcoolé de brou de noix* à tous les autres alcooliques.

— Doses : à l'intérieur, eau-de-vie ou rhum depuis 40 gram. jusqu'à 600 gram. par jour avec ou sans addition d'eau et de sucre.

— L'alcool à 90° est employé en injection hypodermique et jusque dans l'épaisseur des tumeurs comme stimulant résolutif ; doses : 2 à 5 gram. (Luton.)

FUMIGATION ALCOOLIQUE (H. P.).

Alcool à 90°............................. 100 gram.

Pour produire, par l'ébullition des vapeurs alcooliques qui doivent être dégagées, soit dans une boîte où le malade se trouve enfermé jusqu'au col, soit sous les couvertures du lit où il est couché. — Diaphorétique, stimulant cutané.

— Les produits de la combustion de l'alcool (acide carbonique et vapeur d'eau à une température élevée) dirigés par un tuyau sous les couvertures soulevées par un vaste cerceau, et entraînant un courant continu d'air chaud, offrent un moyen commode et économique pour administrer les bains de vapeur sans que les malades sortent de leur lit. (Voy. *Chaux vive.*)

LIMONADE ALCOOLIQUE (H. P.).

Alcool rectifié à 90°....................... 60 gram.
Sirop tartrique........................... 60 —
Eau....................................... 880 —

M. — Les limonades au rhum et à l'eau-de-vie se préparent en substituant à l'alcool, 60 gram. de rhum ou d'eau-de-vie. (Voy. *Alcool*, p. 218.)

POTION ALCOOLIQUE (Trestour).

Eau....................................... 100 gram.
Eau-de-vie de Cognac...................... 80 —
Sp. de quinquina.......................... 30 —

— Pneumonies ; chez les sujets débilités, adynamie. — La dose de cognac peut être doublée au besoin. — A prendre par cuillerées à bouche, d'heure en heure.

POTION ALCOOLIQUE (Gubler).

Alcool à 85°..................	
Eau commune.......................	} aa. 50 gram.
Sp. simple ou sp. d'écorce d'orange.....	

M. — Doses : 1 cuillerée à bouche toutes les deux heures ou plus fréquemment, selon les indications.

POTION ALCOOLIQUE (Jaccoud).

Vin rouge.............................	100 gram.
Alcoolé de cannelle....................	8 —
Extrait aqueux de quinquina............. 3 à	4 —
Eau-de-vie de Cognac.................. 30 à	100 —
Sp. d'écorce d'orange...................	30 —

F. dissoudre l'extrait dans le vin ; mêlez. — Fièvre typhoïde, phthisie aiguë. — Doses : par cuillerées à bouche toutes les 2 ou 3 heures.

PUNCH (Bouchardat).

Thé (*Thea chinensis*).....................	10 gram.
Eau bouillante..........................	250 —
F. infuser ; passez ; ajoutez :	
Rhum ou eau-de-vie..................	150 —
Sp. simple.............................	150 —
Citron coupé (*Citrus medica*)............ n°	1

M. — Stimulant ; choléra ou période algide des fièvres pernicieuses, etc. ; empoisonnement par l'arsenic. — Doses : une tasse à café tous les quarts d'heure jusqu'à réaction satisfaisante ; on l'administre chaud.

SIROP DE PUNCH (Dorvault).

Sucre	1500 gram.
Eau...................................	800 —
Thé Hyswen (*Thea chinensis*).............	8 —
Acide citrique.........................	1 —
Citron frais (*Citrus medica*)............ n°	1
Rhum de la Jamaïque..................	1500 —

F. un sp. clarifié avec le sucre et l'eau ; ajoutez au sp. bouillant le citron coupé par tranches et le thé ; f. bouillir pendant 15 minutes ; versez le sp. dans un vase contenant l'acide citrique pulv. ; laissez refroidir ; ajoutez le rhum ; passez. On peut remplacer le rhum par l'eau-de-vie de Cognac.

Pour préparer le punch, prenez :

Sp. de punch............................ }
Eau bouillante......... .... } aa. P. É.

M.

MIXTURE ALCOOLIQUE (Dorvault).

Eau-de-vie de Cognac............... }
Hydrolat de cannelle................ } aa.. 90 gram.
Jaunes d'œufs........ .... n° 2
Sucre blanc pulv .... 15 gram.

Battez le tout ensemble. — Stimulant cordial. — Doses : 20 à 60 gram. ; à renouveler au besoin. — Cette préparation est une imitation rationnelle de l'*Egg-flip*, mélange de bière, de jaune d'œuf, de sucre et d'aromates, qui est d'un usage populaire en Angleterre.

LIMONADE VINEUSE (H. P.).

Vin rouge............................. 250 gram.
Sirop tartrique......................... 60 —
Eau.................................... 700 —

M. — Préparez dans les mêmes proportions toutes les tisanes vineuses. — Le vin est un stimulant alimentaire, variable dans ses effets selon ses qualités naturelles.

EAU VINEUSE (F. H. M.).

Vin rouge............................. 100 gram.
Eau................................... 850 —
Sp. simple............................ 50 —

M. — (Voy. *ci-dessus*).

LIMONADE TARTRIQUE VINEUSE (F. H. M.).

Substituez dans un litre de limonade tartrique 100 gram. de vin rouge à 100 gram. d'eau.

VIN SUCRÉ (F. H. M.).

Sp. simple............................ 25 gram.
Vin rouge............................. 100 —

M.

VIN DE CANNELLE (F. H. M.).

Alcoolé de cannelle...................... 8
Vin rouge............................. 100

M. — Doses : 50 à 150 gram.

VIN DE CANNELLE COMPOSÉ (F. H. M.).

Alcoolé de cannelle........................	8 gram.
Alcoolat de mélisse composé...............	5 —
Vin rouge................................	100 —
Sp. simple...............................	30 —

M. — Doses : 50 à 150 gram.

★ VIN DE CANNELLE; VIN CORDIAL (Béral).

Cannelle concassée. (*Laurus cinnamomum*).........	3
Vin de Malaga...........................	50

F. macérer pendant 4 jours ; filtrez. — Stimulant stomachique. — Doses : 50 à 150 gram.

★ VIN CORDIAL (H. P.).

Teinture de cannelle........................	10
Vin rouge.................................	90

M. — Stimulant stomachique.

POTION CORDIALE (H. P.).

Vin cordial............................	120 gram.
Sirop d'écorces d'oranges...............	30 —

M. — Stimulant stomachique.

FOMENTATION VINEUSE; VIN MIELLÉ (Cod. fr.).

Vin rouge du Midi........................	10
Miel blanc (*Apis mellifica*)...............	1

F. dissoudre à froid. — Pansement des plaies atoniques.

LOTION OU FOMENTATION VINEUSE (H. P.).

Vin rouge..............................	8
Miel..................................	1

F. dissoudre à froid. — Pansement des plaies atoniques.

INJECTION IRRITANTE (Trousseaux et Pidoux).

Vin rouge.............................	100
Alcool à 90°...........................	4

M. — Hydrocèle. (Voy. *Injection iodée*).

FOMENTATION ANTISEPTIQUE (F. H. M.).

Quinquina jaune concassé. (*Cinchona calysaya*)....	50
Camphre (*Laurus camphora*).................	8
Alcoolé de quinquina jaune.................	15
Alcool à 85°............................	15
Eau...................................	Q. S.

pour 1 litre de décoction.

Épuisez le quinquina par deux décoctions successives; f. dissoudre le camphre dans l'alcool; ajoutez l'alcoolé de quinquina; versez peu à peu dans la décoction.

— Plaies atoniques, gangréneuses, putrides; lotions, applications. (Voy. *Désinfectants*, p. 62.)

§ 5. — *Café; thé; coca.*

★ CAFÉ TORRÉFIÉ (F. H. M.).

Café Bourbon.. Q. S.

Introduisez le café dans le cylindre en tôle d'un appareil à torréfier; tournez sans interruption d'un mouvement égal et lent au-dessus d'un feu vif de charbon; remuez fortement la masse de temps à autre, en dehors du feu, pour détacher les pellicules et mélanger uniformément les grains. Continuez ainsi jusqu'à ce que le café ait acquis une couleur d'un brun fauve peu foncé, étendez à l'air libre; laissez refroidir; vannez. Rendement : 80 à 82/100.

POTION AU CAFÉ (F. H. M.).

Café torréfié...............................	15 gram.
Sp. simple	30 —
Eau bouillante.............................	115 —

F. infuser le café pendant 10 m. en vase clos; passez : ajoutez le sirop.

— Stimulant encéphalique; éloigne le besoin de réparation alimentaire, tout en augmentant l'aptitude au travail intellectuel et musculaire; abaisse la température organique, ralentit la circulation et la respiration. — Période cyanique du choléra, accès pernicieux asphyxiques, étranglement herniaire, empoisonnement par les narcotiques, l'oxyde de carbone. — Doses : par tasses plus ou moins rapprochées.

TISANE DE CAFÉ (H. P.).

Café torréfié (*Coffea arabica*).............	20 gram.
Eau bouillante..............................	1000 —

F. infuser 1/2 h.; passez. (Voy. *ci-dessus.*)

Préparez la *Tisane de café au quinquina* en faisant dissoudre dans l'infusion ci-dessus :

Extrait de quinquina gris...................	4 gram.

TISANE DE CAFÉ TORRÉFIÉ.

Café torréfié moulu........................	50 à 100 gram.
Eau bouillante.............................	500 —

F. infuser 1/4 d'heure, ou f. passer l'eau bouillante sur le café dans une cafetière. On peut ajouter :

Sp. simple... 50

On peut ajouter à la dose ci-dessus :

Eau-de-vie de Cognac............................. 50

Le médicament en devient stimulant diaphorétique. (Voy. *Potion fébrifuge au café.*)

INFUSION DE THÉ; TISANE DE FEUILLES DE THÉ (Cod. fr.).

Prép. comme la *Tis. de feuil. d'oranger*, 5/1000.
— Stimulant analogue au café. (Voy. *Punch*, p. 220.)
Le F. H. M. double la dose de feuilles de thé et ajoute : Sp. simple 50.

INFUSION DE THÉ ALCOOLISÉE (F. H. M.).

Thé Hyswen (*Thea chinensis*)............... 5 gram.
Eau bouillante........................... 500 —

F. infuser pendant 15 minutes ; ajoutez :

Alcool à 60°................................. 50 gram.
Sp. simple................................. 50 —

M. — Stimulant ! Cyanose cholérique. — Doses : par verres. — Cette infusion est administrée chaude.

★ ÉLIXIR DE COCA (Reis).

Feuilles de coca (*Erythroxylum coca*)............... 1
Alcool à 85°...................................... 4
Sucre... 3
Eau... 3

Épuisez le coca gross. pulv., dans l'appareil à déplacement, par l'alcool ; exprimez le résidu ; faites-le bouillir avec 3 d'eau ; filtrez le décocté ; faites-y fondre le sucre ; m. le sirop à l'alcool ; après 48 h. de contact ; filtrez. 10 gram. de cette liqueur représentent 1 gram. de coca. — Dyspepsies ; gastralgies. — Doses : 10 gram. à 60 gram.

— Le coca éloigne le besoin de la réparation alimentaire et produit une stimulation qui rend momentanément possible l'effort musculaire par un sorte d'autophagisme.

★ ÉLIXIR DE COCA (Fournier).

Feuilles de coca concassées. (*Erythroxylum coca*)..... 1
Alcool à 85°................................... 7
Sucre blanc................................... 3
Eau... 3

F. par déplacement un alcoolé ; passez ; exprimez ; reprenez le résidu par l'eau, f. bouillir quelques minutes ; passez ; exprimez ; f. fondre le sucre dans le décocté ; mêlez l'alcoolé avec le décocté sucré ; laissez en contact pendant 2 j. ; filtrez. — Doses : 10 à 60 gram. (Voy. *ci-dessus.*)

§ 6. — *Poivre noir; Piment; Maniguette; Cardamome; Muscade; Laurier; Gingembre; Curcuma; Galanga; Zédoaire; Serpentaire.*

★ POUDRE DE POIVRE NOIR (Cod. fr.).

Prép. comme la *Poudre de safran.*

— Condiment d'un usage presque universel ; stimulant stomachique ; aphrodisiaque ; anticatarrhal ? fébrifuge ? antiblennorrhagique ? parasiticide, résolutif, rubéfiant. — A l'intér., doses : 5 centigram. à 2 grammes en pilules ou délayé dans du vin blanc ; peu employé. A l'extér. comme parasiticide, la poudre de poivre est avantageusement remplacée par la *Poudre de pyrèthre ;* comme résolutif, par les stimulants ammoniacaux (voy. *Chlorhydrate d'ammoniaque*, p. 212) ; comme rubéfiant, par la *Farine de moutarde.*

La poudre de poivre entre dans les *Pilules arsenicales* dites *asiatiques* et dans un grand nombre de composés officinaux.

★ POUDRE DE PIMENT DE LA JAMAÏQUE (Cod. fr.).

Prép. comme la *Poudre d'anis.*

— Condiment usité en Angleterre, en Allemagne ; stimulant stomachique analogue au poivre noir.

MIXTURE STIMULANTE (Lacoste).

Eau-de-vie de Cognac........................... 100
Poivre de Cayenne concassé (*Capsicum annuum*) 2

F. macérer pendant 48 h.; filtrez. — Choléra algide. — Doses : une cuillerée à bouche toutes les 10 minutes.

★ POUDRE DE CARDAMOME (Cod. fr.).

Fruits du petit cardamome (*Elettari cardamomum*). Q. V.
Mondez les semences des péricarpes ; f. sécher à l'étuve à + 40° ; pulv. sans résidu.
— Condiment employé dans l'Inde ; stimulant stomachique.
— Doses : 2 décigram. à 2 gram. Entre dans quelques médicaments officinaux.

★ POUDRE DE MANIGUETTE (*Amomum granum-paradisi*). (Cod. fr.).

— Condiment employé en Afrique ; stimulant stomachique analogue au poivre ; quelquefois prescrit par les vétérinaires ; entre dans quelques composés officinaux. — Doses : 1 décigram. à 2 gram. Inusité.

★ POUDRE DE MUSCADE (Cod. fr.).

Semences de muscade *(Myristica moschata)*...... Q. V.

Concassez ; broyez au moulin à café ; passez au tamis de crin.
— Stimulant stomachique rarement employé isolément.
— Doses : 2 décigram. à 4 gram.
— Très-recherchée comme condiment, entre dans un grand
nombre de médicaments composés. Prép. du *Beurre de muscade*.

★ BEURRE DE MUSCADE (Cod. fr.).

Muscades *(Myristica moschata)*................... Q. V.

Pulv.; exposez la poudre sur un tamis de crin à la vapeur d'eau
bouillante ; exprimez dans un sac de coutil, entre des plaques de
fer étamé, chauffées dans l'eau bouillante : laissez refroidir ; f. sécher sur des doubles de papier joseph ; filtrez au papier dans
l'entonnoir au B. M.
— Employé en frictions prétendues antirhumatismales. Entre
dans quelques composés officinaux.

★ CÉRAT DE MUSCADE (Ph. Germ.).

Cire jaune *(Apis mellifica)*........................... 1
Huile d'olive *(Olea Europea)*........................ 2
Beurre de muscade *(Myristica moschata)*............. 6

F. fondre à une douce chaleur ; coulez dans des capsules de
papier. — Plaies atoniques ; gerçures ; excoriations. — Pansements !

★ HUILE DE FRUITS DE LAURIER; HUILE DE LAURIER (Cod. fr.).

Fruits de laurier séchés *(Laurus nobilis)*......... Q. V.

Passez au moulin ; exposez sur un tamis de crin à la vapeur
d'eau bouillante ; exprimez dans un sac de coutil, entre des plaques de fer étamé, chauffées dans l'eau bouillante ; filtrez l'huile
au papier, dans l'entonnoir au B. M.
Pour obtenir l'huile des fruits frais, broyez-les ; chauffez la
pulpe à + 50° ; exprimez et filtrez comme ci-dessus.
— Entre dans quelques composés officinaux stimulants.

★ POUDRE DE GINGEMBRE (Cod. fr.; F. H. M.).

Prép. comme la *Poudre de bistorte*. Rendement : 95/100.

— Stimulant stomachique très-usité dans l'Inde, en Angleterre,
en Allemagne comme condiment et comme médicament. — Dyspepsies atoniques ; correctif des purgatifs, sialagogue ; employé
même à titre de révulsif, sous forme de cataplasme. — A l'intér. ;
doses : 2 décigram à 2 gram.

★ BIÈRE DE GINGEMBRE (Béral).

Gingembre concassé (*amomum zingiber*)............ 1
Bière..\..... 45

F. macérer pendant 4 j. ; passez ; exprimez ; filtrez.
— Tonique stomachique. — Doses : 50 à 250 gram.

★ ALCOOLÉ DE GINGEMBRE ; TEINTURE DE GINGEMBRE (Cod. fr.).

Prép. comme l'*Alcoolé de cannelle.*
— Stimulant très-énergique. — Doses : 2 à 10 gram. en potion

★ ESSENCE DE GINGEMBRE DE LA JAMAÏQUE (Oxley).

Gingembre (*Zingiber officinale*)................... 9
Écorce de citron sèche (*Citrus limon*)............ 3
Alcool à 56°.................................... 100

F. macérer pendant 4 j. ; passez ; filtrez. — Stimulant. — Doses : 2 à 10 gram. en potion.

★ POUDRE DE CURCUMA (*Curcuma tinctoria*) (Cod. fr.).

Prép. comme la *Poudre de bistorte.*
— Stimulant stomachique. Inusité. (Voy. p. 203.)

★ POUDRE DE GALANGA (*Hellenia chinensis*) (Cod. fr.).

Prép. comme la *Poudre de gentiane.*
— Stimulant stomachique. — Doses : 2 à 4 gram. Inusité.
— Entre dans quelques composés officinaux.

ɓ★ POUDRE DE ZÉDOAIRE (*Cucurma zedoaria*) (Cod. fr.).

Prép. comme la *Poudre de bistorte.*
— Stimulant stomachique. — Doses : 2 à 4 gram. Inusité
— Entre dans quelques composés officinaux.

★ POUDRE DE RACINE SERPENTAIRE DE VIRGINIE (Cod. fr.).

Prép. comme la *Poudre de valériane.*
— Stimulant diaphorétique. — Doses : 5 décigram. à 2 gram.
Inusité.

TISANE DE SERPENTAIRE ; INFUSION DE SERPENTAIRE (H. P.; F. H. M.).

Prép. comme la *Tisane de quinquina*, 20/1000.
— Stimulant, diaphorétique. Inusité. (Voy. *Potion antiseptique*, p. 214.)

§ 7. — *Cannelles.*

★ POUDRE DE CANNELLE (Cod. fr.; F. H. M.).

Éc. de cannelle de Ceylan (*Laurus cinnamomum*).. Q. V.

Concassez ; f. sécher à l'étuve pendant 12 h. à la température de + 40° ; pulv. par contusion sans résidu ; passez au tamis de soie. Rendement : n° 1, 94/100, n° 2, 96/100. (F. H. M.)
— Condiment très-usité; stimulant stomachique ; correctif des purgatifs. — Doses : 5 décigram. à 2 gram.

★ POUDRE DE CANNELLE BLANCHE (*Canella alba*) (Cod. fr.).

Prép. comme la *Poudre de cannelle.*

Succédané de la *Poudre de la cannelle de Ceylan.* Inutile.

★ POUDRE AROMATIQUE; POUDRE DE CANNELLE COMPOSÉE (Ph. Germ.).

Cannelle pulv. (*Laurus cinnamomum*)..............	5
Petit cardamome pulv. (*Elettari cardamomum*).......	3
Gingembre pulv. (*Zingiber officinale*)...............	2

M. — Stimulant stomachique ; dyspepsie atonique ; correctif des purgatifs. — Doses : 2 décigram. à 1 gram. dans du pain azyme, dans du miel.

★ POUDRE DE CANNELLE COMPOSÉE (Ph. Lond.).

Cannelle (*Laurus cinnamomum*)....................	4
Cardamome (*Elettari major*).....................	3
Gingembre (*Zingiber officinale*).................	2
Poivre long (*Piper longum*).....................	1

Pulv. ; m. — Stimulant, stomachique, condiment.
— Doses : 5 décigram. à 1 gram.

★ POUDRE AROMATIQUE ; POUDRE DE CANNELLE COMPOSÉE (Ph. Britann.).

Cannelle Ceylan pulv. (*Laurus cinnamomum*).......	8
Muscade râpée (*Myristica moschata*)..............	6
Safran desséché (*Crocus sativus*).	6
Girofle (*Caryophyllus aromaticus*)...............	3
Cardamome (*Elettari major*).....................	2
Sucre..	250

Pulv. avec le sucre, la muscade, le safran, le girofle et le cardamome ; ajoutez la cannelle ; mêlez; tamisez. Au moment d'administrer, ajoutez eau Q. S. pour faire un électuaire.
— Stimulant stomachique ; antispasmodique ; emménagogue.
— Doses : 10 à 50 gram. ! Ce médicament représente 1/10 de substances aromatiques.

★ POUDRE DE CRAIE AROMATIQUE (Ph. Britann.).

Carbonate de chaux................................. 1
Poudre aromatique (Voy. *ci-dessus*) 3

M. — Stimulant, antispasmodique, antidiarrhéique, emménagogue. — Doses : 1 à 8 gram. ! Au moment d'administrer, ajoutez eau Q. S. pour faire un électuaire.

★ POUDRE DE CRAIE AROMATIQUE OPIACÉE (Ph. Britann.).

Poudre de craie aromatique (Voy. *ci-dessus*)........ 39
Opium brut pulv. (*Papaver somniferum*)............. 1

M. —. Stimulant antispasmodique, antidiarrhéique, emménagogue. — Doses : 1 à 8 gram. par j. Au moment d'administrer ajoutez eau Q. S. pour faire un électuaire.

★ EAU DISTILLÉE DE CANNELLE; HYDROLAT DE CANNELLE (Cod. fr.)

Cannelle Ceylan (*Laurus cinnamomum*)............ Q. V.
Eau commune..................................... Q. S.

Concassez la cannelle ; laissez-la macérer pendant 12 h. ; distillez pour obtenir 4 d'hydrolat pour 1 de cannelle.

Recohobez et recueillez l'hydrolat dans le récipient florentin, pour obtenir l'*huile volatile de cannelle*. (Cod. fr.)

— Véhicule de potions stimulantes !

OLEO-SACCHARUM DE CANNELLE.

Essence de cannelle............................. 1
Sucre blanc..................................... 80

Triturez. — Stimulant, stomachique. — Doses : 1 à 10 gram.

★ EAU DE CANNELLE VINEUSE (Ph. anciennes).

Cannelle concassée (*Laurus cinnamomum*)........... 10
Vin blanc.. 11

F. macérer pendant 24 h. ; distillez pour obtenir 10 d'hydrolat spiritueux. — Stimulant. — Doses : 2 à 8 gram. en potion !

★ EAU DE CANNELLE SPIRITUEUSE (Ph. Allem.).

Cannelle concassée (*Laurus cinnamomum*)........... 1
Alcool à 85°..................................... 2
Eau distillée.................................... 16

Distillez au B. M. pour obtenir 9 d'hydrolat spiritueux. — Stimulant. — Doses : 4 à 20 gram. en potion !

★ HYDROLAT DE CANNELLE ALCOOLISÉ (Ph. Germ.).

Cannelle de Ceylan (*Laurus cinnamomum*)........... 1
Alcool à 56°.................................... 1
Eau commune.................................... 10

Distillez au B. M. ; retirez 5 d'hydrolat alcoolisé. — Stimulant.
— Doses : 20 à 100 gram en potion !

★ ALCOOLÉ DE CANNELLE; TEINTURE DE CANNELLE (Cod. fr.; F. H. M.).

Cannelle de Ceylan en poudre demi-fine (*Laurus cinnamomum*................................. 1
Alcool à 80°.......... Q. S. pour teinture........... 5

Opérez par déplacement. — Le F. H. M. prescrit de faire macérer pendant 6 j. — Rendement 95/100 d'alcool employé.
— Stimulant stomachique administré en potion, dans du vin ;
jamais isolément. — Doses : 4 à 30 gram. !

★ ALCOOLAT DE CANNELLE ; ESPRIT DE CANNELLE (Cod. fr.).

Cannelle gross. pulv. (*Laurus cinnamomum*)......... 1
Alcool à 80°.................................... 8

F. macérer pendant 4 j. ; distillez au B. M. pour retirer la totalité de l'alcool.
— Stimulant très-énergique. — Doses : 4 à 25 gram. en tisane,
en potion, dans du vin, jamais isolément !.

★ SIROP DE CANNELLE (Cod. fr.).

Prép. comme le *Sirop de fleur d'oranger.*
— Stimulant stomachique. — Doses : 15 à 60 gram. en tisane,
en potion, dans du vin !

POTION AROMATIQUE ; POTION CORDIALE (Cod. fr.).

Sp. d'œillet.................................... 30 gram.
Alcoolat de cannelle............................ 15 —
Confection d'hyacinthe.......................... 5 —
Hydrolat de menthe............................. 60 —
— de fl. d'oranger.............................. 60 —

M. les hydrolats, l'alcoolat et le sirop ; délayez la confection
d'hyacinthe.
— La confection d'hyacinthe introduit dans cette potion 2^{gr},5 de
sp. d'œillet, 1^{gr},25 de miel, 0^{gr},4 de terre sigillée, 0^{gr},4 d'yeux
d'écrevisse et 0^{gr},4 de poudre stimulante ; cela sert à troubler la
potion plutôt qu'à l'améliorer.

POTION CORDIALE (Delioux).

Alcoolé de cannelle......................... 10 gram.
Vin de Malaga............................. 60 —
Hydrolat de menthe........................ 30 —
— de mélisse........................ 30 —
Sp. d'éc. d'oranges amère.................. 20 —
M. — A prendre en 2 ou 3 fois !

VIN DE CANNELLE COMPOSÉ; VIN CORDIAL (F. H. M.).

Vin rouge................................. 100 gram.
Alcoolé de cannelle....................... 8 —
Alcoolat de mélisse composé............... 5 —
Sp. simple................................ 30 —
M. — Stimulant énergique. — A prendre en 2 ou 3 fois !

★ ALCOOLÉ DE CANNELLE COMPOSÉ (Ph. allem.).

Cannelle gross. pulv. (*Laurus cinnamomum*)........ 4
Petit cardamome concassé (*Elettari cardamomum*)... 1
Girofle concassé (*Caryophyllus aromaticus*)........ 1
Galanga gross. pulv. (*Hellenia chinensis*.......... 1
Gingembre gross. pulv. (*Zingiber officinale*)....... 1
Alcool à 85°.............................. 48
Opérez par macération ; passez ; exprimez ; filtrez.
— Stimulant très-énergique.
— Doses : 8 à 30 gram. en potion ou dans du vin !

★ ÉLIXIR DE GARUS *illico* (Dorvault).

Alcoolé de safran................... ⎱
— de cannelle................... ⎰ aa..... 10
— de girofle.....................
— de muscade...................
Hydrolat de fl. d'oranger.................. 100
Safran incisé (*Crocus sativus*)............ 1
Alcool à 85°.............................. 400
Sp. de capillaire......................... 550
F. macérer le safran dans l'hydrolat de fl. d'oranger pendant quelques heures ; ajoutez toutes les autres substances ; mêlez ; filtrez. — Tonique, stomachique ; liqueur de table.

★ ÉLIXIR ALKERMES (Ph. italienne).

Cannelle Ceylan (*Laurus cinnamomum*).......... 23
Macis (*Myristica moschata*................... 15
Girofle (*Caryophyllus aromaticus*)............ 4
Muscade (*Myristica moschata*)............... 4
Alcool à 80°,.............................. 3800

F. digérer pendant 5 j. ; distillez au B.-M. pour obtenir la totalité de l'alcool ; ajoutez :

Sucre blanc............................	6000
Hydrolat de roses.......................	2500
Eau distillée simple.....................	3000
Soluté de cochenille pour colorer..........	Q. S.

F. dissoudre ; mêlez ; filtrez.

— Tonique stomachique, liqueur de table. — Doses : 20 à 60 gram. .

★ POUDRE DE CASCARILLE (Cod fr.).

Prép. comme la *Poudre de cannelle*.
— Succédané de la poudre de cannelle. Inutile.

★ ALCOOLÉ DE CASCARILLE ; TEINTURE DE CASCARILLE (Cod. fr.).

Prép. comme la *Teinture de cannelle*.
— Succédané de la teinture de cannelle. Inutile.

★ ALCOOLÉ DE CANNELLE AMBRÉ MUSQUÉ ; ESSENCE D'ITALIE (Guibourt).

Cannelle (*Laurus cinnamomum*).................	450
Grand cardamome (*Elettari major*).............	300
Galanga (*Hellenia sinensis*)..................	300
Girofle (*Caryophyllus aromaticus*).............	75
Gingembre (*Zingiber officinale*)...............	75
Poivre long (*Piper longum*)..................	60
Muscade (*Myristica moschata*).................	40
Ambre gris (*Physether macrocephalus*)..........	1
Musc (*Moschus moschiferus*)..................	1
Alcool à 90°.............................	5000

F. digérer pendant 8 j. ; passez ; exprimez ; filtrez.
— Stimulant, aphrodisiaque. — Doses : 1 à 2 gram. sur du sucre, ou dans un peu d'eau sucrée.

★ ÉLECTUAIRE AROMATIQUE ; CONFECTION AROMATIQUE (Ph. Lond.).

Cannelle Ceylan pulv. (*Laurus cinnamomum*).......	12
Muscade râpée (*Myristica moschata*).............	12
Girofle (*Caryophyllus aromaticus*).............	6
Cardamome (*Elettari major*).................	3
Safran (*Crocus sativus*)....................	12
Carbonate de chaux........................	96
Sucre blanc.............................	158

Pulv. avec le sucre, la muscade, le girofle, le cardamome et le safran ; ajoutez la cannelle et le carbonate de chaux ; mêlez et tamisez pour faire une poudre fine et homogène.

Au moment d'administrer, ajoutez eau Q. S. pour faire une pâte.

— Tonique, stomachique, antidiarrhéique. — Doses : 5 à 25 gram. !

— Ce médicament représente environ 1/7 de son poids de substances aromatiques et environ 1/3 de carbonate de chaux.

★ ALCOOLÉ DE CARDAMOME COMPOSÉ (Ph. Britann.).

Cardamome concassé (*Eleitari major*)............... 12
Fruits de carvi concassés (*Carum carvi*)........-..... 13
Raisins de Corinthe écrasés (*Vitis vinifera*)......... 109
Cannelle concassée (*Laurus cinnamomum*)........ 27
Cochenille pulv. (*Coccus cacti*).................. 6
Alcool à 60°..................................... 1000

Opérez par macération et déplacement ; versez sur le résidu alcool à 60° Q. S. pour compléter 1000 d'alcoolé. — Stimulant. — Doses : 10 à 30 gram. en potion ou avec du vin !

★ ESSENCE DE GIROFLE ; HUILE VOLATILE DE GIROFLE (Cod. fr.).

Prép. comme l'*Huile volatile de cannelle.*

— Stimulant stomachique. — Entre dans quelques composés odontalgiques et cosmétiques. (Voy. *Dentifrices.*)

★ ALCOOLÉ DE GIROFLES ; TEINTURE DE GIROFLES (Cod. fr.).

Prép. comme la *Teint. de noix vomique*, 1/5.
— Stimulant. Inusité.

★ ALCOOLAT DE GIROFLE (Cod. fr.).

Prép. comme l'*alcoolat de cannelle*
— Stimulant stomachique.

★ POUDRE DE SASSAFRAS (Cod. fr.).

Rac. de sassafras (*Laurus sassafras*)...... .... Q. V.

Réduisez en copeaux ; f. sécher à l'étuve pendant 12 h. ; sans dépasser la température de + 40° ; pulv. sans résidu.

— Stimulant prétendu antirhumatismal ; prétendu antisyphilitique. Inusité.

★ ESSENCE DE SASSAFRAS ; HUILE VOLATILE DE SASSAFRAS (Cod. fr.).

Prép. comme l'*huile volatile de cannelle.*
— Stimulant, prétendu antirhumatismal. Inusité.

★ POUDRE DE SANTAL ROUGE (Cod. fr.).

Prép. comme la *Poudre de quassia amara.*
— Stimulant aromatique. Inusité. entre dans quelques composés officinaux, dans quelques parfums. (Voy. *Parfums.*)

★ POUDRE DE SANTAL CITRIN (Cod. fr.).

Prép. comme la *Poudre de sassafras*. (Voy. *Poudre de santal rouge.*)

§ 8. — *Anis; Badiane; Ombellifères aromatiques,*

★ POUDRE D'ANIS (Cod. fr.).

Fruits d'anis vert (*Pimpinella anisum*)........... Q. V.

Vannez; séparez à la main les corps étrangers; f. sécher dans l'étuve à + 40°; pulv. par contusion; passez au tamis de crin.
— Stimulant stomachique; correctif des purgatifs.
— Doses : 2 décigram à 2 gram.
— Les fruits d'anis couverts de sucre ou les *Dragées d'anis* connues sous le nom d'*Anis de Verdun*, sont une des formes sous lesquelles ce médicament peut être administré, mais dans ces dragées ordinairement préparées et vendues par les confiseurs, la proportion d'anis est indéterminée.

INFUSION D'ANIS; TISANE DE FRUITS D'ANIS (Cod. fr.; (H. P.).

Prép. comme la *Tis. de feuil. de bourrache*, 10/1000.
— Stimulant agréable; coliques atoniques, flatulentes!

INFUSION D'ANIS (F. H. M.).

Fruits d'anis (*Pimpinella anisum*)...............   10
Rac. de réglisse (*Glycyrrhiza glabra*)...........   10
Eau...   1000

F. infuser jusqu'au refroidissement; passez; ajoutez :

Sp. simple.......................................   50
ou bien

Mellite simple...................................   50

— Stimulant très-agréable. — Doses : par verres.

★ EAU DISTILLÉE D'ANIS; HYDROLAT D'ANIS (Cod. fr.).

Prép. comme l'*Eau distillée de Tilleul*.
— Véhicule de potions stimulantes.
— La même opération fournit l'*Essence d'anis* (Cod. fr.); mais l'eau du réfrigérant doit être maintenue à + 30°. (Voy. *Baume de soufre anisé.*)

★ ALCOOLAT D'ANIS; ESPRIT D'ANIS (Cod. fr.).

Fruits d'anis (*Pimpinella anisum*).................   1
Alcool à 80°......................................   8

Laissez macérer pendant 2 j.; distillez au B. M pour retirer l'alcool employé.

— Stimulant stomachique. — Doses : 8 à 30 gram. et plus.

L'*Anisette* est un alcoolat sucré d'anis, de coriandre et de fenouil.

★ OLÉO-SACCHARURE D'ANIS (Cod. fr.).

Essence d'anis.................................... 1
Sucre blanc...................................... 80

Triturez.

— Stimulant stomachique et intestinal ; coliques flatulentes nerveuses, atoniques ; correctif des purgatifs. — Doses : 2 à 10 gram.

★ ALCOOLAT D'ANIS COMPOSÉ (Ph. Lond.).

Fruits d'anis (*Pimpinella anisum*)............ } aa... 1
  — d'angélique (*Archangelica offic.*)...... }
Alcool à 56°....................................... 8

F. macérer pendant 2 j. ; distillez au B.-M. pour retirer la totalité de l'alcool.

— Stimulant stomachique. — Doses : 8 à 30 gram. et plus.

★ ALCOOLÉ D'ARNICA AROMATIQUE (Bouchardat).

Fleurs d'arnica (*Arnica montana*)................ 5
Girofle (*Caryophyllus aromaticus*).............. 1
Cannelle (*Laurus cinnamomum*)................... 1
Gingembre (*Zingiber officinale*)................ 1
Anis (*Pimpinella anisum*)....................... 10
Alcool à 85°..................................... 85

F. macérer pendant 8 j. ; filtrez.
— Stimulant. — Doses : 2 à 20 gram. en potion.
(Voy. *Contro-stimulants.*)

★ SIROP D'ANIS (Cod. fr.).

Prép. comme le *Sirop de fleurs d'oranger.*
— Stimulant stomachique. — Doses : 15 à 60 gram.

POTION CARMINATIVE (Ainslie).

Essence d'anis......................... 12 gouttes.
Sucre blanc.... .... 4 gram.
Alcoolé de gingembre................... 8 —
Hydrolat menthe poivrée................ 250 —

M. — Coliques flatulentes. — Doses : 15 à 60 gram.

POTION ANISÉE (Bouchardat).

Potion gommeuse........................ 150 gram.
Alcoolat d'anis........................ 10 —

M. — Coliques flatulentes. — Doses : par cuillerées.

★ POUDRE DE BADIANE ; POUDRE D'ANIS ÉTOILÉ (Cod. fr.).

Prép. comme la *Poudre d'anis.*

La badiane est un agréable succédané de l'anis.

TISANE DE BADIANE ; INFUSION D'ANIS ÉTOILÉ (H. P.).

Prép. comme la *Tis. de feuil. de bourrache,* 10/1000

— Stimulant agréable. — Doses : par verres.

★ ALCOOLAT DE BADIANE (Cod. fr.).

Prép. comme l'*Alcoolat de cannelle.*

— Stimulant agréable. — Doses : 5 à 30 gram. en tis., en potion.

★ EAU DISTILLÉE DE BADIANE ; HYDROLAT DE BADIANE (Cod. fr.).

Prép. comme l'*Eau distillée de cannelle.*

— Véhicule de potions stimulantes.

★ POUDRE DE CARVI. (Cod. fr.).

Prép. comme la *Poudre d'anis.*

Le carvi est un succédané de l'anis très-usité comme condiment, en Angleterre et en Allemagne.

★ ESSENCE DE CARVI ; HUILE ESSENTIELLE DE CARVI (Cod. fr.).

Prép. comme l'*Huile essentielle de fl. d'oranger.*

ALCOOLAT DE CARVI (Cod. fr.).

Prép. comme l'*Alcoolat d'anis.*

— Stimulant. — Doses : 4 à 20 gram. en potion.

★ POUDRE DE CORIANDRE (Cod. fr.).

Prép. comme la *Poudre d'anis.* — Succédané de l'anis.

★ ALCOOLAT DE CORIANDRE (Cod. fr.).

Prép. comme l'*Alcoolat d'anis.*

— Stimulant. — Doses : 4 à 20 gram. en potion. Inusité.

★ POUDRE DE CUMIN (Cod. fr.).

Prép. comme la *Poudre d'anis.*

— Le cumin est un succédané inutile et inusité de l'anis.

★ ESSENCE DE CUMIN ; HUILE VOLATILE DE FRUITS DE CUMIN (Cod. fr.).

Prép. comme l'*Huile volatile de fl. d'oranger.*

★ POUDRE DE FENOUIL (Cod. fr.).

Prép. comme la *Poudre d'anis.*

Le fenouil, très-usité comme condiment dans le nord de l'Europe, est un succédané de l'anis.

★ EAU DISTILLÉE DE FENOUIL; HYDROLAT DE FENOUIL (Cod. fr.).

Prép. comme l'*Eau distillée de tilleul*.

La même opération fournit l'*Essence de fenouil* (Cod. fr.); mais l'eau du réfrigérant doit être maintenue à + 30°.

★ ALCOOLAT DE FENOUIL (Cod. fr.).

Prép. comme l'*Alcoolat d'anis*.

— Stimulant. — Doses : 4 à 20 gram. en potion. Inusité.

★ ESPÈCES CARMINATIVES; SEMENCES CARMINATIVES (Cod. fr.).

Fruits d'anis (*Pimpinella anisum*)......
— de carvi (*Carum carvi*).........
— de coriandre (*Coriandrum sativum*)
— de fenouil (*Fœniculum dulce*).....
} aa.... P. E.

— Stimulant stomachique. — Doses : 10 à 20/1000 en infusion.

★ HYDROLAT D'ANGÉLIQUE COMPOSÉ; ESPRIT THÉRIACAL (Ph. allem.).

Rac. d'angélique (*Archangelica officinalis*)........... 8
— valériane (*Valeriana officinalis*)........ 2
Baies de genièvre (*Juniperus communis*)...... 2
Alcool à 85°.... 48
Eau commune........ 24

F. macérer pendant 1 j.; distillez au B.-M.; pour recueillir 48 d'alcoolat, ajoutez :

Camphre......................... 1

F. dissoudre; filtrez.

— Stimulant, antispasmodique. — Doses : 5 à 20 gram. en potion.

★ POUDRE CARMINATIVE (Copland).

Fruits d'anis pulv. (*Pimpinella anisum*)... } aa 1 décigr.
— de fenouil pulv. (*Fœniculum dulce*) }
Safran pulv. (*Crocus sativus*)................ 5 centig.
Magnésie calcinée.................... } aa 4 décigr.
Sucre blanc pulv.................... }

M. pour 1 paquet. — Coliques flatulentes, atoniques. — Doses : 1 paquet en 2 fois, à 1 heure d'intervalle.

★ ALCOOLAT D'ANGÉLIQUE COMPOSÉ (Ph. Germ.).

Rac. d'angélique (*Archangelica officinalis*)......... 16
— de valériane (*Valeriana officinalis*)........... 4
Baies de genièvre (*Juniperus communis*).......... 4
Alcool à 56°..................... 100
Eau commune............. 100

Distillez au B. M. pour retirer 100 d'hydrolat ; ajoutez :

Camphre 2

F. dissoudre ; filtrez.

— Stimulant ; antispasmodique. — Doses à l'intér. : 5 à 20 gram. en potion ; à l'extér. : Q. V. en lotions, applications.

§ 9. — *Menthe; Sauge; Labiées aromatiques; Armoise; Aunée.*

INFUSION DE MENTHE ; TISANE DE FEUILLES DE MENTHE (Cod. fr.).

Prép. comme la *Tis. de feuil. d'oranger* ; 5/1000.

— Stimulant diaphorétique. — Doses : par verres.

INFUSION DE MENTHE (F. H. M.).

Prép. comme l'*Infusion d'anis. F. H. M.*

— Stimulant, diaphorétique. — Doses : par verres.

TISANE DE MENTHE COMPOSÉE (Ph. Lond.).

Feuill. de menthe (*Mentha piperita*).........   8 gram.
Eau bouillante.............................   250 —

F. infuser pendant 1/4 d'heure ; passez ; ajoutez :

Sucre ....   8 —
Alcoolé de cardamome composé.............   15 —

M. — Stimulant, carminatif. — Doses : la dose entière en deux fois.

★ HYDROLÉ DE MENTHE; EAU AROMATIQUE DE MENTHE (F. H. M.).

Prép. comme l'*Eau aromatique de citron.*

— Stimulant ; véhicule de potions stimulantes. — Doses : 30 à 100 gram. — L'hydrolé de menthe est au moins aussi agréable au goût que l'hydrolat.

★ EAU DISTILLÉE DE MENTHE ; HYDROLAT DE MENTHE (Cod. fr.).

Prép. comme l'*Eau distillée de laitue.*

La même opération fournit l'*Essence de menthe* dans le récipient florentin. (Cod. fr.)

— Véhicule de potions stimulantes antispasmodiques. — Doses : 30 à 100 gram.

★ ESSENCE DE MENTHE (Cod. fr.).

Menthe poivrée avant la floraison (*Mentha piperita*)...   1
Eau commune..................................   2

Distillez au B. M. ; recueillez l'essence dans le récipient florentin. — Stimulant stomachique. — Doses : 1 à 12 gouttes en potion.

Prép. des *Pastilles*, de l'*Alcoolé*, de l'*Hydrolé de menthe*. (Voy. *Dentifrices, cosmétiques et parfums*.)

ALCOOLÉ DE MENTHE ; *Essence of peppermint* (Ph. anglaises).

Alcool à 56°.. 500
Essence de menthe (*Mentha piperita*).............. 15
Feuil. fraîches d'épinard (*Spinacia oleracea*) 10

F. macérer ; passez ; exprimez ; filtrez.
Les feuilles d'épinard ont pour effet de colorer l'alcoolé.
— Stimulant, carminatif, antispasmodique. — Doses : 1 à 2 gram. sur du sucre, ou 2 à 5 gram. dans un verre d'eau sucrée.

★ ALCOOLAT DE MENTHE POIVRÉE ; ESPRIT DE MENTHE (Cod. fr.).

Prép. comme l'*Alcoolat de romarin*.
— Stimulant très-énergique. — Doses : 8 à 30 gram. en potion.

★ SIROP DE MENTHE POIVRÉE (Cod. fr.).

Prép. comme le *Sirop de fleur d'oranger*.
— Stimulant. — Doses : 20 à 100 gram.

★ TABLETTES DE MENTHE POIVRÉE ; PASTILLES DE MENTHE ANGLAISES (Cod. fr.).

Sucre blanc pulv................................... 100
Essence de menthe (*Mentha piperita*).............. 1
Mucilage de gomme adragant....................... 9

M. l'essence à 10 de sucre ; f. une pâte avec le reste du sucre ; f. le mucilage ; ajoutez le mélange d'essence et de sucre ; f. des tablettes de 1 gram.
— Stimulant stomachique. — Doses : 2 à 10.

★ PASTILLES DE MENTHE (Cod. fr.).

Essence de menthe (*Mentha piperita*).............. 1
Sucre blanc....................................... 200
Eau distillée...................................... 25

Pilez Q. S. de sucre ; passez au tamis de crin ; repassez la poudre au tamis de soie pour obtenir sur le tamis 200 de sucre granulé ; mêlez l'essence au sucre granulé ; f. une pâte avec l'eau prescrite ; f. chauffer cette pâte par quantités de 120 gram. environ dans un poêlon à bec, en remuant continuellement jusqu'à ce que le mélange soit suffisamment ramolli pour se diviser par gouttes, lorsqu'on le fait tomber sur une feuille de fer-blanc au moyen d'une tige métallique ; laissez refroidir les pastilles ; faites-les sécher à l'étuve à + 40°.
— Stimulant stomachique. — Doses : 2 à 10.

★ ALCOOLAT DE MENTHE COMPOSÉ (Spielmann).

Menthe crépue fraîch. (*Mentha crispa*)............	750
Absinthe (*Artemisia absinthium*)................	90
Basilic (*Ocimum basilicum*)....................	60
Menthe pouliot (*Mentha pulegium*)...............	60
Romarin (*Rosmarinus officinalis*)....... } aa....	8
Lavande (*Lavandula vera*)....	
Cannelle Ceylan (*Laurus cinnamomum*)...........	15
Girofle (*Caryophyllus aromaticus*)...............	4
Coriandre (*Coriandrum sativum*).................	4
Alcool à 85°....................................	4800
Hydrolat de menthe.............................	1875

Contusez les plantes; f. macérer pendant 8 j. dans l'alcool; ajoutez l'hydrolat de menthe; distillez au B. M. presque à siccité.

— Stimulant très-énergique. — Doses : 8 à 30 gram. en potion.

INFUSION DE SAUGE ; TISANE DE FEUILLES DE SAUGE (Cod. fr.).

Prép comme la *Tis. de feuil. d'oranger*; 5/1000.
— Stimulant diaphorétique. — Doses : par verres.

INFUSION DE SAUGE (F. H. M.).

Prép. comme l'*Infusion d'anis. F. H. M.*
— Stimulant diaphorétique. — Doses : par verres.

★ HUILE VOLATILE DE SAUGE (Cod. fr.).

Prép. comme l'*Huile volatile de fl. d'oranger.*
— Inusité. — Parfumerie.

FUMIGATION DE SAUGE (Debreyne).

— Surdité, suite d'affections catarrhales ou d'angines.

— Fumer des feuilles sèches de sauge (*Salvia officinalis*) au moyen d'une pipe ; tenir la bouche et le nez fermés et faire une forte expiration pour refouler la fumée dans la trompe d'Eustache ; renouveler cette opération plusieurs fois par jour.

Les fumigations de la trompe d'Eustache, pratiquées par ce procédé au moyen de vapeurs stimulantes, arsenicales, etc., sont très-efficaces (de Lucé). (Voy. Poudre pour *fumigations arsenicales*.)

INFUSION DE SUREAU; TISANE DE FLEURS DE SUREAU (Cod. fr.; F. H. M.).

Prép. comme la *Tis. de feuil. d'oranger*; 5/1000.
— Diaphorétique. — Doses : par verres.

FOMENTATION DE SUREAU.

Fl. de sureau (*Sambucus niger*)............... 30 gram.
Eau bouillante................................. 1 lit.

F. infuser pendant 1 h. ; passez. — Prétendu résolutif.

INFUSION DE LAVANDE (F. H. M.).

Prép. comme l'*Infusion d'anis F. H. M.* — Diaphorétique. Inus.

★ ESSENCE DE LAVANDE ; HUILE VOLATILE DE LAVANDE (Cod. fr.).

Prép. comme l'*huile essentielle de fl. d'oranger.*

Prép. de l'*Alcoolé de lavande composé*, de divers composés officinaux ; médecine vétérinaire ; parfumerie.

★ ALCOOLAT DE LAVANDE ; ESPRIT DE LAVANDE (Cod. fr.).

Prép. comme l'*Alcoolat de romarin.*
— Stimulant. Inusité. — Parfumerie.

★ ALCOOLÉ DE LAVANDE COMPOS (Ph. Britann.).

Essence de lavande (*Lavandula vera*).............. 5
— romarin (*Rosmarinus officinalis*)......... 1
Cannelle (*Laurus cinnamomum*)................... 10
Muscade (*Myristica moschata*)................... 10
Santal rouge (*Pterocarpus indicus*)............. 10
Alcool à 85°................................... 944

F. macérer les espèces pendant 8 j. ; passez ; exprimez ; ajoutez sur le marc Q. S. d'alcool à 85° pour compléter 944 d'alcoolé ; ajoutez les essences.
— Stimulant antispasmodique. — Doses : 10 à 30 gram. en potion.

INFUSION DE ROMARIN (F. H. M.).

Prép. comme l'*Infusion d'anis. F. H. M.*
— Stimulant, diaphorétique. — Doses : par verre.

★ ESSENCE DE ROMARIN ; HUILE VOLATILE DE ROMARIN (Cod. fr.).

Prép. comme l'*huile volatile de fleur d'oranger.*
— Diverses préparations officinales. — Parfumerie.

★ ALCOOLAT DE ROMARIN ; ESPRIT DE ROMARIN ; EAU DE LA REINE DE HONGRIE (Cod. fr.).

Feuil. fraîch. de romarin (*Rosmarinus offic.*)......... 2
Alcool à 80°.................................... 6
Eau distillée de romarin......................... 2

F. macérer pendant 4 j. ; distillez au B. M. pour obtenir d'alcoolat de romarin. — Stimulant. Inusité.

★ POUDRE DE SOMMITÉS D'ORIGAN (Cod, fr.).

Prép. comme la *Poudre de feuil. d'oranger*.

— Stimulant aromatique analogue à la sauge. Inusité. Entre dans quelques composés officinaux, dans la *Poudre sternutatoire*.

★ POUDRE DE SOMMITÉS DE MARJOLAINE (Cod. fr.).

Prép. comme la *Poudre de feuil. d'oranger*.

— Stimulant aromatique analogue à la sauge. Inusité. Entre dans quelques composés officinaux, dans la *Poudre sternutatoire*.

★ POUDRE DE FEUILLES DE DICTAME DE CRÈTE (Code fr.).

Prép. comme la *Poudre de feuil. de digitale*.

— Stimulant. Inusité. Entre dans la *Thériaque*, le *Sp. d'armoise composé*, etc.

TISANE D'ARMOISE (Cod. fr.; H. P.).

Feuil. et somm. d'armoise (*Artemisia vulgaris*).   10 gram.
Eau bouillante..............................   1 lit.

F. infuser pendant 1 h. ; passez.

— On admet généralement sans preuves suffisantes que l'infusion d'armoise est emménagogue. Toutes les boissons chaudes et stimulantes sont emménagogues au même degré.

Poudre d'armoise; prétendu antiépileptique.

EXTRAIT DE FEUILLES D'ARMOISE (Cod. fr.).

Prép. comme l'*Extrait de digitale*. Rendement 20/100.

— Stimulant. — Doses : 1 à 5 gram. Analogue à l'extrait d'absinthe. Inutile ; inusité.

★ POUDRE DE RACINE D'AUNÉE (Cod. fr.).

Prép. comme la *Poudre de bistorte*.

— Stimulant; doses : 4 à 8 gram. Stomachique; doses : 5 décigram. à 1 gram. Inusité.

TISANE DE RACINE D'AUNÉE (Cod. fr.; H. P.).

Prép. comme la *Tisane de bardane*, 20/1000.

— Stimulant, stomachique; prétendu diurétique. Inusité.

★ TEINTURE DE RACINE D'AUNÉE (Cod. fr.).

Prép. comme la *Teint. de gentiane*, 1/5.

— Stimulant, stomachique.

— Doses : 5 à 25 gram. en potion, dans du vin. Inusité.

VIN D'AUNÉE (Cod. fr.; H. P.).

Racine d'aunée incisée (*Inula helenium*)............ 3
Alcool à 60°................................... 6
Vin blanc...................................... 100

F. macérer pendant 24 h. avec l'alcool ; ajoutez le vin ; laissez en contact pendant 10 j. en agitant de temps en temps ; passez ; exprimez ; filtrez.
— Stimulant, stomachique. — Doses : 50 à 150 gram.

§ 10. — *Citron ; Mélisse ; Vanille ; Rose ; Espèces aromatiques ; Espèces vulnéraires ; Arnica ; Aromates ; Térébenthine ; Résines ; Oléo-résines.*

★ HYDROLÉ DE CITRON ; EAU AROMATIQUE DE CITRON (F. H. M.).

Huile volatile de citron.......................... 1
Sucre 5
Alcool à 60°................................... 5
Eau... 1000

Triturez dans un mortier de verre le sucre et l'huile volatile ; ajoutez, en continuant la trituration, l'alcool, puis l'eau.
— Correctif pour aromatiser la limonade tartrique, etc.
— Doses : 30/1000.
— L'alcoolature de citron à la dose de 5/1000 communique aux limonades un arome beaucoup plus agréable que l'hydrolé de citron ; ce dernier a presque toujours un arrière-goût de térébenthine.

★ HYDROLAT DE CITRON ; EAU DISTILLÉE DE CITRON LAITEUSE
(Ph. espagn.).

Zestes frais de citron.......................... 150
Alcool à 90°.................................. 125
Eau commune.................................. 3000

F. macérer pendant 2 j. ; distillez au B. M. pour obtenir 1500 d'hydrolat légèrement alcoolique.
— Léger stimulant ; prép. des sirops d'agrément.
Prép. de même l'*Hydrolat d'orange, d'anis, de fenouil,* etc.

OLÉO-SACCHARURE DE CITRON (Cod. fr.).

Citron frais (*Citrus limon*)................. N° 1
Sucre blanc............................... 10 gram.

Frottez le sucre concassé sur la surface extérieure pour déchirer les utricules et absorber l'essence ; triturez. — Correctif aromatique.
— Doses : 5 gram. pour aromatiser 1 litre de limonade.

★ ALCOOLATURE DE CITRON (Cod. fr.).

Zestes frais de citron (*Citrus limon*)................. 1
Alcool à 80°.... 2

F. macérer pendant 8 j. ; filtrez.
— Stimulant aromatique très-agréable, employé surtout comme correctif. — Doses : 2 à 15 gram., en potions, tisanes, etc.

★ ALCOOLATURE D'ORANGE (Cod. fr.).

Zestes frais d'orange (*Citrus aurantium*)............. 1
Alcool à 80°....................................... 2

F. macérer pendant 8 j.; filtrez.
— Stimulant aromatique très-agréable, employé surtout comme correctif. — Doses : 2 à 15 gram.; potions, tisanes, etc.

★ ALCOOLAT D'ÉCORCE D'ORANGE; ESPRIT D'ORANGES (Cod. fr.).

Zestes frais d'orange (*Citrus aurantium*)............. 1
Alcool à 80°................... 6

Laissez macérer pendant 2 j.; distillez au B.-M. pour retirer la totalité de l'alcool.
Préparez de même les *Alcoolats de bergamotte, de cédrat, de citron, de fl. d'oranger*. (Cod. fr.)
— Stimulant, correctif. — Doses : 2 à 15 gram. ; en potions, tisanes, etc.

★ CÉRAT ROUGE (Ph. Germ.).

Huile d'amandes.................................... 90
Orcanette gross. pulv. (*Alkanna tinctoria*).......... 4

F. digérer pendant 6 h.; ajoutez :

Cire blanche (*Apis mellifica*)...................... 60
Cétine (*Physeter macrocephalus*)................... 10

F. fondre à une douce chaleur; ajoutez :

Essence de bergamotte.................... ⎫
— de citron........................ ⎬ aa... 1
⎭

M. ; coulez dans des capsules de papier ou dans des boîtes de bois. — Excoriations des lèvres; onctions.

INFUSION DE MÉLISSE; TISANE DE FEUILLES DE MÉLISSE (Cod. fr.).

Prép. comme la *Tis. de feuil. d'oranger* : 5/1000.
— Stimulant, diaphorétique. — Doses : par verres.

★ EAU DISTILLÉE DE MÉLISSE; HYDROLAT DE MÉLISSE (Cod. fr.).

Prép. comme l'*Eau distillée de laitue.*
Véhicule de potions stimulantes.

INFUSION DE MÉLISSE COMPOSÉE (Cop and).

Feuil. de mélisse sèch. (*Melissa offic.*).. ⎱ *aa* 10 gram.
Réglisse (*Glycyrrhiza glabra*).......... ⎰

Fruits d'anis (*Pimpinella anisum*)...... ⎱
  — de fenouil (*Fœniculum dulce*)...... ⎰ *aa* 2 —
  — de coriandre (*Coriandrum sativum*)

Eau bouillante....... .... 1 litre.

Contusez les espèces et les fruits : f. infuser pendant 1 h.;
passez. — Stimulant, diaphorétique. — Doses : par verres.

★ ALCOOLAT DE MÉLISSE COMPOSÉ DE DARDEL ; EAU DE DARDEL
(Guibourt).

Alcoolat de menthe.................... ⎱ *aa*. 120
  — de romarin................... ⎰

  — de sauge............................. 90
  — de thym............................. 80
  — de mélisse composé.................... 160

M. Simplification de l'eau de mélisse des Carmes. — Stimulant.
— Doses : 10 à 30 gram. en potion.

★ ALCOOLAT DE MÉLISSE; EAU DE MÉLISSE DES CARMES; EAU DES CARMES
(Cod. fr.).

Mélisse fraîch. en fleurs (*Melissa officinalis*)....... 180
Zestes frais de citron (*Citrus limon*)............... 30
Cannelle de Ceylan (*Laurus cinnamomum*).. ⎱
Girofles (*Caryophyllus aromaticus*)... .... ⎰ *aa* 16
Muscades (*Myristica moschata*)....... ......
Coriandre (*Coriandrum sativum*)........... ⎱ *aa* 8
Rac. d'angélique (*Archangelica offic.*)....... ⎰
Alcool à 80°.............................. 1000

Coupez, incisez, concassez; f. macérer dans l'alcool pendant
4 j.; distillez au B. M. pour obtenir 833 de produit.

Simplification de la fameuse *Eau de mélisse des Carmes* de la
rue de Vaugirard ; ne lui cède en rien quant à la suavité et quant
aux propriétés thérapeutiques.

— Stimulant, carminatif, panacée populaire.

— Doses : à l'intér., 5 à 20 gram. dans de l'eau sucrée, dans du
vin ; à l'extér., Q. V. en frictions et fomentations avec ou sans
addition d'un excipient. L'eau de mélisse jaune, obtenue par la
macération de safran 5, dans alcoolat distillé 1000, est quelquefois
demandée pour l'usage extérieur.

14.

★ ALCOOLAT DE MÉLISSE COMPOSÉ (F. H. M.).

Mélisse fraîch. en fleurs (*Melissa officinalis*)	90
Zestes frais de citrons (*Citrus limon*)	15
Éc. de cannelle Ceylan (*Laurus cinnamomum*)	8
Girofles (*Caryophyllus aromaticus*)	8
Muscade (*Myristica moschata*)	8
Coriandre (*Coriandrum sativum*)	4
Rac. d'angélique (*Archangelica officinalis*)	4
Alcool à 80°	500

Coupez la mélisse et les zestes de citrons ; concassez les autres substances ; f. macérer le tout dans l'alcool pendant 4 j. ; distillez pour retirer 425 d'alcoolat.

La mélisse fraîche peut être remplacée par 1/3 de mélisse sèche. (Voy. *Alcoolat de mélisse.* Cod. fr., p. 245.)

★ ÉLIXIR DE LA GRANDE-CHARTREUSE (Dorvault).

Feuil. fraîch. de mélisse (*Melissa officinalis*)	8
— d'hysope (*Hyssopus spicata*)	8
— d'angélique (*Archangelica offic.*)	4
Éc. de cannelle Ceylan (*Laurus cinnamomum*)	2
Safran (*Crocus sativus*)	5
Muscade (*Myristica moschata*)	5
Alcool à 56°	125

F. macérer l'alcool avec les substances sèches pendant 24 h. ; distillez au B. M. pour retirer la totalité de l'alcool ; f. macérer les feuilles fraîches avec l'alcool pendant 8 j. ; passez ; exprimez ; ajoutez :

Sucre blanc	19

F. dissoudre ; filtrez.

—Stimulant ; liqueur de table. — On assure que l'Élixir de la Grande-Chartreuse n'est qu'une alcoolature légèrement sucrée de jeunes rameaux d'*Abies excelsa* cueillis au printemps.

★ ALCOOLAT DE GARUS (Cod. fr.).

Aloès (*Aloe spicata*)	5
Myrrhe (*Balsamodendron myrrha*)	2
Girofle (*Caryophyllus aromaticus*)	5
Muscade (*Myristica moschata*)	10
Cannelle de Ceylan (*Laurus cinnamomum*)	20
Safran (*Crocus sativus*)	5
Alcool à 80°	5000

Concassez, incisez : f. macérer pendant 4 j. ; filtrez ; ajoutez : eau 1000 ; distillez pour recueillir la totalité de l'alcool.

★ ÉLIXIR DE GARUS (Cod. fr.).

D'une part :

Alcoolat de Garus.................................... 2000
Vanille coupée (*Vanilla sativa*).................... 2
Safran incisé (*Crocus sativus*).................... 1

F. macérer pendant 2 j.

D'autre part :

Capillaire du Canada (*Adiantum pedatum*)......... 40
Eau bouillante.................................... 1000

F. infuser pendant 1/2 h. ; passez ; exprimez ; ajoutez :

Hydrolat de fl. d'oranger........................ 400
Sucre blanc...................................... 2000

F. un sirop à froid ; ajoutez l'alcoolat additionné de vanille et de safran ; mêlez ; filtrez au papier. — Liqueur de table. — Stimulant stomachique très-usité. (Voy. *Élixir de Garus, illicò* p. 231).

★ ÉLIXIR DE SANTÉ ; IMITATION DE LA FORMULE BONJEAN (Dannecy).

Feuil. de mélisse sèch. (*Melissa officinalis*)......... 20
— de menthe poiv. sèch. (*Mentha piperita*)..... 20
— de thé perlé (*Thea chinensis*)............... 40
Cachou (*Uncaria gambir*)......................... 20
Anis vert (*Pimpinella anisum*)................... 6
Cumin (*Cuminum cyminum*)......................... 3
Carvi (*Carum carvi*)............................. 3
Éther sulfurique à 60°............................ 24
Alcool à 60°...................................... 750

F. macérer pendant 8 j. ; passez ; exprimez ; ajoutez :

Sp. simple....................................... 600

Laissez en contact pendant 8 j. ; filtrez.

— Remède secret très-vanté dans les annonces de l'auteur comme préservatif du choléra. La formule ci-dessus donnée par Dannecy le reproduit exactement quant à ses propriétés physiques et chimiques. — Stimulant antispasmodique ; léger astringent. — Doses : 15 à 60 gram.

★ POUDRE DE VANILLE SUCRÉE ; SUCRE VANILLÉ (Cod. fr.).

Vanille fine givrée (*Vanilla sativa*)............. 1
Sucre blanc...................................... 9

Coupez la vanille en petits morceaux ; pilez avec 1 de sucre ; passez au tamis de soie ; ajoutez 1 de sucre au résidu, passez encore au tamis et ainsi de suite jusqu'à la fin ; mêlez les diverses portions de poudre.

— Correctif employé pour aromatiser divers saccharolés.

— Condiment très-usité par les confiseurs et les pâtissiers.

★ ALCOOLÉ DE VANILLE; TEINTURE DE VANILLE (Cod. fr.).

Prép. comme l'*Alcoolé de safran.*

— Stimulant aphrodisiaque ; correctif ; condiment très-recherché.

— Doses : 5 à 10 gram. en potion ; en pommade 1/10. (Voy. *Cosmétiques et parfums.*)

★ ALCOOLÉ DE VANILLE (Falières).

Vanille fendue et coupée (*Vanilla sativa*)	1
Sucre	1
Eau distillée à + 60°	3
Alcool à 90°	7

Pilez ensemble la vanille et le sucre ; ajoutez l'eau chaude, puis l'alcool ; laissez en contact pendant 8 j.; passez ; exprimez; filtrez.

— Produit plus suave que l'Alcoolé de vanille du Cod. fr.

★ ALCOOLAT DE VANILLE (Ph. Batave).

Vanille (*Vanilla sativa*)	4
Carbonate de potasse	1
Alcool à 90°	64
Eau	64

F. macérer pendant 4 j.; distillez au B. M. pour retirer 60 d'alcoolat. — Stimulant aromatique, employé comme l'alcoolé de vanille qui est préférable.

★ SIROP DE VANILLE (Deschamps).

Vanille coupée (*Vanilla sativa*)	52
Alcool à 14°	400

F. macérer pendant 4 j.; f. infuser au B. M. à + 70° pendant 2 h.; laissez refroidir; filtrez; prenez :

Alcoolé ci-dessus	5
Sucre concassé	8

F. dissoudre au B.-M. ; laissez refroidir ; filtrez.

— Stimulant, antispasmodique; correctif agréable.

— Doses : 20 à 40 gram. — 20 gram. de ce sp. représentent les parties solubles de 1 gram. de vanille.

★ ALCOOLAT DE FRAMBOISE.

Framboises mondées (*Rubus idæus*)	3
Alcool à 70°	1

F. macérer pendant 24 h.; distillez au B. M. pour obtenir 1 d'alcoolat.

— Stimulant aromatique; correctif agréable.
— Doses : 10 à 30 gram. en tisane, en potion.

★ ALCOOLAT DE FRAISES.

Prép. comme l'*Alcoolat de framboises*.
— Mêmes usages.

★ ESSENCE DE FRUITS (Scugnot).

Distillez les fruits murs au B. M. et ne recueillez que 1/20 du poids des fruits employés. L'eau distillée ainsi obtenue possède à un très-haut point le parfum des fruits : framboises, abricots, pêches, ananas, etc. Vous pouvez obtenir par ce procédé le parfum des noyaux de cerise et celui des feuilles de thé après les avoir humectées.

★ EAU DISTILLÉE DE ROSE; HYDROLAT DE ROSE (Cod. fr.; F. H. M.).

Pétales de roses pâles (*Rosa centifolia*............... 1
Eau. 2

Distillez pour obtenir un poids d'hydrolat égal à celui des fleurs employées. La même opération fournit l'*Essence de rose* (Cod. fr.); mais l'eau du réfrigérant doit être maintenue à + 30°. (Voy. *Cosmétiques et parfums*.)

—Véhicule de collyres; correctif; entre dans le cérat de Galien.
— C'est par erreur qu'on lui attribue des propriétés astringentes.

★ ESPÈCES AROMATIQUES (Cod. fr.).

Feuilles et sommités d'absinthe (*Artemisia absinthium*), — d'hysope (*Hyssopus spicata*), — de menthe poivrée (*Mentha piperita*), — d'origan (*Origanum vulgare*), — de romarin (*Rosmarinus officinalis*), — de sauge (*Salvia officinalis*), — de serpolet (*Thymus serpillum*), de thym (*Thymus vulgaris*). — De chaque : P. E.

F. sécher; incisez; m. — Stimulant, surtout pour l'usage extérieur : lotions, bains. — Doses : 5 à 20/1000 en infusion.

Les espèces aromatiques sont quelquefois prescrites pour remplir des paillasses sur lesquelles on fait coucher les enfants scrofuleux, anémiques. (Voy. *Esp. aromatiques pour sommiers*, p. 250.)

★ ESPÈCES AROMATIQUES (F. H. M.).

Feuilles et sommités fleuries de :

Lavande (*Lavanda vera*), mélisse (*Melissa officinalis*), menthe poivrée (*Mentha piperita*), origan (*Origanum vulgare*). romarin *Rosmarinus officinalis*), sarriette (*Satureia hortensis*), sauge

(*Salvia officinalis*), serpolet (*Thymus serpilum*), hysope (*Hyssopus spicata*), thym (*Thymus vulgaris*). — De chaque : P. É.

Incisez ; mêlez. Rendement : 97/100.

Stimulant, surtout pour l'usage extér. — Infusion aromatique : 10 à 20/1000.

★ ESPÈCES AROMATIQUES (Ph. germ.).

Feuilles de menthe poivrée (*Mentha piperita*), 2 ; — de romarin (*Rosmarinus officinalis*), 2 ; serpolet (*Thymus serpillum*), 2 ; marjolaine (*Origanum majorana*), 2 ; fleurs de lavande (*Lavandula vera*), 1 ; clous de girofle (*Caryophylus aromaticus*), 1 ; poivre cubèbe (*Piper cubeba*), 1.

Incisez ; contusez ; séparez la poussière ; m. (Voy. *ci-dessus*.)

INFUSION D'ESPÈCES AROMATIQUES (F. H. M.).

Prép. comme l'*Infusion d'anis F. H. M.*

— Stimulant, diaphorétique. — Doses : par verres.

★ ESPÈCES AROMATIQUES POUR SOMMIERS.

Feuilles sèches de fougère mâle (*Nephrodium filix-mas*), 300 ; feuilles et sommités sèches de marjolaine (*Origanum majorana*), 100 ; — de menthe poivrée (*Mentha piperita*), 100 ; — de sauge (*Salvia officinalis*), 100 ; fleurs sèches de mélilot (*Melilotus officinalis*), 10 ; — de sureau (*Sambucus niger*), 10 ; — de roses rouges (*Rosa gallica*), 10 ; — de camomille (*Anthemis nobilis*), 10 ; mousse de Corse (*Gigartina helminthocorton*), 15 ; camphre concassé (*Laurus camphora*), 3 ; Poivre noir concassé (*Piper nigrum*), 6.

M. ; prenez Q. S. pour faire un sommier ; le camphre et le poivre seront introduits dans un sachet placé au centre.

— Pour faire coucher les enfants scrofuleux, débiles.

— Vous pouvez remplacer cette formule par un mélange de plantes sèches, choisies parmi les labiées ou les synanthérées aromatiques les plus communes dans le pays que vous habitez.

BAIN AROMATIQUE (Cod. fr.).

Espèces aromatiques........................	500 gram.
Eau bouillante............................	10 lit.

F. infuser pendant 1 h. ; passez ; exprimez ; ajoutez à l'eau du bain. — Cette dose ne représente que 1gr,6 d'espèces aromatiques par litre si le bain est de 300 litres ! elle devrait être au moins triplée. — Stimulant.

BAIN AROMATIQUE (H. P.).

Espèces aromatiques.........................	1 kil.
Eau bouillante.............................	12 —

F. infuser pendant 1 h.; passez; m. avec l'eau du bain.

— Cette dose, qui ne représente que 3ᵍʳ,2 d'espèces aromatiques par litre si le bain est de 300 litres, est insuffisante.

Le *Bain aromatique* F. H. M. comporte 1 kil. d'espèces aromatiques infusées avec 10 litres d'eau bouillante.

BAIN DE VAPEUR AROMATIQUE (H. P.).

Espèces aromatiques.......................... 60 gram.

Incisez; m. à l'eau bouillante dont la vapeur est répandue autour du malade.

★ VIN AROMATIQUE (Cod. fr.).

Espèces aromatiques............................... 1
Teinture vulnéraire................................ 1
Vin rouge..... 10

F. macérer les espèces dans le vin pendant 10 jours; agitez de temps en temps; passez; exprimez; ajoutez la teinture : filtrez.

— Pansement des plaies atoniques, des chancres. Il convient, le plus souvent, d'atténuer le vin aromatique par le mélange d'une proportion d'eau plus ou moins considérable, selon les cas. (Voy. *Vin aromatique F. H. M.*)

★ ALCOOLÉ AROMATIQUE (F. H. M.).

Espèces aromatiques divisées... 1
Alcool à 60°...................................... 9

F. macérer pendant 8 j.; passez; exprimez; filtrez.
— Stimulant; usage extér. Prép. du *Vin aromatique.*

FOMENTATION AROMATIQUE (F. H. M.).

Espèces aromatiques. .... 50 gram.
Eau bouillante............................ 1 lit.

F. infuser pendant 2 h.; passez.

★ FOMENTATION AROMATIQUE VINEUSE; VIN AROMATIQUE (F. H. M.).

Alcoolé aromatique................................ 1
Vin rouge.. 9

M. — Stimulant; usage extér.; pansements.
Il est souvent indiqué de l'étendre d'eau.

FOMENTATION AROMATIQUE CAMPHRÉE (F. H. M.).

Espèces aromatiques.......................... 50 gram.
Eau bouillante............................. 1 lit.

F. infuser pendant 2 h.; passez; ajoutez :
Alcoolé de camphre étendu................... 30 gram.

M — Stimulant; usage extérieur; pansements.

★ ESPÈCES VULNÉRAIRES ; THÉ SUISSE (Cod. fr.).

Feuilles et sommités d'absinthe (*Artemisa absinthium*), — de bétoine (*Betonica offic.*), — de bugle (*Ajuga reptans*), — de calament (*Calamintha offic.*), — de germendrée (*Teucrium chamœdrys*), — d'hysope (*Hyssopus spicata*), — de lierre terrestre (*Glechoma hederacea*), — de millefeuille (*Achillea millefolium*), — d'origan (*Origanum vulgare*), — de pervenche (*Vinca major*), — de romarin (*Rosmarinus offic.*), — de sanicle (*Sanicula europæa*), — de sauge (*Salvia offic.*), — de scolopendre (*Scolopendrium offic.*), — de scordium (*Teucrium scordium*), — de thym (*Thymus vulgaris*), — de véronique (*Veronica offic.*); fleurs d'arnica (*Arnica montana*), — de pied-de-chat (*Antennaria dioïca*), — de tulissage (*Tussilago farfara*). — De chaque : P. É.

F. sécher; incisez ; mêlez.

— Léger stimulant auquel le vulgaire attribue gratuitement la propriété de guérir les contusions et les blessures. — Doses : 1 à 20/1000 en infusion édulcorée.

★ ALCOOLAT VULNÉRAIRE (Cod. fr.).

Feuilles fraîches d'absinthe (*Artemisia absinthium*), — d'angélique (*Archangelica offic.*), — de basilic (*Ocimum basilicum*), — de calament (*Calaminta offic.*), — de fenouil (*Fœniculum dulce*), — d'hysope (*Hyssopus spicata*), — de marjolaine (*Origanum majorana*), — de mélisse (*Melissa offic.*), — de menthe (*Mentha piperita*), — d'origan (*Origanum vulgare*), — de romarin (*Rosmarinus offic.*), de rue (*Ruta graveolens*), — de sariette (*Satureia hortensis*), —, de sauge (*Salvia offic.*), — de serpolet (*Thymus serpillum*), — de thym (*Thymus vulgaris*); — somm. fl. d'hypéricum (*Hypericum perforatum*); fl. de lavande (*Lavandula vera*).

De chaque...................................... 1
Alcool à 60°.................................... 45

Incisez; f. macérer pendant 6 j.; distillez pour obtenir 30 d'alcoolat. — Remède autrefois populaire contre les contusions, les blessures ; aujourd'hui détrôné par la teinture d'arnica. — A l'intér., doses : 8 à 15 gram. dans de l'eau sucrée; à l'extér., plus ou moins étendu d'eau ou de vin en lotions, en applications.

★ TEINTURE DITE VULNÉRAIRE; EAU VULNÉRAIRE ROUGE (Cod. fr.).

Feuilles fraîches d'absinthe (*Artemisia absinthium*), — d'angélique (*Archangelica offic.*), — de basilic (*Ocimum basilicum*), — de calament (*Calamintha offic.*), — de fenouil (*Fœniculum dulce*), — d'hysope (*Hyssopus spicata*), — de marjolaine (*Origanum majorana*), — de mélisse (*Melissa offic.*), — de menthe poivrée

(*Mentha piperita*), — d'origan (*Origanum vulgare*), — de romarin
(*Rosmarinus offic.*), — de rue (*Ruta graveolens*), — de sariette
(*Satureia hortensis*), — de sauge (*Salvia offic.*), de serpolet
(*Thymus serpillum*), — de Thym (*Thymus vulgaris*); — somm.
fl. d'hypéricum (*Hypericum perforatum*), — de lavande (*Lavandula vera*).

De chaque 1
Alcool à 80° 30

Incisez ; f. macérer pendant 10 j.; passez ; exprimez ; filtrez.
— Employé comme l'*Alcoolat vulnéraire.* (Voy. *ci-dessus.*)

★ ALCOOLAT DE FIORAVENTI ; BAUME DE FIORAVENTI (Cod. fr.; F. H. M.).

Térébenthine de mélèse (*Larix europœa*), 50; résine élémi
(*Icica icicariba*), 10 ; — tacahamaque (*Icica guyanensis*), 10; succin
(*Succinum*), 10; styrax liquide (*Liquidambar orientale*), 10,
galbanum (*Galbanum offic.*), 10; myrrhe (*Balsamodendron myrrha*), 10; aloès socotrin (*Aloe soccotrina*), 5; baies de laurier
(*Laurus nobilis*), 10; racines de galanga (*Hellenia chinensis*), 5;
— de gingembre (*Zingiber offic.*), 5; — zédoaire (*Curcuma zedoaria*), 5; cannelle de Ceylan (*Laurus cinnamomum*), 5; girofles
(*Caryophyllus aromaticus*), 5; muscades (*Myristica moschata*), 5;
feuilles de dictame de Crète (*Origanum dictamnus*), 5.

Alcool à 80°.................................. 300

Pulv. grossièrement les racines, la cannelle, le girofle, la muscade et les feuilles de dictame ; écrasez les baies de laurier ; laissez
macérer ces substances dans l'alcool pendant 4 j.; ajoutez le succin
pulv., les résines, les oléo-résines, le styrax et l'aloès ; laissez
macérer encore pendant 2 j.; distillez au B. M. pour obtenir 250
de produit. — Stimulant. — A l'extér., Q. V. en frictions contre
les rhumatismes chroniques ; en vapeur obtenue en versant quelques gouttes du médicament dans le creux de la main dont on
approche les yeux. (Voy. *Spéciaux de l'Oculistique.*)

★ ALCOOLÉ D'ALOÈS ; TEINTURE D'ALOÈS (Cod. fr.; F. H. M.; Soc. de Ph.).

Aloès du Cap gross. pulv. (*Aloe spicata*)............ . 1
Alcool à 60°....................................... 5

F. macérer pendant 5 j.; agitez de temps en temps ; filtrez.
Rendement : 96/100 d'alcool employé.
— Pansement des plaies atoniques ; mêlé à l'eau commune en
proportions variées selon les indications ! (Voy. *Purgatifs.*)

★ ALCOOLÉ DE BROU DE NOIX (Lecœur).

Brou de noix (*Juglans regia*)...................... 1
Alcool à 70°........ 2

F. macérer pendant 15 j.; passez; exprimez; filtrez.
— Pansement de toutes les plaies simples ou compliquées!

★ TEINTURE BALSAMIQUE; BAUME DU COMMANDEUR DE PERMES (Cod. fr.).

Racine d'angélique (*Archangelica offic.*)................ 1
Somm. fl. d'hypéricum (*Hypéricum perforatum*)...... 2
Alcool à 80°..................................... 72

Incisez; f. macérer pendant 8 j.; passez; exprimez; ajoutez :

Myrrhe (*Balsamodendron myrrha*)........ }
Oliban (*Boswelia serrata*)................ } *aa*..... 1

Divisez; f. macérer pendant 8 j.; ajoutez :

Beaume de Tolu (*Myrospermum toluiferum* }
Benjoin (*Styrax benzoin*)................ } *aa*..... 6
Aloès du Cap (*Aloe spicata*)...................... 1

F. macérer pendant 10 j.; filtrez.
— Remède populaire autrefois administré à l'intérieur, aujourd'hui exclusivement employé pour le pansement des plaies.
— Les récents travaux qui ont mis en honneur les liquides alcooliques justifient l'ancienne réputation du baume du Commandeur. Il doit être plus ou moins étendu d'eau selon que les plaies sont plus ou moins douloureuses et enflammées.

★ ALCOOLÉ D'ALOÈS ET DE BENJOIN; TEINTURE DE BENJOIN COMPOSÉE
(Ph. allem.).

Benjoin (*Styrax benzoin*)..................... 9
Aloès (*Aloe soccotrina*)...................... 1
Baume du Pérou (*Myrospermum Pereiræ*)....... 2
Alcool à 85°................................. 72

F. digérer pendant 4 j.; filtrez pour obtenir 72 de produit.
— Stimulant antiseptique. — Employé pur ou plus ou moins étendu d'eau pour pansement!
C'est une variante du *Baume du Commandeur* du Cod. fr.

★ BAUME DE FRIARD; GOUTTES DE WADE (Dorvault).

Benjoin (*Styrax benzoin*)...................... 90
Storax (*Styrax offic.*)..................... 60
Baume de Tolu (*Myrospermum toluiferum*)......... 30
Aloès socotrin (*Aloe soccotrina*).............. 15
Alcool à 85°................................. 1000

F. dissoudre; filtrez. — Pansements. (Voy. *ci-dessus*.)

TISANE D'ARNICA.

Fleurs d'arnica (*Arnica montana*)................ 2 à 5
Eau bouillante 950
Sp. simple... 50

F. infuser jusqu'au refroidissement; passez sans exprimer; filtrez; ajoutez le sirop.

— Action mal déterminée; vomitif à hautes doses; l'arnica paraît se rapprocher des contro-stimulants. Autrefois désigné sous le nom de *Quinquina des pauvres*, il est devenu la panacée populaire des coups et blessures, *Panacea lapsorum*.

TISANE DE FLEURS D'ARNICA (Cod. fr.; H. P.).

Fleurs d'arnica (*Arnica montana*) 4
Eau bouillante................................... 1000

F. infuser pendant 1/2 h.; filtrez. Le F. H. M. porte la dose de fleur d'arnica à 5/1000.

— On administre l'infusion d'arnica dans les cas de contusion, sans se rendre compte des effets qu'on en obtient.

★ ALCOOLATURE DE FLEURS D'ARNICA (Cod. fr.).

Prép. comme l'*Alcoolature d'aconit*.
—Vomitif? contro-stimulant?— Doses : 4 à 12 gram. en potion.

★ ALCOOLÉ D'ARNICA; TEINTURE DE FLEURS D'ARNICA (Cod. fr.; F. H. M.).

Prép. comme la *Teint. de gentiane*, 1/5.
Rendement : 90/100 d'alcool employé.

— Remède populaire et empirique contre les coups, les blessures, les commotions.

— Doses : à l'intér. 2 à 20 gram. en tisane, en potion, jamais isolément; à l'extér., en lotions, en applications avec Q. S. d'eau. Pour les pansements il offre les avantages de l'alcool qui sont incontestables; cependant l'alcoolé d'arnica pur, appliqué sur la peau au moyen de compresses, produit souvent la vésication.

★ CACHUNDÉ (Dorvault).

Terre bolaire, 50; succin, 25; musc (*Moschus moschiferus*), 3; ambre gris (*Physeter macrocephalus*), 3; bois d'aloès (*Aloexilum agallochum*), 16; carbonate de magnésie, 23; santal rouge (*Pterocarpus indicus*), 100; santal citrin (*Santalum album*), 5; mastic (*Pistacia lentiscus*), 3; acore vrai (*Acorus calamus*), 3; galanga (*Hellenia chinensis*), 3; cannelle (*Laurus cinnamomum*), 3; aloès (*Aloe socotrina*), 3; rhubarbe (*Rheum palmatum*), 3; myrobolans (*Myrobolanus citrina*), 3; absinthe (*Arthemisia absinthium*), 3; ivoire calciné, 90.

Porphyrisez toutes ces substances; ajoutez :

Vin muscat..	50
Hydrolat de roses.................................	25

M.; ajoutez :

Sucre..	2400
Mucilage de gomme adragante.	Q. S.

F. des pastilles de 6 décigram. — Stimulant stomachique; aphrodisiaque. Employé pour désinfecter l'haleine des fumeurs. — Doses : 1 ou 2 pastilles 3 ou 4 fois par jour.

★ PASTILLES DU SÉRAIL (Dorvault).

Vanille (*Vanilla sativa*), 20 ; musc (*Moschus moschiferus*), 1 ; cannelle (*Laurus cinnamomum*, 10 ; safran (*Crocus sativus*), 30 ; ambre gris (*Physeter macrocephalus*), 10 ; girofle (*Caryophyllus aromaticus*), 10 ; poivre cubèbe (*Piper cubeba*), 75 ; gingembre (*Zingiber offic.*), 30 ; macis (*Myristica moschata*), 57 ; sucre et mucilage à l'eau de roses, *aa*, Q. S.

F. des pastilles de 15 centigram. que vous pouvez dragéifier. Ne pas confondre ces pastilles avec les clous fumants qui portent quelquefois le même nom.

— Stimulant aphrodisiaque. — Doses : 2 à 4 pastilles.

★ PASTILLES DE GINSENG; PASTILLES DE RICHELIEU (Guibourt).

Racine de ginseng (*Panax quinquefolium*)...	30
Vanille (*Vanilla sativa*)......................	60
Essence de cannelle.	10 goutt.
Alcoolé d'ambre	2 —
Sucre pulv....	1000 gram.
Mucilage......................................	Q. S.

F. des pastilles de 6 décigram. — Plusieurs auteurs ajoutent à la formule ci-dessus 4 gram. d'alcoolé de cantharides. — Stimulant aphrodisiaque. — Doses : 2 à 4 pastilles. -

★ TABLETTES AROMATIQUES (Ph. batave).

Sucre blanc......................................	500
Eau.	120

F. cuire à la grande plume; ajoutez :

Amandes douc..mondées (*Amygdalus communis*), 60; Écorces de citron pulv. (*Citrus limon*), 15; cannelle pulv. (*Laurus cinnamomum*), 4; muscade pulv. (*Myristica moschata*), 4; gingembre pulv. (*Zingiber offic.*), 4; cardamome pulv. (*Elettari major*), 4; galanga pulv. (*Hellenia chinensis*), 4; girofle pulv. (*Caryophyllus aromaticus*), 4.

Pilez les amandes avec un peu d'eau; ajoutez les poudres; m.; battez le tout avec le sp. de sucre; f. des tablettes de 1 gram.
— Stimulant stomachique. — Doses : 1 à 2 tablettes avant chaque repas.

★ VINAIGRE AROMATIQUE DES HÔPITAUX (Cod. fr.; H. P.).

Feuilles de mélisse (*Melissa offic.*)............... 5
— de menthe poivrée (*Menta piperita*)........ 5
— de romarin (*Rosmarinus offic.*)........... 5
— de Sauge (*Salvia offic.*)................. 5
Fleurs de lavande (*Lavandula vera*)............... 10
Bulbes d'ail (*Allium sativum*).................. 2
Vinaigre blanc 400

Incisez les plantes; f. macérer pendant 10 j.; agitez de temps en temps; passez; exprimez; filtrez.
— Stimulant antispasmodique, employé en frictions; on en fait aussi respirer les vapeurs.

POTION TÉRÉBENTHINÉE (Graves, de Dublin).

Essence de térébenthine (*Pinus maritima*).......... 6
Huile de ricin (*Ricinus communis*) 9
Eau................................... 100

M. — Fièvre typhoïde, ataxique. — Doses : 1 cuillerée à bouche toutes les heures; agitez chaque fois. Faites concurremment des embrocations sur le ventre avec le liniment térébenthiné ci-après :

LINIMENT TÉRÉBENTHINÉ (Graves, de Dublin).

Huile d'olive (*Olea europæa*) 10
Essence de térébenthine (*Pinus maritima*)......... 1

M. — Fièvre typhoïde, ataxique. — Embrocations sur le ventre.

ONGUENT DIGESTIF SIMPLE (Cod. fr.; H. P.).

Térébenthine du mélèze (*Larix europæa*).......... 4
Jaune d'œuf.............................. 2
Huile d'olives (*Olea europæa*) 1

Mêlez le jaune d'œuf et la térébenthine; ajoutez peu à peu l'huile d'olives. — Pansement des plaies atoniques! (Voy. *Onguent digestif animé*, p. 264.)

★ ONGUENT BASILICUM (Cod. fr.; F, H. M.; Soc. de Ph.).

Poix noire (*Pinus maritima*). 1
Colophane (*Pinus maritima*)................... 1
Cire jaune (*Apis mellifica*). 1
Huile d'olive (*Olea europæa*). 4

F. fondre la poix et la colophane; ajoutez la cire et l'huile; passez à travers une toile; remuez pendant le refroidissement. Rendement 97/100 de matières employées. — Stimulant antiputride; pansement des plaies atoniques, sanieuses. (Voy. *Désinfectants*, p. 62.)

CATAPLASME MATURATIF (Cod. fr.).

Poudre émolliente.........................	100 gram.
Eau..	Q. S.
Onguent basilicum.........................	20 —

Délayez la poudre dans l'eau froide pour obtenir une bouillie très-claire; f. chauffer en remuant jusqu'à ce que la masse ait pris une consistance convenable; ajoutez l'onguent basilicum.

CATAPLASME MATURATIF (F. H. M.)

Cataplasme émollient......................	200 gram.
Pulpe d'oignons cuits	50 —
Onguent basilicum.........................	30 —
Huile d'olive (*Olea europœa*)............	15 —

Délayez l'onguent dans l'huile; incorporez avec la pulpe d'oignon dans le cataplasme.

★ ONGUENT D'ARCÆUS; BAUME D'ARCÆUS (Cod. fr.; F. H. M.).

Suif de mouton (*Ovis aries*).............	4
Résine élémi (*Icica icicariba*)	3
Axonge (*Sus scrofa*)....................	2
Térébenthine du mélèze (*Abies larix*)....	3

F. fondre le suif, la résine et l'axonge; ajoutez la térébenthine; passez à travers une toile; remuez pendant le refroidissement. Rendement : 11/12 de matières employées. — Stimulant; pansement des plaies atoniques.

★ BAUME DE FRAHM; ONGUENT TÉRÉBENTHINÉ (Ph. bav.; Soc. de Ph.).

Cire jaune.	
Térébenthine de Venise (*Abies pectinata*)...	aa. P. É.
Essence de térébenthine................	

F. fondre la cire; ajoutez l'oléo-résine et l'essence de térébenthine. — Pansements des plaies atoniques.

★ BAUME DE GAYAC (Van Mons).

Résine de gayac (*Guajacum officinale*)...........	15
Axonge...................................	125
Baume du Pérou (*Myrospermum Pereiræ*)..........	4

F. fondre la résine et l'axonge; ajoutez le baume du Pérou; m. — Pansements des plaies atoniques.

★ POMMADE STIMULANTE (Levacher).

Cérat simple.. 50
Essence de térébenthine (*Pinus maritima*)........... 3
Laudanum de Sydenham.............................. 2

M. — Pansements des ulcères atoniques.

★ BAUME DE HOLLANDE (Ph. batave).

Oléo-rés. de térébenthine (*Abies pectinata*).......... 3
Résine élémi (*Icica icicariba*)...................... 3
Suif de mouton (*Ovis aries*)....................... 4
Baume de Tolu (*Myrospermum toluiferum*)........... 2

F. fondre à une douce chaleur en remuant la masse ; passez.
— Pansement des ulcères atoniques.

★ BAUME DE GENEVIÈVE ; ONGUENT TÉRÉBENTHINÉ CAMPHRÉ (Guibourt).

Huile d'olive....................................... 24
Oléo-résine de térébenthine (*Abies pectinata*)........ 8
Cire jaune... 4
Santal rouge pulv. (*Pterocarpus indicus*)........... 1
Camphre (*Laurus camphora*)...................... 3

F. fondre la cire dans l'huile ; ajoutez la térébenthine et la poudre de santal, enfin le camphre ; passez.
— Pansement des plaies atoniques.

★ ONGUENT D'ALTHÆA (Cod. fr.).

Huile de fenugrec................................... 8
Cire jaune (*Apis mellifica*)......................... 2
Poix résine (*Pinus maritima*)..................... 1
Térébenthine du mélèze (*Larix europœa*)........... 1

F. fondre la cire et la résine avec l'huile ; ajoutez la térébenthine ; passez à travers une toile ; remuez pendant le refroidissement. — Stimulant ; pansement des plaies atoniques.
— Médicament mal dénommé, puisqu'il ne contient pas d'althæa,
et puisque, loin de participer aux propriétés de l'althæa, il est au
contraire stimulant.

★ EMPLATRE BRUN ; ONGUENT DE LA MÈRE THÈCLE (Cod. fr.; Soc. de Ph.).

Huile d'olive (*Olea europœa*)...................... 10
Axonge (*Sus scrofa*).............................. 5
Beurre (*Bos Taurus*).............................. 5
Cire jaune (*Apis mellifica*)........................ 5
Litharge pulv...................................... 5
Suif de mouton (*Ovis aries*)...................... 5
Poix noire purifiée (*Pinus maritima*).............. 1

F. chauffer l'huile, l'axonge, le beurre et la cire jusqu'a ce que la matière répande des vapeurs provenant d'un commencement de décomposition; ajoutez la litharge; continuez de chauffer, en remuant avec une spatule de bois, jusqu'à ce que la masse ait pris une teinte brune foncée; alors ajoutez la poix noire.

— Stimulant, maturatif.

★ EMPLATRE BRUN (F. H. M.).

Le F. H. M. supprime le beurre et le remplace par une égale quantité d'axonge; il prescrit de réserver la cire pour la faire fondre avec la poix et l'ajouter à la fin. (Voy. *ci-dessus*.)

Rendement : 77/100 de matières employées.

★ POMMADE DE LAURIER; ONGUENT DE LAURIER (Cod. fr.).

Feuilles fraîches de laurier (*Laurus nobilis*).... ⎫ *aa.* 1
Baies de laurier (*Laurus nobilis*)............... ⎭
Axonge (*Sus scrofa*)................................. 2

Contusez les feuilles et les baies; faites-les chauffer avec la graisse jusqu'à ce que toute humidité soit dissipée; passez; exprimez; laissez déposer, pour séparer le dépôt; enlevez la pommade couche par couche au moyen d'une spatule; f. fondre de nouveau. — Pansements. — Inusité.

★ POIX DE BOURGOGNE PURIFIÉE (Cod. fr.).

Poix de Bourgogne (*Abies excelsa*)............... Q. V.

F. fondre à une douce chaleur; passez à travers une toile; exprimez. — Préparation d'emplâtres produisant à la longue de la démangeaison et une éruption furonculeuse, moins en raison de la qualité irritante de la résine qu'en raison de la rétention des produits de la transpiration par un enduit imperméable. (Voy. *Emplâtre stibié*.)

★ EMPLATRE DE POIX DE BOURGOGNE (Cod. fr.; F. H. M.; Soc. de Ph.).

Poix blanche ou de Bourgogne (*Abies excelsa*)........ 3
Cire jaune (*Apis mellifica*).......................... 1
F. fondre à une douce chaleur; passez.
Rendement : 95/100 de matières employées.

— Stimulant; bronchite chronique. — Sous forme d'écusson.

★ POIX RÉSINE PURIFIÉE (Cod. fr.).

Prép. comme la *Poix de Bourgogne purifiée*.

— Prép. de topiques qu'elle rend stimulants et agglutinatifs.

★ GALIPOT PURIFIÉ (Cod. fr.).

Prép. comme la *Poix de Bourgogne purifiée*.

— Stimulant. — Entre dans quelques topiques composés.

★ POIX BLANCHE PURIFIÉE (Cod. fr.).

Prép. comme la *Poix de Bourgogne purifiée.*
Prép. d'emplâtres composés.

★ CÉRAT DE POIX BLANCHE (Ph. Germ.).

Cire jaune (*Apis mellifica*)......................... 4
Poix blanche (*Pinus maritima*)...................... 2
Suif de mouton (*Ovis aries*). ....·····... } aa. 1
Oléo–rés. de térébenthine (*Pinus maritima*).... }

F. fondre à une douce chaleur ; coulez dans des capsules de papier. — Pansements.

★ POUDRE DE COLOPHANE (Cod. fr.; F. H. M.).

Prép. comme la *Poudre de benjoin.* Rendement : 96/100.
— Stimulant inusité. — Hémostatique médiocre.

★ RÉSINE ÉLÉMI PURIFIÉE (Cod. fr.).

Prép. comme la *Poix de Bourgogne purifiée.*
— Stimulant. Entre dans quelques topiques composés ; communique à un très-haut degré la propriété agglutinative aux emplâtres et aux sparadraps.

★ SAGAPENUM PURIFIÉ (Cod. fr.).

Prép. comme la *Gomme ammoniaque purifiée.*
— Stimulant, anticatarrhal, antispasmodique.
— Doses : à l'intér., 5 décigram. à 2 gram. ; à l'extér., préparation de topiques auxquels il communique des propriétés stimulantes et agglutinatives.

★ GALBANUM PURIFIÉ (Cod. fr.).

Prép. comme la *Gomme ammoniaque purifiée.*
— Stimulant, anticatarrhal, antispasmodique.
— Doses : à l'intér., 5 décigram. à 2 gram. ; à l'extér., prép. de topiques auxquels il communique des propriétés stimulantes et agglutinatives.

★ POUDRE DE RÉSINE SANDARAQUE (Cod. fr.).

Prép. comme la *Poudre de benjoin.*
— Tonique stimulant ? — Inusité. — Entre dans quelques composés officinaux. — Sert à faire des vernis.

★ POUDRE DE MYRRHE (Cod. fr.).

Prép. comme la *Poudre de gomme résine ammoniaque.*
— Tonique stimulant ; anticatarrhal ?
— Doses : 5 décigram. à 4 gram. — Inusité. — Entre dans un grand nombre de composés officinaux.

★ TEINTURE DE MYRRHE (Cod. fr.; F. H. M.).

Prép. comme la *Teinture de benjoin* : 1/5. Rendement : 11/10 d'alcool employé. — Tonique stimulant ; anticatarrhal ? — Doses : 2 à 8 gram. en potion. — Inusité.

INFUSION DE GENIÈVRE ; INFUSION DE BAIES DE GENIÈVRE.

Baies de genièvre concass. (*Juniperus communis*)   20 gr.
Eau bouillante.......................................   1000 —

F. infuser jusqu'au refroidissement ; passez ; édulcorez avec le sirop de Tolu. — Anticatarrhal ; stomachique. — Doses : par verres !

INFUSION DE BAIES DE GENIÈVRE (H. P.).

Prép. comme l'*Infusion d'anis ;* 10/1000.

★ EXTRAIT DE GENIÈVRE (Cod. fr.; F. H. M.).

Baies de genièvre sèch. concass. (*Juniperus communis*)   1
Eau distillée à + 30°............................   6

F. macérer les baies avec 3 d'eau pendant 24 h. ; passez à l'étamine ; exprimez légèrement ; f. macérer de nouveau le résidu avec 3 d'eau pendant 12 h. ; passez à l'étamine. F. évaporer séparément la première et la seconde solution au B. M. jusqu'en consistance sirupeuse ; mêlez les deux produits ; achevez l'évaporation au B. M. en consistance d'extrait.
— Stimulant stomachique, anticatarrhal. — Inusité.
— Doses : 2 à 5 gram. Excipient de pilules composées.

★ HUILE ESSENTIELLE DE GENÉVRIER (Cod. fr.).

Prép. comme l'*Huile essentielle de fl. d'oranger.*
—Stimulant, anticatarrhal. — Inusité.
Doses : 2 à 6 gouttes en pilule ou en potion.

★ ALCOOLAT DE GENIÈVRE (Cod. fr.).

Prép. comme l'*Alcoolat de cannelle.*

— Stimulant. — Doses : 8 à 30 gram. en potion.
Les baies de genièvre infusées dans l'eau et fermentées fournissent à la distillation une eau-de-vie aromatique usitée dans quelques pays comme boisson enivrante. Le genièvre de Hollande (*gin*), très-usité dans le nord de l'Europe, est de l'eau-de-vie de grains aromatisée par distillation avec le bois de genévrier et l'essence de genièvre.

★ ALCOOLAT DE GENIÈVRE COMPOSÉ ; ESPRIT DE GENIÈVRE COMPOSÉ
(Ph. Lond.).

Baies de genièvre (*Juniperus communis*).. 50
Fruits de fenouil. (*Fœniculum dulc.*)....... ⎫ aa. 6
— de carvi (*Carum carvi*)............... ⎭
Alcool à 56°. 400
Eau.. 100

Laissez macérer pendant 4 j.; distillez pour obtenir 400 d'alcoolat. — Stimulant; liqueur de table. — Doses : 10 à 30 gram.

★ EMPLATRE DE GOMME AMMONIAQUE (Cod. fr.).

Cire jaune (*Apis mellifica*)............................. 1
Poix résine (*Pinus maritima*)........................... 1
Térébenthine du Mélèze (*Larix europæa*)............... 1
Gom. ammoniaque purif. (*Dorema ammoniacum*).. .. 2

F. dissoudre ; remuez pendant le refroidissement. — Stimulant.

★ EMPLATRE DE GOUDRON (Van Mons).

Poix noire.. 8
Cire jaune (*Apis mellifica*)...................... 90
Goudron... 125

F. dissoudre la cire à une douce chaleur ; mêlez la poix et le
goudron. — Stimulant antiseptique ! (Voy. *Goudron*, p. 62.)

★ EMPLATRE CÉROÈNE (Cod. fr.).

Poix de Bourgogne (*Abies excelsa*)................ 40
— noire (*Pinus maritima*)....................... 10
Cire jaune (*Apis mellifica*)..................... 10
Suif de mouton (*Ovis aries*).................... ,
Bol d'Arménie préparé............................. 40
Myrrhe pulv. (*Balsamodendron myrrha*)........... 2
Encens pulv. (*Boswelia serrata*)................ 2
Minium porphyrisé................................. 2

F. fondre la poix de Bourgogne, la poix noire, la cire et le
suif; passez ; exprimez ; laissez refroidir à moitié : incorporez
les poudres. — Stimulant. — Inusité.

★ STYRAX LIQUIDE PURIFIÉ (Cod. fr.).

Prép. comme la *Poix de Bourgogne purifiée.*
— Catarrhe vésical ; blennorrhagie ; détersif des plaies.
— Doses : à l'intér., 5 décigram. à 4 gram. ; à l'extér., onguent
yrax, onguent digestif, etc. (Voy. *Antiblennorrhagiques*.)

ONGUENT DIGESTIF ANIMÉ (Cod. fr.; H. P.; F. H. M.).

Onguent digestif simple................. ⎱
Styrax liquide purifié................... ⎰ aa. P. E.

Mêlez. — Pansement des ulcères gangréneux, putrides. (Voy. *Onguent digestif simple*, p. 257.)

★ ONGUENT DE STYRAX (Cod. fr.; Soc. de Ph.).

Huile d'olive (*Olea europœa*)........................ 15
Styrax liquide (*Liquidambar orientale*)............... 10
Colophane (*Pinus maritima*)......................... 18
Résine élémi (*Icica icicariba*)..................... 10
Cire jaune (*Apis mellifica*)........................ 10

F. fondre à une douce chaleur la colophane, la cire et la résine élémi ; retirez la bassine du feu ; ajoutez le styrax et l'huile ; passez ; remuez pendant le refroidissement. — Stimulant ; pansement des plaies atoniques !

★ ONGUENT STYRAX (F. H. M.).

Huile d'olive (*Olea europœa*)....................... 70
Styrax liquide (*Liquidambar orientale*)............. 45
Colophane (*Pinus maritima*)......................... 96
Résine élémi (*Icica icicariba*)..................... 38
Cire jaune (*Apis mellifica*)........................ 38

F. fondre le styrax dans l'huile ; ajoutez les résines et la cire ; passez ; remuez jusqu'au refroidissement. Rendement : 90/100 de matières employées. — Pansement des plaies atoniques !

LINIMENT CONTRE LES ESCARRES (Graves).

Huile de ricin (*Ricinus communis*).................. 2
Baume du Pérou (*Myrospermum Pereiræ*)............... 1
M. — Pansement des escarres du sacrum.

★ PAPIERS A CAUTÈRES (Cod. fr.).

Poix blanche (*Pinus maritima*)...................... 45
Cire jaune (*Apis Mellifica*)........................ 60
Térébenthine du Mélèze (*Larix europœa*)............. 10
Baume de Pérou (*Myrospermum Pereiræ*)............... 2

F. fondre la poix et la cire ; ajoutez la térébenthine et le baume du Pérou ; passez ; étendez sur des bandes de papier ; découpez en rectangles de 0^m,09 sur 0^m,065.
— Pansements des cautères ! (Voy. *Papier épispastique*.)

★ BAIN STIMULANT (Soc. de pharm. de Bord.).

Carbonate sodique effleuri................... 250 gram.
Phosphate de soude......................... 10 —
Sulfate de soude effleuri.................... 5 —
Borate de soude............................ 5 —
Chlorure de sodium......................... 50 —
Indure de potassium........................ 1 —
Sulfate ferreux .... 1 —
Essence de romarin (
     —   thym... $\}$ aa................ 10 gouttes.
     —   lavande. .... 5 —

Broyez le sulfate ferreux avec un peu de carbonate sodique;
mêlez; f. dissoudre dans l'eau du bain. — Stimulant. — Imitation,
d'après l'analyse, d'un remède secret très-vanté!

★ BAIN SALIN AROMATIQUE (H. P.).

Carbonate de soude cristallisé............. 250 gram.
Carbonate de chaux........................ 10 —
Chlorure de sodium........................ 100 —
Bromure de potassium .... 5 décigram.
Iodure de potassium....................... 5 —
Essence de lavande........................ 1 gram.
Essence de romarin........................ 1 —
Essence de thym.......................... 1 —

M. avec les essences; les sels gross. pulv.; pour un bain!

BAIN STIMULANT TONIQUE (Jeannel).

Chlorhydrate d'ammoniaque .... 2 kil.
Chlorure ferreux cristallisé. .... 500 gram.

M. à l'eau du bain. — Chloro-anémie, scrofules.

On peut ajouter :

Eau de Cologne........................... 100

CINQUIÈME SECTION

AGENTS RUBÉFIANTS, VÉSICANTS, CAUSTIQUES

§ 1. — *Chaleur.*

★ CAUTÈRES EN CRAYONS (Bretonneau).

Charbon léger pulv... 40
Azotate de potasse... 3
Gomme adragante (*Astragalus verus*)................... 10
Eau... 48

F. un mucilage avec la gomme et l'eau, tenant le sel en dissolution ; ajoutez le charbon ; roulez en cylindres de 1 décim. de long et du diamètre voulu.

— Ces crayons, allumés à leur extrémité, continuent de brûler lentement d'eux-mêmes, et permettent de limiter la cautérisation ignée. C'est un moxa d'un maniement commode.

— Une fente déjà produite sur une lame de verre ou sur la paroi d'un vase de verre, peut être prolongée indéfiniment dans la direction voulue par la pointe incandescente d'un pareil crayon. (Voy. *Chaleur*, p. 207.)

★ MOXA DE MARMORAL.

Papier buvard... Q. V.
Sous-acétate de plomb liquide.................... ... Q. S.

Imbibez le papier : faites-le sécher; découpez-le par bandes de 2 centim. de large ; roulez ces bandes sur elles-mêmes pour obtenir des cylindres de 1 centim. de diamètre environ assujettis à leur surface au moyen d'un peu de colle.

— Ces moxas brûlent lentement et régulièrement sans qu'il soit nécessaire d'en activer la combustion par le soufflet !

★ MOXAS DE COTON.

La ouate ou simplement le calicot, imprégnés de solution d'azotate de potasse à 5/100, séchés et roulés en cylindres serrés et assujettis par des spirales de fil, constituent des moxas qui ont souvent l'inconvénient de brûler trop vite ou inégalement.

— L'*Amadou nitrée*, roulée en cylindres forme un bon moxa.

— Le *Marteau de Mayor* (marteau ordinaire chauffé dans l'eau bouillante) offre un moyen très-commode d'appliquer la chaleur comme substitutif vésicant ou escharotique selon la durée de l'application !

Un *morceau de camphre* allumé sur la peau constitue un moxa instantané.

— Le *Moxa Japonais* formé de duvet d'armoise et le *Moxa de velours* de Percy, formé de moelle de grand soleil (*Helianthus annuus*) sont aujourd'hui inusités. (Voy. *Galvoancaustie*, p. 39.)

§ 2. — *Alcool absolu; Acides concentrés.*

★ ALCOOL ABSOLU (Voy. p. 27).

Caustique appliqué chaque jour au moyen d'un petit tampon de coton dans la cavité des dents cariées, afin d'en détruire le nerf avant de les aurifier. (Voy. prép. du *Chloral; Dentifrices.*)

★ ACIDE SULFURIQUE PURIFIÉ (Cod. fr.).

Acide sulfurique du commerce.................. Q. V.

Distillez sur des spirales de platine (2 à 3/100 d'acide sulfurique) ou sur des fragments anguleux de silex ou de porcelaine, dans une cornue de verre à très-long col, placée sur une grille annulaire, et après addition de 2/100 de sulfate d'ammoniaque. Adaptez au col un ballon récipient sans lut ni bouchon. Il serait dangereux, il est d'ailleurs inutile de refroidir.

Après avoir soustrait le premier dixième de l'ac. distillé, recueillez les 2/3 seulement de la quantité à purifier. L'ac. hypoazotique contenu dans l'ac. du commerce est éliminé par le sulfate d'ammoniaque; l'eau et l'ac. sulfureux passent avec le premier dixième distillé; l'ac. arsénique reste dans le résidu. — Pour priver l'ac. sulfurique des composés azotés qu'il peut contenir, il suffit de l'agiter avec du charbon de bois récemment préparé et pulvérisé, et de le filtrer à travers un tampon d'amiante. (Skey.)

— *Purification de l'ac. sulfurique arsénifère.* Chauffez l'ac. sulfurique avec un peu de charbon pulv. qui réduit l'ac. arsénique à l'état d'ac. arsénieux; f. passer à travers l'ac. sulfurique chaud, un courant de gaz ac. chlorhydrique; celui-ci, en réagissant sur l'ac. arsénieux produit du chlorure d'arsenic volatil qui se dégage. (Blondlot.)

— Escharotique coagulant; astringent. (Voy. *Limonade sulfurique*, p. 176.) Prép. de l'*Eau de Rabel* (voy. p. 175)et d'un grand nombre de composés chimiques.

— L'acide sulfurique du commerce sert à préparer le *Caustique sulfo-carbonique* et le *Caustique sulfo-safrané.* (Voy. *ci-après.*)

— La cautérisation superficielle de la peau par l'acide sulfurique concentré, se fait au moyen d'un tube de verre creux d'un petit diamètre qu'on trempe dans un flacon rempli d'acide. Le liquide retenu à l'intérieur du tube par la capillarité, forme aisément des stries sur la peau. On peut aussi employer un pinceau d'amianthe. Cette cautérisation peut remplacer les raies de feu prescrites contre les affections articulaires chroniques, les névralgies, la sciatique !

CAUSTIQUE SULFO-CARBONIQUE (Ricord).

Charbon de bois pulv........................... Q. V.
Acide sulfurique D. 1,84, (66° B.)................ Q. S.

Pour faire une pâte molle.

— Destruction des chancres indurés et des chancres phagédéniques ! (Ricord, Cullerier.)

CAUSTIQUE SULFO-SAFRANÉ (Velpeau ; H. P.).

Safran .... 10 gram.
Acide sulfurique concentré.................. Q. S.

Placez le safran dans un mortier de porcelaine et ajoutez goutte à goutte l'acide sulfurique; triturez et ne versez de nouvel acide que lorsque le mélange sera homogène.

— Cette préparation doit être faite quelques instants avant le moment de l'appliquer.

Pour 10 de safran la proportion d'acide sulfurique varie entre 10 et 15, suivant l'indication du chirurgien qui désire avoir un médicament plus ou moins consistant.

La charpie sèche ou la poudre de réglisse peuvent remplacer le safran pour la préparation de ce caustique. En réalité le safran est un excipient tomenteux qui retient l'acide, et qui n'offre aucun avantage particulier.

— Les eschares sont bien limitées ; elles sont plus ou moins profondes selon l'épaisseur de la couche du caustique. — Cautérisation des cancroïdes !

★ ACIDE AZOTIQUE OFFICINAL ; ACIDE NITRIQUE ; Az O^5, 4HO (Cod. fr.).

Azotate de potasse pulv......................... ⎫
Acide sulfurique D. 1,84. (66° B)............... ⎬ aa 1000
                                               ⎭

Introduisez le sel dans une cornue de verre; puis l'acide au moyen d'un long tube afin qu'il ne mouille pas les parois intérieures du col; adaptez une allonge et un récipient de verre tubulé; distillez. Vous obtiendrez 650 d'acide azotique impur, D. 1,50. Ajoutez : eau distillée, 113 (17,5/100); il marque alors D. 1,42. Vous pouvez séparer : le chlore à froid par l'azotate d'argent Q. S.; laissez déposer; décantez; et l'acide sulfurique par distillation sur azotate de baryte 1/100 ; les produits azoteux par distillation sur le bichromate de potasse 1 à 2/100. (Voy. ci-après.)

★ ACIDE AZOTIQUE MONOHYDRATÉ; ACIDE AZOTIQUE FUMANT; AzO^5,HO. (Cod. fr.).

Acide azotique officinal.................... } aa P. É.
Acide sulfurique, D. 1,84. (66° B.)........... }

Distillez pour obtenir un volume égal à la moitié de l'acide azotique employé. D. 1,52. Il contient un peu d'acide sulfurique que vous séparerez par nouvelle distillation sur 1/100 d'azotate de baryte. Un courant d'acide carbonique pur et sec entraînera l'acide hypoazotique.

— Escharotique très-douloureux. Prép. de l'*Acide azotique* ou *nitrique alcoolisé*, de la *Pommade oxygénée* et d'un grand nombre de composés chimiques. (Voy. *Limonade azotique*.)

★ ACIDE CHLORHYDRIQUE DISSOUS; ACIDE CHLORHYDRIQUE; ACIDE HYDROCHLORIQUE; SOLUTION AQUEUSE D'ACIDE CHLORHYDRIQUE; HCl + Aq. (Cod. fr.).

Sel marin purifié et décrépité.................. 3
Acide sulfurique pur, D. 1,84. (66° B.) 3
Eau commune. 1

Introduisez le sel dans un matras communiquant avec un appareil de Woulf, et disposé sur un bain de sable; ajoutez peu à peu, et par un tube en S adapté au matras, l'acide étendu de la quantité d'eau prescrite; chauffez d'abord modérément; augmentez le feu jusqu'à ce qu'il ne se dégage plus rien. Le premier flacon, dit flacon laveur, ne doit contenir que très-peu d'eau; les autres flacons de l'appareil ne doivent contenir de l'eau qu'aux deux tiers de leur capacité; les tubes de dégagement doivent affleurer la surface de l'eau dans les flacons; tous les flacons, excepté le flacon laveur, doivent être refroidis. Il doit offrir la D. 1,17 (21° B) et contient alors 36,36/100 d'acide réel. (Soc. de Ph.)

— Caustique substitutif. — Prép. du *Chlore*, etc. Entre dans des *Collutoires* et des *Gargarismes détersifs*, dans des *Potions antidyspeptiques*, etc.

★ ACIDE CHLORHYDRIQUE PURIFIÉ (F. H. M).

Acide chlorhydrique du commerce. .... Q. V.
Ajoutez :
Bioxyde de manganèse........... .... Q. S.

Pour obtenir un léger dégagement de chlore libre qui fait passer l'acide sulfureux à l'état d'acide sulfurique; ajoutez :

Protochlorure de fer.................... .... Q. S.

Pour fixer le chlore à l'état de perchlorure ; ajoutez :

Chlorure de baryum.................... .... Q. S.

Pour fixer l'acide sulfurique; ajoutez :

Sulfure de baryum .... Q. S.

Pour fixer le chlorure d'arsenic à l'état de sulfure.

F. chauffer et recueillez le gaz dans l'appareil de Woulf dont les flacons contiendront de l'eau distillée.

— Il est plus simple de préparer l'acide chlorhydrique pur par le procédé du Cod. fr. en traitant le sel marin purifié et décrépité par un mélange d'acide sulfurique pur et d'eau distillée.

★ EAU RÉGALE.

Acide azotique D. 1,32. (35° B.)...................... 1

Acide chlorhydrique D. 1,17. (21° B.)............ 3

Mêlez dans un flacon à l'émeri en verre jaune qui doit rester ouvert pendant quelques jours.

— L'acide azotique D. 1,42 mêlé avec 1/4 de son poids d'eau distillée donne l'acide azotique D. 1,32.

— Prép. du *Chlorure d'or*, du *Chlorure d'or et de sodium*, etc.

★ ACIDE CHROMIQUE; CrO^3 (Cod. fr.).

Bichromate de potasse cristallisé.................... 1

Eau commune....................................... 10

Acide sulfurique D. 1,84. (66° B.).................. 20

F, dissoudre le sel dans l'eau chaude; versez l'acide peu à peu; agitez; laissez refroidir. Après 24 h. décantez; f. égouter les cristaux, d'acide chromique dans un entonnoir sur des fragments de verre; faites-les sécher sur une brique dans l'étuve à environ + 35°.

Rendement : 65/100 de bichromate de potasse.

Prép. de la *Solution officinale d'acide chromique*.

— Escharotique en solution concentrée. — Destruction des végétations vulvaires, prépuciales. (Voy. *ci-après Solution officinale d'ac. chromique; Sabine.*)

★ SOLUTION OFFICINALE D'ACIDE CHROMIQUE (Cod. fr.; H. P.; Soc. de Ph.).

Acide chromique cristallisé ....

Eau distillée....:............................ } $\overline{aa}$ P. É.

F. dissoudre; D. 1,47 (46° B.) à + 15°.

— Végétations rebelles; épithélioma du col utérin (Verneuil)! Substitutif en applications légères pour modifier les ulcérations buccales. (Voy. *Sabine.*)

★ ACIDE ACÉTIQUE CRISTALLISABLE; ACIDE ACÉTIQUE PUR; ACIDE ACÉTIQUE GLACIAL; ACIDE ACÉTIQUE; $C^4H^3O^3,HO$. (Cod. fr.).

Acétate de soude cristallisé...................... 125

Acide sulfurique D. 1,84. (66° B.).................. 50

F. sécher l'acétate de soude au bain de sable ; pulvérisez-le dès qu'il est refroidi ; introduisez-le dans une cornue tubulée munie d'une allonge et d'un ballon récipient plongé dans l'eau froide ; versez l'acide sulfurique en une seule fois par la tubulure ; bouchez celle-ci ; le mélange s'échauffe et une notable quantité d'acide acétique distille immédiatement ; lorsque le dégagement spontané commence à se ralentir, chauffez doucement la cornue jusqu'à ce que la quantité de produit distillé s'élève à 36 environ. Rectifiez ce produit par une nouvelle distillation sur 40 d'acétate de soude desséché. Il aura la D. 1,063 (8°,5 B). à + 20°.

— Vous pouvez remplacer l'acétate de soude par l'acétate de plomb cristallisé (3 pour 1 d'acide sulfurique).

— Rubéfiant, caustique ; employé pour détruire les verrues.

Sert à garnir les flacons de poche ; on en humecte alors des cristaux de sulfate de potasse, c'est ce qu'on appelle *Flacons de sel anglais;* ses vapeurs stimulent vivement la pituitaire et peuvent servir à ranimer les sujets tombés en syncope. (Voy. *Vinaigre anglais; Anticancéreux.*)

★ VINAIGRE RADICAL (Cod. fr.).

Acétate de cuivre cristallisé...................... Q. V.

Distillez dans une cornue de grès munie d'une allonge et d'un récipient refroidi surmonté d'un long tube, jusqu'à ce qu'il ne se dégage plus rien ; purifiez le produit coloré en vert, par une nouvelle distillation au bain de sable dans une cornue de verre. L'acide le plus concentré passe à la fin de la distillation.

— Le vinaigre radical diffère de l'acide acétique cristallisable par une petite quantité d'acétone qu'il tient en dissolution et qui lui donne un parfum particulier ; il a les mêmes usages. (Voy. *ci-dessus.*)

§ 3. — *Alcalis caustiques.*

★ CHAUX VIVE ; CaO (Cod. fr.).

Marbre blanc................................... Q. S.

Calcinez au rouge vif dans un fourneau à réverbère jusqu'à décomposition complète.

Prép. de la *Potasse caustique,* de la *Lessive des savonniers,* de la *Poudre de Vienne,* etc.

— La chaux vive commune offre un moyen commode et économique de donner des bains de vapeur sans déranger les malades.

Les couvertures étant soulevées au moyen d'un cerceau, introduisez dans le lit un vase en grès, ou mieux, une marmite en cuivre ou en fonte contenant environ 2 kilog. de chaux vive concassée, versez peu à peu sur cette chaux environ 1 litre d'eau chaude, ou mieux, d'infusé aromatique. Il se produira d'abondantes vapeurs!

— Il faut se garder d'envelopper les fragments de chaux dans des linges mouillés, pour dégager des vapeurs chaudes dans le lit des malades ; la chaleur dégagée par la chaux est assez intense pour que les linges prennent feu.

✱ POTASSE CAUSTIQUE A LA CHAUX ; POTASSE ; PROTOXYDE DE POTASSIUM HYDRATÉ ; PIERRE A CAUTÈRE ; KO,HO (Cod. fr.).

Carbonate de potasse (sel de tartre).................. 2
Chaux vive.. 1
Eau commune.. 25

Délayez la chaux dans 5 d'eau ; f. dissoudre la potasse dans le reste de l'eau ; f. bouillir dans une chaudière de fer la dissolution de potasse ; ajoutez l'eau de chaux peu à peu sans interrompre l'ébullition ; maintenez l'ébullition 1/2 h.; remplacez l'eau évaporée. Lorsqu'une partie de la liqueur filtrée ne donne pas de précipité par l'eau de chaux, versez toute la masse sur une toile ; lavez le dépôt avec 2 ou 3 d'eau chaude ; réunissez les liqueurs claires ; f. évaporer rapidement jusqu'à fusion ignée dans une bassine d'argent et coulez en plaques, en cylindres ou en pastilles.

Prép. de la *Poudre de Vienne*, de la *Potasse à l'alcool*, etc.

— Escharotique fluidifiant, substitutif employé sous forme de pastilles ou de fragments pour ouvrir les abcès, les lipomes, détruire les tumeurs cancéreuses, etc.; a l'inconvénient de se liquéfier et de produire une eschare mal limitée. Une couche de ouate superposée atténue cet inconvénient. (Bonnet, de Lyon.)

— La cautérisation superficielle déterminée par le simple contact d'un morceau de potasse mouillé suffit souvent pour arrêter le développement des *nœvi materni!* (Velpeau.)

★ POTASSE CAUSTIQUE ; HYDRATE DE POTASSE IMPUR ; POTASSE A LA CHAUX ; PIERRE A CAUTÈRE (F. H. M.).

Carbonate de potasse purifié....................... 4
Chaux vive... 3
Eau commune.. 40

F. dissoudre le carbonate de potasse dans 30 d'eau à l'ébullition ; éteignez et délayez la chaux avec 10 d'eau ; versez peu à peu le lait de chaux dans la solution bouillante de carbonate de potasse ; soutenez l'ébullition jusqu'à ce qu'une partie du liquide, filtrée après avoir été étendue de son volume d'eau distillée, ne fasse plus d'effervescence par un excès d'acide chlorhydrique : retirez le feu ; couvrez la chaudière ; laissez déposer ; décantez la liqueur claire au moyen d'un siphon ; f. évaporer à grand feu dans une bassine d'argent; f. fondre ; coulez sur une lame d'argent ou de fer-blanc ou dans une lingotière ! Rendement 50/100 de carbonate de potasse employé.

★ POTASSE PURE ; POTASSE A L'ALCOOL (Cod. fr.).

Potasse caustique à la chaux........................... Q. V.
Alcool à 90°... Q. S.

F. dissoudre la potasse dans son poids d'alcool à l'abri de l'air ; après 48 h. décantez ; lavez 2 fois le résidu avec la même quantité d'alcool et décantez ; réunissez les solutions ; laissez déposer ; décantez ; distillez dans une cornue de verre jusqu'à moitié ; f. évaporer à grand feu dans une bassine d'argent ; enlevez l'écume noire qui apparaît vers la fin de l'évaporation ; lorsque la matière sera en fusion tranquille, coulez sur des plats d'argent.

— Réactif ; n'offre aucun avantage sur la pierre à cautère comme escharotique.

★ SOUDE CAUSTIQUE LIQUIDE ; SOUDE ; PROTOXYDE DE SODIUM HYDRATÉ ; LESSIVE DES SAVONNIERS; $NaO.HO$ (Cod. fr.; Soc. de Ph.).

Carbonate de soude cristallisé........................... 5
Chaux vive... 2
Eau... 30

Opérez comme pour préparer la potasse caustique à la chaux ; f. évaporer jusqu'à ce que la dissolution refroidie marque D 1,33 (36° B.). Prép. des savons; du *Savon médicinal.*

— La *Soude pure,* employée comme réactif, peut être obtenue économiquement en brûlant du sodium métallique à l'air libre dans un vase d'argent.

★ POUDRE DE VIENNE ; CAUSTIQUE DE VIENNE (H. P.).

Potasse caustique...................................... } aa. P. É
Chaux vive.. }

Pulvérisez séparément ; Mêlez.

— Escharotique fluidifiant, substitutif très-usité. Destruction des tissus anormaux, des nævi ; ouverture des abcès, des lipomes !

— Pour employer la poudre de Vienne, il faut en délayer la Q. V. dans un peu d'alcool pour en faire une pâte ferme dont on applique une couche de 1 à 2 millim. d'épaisseur et dont on tâche de limiter l'action au moyen d'un morceau de sparadrap percé d'un orifice selon la dimension présumée de l'eschare à produire, mais le diamètre de l'eschare dépasse toujours de 1 à 3 millim. l'espace couvert de pâte caustique. L'action est terminée au bout de 8 à 15 m. A défaut d'alcool il n'y a pas grand inconvénient à délayer la poudre de Vienne dans un liquide alcoolique quelconque et même dans l'eau.

★ POUDRE DE VIENNE; CAUSTIQUE DE VIENNE (Cod. fr.; F. H. M.).

Potasse caustique à la chaux.................. 5 gram.

Chaux vive .... 6 —

Pulvérisez successivement les deux substances dans un mortier de fer chauffé; m. (Voy. *ci-dessus Poudre de Vienne* H. P.).

CAUSTIQUE DE VIENNE INDOLORE (Piédagnel).

Poudre de Vienne......................... 4 -

Chlorhydrate de morphine pulv............... 1

Alcool ou eau distillée..................... Q. S.

Pour faire une pâte. — L'application de ce caustique n'est pas douloureuse?

★ CAUSTIQUE FONDU DE POTASSE ET DE CHAUX; CAUSTIQUE FILHOS
(Cod. fr.; F. H. M.; Soc. de Ph.).

Potasse à la chaux........................... 5

Chaux vive pulv............................. 1

F. fondre la potasse dans une cuiller en fer; ajoutez la chaux; mêlez; coulez dans des tubes de plomb de la longueur et du diamètre voulus, fermés d'un bout par la pression d'une forte pince et dressés dans du sable pour présenter leur orifice libre.

Dès que le caustique est refroidi, plongez les deux bouts des tubes dans de la gutta-percha ou de la cire à cacheter fondue; laissez refroidir; ou bien coulez le caustique dans une lingotière pour obtenir des cylindres que vous plongerez dans un bain de gutta-percha ou de cire à cacheter afin de les préserver du contact de l'air, ou bien encore que vous couvrirez d'un vernis formé d'une dissolution de gutta-percha dans le sulfure de carbone!

Conservez dans des tubes de verres remplis avec de la chaux vive pulv. et bien bouchés.

On prescrit aussi 3 de potasse pour 1 de chaux. Les tubes ont en général 6 à 8 millim. de diamètre et 12 à 20 centim. de longueur.

Pour l'usage, grattez la cire à cacheter ou le vernis pour mettre le caustique à découvert.

— Ces tubes sont commodes pour cautériser les amygdales hypertrophiées, le col de l'utérus ulcéré, etc. !

★ PATE CAUSTIQUE (Pollau).

Potasse caustique pulv. ....⎰

Savon médicinal sec.....................⎱ *aa* 4

Chaux éteinte pulv........................ 30

M.; faites une poudre fine; conservez à l'abri de l'air. — Délayez avec Q. S. d'alcool pour faire une pâte au moment de l'emploi.

— Destruction des *nævi materni*, des verrues. La durée de l'application est d'environ 5 minutes. Remplace très-bien la pâte de Vienne; l'eschare est mieux limitée!

★ PATE CAUSTIQUE.

Chaux vive pulv............................ } aa. P. É.
Savon blanc pulv..........................

M. — Cautérisation superficielle des *nævi materni*. — Application au moyen d'un morceau de sparadrap pendant plusieurs heures.

BOUGIES CAUSTIQUES A LA POTASSE (Bonnafont).

Silicate de potasse D.1,32 (35°B.)...........   30 gram.
Potasse caustique.....................   0,1 à   1 —
Extrait d'opium......................   0,5 à   2 —

F. dissoudre la potasse et l'extrait dans le silicate; trempez dans cette solution des bougies du volume voulu; laissez-les sécher à l'air libre, la pointe en bas, pendant 10 m. environ.

— Cautérisation superficielle de l'urèthre ou de la trompe d'Eustache, dans les cas d'écoulements ou de catarrhes chroniques. — Ces bougies doivent être employées peu de temps après leur préparation.

★ CAUSTIQUE A LA POTASSE ET A LA GUTTA-PERCHA.

Prép. comme le *Caustique au chlorure de zinc et à la gutta-percha*.

★ POMMADE AMMONIACALE; POMMADE DE GONDRET (Cod. fr.; H. P.; F. H. M.; Soc. de Ph.).

Suif de mouton (*Ovis aries*).........................   1
Axonge (*Sus scrofa*).............................   1
Ammoniaque liquide D. 0,92......................   2

F. fondre le suif et l'axonge au B. M. à + 50° environ dans un flacon à large ouverture muni d'un bouchon à l'émeri; lorsque le mélange sera presque refroidi, ajoutez l'ammoniaque; bouchez le flacon; agitez vivement; plongez de temps en temps le flacon dans l'eau froide pour accélérer le refroidissement. — Rubéfiant après 4 ou 5 minutes d'application; vésicant après 8 ou 10 minutes; escharotique après 15 ou 20 minutes.

— Gondret avait institué, au moyen de ce révulsif, dont il faisait des applications successives sur le front et sur le cuir chevelu, un traitement empirique de l'amaurose.

— Des rondelles de linge ou d'agaric superposées, imbibées d'ammoniaque, et maintenues sur la peau au moyen d'une lame de verre ou d'une pièce de monnaie produisent les mêmes effets !

§ 4. — Azotate d'argent.

★ AZOTATE D'ARGENT CRISTALLISÉ; NITRATE D'ARGENT; AgO,AzO^5
(Cod. fr.).

Argent purifié...	50
Acide azotique D. 1,42 (43° B)......................	69
Eau distillée...	31

M.; f. réagir en chauffant doucement sous une cheminée tirant bien; après dissolution complète de l'argent, laissez cristalliser par refroidissement, décantez; f. évaporer l'eau-mère à moitié et laissez cristalliser de nouveau; réunissez les cristaux sur un entonnoir; lavez-les avec un peu d'eau distillée; laissez-les sécher à l'air libre.

On peut préparer l'azotate d'argent avec l'alliage des monnaies : traitez cet alliage comme il est dit ci-dessus ; lavez le sel avec un peu d'acide azotique; faites-le dissoudre dans l'eau distillée, et cristalliser de nouveau après évaporation par la chaleur.

La chaleur d'une lampe à alcool, qui suffit pour décomposer l'azotate de cuivre, ne décompose pas l'azotate d'argent. Vous pouvez donc, évaporer à siccité la solution azotique d'argent monétaire dans un creuset de porcelaine, calciner à l'aide d'une lampe à alcool et reprendre par de l'eau distillée qui dissout l'azotate d'argent et laisse le cuivre à l'état d'oxyde insoluble.

— La solution à 5 centigram. pour 100 gram. d'eau est astringente; elle devient cathérétique et caustique à mesure que la proportion du sel est augmentée dans la solution.

— La solution à 1/5 ou 1/10 est employée en injection sous-cutanée substitutive dans l'épaisseur des tumeurs indolentes; il en résulte ordinairement un petit abcès; doses : 25 centigram. à 1 gram. La *Solution saturée de sel marin* employée en injections hypodermiques produit des effets analogues (Luton.)

★ AZOTATE D'ARGENT CRISTALLISÉ (F. H. M.)

Argent pur...	100
Acide azotique D. 1,384 (40° B)......................	152
Eau distillée	48

Opérez comme prescrit le Cod. fr. Rendement : 154 à 155 pour 100 d'argent employé.

– ★ AZOTATE D'ARGENT CRISTALLISÉ (Ph. germ.).

Argent pur................................... 3
Acide azotique pur............................ 8

F. dissoudre, f. évaporer et chauffer jusqu'à la fusion dans une capsule de porcelaine; laissez refroidir; ajoutez :

Eau distillée................................ 10

F. dissoudre; filtrez; f. cristalliser.

★ AZOTATE D'ARGENT FONDU; PIERRE INFERNALE (Cod. fr.; F. H. M.).

Azotate d'argent cristallisé..................... Q. V.

F. fondre dans un creuset d'argent ou de platine; maintenez en fusion pendant quelques instants; coulez dans une lingotière graissée et chauffée.

— Si on coule le sel aussitôt qu'il est entré en fusion les cylindres sont d'un gris clair, mais ils sont très-fragiles; chauffé quelques instants, le sel brunit par suite d'une réduction partielle, mais les cylindres sont plus consistants. Rendement : 95/100. (F. H. M.)

— Trempez les cylindres refroidis dans une solution de gutta-percha dans le sulfure de carbone et faites-les sécher; ils restent alors couverts d'un vernis qui permet de les manier et de les tailler commodément!

— Cathérétique, caustique, selon la durée de l'application. Fait partie de la trousse du chirurgien.

— Les taches d'un noir violet produites sur l'épiderme par l'azotate d'argent sont enlevées par de l'iodure de potassium et de l'ammoniaque liquide. Frottez pendant quelques instants avec un cristal d'iodure de potassium la tache humectée, puis lavez-la avec l'eau ammoniacale et enfin avec l'eau pure.

— L'hyposulfite de soude est encore plus efficace que l'iodure de potassium. L'iodocyanure de potassium en solution iodurée et le cyanure de potassium peuvent être employés avec succès, mais ils sont toxiques.

★ CRAYONS D'AZOTATES D'ARGENT ET DE POTASSE (H. P.).

Azotate d'argent cristallisé..................... 2
Azotate de potasse............................. 1

F. fondre ensemble les deux sels dans une capsule de porcelaine; coulez dans une lingotière.

— Ces crayons caustiques, un peu moins actifs que les crayons d'azotate d'argent pur, sont d'un excellent usage!

— La Ph. germ. prescrit pour les crayons d'azotate d'argent fondu mitigé, les proportions suivantes : azotate d'argent cristallisé, 1, azotate de potasse, 2.

SOLUTION D'AZOTATE D'ARGENT POUR INHALATIONS (Fiéber).

Azotate d'argent cristallisé...... 5 décigram. à 2 gram.
Eau distillée............................... 100 gram.

F. dissoudre.

— Affections chroniques du pharynx et du larynx, coryzas chroniques, angines diphthéritiques. — Doses : variables selon les indications; f. respirer le liquide pulv. au moyen de l'appareil Sales-Girons. Il convient de préserver la face du malade par des onctions huileuses ou un masque.

—La solution d'azotate d'argent à 1/100 est employée en lotions, en applications pour la guérison de l'orchite blennorrhagique, du panari, des phlegmons.

LOTION CATHÉRÉTIQUE (Cullerier).

Azotate d'argent cristallisé.............. 1 décigram.
Eau distillée .. .. 100 gram.

F. dissoudre. — Pour toucher la muqueuse du gland et du prépuce dans les cas de balano-posthite; la dose d'azotate d'argent peut être portée jusqu'à 1 gram.!

POMMADE A L'AZOTATE D'ARGENT (Jobert).

Axonge...................... 30
Azotate d'argent...................... 4, 8 ou 12

M. — Tumeurs blanches; hydarthroses; érysipèle, phlegmons. — Doses : 1 à 2 gram. en frictions.

— Cette pommade, éminemment caustique, agit comme révulsif ou comme substitutif.

POMMADE D'AZOTATE D'ARGENT (F. H. M.).

Azotate d'argent cristallisé............. 2 décigram.
Axonge .... 15 gram.

M. — Caustique. Augmentez ou diminuez la dose d'azotate d'argent selon les indications.

★ POUDRE CAUSTIQUE CONTRE L'OTORRHÉE (Bonnafont).

Azotate d'argent fondu...................
Talc...................................... } aa. P. É.
Lycopode (*Lycopodium clavatum*)........

Pulv.; mêlez dans un flacon noir. — Caustique substitutif. — Insufflations!

§ 5. — Iode.

★ ⎡ALCOOLÉ D'IODE; TEINTURE D'IODE (Cod. fr.).

Iode.. 1
Alcool à 90°.. 12

F. dissoudre; filtrez. Ce médicament s'altère avec le temps.
Le F. H. M. ne prescrit pas de filtrer. Rendement 100/100.

— Irritant substitutif : applications le long du trajet des veines enflammées dans les cas de phlébites, sur les plaies atteintes de pourriture d'hôpital, sur les callosités des vieux ulcères; badigeonnages sur l'érysipèle, sur les articulations atteintes d'hydarthrose, sur l'abdomen dans les cas d'ascite, sur le thorax contre la phthisie commençante, sur le front contre la photophobie, sur le col utérin ulcéré, et sur toute la surface vaginale contre la vaginite. Injections hypodermiques dans le parenchyme des tumeurs : goîtres, adénites, kystes, tumeurs malignes, etc.; doses : 25 centigram. à 5 grani. (Luton.), etc.! (Voy. Injections iodées.)

INJECTION IODÉE (Velpeau ; H. P.).

Teinture d'iode... 1
Eau tiède... 2

M.; filtrez.

— En injection après la ponction, pour la cure de l'hydrocèle, de l'ascite, de kystes ovariques.

On a employé aussi le même mélange non filtré; alors une partie de l'iode précipité par l'eau reste en suspension et augmente beaucoup l'irritation substitutive.

— Quand on filtre, on perd inutilement les 7/10es de l'iode qui restent indissous. Les proportions suivantes fournissent une solution transparente, qui n'a pas besoin d'être filtrée, et qui est saturée d'iode (Falières.) :

Teinture d'iode... 3
Alcool à 90°... 7
Eau tiède.. 20

SOLUTÉ IODURÉ CAUSTIQUE (Lugol ; H. P.).

Iodure de potassium................................ ⎱ aa. 1
Iode .... ⎰
Eau distillée.. 2

F. dissoudre. — Caustique substitutif; ulcères scrofuleux; lupus papulo-érythémateux.
— Toucher les parties malades au moyen d'un pinceau

SOLUTION IODURÉE RUBEFIANTE (H. P.).

Iode...	1
Iodure de potassium...	2
Eau distillée..	12

F. dissoudre en triturant dans un mortier de verre.

— Révulsif en badigeonnage sur la peau comme l'alcoolé d'iode!

SOLUTION IODÉE.

Teinture d'iode...	25
Eau	25
Iodure de potassium..	1

M.; filtrez.

— Employée en badigeonnages lorsque la teinture d'iode pure cause trop de douleur. Cette solution plus ou moins étendue d'eau selon l'indication sert au pansement des ulcères de mauvaise nature, en injection dans les plaies fistuleuses résultant de carie osseuse! Elle a été conseillée contre les piqûres ou les morsures d'animaux venimeux.

SOLUTÉ IODURÉ SUBSTITUTIF (Guibourt; Cod. fr.; F. H. M.).

Iode...	} aa..	1
Iodure de potassium...........................		
Alcool..		10
Eau distillée..................................		20

F. dissoudre; m. — Substitutif; pinceau imbibé pour toucher les parties malades : ulcères atoniques, putrides, lupus! 200 à 300 gram. en injection dans la tunique vaginale, dans le péritoine ou dans la plèvre après la ponction de l'hydrocèle de l'ascite ou de l'hydrothorax! Injection dans les hygromas!

INJECTION DÉTERSIVE (Mallez).

Alcoolé d'iode..	3
Iodure de potassium..	1
Eau	300

F. dissoudre. — Cystite chronique. — Doses : 100 gram. pour 1 injection à renouveler chaque jour!

INJECTION DÉTERSIVE ET CALMANTE (Mallez).

Alcoolé d'iode.................................		
Iodure de potassium...........................	} aa.	1
Extrait de belladone..........................		
Eau..		300

F. dissoudre; filtrez. — Cystite chronique douloureuse. — Doses : 100 gram. pour 1 injection à renouveler chaque jour.

GLYCÉRÉ D'IODURE DE POTASSIUM IODURÉ (F. H. M.).

Iodure de potassium... 5
Iode.. 1
Glycérine... 40

M. par trituration — Caustique substitutif !

GLYCÉRÉ D'IODE (Foucher).

Alcoolé d'iode................................... 2 à 4
Glycérine.. 15

M. — Topique irritant, substitutif !

GLYCÉRÉ D'IODE CAUSTIQUE (Hebra).

Iode... 1
Iodure de potassium 1
Glycérine... 2

F. dissoudre. — Caustique substitutif. — Lupus, ulcères sanieux. — Toucher les parties malades au moyen d'un pinceau trempé dans le médicament tous les 2 ou 3 jours !

GLYCÉRÉ D'IODE PHÉNIQUÉ (Mandl).

Iode... 1
Iodure de potassium 2
Acide phénique... 1
Glycérine... 100

F. dissoudre. — Angine granuleuse. — Toucher les parties malades 1 ou 2 fois par jour.

§ 6. — Acide arsénieux.

★ POUDRE D'ACIDE ARSÉNIEUX (Cod. fr.).

Pulv. dans un mortier de porcelaine; passez au tamis de soie ; si vous voulez la poudre très-fine, porphyrisez. Très-dangereuse à préparer ; il faut se garantir de la poussière.

— La poudre d'ac. arsénieux entre dans les poudres escharotiques employées avec succès pour détruire dès leur début les cancroïdes, les ulcérations de mauvaise nature ! (Voy. ci-après.)

PATES ARSENICALES ESCHAROTIQUES.

Les pâtes escharotiques arsenicales ne doivent jamais être appliquées sur de larges surfaces; le principe actif absorbé peut déterminer des empoisonnements mortels. On les étend en couche de

16

1 à 2 millimètres d'épaisseur qu'on recouvre de toile d'araignée ou tout simplement de papier joseph; on laisse le tout en place jusqu'à ce que l'eschare tombe d'elle-même !

★ POUDRE ESCHAROTIQUE ARSENICALE FORTE (Frère Come; Cod. fr.).

Acide arsénieux pulv............................... 1
Sulfure rouge de mercure pulv...................... 5
Éponge torréfiée pulv.............................. 2

M. — Cette poudre contient 1/8 d'ac. arsénieux. — Au moment de vous en servir ajouter : eau, Q. S. pour faire une pâte !

★ POUDRE ESCHAROTIQUE ARSENICALE FAIBLE (Antoine Dubois; Cod. fr.).

Acide arsénieux pulv.............................. 1
Sulfure rouge de mercure pulv..................... 16
Sang-dragon pulv. (Calamus draco)................. 8

M. — Cette poudre contient 1/25 d'ac. arsénieux. — Au moment de vous en servir ajoutez : eau, Q. S. pour faire une pâte !

★ POUDRE ARSENICALE MERCURIELLE (Ph. Batave).

Acide arsénieux pulv............................... 1
Calomel, précipité blanc.......................... 199

M. — Caustique substitutif; dartres rongeantes. — Doses : 1 à 2 gram. pour saupoudrer les parties malades !

★ POUDRE DE SULFURE JAUNE D'ARSENIC (Cod. fr.).

Prép. comme la Poudre d'ac. arsénieux. Très-dangereuse à préparer. — Entre dans le Collutoire de Lanfranc, dans quelques Pou-épilatoires.

★ POUDRE DE SULFURE ROUGE D'ARSENIC (Cod. fr.).

Prép. comme la Poudre d'ac. arsénieux. Très-dangereuse à préparer. -- Inusité.

§ 7. — Oxyde rouge de mercure; Sels caustiques de mercure.

★ OXYDE DE MERCURE ; OXYDE ROUGE DE MERCURE ; DEUTOXYDE DE MERCURE; BIOXYDE DE MERCURE; PRÉCIPITÉ ROUGE. Hg.O (Cod. fr.; F. H. M.).

Mercure pur....................................... 4
Ac. azotique à 1,42. (43° B.)..................... 3
Eau distillée..................................... 1

M. dans un matras à fond plat; favorisez par une douce chaleur la dissolution du métal; chauffez au B. S. pour dessécher d'abord l'azotate formé, ensuite pour le décomposer, jusqu'à ce qu'il cesse de dégager des vapeurs rutilantes. La chaleur doit être assez élevée pour opérer la décomposition complète de l'azotate sans décomposer l'oxyde de mercure ; on serait averti de cette décomposition par l'apparition de globules métalliques très-fins qui se déposeraient sur la paroi intérieure du col du ballon.

La Ph. germ. prescrit de faire digérer l'oxyde rouge provenant de la calcination de l'azotate de mercure, avec de l'eau légèrement alcalinisée par la potasse, puis de le laver à l'eau distillée tiède, enfin de le sécher et de le pulvériser.

— Cathérétique, caustique ; jamais employé à l'intér. ; entre dans beaucoup de pommades ophthalmiques qui doivent être porphyrisées avec le plus grand soin. (Voy. *Deutoxyde de mercure par voie humide*, p. 283) ; *Spéciaux de l'oculistique.*)

★ POUDRE D'OXYDE ROUGE DE MERCURE (Cod. fr.).

Prép. comme la *Poudre d'ac. arsénieux.* Très-dangereuse à préparer. (Voy. *Spéciaux de l'oculistique.*)

★ DEUTOXYDE DE MERCURE PAR VOIE HUMIDE (Ph. germ.).

D'une part :

Bichlorure de mercure.................................. 1
Eau distillée bouillante................................ 6

F. dissoudre ; d'autre part :

Soude caustique....................................... 1
Eau distillée bouillante................................ 6

F. dissoudre ; mêlez les deux solutions ; lavez le précipité à l'eau chaude sur un filtre ; f. sécher à une douce chaleur.

— Le deutoxyde précipité par voie humide, naturellement divisé en poudre impalpable, est beaucoup plus actif que celui qui provient de la calcination de l'azotate de mercure ; il devrait être préféré pour la préparation des *Pommades ophthalmiques.* (Voy. *Spéciaux de l'oculistique.*)

★ EAU PHAGÉDÉNIQUE (Cod. fr.; F. H. M.).

Bichlorure de mercure............................. 1
Eau de chaux....................................... 400

F. dissoudre le bichlorure de mercure dans 5 d'eau distillée chaude ; m. ; agitez. Il se forme un précipité jaune de bioxyde de mercure. — Léger cathérétique employé pour laver les ulcères vénériens, les syphilides humides, etc.! Avant de vous en servir, agitez pour mettre le précipité en suspension.

★ EAU PHAGEDÉNIQUE (Soc. de Ph.).

Bichlorure de mercure............................   1
Eau distillée..................................   25
Eau de chaux................................. 275

Prép. comme ci-dessus. — Un peu plus active que l'Eau phagédénique du Cod. fr.

★ POUDRE CAUSTIQUE (Plenck).

Oxyde rouge de mercure, précipité rouge...... } aa 4
Alun calciné................................. }
Sabine pulv. (Juniperus Sabina)..............   15

M. — Destruction des végétations. — Applications journalières ! (Voy. Sabine.)

★ BOUGIES CATHÉRÉTIQUES A L'OXYDE ROUGE DE MERCURE.

Prép. comme les Bougies camphrées. — Variez les doses d'oxyde rouge selon les indications. — Blennorrhées rebelles !

ONGUENT BRUN DE LARREY (Cod. fr.; F. H. M.).

Onguent basilicum.............................   15
Bioxyde de mercure............................   1

M. sur le porphyre. — Cathérétique ; pansement des ulcères syphilitiques ou herpétiques. (Voy. Pommade d'oxyde rouge de mercure.)

★ POUDRE DE BICHLORURE DE MERCURE (Cod. fr.).

Prép. comme la Poudre d'ac. arsénieux. Très-dangereuse à préparer. — Entre dans quelques composés escharotiques, dans des Pommades ophthalmiques.

— Le bichlorure de mercure est le meilleur caustique à employer pour la destruction de la pustule maligne : après avoir divisé la tumeur par une incision cruciale, enlevez avec des ciseaux les quatre lambeaux résultant de l'incision, et remplissez le petit godet, ainsi formé de bichlorure en poudre grossière ; recouvrez le tout d'un emplâtre adhésif. La vive douleur qu'éprouve le malade indique l'action favorable du caustique ! (Salmon, Bourgeois.)

★ LOTION MERCURIELLE (F. H. M.).

Bichlorure de mercure.................   4 décigram.
Eau distillée........................ 125 gram.

F. dissoudre. — Cathérétique. Ce médicament serait éminemment toxique s'il était pris à l'intérieur.

— Traitement des bubons suppurés : appliquez un vésicatoire sur la tumeur ; enlevez l'épiderme ; pansez deux ou trois fois avec une compresse imbibée de solution de bichlorure : 5 décigram, pour 100 gram. d'eau distillée ?

★ SOLUTÉ ESCHAROTIQUE (Freyberg).

Bichlorure de mercure............................... 1
Camphre (*Laurus camphora*)...................... 1
Alcool à 85°....................................... 15

F. dissoudre. — Végétations, condylômes. — Toucher au moyen d'un pinceau. — Toxique.

★ POMMADE DE CIRILLO ; POMMADE CAUSTIQUE AU BICHLORURE DE MERCURE.
(H. P.)

Bichlorure de mercure pulv........................ 1
Axonge... 20

M. sur le porphyre avec un peu d'eau. — Caustique substitutif dartres rebelles, lupus, en applications très-ménagées ; autrefois employé en frictions sous la plante des pieds pour le traitement antisyphilitique. — Toxique.

★ POMMADE DE BICHLORURE DE MERCURE ; POMMADE DE CIRILLO
(F. H. M.).

Bichlorure de mercure............................. ⎰
Chlorhydrate d'ammoniaque...................... ⎱ aa.. 1
Axonge... 8

Triturez longuement dans un mortier de verre, ou mieux sur le porphyre. L'addition du chlorhydrate d'ammoniaque, favorise dissolution du bichlorure. — Caustique. — Toxique.

★ TROCHISQUES ESCHAROTIQUES AU BICHLORURE DE MERCURE ET AU
MINIUM (Cod. fr.).

Bichlorure de mercure porphyrisé................. 2
Minium (oxyde rouge de plomb)................. 1
Mie de pain tendre.............................. 8
Eau distillée................................... Q. S.

F. une pâte ferme ; f. des trochisques en forme de grain d'avoine pesant chacun 15 centigram.
— Élargir l'orifice des trajets fistuleux ! — Toxique.

★ TROCHISQUES ESCHAROTIQUES AU BICHLORURE DE MERCURE (Cod. fr.;
F. H. M.).

Bichlorure de mercure porphyrisé................. 1
Amidon... 2
Mucilage de gomme adragante.................. Q. S.

M. le bichlorure avec l'amidon; f. une pâte ferme avec c mucilage ; f. des trochisques en forme de grain d'avoine pesant chacun 15 centigram. — Élargir l'orifice des trajets fistuleux ! Toxique.

✶ CAUSTIQUE ESCHAROTIQUE MERCURIEL (Béral).

Bichlorure de mercure pulv............................   4
Pâte d'amidon au mucilage de gomme arabique......   15

M. — Escharotique puissant qu'il ne faut pas appliquer sur une grande surface à cause de l'absorption possible du bichlorure ! — Toxique.

✶ AZOTATE DE MERCURE CRISTALLISÉ; AZOTATE DE PROTOXIDE DE MERCURE
3HgO², 2AzO⁵, 3HO (Cod. fr.; F. H. M.).

Mercure...   4
Ac. azotique, D. 1,42 (43° B.)......................   3
Eau distillée..   1

Mêlez ; laissez réagir à froid ; après 24 h. décantez ; lavez les cristaux sur un entonnoir avec de l'ac. azotique étendu ; laissez égoutter.

Le F. H. M. emploie l'acide azotique D. 1,38 (40° B.).

Prép. du *Protochlorure de mercure*, précipité blanc.

— Il est décomposé par l'eau. — Sa solution dans l'acide azotique plus ou moins étendu est quelquefois employée comme caustique aussi bien que l'azotate de deutoxyde de mercure.

✶ NITRATE ACIDE DE DEUTOXYDE DE MERCURE; AZOTATE ACIDE DE DEU-
TOXYDE DE MERCURE AZOTATE DE MERCURE LIQUIDE (Cod. fr.; F. H. M.;
Soc. de Ph.).

Mercure...   20
Ac. azotique D. 1,42 (43° B.)......................   30
Eau distillée..   10

M. ; laissez réagir à froid ; f. évaporer la dissolution jusqu'à ce qu'elle soit réduite aux 3/4 de son poids primitif, soit à 45.

Le F. H. M. emploie l'acide azotique D. 1,384. (40° B.)

— Il est décomposé par l'eau.

— Caustique substitutif très-énergique, employé pour toucher au moyen d'un pinceau les ulcérations rebelles du col utérin, les lupus, les végétations, les chancres serpigineux, les ulcérations rebelles ! Il est prudent de borner la cautérisation à une surface restreinte (1 ou 2 centimètres carrés), à cause de l'absorption consécutive du sel mercuriel qui reste dans l'eschare.

✶ SULFATE DE DEUTOYDE DE MERCURE HgO,SO³ (Cod. fr.).

Mercure..   6
Ac. sulfurique pur D. 1,84. (66° B.)................   8

F. réagir en chauffant au bain de sable ; chauffez jusqu'à dessication complète.

— L'ac. sulfureux qui se dégage peut être utilisé pour diverses préparations. — Prép. du *sous-sulfate de deutoxyde de mercure.*

—A l'état de bisulfate, il constitue l'agent électro-moteur des piles de Gaiffe, de Ruhmkorff, de Marié-Davy.

★ SOUS-SULFATE DE DEUTOXYDE DE MERCURE ; TURBITH MINÉRAL
$3HgO,SO^3$ (Cod. fr.).

Sulfate de deutoxyde de mercure pulv................ 1
Eau bouillante....................................... 15

M. ; agitez ; laissez déposer ; décantez ; lavez à l'eau bouillante par décantation ; f. sécher.

— Antisyphilitique, antiherpétique. — Doses : à l'intér., 2 à 5 centigram. peu usité ; à l'extér., en pommades contre la teigne, les dartres rebelles, etc. ! (Voy. *Parasiticides.*)

CÉRAT AU MINIUM ET AU CINABRE (Alfr. Hardy).

Cérat simple...................................... 15
Minium.. 1
Cinabre... 1

M. — Ulcères variqueux ; pansements.

§ 8. — *Chlorure de zinc ; chlorure d'antimoine.*

★ CHLORURE DE ZINC ; Zn. Cl. (Cod. fr.).

Zinc laminé....................................... Q. V.
Ac. chlorhydrique D. 1,17. (21° B)................ Q. S.

Étendez l'ac. de 2 f. son poids d'eau ; f. réagir sur le métal en excès jusqu'à ce que tout dégagement d'hydrogène ait cessé ; décantez, f. passer un courant de chlore pour convertir en sesquichlorure le protochlorure de fer en mélange dans la liqueur ; f. bouillir pour dégager l'excès de chlore ; ajoutez 1/100 d'oxyde de zinc pour précipiter le fer à l'état de sesquioxyde ; filtrez sur l'amiante ; f. évaporer jusqu'à ce que le chlorure de zinc se solidifie par le refroidissement ; coulez sur le marbre huilé.

La Soc. de Ph. propose l'emploi du zinc pur pour cette préparation.

— Escharotique très-douloureux, coagulant, non suivi d'hémorrhagies ! — Conservation des pièces anatomiques et des cadavres. (Voy. *Désinfectants*, p. 79)

★ SOLUTION SATURÉE DE CHLORURE DE ZINC (Clouet).

Eau... 18
Chlorure de zinc.................................. 50

F. dissoudre par l'agitation dans un flacon.

Pour l'usage ordinaire, il suffit d'introduire dans un flacon bouché 1 part. d'eau et 3 part. de chlorure de zinc, l'excès de chlorure de zinc qui ne se dissout pas est sans inconvénient.

— Cautérisation des ulcérations syphilitiques, des chancres mous, des chancres phagédéniques, des plaques muqueuses. Provoque la cicatrisation et ne tache pas le linge ; il faut quelquefois en réitérer l'application ! (Ar. Desprès.)

— Lipomes ; goîtres, tumeurs diverses. — Injections au moyen de la seringue Pravaz ; doses : 1 à 2 gouttes. Il en résulte la mortification, bientôt suivie de l'énucléation facile de la tumeur ! (Richet ; Luton conseille aux mêmes doses la solution à 5 ou 10/100.)

★ CAUSTIQUE DE CANQUOIN (Cod. fr.; H. P.; F. H. M.).

Chlorure de zinc...................... ⎫
Farine de blé......................... ⎬ aa . P. É.

F. dissoudre le sel dans quantité suffisante d'eau distillée, en triturant dans un mortier de porcelaine ; ajoutez la farine, et f. une pâte serrée que vous étendrez en plaque.

— Escharotique coagulant très-usité !

N'agit pas sur la peau couverte d'épiderme.

★ PATE DE CANQUOIN A LA GLYCÉRINE (Demarquay).

Chlorure de zinc.............................. 5
Farine de froment............................ 10
Glycérine.................................... 2
Eau.. Q. S.

F. dissoudre le chlorure de zinc dans la glycérine et dans l'eau ; ajoutez peu à peu la farine de froment.

— La pâte ainsi préparée conserve indéfiniment sa ductilité.

★ PATE DE CANQUOIN (Mayet).

Chlorure de zinc............................... 8
Oxyde de zinc................................. 1
Farine desséchée à + 100°..................... 7
Eau... 1

M. l'oxyde de zinc à la farine ; f. dissoudre le chlorure de zinc dans l'eau ; m. intimement pour obtenir une pâte homogène. — Cette pâte, d'abord un peu trop molle, prend au bout de quelques heures une consistance suffisante, qu'elle garde indéfiniment ; elle doit être conservée en vase clos.

★ FLÈCHES CAUSTIQUES AU CHLORURE DE ZINC (Sommé).

Gutta-percha (*Isonandra gutta*).......... }
Chlorure de zinc...................... } aa . P. É.

Ramollissez la gutta-percha dans l'alcool bouillant ; incorporez le chlorure de zinc ; roulez en cylindres effilés que vous conserverez dans la chaux vive.

— Vous pouvez ramollir la gutta-percha en la chauffant tout simplement à feu doux dans une capsule de porcelaine.

— Employé pour porter la cautérisation dans la profondeur des organes !

★ CAUSTIQUE AU CHLORURE DE ZINC ET A LA GUTTA-PERCHA (E. Robiquet et Maunoury).

Gutta-percha (*Isonandra gutta*)...................2
Chlorure de zinc....... 1

F. fondre la gutta-percha ; incorporez le chlorure de zinc.

— Peut être étendu en plaques, roulé en cylindres, coulé en pastilles, la gutta-percha formant une sorte de réseau solide qui retient le sel caustique. Humectez d'alcool au moment de l'application !

★ COLLODION RICINÉ AU CHLORURE DE ZINC (Friant).

Collodion riciné.............................. 10
Chlorure de zinc.............................. 1

M. Cautérisation des chancres mous.

— Doses : quelques gouttes déposées à la surface de l'ulcère au moyen d'un pinceau ; la plaie doit être d'abord soigneusement essuyée ; après dessiccation du collodion caustique, pansez avec de la charpie ou de la ouate.

LOTION AU CHLORURE DE ZINC (Morgan).

Chlorure de zinc..:..................... 8
Eau...................................... 100

F. dissoudre ; filtrez. — Lotions à la surface des plaies pour en prévenir la suppuration.

★ SOLUTÉ CAUSTIQUE AU CHLORURE D'OR (Récamier).

Chlorure d'or................................ 1
Eau régale........... 100

— Caustique substitutif. — Toucher les parties malades au moyen d'un pinceau de charpie. — Le chlorure d'or tombé en déliquium à l'air humide est un excellent caustique qui ne laisse pas de cicatrices sur la peau, mais qui, après des applications répétées, laisse des taches bleues indélébiles. (A. Devergie.) (Voy Chlorure d'or; Chlorure d'or et de sodium.)

★ PROTOCHLORURE D'ANTIMOINE ; BEURRE D'ANTIMOINE; Sb Cl3 (Cod. fr.).

Sulfure d'antimoine pulv,.......................... 1
Acide chlorhydrique, D. 1,17 (21° B.)................ 3

. Traitez comme pour obtenir l'acide sulfhydrique ; la réaction étant terminée après quelque temps d'ébullition, laissez refroidir; décantez dans une capsule de porcelaine ; f. évaporer jusqu'à ce qu'une goutte du liquide déposée sur une lame de verre se solidifie par le refroidissement ; versez dans une cornue de verre munie d'une allonge et d'un récipient ; distillez au bain de sable jusqu'à siccité. Vous préviendrez l'obstruction du col de la cornue ou de l'allonge en les chauffant, s'il est nécessaire, par l'approche de quelques charbons ardents.
—Escharotique coagulant très-douloureux; agit à peu près comme le *Chlorure de zinc.*

★ PROTOCHLORURE D'ANTIMOINE LIQUIDE (Cod. fr.; F. H. M.).

Protochlorure d'antimoine...................... Q. V.

Déposez dans un entonnoir obstrué par des fragments de verre, sur un flacon, à côté d'une capsule remplie d'eau, sous une cloche de verre ; au bout de quelques jours il sera liquéfié. Ou bien f. dissoudre le beurre d'antimoine dans de l'eau aiguisée d'acide chlorhydrique. (F. H. M.)
— Escharotique coagulant qui pénètre aisément dans les anfractuosités des plaies envenimées. On le dépose au moyen d'un tuyau de plume ou d'un pinceau de charpie.

§ 9. — *Sulfate de cuivre; Acétates de cuivre.*

★ CRAYONS DE SULFATE DE CUIVRE (Bouillion).

Sulfate de cuivre pulv................... ⎫
Gutta-percha .... ⎬ aa . P. É.
⎭

F. fondre la gutta-percha par une douce chaleur ; M. le sulfate de cuivre ; roulez la masse encore chaude en cylindres du volume voulu.
— Escharotique superficiel ! N'agit pas sur la peau revêtue d'épiderme. — Ces crayons se laissent aisément tailler en pointe aiguë ; mais comme ils sont constitués par une éponge de gutta-percha dont les aréoles retiennent le sel de cuivre, il faut les aviver de temps en temps pour dénuder ce dernier.
— Ce procédé s'applique à la préparation de tous les crayons caustiques. (Voy. *Flèches caustiques au chlorure de zinc*, p. 289.)

★ CRAYONS ESCHAROTIQUES AU SULFATE DE CUIVRE (H. P.).

Sulfate de cuivre pulv............................... 10
Alun pulv.. 5
Azotate de potasse pulv............................. 5

M. ; f. fondre dans une capsule de porcelaine; coulez dans une lingotière. — Escharotique superficiel très-usité !

★ CRAYONS CAUSTIQUES AU SULFATE DE CUIVRE (F. H. M.).

Sulfate de cuivre pulv............................... 75
Gomme adragante pulv.............................. 1
Eau... 10

F. un mucilage avec l'eau et la gomme ; ajoutez et mêlez peu à peu le sulfate de cuivre ; roulez en cylindres de 12 à 15 centim. de longueur et du volume voulu ; f. sécher doucement. Rendement : 100/100 de sulfate de cuivre.

— Le sulfate de cuivre en poudre grossière, chauffé à une douce chaleur dans une capsule de porcelaine, sans aucune addition, se ramollit jusqu'à se laisser aisément façonner en cylindres qui deviennent solides en refroidissant. (W. Steffen.)

★ PIERRE DIVINE (Cod. fr).

Sulfate de cuivre crist. pulv......................... 20
Azotate de potasse pulv............................. 20
Alun crist. pulv.................................... 20
Camphre pulv. (*Laurus camphora*)................. 1

M. les sels ; chauffez-les dans un creuset jusqu'à fusion aqueuse ; ajoutez le camphre ; M. ; coulez sur un marbre huilé.

— Astringent cathérétique. Conjonctivites catarrhales, scrofuleuses. — Doses : 1 à 5 décigram. pour 100 gram. d'eau, en collyre !

★ PIERRE MIRACULEUSE; *Lapis vulnerarius externus* (Ph. Wurtemb.).

Alun cristallisé..................................... 24
Sulfate ferreux.................................... 12
Sulfate de cuivre.................................. 6
Chlorhydrate d'ammoniaque......................... 1
Sous-acétate de cuivre.............................. 2

Pulv. ; mêlez ; f. fondre à une douce chaleur dans une capsule de porcelaine ; coulez dans une assiette. — Astringent ; léger substitutif. — Toucher les plaies atoniques, la conjonctive oculaire ou palpébrale dans les cas d'ophthalmies chroniques.

Solution : 1 à 2/100 en injections vaginales contre les érosions du col utérin, les leucorrhées, etc.

★ SOLUTION ASTRINGENTE ESCHAROTIQUE (Heine).

Sulfate de cuivre... .... ⎫ aa.   6
Sulfate de zinc........................... ⎬
Eau distillée.................................. 125
F. dissoudre.

— Formule rationnelle destinée à remplacer la liqueur de Villate
qui paraît avoir quelquefois déterminé de graves accidents. (Voy.
Liqueur de Villate.)

★ GLYCÉRÉ CATHÉRÉTIQUE (Græfe).

Glycérolé d'amidon............................. 50
Sulfate de cuivre pulv........................... 1

M. — Substitutif. — Pansement des ulcérations rebelles !

★ SULFATE DE CUIVRE AMMONIACAL (Cod. fr.).

Sulfate de cuivre pulv............................ Q. V.
Ammoniaque liquide à 22°...................... Q. S.

F. dissoudre le sel dans l'ammoniaque ; versez sur la liqueur,
dans une éprouvette de capacité suffisante, 1 vol. égal au sien d'alcool à 90° ; couvrez ; laissez en repos pendant 24 h. ; décantez ;
f. sécher les cristaux rapidement entre des doubles de papier
Joseph.

— Hystérie, épilepsie, chorée, asthme. — Doses : 2 à 25 centigram. en pilules. Peu usité. (Voy. *Antispasmodiques.*)

— Ulcères atoniques ; leucorrhées, blennorrhées, ophthalmies
scrofuleuses ; à l'extérieur solution étendue (*Eau céleste*) 1 à
4 décigram. pour 100 d'eau en lotions, injections, collyres.

★ ACÉTATE DE CUIVRE BRUT ; ACÉTATE BIDASIQUE DE CUIVRE ; VERDET ;
VERT-DE-GRIS ; $2CuO.C^4H^3O^3 + 6HO$.

— Escharotique ; vomitif. Très-vénéneux.
— Entre dans diverses préparations officinales caustiques ou
substitutives.

★ POUDRE DE SOUS-ACÉTATE DE CUIVRE (Cod. fr.).

Prép. comme la *Poudre de sulfure d'antimoine.* Dangereuse à
préparer.

— Entre dans diverses préparations escharotiques.

★ POUDRE ESCHAROTIQUE DE HUNTER (Ph. espagnole).

Verdet pulv.............................. ⎫ aa . P. É.
Sabine pulv. (*Juniperus sabina*)........... ⎬

Pulv. ; M. — Végétations des organes génitaux. — Doses : Q. S.
pour couvrir les parties malades !

★ MIXTURE CATHÉRÉTIQUE; COLLYRE DE LANFRANC; COLLUTOIRE DE LANFRANC (Cod. fr.).

Aloès succotrin pulv. (*Aloe socotrina*)..............	1
Myrrhe pulv. (*Balsamodendron myrrha*).............	1
Sous-acétate de cuivre pulv.........................	2
Sulfure jaune d'arsenic pulv........................	3
Hydrolat de roses.................................	76
Vin blanc.......................................	200

Triturez dans un mortier de verre toutes les poudres avec le vin blanc ; ajoutez l'hydrolat de roses. Ce médicament laisse un dépôt jaunâtre qu'il faut mettre en suspension par l'agitation au moment de l'emploi.

— Stomatite ; angine ulcéreuse. — Doses : toucher les ulcérations au moyen d'un pinceau imbibé ! Très-vénéneux.

★ COLLYRE DE LANFRANC ; COLLUTOIRE DE LANFRANC ; SOLUTION CUPRO-ARSÉNIÉE (F. H. M.).

Aloès (*Aloe socotrina*)............................	1
Myrrhe (*Balsamodendron myrrha*).................	1
Acétate de cuivre brut............................	2
Sulfure jaune d'arsenic...........................	4
Vin blanc.......................................	392

Mêlez et pulvérisez le sulfure d'arsenic et l'acétate de cuivre ; ajoutez les gommes-résines ; triturez longuement ; ajoutez le vin par petites portions et décantez après chaque addition, jusqu'à ce que la totalité de la poudre soit entraînée. Rendement : 390.

Agitez pour mettre la poudre en suspension avant d'en faire usage. — Stomatite ; angine ulcéreuse !

Très-vénéneux. Cette formule diffère quelque peu de celle du Cod. fr., qui doit être sensiblement plus active. (Voy. *ci-dessus*.)

★ LIQUEUR DE VILLATE (Moiroud; H. P.).

Sous-acétate de plomb liquide.....................	12
Sulfate de zinc..................................	6
Sulfate de cuivre................................	6
Vinaigre blanc..................................	80

Agitez. — Cathérétique astringent, emprunté à la médecine vétérinaire ; employé avec succès en injection dans les trajets fistuleux entretenus par la carie osseuse ; mal perforant du pied ; fistules lacrymales, etc. (Notta.) Agitez le médicament avant de l'employer pour mettre en suspension le précipité de sulfate de plomb.

— Ce médicament a produit des intoxications lorsqu'il a été injecté dans des clapiers étendus et anfractueux.

★ LIQUEUR DE SCHMALZ.

Sulfate de cuivre.......................)
Sulfate de zinc......................... } aa... 3
Verdet................................)
Mellite de roses........................... 18
Eau................................... 40

F. dissoudre dans l'eau le sulfate de cuivre et le sulfate de zinc ; triturez le verdet avec la solution ; ajoutez le mellite.

— Cathérétique. — Injection dans les trajets fistuleux. — Analogue à la liqueur de Villate. (Voy. *ci-dessus.*)

★ BAUME VERT DE METZ (Soubeiran).

Huile de lin................................)
— d'olive................................ } 180
— de laurier 30

Oléo-résine de térébenthine (*Abies pectinata*)....... 60

F. fondre à une douce chaleur ; ajoutez :

Aloès pulv. (*Aloe spicata*) 8
Sulfate de zinc pulv............................ 6
Verdet pulv................................. 12

M. dans un flacon ; ajoutez :

Essence de genièvre........................... 15
— de girofle............................... 4

— Substitutif ; antiseptique. — Pansement des ulcérations rebelles. Agitez le flacon chaque fois.

★ EMPLATRE D'ACÉTATE DE CUIVRE ; CIRE VERTE (Cod. fr.).

Cire jaune (*Apis mellifica*)...................... 4
Poix blanche (*Pinus maritima*)................... 2
Térébenthine du Mélèze (*Larix Europæa*)........... 1
Sous-acétate de cuivre porphyrisé................. 1

F. fondre la cire et la poix blanche ; ajoutez l'acétate de cuivre divisé dans la térébenthine ; remuez pendant le refroidissement.

— Cathérétique ; Cors aux pieds. — Prép. du *Sparadrap de cire verte* (Cod. fr.), moyennant l'addition d'huile d'olive, Q. S.

★ MIEL ESCHAROTIQUE ; ONGUENT EGYPTIAC (Cod. fr.).

Sous-acétate de cuivre pulv..................... 5
Vinaigre................................... 7
Miel blanc (*Apis mellifica*)..................... 14

F. chauffer dans une bassine de cuivre en remuant continuellement jusqu'à ce que le mélange ait pris une couleur rouge (due à la réduction du sel de cuivre), et une consistance de miel.

Au bout d'un certain temps, du protoxyde de cuivre se précipite ; il faut en opérer le mélange dans le mellite avant l'emploi. — Presque exclusivement à l'usage des vétérinaires.

★ EMPLATRE CONTRE LES CORS (Baudot).

Cire blanche (*Apis mellifica*).......................... 16
Emplâtre de poix.................................. 8
Galbanum (*Galbanum officinale*)..................... 8

F. fondre à une douce chaleur ; ajoutez :

Acétate de cuivre pulv............................. 8
Essence de térébenthine............. 1
Créosote.. 2

M. — Étendez en couche mince sur de la peau blanche ou sur du papier ; appliquez sur les cors !

★ CÉRAT DORÉ (Ph. Brunswick).

Cire jaune.. 50
Sanguine (peroxyde de fer argileux)................ 15
Sulfate de zinc pulv.............................. 15
Oxyde de cuivre................................... 5
Verdet pulv....................................... 5
Borax pulv...... 5

F. fondre la cire ; incorporez les autres substances ; remuez pendant le refroidissement. — Guérison des cors aux pieds : Étendre en couche mince Q. S. de cette composition sur une rondelle de peau blanche, et l'appliquer sur la partie malade.

★ ACÉTATE NEUTRE DE CUIVRE ; CRISTAUX DE VÉNUS ; ACÉTATE DE DIOXYDE DE CUIVRE ($Cu\ O, C^4H^3O^3, HO$).

— Caustique ; très-vénéneux. — Prép. du *Vinaigre radical*.

§ 10. — *Moutarde ; Acide chlorhydrique, etc.*

★ POUDRE DE MOUTARDE ; FARINE DE MOUTARDE (Cod. fr.; F. H. M.).

— Prép. comme la *Poudre de semences de lin*.
Rendement : 96 à 97/100.
Cette poudre ne peut être conservée plus de 15 j. à 1 mois.

PÉDILUVE SINAPISÉ (Cod. fr.; H. P.).

Farine de moutarde (*Sinapis nigra*).......... 150 gram.
Eau tiède....................................... 6 lit.

Pour 1 pédiluve. — Révulsif très-employé ! Il est inutile que la température de l'eau dépasse + 30°.

— La farine de moutarde perd sa propriété rubéfiante, lorsqu'elle est délayée dans l'eau au-dessus de + 60° environ.

PÉDILUVE OU MANILUVE SINAPISÉ (F. H. M.).

Sem. de moutarde pulv. (*Sinapis nigra*)...... 100 gram.
Eau froide............ .... 250 —

— Délayez la poudre dans l'eau froide ; laissez en contact pendant 1/4 d'h. ; versez dans l'eau du bain qui doit être tiède !

BAIN SINAPISÉ (H. P.).

Farine de de moutarde..................:........ 1000 gram.
Eau tiède............................... Q. S.

Introduisez la farine dans un sac de toile forte que vous placerez dans la baignoire et que vous malaxerez pour le vider par expression. La baignoire doit être couverte d'un drap pour protéger le visage du malade.

— Faiblesse générale ; refroidissement périphérique !

— Le bain sinapisé : farine de moutarde, 20 gram., eau tiède, 6 litres, est employé avec succès dans les hôpitaux d'enfants trouvés pour ranimer les nouveau-nés trop débiles pour prendre le sein !

CATAPLASMES RUBÉFIANTS ; SINAPISME (Cod. fr.; H. P.).

Farine de moutarde (*Sinapis nigra*). .... 200 gram.
Eau tiède............................... Q. S.

Délayez la farine dans l'eau pour obtenir une pâte de consistance convenable. Il faut se garder d'employer de l'eau très-chaude, du vinaigre ou de l'alcool ; la réaction d'où résulte la formation de l'huile essentielle, principe actif de la moutarde, n'aurait pas lieu.

— Rubéfiant au bout de 10 à 20 minutes d'application. Il faut surveiller les effets du sinapisme, chez les sujets dont la peau est frappée d'anesthésie ; une application prolongée produit la vésication et même l'escharification. — La dose varie nécessairement selon la dimension du sinapisme.

Le F. H. M. réduit à 100 gram. la dose de farine de moutarde pour le sinapisme. Cette dose suffit ordinairement

— Le cataplasme émollient saupoudré de farine de moutarde fournit un sinapisme efficace. Recouvrez de mousseline !

★ MOUTARDE EN FEUILLES ; PAPIER SINAPIQUE (Rigollot).

Là moutarde en feuilles est de la poudre de moutarde privée d'huile fixe par le sulfure de carbone et fixée par la pression d'un rouleau sur du papier enduit d'une solution de caoutchouc dans le sulfure de carbone. Il suffit de tremper dans l'eau pendant quelques secondes un morceau de ce papier de la dimension voulue pour en faire un sinapisme très-actif!

— La poudre de moutarde, privée d'huile fixe, ne s'altère que très-lentement au contact de l'air; elle est plus active que la poudre de moutarde ordinaire.

— Le papier sinapique est adopté en France pour le service des hôpitaux militaires.

★ ESSENCE DE MOUTARDE (Ph. Germ.).

Sem. de moutarde pulv. (*Sinapis nigra*)............. 1

Exprimez fortement pour extraire la plus grande proportion possible d'huile grasse; pulvérisez le tourteau; ajoutez:

Eau commune................................... 4

Laissez macérer pendant 12 h.; distillez; recueillez l'hydrolat tant qu'il laisse déposer de l'essence; séparez celle-ci par décantation; filtrez-la s'il est nécessaire.

Réservez l'hydrolat pour une opération ultérieure. Evitez de vous servir, pour cette préparation, d'ustensiles de cuivre ou de plomb.

★ ALCOOLÉ SINAPIQUE (Fauré).

Essence de moutarde............................. 1
Alcool à 56°.................................... 20

F. dissoudre. — Un linge imbibé de cet alcoolé produit les effets d'un sinapisme. Inusité.

★ ALCOOLÉ D'ESSENCE DE MOUTARDE (Ph. Germ.).

Essence de moutarde............................. 1
Alcool à 85°........ 49

M. — Rubéfiant. Inusité en France.

PÉDILUVE CHLORHYDRIQUE (Cod. fr.; H. P.).

Acide chlorhydrique D. 1,18 (22° B)........ 100 gram.
Eau tiède............................... 6 lit,

M. pour 1 pédiluve. — Ne vous servez pas d'un vase métallique.
— Révulsif efficace et économique. Recommandé contre les affections cardiaques?
— Préparez le pédiluve *Nitro-muriatique* avec 100 gram. d'eau régale.

PULPE DE BULBES D'AIL (Cod. fr.).

Bulbes d'ail (*Allium sativum*)................... Q. S.

Râpez. — Employé dans quelques pays pour faire des cataplasmes rubéfiants et prétendus vermifuges.

17.

URTICATION.

Conseillée contre l'accès de catarrhe suffocant compliquant la rougeole ; se fait en flagellant la peau au moyen d'un paquet d'orties fraîches (*Urtica urens*) ! (Trousseau.)

§ 11. — *Cantharides ; Garou.*

★ POUDRE DE CANTHARIDES (Cod. fr.; F. H. M.).

Cantharides sèches (*Cantharis vesicatoria*)..:..... Q. V.

Criblez ; f. sécher à l'étuve à + 50° ; pulv. sans résidu dans un mortier couvert ; passez au tamis de soie couvert. Très-dangereuse à préparer ; opérez dans un courant d'air.

— Base d'un grand nombre de préparations vésicantes. Stimulant spécial des organes génito-urinaires.
Rendement : n° 1, 88/100 ; n° 2, 92/100. F. H. M.

★ CANTHARIDINE (Cod. fr.).

Cantharides pulv. (*Cantharis vesicatoria*)......... Q. V.
Alcool à 90°.................................... Q. S.

Épuisez les cantharides par l'alcool dans l'appareil à déplacement ; distillez au B. M. pour retirer l'alcool ; laissez cristalliser le résidu ; décantez ; laissez égoutter ; lavez les cristaux avec un peu d'alcool froid ; reprenez les cristaux par l'alcool bouillant ; ajoutez un peu de charbon animal ; filtrez ; laissez cristalliser par refroidissement. — Principe actif des cantharides. Inusité.

★ CANTHARIDINE (Fumouze).

Épuisez les cantharides concassées par le chloroforme ; passez ; exprimez ; distillez le chloroforme jusqu'à ce qu'il reste un extrait vert, gras, épais ; traitez cet extrait par le sulfure de carbone qui dissout les matières étrangères et point la cantharidine. Reprenez par le chloroforme ; f. évaporer à l'air libre ; la cantharidine cristallise. Inusité. (Voy. *Cantharidate de potasse*, p. 302.).

★ ALCOOLÉ DE CANTHARIDES ; TEINTURE DE CANTHARIDES (Cod. fr.; F. H. M.).

Cantharides gross. pulv.................... 1
Alcool à 80°..................................... 10

F. macérer pendant 10 j. ; passez ; exprimez ; filtrez. — A l'extérieur, rubéfiant, vésicant, antirhumatismal ; à l'intérieur, stimulant, aphrodisiaque ; doses : 5 à 20 gouttes en potion à prendre par cuillerées. (Voy. *Spéciaux de l'appareil génito-urinaire.*)
Rendement : 92/100 d'alcool employé. F. H. M.

PAPIER CANTHARIDÉ.

— Le papier Joseph imbibé d'alcoolé de cantharides, puis séché, produit sur la peau la vésication, et pourrait remplacer tous les emplâtres vésicatoires (Dequevauviller).

★ ÉTHÉROLÉ DE CANTHARIDES ; TEINTURE ÉTHÉRÉE DE CANTHARIDES.

Cantharides pulv. *(Cantharis vesicatoria)*............ 1
Éther acétique.................................... 10

F. macérer pendant 10 j. ; passez ; exprimez ; filtrez. — A l'extérieur, rubéfiant, vésicant, antirhumatismal ; à l'intérieur, stimulant aphrodisiaque ; doses : 5 à 20 gouttes en potion à prendre par cuillerées. Inusité.

★ EXTRAIT ALCOOLIQUE DE CANTHARIDES (Cod. fr.).

Prép comme l'*Extr. alcoolique de scille.* — Rendement : 1/5.
— Vésicant ; aphrodisiaque dangereux et infidèle. — Doses : 1 à 3 centigrammes. Inusité.

★ ACIDE ACÉTIQUE CANTHARIDÉ ; VINAIGRE VÉSICANT (Ph. Lond.).

Cantharides gross. pulv...................... 1
Acide acétique D. 1,073 (10° B.).................. 10

F. macérer pendant 8 j. ; agitez de temps en temps ; filtrez.
— Vésicant. — Une compresse imbibée de cette préparation appliquée sur la peau et recouverte de taffetas gommé ou de sparadrap produit la vésication en quelques minutes.

Hager prescrit :
Cantharides pulv........................ 5
Euphorbe.. 1
Acide acétique concentré...................... 48

— Ces préparations sont très-bien remplacées par l'ammoniaque liquide ; du reste l'acide acétique concentré n'a pas besoin d'être cantharidé pour déterminer la vésication.

★ EXTRAIT ACÉTIQUE DE CANTHARIDES (Dorvault).

Cantharides gross. pulv. *(Cantharus vesicatoria)*..... 4
Acide pyroligneux.............................. 1
Alcool à 85° 16

F. digérer pendant 4 j. ; passez ; exprimez ; filtrez ; f. évaporer au B. M. à + 40°. Le produit est une huile verte.
— Le papier imprégné de cette huile est vésicant.

★ HUILE DE CANTHARIDES (Cod. fr.).

Cantharides gross. pulv. *(Cantharis vesicatoria)*...... 1
Huile d'olive *(Olea Europœa)*.................... 10

F. digérer au B.-M. pendant 6 h. en vase clos ; agitez souvent ; passez ; exprimez ; filtrez.

— Rubéfiant, antirhumatismal, vésicant.

★ VINAIGRE RUDÉFIANT (F. H. M.).

Ail écrasé (*Allium sativum*)...............	30
Moutarde gross. pulv. (*Sinapis nigra*)........... ..	50
Poivre noir concassé (*Piper nigrum*)..............	50
Cantharides pulv. (*Cantharis vesicatoria*)..........	15
Camphre (*Laurus camphora*)....................	7
Vinaigre blanc.................................	1500
Alcool à 85°.................................	450
Acide acétique concentré, D. 1,073 (10° B.).......	75

Humectez la poudre de moutarde avec son poids d'eau froide ; M. ; laissez macérer pendant 15 j. ; agitez de temps en temps ; passez ; exprimez ; filtrez. Rendement : 2000 environ. — Stimulant, rubéfiant.

★ MIXTURE CANTHARIDÉE.

Cantharides pulv. (*Cantharis uesicatoria*).............	5
Glycérine..	5

Laissez digérer à + 50° pendant 1 h. ; laissez refroidir ; ajoutez :

Alcool à 85°....	4
Éther acétique..................................	1

Laissez macérer pendant 8 j. ; passez ; exprimez ; filtrez dans un entonnoir fermé.

— Cette préparation étendue à la surface d'un emplâtre quelconque suffit pour le rendre vésicant ; à la surface de l'emplâtre vésicatoire, au moment où il est délivré, elle en assure l'activité. L'éther et l'alcool s'évaporent ; il ne reste plus à la surface que la glycérine cantharidée qui rend l'emplâtre flexible et adhésif !

★ EMPLATRE VÉSICATOIRE (Cod. fr.).

Résine élémi purifiée. (*Icica icicariba*).......	5
Huile d'olive (*Olea Europœa*).....................	2
Onguent basilicum...............................	15
Cire jaune (*Apis mellifica*)......................	20
Cantharides pulv. (*Cantharis vesicatoria*)............	21

F. fondre la résine dans l'huile ; ajoutez la cire et l'onguent ; incorporez la poudre de cantharides ; remuez pendant le refroidissement. — Vésicant. — La vésication est produite dans l'espace de 6 à 12 h. selon l'état de la peau.

— On prescrit souvent de recouvrir le vésicatoire de papier Joseph imprégné d'huile camphrée. L'action vésicante se produit alors par la dissolution de la cantharidine dans l'huile dont le papier est imbibé.

— Préparez le *Vésicatoire camphré* en versant sur l'emplâtre vésicatoire ordinaire Q. S. d'éther saturé de camphre ; l'éther en se volatilisant laisse une couche de camphre en poudre impalpable !

— Il ne faut pas compter sur l'action du camphre pour prévenir la cystite cantharidienne. La meilleure précaution consiste à enlever l'emplâtre vésicant aussitôt que l'épiderme commence à se soulever.

— Le tempérament nerveux très-irritable, les affections rénales et cardiaques, l'albuminurie, les affections typhiques, sont des contre-indications formelles de l'emploi du vésicatoire cantharidé.

★ EMPLÂTRE VÉSICATOIRE (F. H. M.).

Suif de mouton (*Ovis aries*)........................... 3
Cire jaune (*Apis mellifica*)........................... 3
Poix blanche (*Pinus maritima*)....................... 1
Axonge (*Sus scropha*)................................ 7
Cantharides pulv. (*Cantharis vesicatoria*)........... 7

F. fondre les 4 premières substances ; laissez refroidir à demi ; ajoutez peu à peu la poudre de cantharides divisée au moyen d'un tamis ; M. jusqu'au moment du refroidissement. Rendement : 20/21.

— Doses : 10 gram. pour 1 vésicatoire ordinaire qu'il est inutile de saupoudrer de poudre de cantharides !

Vous pouvez au besoin le remplacer par un emplâtre quelconque, ou même par une pâte faite de farine et de vinaigre, saupoudrés de 1 à 2 gram. de poudre de cantharides. (Voy. *Papier cantharidé*, p. 299.)

★ MOUCHES DE MILAN (Cod. fr.).

Poix blanche purifiée (*Pinus maritima*)............. 50
Cire jaune (*Apis mellifica*)........................... 50
Cantharides pulv. (*Cantharis vesicatoria*)........... 50
Térébenthine du mélèze (*Larix Europœa*)........... 10
Essence de lavande (*Lavandula vera*)............... 1
— de thym (*Thymus vulgaris*)................ 1

F. fondre ensemble les deux premières substances ; ajoutez les cantharides ; laissez digérer au B. M. pendant 2 h. ; ajoutez la térébenthine puis les essences ; remuez pendant le refroidissement. — Vésicant ! (Voy. *Emplâtre vésicatoire*, p. 300.)

★ MOUCHES DE MILAN (Ph. italienne).

Résine élémi (*Icica icicariba*)...................... 25
Styrax liquide (*Liquidambar orientale*)............. 25

Cire jaune (*Apis mellifica*)........................ 30
Camphre pulvérisé (*Laurus camphora*)............ 6
Cantharides pulv. (*Cantharis vesicatoria*)........... 50

F. fondre la résine et la cire ; ajoutez le styrax, puis les cantharides ; maintenez en fusion sur un feu doux pendant 1/2 heure ;
remuez pendant le refroidissement ; incorporez le camphre un
peu avant la solidification.

— Excellent vésicatoire en couche très-mince sur un tissu imperméable quelconque !

★ EMPLATRE VÉSICATOIRE ANGLAIS.

Emplâtre de cire (cire jaune 3, suif 3, poix-résine 1)... 1
Axonge (*Sus scropha*)............................. 1
Cantharides pulv. (*Cantharis vesicatoria*)............. 1

F. fondre à une douce chaleur l'emplâtre et l'axonge ; ajoutez
la poudre de cantharides, remuez jusqu'au refroidissement.

★ SPARADRAP VÉSICANT (Cod. fr.).

Résine élémi purifiée (*Icica icicariba*)............... 20
Huile d'olive (*Olea Europæa*)...................... 8
Onguent basilicum................................ 45
Poix-résine purifiée (*Pinus maritima*).............. 20
Cire jaune (*Apis mellifica*)....................... 75
Cantharides pulv. (*Cantharis vesicatoria*)........... 84

F. fondre les substances grasses et résineuses ; incorporez les
cantharides ; agitez ; étendez sur de la toile cirée. Pendant l'hiver augmentez de 5 la dose d'onguent basilicum ; diminuez d'autant la dose de cire jaune ; faites l'inverse pendant les chaleurs
de l'été.

— Vésicant ! — Adopté pour le service des hôpitaux militaires.
(Voy. *Emplâtre vésicatoire*, p. 300.)

★ CANTHARIDATE DE POTASSE (Delpech et Guichard).

Cantharidine.................................... 10
Alcool à 85°.................................... 750
Hydrate de potasse.............................. 8
Eau distillée................................... 8

F. dissoudre la cantharidine dans l'alcool et la potasse dans
l'eau ; M. ; le mélange se prend en masse : f. égoutter sur un
filtre ; exprimez pour achever la séparation de l'alcool.

★ TISSU VÉSICANT (Delpech et Guichard).

Grénétine..................................... 10 gram.
Eau distillée.................................. 50 —

Alcool à 85°.............................. 50 gram.
Cantharidate de potasse.................. 1 —
Glycérine................................ 2 —

F. dissoudre dans l'eau chaude le cantharidate de potasse, puis la grénétine, ajoutez l'alcool et la glycérine ; étendez sur des feuilles minces de gutta-percha ; f. sécher. Les quantités indiquées dans la formule ci-dessus doivent couvrir 1 mètre carré de feuilles de gutta-percha. — Ce tissu doit être mouillé avant l'application ; il produit la vésication en 6 heures. (Voy. *ci-dessus.*)

VÉSICATOIRES SANS DOULEUR.

— Saupoudrez l'emplâtre vésicatoire de 3 à 4 décigram. de chlorhydrate de morphine ? (Piedagnel.)

— Avant d'appliquer l'emplâtre, faire une injection hypodermique de 5 à 10 gouttes d'une solution de chlorhydrate de morphine dans l'eau distillée, 2/100. 10 gouttes de cette solution représentent 1 centigram. de chlorhydrate de morphine. (Bricheteau.)

★ EMPLATRE PERPÉTUEL DE JANIN; VÉSICATOIRE DE JANIN.

Mastic (*Pistacia lentiscus*)..................... 18
Oléo-résine de térébenthine (*Pinus maritima*)....... 18
Euphorbe (*Euphorbia canariensis*)................. 3
Emplâtre diachylon gommé..................... 3

F. fondre ; ajoutez :

Cantharides pulv. (*Cantharis vesicatoria*)........... 6

M. — Cet emplâtre est laissé en place pendant plusieurs jours ; la suppuration se produit par-dessous, mais on ne peut l'enlever sans entraîner l'épiderme, ce qui est souvent très-douloureux. Un vésicatoire dont on entretient la suppuration est bien préférable.

★ POMMADE ÉPISPASTIQUE VERTE (Cod. fr.).

Cantharides en poudre fine (*Cantharis vesicatoria*)... 1
Onguent populéum.............................. 28
Cire blanche.................................. 4

F. fondre la cire au B. M. ; ajoutez l'onguent, puis les cantharides ; remuez pendant le refroidissement.

— Pansement des vésicatoires dont on veut entretenir la suppuration. — Cette pommade est souvent beaucoup trop irritante, elle enflamme les vésicatoires qui, alors, se couvrent de fausses membranes. (Voy. *Papier épispastique*, p. 304.)

★ POMMADE ÉPISPASTIQUE JAUNE (Cod. fr.).

Cantharides gross. pulv. (*Cantharis vesicatoria*)..... 15
Axonge (*Sus scrofa*)........................... 210

Cire jaune (*Apis mellifica*)......................... 30

Curcuma pulv. (*Curcuma tinctoria*)............... 1

Essence de citron................................. 1

F. digérer au B.-M. l'axonge et les cantharides pendant 4 h. ; remuez de temps en temps ; passez à travers une toile ; exprimez ; faites digérer de nouveau au B. M. l'axonge cantharidée avec la poudre de curcuma pendant 1 h. ; filtrez au papier dans l'entonnoir à B.-M. ; f. fondre la cire ; mêlez-y la pommade ; remuez pendant le refroidissement ; ajoutez l'essence de citron avant le refroidissement complet.

— Pansement des vésicatoires dont on veut entretenir la suppuration.

★ ONGUENT ÉPISPASTIQUE ; POMMADE ÉPISPASTIQUE (F. H. M.).

Cantharides pulv. n° 1 (*Cantharis vesicatoria*)....... 6

Onguent basilicum.............................. 100

M. Rendement 100/100 de matières employées.

— Pansement des vésicatoires. — Même observation que ci-dessus. (Voy. *ci-dessous : Papier épispastique.*)

★ POMMADE ÉPISPATIQUE DE CAEN.

Cantharides concassées (*Cantharis vesicatoria*)...... 5

Onguent populéum................................ 67

F. digérer au B.-M. pendant 4 j. ; passez ; ajoutez :

Cire fondue................................... 10

Mêlez.

★ PAPIER ÉPISPASTIQUE (Cod. fr.).

Cire blanche (*Apis mellifica*)..................... 9

Blanc de baleine (*Physeter macrocephalus*) 3

Huile d'olive (*Olea Europœa*)....... 4

Térébenthine du Mélèze (*Larix Europœa*)........... 1

Cantharides pulv. (*Cantharis vesicatoria*).......... 1

Eau.. 10

M. dans une bassine étamée ; f. bouillir lentement pendant 2 h. en remuant continuellement ; passez sans exprimer ; gardez le mélange en fusion au B.-M. ; enduisez les bandes de papier d'un seul côté en les passant à la surface du bain de matière fondue ; laissez refroidir à l'air libre ; découpez en rectangles de 0^m,09 sur 0^m,065.

La formule ci-dessus donne le papier n° 1 ; préparez le papier n° 2 selon la même formule en augmentant de 1/4 la dose de cantharides.

—Ces papiers sont adoptés pour le service des hôpitaux militaires

— Épispastique ; pansement des vésicatoires. Les papiers épispastiques sont d'un usage beaucoup plus commode que les pommades !

★ PAPIER ÉPISPASTIQUE (Soc. de Pharm. de Bord.).

Cantharides pulv. (*Cantharis vesicatoria*)	6
Axonge (*Sus scropha*)	90
Cire blanche (*Apis mellifica*)	25
Blanc de baleine (*Physeter macrocephalus*)	10
Eau	25

F. bouillir doucement ensemble l'eau, l'axonge et les cantharides, jusqu'à ce que l'eau soit évaporée ; passez sans exprimer ; f. fondre la cire et le blanc de baleine dans l'axonge cantharidée ; étendez sur des bandes de papier blanc. Cette formule donne le papier n° 1. Pour le n° 2, portez la dose de cantharides à 12, et pour le n° 3 à 36 !

★ POUDRE DE GAROU (Cod. fr.).

Écorce de garou (*Daphne gnidium*)	Q. V.

Coupez en petits fragments ; f. sécher à l'étuve ; pulv. par contusion ; rejetez le résidu cotonneux ; couvrez le mortier et le tamis. Inusitée. Dangereuse à préparer.

— Le garou a été essayé contre les affections herpétiques rebelles ; il n'est guère employé que comme épispastique.

★ EXTRAIT ÉTHÉRÉ DE GAROU (Cod. fr.).

Éc. de garou gross. pulv. (*Daphne mezereum*)	1
Alcool à 80°	7
Éther sulfurique	1

F. un alcoolé par déplacement ; retirez l'alcool par distillation au B.-M. ; introduisez le résidu dans un flacon avec l'éther ; agitez ; laissez déposer pendant 24 h. ; décantez ; retirez l'éther par distillation au B.-M. ; achevez l'évaporation au B.-M.

— Épispastique. Prép. des *Pommades* et des *Papiers épispastiques au garou*.

★ POMMADE ÉPISPASTIQUE AU GAROU (Cod. fr.).

Extrait éthéré de garou	4
Axonge (*Sus scrofa*)	90
Cire blanche	10
Alcool à 90°	9

F. fondre au B.-M. la cire et la graisse ; ajoutez l'extrait en dissolution dans l'alcool ; continuez de chauffer jusqu'à ce que l'alcool soit évaporé ; passez à travers une toile : remuez pendant le refroidissement.

— Pansement des vésicatoires dont on veut entretenir la suppuration ; cette préparation est beaucoup moins irritante que les pommades cantharidées.

⋆ PAPIER ÉPISPATIQUE AU GAROU ; PAPIER AU GAROU (Cod. fr.).

Extrait éthéré de garou.............................. 1
Cire blanche (Apis mellifica)....................... 16
Blanc de baleine (Physeter macrocephalus) 6
Huile d'olive (Olea Europæa)........................ 8
Térébenthine du mélèze (Larix Europæa) 2

F. dissoudre l'extrait dans 3 d'alcool à 90° ; ajoutez toutes les autres substances ; f. fondre ; chauffez en remuant jusqu'à ce que l'alcool soit évaporé ; passez. Enduisez les bandes de papier d'un seul côté en les passant à la surface du bain de matière fondue ; laissez refroidir à l'air libre ; découpez en rectangles de 0ᵐ,09 sur 0ᵐ,065.

— La formule ci-dessus donne le papier n° 1 ; préparez le papier n° 2 selon la même formule en augmentant de 1/4 la dose d'extrait éthéré de garou.

— Épispastique ; pansement des vésicatoires ! Les papiers épispastiques sont d'un usage beaucoup plus commode que les pommades. (Voy. Papier épispastique, p. 304.)

⋆ POMMADE AU GAROU ; POMMADE ÉPISPASTIQUE AU GAROU (F. H. M.).

Axonge.. 200
Cire jaune 20
Écorce sèche de garou 50
Alcool à 85°.. Q. S.

Humectez l'écorce avec l'alcool ; pilez-la dans un mortier de fer jusqu'à ce qu'elle soit réduite en pulpe fibreuse ; f. digérer au B.-M. dans l'axonge pendant 12 h. ; passez ; exprimez fortement ; laissez refroidir lentement ; séparez la pommade du dépôt en l'enlevant couche par couche avec une spatule ; f. fondre la cire ; ajoutez la pommade ; mêlez ; remuez pendant le refroidissement.

Rendement : 66/100 de matières employées sans compter l'alcool.

§ 12. — Euphorbe ; Croton tiglium ; Tartre stibié ; Ipéca ; Thapsia ; Sabine.

⋆ POUDRE D'EUPHORBE (Cod. fr. ; F. H. M.).

Prép. comme la Poudre de gomme-résine d'ammoniaque.
Mortier et tamis couvert ; opérez dans un courant d'air. Très-dangereuse à préparer.

— Entre dans quelques préparations rubéfiantes et vésicantes.
— Très-usité dans la médecine vétérinaire.

— Le suc frais de l'*Euphorbia villosa* a été employé pour détruire les verrues; le suc des diverses espèces d'*Euphorbia* indigènes aurait les mêmes effets.

★ ALCOOLÉ D'EUPHORBE; TEINTURE D'EUPHORBE (Cod. fr.).

Prép. comme la *Teinture de benjoin*.

— Rubéfiant; il suffit de verser 1 ou 2 gram. de cet alcoolé sur un emplâtre de poix de Bourgogne pour en assurer l'efficacité révulsive.

★ HUILE D'EUPHORBE (Soubeiran).

Euphorbe (*Euphorbia officinarum*)................... 1
Huile d'olives (*Olea Europœa*)..................... 10

F. digérer pendant 5 j.; agitez de temps en temps; filtrez.
— Stimulant, rubéfiant.

★ POMMADE D'EUPHORBE (Néligan).

Euphorbe pulv. (*Euphorbia officinarum*)............. 1
Axonge benzoïné................................... 20

M. — Pour enduire les mèches introduites dans les trajets fistuleux afin d'en provoquer la suppuration.

★ LINIMENT RUBÉFIANT.

Huile camphrée..................................... 3
Huile de croton tiglium (*Croton tiglium*)............ 1

— M. — Produit sur la peau une éruption miliaire. L'huile de croton tiglium est souvent employée sous forme d'emplâtre; il suffit d'étendre 1 gram. de cette huile à la surface d'un emplâtre quelconque ou d'une pièce de sparadrap, qu'on applique sur la peau; l'éruption paraît au bout de 24 h. environ!

★ LINIMENT AVEC L'HUILE DE CROTON TIGLIUM (F. H. M.).

Huile de croton tiglium (*Croton tiglium*)......,. 1 gram.
Huile d'arachide (*Arachis hypogœa*),.......... 5 —

M. — Révulsif, à condition d'une application continue.

★ POMMADE D'HUILE DE CROTON (Dorvault).

Axonge... 5
Cire jaune (*Apis mellifica*)..................... 1
Huile de croton (*Croton tiglium*).................. 2

F. fondre la cire; ajoutez l'axonge; laissez refroidir; mêlez l'huile.

— Révulsif; produit une éruption miliaire vésiculeuse analogue à l'eczéma. — Doses : frictions matin et soir; couvrez la partie avec une pièce de sparadrap sans essuyer; l'éruption paraît le 2ᵉ ou le 3ᵉ jour; elle est accompagnée de vives démangeaisons!

★ LINIMENT GENEAU (Lepage).

Semence de croton concassée (*Croton tiglium*)....... 5
Cantharides grosses pulv. (*Cantharis vesicatoria*)..... 1
Essence de térébenthine.......................... 10
Huile d'œillette ou de colza....................... 40
Racine d'orcanette (*Anchusa tinctoria*) .... Q. S.

F. digérer au B. M. en vase clos pendant 5 à 6 h. les semences de croton et les cantharides dans l'essence de térébenthine; ajoutez l'huile et l'orcanette; faites encore digérer pendant quelques heures; agitez de temps en temps; laissez déposer; tirez à clair; exprimez le marc. Remède secret.

— Rubéfiant très-usité dans la médecine vétérinaire.

★ POMMADE STIBIÉE; POMMADE D'AUTENRIETH (Cod. fr.; H. P.; F. H. M.).

Émétique porphyrisé............................. 1
Axonge benzoïnée................................ 3

M. sur le porphyre. La Ph. germ. prescrit 4 d'axonge pour 1 de tartre stibié; la Soc. de Ph. propose d'adopter cette dernière formule.

— Révulsif; à doses modérées produit des pustules ombiliquées semblables aux pustules varioliques; à hautes doses produit des ulcérations gangréneuses. — Doses : 1 à 2 gram. en frictions 3 fois par jour; couvrir d'une pièce de sparadrap la surface frictionnée; surveillez de près l'éruption qui apparaît au bout de 1 à 3 j. et produit souvent un mouvement fébrile avec beaucoup de douleur. L'éruption apparaît du jour au lendemain, lorsque l'épiderme a été entamée par des piqûres ou par des scarifications.

★ POMMADE RÉVULSIVE (Turnbull).

Racine d'ipécacuanha pulv. (*Cœphelis ipecacuanha*).... 1
Huile d'olive.................................... 1
Axonge benzinée................................ 2

M. — En frictions 2 fois par jour; après chaque friction, couvrez la partie d'une pièce de sparadrap. Inusité. — Action analogue à celle de la *Pommade stibiée*.

★ RÉSINE DE THAPSIA (Cod. fr.).

Éc. de racine de thapsia incisée (*Thapsia garganica*... Q. V.
Alcool à 90°.................................... Q. S.

Lavez l'écorce à l'eau chaude; faites-la sécher; faites-la bouillir avec 2 fois son poids d'alcool; passez; renouvelez 3 fois ce traitement; passez; exprimez; réunissez les alcoolés; retirez l'alcool par distillation au B.-M.; reprenez la résine impure ainsi obtenue par 4 fois son poids d'alcool froid; filtrez; retirez l'alcool par la distillation au B.-M.; la préparation est terminée lorsque la résine offre la consistance du miel.

— Révulsif produisant la rougeur, la vésiculisation et même la vésication selon la durée du contact avec la peau; employée sous forme d'emplâtre ou de sparadrap comme l'huile de croton tiglium ou la résine d'euphorbe qui la remplacent fort bien.

★ SPARADRAP RÉVULSIF DE THAPSIA; SPARADRAP D'EMPLATRE DE THAPSIA; EMPLATRE DE THAPSIA (Cod. fr.).

Cire jaune (*Apis mellifica*)	84
Colophane (*Pinus maritima*)	30
Poix blanche (*Pinus maritima*)	30
Térébenthine cuite	30
Térébenthine de mélèze (*Larix Europœa*)	10
Glycérine	10
Miel blanc (*Apis mellifica*)	10
Résine de thapsia	15

F. fondre les 5 premières substances; passez; continuez de chauffer doucement; ajoutez la glycérine, le miel et la résine de thapsia; mêlez; étendez sur les bandes de toile.

La Soc. de ph. adopte cette formule, sauf la dose de cire qu'elle réduit à 75.

— Révulsif très-vanté depuis quelques années, qui produit une éruption eczémateuse. On laisse l'emplâtre en place jusqu'à ce que l'effet produit paraisse suffisant.

— Il convient d'étendre cet emplâtre sur de la toile colorée, afin de ne pas risquer de confondre le sparadrap révulsif au thapsia avec les sparadraps agglutinatifs.

★ POUDRE DE SABINE (Cod. fr.; F. H. M.).

Prép. comme la *Poudre de feuil. d'oranger*. Rendement : 66/100.

— Mortifie les tissus sans en détruire la trame organique; irritante à dose modérée, la poudre de sabine détruit les verrues (V. *Poudre escharotique*, p. 292), ranime les ulcères atoniques; elle est parasiticide; c'est un puissant emménagogue, mais l'huile essentielle de sabine est préférable. (V. *Spéciaux de l'appareil utérin.*)

POUDRE PHAGÉDÉNIQUE (Langlebert).

Sabine pulv. (*Juniperus sabina*)	50
Alun calciné	50
Calomel	20
Bichlorure de mercure	1

M. — Destruction des végétations. — Applications journalières

★ POMMADE DE SABINE (Ph. anglaises).

Sabine fraîche (*Juniperus sabina*).................. 8
Cire jaune (*Apis mellifica*).................... 3
Axonge (*Sus scropha*)............ 16

Pilez les feuilles avec un peu d'alcool ; ajoutez l'axonge ; f. digérer au B.-M. pendant 12 h. ; passez ; exprimez ; laissez refroidir lentement pour séparer le dépôt ; reprenez la pommade purifiée, faites-la fondre avec la cire au B.-M.

— Épispastique, employé pour entretenir la suppuration des vésicatoires.

★ POMMADE PHAGÉDÉNIQUE (Baunier).

Feuilles de sabine pulv. (*Juniperus sabina*).... ⎱
Alun pulv................................. ⎰ aa. 1
Calomel à la vapeur....................... ⎰
Axonge benzoïnée............................. 8

M. — Végétations ; onctions matin et soir; l'addition de 1 gram. d'essence de sabine augmente beaucoup l'efficacité de cette préparation.

(Voy. *Poudre escharotique de Hunter*, p. 292.)

SIXIÈME SECTION

ÉMOLLIENTS

§ 1. — *Gomme; Orge; Riz; Amidon; Son; Carragaheen; Salep; Lin; Guimauve; Mauve; Cynoglosse; Bouillon blanc; Tussilage; Espèces émollientes; Lys; Carottes; Bourrache; Laitue; Silice en gelée; Émollients gélatineux, gras, albumineux.*

★ POUDRE DE GOMME ARABIQUE (Cod. fr.; F. H. M.).

Gomme arabique (*Acacia vera*) ou gomme du Sénégal blanche choisie (*Acacia verek*)............ Q. V.

Mondez au couteau ; pilez grossièrement ; secouez sur un tamis de crin pour séparer le sable et les matières étrangères ; f. sécher à l'étuve ; pulvérisez par contusion ; passez au tamis de soie. Rendement : 95/100. — Préparations diverses.

— Toutes les substances mucilagineuses retiennent l'eau en contact avec les tissus, d'où les effets émollients d'un bain tiède prolongé.

★ POUDRE DE GOMME ADRAGANTE (Cod. fr.; F. H. M.).

Prép. comme la *Poudre de gomme arabique.* Rendement :
92/100. — Préparations diverses.

★ POUDRE GOMMEUSE (Ph. Germ.).

Gomme arabique pulv. (*Acacia vera*)............... 3
Réglisse pulv. (*Glycyrrhiza glabra*)................. 2
Sucre blanc pulv.................................... 1

M. — Émollient ; diurétique. — Doses : 20 à 30 gram. délayés
dans 1 litre d'eau pour faire une tisane extemporanée qu'il faut
passer à travers un linge.

MUCILAGE DE GOMME (Cod. fr.).

Gomme arabique pulv. (*Acacia vera*).....
Eau froide........................... } *aa.* P. É.

Triturez. — Si l'on s'y prend quelques heures à l'avance, on peut
employer la gomme entière mondée et lavée ; il faut remuer de
temps en temps le mélange de gomme et d'eau. — Prép. des tablettes.

MUCILAGE DE GOMME ADRAGANTE (Cod. fr.).

Gomme adragante entière (*Astragalus verus*)......... 1
Eau froide....................................... 1

Mondez la gomme ; laissez en contact avec l'eau pendant 12 h. ;
passez ; exprimez ; battez dans un mortier. — Prép. des tablettes.

TISANE DE GOMME ; EAU GOMMEUSE Cod. f..; H. P.).

Gomme arabique concass. (*Acacia vera*)........... 20
Eau.. 1000

Lavez ; f. dissoudre à froid ; passez. — Émollient.

TISANE DE GOMME ; EAU GOMMEUSE (F. H. M.).

Gomme du Sénégal concassée (*Acacia verek*).. 15 gram.
Eau................................... 950 —
Sp. simple............................ 50 —

Lavez la gomme ; faites-la dissoudre à froid ; passez ; ajoutez le
sirop. — Pour opérer la dissolution des grandes quantités de
gomme, on se sert dans les hôpitaux d'une corbeille en fer étamé,
plongeant dans les couches supérieures du liquide ; on peut se
contenter de retenir la gomme entière à la surface de l'eau dans
un nouet de linge ou sur un tamis de crin.

★ SIROP DE GOMME (Cod. fr.).

Gomme arabique ou gomme du Sénégal............ 10
Eau.. 15
Sp. de sucre...................................... 100

D'une part, lavez la gomme à deux reprises à l'eau froide ; faites-la fondre à froid dans l'eau prescrite ; passez sans exprimer ; d'autre part, f. le sp. de sucre clarifié, bouillant à D. 1,30 (33° B) ; ajoutez-y la solution de gomme ; f. bouillir un instant ; passez.

— Le sp. de gomme reste opalin lorsqu'on l'a préparé avec le sp. de sucre clarifié au blanc d'œuf ; cela résulte d'un peu d'albuminate de chaux très-divisé qui reste en suspension ; l'albuminate de chaux provient de ce que le sp. de sucre clarifié au blanc d'œuf retenant un peu d'albumine, celle-ci entre en combinaison avec la chaux, partie constituante de la gomme. (Magne-Lahens).

— Émollient correctif très-usité ! Doses : *ad libitum*.

★ SIROP DE GOMME (Magne-Lahens).

Gomme du Sénégal blanche (*Acacia verek*)......... 1010
Lavez à grande eau, ce qui réduit à 1000.
Eau Q. S. pour former avec la dose de gomme prescrite un mucilage pesant 4340 ; ajoutez :

Sucre blanc.. 6660

F. dissoudre au B. M. en agitant de temps en temps ; passez.
— Préférable à la formule du Cod. fr. ; donne un sirop limpide !

★ SIROP DE GOMME (Ph. germ.).

Gomme lavée (*Acacia vera*)....................... 1
Eau distillée..................................... 2

E. dissoudre ; passez ; ajoutez :

Sp. simple préparé à froid........................ 9

M. — Ce sp. est limpide !

POTION GOMMEUSE ; JULEP GOMMEUX (Cod. fr.; H. P.).

Gomme arabique pulv. (*Acacia vera*)........ 10 gram.
Sp. de gomme............................... 30 —
Hydrolat de fl. d'oranger.................. 10 —
Eau commune............................... 100 —

Triturez la gomme avec le sp. ; M. — Émollient ; véhicule d'un grand nombre de potions composées !

POTION GOMMEUSE (F. H. M.).

Gomme Sénégal (*Acacia verek*)...................... 8
Eau de fl. d'oranger............................ 2
Sp. simple..................................... 30
Eau.. 100

Lavez la gomme à l'eau froide ; faites-la dissoudre dans l'eau ; passez ; ajoutez le sirop et l'eau de fl. d'oranger.
— Émollient ; véhicule de potions composées !

SIROP DE GOMME POUR POTION GOMMEUSE (Jeannel).

Gomme Sénégal lavée (*Acacia verek*)............... 12
Hydrolat de fleur d'oranger..................... 10
Eau commune................................... 15

F. dissoudre à froid ; passez ; ajoutez :

Sucre blanc................................... 18

F. dissoudre au B.-M. en agitant de temps en temps. — Ce sp. froid pèse 25° B. — 55 gram. de ce sp. mêlés à 95 gram. d'eau représentent la potion gommeuse du Codex.

★ TABLETTES DE GOMME ARABIQUE (Cod. fr.).

Gomme arabique pulv. (*Acacia vera*)............... 4
Sucre blanc pulv............................... 36
Hydrolat de fleur d'oranger.................... 3

F. un mucilage avec 3 de gomme et autant de sucre ; ajoutez le sucre mêlé au reste de la gomme ; faites des tablettes de 1 gram. — Émollient. — Doses : *ad libitum*.

TISANE D'ORGE (Cod. fr.; H. P.).

Orge perlé lavé à l'eau froide (*Hordeum vulgare*).... 20

F. bouillir l'orge dans Q. S. d'eau, jusqu'à ce qu'il soit bien crevé et que le liquide soit réduit à un litre ; passez à l'étamine.
— Bronchite aiguë. — Souvent additionnée de 1/10 de lait, édulcorée avec 60 gram. de sp. de gomme, d'orgeat ou de Tolu.
— Prép. de même la *Tisane de gruau d'avoine* (*Avena sativa*).

TISANE D'ORGE ; DÉCOCTION D'ORGE (F. H. M.).

Orge mondé (*Hordéum vulgare*)............... 15 gram.
Rac. de réglisse ratissée, effilée et coupée (*Gly-
cyrrhiza glabra*)................................ 8 —
Eau.. Q. S.

pour 1 lit. décocté. Lavez l'orge à l'eau chaude ; f. bouillir jusqu'à ce que l'enveloppe se rompe ; retirez du feu et faites infuser la réglisse pendant 2 heures. — Émollient, diurétique.

EAU PANÉE (H. P.).

Pain.................................... 60 gram.
Eau bouillante.......................... 1000 —

F. infuser pendant 1 h. ; passez.
— Émollient, légèrement nutritif.

★ POUDRE DE RIZ, FARINE DE RIZ (Cod. fr.).

Riz mondé (*Oryza sativa*).................... Q. V.

Lavez à l'eau froide ; f. macérer dans l'eau pendant 2 h. ;
f. égoutter ; pilez dans un mortier de marbre ; f. sécher la poudre ;
pulv. de nouveau dans un mortier de fer ; passez au tamis de
soie. Prép. du *Cataplasme de farine de riz.*

TISANE DE FÉCULE (H. P.).

Fécule de pommes de terre.................. 8 gram.
Eau....................................... Q. S.

Délayez la fécule dans 60 gram. d'eau froide, portez le reste de
l'eau à l'ébullition, mélangez-y la fécule délayée et continuez
l'ébullition pendant 1/4 d'h. pour obtenir 1 lit. de tisane ; passez
à l'étamine. — Émollient, légèrement nutritif.

CATAPLASME DE FÉCULE (Cod. fr.; H. P.).

Fécule de pommes de terre.................... 1
Eau....................................... 10

F. bouillir 8 d'eau ; ajoutez la fécule délayée dans 2 d'eau
froide ; f. bouillir quelques instants en remuant.

Prép. de même le *Cataplasme de farine de riz* et le *Cataplasme
d'amidon.*

— Émollients. Ces cataplasmes ont l'avantage d'aigrir moins
vite que le cataplasme de farine de lin, de n'en avoir pas l'odeur
peu agréable et surtout de ne point déterminer d'éruptions éry-
thémateuse ou eczémateuse !

— Le *Cataplasme de riz* préparé avec le riz réduit en pâte par
une décoction prolongée a l'inconvénient de présenter des grumeaux souvent trop consistants (Voy. *Cataplasme de Carra=
gaheen*, p. 315.)

BAIN D'AMIDON (H. P.).

Fécule de pommes de terre............... 500 gram.
Eau .... 6000 — .

Délayez la fécule dans l'eau ; f. chauffer à l'ébullition une quantité d'eau égale à celle qui est mélangée à la fécule, versez-y peu
à peu le mélange de fécule et d'eau en remuant ; ajoutez à l'eau
du bain. — Émollient. Affections herpétiques.

BAIN DE SON (H. P.).

Son...................................... 2000 gram.
Eau bouillante........................... Q. S.

F. bouillir pendant 1/4 d'h. ; passez ; mêlez à l'eau du bain.
— Émollient. — Le F. H. M. réduit la dose de son à 1 kil.

LAVEMENT DE SON (H. P.).

Son...................................... 60 gram.
Eau...................................... 625 —

F. bouillir pendant quelques minutes ; passez ; exprimez.
— Émollient.

GELÉE D'AMIDON (Dorvault).

Amidon................................... 30

Délayez dans un peu d'eau froide ; ajoutez :

Eau bouillante sucrée.................... 500

F. bouillir un instant pour achever d'hydrater l'amidon ; aromatisez *ad libitum ;* coulez. — Émollient, pectoral.

— Le *Raoutlocoum* des Turcs est de la gelée d'amidon un peu ferme, aromatisée, coupée par morceaux et roulée dans un mélange de sucre pulv. et d'amidon.

GELÉE DE CARRAGAEEN (Radius).

Carragaheen (*Fucus crispus*)............. 25
Lait..................................... 250

F. bouillir jusqu'à réduction de moitié ; passez ; ajoutez :

Sucre blanc.............................. 50

F. dissoudre ; aromatisez.
— Émollient ; alimentaire. (Voy. *Médicaments spéciaux de l'appareil respiratoire.*)

CATAPLASME ÉMOLLIENT AU CARRAGAHEEN ; CATAPLASME DE FUCUS CRISPUS
(Lelièvre).

Ce cataplasme, composé de pulpe de Carragaheen (*Fucus crispus*) laminée et séchée entre deux couches légères de coton en rame, est bien préférable à la farine de lin ; inaltérable à l'état sec, il est peu fermentescible lorsqu'il est gonflé d'eau et garde très-longtemps l'humidité.

Pour s'en servir, il suffit de faire macérer pendant quelques minutes une pièce de cataplasme de la dimension voulue dans de l'eau tiède ou froide, pure ou médicamenteuse, de l'appliquer et de la recouvrir d'une feuille de gutta-percha ou de tissu imperméable quelconque. Il est adopté par le service de santé de l'armée et a été l'objet d'un rapport favorable à l'Académie de médecine de Paris.

GELÉE DE SALEP (Soubeiran).

Salep pulv. (*Orchis mascula*)...................... - 15
Sucre 125
Eau.. 400

F. bouillir le salep ; ajoutez le sucre ; laissez refroidir, aromatisez. Pour prévenir la formation des grumeaux, humectez la poudre de Salep avec un peu d'alcool avant de la délayer dans l'eau et de la faire bouillir. (Depaire.)
— Émollient alimentaire. Prép. de même la *Gelée de Sagou*.

★ POUDRE DE GRAINE DE LIN ; FARINE DE LIN (Cod. fr.; F. H. M.).

Sem. de lin (*Linum usitatissimum*).............. Q. V.

Criblez ; f. sécher à l'étuve ; pilez, ou moulez au moyen d'un moulin à noix d'acier et à arêtes tranchantes ; passez au tamis de toile métallique.
Le F. H M. prescrit de moudre au moulin Cambray, sorte de laminoir composé de deux cylindres d'acier tournant en sens inverse. Rendement : 96 à 97/100. — Cette farine rancit et moisit promptement. (Voy. *Cataplasme de farine de lin*.)

TISANE DE GRAINE DE LIN (Cod. fr.; H. P.).

Prép. comme la *Tisane de bourrache*, 10/1000.
— Émollient désagréable et indigeste.

TISANE DE GRAINE DE LIN ; INFUSION DE LIN (F. H. M.).

Sem. de lin entières (*Linum usitatissimum*)... 10 gram.
Rac. de réglisse (*Glycyrrhiza glabra*)......... 10 —
Eau bouillante.............................. 1 lit.

F. infuser jusqu'au refroidissement ; passez.
On peut supprimer la rac. de réglisse et la remplacer par 50 gram. de sp. ou de mellite simple. — Émollient indigeste.

FOMENTATION DE LIN (H. P.).

Semences de lin (*Linum usitatissimum*)........ 15 gr.

F. bouillir pendant 1/4 d'h. avec Q. S. d'eau pour obtenir 1 lit. de décocté ; passez. — Émollient très-usité.

LAVEMENT DE LIN (H. P.).

Semences de lin (*Linum usitatissimum*)....... 15 gram.

F. bouillir pendant 1/4 d'h. dans Q. S. d'eau pour obtenir 1/2 lit. de décocté ; passez. — Émollient très-usité.

INJECTION MUCILAGINEUSE.

Sem. de lin (*Linum usitatissimum*) 3
Eau 100

F. bouillir quelques minutes ; passez. — Émollient.

MUCILAGE DE LIN (Cod. fr.).

Sem. de lin (*Linum usitatissimum*) 1
Eau tiède................................. 5

F. digérer pendant 6 h. ; agitez de temps en temps ; passez ; exprimez. — Prép. de même les mucilages de :

Sem. de coings (*Cydonia vulgaris*).
Rac. de guimauve (*Althœa officinalis*).
Sem. de Psyllium (*Plantago psyllium*).

Le *Cataplasme Hamilton*, composé d'une pièce de toile imprégnée de mucilage et séchée qu'on trempe dans l'eau pour l'hydrater au moment de s'en servir, est meilleur que le *Cataplasme de farine de lin*, mais inférieur au *Cataplasme de carragaheen* (Voy. p. 315).

CATAPLASME DE FARINE DE LIN.

Farine de lin (*Linum usitatissimum*)............... 4
Eau bouillante................................. 13

— M. — Émollient très-usité. Dans les hôpitaux il est nécessaire de faire le cataplasme de farine de lin et de le tenir chaud dans une bassine ovoïde au B.-M.

— Le cataplasme de farine de lin, dont l'usage est général, a le grave inconvénient d'entrer en fermentation presque aussitôt qu'il est appliqué et de devenir une cause d'infection, surtout dans les hôpitaux. Il produit souvent une éruption eczémateuse. (Voy. *Cataplasme de carragaheen*).

— Un tissu tomenteux quelconque imbibé d'eau tiède et recouvert d'une pièce d'étoffe imprimée constitue un très-bon cataplasme émollient !

CATAPLASME DE FARINE DE LIN ; CATAPLASME EMOLLIENT (Cod. fr.; H. P.; F. H. M.).

Farine de lin (*Linum usitatissimum*)............. Q. V.
Eau .... Q. S.

Délayez la poudre dans l'eau froide pour obtenir une bouillie très-claire ; f. chauffer en remuant jusqu'à ce que la masse ait pris une consistance convenable. Le F. H. M. prescrit de chauffer au B. M. ! (Voy. *ci-dessus*.)

— Si le cataplasme sert d'excipient à quelque poudre active,

18.

celle-ci doit être ajoutée à la surface au moment de l'application Prép. de même le *Cataplasme de poudre de guimauve* et le *Cataplasme de poudre émolliente.*

★ POUDRE DE GUIMAUVE (Cod. fr.; F. H. M.).

Rac. de guimauve mondée blanche (*Althæa offic.*).. Q. V.

Coupez en tranches minces ; f. sécher à l'étuve ; pulv. par contusion ; tamisez ; rejetez le résidu ligneux. Rendement : 85/100.

INFUSION DE FLEURS DE GUIMAUVE ; TISANE DE FLEURS DE GUIMAUVE (Cod. fr).

Prép. comme la *Tisane de feuilles d'oranger*, 5/1000.
— Émollient, pectoral. L'eau gommeuse est préférable,

INFUSION DE FLEURS DE GUIMAUVE ; TISANE DE FLEURS DE GUIMAUVE (F. H. M.).

Prép. comme l'*Infusion de lin.* (F. H. M.)
— Émollient. L'eau gommeuse est préférable.

INFUSION DE FLEURS DE MAUVE ; INFUSION DE FLEURS DE MAUVE (Cod. fr.).

Prép. comme la *Tis. de feuilles d'oranger*, 5/1000.
— Émollient, pectoral. L'eau gommeuse est préférable.

TISANE DE FLEURS DE MAUVE ; INFUSION DE FLEURS DE MAUVE (F. H. M.).

Prép. comme l'*Infusion de lin.* (F. H. M.)
Émollient. — L'eau gommeuse est préférable.

TISANE DE RACINE DE GUIMAUVE (Cod. fr).

Prép. comme la *Tisane de polygala;* 10/1000. — Émollient.

INFUSION DE RACINE DE GUIMAUVE (F. H. M.).

Prép. comme l'*Infusion de bardane*, 20/1000.

FOMENTATION DE GUIMAUVE (H. P.).

— Rac. de guimauve contusée (*Althæa officinalis*). 30 gram.

F. bouillir pendant 1/2 h. avec eau Q. S. pour obtenir 1 lit. de décocté ; passez. — Émollient très-usité.

★ SIROP DE GUIMAUVE (Cod. fr.).

Rac. de guimauve séch., incisée (*Althæa offic.*).... 5
Eau... 30
Sp. de sucre.................... 150

F. macérer la rac. dans l'eau froide pendant 12 h. ; passez sans exprimer ; ajoutez la liqueur au sp. de sucre ; f. cuire à 30° B. ; passez. — Émollient ; correctif. — Doses : *ad libitum.* Ce sirop équivaut à peu près au sp. de sucre.

GARGARISME ADOUCISSANT (H. P.).

Rac. de guimauve concass. (*Althœa officinalis*).   8 gram.
Sirop de miel............................   30 —

F. bouillir la rac. avec eau Q. S. pour obtenir 200 gram. de décocté; passez; ajoutez le sp. — Émollient très-usité.

GARGARISME ÉMOLLIENT (F. H. M).

Mellite simple......................................   30
Décoction de rac. de guimauve...................   200

M. — Émollient; véhicule de gargarismes composés.

★ TABLETTES DE GUIMAUVE (Cod. fr.).

Rac. de guimauve incisée (*Althœa officinalis*)......   10
Sucre blanc.................................   100
Eau...   Q. S.

F. bouillir la rac. de guimauve avec 40 d'eau; passez; f. évaporer le décocté jusqu'à réduction à 9; f. un mucilage au moyen de ce liquide; incorporez le sucre pour des tablettes de 1 gram.
— Émollient. — Doses : *ad libitum*.

✶ POUDRE DE RACINE DE CYNOGLOSSE (Cod. fr.).

Prép. comme la *Poudre de gentiane*.
Prép. des *Pilules de cynoglosse*.

INFUSION DE BOUILLON-BLANC; TISANE DE FLEURS DE BOUILLON-BLANC (Cod. fr.).

Prép. comme la *Tis. de feuilles d'oranger*, 5/1000.
L'infusé de bouillon blanc doit être filtré.
— Émollient, inutile, inusité.

INFUSION DE BOUILLON-BLANC (F. H. M.).

Prép. comme l'*Infusion de lin.* (F. H. M.)
Cette infusion doit être filtrée. — Émollient, inutile, inusité.

TISANE DE FLEURS DE TUSSILAGE (Cod. fr.).

Prép. comme la *Tisane de feuilles d'oranger*, 5/1000.
L'infusé de tussilage doit être filtré. — Émollient, inutile.

★ ESPÈCES ÉMOLLIENTES (Cod. fr.; H. P.).

Feuil. de bouillon-blanc (*Verbascum thapsus*)
— de guimauve (*Althœa officinalis*).....   } *aa.* P. É.
— de mauve (*Malva rotundifolia*).......
— de pariétaire (*Parietaria officinalis*)..

F. sécher; incisez.

— Émollient ; usage extérieur, lotions, fomentations. — Doses :
20 à 60/1000 en décoction.

— Une solution de gomme, 20 à 60/1000, est préférable au
décocté d'espèces émollientes.

★ POUDRE ÉMOLLIENTE POUR CATAPLASMES ; FARINE ÉMOLLIENTE (Cod. fr.).

Espèces émollientes............................. Q. V.

Pulv. ; passez au tamis de crin.

★ ESPÈCES ÉMOLLIENTES (F. H. M.).

Feuil. sèch. de bouillon-b. (*Verbascum thapsus*) ⎫
    —   de guimauve (*Althœa offic.*).... ⎬ *aa.* P. É.
    —   de mauve (*Malva rotundifolia*).. ⎭

Incisez ; mêlez. Rendement : 97/100.

★ ESPÈCES ÉMOLLIENTES (Ph. germ.).

Feuil. sèch. de guimauve (*Althœa offic.*).... ⎫
    —   de mauve (*Malva sylvestris*).... ⎪
Mélitot (*Melitotus officinalis*)............... ⎬ *aa.* P. É.
Fleurs de camomille (*Anthemis nobilis*).... ⎪
Sem. de lin (*Linum usitatissimum*)......... ⎭

Incisez ; contusez ; réduisez en poudre grossière. — Doses :
10 à 30 en infusion ou décoction pour 1000 d'eau ; lotions, applications, bains.

FOMENTATION ÉMOLLIENTE (Cod. fr.).

Espèces émollientes............................ 1
Eau.. Q. S.
pour 20 de décocté.

F. bouillir pendant 10 m. ; passez ; exprimez.

FOMENTATION ÉMOLLIENTE (H. P.).

Espèces émollientes........................ 30 gram.

F. bouillir pendant 10 m. dans Q. S. d'eau pour obtenir 1 lit.
de décocté ; passez.

LAVEMENT ÉMOLLIENT (H. P.).

Espèces émollientes........................ 30 gram.

F. bouillir pendant 10 m. dans Q. S. d'eau pour obtenir 1/2 lit.
de décocté ; passez.

INFUSION ÉMOLLIENTE ; INFUSION D'ESPÈCES ÉMOLLIENTES (F. H. M).

Prép. comme l'*Infusion de lin* (F. H M.)
— Émollient, indigeste.

FOMENTATION ÉMOLLIENTE (F. H. M.).

Espèces émollientes......................... 50 gram.
Eau....................................... Q. S.
pour 1 lit. de décoction.

F. bouillir pendant 10 minutes ; passez, exprimez.
On peut remplacer les espèces émollientes par la rac. de guimauve ratissée, 30 gram.

LAVEMENT ÉMOLLIENT (F. H. M.).

Espèces émollientes......................... 20 gram.
Eau....................................... Q. S.
pour 500 gram. de décoction.

F. bouillir pendant 10 m. ; exprimez.

On peut remplacer les espèces émollientes par :

Rac. de guimauve rat. (*Althœa officinalis*).... 20 gram.

Ou par :

Sem. de lin entière (*Linum usitatissimum*).... 10 gram.

PULPE DE BULBES DE LIS (Cod. fr.).

Prép. comme la *Pulpe de pruneaux.*
— Émollient employé en cataplasme. On lui attribue gratuitement la propriété d'accélérer la suppuration des abcès.

PULPE DE CAROTTE (Cod. fr.).

Rac. de carotte (*Daucus carotta*).............. Q. V.

Râpez. — Émollient employé en cataplasme.

SUC DE BOURRACHE (Cod. fr.).

Feuil. fraîch. de bourrache (*Borrago officinalis*).... Q. V.

Réduisez en pulpe dans un mortier de marbre ; ajoutez une
quantité d'eau égale à 1/5 du poids des feuilles ; exprimez ;
filtrez. — Émollient ?

TISANE DE FEUILLES DE BOURRACHE (Cod. fr.).

Feuil. sèch. de bourrache (*Borrago offic.*)... 10 gram.
Eau bouillante............................. 1000 —

F. infuser pendant 1/2 h. ; passez.
— Émollient ? Diaphorétique ? — La tisane de bourrache n'est
pas plus diaphorétique que l'eau chaude.

INFUSION DE BOURRACHE; TISANE DE BOURRACHE (F. H. M.).

Prép. comme l'*Infusion de lin.* (F. H. M.)
— Émollient, prétendu diaphorétique.

★ SIROP DE BOURRACHE (Cod. fr.).

Prép. comme le *Sp. de fumeterre.* — Inusité, inutile.

★ EAU DISTILLÉE DE LAITUE; HYDROLAT DE LAITUE (Cod. fr.).

Tiges fraîches de laitue (*Lactuca sativa*)............ 1
Eau commune...... 2

Pilez les tiges de laitue ; distillez à un feu modéré pour obtenir 1 d'hydrolat.

Préparez de même les hydrolats de plantes inodores : Bourrache (*Borrago officinalis*), Plantin (*Plantago major*), Pariétaire (*Parietaria officinalis*), Bleuet (*Centaurea cyanus*).

— Ces médicaments, qu'on a l'habitude de prescrire comme véhicules de potions ou de collyres, ne sont guère autre chose que de l'eau distillée pure, contenant des traces de matières aromatiques.

BOUILLON DE VEAU (Cod. fr.).

Rouelle de veau........................,.......... 120 gram.
Eau.. 1 lit.

F. bouillir à petit feu dans un vase couvert pendant 2 h. ; laissez refroidir ; passez.

— Quelques légumes (carottes, poireaux, navets), et 1 gram. de sel marin améliorent beaucoup ce bouillon sans nuire sensiblement à ses propriétés émollientes et légèrement nutritives.

BOUILLON DE VEAU (H. P.).

Rouelle de veau........................... 125 gram.

F. cuire à petit feu pendant 2 h. avec eau Q. S. pour obtenir 1 litre de bouillon ; passez. (Voy. *ci-dessus*.)

BOUILLON DE POULET (Cod. fr.).

Poulet coupé par morceaux..................... 120
Eau.. 1000

F. bouillir doucement pendant 2 h. ; laissez refroidir ; passez.
Prép. de même le *Bouillon de grenouille* (*Rana esculenta*), et le *Bouillon de tortue* (*Testudo Europœa*), etc.

— Émollient, légèrement nutritif. (Voy. *Bouillon de veau.*)

BOUILLON DE LIMAÇONS (Cod. fr.).

Chair de limaçon de vigne (*Helix pomatia*)........ 120
Eau.. 1000
Capillaire du Canada (*Adiantum pedatum*).......... 5

Laissez les limaçons dans l'eau bouillante jusqu'à ce qu'ils puissent être facilement retirés de leurs coquilles ; rejetez les intestins ; lavez la chair à l'eau tiède ; essuyez-la ; pesez-la ; coupez-la par morceaux ; faites-la cuire au B. M. pendant 2 h. dans un vase couvert avec la quantité d'eau prescrite ; ajoutez le capillaire ; laissez infuser pendant 1/4 d'h. ; passez.

Émollient, pectoral, légèrement nutritif.

MUCILAGE DE LIMAÇON (Soubeiran).

Limaçons lavés et hachés (*Helix pomatia*)...	N° 4
Eau..	90 gram.

Battez fortement rendant 15 m. ; passez ; ajoutez :

Sp. simple......................................	27 gram.
Hydrolat de fl. d'oranger.......................	8 —

M. — Bronchites chroniques. — Doses : *ad libitum*.

BAIN GÉLATINEUX (Cod. fr.; H.P.; F. H. M.)

Gélatine concassée.............................	500 gram.

F. tremper la gélatine dans 2 lit. d'eau froide pendant une heure ; achevez la dissolution au moyen de la chaleur ; versez dans l'eau du bain. — Émollient !

LAVEMENT GÉLATINEUX (H. P.).

Colle de Flandre...............................	15 gram.
Eau chaude.....................................	500 —

F. dissoudre. — Émollient !

TISANE DE CORNE DE CERF (H. P.).

Corne de cerf râpée (*Cervus elaphus*).........	125 gram.

Lavez la corne de cerf à l'eau tiède ; faites-la bouillir pendant 1/2 h. avec Q. S. d'eau pour obtenir 1 lit. de tisane ; passez.
— Émollient, antidiarrhéique.

GELÉE DE TABLE (Soubeiran).

Grénétine......................................	15
Eau...	325

F. dissoudre à chaud ; ajoutez :

Sucre blanc....................................	250
Acide citrique.................................	1

F. bouillir ; clarifiez au blanc d'œuf ; écumez ; passez ; aromatisez. — Émollient alimentaire !

GELÉE DE TABLE A L'ORANGE OU AU CITRON (Soubeiran).

Grénétine......................................	23
Eau...	750

F. dissoudre à chaud ; ajoutez :

Sucre 375
Acide citrique 2

F. bouillir ; clarifiez au blanc d'œuf ; ajoutez :

Alcoolé de zeste d'orange ou de citron 25

Mêlez. — Émollient alimentaire !

GELÉE DE CORNE DE CERF (Cod. fr.).

Corne de cerf râpée (*Cervus elaphus*) .... 250 gram.
Eau commune .... 2000 —
Sucre blanc .... 125 —
Citron (*Citrus limon*) .... N° 1

Lavez la corne de cerf à l'eau tiède ; faites-la bouillir dans la quantité d'eau prescrite jusqu'à réduction de moitié ; passez ; exprimez ; ajoutez le sucre, le jus du citron et un blanc d'œuf battu avec un peu d'eau ; clarifiez à l'ébullition et faites-évaporer jusqu'à ce qu'une petite portion de la liqueur, refroidie, se prenne en gelée ; ajoutez alors le zeste de citron ; laissez infuser quelques instants ; passez à l'étamine — Les quantités ci-dessus fournissent 250 gram. de gelée. — Émollient. — Doses : *ad libitum*.

GELÉE DE CORNE DE CERF ÉMULSIONNÉE (Guibourt).

Gelée de corne de cerf .... 250 gram.
Amandes d. mondées (*Amygdalus communis*) 30 —
Sucre .... 15 —
Hydrolat de fl. d'oranger .... 4 —
Alcoolat de citron .... 12 gouttes.

Pilez les amandes et le sucre dans un mortier de marbre chauffé à l'eau bouillante ; ajoutez l'hydrolat, puis la gelée chaude ; passez ; aromatisez. — Émollient. — Doses : *ad libitum*.

★ HUILE DE ROSE ; HUILE ROSAT (Cod. fr.).

Prép. comme l'*Huile de camomille*. — Émollient.

★ HUILE DE SEMENCES DE FENUGREC (Cod. fr.).

Prép. comme l'*Huile de camomille*. — Émollient ; inutile, inusité.

★ POMMADE DE ROSAT ; ONGUENT ROSAT (Cod. fr.).

Axonge. 500
Rac. d'orcanette concassée. (*Alkanna tinctoria*) 15
Cire blanche 4
Essence de rose (*Rosa centifolia*) 1

F. digérer au B. M. la racine d'orcanette dans l'axonge ; passez ; ajoutez et faites fondre la cire ; remuez le mélange jusqu'à ce qu'il soit presque refroidi ; ajoutez l'essence.

— Émollient. — Onctions contre les gerçures des lèvres ! (Voy. *Gerçures*.)

★ POMMADE DE CONCOMBRES.

Axonge (*Sus scrofa*)	500
Graisse de veau (*Bos taurus*)	300
Baume de Tolu (*Myrospermum toluiferum*	1
Hydrolat de roses	5
Suc de concombre (*Cucumis sativus*)	600

F. fondre les graisses au B. M. ; ajoutez le baume de Tolu dissous dans Q. S. d'alcool, et l'hydrolat de roses ; mêlez ; laissez déposer ; décantez dans une bassine étamée ; laissez refroidir ; ajoutez 200 de suc de concombre ; remuez continuellement pendant 4 h. ; f. écouler le suc qui a été battu avec la graisse ; ajoutez 200 de suc nouveau ; remuez le mélange encore pendant 4 h. ; f. encore écouler le suc ; recommencez le même traitement une troisième fois ; f. égoutter la graisse ; faites-la fondre au B. M. ; laissez en repos pendant 3 ou 4 h. ; écumez ; enfin battez fortement la pommade avec une spatule de bois jusqu'à ce qu'elle ait presque doublé de volume par l'interposition de l'air.

— Émollient cosmétique auquel on attribue la propriété de rafraîchir la peau. (Voy. *Cosmétiques*.)

SUPPOSITOIRE DE BEURRE DE CACAO (Cod. fr.).

Beurre de cacao (*Theobroma cacao*)	5 gram.

F. fondre ; coulez dans un moule conique. En été, ajoutez 1/10 de cire blanche. — Émollient !

— Les extraits prescrits pour être incorporés aux suppositoires doivent être d'abord délayés avec un peu d'eau, puis mêlés par trituration au beurre de cacao à demi refroidi.

★ SPARADRAP DE CIRE ; TOILE DE MAI (Cod. fr.).

Cire blanche (*Apis mellifica*)	8
Huile d'amandes (*Amygdalus communis*)	4
Térébenthine du mélèze (*Larix Europæa*)	

F. fondre au B. M. ; laissez refroidir ; avant le refroidissement complet, plongez dans le mélange fondu des bandes de toile fine de 1 mètre de long sur 0ᵐ,20 de large ; f. passer les bandes entre deux règles convenablement rapprochées qui feront tomber l'excédant de matière emplastique ; lissez les bandes au moyen d'un couteau chauffé.

— Pansement des plaies simples, des écorchures.

★ EMPLATRE DE CIRE (Anc. Cod. fr.).

Cire jaune (*Apis mellifica*)............. 3
Suif de mouton (*Ovis aries*)......................... 3
Poix résine (*Pinus maritima*)....................... 1

F. fondre à une douce chaleur ; passez. — Pansements.

ÉMULSION SIMPLE; LAIT D'AMANDES (Cod. fr.; H. P.).

Amandes d. mondées (*Amygdalus communis*)...... 50
Sucre blanc.................................... 50
Eau... 1000

Pilez les amandes avec le tiers du sucre et un peu d'eau : délayez la pâte avec le reste de l'eau ; passez à l'étamine ; exprimez : ajoutez le reste du sucre.

— Émollïent ; sédatif des organes génito-urinaires. — Doses : *ad libitum!*

Les amandes amères mêlées en proportions mal déterminées avec les amandes douces du commerce fournissent le principe cyanique véritablement actif. Il serait rationnel de prescrire positivement la dose d'amandes amères qui doit entrer dans la composition des émulsions. (Voy *Médicaments spéciaux de l'appareil respiratoire, de l'appareil génito-urinaire ; Sirop d'orgeat.*)

ÉMULSION D'AMANDES (F. H. M.).

Amandes d. mondées (*Amygdalus communis*)........ 30
Sucre blanc.................................... 40
Eau froide..................................... 960

Pilez les amandes avec le sucre et un peu d'eau, de manière à les réduire en pâte très-fine ; délayez dans le reste de l'eau ; passez : exprimez.

— Émollient ; sédatif des organes génito-urinaires ! — Doses : *ad libitum.* (Voy. *ci-dessus.*)

POTION ÉMULSIVE (F. H. M.).

Amandes d. mondées (*Amygdalus communis*).   20 gram.
Eau de fl. d'oranger...................... 2 —
Sucre.. 20 —
Eau.. 110 —
rép comme l'*Émulsion d'amandes.* (Voy. *ci-dessus.*)

POTION ÉMULSIVE GOMMÉE (F. H. M.).

Amandes d. mondées (*Amygdalus communis*). 20 gram.
Sucre..................................... 20 —
Gomme adrag. pulv. (*Astragalus verus*)...... 6 décigram.
Eau de fl. d'oranger.............. .... 2 gram.
Eau... 115 —

Pilez les amandes avec le sucre ; f. un mucilage avec la gomme et 9 d'eau ; mêlez ; ajoutez peu à peu le reste de l'eau ; passez ; exprimez.

— Émollient ; pectoral ; sédatif des organes génito-urinaires.
— Doses : *ad libitum !*

MIXTURE GOMMEUSE; ÉMULSION ARABIQUE (Ph. Édimb.).

Gomme arabique pulv. (*Acacia vera*).............. 35
Amandes d. mondées (*Amygdalus communis*)...... 40
Sucre 20
Eau.. 1000

Pilez les amandes avec le sucre ; f. un mucilage avec la gomme et 33 d'eau ; mêlez ; ajoutez peu à peu le reste de l'eau ; passez.
— Émollient ; pectoral ; sédatif des organes génito-urinaires. —
Doses : *ad libitum !*

★ SIROP D'AMANDES ; SIROP D'ORGEAT (Cod. fr.).

Amandes douces (*Amygdalus communis dulcis*)..... 50
Amandes amères (*Amygdalus communis amara*).... 15
Sucre blanc................................... 300
Eau... 162
Hydrolat de fl. d'oranger...................... 25

Mondez les amandes de leur pellicule ; mettez-les en pâte avec 75 de sucre et 12 d'eau ; délayez la pâte avec le reste de l'eau ; passez à travers une toile serrée ; exprimez ; ajoutez à l'émulsion le reste du sucre concassé ; f. fondre au B. M. ; ajoutez l'hydrolat de fl. d'oranger ; passez à travers une toile. Laissez refroidir avant de mettre en bouteilles. Il est essentiel que les bouteilles soient bien sèches.
— Tempérant agréable ; sédatif des organes génito-urinaires !
— Doses : *ad libitum !*

★ SIROP D'AMANDES GOMMÉ ET VANILLÉ (Idt et Chevallier).

Sp. d'orgeat............................. ⎫
— de gomme.......................... ⎬ *aa.* P. É.
— de vanille.................. .... ⎭

M. — Tempérant agréable. — Doses : *ad libitum !*

★ CONSERVE D'AMANDES (Ph. Lond.).

Amandes d. mondées (*Amygdalus communis*)....... 50
Sucre blanc pulv.............................. 25
Gomme arabique pulv. (*Acacia vera*)............. 6

F. une pâte homogène.
— Émollient pectoral. — Doses : *ad libitum*

ÉMULSION DE CHÈNEVIS (Cod. fr.).

Prép. comme l'*Émulsion d'amandes*. (Voy. p. 326).

— Émollient. — Doses : *ad libitum* comme l'émulsion d'amandes. Inusité.

ÉMULSION DE PISTACHE (Cod. fr.).

Prép. comme l'*Émulsion d'amandes*. (Voy. p. 326.)

— Émollient légèrement balsamique. — Doses : *ad libitum*. Inusité.

LAIT SUCRÉ (F. H. M.).

Lait pur.. 100
Sp. simple... 15

M. — Émollient alimentaire. (Voy. *Substances alimentaires protéiques*.)

HYDROGALA (H. P.).

Lait.. 250 gram.
Eau commune............................... 750 —

M. Préparez dans les mêmes proportions toutes les tisanes lactées. — Émollient, légèrement nutritif !

PETIT-LAIT OU SÉRUM (Cod. fr.; H. P.).

Lait de vache pur...................... 1000 gram.

Portez à l'ébullition ; ajoutez, par petites portions, Q. S. (3 à 4 gram.), d'une dissolution aqueuse d'acide citrique 1/8 ; quand le coagulum sera bien formé, passez sans exprimer ; remettez le petit-lait sur le feu, avec 1 blanc d'œuf d'abord délayé, puis battu avec une petite quantité d'eau ; portez de nouveau à l'ébullition ; versez un peu d'eau froide pour abaisser le bouillon ; dès que le liquide sera éclairci, filtrez-le sur un papier lavé à l'eau bouillante.

— Émollient, diurétique. — Doses : 1/2 lit. à 1 lit.

PETIT-LAIT CLARIFIÉ (F. H. M.).

Lait................................... 2800 gram.
Acide tartrique....................... 1 —
Blanc d'œuf........................... nº 1

F. bouillir le lait ; ajoutez l'acide dissous dans un peu d'eau ; passez ; clarifiez avec le blanc d'œuf ; laissez refroidir ; filtrez.

Vous obtiendrez ainsi 2 lit. de petit-lait !

Émollient ; diurétique. — Doses : 1/2 lit. à 1 lit.

LAIT DE POULE.

Jaune d'œuf........................... n° 1
Eau chaude à + 50° environ............... 200 gram.
Sucre blanc.............................. 25 —
Hydrolat de fleurs d'oranger............. 8 —

Battez le jaune d'œuf avec l'eau ; ajoutez le sucre et l'hydrolat.
— Émollient ; analeptique agréable.

LAVEMENT ÉMOLLIENT.

Jaune d'œuf........................... n° 3
Eau de son ou eau gommeuse............... 500

Battez le jaune d'œuf dans l'eau. — Émollient ; délayant !

SEPTIÈME SECTION

TEMPÉRANTS ; CONTRO-STIMULANTS.

---

§ I. — *Citron ; Acide citrique ; Acide tartrique ; Eaux gazeuses artificielles ; Orange ; Groseille ; Cerise ; Grenade ; Berberis ; Verjus, Airelle ;
Framboise ; Fraise ; Mûre ; Coing ; Pomme ; Vinaigre ; Oseille ; Acide
oxalique.*

LIMONADE COMMUNE ; LIMONADE CUITE (Cod. fr.).

Citron (*Citrus limon*)..................... n° 2
Eau bouillante........................... 1000 gram.
Sucre .... 50 —

Coupez les citrons par tranches ; séparez les semences ; f. infuser pendant 1 h. ; ajoutez le sucre ; passez. — Tempérant.

— Toutes les boissons tempérantes doivent être administrées
froides et en abondance ; elles déterminent la diaphorèse.

LIMONADE COMMUNE.

Citrons (*Citrus limon*).. .... n° 2
Sucre .... 50 gram.
Eau froide............................... 1000 —

Frottez les citrons sur le sucre pour imbiber celui-ci de l'huile
essentielle contenue dans les utricules du zeste ; faites dissoudre
dans l'eau le sucre aromatisé ; ajoutez le suc exprimé des citrons ;
passez ! — Cette boisson est plus agréable que la limonade commune du Cod. fr. et du F. H. M.

LIMONADE AU CITRON (F. H. M.).

Citron (*Citrus limon*)............................... n° 1
Sp. simple...................................... 60 gram.
Eau.. 950 —

Coupez le citron en deux ; enlevez les semences ; exprimez le suc au moyen d'une presse à main en bois ; versez l'eau sur le suc ; ajoutez le sirop ; passez.

★ SUC DE CITRON (Cod. fr. ; F. H. M.).

Citrons (*Citrus limon*)........................... Q. V.

Séparez l'écorce et les semences ; exprimez ; mêlez le marc avec de la paille hachée et lavée ; exprimez ; laissez reposer 24 h. ; filtrez.

— Tempérant. — Proposé par Lebert comme contro-stimulant pour le traitement du rhumatisme articulaire aigu. — Doses : 120 à 250 gram. par jour par cuillerées à bouche dans de l'eau sucrée. Prép. du *Sp. de citrons*. (Voy. *Antiscorbutiques; Lime-juice*.)

★ POUDRE D'ACIDE CITRIQUE (Cod. fr.).

Prép. comme la *Poudre d'ac. arsénieux*.
Prép. des poudres tempérantes gazogènes.
— 10 d'acide citrique exigent pour fournir un citrate neutre :

Bicarbonate de soude............................. 13
Bicarbonate de potasse............................ 15

★ SUC DE LIMON ARTIFICIEL (Dorvault).

Acide citrique........................... 17 gram
Eau.................................... 192 —
Essence de citron (*Citrus limon*)... .... 1 à 2 gouttes.
F. dissoudre ; mêlez. — Tempérant.

★ SIROP DE CITRON (Cod. fr.).

Prép. comme le *Sp. de groseilles*. — Tempérant. — Doses : 20 à 100 gram. en boisson !

★ SIROP DE LIMON ARTIFICIEL (Cod. fr.).

Sp. d'acide citrique............................ 1000
Alcoolature de citron............................ 15
M. — Tempérant. — Doses : 20 à 100 gram. en solution plus ou moins étendue !

LIMONADE CITRIQUE (Cod. fr.).

Sp. de limon artificiel............................... 60
Eau.. 1000

M. — Tempérant !

LIMONADE CITRIQUE (F. H. M.).

Acide citrique.................. .... 1 gram.
Eau aromatique de citron.................. 30 —
Sp. simple....:............................ 60 —
Eau.. 900 —

M. — Préparez de même la *Limonade tartrique* en substituant
l'acide tartrique à l'acide citrique.

★ SIROP D'ACIDE CITRIQUE (Cod. fr.).

Acide citrique cristallisé........................... 1
Eau distillée....................................... 3
Sp. de sucre froid................................. 97

F. dissoudre ; M. — Ce sp. représente 2 décigram. d'acide citrique pour 20 gram.
— Tempérant. — Doses : 20 à 100 gram. en solution plus ou
moins étendue.

★ SIROP CITRIQUE GOMMEUX (H. P.).

Acide citrique..................................... 2
Gomme arabique (*Acacia vera*)................... 6
Eau distillée..................................... 10
Sirop de sucre.................................... 82

F. dissoudre dans l'eau distillée la gomme, puis l'acide citrique ;
ajoutez le sp. ; passez.
— Tempérant. — Doses : 50 à 60 gram. pour 1 litre de
boisson !

LIMONADE CITRIQUE (H. P.).

Sirop d'acide citrique gommeux............. 60 gram.
Eau.. 1000 —
Alcoolat de citrons.......................... 1 —

M. — Chaque litre de limonade ainsi préparée contient 1gr,20
d'acide citrique et 3gr,50 de gomme arabique !

★ POUDRE D'ACIDE TARTRIQUE (Cod. fr.).

— Prép. comme la *Poudre d'acide arsénieux.*
— Prép. des *Poudres gazogènes.*
— 10 d'acide tartrique exigent pour fournir un tartrate neutre :

Bicarbonate de soude............................ 11
Bicarbonate de potasse.......................... 13

★ SIROP D'ACIDE TARTRIQUE (Cod. fr.).

Acide tartrique cristallisé......................... 2
Eau distillée...................................... 4
Sp. de sucre froid............. 94

F. dissoudre ; M. — Ce sp. représente 4 décigram. d'ac. tartrique pour 20 gram. ; 50 gram. représentent 1 gram. d'ac. tartrique et suffisent pour la préparation d'un litre de limonade.
— Tempérant. — Doses : 20 à 60 gram. en solution plus ou moins étendue.

LIMONADE TARTRIQUE (Cod. fr.).

Sp. d'acide tartrique............................. 100
Eau.. 900

M. — La dose de sp. doit être souvent diminuée.

LIMONADE TARTRIQUE (H. P.).

Sirop tartrique.............................   60 gram.
Eau commune........................... 1000 —
M.

LIMONADE TARTRIQUE (F. H. M.).

Acide tartrique...... .... 1 gram.
Eau aromatique de citron................... 30 —
Sp. simple...:............................ 60 —
Eau, Q. S. pour.. .... 1 lit.
F. dissoudre ; M.

LIMONADE TARTRIQUE GOMMÉE (F. H. M.).

Limonade tartrique............................ 1 lit.
Gomme Sénégal (Acacia vereh).............. 15 gram.
F. dissoudre.

POTION ACIDULÉE (F. H. M.).

Acide tartrique........................... 1 gram.
Acide azotique alcoolisé... .... 1 —
Sp. simple................................ 30 —
Eau....................................... 100 —

F. dissoudre l'acide tartrique dans l'eau ; M.
— Tempérant. — Doses : par cuillerées à bouche !

★ POUDRE GAZOGÈNE.

N° 1. Bicarbonate de soude pulv.......... 4 gram
F. un paquet dans du papier bleu.

N° 2. Acide tartrique pulv................ 4 gram.

F. un paquet dans du papier blanc.

— Le mélange des deux paquets et leur dissolution dans une bouteille d'eau commune, immédiatement bouchée, produit de l'eau gazeuse extemporanée légèrement acide ; on peut ainsi charger d'acide carbonique une bouteille de limonade ou de vin blanc ; ces boissons deviennent légèrement laxatives en raison du tartrate de soude qui reste en dissolution après la réaction de l'acide tartrique sur le bicarbonate ; elles sont surtout contro-stimulantes, parce que le tartrate de soude absorbé et brûlé dans le sang est converti en carbonate de soude.

La poudre gazogène est donc primitivement un tempérant, et secondairement un laxatif et un contro-stimulant ; l'indication s'en rencontre souvent dans les affections fébriles et dans l'embarras gastrique. Elle contient un excès d'acide tartrique équivalent à 1/10 de son poids !

★ POUDRE GAZOGÈNE NEUTRE; POUDRE DE SELTZ (Cod. fr.).

Bicarbonate sodique pulv...................... 2 gram.

En un paquet bleu.

Acide tartrique pulv.......................... 2 gram.

En un paquet blanc.

F. dissoudre d'abord l'acide tartrique dans un demi-verre d'eau ; ajoutez le bicarbonate de soude au moment de faire avaler le mélange au malade. — Tempérant ; laxatif léger. — Doses : 2 à 5 prises ! (Voy. ci-dessus.)

— Cette poudre ne serait *neutre* que si elle contenait 2,2 de bicarbonate de soude pour 2 d'acide tartrique.

★ POUDRE GAZOGÈNE ALCALINE; SODA POWDERS (Cod. fr.; Soc. de Ph.).

Bicarbonate sodique pulv...................... 2 gram.

F. un paquet bleu.

Acide tartrique pulv............................ 1^{gr},3

F. un paquet blanc.

F. dissoudre d'abord l'acide tartrique dans un demi-verre d'eau ; ajoutez le bicarbonate de soude au moment de faire avaler le mélange au malade. — Tempérant. — Doses : 2 à 5 prises !

POUDRE GAZOGÈNE ACIDE; LIMONADE SÈCHE (Jeannel).

Bicarbonate sodique pulv.................	25	gram.
Sucre pulv..............	200	—
Acide tartrique, gross. pulv.............	24	—
Essence de citron.....................	2	gouttes.

19.

M. — Tempérant, légèrement laxatif. — Doses : 1 cuillerée à bouche délayée dans un verre d'eau d'h: en h. Quelques formulaires prescrivent de diviser en 12 paquets séparés n° 1, le mélange de bicarbonate de soude et de sucre aromatisé, et en 12 paquets n° 2, l'acide tartrique. Alors la limonade gazeuse est obtenue par le mélange dans un verre d'eau, d'un paquet n° 1 et d'un paquet n° 2. Cette séparation des poudres est indispensable, lorsque la préparation doit être conservée comme médicament officinal.

POUDRE AÉROPHORE ALCALINE (Ph. allem.).

Bicarbonate de soude pulv	10
Acide tartrique pulv	9
Sucre bl. pulv	10

F. sécher séparément; mêlez.

POTION GAZEUSE; POTION ANTIVOMITIVE DE RIVIÈRE (Cod. fr.; II. P.).

D'une part : n° 1, potion alcaline.

Bicarbonate de potasse	2	gram.
Eau commune	50	—
Sp. de sucre	15	—

F. dissoudre; mêlez.

D'autre part : n° 2, potion acide.

Acide citrique	2	gram.
Eau commune	50	—
Sp. de sucre	15	—

F. dissoudre; mêlez.

Le F. H. M. substitue l'acide tartrique à l'acide citrique; cette substitution économique est sans importance au point de vue thérapeutique.

La Soc. de ph. propose de substituer au sp. de sucre le sp. d'acide citrique aromatisé au citron.

Pour administrer ce médicament, mêlez dans un verre une cuillerée à bouche de chaque potion ; agitez; faites boire immédiatement; ou bien faites avaler une cuillerée à bouche de la potion alcaline et aussitôt après, même dose de la potion acide.

— Cette potion arrête quelquefois les vomissements spasmodiques !

★ EAU DE SELTZ ARTIFICIELLE (Lefort).

Chlorure de calcium fondu	540	milligram.
— de magnésium	57	—
— de sodium	902	—
Carbonate de soude cristallisé	1.677	—

Limaille de fer porphyrisé.............. 6 milligram.
Eau à 5 vol. d'acide carbonique....... 625 gram.

— Introduisez les sels dans une bouteille munie d'un siphon ; remplissez d'eau gazeuse.

— L'eau de Seltz artificielle est généralement remplacée par l'eau gazeuse simple.

★ ACIDE CARBONIQUE DISSOUS ; SOLUTION AQUEUSE D'ACIDE CARBONIQUE ; CO^2 + Aq (Cod. fr.).

Marbre blanc concassé......................... 10
Eau commune.................................. 50
Acide chlorhydrique........................... 17

Introduisez le marbre dans un flacon à deux tubulures, à moitié rempli d'eau ; adaptez un tube à recueillir les gaz ou un appareil de Voulf ; versez peu à peu l'ac. chlorhydrique étendu par un tube en S afin d'obtenir un dégagement régulier d'ac. carbonique. — Préparation des eaux gazeuses artificielles.

★ POUDRE GAZOGÈNE POUR LA PRÉPARATION DE L'EAU DE SELTZ DANS L'APPAREIL BRIET-MONDOLLOT.

N° 1. Acide tartrique gross. pulv............. 18 gram.

N° 2. Bicarbonate sodique pulv............. 21 —

Ces doses introduites simultanément dans le réservoir inférieur produisent environ 5 lit. d'acide carbonique au moment de leur dissolution dans l'eau ; elles suffisent pour le chargement d'un appareil de la capacité de 1 lit.

Vous pouvez remplacer économiquement les 18 gram. d'acid tartrique par 35 gram. de bi-sulfate de soude (1).

LIMONADE GAZEUSE (Cod. fr.).

Sirop de limon................................. 80

Introduisez dans une bouteille à siphon ; remplissez d'eau gazeuse artificielle. — Tempérant !

— Vous pouvez varier la nature du sirop pour faire la *Limonade gazeuse à l'orange, à la framboise, à la cerise*, etc.

(1) ★ BI-SULFATE DE SOUDE (Dorvault).

Sulfate de soude sec................................ 1000
Acide sulfurique D. 1,84 (66° B)................... 180

M. dans une chaudière émaillée ; f. chauffer légèrement ; coulez dans des moules ou sur des assiettes.

CIDRE ARTIFICIEL.

Bicarbonate de potasse.................. 8 décigram.
Bicarbonate de soude.............. 22   —
Alcool à 90°, de vin.................... 30 gram.
Sp. de gomme......................... 50 —
Eau commune......................... 1 bouteille.
Alcool nitrique........................ 5 décigram.
Ac. tartrique en cristaux............... 55   —

M. ; bouchez ; agitez. — Tempérant agréable.

★ SUC D'ORANGES DOUCES (Cod. fr.).

Prép. comme le *Suc de citrons.*
— Tempérant. — Prép. du *Sp. d'oranges.*

★ SIROP D'ORANGES (Cod. fr.).

Prép. comme le *Sp. de groseilles.*
— Tempérant agréable. — Doses : *ad libitum.*

★ SIROP D'ORANGES ARTIFICIEL (Cod. fr.).

Sp. d'acide citrique........................... 1000
Alcoolature de zestes d'orange.................. 15

M. — Tempérant. — Doses : 20 à 100 gram. en solution plus ou
moins étendue.

★ SIROP D'ORANGES ARTIFICIEL (Falières).

Acide citrique cristallisé........................ 5
Eau distillée.................................. 10
Sirop de sucre............................... 955
Alcoolature de zestes d'oranges................. 30

Faites dissoudre l'acide dans l'eau ; ajoutez la dissolution au
mélange préalable du sp. et de l'alcoolature !

Préparez de même le *Sp. de limon* en remplaçant l'alcoolature
de zestes d'oranges par l'alcoolature de zestes de citron.

Les sps. d'orange et de limon du Cod. fr. qui contiennent
10 gram. d'ac. et 15 gram. d'alcoolature pour 1000, sont peut-être
trop acides et pas assez aromatiques.

LIMONADE A L'ORANGE (Cod. fr.).

Prép. comme la *Limonade tartrique* avec le sp. d'orange artificiel.

★ SUC DE GROSEILLES (Cod. fr.).

Groseilles rouges (*Ribes rubra*)...................... 20
Cerises rouges (*Cerasus caproniana*)................. 2
Cerises noires (*Cerasus caproniana*)................. 1

Écrasez au-dessus d'un tamis de crin : exprimez le marc ; laissez fermenter pendant 24 h. à la cave ; versez le coagulum sur une étamine ; laissez égoutter. Conservez par le procédé d'Appert appliqué sans délai, ou convertissez immédiatement en sirop.

— Tempérant ; préparation du *Sp. de groseilles.*

★ SIROP DE GROSEILLES (Cod. fr.).

Suc de groseilles (*Ribes rubra*)................... 100
Sucre blanc........................:............. 175

F. dissoudre à l'ébullition dans une bassine de cuivre non étamée ; passez à l'étamine.

— L'étamage donne un goût désagréable au sp. de groseilles ; le mieux est de se servir de bassines de tôle émaillée ou de cuivre argenté.pour la prép. de tous les sp. de fruits.

— Tempérant agréable. — Doses : *ad libitum* en boissons !

LIMONADE A LA GROSEILLE (Cod. fr.).

Sp. de groseilles (*Ribes rubra*).................... 100
Eau... 900

M. — Tempérant !

★ GELÉE DE GROSEILLES (Guibourt).

Groseilles égrénées (*Ribes rubra*)................ Q. V.

F. chauffer en remuant pour crever les baies ; exprimez le suc ; passez au tamis de crin ; ajoutez un poids de sucre égal à celui du suc ; f. bouillir ; écumez ; f. évaporer à grand feu jusqu'à ce que le liquide se prenne en gelée par le refroidissement !

Prép. de même la *Gelée de framboise.* Le suc de framboises (Voy. p. 339.) contenant moins de pectine que le suc de groseilles, il convient d'y mêler 1/4 de son volume de ce dernier. — Tempérant !

★ SUC DE CERISES (Cod. fr.).

Cerises rouges (*Cerasus caproniana*)............... 10
— noires..................................... 1

Écrasez au-dessus d'un tamis ; exprimez ; laissez fermenter à la cave pendant 24 h. ; passez à l'étamine.

— Tempérant. — Prép. du *Sp. de cerises.*

★ SIROP DE CERISES (Cod. fr.).

Prép. comme le *Sp. de groseilles.*
— Tempérant. — Doses : *ad libitum* en boissons

LIMONADE A LA CERISE (Cod. fr.).

Sp. de cerises (*Cerasus caproniana*).................. 100
Eau.. 900,

M. — Tempérant agréable !

TISANE DE CERISES SÈCHES.

Cerises sèches (*Cerasus caproniana*).......... 50 gram.
Eau Q. S. pour 1 lit.

Sp. simple.............................. 50 —

F. bouillir jusqu'à ce que les cerises soient cuites ; ajoutez le
sp. — Tempérant agréable !

TISANE DE DATES.

Prép. comme la *Tisane de cerises-sèches*. (Voy. *ci-dessus.*)

TISANE DE PRUNEAUX.

Prép. comme la *Tisane de cerises sèches*. (Voy. *ci-dessus.*)

★ SUC DE GRENADES (Cod. fr.).

Grenades (*Punica granatum*).................. Q. V.

Séparez l'écorce et les cloisons ; écrasez la chair entre les mains
au-dessus d'un tamis de crin ; exprimez le marc ; laissez éclaircir
le suc par fermentation ; décantez : filtrez.
Prép. du *Sp. de grenades.*

★ SIROP DE GRENADES (Cod. fr.).

Prép. comme le *Sp. de groseilles.*
— Tempérant. — Doses : *ad libitum.* — Inusité en France.

★ SUC D'ÉPINE-VINETTE ; SUC DE BERBERIS (Cod. fr.).

Prép. comme le *Suc de cerises.* — Inusité en France.

★ SIROP DE BERBERIS (Cod. fr.).

Prép. comme le *Sp. de groseilles.*
— Tempérant. — Doses : *ad libitum.* — Inusité en France.

★ SUC DE VERJUS (Cod. fr.).

Prép. comme le *Suc de cerises.*
— Tempérant inusité.

★ SUC D'AIRELLE (Cod. fr.).

Prép. comme le *Suc de cerises.*
— Tempérant. — Inusité.

★ SUC DE FRAMBOISES (Cod. fr.).

Framboises (*Rubus idœus*)............................. 4
Cerises rouges (*Cerasus caproniana*)................... 1

Écrasez au-dessus d'un tamis de crin ; exprimez le marc ; laissez fermenter pendant 24 h. ; passez à l'étamine ; exprimez légèrement le résidu. Prép. du *Sp. de framboises*.

★ SIROP DE FRAMBOISES (Cod. fr.).

Prép. comme le *Sp. de groseilles*. (Voy. *Sp. de fraises*.)
— Tempérant agréable. — Doses : *ad libitum* en boissons !

LIMONADE A LA FRAMBOISE (Cod. fr.).

_ Sp. de framboises (*Rubus idœus*)................... 100
Eau......................... 900
M. — Tempérant agréable !

★ SIROP DE FRAISES (Béral).

Sucre... 6
Eau... 2
Fraises (*Fragaria vesca*)............................ 3

F. fondre à chaud le sucre dans l'eau ; ajoutez les fraises ; f. bouillir quelques instants ; passez.
— Tempérant agréable. Doses : *ad libitum !*
— Le *Sp. de framboises* peut être préparé par ce procédé qui donne un très-bon résultat.

★ SUC DE MURES (Cod. fr.).

Prép. comme le *Suc. de cerises*.
Prép. du *Sp. de mûres*.

★ SIROP DE MURES (Cod. fr.).

Prép. comme le *Sp. de groseilles*.
— Tempérant ; souvent employé comme correctif dans les gargarismes astringents. — Doses : *ad libitum*.

★ MELLITE DE MURES ; DIAMORUM (Ph. espagnole).

Suc de mûres (*Morus nigra*)........................ 1
Miel blanc (*Apis mellifica*)....................... 2

F. cuire en consistance de sirop.
Tempérant ; boisson, gargarisme. — Doses : *ad libitum*.

★ SUC DE COINGS (Cod. fr.).

Coings avant parfaite maturité (*Cydonia vulgaris*).. Q. V.

Essuyez avec un linge rude pour enlever le duvet; râpez; exprimez; laissez éclaircir par fermentation; filtrez.

Préparation du *Sp. de coings.*

★ SIROP DE COINGS (Cod. fr.).

Prép. comme le *Sp. de groseilles.* (Voy. p. 337.)

— Tempérant agréable! Prétendu astringent. — Doses : *ad libitum* en boissons.

★ GELÉE DE COINGS (Guibourt).

Coings (*Cydonia vulgaris*)	3
Eau	5

Essuyez les fruits avec un linge rude ; coupez-les par quartiers avec un couteau d'argent; enlevez les semences et les cloisons; f. bouillir jusqu'à cuisson complète ; passez sans exprimer ; ajoutez :

Sucre blanc	2

F. bouillir de nouveau, clarifiez au blanc d'œuf ; f. cuire jusqu'à ce que le liquide se prenne en gelée par le refroidissement.

— Tempérant agréable! Prétendu astringent.

— Prép. de même la *Gelée de pommes.*

★ SUC DE POMMES (Cod. fr.).

Prép. comme le *Suc de coings.* — Tempérant. — Inusité.

TISANE DE POMME.

Pomme de rainette (*Malus communis*)	n° 1 ou 2
Eau Q. S. pour	1 lit.

Coupez le fruit par quartiers ; f. bouillir 1/2 h. ; passez ; ajoutez :

Sp. simple	50 gram.

— Tempérant agréable!

FOMENTATION VINAIGRÉE (Cod. fr.; F. H. M.).

Vinaigre blanc	
Eau	4

M. — Tempérant ; résolutif ?

Vous pouvez prescrire sous la même forme le vinaigre rosat ou le vinaigre aromatique.

OXYCRAT (H. P.).

Vinaigre blanc	3
Eau froide	100

M. — Tempérant employé en boisson et en fomentation.

SIROP DE VINAIGRE (Cod. fr.).

Prép. comme le *Sp. de vinaigre framboisé.* (Voy. p. 342.)
— Tempérant. — Doses : 20 à 100 gram. en boissons.

LIMONADE ACÉTIQUE; OXYCRAT.

Eau.. 870
Vinaigre blanc................................. 30
Sp. simple.................................... 100

M. — Tempérant. — Le vinaigre framboisé serait plus agréable
que le vinaigre blanc.

TISANE ANTIPHLOGISTIQUE; TISANE TEMPÉRANTE (Stoll).

Décocté d'orge................................. 1000
Sp. de vinaigre............................... 100
Azotate de potasse........................6 à 20

F. dissoudre ; mêlez.
— Rhumatisme articulaire aigu ; angine inflammatoire ; fièvre
synoque. — Doses : 1 tasse toutes les heures !

★ **OXYMEL SIMPLE (Cod. fr.; F. H. M.).**

Vinaigre blanc................................ 1
Miel blanc (*Apis mellifica*)................. 4

F. cuire à D. 1,26 (30° B.) dans un vase de porcelaine ou d'argent ; clarifiez à la pâte de papier. Rendement 100/100 de miel
employé. — Tempérant ; laxatif. — Doses : 20 à 100 gram. dans
1 lit. de tisane.

TISANE OXYMELLÉE (F. H. M.).

Vinaigre.................................... 30 gram.
Mellite simple.............................. 60 —
Eau... 910 —

M. — A défaut de mellite simple employez le sirop simple ou
le sucre. — Tempérant ; laxatif !

GARGARISME ACIDULÉ (F. H. M.).

Vinaigre.................................... 25 gram.
Mellite simple.............................. 30 —
Décoction d'orge............................ 200 —

M. — Angines légères.

GARGARISME OXYMELLÉ (H. P).

Oxymel simple............................... 30 gram.
Décocté d'orge.............................. 200 —

M. — Angines légères.

LAVEMENT ACIDULÉ (Frank).

Vinaigre... 5 gram.
Eau froide.. 200 —

M. — Tempérant. — Fièvre synoque ; fièvre typhoïde !

★ VINAIGRE FRAMBOISÉ (Cod. fr.).

Framboises mondées de leur calice (*Rubus idæus*).... 3
Vinaigre blanc.................................... 2

F. macérer pendant 10 j. ; passez sans exprimer ; filtrez.
— Tempérant ; gargarismes, tisanes. — Doses : 20 à 50 gram. !

★ SIROP DE VINAIGRE FRAMBOISÉ (Cod. fr.).

Vinaigre framboisé............................... 100
Sucre blanc concassé............................. 175

F. dissoudre au B. M. ; passez à l'étamine.
— Tempérant. — Doses : 20 à 100 gram. en boissons !

VINAIGRE ROSAT (Cod. fr.).

Roses rouges sèches (*Rosa gallica*)............... 1
Vinaigre blanc................................... 12

F. macérer pendant 10 j. ; agitez de temps en temps ; passez ;
exprimez ; filtrez. — Tempérant ; léger astringent. — Doses : 20 à
50 gram. en gargarisme.

VINAIGRE DE SUREAU (Cod. fr.).

Prép. comme le *Vinaigre rosat*.
— Tempérant ; sudorifique ? — Inusité.

★ VINAIGRE CAMPHRÉ (Cod. fr.).

Camphre (*Laurus camphora*)...................... 1
Acide acétique cristallisable.................... 1
Vinaigre blanc................................... 40

Divisez le camphre au moyem de l'acide acétique ; f. dissoudre
dans le vinaigre ; après quelques jours, filtrez.
— Résolutif ; à l'extérieur, plus ou moins étendu d'eau,
en lotions.

★ VINAIGRE CAMPHRÉ (F. H. M.).

Vinaigre blanc................................... 200
Camphre pulv. (*Laurus camphora*)................ 1

M. ; laissez en contact pendant 2 j. ; agitez de temps en temps ;
filtrez. — Rendement 100/100 de vinaigre employé. — Tempérant ;
Résolutif.

★ VINAIGRE DE TABLE.

Vinaigre d'Orléans........................	3000
Fleurs de sureau (*Sambucus niger*)................	250
Estragon (*Artemisia dracunculus*)................	375
Menthe aquatique (*Mentha rotundifolia*)..........	125
Basilic (*Ocymum gratissimum*).....................	100
Marjolaine (*Origanum majorana*)...................	100
Sariette (*Satureia hortensis*)....................	100
Thym (*Thymus vulgaris*).........................	5
Laurier (*Laurus nobilis*)......................	5
Échalote (*Allium escanolicum*)...................	125
Ail (*Allium sativum*)...........................	30
Clous de girofle (*Caryophillus aromaticus*)........	40
Cannelle Ceylan (*Laurus cinnamomum*)............	40
Piment (*Capsicum annuum*).......................	20
Cerfeuil (*Anthriscus cerefolium*)..................	180
Poivre noir concassé (*Piper nigrum*)...............	60
Petits oignons (*Allium cepa*)....................	100
Sel marin......................................	50

Laissez macérer au soleil pendant 6 semaines dans un bocal de verre noir ou dans un pot en grès fermé par une feuille de parchemin ; filtrez ! — Cette formule peut être simplifiée.

APOZÈME D'OSEILLE COMPOSÉ ; BOUILLON AUX HERBES ; BOUILLON D'HERBES (Cod. fr.).

Feuilles fraîches d'oseille (*Rumex acetosa*).........	40
— de laitue (*Lactuca capitata*).......	20
— de poirée (*Beta cicla*)...........	10
— de cerfeuil (*Anthriscus cerefolium*)	10
Sel marin.......................................	2
Beurre frais....................................	5
Eau commune....................................	1000

Lavez les plantes ; faites-les bouillir jusqu'à ce qu'elles soient cuites ; ajoutez le sel et le beurre ; passez.

— Administré le plus souvent par tasses pour favoriser l'effet des purgatifs ! — La composition de ce bouillon peut varier selon les pays et les saisons.

★ POUDRE D'ACIDE OXALIQUE (Cod. fr.).

Prép. comme la *Poudre d'ac. arsénieux*. Dangereuse à préparer.

— Le Cod. fr. n'indique aucun médicament dans lequel entre la poudre d'acide oxalique.

— Cet acide est toxique à la dose de 8 gram. environ. C'est à tort qu'on attribue à ses solutions étendues des propriétés tempérantes ou antiphlogistiques plus prononcées qu'à celles d'acide citrique. Il n'est pas brûlé dans l'organisme.

★ POUDRE D'ACIDE OXALIQUE; PASTILLES POUR LA SOIF (Soubeiran).

Acide oxalique pulv.	4 gram.
Sucre blanc pulv.	250 —
Essence de citron (*Citrus limon*)	12 gouttes.
Mucilage de gomme adragante	Q. S.

M.; F. des pastilles de 6 décigram.

— Tempérant. — Doses : 1 pastille de temps en temps. Chaque pastille représente environ 1 centigram. d'acide oxalique.

— Inscrit au Cod. fr., mais n'y figure dans aucune formule. Figurait au Cod. fr. 1837, dans une formule de pastilles tempérantes.
— Dangereux au même titre que l'ac. oxalique.

§ 2. — *Glace; Affusions froides; Réfrigération.*

GLACE.

— Indiquée toutes les fois que les malades éprouvent un sentiment de chaleur intense et que les boissons froides les soulagent. Administrée en petits fragments souvent répétés; quelquefois en poudre grossière avec du sucre et un peu de vin de Malaga ! (Debreyne.)

La glace contenue dans un sac allongé en caoutchouc, et appliquée le long du rachis est un agent héroïque pour combattre les affections convulsives : épilepsie, chorée, laryngite striduleuse, première période du choléra, etc. ! (Chapman.)

Des fragments de glace introduits dans l'anus sont très-efficaces contre la rétention d'urine spasmodique !

CONSERVATION DE LA GLACE EN PETITES QUANTITÉS.

Placez le vase contenant la glace entre deux lits de plumes !

La *Marmite norwégienne* est un excellent appareil pour conserver la glace.

AFFUSIONS OU LOTIONS FROIDES CONTRE LA SCARLATINE MALIGNE
(Currie; Trousseau).

Placer le malade dans une baignoire vide et projeter sur lui 15 à 30 litres d'eau à + 20 ou 25°; ou lotionner toute la surface du corps avec de l'eau, à cette même température; s'abstenir d'essuyer le malade avant de le replacer dans son lit, où on l'enveloppe de couvertures. Les affusions ou les les lotions peuvent être renouvelées trois ou quatre fois par jour selon la gravité des accidents !

— Injections d'eau froide dans la vessie très-utiles contre le catarrhe vésical !

— Les bains froids, les lotions d'eau froide pure ou vinaigrée, utiles pour abaisser la température dans les cas de fièvre typhoïde !

— La *réfrigération* produite par la projection de l'éther pulvérisé sur la colonne vertébrale a été utilisée contre la chorée ! (Lubelski.) L'éther pulv. au moyen de l'appareil de Richardson est employé avec grand avantage pour combattre les douleurs névralgiques ou l'élément douleur dans les maladies de quelque nature qu'elles soient. (Pirotte.)

L'éther pulv. est aussi très-utile pour arrêter les hémorrhagies et favoriser la coagulation du sang dans les anévrysmes traités par la compression digitale ! (Voy. *Anesthésie locale.*)

§ 3. — *Antimoniaux ; Azotate de potasse ; Alcalins ; Calomel ; Vératrine ; Vératrum viride.*

POTION CONTRO-STIMULANTE ; POTION STIBIÉE (Rasori).

Émétique..	3 décigram.	
Infusé de feuil. d'oranger	125 —	
Sp. simple..	30 gram.	

F. dissoudre ; M. — Pneumonie inflammatoire. — Doses : 1 cuillerée toutes les 2 heures.

— Louis prescrit d'édulcorer la potion avec le sp. diacode. Quelques thérapeutistes portent la dose de tartre stibié jusqu'à 6 décigram. et ajoutent 1 gram. de laudanum. (Voy. *Tartre stibié, Kermès, Vératrine, Veratrum, Digitale, Sulfate de quinine.*)

★ OXYDE D'ANTIMOINE ; OXYDE D'ANTIMOINE CRISTALLISÉ ; SbO^3 (Cod. fr.)

Antimoine métallique.. .... Q. V.

Brûlez lentement le métal fondu dans un fourneau à coupelle.

★ OXYDE D'ANTIMOINE PAR PRÉCIPITATION ; OXYDE BLANC D'ANTIMOINE (Cod. fr.; Soc. de Ph.).

Oxychlorure d'antimoine	2
Bicarbonate de potasse	1
Eau distillée	10

F. dissoudre le bicarbonate dans l'eau ; ajoutez l'oxychlorure ; f. bouillir une 1/2 h. ; laissez déposer ; décantez ; lavez ; f. sécher.

— Contro-stimulant ; effets analogues à ceux du tartre stibié à hautes doses. — Doses : 1 à 8 gram. en potion ou dans un looch. C'est un médicament infidèle. La quantité dissoute dans l'estomac varie nécessairement selon le degré d'acidité du suc gastrique toujours variable et impossible à connaître.

★ POUDRE ANTIMONIALE DE JAMES (Ph. Britan.; Cod. fr.).

Oxyde d'antimoine par précipitation........................ 1
Phosphate de chaux par précipitation.................. 2

M. — Contro-stimulant. — Doses : 5 décigram. à 5 gram. — Inusité. en France. Remède infidèle.

★ ANTIMONIATE ACIDE DE POTASSE ; ANTIMOINE DIAPHORÉTIQUE LAVÉ ;
KO, 2SbO⁵, 6HO (Cod. fr.).

Antimoine purifié................................. 1 kil.
Azotate de potasse............................... 2 —

Pulv. les deux substances ; mêlez ; projetez le mélange par petites portions dans un creuset chauffé au rouge ; couvrez ; chauffez au rouge pendant une 1/2 h. environ ; videz le creuset ; laissez refroidir la matière ; porphyrisez ; lavez à grande eau par décantation jusqu'à épuisement de toute substance soluble ; f. sécher à l'étuve.

Les eaux de lavage saturées par l'ac. sulfurique fournissent un précipité assez abondant qui est l'*Ac. antimonique hydraté.* SbO³ + Aq.

— Contro-stimulant analogue au tartre stibié. — Doses : 1 à 8 gram. — Médicament infidèle, inusité.

★ POUDRE TEMPÉRANTE DE STAHL (Cod. fr.)

Azotate de potasse pulv............................ 9
Sulfate de potasse pulv............................ 9
Sulfure rouge de mercure pulv...................... 2

M. sur le porphyre ; conservez à l'abri de la lumière. — Contro-stimulant. — Doses : 1 à 5 gram. — Inusité.

POTION ALCALINE GOMMEUSE (Bouchardat).

Carbonate de potasse....................... 5 décigram.
Potion gommeuse........................... 250 gram.
Sp. diacode............................... 30 —

M. — Contro-stimulant. — Doses : par cuillerées à bouche.
— Toutes les préparations alcalines administrées à l'intérieur favorisent la combustion des composés organiques hydrocarbonés, et sont contro-stimulantes. (Voy. *Carbonates et bicarbonates de soude et de potasse; Azotate de potasse.*)

POUDRE CONTRO-STIMULANTE.

Calomel à la vapeur....................... 5 milligram.
Sucre bl. pulv........................... 2 décigr.

M. pour 1 paquet. — Iritis ; ophthalmies graves ; péritonite aiguë, etc. — Doses : 1 paquet toutes les heures. — Ainsi administré à doses réfractées, le calomel produit rapidement l'intoxication hydrargyrique et une sorte d'anémie aiguë !

POTION A LA VÉRATRINE ; POTION CONTRO-STIMULANTE (Aran).

Vératrine................................ 5 centigram.
Alcool à 85°............................. Q. S.
Eau distillée............................. 70 gram.
Sp. simple............................... 50 —
Hydrolat de fl. d'oranger................ 30 —

F. dissoudre ; M. — Pour combattre le symptôme fièvre. — Doses : 1 cuillerée à bouche. toutes les 2 heures jusqu'à ce qu'il se produise des nausées. (Voy. *Médicaments antigoutteux.*)

✳ EXTRAIT DE VÉRATRUM-VIRIDE.

Bulbes de *Veratrum viride* pulv................... 1
Alcool à 60°.. 6

F. un alcoolé par déplacement : retirez l'alcool par distillation au B. M. ; f. évaporer au B. M. en consistance d'extrait.

— Contro-stimulant. — Doses : 1 à 5 centigram. par jour en pilules ou en granules.

— Abaisse la température organique ; diminue la fréquence du pouls et de la respiration dans les maladies fébriles ; pneumonie, rhumatisme aigu ! (Oulmont, Hirtz.)

(Voy. *Digitale ; Spéciaux de l'appareil circulatoire.*)

HUITIÈME SECTION

SPÉCIAUX DE L'APPAREIL NERVEUX EMPLOYÉS COMME ANTISPASMODIQUES, ANTIHYSTÉRIQUES.

§ 1. — *Électricité.*

Les courants continus sont très-utiles dans les cas d'hyperesthésie, de spasme, de tic convulsif avec ou sans douleur.

§ 2. — *Oxyde de zinc ; Cyanure de zinc ; Valérianate de zinc ; Éther zincé.*

✳ OXYDE DE ZINC PAR VOIE SÈCHE ; FLEURS DE ZINC ; ZnO (Cod. fr.).

Zinc exempt d'arsenic........................ Q. V.

Introduisez dans un creuset dont la capacité soit au moins dé-

cuple du volume du métal; placez dans un fourneau le creuset
incliné sous un angle de 45° et incomplétement couvert ; chauffez
au rouge ; enlevez l'oxyde au moyen d'une cuiller en fer à plusieurs reprises et dès qu'il encombre le creuset ; rejetez les premières portions si elles sont colorées ; tamisez.

— Antispasmodique ; antigastralgique ; absorbant ? antiépileptique. (Herpin.)

— Doses : 2 décigram. à 2 gram. en poudre ou en pilules.
(Voy. *Spécifiques des maladies cutanées*.)

★ OXYDE DE ZINC PAR VOIE HUMIDE ; ZnO (Cod. fr.; Soc. de Ph.).

Sulfate de zinc purifié crist....................	30
Carbonate de soude crist....................	35
Eau distillée....................	200

F. dissoudre le carbonate de soude avec 100 d'eau bouillante :
ajoutez le sulfate de zinc dissous dans 100 d'eau chaude ; f. bouillir pendant 1/4 d'h. pour détruire l'état gélatineux du précipité
d'hydrocarbonate de zinc ; laissez déposer ; décantez ; lavez par
décantation à l'eau distillée, jusqu'à ce que l'eau de lavage ne précipite plus par le chlorure de baryum ; recueillez le précipité sur
une toile ; f. sécher à l'étuve ; calcinez au rouge dans un creuset
pour chasser l'ac. carbonique jusqu'à ce qu'un échantillon pris au
centre de la masse se dissolve dans l'ac. sulfurique étendu sans
faire effervescence. — Mêmes usages que l'*Oxyde de zinc par
voie sèche*. (Voy. *ci-dessus*.)

★ PILULES DE MÉGLIN (Cod. fr.; H. P.; F. H. M.).

Extrait alcoolique de jusquiame.....	}	
— de valériane....	} *aa*..	5 centigram.
Oxyde de zinc par sublimation.....	}	

M. pour 1 pil. — Névralgies ; hystérie ; convulsions spasmodiques.
— Doses : 2 à 10 progressivement !

★ PILULES ANTINÉVRALGIQUES (Trousseau).

Extrait de stramoine....................	12	milligram.
— d'opium....................	12	—
Oxyde de zinc....................	5	décigram.

M. pour 1 pilule. — Doses : 1 à 8 par jour !

POUDRE ANTISPASMODIQUE (Blache).

Oxyde de zinc....................	8	centigram.
Calomel à la vapeur....................	4	—
Valériane pulv. (*Valeriana offic.*).........	4	—

M. pour 1 paquet. — Convulsions épileptiformes des enfants.
— Doses : 2 à 4 paquets par jour !

★ CYANURE DE ZINC ; Zn Cy (Cod. fr.).

Sulfate de zinc.............................. Q. V.
Cyanure de potassiun......................... Q. S.

F. dissoudre séparément les deux sels dans 5 f leur poids
d'eau distillée; versez la solution de cyanure alcalin dans la
solution de sulfate jusqu'à ce qu'elle cesse de produire un précipité de cyanure de zinc ; lavez par décantation dans l'eau distillée
bouillante jusqu'à ce que l'eau ne prenne plus rien ; jetez sur un
filtre ; laissez égoutter ; absorbez l'eau en déposant le filtre sur
du papier non collé ; achevez la dessiccation à l'étuve.

Antinévralgique ; antiépileptique ? — Doses : 2 à 10 centigram.
par jour en pilules de 1 centigram., à prendre en plusieurs fois.

— L'action du cyanure de zinc se rapproche de celle de l'acide
cyanhydrique ; il est toxique.

★ VALÉRIANATE DE ZINC ; Zn O, C^{10} H^9 O^3 (Cod. fr.).

Ac. valérianique............................... 1
Eau distillée................................. 40
Hydrocarbonate de zinc lavé et humide......... Q. S.

M. l'ac. valérianique et l'eau ; ajoutez peu à peu l'hydrocarbonate de zinc en léger excès ; f. chauffer ; filtrez la liqueur chaude ;
f. cristalliser par évaporation à l'étuve.

— Stimulant, antispasmodique ; antihystérique. — Doses :
1 à 4 décigram par jour en pilules de 2 à 5 centigram., prises à
des intervalles plus ou moins éloignés.

— Le valérianate de zinc contient la moitié de son poids d'a-
cide valérianique.

POTION AU VALÉRIANATE DE ZINC (Devay).

Valérianate de zinc.................. 1 à 4 décigram.
Eau distillée....................... 120 gram.
Sp. simple.......................... 30 —

F. dissoudre ; mêlez.

— Antispasmodique. — Doses : 1 cuillerée à bouche d'heure en
heure. Antiépileptique. — Doses : la potion entière en 2 fois.

PILULES DE VALÉRIANATE DE ZINC (Devay).

Valérianate de zinc..................... 5 centigram.
Mucilage de gomme.. .... } aa.. Q. S.
Poudre inerte................... }

M. pour 1 pil. — Antispasmodique. — Doses : 1 à 4 pil. matin et

PILULES DE VALÉRIANATE DE ZINC (Bouchardat).

Valérianate de zinc...................·.......... 1 décigram.
Atropine................................. 1/2 milligr.
Miel................................... Q. S.

M. pour 1 pil. — Névralgies. — Doses : 1 à 10.
— Proposées pour remplacer les *Pil. de Méglin*. (Voy. p. 348.)

★ ÉTHÉROLÉ DE CHLORURE DE ZINC; ÉTHER ZINCÉ; ZINKATHER (Hager).

Chlorure de zinc pur............................: 1
Alcool absolu........ 2
Éther sulfurique............... 4

F. dissoudre ; au bout de quelques jours, décantez. — Antispasmodique. — Doses : 4 à 8 gouttes en potions. — Inusité en
France.

§ 3. — *Ammoniacaux aromatiques et empyreumatiques.*

POTION STIMULANTE ANTISPASMODIQUE.

Acétate d'ammoniaque liquide............... 20 gram.
Sp. de fl. d'oranger...................... 30 —
Hydrolat de tilleul..................... 150 —

M. — Chaque cuillerée à bouche représente 2 gram. d'acétate
d'ammoniaque liquide.
— Stimulant; antispasmodique ; diaphorétique ; antidote de
l'alcool. — Doses : 1 cuillerée à bouche toutes les heures. (Voy.
Acétate d'ammoniaque, p. 213.)

★ ALCOOLAT AMMONIACAL AROMATIQUE (Ph. Lond.).

Éc. de cannelle (*Laurus cinnamomum*)............ 8
Girofle (*Caryophyllus aromaticus*)............... 8
Éc. fraîches de citrons (*Citrus limon*)............. 125
Carbonate de potasse........................ 250
Chlorhydrate d'ammoniaque................... 150
Alcool à 85°............................ 2000
Eau commune........................... 2000

F. macérer pendant 8 j.; distillez au B. M. pour recueillir
3000 d'alcoolat. La réaction du carbonate de potasse sur le chlorhydrate d'ammoniaque produit du carbonate d'ammoniaque très-
volatil qui passe à la distillation avec l'alcool et l'eau.
— Stimulant antispasmodique, diaphorétique. — Doses : 1 à
4 gram. en potion ! (Voy. *Carbonate d'ammoniaque*, p. 211.)

★ CARBONATE D'AMMONIAQUE EMPYREMMATIQUE; SEL VOLATIL DE CORNE
DE CERF (Cod. fr.).

Corne de cerf concassée (*Cervus elaphus*)... ..... Q. V.

Distillez lentement dans une cornue de grès lutée munie d'une allonge et d'un récipient refroidi, jusqu'à ce qu'il ne passe plus rien ; rejetez le liquide aqueux qui a distillé au commencement de l'opération lorsque la température ne dépassait pas de beaucoup + 100°. Le sel volatil de corne de cerf est recueilli à l'état solide dans l'allonge et dans le ballon où il s'est sublimé. — Stimulant, antispasmodique. — Doses : 2 décigram. à 2 gram. — Inusité.

L'*esprit volatil de corne de cerf* (Cod. fr.) est le liquide aqueux rassemblé au fond du récipient ; rectifiez-le par distillation au bain de sable dans une cornue de verre ; recueillez les 3/4. — Antispasmodique. — Doses : 2 décigram. à 2 gram. — Inusité.

L'*huile volatile de corne de cerf* (Cod. fr.) est l'huile brune rassemblée dans le récipient et qui surnage l'esprit volatil de corne de cerf ; rectifiez-la par distillation au bain de sable dans une cornue de verre : recueillez environ 1/4. Ce produit plusieurs fois distillé portait autrefois le nom d'*Huile animale de Dippel*.

— Antispasmodique. — Doses : 2 décigram. à 2 gram. — Inusité.

★ ACIDE SUCCINIQUE IMPUR ; SEL VOLATIL DE SUCCIN (Cod. fr.).

Succin...................................... Q. V.

Distillez dans une cornue de grès ou de verre lutée, munie d'une allonge et d'un récipient refroidi. Recueillez, au moyen d'une barbe de plume, les cristaux d'acide succinique imprégnés d'huile empyreumatique qui se sont sublimés dans l'allonge et le récipient au commencement de la distillation.

Il se condense en outre dès le début et surtout vers la fin de l'opération, dans le fond du récipient, deux liquides : 1° L'*Esprit volatil de succin* (Cod. fr.) est le liquide aqueux inférieur ; c'est une dissolution d'ac.. succinique, d'ac. acétique et d'huile pyrogénée ; 2° l'*Huile volatile de succin* (Cod. fr.) est le corps huileux qui surnage l'esprit volatil de succin ; on doit la rectifier par distillation dans une cornue de verre.

— Antispasmodique. — Doses : 2 à 5 décigram. en potion. — Inusité.

★ SUCCINATE D'AMMONIAQUE IMPUR ; LIQUEUR DE CORNE DE CERF SUCCINÉE (Cod. fr.).

Saturez l'esprit de corne de cerf (solution pyrogénée de carbonate d'ammoniaque) par l'ac. succinique impur ; filtrez pour retenir l'huile empyreumatique qui se sépare.

— Antispasmodique. — Doses : 2 à 20 gouttes en potion. — Inusité.

★ BAUME DE VIE D'HOFFMANN (Ph. autrich.).

Essence de lavande............................ 146
— de marjolaine......................... 146
— de citron............................. 146
— de girofle............................ 146
— de macis............................. 73
— de cannelle.......................... 25
Huile volatile de succin rectifiée ....·.... 73
Baume du Pérou (*Myrospermum Pereiræ*)........ 219
Alcoolat de mélisse composé.................... 42000

M. ; agitez ; filtrez.

— Stimulant, antispasmodique. — Doses : à l'intérieur, 1 à 5 gram. en potions ; à l'extérieur, frictions, 10 à 25 gram.

§ 3. — *Éther sulfurique; chloroforme; Chloral; Éther azoteux; Éther acétique.*

★ ÉTHER SULFURIQUE; ÉTHER HYDRIQUE; $C^4 H^5 O$ (Cod. fr.).

Alcool à 85°...................................... 7
Ac. sulfurique D. 1,84 (66° B)....·................ 10

M. ; introduisez dans une cornue tubulée dont la panse est plongée dans un bain de sable ; la tubulure reçoit : 1° un tube coudé à robinet communiquant avec un flacon rempli d'alcool à 95° ; et plongeant jusqu'au fond de la cornue ; 2° un thermomètre ; le col s'adapte au serpentin d'un alambic ordinaire. Un long tube de verre adapté à l'orifice inférieur du serpentin permet de recueillir le produit distillé dans une pièce voisine largement ventilée et où l'on ne fait point de feu.

Chauffez le bain de sable ; dès que la température s'élèvera dans la cornue à + 130°, faites arriver, en ouvrant le robinet du tube, un courant d'alcool de telle sorte que la température se maintienne entre + 130° et + 140°. L'opération sera terminée lorsque la quantité d'alcool à 95° versée successivement dans la cornue sera égale à 15 f. le poids du mélange primitif d'alcool et d'acide sulfurique.

Agitez le produit impur avec 12/100 de solution de potasse D. 1,32 ; après 48 h. de contact, décantez l'éther ; mêlez-le avec 6/100 d'huile d'amandes ; agitez : distillez et recueillez les 4 premiers cinquièmes seulement.

Pour obtenir l'éther officinal, lavez le produit rectifié avec 2 f. son volume d'eau ; décantez ; mêlez avec chlorure de calcium fondu et chaux calcinée, *aa* 1/10 ; distillez au B. M. ; recueillez les 9/10. D. 0,723 à + 15°.

— Stimulant, antispasmodique. — Doses : 1 à 8 gram. en potion ! (Voy. *Réfrigération*, p. 345 ; *Anesthésiques*.)

★ ÉTHER SULFURIQUE ALCOOLISÉ ; LIQUEUR D'HOFFMANN (Cod. fr.; F. H. M.).

Éther sulfurique D. 0,720................. } *aa*. P. É.
Alcool à 90°................... .... }

M. D. 0,79 à + 15° — Stimulant ; antispasmodique. — Doses : 2 à 12 gram. en potion à prendre par cuillerées. — Le F. H. M. emploie l'éther à D. 0,735, la Soc. de ph. l'éther à D. 0,723.

★ SIROP D'ÉTHER (Cod. fr.).

Sirop de sucre incolore............................ 16
Eau distillée................................... 2
Alcool de vin à 90°........... 1
Éther hydrique D. 0,720........................ 1

Mettez le tout dans un flacon bouché à l'émeri et portant à sa partie inférieure une tubulure de verre ; agitez de temps à autre pendant 5 ou 6 j. ; abandonnez au repos dans un lieu frais. Lorsque le sirop se sera éclairci, soutirez-le par la tubulure inférieure.

— 20 gram. de ce sp. représentent 1 gram. d'éther.

— Stimulant, antispasmodique. — Doses : 20 à 100 gram. par jour et plus !

— Falières a démontré que l'addition de l'alcool n'est nullement nécessaire et que le sp. préparé par le mélange de sp. simple 16, eau distillée 3, et éther 1, est aussi chargé d'éther que celui qui comporte selon la formule du Cod. fr. 1/20 d'alcool ; d'ailleurs il se conserve aussi bien.

POTION ÉTHÉRÉE (F. H. M.).

Éther sulfurique D. 0,735 .... 1 gram.
Eau aromatique de menthe................. 60 —
Sp. simple................................ 30 —

M. dans une fiole bouchée.

— Antispasmodique. — Doses : par cuillerées à bouche !

— La dose d'éther dans cette potion peut être portée jusqu'à 8 gram. — Toutes les potions éthérées doivent être bouchées soigneusement.

POTION ANTISPASMODIQUE (Cod. fr.).

Sp. de fl. d'oranger.......................... 30 gram.
Hydrolat de tilleul.......................... 90 —
— de fl. d'oranger.................... 30 —
Éther sulfurique........................... 1 —

M. dans une fiole bouchée.

— A prendre par cuillerées à bouche !

— La dose d'éther peut être portée jusqu'à 8 gram.

POTION ANTISPASMODIQUE OPIACÉE (Cod. fr.; H. P.).

Sp. d'opium................................	15 gram.
— de sucre................................	10 —
Hydrolat de fl. d'oranger...................	15 —
Eau commune..............................	100 —
Éther sulfurique...........................	1 —

M. dans une fiole bouchée. — A prendre par cuillerées à bouche !
— La dose d'éther peut être portée jusqu'à 8 gram.

POTION ANTISPASMODIQUE (F. H. M.).

Éther sulfurique D. 0,735.................	1 gram.
Vin d'opium composé (Laudanum de Sydenh.)	6 décigram.
Eau aromatique de menthe................	60 gram.
Sp. simple..............................	30 —

M. le vin d'opium, l'eau de menthe et le sirop; ajoutez l'éther;
mêlé; bouchez. — A prendre par cuillerées à bouche à intervalles
plus ou moins éloignés selon les effets obtenus ! (Voy. *ci-dessus*.)

POTION ANTISPASMODIQUE (Hermant).

Essence de menthe.............................	1
Alcool à 80°...................................	6
Laudanum de Sydenham........................	10
Éther sulfurique à 60°.........................	30

M. — 10 gouttes de ce mélange vivement agité, ajoutées à 1 cuillerée à bouche d'eau représentent environ 15 gram. de potion antispasmodique ! — Proposée pour le service des ambulances.

POTION ANTISPASMODIQUE (Delioux).

Hydrolat de menthe..........................	20 gram.
— de fl. d'oranger......................	40 —
— de mélisse...........................	60 —
Sp. de Tolu................................	30 —
Éther sulfurique............................	2 —

M. — Doses : 1 cuillerée à bouche toutes les 10 minutes !

POTION ANTIHYSTÉRIQUE (Cod. fr.).

Sp. d'armoise composé.......................	30 gram.
Teinture de castoréum.......................	2 —
Hydrolat de valériane........................	60 —
— de fl. d'oranger.....................	60 —

M. la teinture avec le sp.; ajoutez les hydrolats, puis l'éther
dans une fiole bouchée. — Antihystérique. — Doses : par cuillerées
à bouche toutes les 10 minutes.

★ ÉTHÉROLÉ D'AMMONIAQUE.

Éther sulfurique..... ....'.. .... }
Ammoniaque liq. D. 0,92 (22° B) .... } *aa.* P. É.

M. — Stimulant, antispasmodique. — Doses : 1 à 2 gram. en potion !

★ TEINTURE ÉTHÉRÉE DE CAMPHRE (Cod. fr.).

Camphre (*Laurus camphora*)......................... 1
Éther alcoolisé (Ether pur : 712; alc. à 90° : 288. D, 0,76). 9

F. dissoudre. — Stimulant, antispasmodique, antiaphrodisiaque. — Doses : 1 à 5 gram en potion !

POTION DE RIVIÈRE ÉTHÉRÉE OPIACÉE (Guibourt).

Sp. de limon............................. 30 gram.
Suc de citron .... 15 —
Hydrolat de fl. d'oranger................... 15 —
— de tilleul................... 60 —
Laudanum de Sydenham................. 6 décigr.
Ether sulfurique......................... 1 gram.

M. ; ajoutez :

Bicarbonate de potasse.................... 2 gram.

Bouchez le flacon immédiatement. — Vomissements spasmodiques. — Doses : la potion en 3 ou 4 fois ! (Voy. *Potion gazeuse*, p. 334.)

★ MIXTURE ANTISPASMODIQUE (Debreyne).

Ether sulfurique........................ }
Camphre (*Laurus camphora*)............... } *aa* ... 5
Baume du Pérou (*Myrospermum Pereiræ*).......... 10
Alcool à 90°................................ 20

F. dissoudre.

— Angine laryngée chronique. — Doses : 1 gram. dans 1 litre d'infusé bouillant de feuilles de datura, de belladone et de camphrée de Montpellier aa 25/1000, pour fumigations !

POTION AVEC LE CHLOROFORME (F. H. M.).

Chloroforme......................... 5 décigram.
Alcool à 85°......................... 2 gram.
Gomme Sénégal pulv. (*Acacia verek*)..... 1 —
Sp. simple.......................... 30 —
Eau distillée....................... 100 —

F. dissoudre la gomme dans l'eau ; versez dans une fiole le chloroforme et l'alcool ; ajoutez le sp. ; agitez ; versez la solution de gomme par parties ; agitez.

— Antispasmodique ; hypnotique. — Doses : par cuillerées à bouche. Vous pouvez porter la dose de chloroforme à 2 gram., alors agitez fortement chaque fois, car il n'est pas entièrement dissous.

EAU CHLOROFORMISÉE (Dorvault).

Chloroforme..	1
Eau distillée..	200

F. dissoudre par une longue agitation.

— Antispasmodique; hypnotique. — Doses : 1 cuillerée à bouche toutes les heures. (Voy. *Chloroforme; Anesthésiques*, p. 996.)

★ SIROP DE CHLOROFORME.

Chloroforme..	1
Sp. simple...	100

Agitez. — Antispasmodique ; sédatif. — Doses : 20 à 100 gram.

★ GLYCÉRÉ DE CHLOROFORME (F. H. M.).

Chloroforme..	2
Glycérine...	15

M. — Antispasmodique ; calmant. — Doses ; à l'intérieur : 5 à 30 gram. par cuillerées à café dans de l'eau sucrée ; à l'extér. en frictions.

★ ÉLIXIR CHLOROFORMIQUE (Bouchut).

Chloroforme..	1
Alcool à 85°..	8
Sp. simple...	30

M. — Calmant, antispasmodique. — Doses : 20 à 60 gram.

ÉMULSION AU CHLOROFORME (Dannecy).

Chloroforme..	2 gram.
Huile d'amandes (*Amygdalus communis*)......	8 —
Gomme arabique pulv. (*Acacia vera*)..........	4 —
Sirop de fl. d'oranger..............................	30 —
Eau distillée...	60 —

F. un mucilage avec la gomme et le sirop ; ajoutez peu à peu l'huile et le chloroforme, puis l'eau distillée.

— Antispasmodique ; hypnotique. — Doses : par cuillerées à bouche d'heure en heure.

LAVEMENT AU CHLOROFORME (Bouchut).

Chloroforme..	2 gram.
Alcool à 85°..	16 —

F. dissoudre ; ajoutez :

Eau.. 250 gram.

M.

— Coliques nerveuses ; coliques saturnines !

LAVEMENT AU CHLOROFORME (Aran).

Chloroforme....................................... 1 à 2 gram.
Gommé arabique pulv. (*Acacia vera*)........ 8 —
Jaune d'œuf....................................... nº 1
Eau.. 125 gram.

Délayez le chloroforme dans le jaune d'œuf et la gomme dans
l'eau ; M. — Coliques nerveuses, coliques saturnines !

GLYCÉRÉ DE CHLOROFORME SAFRANÉ (Debout).

Chloroforme....................................... 1
Alcoolé de safran................................. 1
Glycérine....................................... 30

M. — En frictions sur les gencives pour calmer les douleurs de
la première dentition. (Voy. *Pommade au chloroforme*, p. 358.)

LINIMENT AU CHLOROFORME (H. P.).

Huile d'amandes................................... 9
Chloroforme....................................... 1

— Calmant ; rubéfiant par application prolongée.

LINIMENT DE CHLOROFORME (Ph, Britann.).

Chloroforme....................................... 10
Liniment camphré.................................. 6

M. — Calmant ; rubéfiant par application prolongée. — Névralgies ; douleurs rhumatismales. — En frictions.

LINIMENT RUBÉFIANT ET CALMANT (Mayet).

Ammoniaque liquide à 25°.......................... 15
Chloroforme....................................... 10
Camphre (*Laurus camphora*)....................... 15
Alcoolé d'opium................................... 5
Alcool à 90°...................................... 75

Remède secret très-usité en Angleterre. Formule déduite de
l'analyse. — Névralgies, douleurs rhumatismales. — Doses : imbiber un morceau de flanelle qu'on laisse appliqué pendant environ 15 minutes. (Voy. *ci-après*.)

POMMADE AU CHLOROFORME (Cod. fr.; Soc. de Ph.).

Chloroforme 2
Cire blanche (*Apis mellifica*) 1
Axonge (*Sus scrofa*) 9

F. fondre la cire et l'axonge au B.-M. dans un flacon à large ouverture muni d'un bouchon à l'émeri ; lorsque le mélange sera presque refroidi ; ajoutez le chloroforme ; bouchez le flacon ; agitez vivement ; plongez de temps en temps le flacon dans l'eau froide pour accélérer le refroidissement.

— Douleurs névralgiques, rhumatismales. — Onctions *loco dolenti* ; agit comme irritant et comme révulsif plutôt que comme anesthésique local ; mais le malade respire les vapeurs de chloroforme émises peu à peu par la pommade ; ces vapeurs sont calmantes, antispasmodiques. Cette remarque s'applique à toutes les formules de topiques au chloroforme.

★ CHLORAL.

Le chloral est employé avec le plus grand succès comme antispasmodique. (Voy. *Médicaments narcotiques; Chloral*.)

★ ÉTHER AZOTEUX ; ÉTHER NITREUX ; ÉTHER NITRIQUE; C^4H^5O, AzO^3.
(Kopp).

Alcool à 86° .... {
Acide azotique D. 1,32 (35° B.) .... { aa . P. É.

Introduisez dans une cornue de verre avec un peu de tournure de cuivre ; adaptez au col de la cornue un tube recourbé plongeant dans un flacon laveur rempli d'eau, communiquant lui-même avec un long tube à chlorure de calcium ; terminez l'appareil par un récipient refroidi. L'opération marche d'elle-même, à peine est-il nécessaire de chauffer. Le produit est presque pur.

★ ÉTHER AZOTEUX (Black).

Introduisez dans le fond d'une éprouvette au moyen d'un entonnoir effilé plongeant jusqu'au fond : 1° 9 d'alcool à 83°; 2° 4 d'eau distillée qui soulève l'alcool ; 3° 8 d'acide azotique, D. 1,35 (37° B.), qui soulève l'eau ; retirez l'entonnoir avec précaution pour ne point mêler les 3 couches de liquides superposés ; adaptez à l'orifice de l'éprouvette un bouchon muni d'un tube recourbé plongeant librement dans un flacon contenant un peu d'alcool. La température du lieu où l'on opère ne dépassant pas + 10°, l'opération se termine d'elle-même en 2 ou 3 jours. L'alcool et l'acide réagissent après s'être mêlés à l'eau peu à peu, et finalement il se forme 2 couches de liquide, l'une supérieure d'éther azoteux, l'autre inférieure d'acide étendu !

— Stimulant, antispasmodique, diurétique. — Doses : 10 à 40 gouttes. Cet éther, facilement altérable, est généralement remplacé par l'*Acide azotique alcoolisé.*

SIROP D'ÉTHER AZOTIQUE.

Prép. comme le *Sirop d'éther.* (Voy. p. 353.)

★ ACIDE AZOTIQUE ALCOOLISÉ; ALCOOL NITRIQUE (Cod. fr.).

Ac. azotique D. 1,31 (34° B.)...................... 1
Alcool à 90°.. 3

Versez peu à peu l'acide dans l'alcool en agitant ; conservez dans un flacon bouché à l'émeri ; débouchez de temps en temps pendant les premiers jours pour donner issue aux gaz que l'action chimique développe.

. — Diurétique ; antispasmodique agréable. — Doses : 2 à 10 gram. en tisane, en potion.

★ ACIDE AZOTIQUE ALCOOLISÉ; ALCOOL NITRIQUE (F. H. M.).

Acide azotique D. 1,384 (40° B.).................. 79
Eau distillée........... 21
Alcool à 90°...................................... 300

M. l'eau et l'acide ; versez le mélange sur l'alcool ; agitez ; débouchez de temps en temps le flacon pendant les premiers jours, afin de donner issue aux produits volatils de la réaction. Rendement presque égal au poids des matières employées.

★ ÉTHER AZOTEUX ALCOOLISÉ; LIQUEUR ANODINE NITREUSE (Soubeiran).

Alcool à 90°....................................... 2
Acide azotique D. 1,29 (33° B.).................... 1

Introduisez dans une grande cornue tubulée, dont le col s'adapte à un ballon, muni lui-même d'un tube recourbé qui se rend dans un flacon plongé dans l'eau froide et contenant 2 d'alcool ; chauffez doucement la cornue ; retirez le feu dès que l'ébullition se manifeste ; l'opération marche d'elle-même ; le ballon doit être refroidi par un courant d'eau ; lorsque l'ébullition cesse dans la cornue, activez la réaction en chauffant de nouveau jusqu'à ce que vous ayez obtenu dans le ballon 6 d'éther azoteux alcoolisé. Deschamps conseille de rectifier le produit en le distillant sur du tartrate neutre de potasse ou sur de la magnésie calcinée.

— Antispasmodique, diurétique très-usité en Angleterre. — Doses : 2 à 10 gram. en potion.

★ ÉTHER ACÉTIQUE (Cod. fr.).

Alcool à 90°.. 30
Ac. acétique D. 1,063 (8°,5 B.)..................... 20
Ac. sulfurique. D. 1,84 (66° B.).................... 6

Mêlez l'alcool et l'acide acétique dans une cornue ; ajoutez peu
à peu l'ac. sulfurique en agitant ; distillez dans une cornue de
verre pour recueillir 40 de produit.

Agitez avec 1/100 de carbonate de potasse ; après quelques heures de contact, distillez pour obtenir 30 d'éther acétique pur.

— Stimulant, antispasmodique. — Doses : à l'intérieur, 1 à 4
gram. en potion ; inusité ; à l'extérieur, en frictions comme antirhumatismal ?

★ ÉTHER ACÉTIQUE ALCOOLISÉ ; LIQUEUR ANODINE VÉGÉTALE.

Ether acétique.................. . . .... ⎫
                                 ⎬ aa. P. E.
Alcool a 85°........................ ... ⎭

M. — Stimulant ; antispasmodique ; à l'extérieur en frictions ?

§ 4. — *Camphre ; Valériane ; Asa fœtida ; Musc ; Castoréum ; Safran.*

★ POUDRE DE CAMPHRE (Cod. fr.; F. H. M.).

Camphre (*Laurus camphora*)..................... Q. V.

Divisez au moyen d'une râpe à sucre ; passez au tamis de crin ;
ou bien humectez de quelques gouttes d'éther ou d'alcool à 90°,
et pulv. par trituration sans résidu.

— Stimulant, antispasmodique, sédatif spécial de l'appareil
génito-urinaire très-usité. — Doses : à l'intérieur, 2 décigram.
à 8 gram en potion, en pil. ; à l'extérieur comme topique sur
les chancres mous. (Voy. *Poudre tempérante contre l'érysipèle,
Spéciaux de l'appareil génito-urinaire.*)

EAU CAMPHRÉE (Cod. fr.).

Camphre............................... 10 gram.
Eau distillée......................... 1000 —
Alcool à 90°.......................... 5 gouttes.

Versez l'alcool sur le camphre ; pulv. par trituration ; délayez
dans l'eau ; laissez en contact pendant 48 h. en agitant de temps
en temps ; filtrez.

Véhicule de potions antispasmodiques ; antiaphrodisiaques.

— D'après le Cod. fr., l'eau saturée de camphre par ce procédé en retient environ 3,30/1000 ; elle n'en retient en réalité que
0,75/1000.

★ EAU CAMPHRÉE (F. H. M.).

Camphre (*Laurus camphora*)..................... 2
Eau distillée................. 1000

Pulv. le camphre à l'aide de quelques gouttes d'alcool; délayez dans l'eau prescrite; laissez en contact dans un flacon bouché pendant 2 j.; agitez de temps de temps; filtrez.
— Véhicule de potions antispasmodiques. (Voy. *ci-dessus*.)

★ EAU CAMPHRÉE; MIXTURE CAMPHRÉE (Ph. Lond.).

Camphre (*Laurus camphora*)..................... 2
Alcool à 90°...................................... 4
Eau distillée 393

F. dissoudre le camphre dans l'alcool; ajoutez l'eau distillée; passez; la majeure partie du camphre se précipite; le camphre n'est dissous dans l'eau distillée que dans la proportion de 0,75/1000; l'alcool ajouté à l'eau dans la proportion de 10/1000 n'augmente pas sensiblement la solubilité du camphre.
— Antispasmodique; anaphrodisiaque. — Doses : 50 à 200 gram. véhicule de potions; lavements.

★ EAU CAMPHRÉE GAZEUSE.

Eau gazeuse.......................... 1000 gram.
Camphre pulv.......................... décigr.

Introduisez le camphre dans une bouteille munie d'un siphon; remplissez d'eau gazeuse.
— Antispasmodique, antiémétique. — Doses : par verres.

★ ALCOOL CAMPHRÉ; ESPRIT DE CAMPHRE; ALCOOL DE CAMPHRE CONCENTRÉ (Cod. fr.; F. H. M.).

Camphre (*Laurus camphora*)..................... 1
Alcool à 90°...................................... 9

F. dissoudre; filtrez. Rendement 98/100 de matières employées.
— Stimulant, antiseptique, prétendu résolutif. En lotions avec 10 à 15 f. son volume d'eau; alors le camphre est en grande partie précipité. Le F. H. M. réserve ce médicament pour les ambulances.

★ ALCOOLÉ DE CAMPHRE ÉTENDU; EAU-DE-   CAMPHRÉE (Cod. fr.; F. H. M.).

Camphre (*Laurus camphora*)..................... 1
Alcool à 60°...................................... 39

F. dissoudre; filtrez. Rendement : 199/200 de matières employées.

— Stimulant antiseptique, prétendu résolutif, très-usité. — En lotions avec l'eau, alors le camphre se précipite en grande partie.

★ ALCOOL SATURÉ DE CAMPHRE (Soc. de Ph. de Bord.).

Camphre (*Laurus camphora*.............) aa. P. É.
Alcool à 90°.....................)

F. dissoudre. Cet alcoolé rend facile l'introduction du camphre dans les potions ; pour la préparation des vésicatoires camphrés, il suffit d'en verser environ 1 gram. à la surface de l'emplâtre : l'évaporation de l'alcool laisse le camphre en poudre impalpable !

— Dans cette préparation, l'alcool n'est pas entièrement saturé.

★ GLYCÉRÉ DE CAMPHRE (F. H. M.).

Alcoolé de camphre étendu...........) aa... 15 gram.
Glycérine..................)

M. — Stimulant ; antirhumatismal. — Frictions.

★ ALCOOLÉ DE CAMPHRE SAFRANÉ ; ÉLIXIR CAMPHRÉE D'HARTMANN
(Guibourt).

Camphre (*Laurus camphora*)...................... 50
Alcool à 90°.................................... 350
Safran (*Crocus sativus*)......................... 1

F. macérer pendant 4 j. ; filtrez.

Hager prépare l'*Alcoolé de camphre safrané* par la formule suivante :

Esprit de camphre (camphre 1, alcool à 56° 12)...... 23
Alcoolé de safran................................ 1

— Stimulant, antispasmodique. — Doses : à l'intérieur, 2 à 10 gram. en potion ; à l'extérieur, en frictions, en lotions avec Q. V. d'eau commune.

★ POMMADE CAMPHRÉE (Cod. fr.).

Camphre pulv. (*Laurus camphora*).............. 3
Cire blanche (*Apis mellifica*).................. 1
Axonge (*Sus scrofa*).......................... 9

F. fondre la cire et la graisse au B.-M. ; ajoutez le camphre ; remuez pendant le refroidissement.

— Stimulant, antirhumatismal ? — Frictions ; pansements.

— Cette pommade irrite les plaies en raison de la forte proportion de camphre qu'elle contient ; elle est antiseptique.

Remède populaire.

POMMADE CAMPHRÉE (Raspail).

Camphre pulv. (*Laurus camphora*)................... 3
Axonge.. 10

F. fondre au B.-M. ; remuez jusqu'à dissolution complète du camphre. — Panacée populaire.

CÉRAT CAMPHRÉ.

Cérat de Galien............................... 10
Camphre pulv. (*Laurus camphora*)................ 1

M. — Stimulant, antiseptique.

CÉRAT CAMPHRÉ (F. H. M.).

Camphre pulv. (*Laurus camphora*)............... 1
Huile d'olive (*Olea europœa*).................. 1
Cérat simple................................... 10

F. dissoudre le camphre dans l'huile ; mêlez.

★ POUDRE DE VALÉRIANE (Cod. fr.; F. H. M.).

Rac. de valériane (*Valeriana officinalis*)........... Q. V.

Concassez ; criblez ; f. sécher à l'étuve ; pulv. sans résidu ; passez au tamis de soie couvert. Rendement : 88/100.

— Stimulant antispasmodique particulièrement utile chez les femmes. — Doses : 1 à 10 gram. en pilule ou dans du pain azyme !

BOL DE VALÉRIANE.

Valériane pulv. (*Valeriana officinalis*).... 25 centigram.
Cannelle pulv. (*Laurus cinnamomum*).... 8 —
Miel...................................... Q. S.

M. pour 1 bol. — Doses : 4 à 20 ! La cannelle couvre entièrement l'odeur et la saveur de la valériane ; il en est de même de la menthe.

★ EAU DISTILLÉE DE VALÉRIANE ; HYDROLAT DE VALÉRIANE (Cod. fr.).

Prép. comme l'*Eau dist. de cannelle.*
— Véhicule de potions antispasmodiques.

INFUSION DE VALÉRIANE ; TISANE DE RACINE DE VALÉRIANE (Cod. fr.; F. H. M.).

Valériane incisée (*Valeriana officinalis*).......... 10
Eau bouillante.............................. 1000

F. infuser pendant 2 h. ; passez. — Antispasmodique ; boisson ordinaire des malades ; a besoin de correctifs.

★ EXTRAIT ALCOOLIQUE DE RACINE DE VALÉRIANE (Cod. fr., F. H. M.)

Prép. comme l'*Extrait alcoolique de digitale.* — Rendement

18/100. — Le F. H. M. prescrit de déplacer par l'eau la majeure partie de l'alcool.

— Antispasmodique. — Doses : 1 à 2 gram. en pil.

★ PILULES ANTINÉVRALGIQUE (Rayer).

Extrait de valériane.....................	5 centigram.
Asa fœtida (*Ferula asa fœtida*)............	5 —
Galbanum (*Galbanum officinale*)..........	5 —
Castoréum (*Castor fiber*)................	5 —

M. pour 1 pil. — Doses : 3 par j., le matin, à midi et le soir.

★ ALCOOLÉ DE RACINE DE VALÉRIANE (Cod. fr.).

Prép. comme l'*Alcoolé de quinquina*, 1/5.
— Doses : 2 à 20 gram. en potion.

★ TEINTURE ÉTHÉRÉE DE VALÉRIANE (Cod. fr.).

Prép. comme la *Teint. éthérée de digitale*, 1/5.
— Doses : 2 à 8 gram. en potion.

★ SIROP DE VALÉRIANE (Cod. fr.).

Valériane coucassée (*Valeriana officinalis*)...	10
Eau bouillante.................................	40

F. infuser pendant 6 h. ; passez ; exprimez ; ajoutez sur le marc eau bouillante Q. S. pour obtenir 43 d'infusé filtré ; ajoutez :

Hydrolat de valériane.........................	10
Sucre blanc.................................	100

M. ; f. dissoudre au B.-M.
— Stimulant antispasmodique. — Doses : 20 à 100 gram., par cuillerées ou dans la boisson !

★ SIROP DE VALÉRIANE (Falières).

Valériane concassée (*Valeriana officinalis*)........	9
Eau bouillante...............................	Q. S.
Hydrolat de valériane...	10
Sucre.......................................	100

F. deux infusions successives de la valériane dans l'eau bouillante de manière à obtenir 43 de colature filtrée ; ajoutez l'eau distillée de valériane, et faites un sirop par solution au B. M. ; ajoutez à ce sp. lorsqu'il est refroidi, 3/100 d'alcoolé de valériane ; cette addition assure la conservation du produit et en augmente l'efficacité. — Stimulant antispasmodique. — Doses : 20 à 100 gram. par cuillerées ou dans la boisson !

TISANE CONTRE LA MIGRAINE (Teissier).

Feuil. sèch. de ményanthe (*Menyanthes trifoliata*)   50 gr.
Eau bouillante........................ ....   250 —
Sp. de valériane............................   20 —

F. infuser pendant 2 h. ; passez ; ajoutez le sp.
— A prendre en 1 fois au début de l'accès.

★ ACIDE VALÉRIANIQUE; $C^{10} H^{10} O^4$ (Cod. fr.).

Rac. de valériane concassée (*Valeriana officinalis*)...   100
Ac. sulfurique. D. 1,84 (66° B.)....   10
Bichromate de potasse........................   6
Eau commune.................................   500

F. dissoudre le bichromate de potasse dans 100 d'eau ; ajoutez l'ac. sulfurique et le reste de l'eau ; versez le tout sur la rac. de valériane ; f. digérer pendant 24 h. ; distillez ; après avoir recueilli environ 125 de liquide, recohobez ; distillez jusqu'à ce que le lquide qui passe n'offre plus de réaction acide ; saturez l'hydrolat avec Q. S. de carbonate de soude ; f. évaporer en consistance sirupeuse ; ajoutez un léger excès d'ac. sulfurique étendu ; laissez en repos dans une éprouvette ; l'ac. valérianique se rassemblera en couche oléagineuse à la surface ; décantez ; purifiez par distillation dans une cornue de verre. — Prép. des valérianates.

★ SOLUTION VALÉRIANIQUE; VALÉRIANATE D'AMMONIAQUE LIQUIDE (H. P.).

Acide valérianique...........................   2
Carbonate d'ammoniaque........................   2
Extrait alcoolique de valériane.................   2
Eau distillée.................................   100

F. dissoudre l'extrait dans environ 10 d'eau ; d'autre part, saturez par le carbonate d'ammoniaque concassé l'acide étendu d'une petite quantité d'eau distillée. Lorsque le dégagement de gaz aura cessé, mêlez les deux liquides ; complétez 100 avec le reste de l'eau ; filtrez.

50 gram. de cette solution représentent 1 gram. d'extrait de valériane et 1 gram. de valérianate d'ammoniaque cristallisé.

★ VALÉRIANATE D'AMMONIAQUE; $Az H^3 HO, C^{10} H^9 O^3$ (Cod. fr.).

Acide valérianique..................... Q. V.
Gaz ammoniac......................... Q. S.

Placez l'acide dans une soucoupe, sous une cloche bitubulée ; f. passer lentement un courant de gaz ammoniac sec, jusqu'à ce que l'acide soit converti en un sel solide, blanc, cristallin. — Vous placerez sous la cloche une seconde soucoupe contenant un mélange de chaux vive et chlorhydrate d'ammoniaque pulv. (Robiquet.)

— Stimulant antispasmodique énergique. — Doses : 1 décigram, à 1 gram. et plus en pilules, en potions ou dans du sirop !

★ VALÉRIANATE D'AMMONIAQUE EXTRACTIF (Dannecy).

Valérianate gross. pulv. (*Valeriana officinalis*)........ 5
Alcool à 60°................................. 4
Ammoniaque liquide D. 0,92 (22° B)................. 1

Introduisez la valériane dans l'appareil à déplacement ; traitez-la par le mélange d'alcool et d'ammoniaque. Lorsque le liquide alcoolique alcalin sera passé, déplacez-le par l'alcool à 60° pour obtenir un poids de teinture ammoniacale égal à celui de la valériane employée ; faites évaporer en agitant continuellement à une température qui ne dépasse pas + 70°, jusqu'en consistance d'extrait mou. Cet extrait est mis en capsules gélatineuses qui en contiennent chacune 5 décigram.

— Dans cette préparation, l'alcool a pour effet d'éviter la dissolution d'une grande quantité d'extractif inerte, ce qui qui permet de rapprocher, sous le plus petit volume possible, le principe véritablement actif, c'est-à-dire le valérianate d'ammoniaque.

— Antispasmodique ; antihystérique. — Doses : 5 décigram à 2 gram. en bols, en capsules !

★ ALCOOLÉ DE VALÉRIANE AMMONIACAL ; TEINTURE ANTISPASMODIQUE DE KENT (Ph. Lond.).

Valériane gross. pulv. (*Valeriana offic.*).......... 5
Alcoolat ammoniacal aromatique.. :................. 36

F. macérer pendant 3 j. ; passez ; exprimez ; filtrez.

— Antispasmodique ; antihystérique. — Doses : 5 à 20 gram. en potion.

POTION ANTIHYSTÉRIQUE (Ph. Lond.).

Asa fœtida (*Ferula asa fœtida*)................. 4 gram.
Hydrolat de menthe......................... 45 —

Émulsionnez la gomme-résine par trituration ; passez ; ajoutez

Alcoolé de valériane ammoniacal............ 8 gram.
Alcoolé de castoréum................... 12 —
Éther sulfurique........ .... 4 —

M. les alcoolés avec l'éther avant de les ajouter à l'émulsion.
— Doses : 1 cuillerée à café tous les quarts d'heure.

POTION ANTISPASMODIQUE A LA VALÉRIANE.

Valériane gross. pulv. (*Valeriana offic.*)...... 8 gram.
Eau   uillante....................... .. 150 —

F. infuser jusqu'au refroidissement; filtrez ; ajoutez :

Hydrolat de cannelle...	60 gram.
Éther sulfurique alcoolisé................	8 —
Sp. simple...............................	40 —

M. — Coliques utérines; dysménorrhée. — Doses ; 1 cuillerée à bouche toutes les 1/2 heures !

LAVEMENT ANTISPASMODIQUE.

· Rac. de valériane (*Valeriana officinalis*).....	10 gram.
Eau bouillante	200 —

F. infuser 1/2 h. ; ajoutez :

Laudanum de Sydenham.............:....... 10 gouttes.

M. — Coliques utérines ; dysménorrhée ; névralgies !

LAVEMENT ANTISPASMODIQUE.

Rac. de valériane pulv. (*Valeriana offic.*)....	4 gram.
Feuil. d'oranger pulv. (*Citrus aurantium*)....	4 —
Eau tiède...............................	200 —

Délayez. — Coliques utérines ; névralgies !

LAVEMENT ANTISPASMODIQUE ALCALIN (Mialhe).

Rac. de valériane (*Valeriana officinalis*).....	10 gram.
Eau bouillante..	200 —

F. infuser 1/2 h. ; ajoutez :

Carbonate de potasse...............	5 décigram.
Asa fœtida · ....:..................	1 gram.
Jaune d'œuf.........................	N° 1

Broyez l'asa fœtida avec le carbonate de potasse ; délayez-la avec le jaune d'œuf; ajoutez peu à peu l'infusé.
— Coliques utérines ; névralgies hystériques !

LAVEMENT ANTIHYSTÉRIQUE.

Rac. de valériane pulv. (*Valeriana offic.*)....	10 gram.
Eau tiède................................	200 —
Camphre pulv. (*Laurus camphora*)..........	1 —
Laudanum de Sydenham.................	1 —
Jaune d'œuf............................	N° 1

Délayez le camphre dans le jaune d'œuf ; ajoutez la poudre de valériane, puis l'eau et le laudanum.

★ BIÈRE CÉPHALIQUE ANGLAISE (Cadet).

Rac. de valériane concassée (*Valeriana offic.*).....	3
Moutarde noire concassée (*Sinapis nigra*).........	18

Feuil. sèch. de romarin (*Rosmarinus offic.*)............   9
—   de sauge (*Salvia officinalis*)...........   9
Rac. de serpentaire de Virginie (*Aristolochia serpen-*
    taria)..................   6
Bière blanche   4000

F. macérer pendant 3 j. ; passez ; exprimez ; filtrez.
— Antispasmodique. — Doses : 100 à 500 gram.

★ ASA FŒTIDA PURIFIÉE (Cod. fr.).

Prép. comme la *Gomme ammoniaque purifiée.* — Antihystérique ; antispasmodique ; emménagogue ; anticatarrhal ; stimulant
stomachal et intestinal. — Doses : 5 décigram. à 2 gram. en bol ou
en potion ; 4 gram. en lavement.

— L'hydrolat d'amandes amères, l'hydrolat de laurier-cerise, tous
les composés cyaniques et l'essence de moutarde font disparaître
l'odeur de l'asa fœtida comme celle du musc.

POUDRE D'ASA FŒTIDA (Cod. fr.).

Prép. comme la *Poudre de gomme résine ammoniaque.* — Stimulant, antispasmodique, antihystérique. — Doses : 5 décigram. à
2 gram. en pilules ou en potion émulsive ; 1 à 4 gram. en lavement.

★ PILULES D'ASA FŒTIDA (F. H. M.).

Asa fœtida (*Ferula asa fœtida*)..... ......   1 décigram.
Rac. de guimauve pulv. (*Althœa offic.*).....   5 centigr.
Miel blanc..............................   Q. S.

M. pour faire 1 pilule.
— Antispasmodique. — Doses : 5 à 20 pil. par jour.

ÉMULSION D'ASA FŒTIDA ; MIXTURE D'ASA FŒTIDA ; LAIT D'ASA FŒTIDA (Ph. Lond.).

Gomme rés. asa-fœtida (*Ferula asa fœtida*)..........   1
Eau commune....................................   30

Divisez la gomme résine dans l'eau par trituration.
— Antispasmodique, antihystérique. — Doses : 50 à 100 gram.

★ HYDROLAT D'ASA FŒTIDA ; EAU DISTILLÉE D'ASA FŒTIDA (Hager).

Asa fœtida (*Ferula asa fœtida*).................. ...   1
Eau commune.........................   32
Alcool à 90°.............................   3

Distillez pour obtenir 16 d'hydrolat.
— Antispasmodique ; antihystérique. — Doses : 20 à 100 gram.
en potion.

LAVEMENT ANTISPASMODIQUE A L'ASA FŒTIDA.

Asa fœtida (*Ferula asa fœtida*)............... 2 à 4 gram.
Jaune d'œuf............................... N° 1.
Décocté de rac. de guimauve................. 250 gram.

Délayez la gomme-résine avec le jaune d'œuf ; ajoutez peu à peu le décocté de guimauve. Vous pouvez ajouter 2 à 4 gram. de poudre de valériane.
— Coliques utérines; dysménorrhée ; névralgies hystériques!

★ HYDROLAT D'ASA FŒTIDA COMPOSÉ ; EAU DISTILLÉE COMPOSÉE D'ASA FŒTIDA (Hager).

Asa fœtida (*Ferula asa fœtida*)...............
Rac. d'angélique (*Archangelica officinalis*)..... } aa. 1
Acore vrai (*Calamus aromaticus*)...............
Eau commune................................. Q. S.
Alcool à 90°................................. 3

Distillez pour obtenir 16 d'hydrolat. Cet hydrolat reste trouble.
— Antispasmodique, antihystérique. — Doses : 20 à 100 gram. en potion.

★ ALCOOLÉ D'ASA FŒTIDA (Cod. fr.).

Prép. comme l'*Alcoolé de benjoin*, 1/5.
— Stimulant antispasmodique, antihystérique. — Doses : 1 à 10 gram. en potion, 2 à 16 gram. en lavement.

★ ÉTHÉROLÉ D'ASA FŒTIDA ; TEINTURE ÉTHÉRÉE D'ASA FŒTIDA (Cod. fr.).

Asa fœtida (*Ferula asa fœtida*)................... 1
Éther alcoolisé D 0,76. (Voy. *Éthérolé de castoréum*, p. 374)................................. 5

F. macérer pendant 10 j. dans un flacon bouché ; agitez de temps en temps; filtrez dans un entonnoir couvert.
— Antispasmodique ; antihystérique. — Doses : 1 à 8 gram. en potion, en lavement!

★ MIXTURE ANTIHYSTÉRIQUE (Ph. Lond.).

Asa fœtida (*Ferula asa fœtida*)..................... 1
Hydrolat de menthe....................... 12
Alcoolé ammoniacal de valériane.................. 2
—— de castoréum.................. 3
Éther sulfurique......................... 1

Triturez l'asa fœtida avec les alcoolés et l'éther ; ajoutez l'hydrolat. — Antispasmodique ; antihystérique. — Doses : une cuillerée à café d'heure en heure.

★ PILULES SÉDATIVES; PILULES ANTISPASMODIQUES.

Sulfate de morphine... .... 5 milligram.
Asa fœtida (Ferula asa fœtida)........... 1 décigram

M. pour 1 pilule. — Narcotique; antispasmodique. — Doses : 1
à 5 pilules par jour.

PILULES ANTISPASMODIQUES (Debreyne).

Camphre (Laurus camphora)... ..... ⎫
Asa fœtida (Ferula asa fœtida)....... ⎬ aa. 1 centigram.
Extrait d'opium..................... ⎭
Extrait de belladone................... 5 —

M. pour 1 pil. — Hystérie; chorée. — Doses : 1 à 6 pilules par
our !

★ PILULES DE GALBANUM ET D'ASA FŒTIDA COMPOSÉES (Hager).

Galbanum (Galbanum officinale)........... 2 centigram.
Myrrhe (Balsamodendron myrrha)........ 3 —
Sagapenum (Ferula persica)........... 3 —
Asa fœtida (Ferula asa fœtida).......... 1 —
Savon médicinal...................... 3 —
Sp. simple....................... Q. S.

M. pour 1 pil. — Antispasmodique; antihystérique. — Doses :
5 à 25.

★ EAU ANTIHYSTÉRIQUE FÉTIDE; ALCOOLAT D'ASA FŒTIDA COMPOSÉ
(Ph. allem.).

Galbanum (Galbanum officinale)................ 8
Asa fœtida (Ferula asa fœtida).............. 12
Myrrhe (Balsamodendron myrrha)......... 6
Rac. de valériane (Valeriana officinalis)......... 16
— zédoaire (Curcuma zedoaria)........... 16
— d'angélique (Archangelica officinalis)..... 4
Feuil. de menthe (Mentha piperita)............ 12
— serpolet (Thymus serpillum)........... 8
Fl. de camomille (Anthemis nobilis).......... 4
Castoréum (Castor fiber)................. 1
Alcool à 85°...................... 144
Eau....................... 300

F. macérer pendant 1 j.; distillez pour obtenir 288 d'alcoolat
Ce médicament reste trouble.
— Doses : 10 à 50 gram., pure ou en potion.

★ EMPLATRE D'ASA FŒTIDA; EMPLATRE ANTIHYSTÉRIQUE (Guibourt).

Galbanum (*Galbanum officinale*) 2
Asa-fœtida (*Ferula asa fœtida*)..........
Poix blanche (*Pinus maritima*).......... } *aa*....., 1
Cire jaune (*Apis mellifica*.................)

M. ; f. fondre à une douce chaleur.
— Antihystérique ; en écusson sur l'épigastre.

★ ALCOOLÉ DE MUSC; TEINTURE DE MUSC (Cod. fr.; F. H. M.).

Musc hors follicules (*Moschus moschiferus*).......... 1
Alcool à 80°................................... 10

F. macérer pendant 10 j. ; passez ; exprimez ; filtrez. Rendement : 100/100 d'alcool employé. — Stimulant, antispasmodique.
— Doses : 2 à 10 gram. — Parfumerie.
— L'acide cyanhydrique libre et les hydrolats qui en contiennent font disparaître l'odeur du musc ; il en est de même de l'essence de moutarde. (Voy. *Asa fœtida*, p. 368.)

★ ÉTHÉROLÉ DE MUSC; TEINTURE ÉTHÉRÉE DE MUSC (Cod. fr.).

Prép. comme la *Teint. éthérée de castoréum*, 1/10.
— Antispasmodique. — Doses : 1 à 4 gram. en potion

★ PILULES ANTISPASMODIQUES.

Musc (*Moschus moschiferus*)......... } *aa*.. 1 décigram
Extr. de valériane.............. }
Extr. d'opium .... 5 centigram.

M. pour 1 pil. — Doses : 1 à 2 pilules.

PILULES CAMPHRÉES MUSQUÉES (Hunter).

Musc (*Moschus moschiferus*)............. 6 centigram.
Camphre (*Laurus camphora*)............ 2 —

Triturez avec Q. S. d'alcool ; ajoutez :

Conserve de roses.................. Q. S.

M. pour 1 pil. — Antispasmodique. — Doses : 1 à 10 pilules.

LAVEMENT AU MUSC.

Rac. de guimauve (*Althæa officinalis*)........... 4 gram.
Eau commune..................... Q. S.

Pour 200 gram. de décocté.

Musc (*Moschus moschiferus*)...... 5 décigram à 1 gram.
Jaune d'œuf .... N° 1

Délayez avec le jaune d'œuf le musc trituré d'abord avec un peu de sucre ; ajoutez l'eau peu à peu.

— Fièvres ataxiques ; pneumonies compliquées de symptômes adynamiques !

LAVEMENT MUSQUÉ CAMPHRÉ.

Ajoutez à la formule précédente :

Camphre.......... .... 5 décigram. à 2 gram.

Délayez le camphre avec le musc dans le jaune d'œuf.

— Mêmes indications que le *Lavement au musc.*

POTION AU MUSC (Delioux de Savignac).

Vin rouge................................ ...... 60 gram.
Eau commune............................. 60 —
Alcoolé de musc................... .... 4 à 10 —
Extr. de quinquina........................ 4 —
Sp. de Tolu.............................. 30 —

M. — Fièvres ataxiques ; pneumonies typhoïdes. — Doses : 1 cuillerée à bouche toutes les 2 heures !

POTION MUSQUÉE (Guibourt).

Infusé de valériane..................... 90 gram.
Musc (*Moschus moschiferus*)............. 1 à 4 —
Sp. de fleurs d'oranger. .... 30 —

M. — Fièvres ataxiques ; pneumonies typhoïdes. — Doses 1 cuillerée à bouche toutes les 2 heures !

ALCOOLÉ D'AMBRE GRIS ; TEINTURE D'AMBRE GRIS (Cod. fr.).

Prép. comme l'*Alcoolé de castoréum,* 1/10.
— Stimulant, antispasmodique.
— Doses : 2 à 10 gram. en potion. — Inusité. — Parfumerie.

★ ÉTHÉROLÉ D'AMBRE GRIS ; TEINTURE ÉTHÉRÉE D'AMBRE GRIS (Cod. fr.)

Prép. comme la *Teint. éthérée de castoréum,* 1/10. (P. 374.)
— Antispasmodique. — Doses : 1 à 4 gram. en potion. — Inus.

★ POUDRE DE CASTORÉUM (Cod. fr.).

Castoréum de Canada (*Castor fiber*)............... Q. V.

Rejetez les enveloppes et les membranes ; f. sécher dans l'étuve à + 40° ; pulv. par trituration ; passez au tamis de soie.
— Stimulant, antispasmodique, antihystérique, emménagogue.
— Doses : 1 à 4 gram. en pil. ou en bols.

★ HYDROLAT DE CASTORÉUM CONCENTRÉ ; EAU DISTILLÉE DE CASTORÉUM CONCENTRÉE (Rademacher).

Castoréum coupé (*Castor fiber*)..................... 1
Alcool à 90°...................................... 1
Eau commune..................................... 12

F. digérer pendant 12 h.; distillez au B. M. pour obtenir 8 d'hydrolat. Ce médicament reste un peu trouble.
— Antihystérique. -- Doses : 10 à 60 gram. en potion.

L'*Eau de soufre* (Ph. autrich.) est l'*hydrolat concentré de castoréum* étendu de 5 fois son volume d'eau distillée.

★ ALCOOLÉ DE CASTORÉUM; TEINTURE DE CASTORÉUM (Cod. fr.; F. H. M.).

Castoréum pulv. (*Castor fiber*)..................... 1
Alcool à 80°.................................... 10

F. macérer pendant 10 j. ; passez ; exprimez ; filtrez. Rendement 100/100 d'alcool employé.
— Stimulant, antispasmodique, antihystérique, emménagogue.
— Doses : 4 à 15 gram. en potion.
— Lorsqu'on doit introduire l'alcoolé de castoréum dans une potion, il faut le mêler d'abord au sirop par l'agitation et ajouter ensuite peu à peu le véhicule aqueux. Cette précaution prévient la formation des grumeaux qui résulteraient de la précipitation brusque de la matière résineuse par l'eau.

★ ÉLIXIR UTÉRIN; ALCOOLÉ DE CASTORÉUM SAFRANÉ (Crollius).

Castoréum (*Castor fiber*)........................ 60
Extrait d'armoise.............................. 20
Safran (*Crocus sativus*)....................... 15
Carbonate de potasse........................... 4
Essence d'anis................................. 2
   — de cumin................................ 2
   — d'angélique............................. 2
Alcool à 85°.................................. 750

F. macérer les substances sèches dans l'alcool pendant 8 j. ; passez ; exprimez ; filtrez ; ajoutez les essences. — Antispasmodique, antihystérique. — Doses : 5 à 20 gram. en potion.

★ ALCOOLAT ANTIHYSTÉRIQUE (Cod. de 1758).

Castoréum (*Castor fiber*)...................... 8
Asa fœtida (*Ferula asa fœtida*)............... 4
Huile de succin................................ 2
Huile volatile de rue.......................... 1
   — de sabine............................... 1
Alcool à 85°.................................. 160

F. macérer pendant 4 j. ; distillez au B. M. à siccité ; reversez le produit sur le résidu ; ajoutez :

Camphre (*Laurus camphora*).................... 1
Esprit ammoniacal de corne de cerf non rectifié.... 16

Distillez au B. M. à siccité.

— Antihystérique. — A l'extérieur, frictions; à l'intérieur, doses : 3 décigram. à 2 gram. en potion.

★ ALCOOLAT DE BRYONE COMPOSÉ; EAU DE BRYONE COMPOSÉE.(Ph. belg.).

Castoréum gross. pulv. (Castor fiber)...... 7
Alcool à 75°............................. .... Q. S.

F. macérer pendant 8 j.; filtrez pour obtenir 50 d'alcoolé. Ajoutez au marc du castoréum :

Feuil. fraîch. de rue (Ruta graveolens)........... - . 84
— de sabine (Juniperus sabina)....:.... 7
— de pouliot (Mentha pulegium)........ 7
— de basilic (Ocimum basilicum)....... 7
— · de matricaire (Matricaria parthenium) 7
— de cataire (Nepeta cataria)........... 7
Éc. d'oranger (Citrus aurantium)................ 14
Myrrhe (Balsamodendron myrrha)................ 14
Rac. fraîche de Bryone (Bryonia dioïca).... 168
Alcool à 50°.................................... 236
Eau....; 2000

F. macérer pendant 3 j.; distillez au B. M. pour obtenir 950 d'alcoolat; ajoutez les 50 d'alcoolé de castoréum.
— Stimulant; antispasmodique; antihystérique. — Doses : 10 à 40 gram. pur ou en potion.

★ TEINTURE ÉTHÉRÉE DE CASTORÉUM; ÉTHÉROLÉ DE CASTORÉUM (Cod. fr.).

Castoréum pulv. (Castor fiber)........:..........,.... 1
Ether alcoolisé (Ether pur 712, alcool à 90° 288. D. 0,76) 10

F. macérer pendant 10 j.; agitez de temps en temps; filtrez dans un entonnoir couvert..— Antispasmodique; antihystérique. — Doses : 2 à 15 gram. en potion.

★ HUILE DE CASTORÉUM (Béral).

Castoréum (Castor fiber)........................... 1
Huile d'amandes douces........................... 16

F. digérer au B. M. pendant 4 h.; filtrez.
— Antihystérique; antispasmodique. — Onctions sur l'abdomen.

★ MIXTURE ANTISPASMODIQUE (Bouchardat).

Alcoolé de castoréum....................... ⎫
— d'asa fœtida....................... ⎬ aa. 4
Ammoniaque liq. D. 0,92 (22° B)................. ⎭ 1

M. — Antispasmodique ; antihystérique. — Doses : 1 à 4 gram.
en potion ! (Voy. *Médicaments spéciaux de l'appareil utérin.*)

★ POUDRE DE SAFRAN (Cod. fr.; F. II. M.).

Safran (*Crocus sativus*)........................ Q. V.

F. sécher à l'étuve à + 40° ; pulv. sans résidu par contusion ;
passez au tamis de soie. Rendement : 85/100.

— Stimulant ; antispasmodique ; emménagogue. — Doses : 2
décigram. à 2 gram. — Condiment.

★ TEINTURE DE SAFRAN (Cod. fr.).

Stigmates de safran incisés (*Crocus sativus*)......... 1
Alcool à 80°.................................. 10

F. macérer pendant 10 j. ; passez ; exprimez ; filtrez.
— Stimulant, antispasmodique, emménagogue. — Doses : 4 à
20 gram.

★ EXTRAIT ALCOOLIQUE DE SAFRAN (Cod. fr.).

Prép. comme l'*Extrait alcoolique de scille.*
Rendement : 1/2. — Antispasmodique emménagogue. — Doses :
1 décigram. à 1 gram. — Inusité.

TISANE DE SAFRAN (H. P.).

Safran (*Crocus sativus*) .... 4 gram.
Eau bouillante........................... 1000 —

F. infuser pendant 1/2 h. ; passez. — On peut édulcorer avec
30 à 50 gram. de sp. de safran.
— Stimulant ; emménagogue. — Doses : par verres.

★ SIROP DE SAFRAN (Cod. fr.).

Safran (*Crocus sativus*)......................... 5
Vin de Malaga................................ 88

F. macérer le safran avec 44 de vin pendant 2 j. ; passez ; exprimez ; f. macérer le marc avec 44 de vin pendant 2 j. ; passez ;
exprimez ; prenez :

Soluté ci-dessus............................. 44
Sucre concassé............................. 56

F. dissoudre au B. M. ; laissez refroidir ; passez ; 20 gram. de
ce sp. représentent les parties solubles de 5 décigram. de safran.
— Stimulant ; antispasmodique. — Doses : 20 à 60 gram.

★ MELLITE DE SAFRAN (Barailllier).

Safran (*Crocus sativus*)........................ 3
Miel blanc (*Apis mellifica*)..................... 100

F. fondre le miel au B. M.; incorporez le safran en triturant.
— Douleurs de la première dentition. — Toucher les gencives au moyen d'un pinceau de charpie chargé du médicament!

CATAPLASME ANTISPASMODIQUE.

Pâte de cataplasme......................................	250 gram.
Safran coupé (*Crocus sativus*)................	10 —
Camphre pulv. (*Laurus camphora*)............	4 —
Opium brut (*Papaver somniferum*)..........	4 —
Eau tiède..	20 —

Délayez l'opium et le safran dans l'eau tiède, incorporez avec le camphre à la pâte du cataplasme. — Coliques utérines, néphrétiques, etc. (Voy. *Médicaments spéciaux de l'appareil utérin.*)

§ 5. — *Oranger; Tilleul; Œillet; Pivoine; Millepertuis; Sureau; Mélilot*

★ POUDRE DE FEUILLES D'ORANGER (Cod. fr.).

Feuil. d'oranger (*Citrus bigaradia*).............. Q. V.

F. sécher à l'étuve; pulv. par contusion; passez au tamis de soie. Rejetez le résidu ligneux. — Stimulant, stomachique, antispasmodique. — Doses : 2 à 8 gram. — Inusité.

INFUSION DE FEUILLES D'ORANGER; TISANE DE FEUILLES D'ORANGER (Cod. fr.; H. P.).

Feuil. d'oranger sèches (*Citrus bigaradia*).........	5
Eau bouillante..	1000

F. infuser 1/2 h.; passez. — Stimulant, antispasmodique!
— Peut être préparée avec 25 gram. de feuilles d'oranger fraîches. Les feuilles des différentes espèces d'oranger ont la même action thérapeutique.

INFUSION DE FEUILLES D'ORANGER (F. H. M.).

Prép. comme l'*Infusion d'anis F. H. M.*

INFUSION DE FLEURS D'ORANGER.

Prép. comme l'*Infusion de feuilles d'oranger*, 5/1000.
— Antispasmodique agréable!

★ EAU DISTILLÉE DE FLEUR D'ORANGER; HYDROLAT DE FLEUR D'ORANGER (Cod. fr.)

Fl. d'oranger fraîch. (*Citrus bigaradia, C. aurantium*).	1
Eau commune......................................	Q. S.

Placez les fleurs sans les tasser sur un diaphragme percé de trous, disposé dans la partie supérieure de la cucurbite; recevez le produit de la distillation dans un récipient florentin; arrêtez l'opération lorsque vous aurez obtenu 2 d'hydrolat pour 1 de fleurs.

La même opération fournit l'*Essence de fl. d'oranger* dans le récipient florentin. (Cod. fr.)

— Antispasmodique ; correctif agréable. — Doses : 2 à 10 gram. ! — Condiment très-usité.

Le F. H. M. prescrit avec raison d'employer 3 d'eau pour 1 de fleurs.

Eau de fl. d'oranger filante. Pour la rétablir agitez-la avec la magnésie calcinée.

★ SIROP DE FLEUR D'ORANGER (Cod. fr.).

Hydrolat de fleur d'oranger............................ 50
Sucre blanc concassé................................. 95

F. dissoudre à froid ; filtrez au papier. — Antispasmodique. — Correctif agréable. — Doses : 15 à 60 gram. !

TISANE DE FLEURS DE TILLEUL (Cod. fr.; H. P.).

Prép. comme la *Tisane de feuilles d'oranger* ; 5/1000.

— Stimulant, antispasmodique ! — On emploie généralement les fleurs de tilleul non mondées de leurs bractées.

TISANE DE FLEURS DE TILLEUL ET DE FEUILLES D'ORANGER.

Fleurs de tilleul (*Tilia europæa*).. ⎱
Feuil. d'oranger (*Citrus aurantium*) ⎰ aa 3 à   5 gram.
Eau bouillante............................... 1000 —
F. infuser 1/2 h. ; passez. — Stimulant, antispasmodique !

INFUSION DE TILLEUL (F. H. M.).

Prép. comme l'*Infusion d'anis. F. H. M.*

EAU DISTILLÉE DE TILLEUL ; HYDROLAT DE TILLEUL (Cod. fr.; H. P.).

Fleurs sèches de tilleul (*Tilia europæa*).......... 1
Eau...... ... . Q. S.

Distillez pour obtenir 4 d'hydrolat pour 1 de fleurs sèches employées. — Véhicule de potions antispasmodiques, calmantes, etc.

BAIN DE TILLEUL (Cod. fr.).

Fleurs de tilleul (*Tilia europæa*)............ 500 gram.
Eau bouillante.................................. 10 lit.

F. infuser pendant 1 h. ; passez ; exprimez ; ajoutez à l'eau du bain. — Cette dose ne représente que 1,6 de fleurs de tilleul par litre ; si le bain est de 300 lit., elle doit être au moins triplée pour que le bain puisse être de quelque efficacité.

— Antispasmodique ? stimulant ?

★ SIROP D'ŒILLET ROUGE (Cod. fr.).

Pétales d'œillet rouge frais et mondés (*Dianthus ca-*
ryophyllus ruber) 5
Eau distillée bouillante 15

F. infuser pendant 6 h. dans un vase de porcelaine ; passez ;
exprimez ; laissez déposer ; décantez ; prenez :

Infusé ci-dessus 10
Sucré blanc concassé 19

F. dissoudre au B. M. — Tonique, antispasmodique léger. —
Doses : 15 à 60 gram. — Souvent prescrit comme correctif dans les
potions stimulantes ou antispasmodiques.

★ SIROP DE FLEURS DE PIVOINE (Cod. fr.).

Prép. comme le *Sp. de coquelicot*. — Antispasmodique ? —
Inusité.

★ POUDRE DE SOMMITÉS DE MILLEPERTUIS.

Prép. comme la *Poudre de feuilles d'oranger*.
Stimulant, antispasmodique. — Doses : 2 à 10 gram. — Inusité.

★ HUILE DE MILLEPERTUIS (Cod. fr.).

Prép. comme l'*Huile de camomille*.
— Antispasmodique ? En frictions — Très-usitée comme vulnéraire dans certaines contrées.

★ EAU DISTILLÉE DE SUREAU ; HYDROLAT DE SUREAU (Cod. fr.).

Prép. comme l'*Eau distillée de tilleul*.
— Véhicule de potions antispasmodiques, diaphorétiques.

★ EAU DISTILLÉE DE MÉLILOT ; HYDROLAT DE MÉLILOT (Cod. fr.).

Prép. comme l'*Eau dist. de tilleul*. — Mêmes usages. — Inusité.

NEUVIÈME SECTION

SPÉCIAUX DE L'APPAREIL NERVEUX EMPLOYÉS CONTRE LE TÉTANOS, L'ÉPILEPSIE, LA COQUELUCHE, LA CHORÉE

TÉTANOS.

Les *courants continus* descendants, appliqués le long de la colonne vertébrale, ont donné quelques succès pour la cure du té-

tanos (Matteucci; Onimus). Administrez en même temps le chloral, (Voy. *Médicaments narcotiques*, p. 392.)

ÉPILEPSIE.

★ SOLUTION DE BROMURE DE POTASSIUM (Voisin).

Bromure de potassium........................... 1
Eau... 10

F. dissoudre ; filtrez. — Doses : 20 à 60 gram. par jour dans de l'eau sucrée. Soit 2 à 6 gram. de bromure ; on est allé jusqu'à 100 gram. par jour de solution à 1/10, mais cela est dangereux. — Ce traitement doit être longtemps continué. (Voy. *Hypnotiques ; Bromure de potassium.*)

PILULES DE CHLORURE D'ARGENT (Socquet).

Azotate d'argent........................... 3 centigram.
Chlorhydrate d'ammoniaque............... 6 —
Extr. de gentiane........................ Q. S.

M. pour 1 pil. — Épilepsie ? Céphalées nerveuses ? — Doses : 1 à 3 pil. par jour. — Les préparations d'argent, dont l'efficacité curative est douteuse, ont pour effet de produire la coloration indélébile de la peau en brun après un usage prolongé.

★ PILULES CHLORO-ARGENTIQUES (Mialhe).

Azotate d'argent cristallisé................. 1 centigram
Chlorure de sodium...................... 4 —
Amidon................................. 3 —
Gomme arabique pulv. (*Acacia vera*)...... 1 —
Eau.................................... Q. S.

M. pour 1 pil. — Épilepsie ? — Doses : 1 à 5 par jour.

★ PILULES D'AZOTATE D'ARGENT COMPOSÉES (Mérat).

Extrait d'opium......................... 4 centigram.
Camphre (*Laurus camphora*)............. 5 —
Musc (*Moschus moschiferus*)............. 25 milligr.
Azotate d'argent........................ 3 —

M. pour 1 pilule. — Chorée ? Épilepsie ? — Doses : 1 à 3 par jour.

★ PILULES CONTRE L'ÉPILEPSIE (Dupuytren).

Oxyde de zinc........................... 8 centigram.
Valériane pulv. (*Valeriana offic.*)......... 14 —
Castoréum (*Castor fiber*)............... 16 milligr.

M. pour 1 pil. — Doses : 2 pilules par jour ; augmentez la dose progressivement selon les effets obtenus. — Formule corrigée :

oxyde de zinc 1 décigram., extrait de valériane 1 décigram., cas-toréum 5 centigram. pour 1 pil. (Voy. *Antispasmodiques*, p. 347.)

★ LACTATE DE ZINC; ZnO, C⁶H⁵O⁵, 3HO (Cod. fr.).

Acide lactique...........................-.................... Q. V.
Hydrocarbonate de zinc lavé et humide........... Q. S.
Eau distillée.................................... Q. S.

Saturez la solution chaude d'acide lactique par l'hydrocarbonate de zinc ; filtrez ; f. évaporer par la chaleur et cristalliser par refroidissement. — L'addition d'un cristal de lactate de zinc dans la solution refroidie détermine la cristallisation ; un peu d'acide citrique en poudre grossière produit le même effet.

— Antiépileptique? (Herpin). — Doses : 1 décigram. à 2 gram. et plus, en poudre ou en pilules, en 2 ou 3 fois dans la journée. — Le traitement doit être longtemps continué.

★ LACTATE DE ZINC (Falières).

Acide lactique sirupeux, D. 1,315........... 10
Hydrocarbonate de zinc lavé et humide prove-
nant de la précipitation de 16 de sulfate de
zinc cristallisé..-............ .... La totalité.
Eau distillée.................................... Q. S.
Le reste comme ci-dessus !

★ LACTATE DE ZINC (Ph. Germ.).

Sucre de lait pulv...............................:... 24
Petit-lait 480

M.; ajoutez le précipité d'hydrocarbonate de zinc provenant du mélange de :

Sulfate de zinc................................. 19
Carbonate de soude pur.. 20
Eau .... Q. S.

Abandonnez le mélange à la température de + 25 à + 30° pen-dant 10 à 15 j.; agitez de temps en temps ; f. dissoudre la masse dans l'eau chaude ; filtrez ; f. cristalliser. (Voy. *ci-dessus*.)

★ POUDRE ANTIÉPILEPTIQUE (Hart).

Lactate de zinc..................:.. .... 2 décigram.
Extrait de belladone............ .... 5 centigram.
M. pour 1 pil. — Doses : 1 pil. avant chaque repas.

★ CYANURE FERROSO-FERRIQUE; BLEU DE PRUSSE; 3 Fe Cy, 2 Fe² Cy³.
(Cod. fr.).

Solution de perchlorure de fer, D. 1,23........... Q. V.
— de ferrocyanure de potassium........... Q. S.

Etendez la solution de perchlorure de 4 f. son poids d'eau ; versez-y la solution de ferrocyanure jusqu'à ce qu'elle cesse de produire un précipité de bleu de Prusse ; recueillez et lavez le précipité sur un filtre ; f. sécher à l'étuve.

— Antiépileptique? — Doses : 5 décigram. à 2 gram. par jour en 3 ou 4 fois sous forme pilulaire.

SUC DE COTYLÉDON OMBILICUS.

Cotyledon ombilicus : plante entière............. Q. V.

Contusez ; exprimez ; filtrez. — Antiépileptique? — Doses : 15 à 30 gram. par jour. — Ce traitement doit être longtemps continué.

★ PILULES ANTIÉPILEPTIQUES (Leuret).

Extrait de stramoine...................	3 centigram.
— de belladone...................	3 —
Camphre *(Laurus camphora)*...........	15 milligram.
Extrait d'opium...................	15 —

M. pour 1 pil. — Doses : d'abord 1 pil. par j. ; augmentez progressivement jusqu'à 20. — Surveillez les effets.

★ PILULES D'ATROPINE.

Atropine............................. 1 milligram.
Miel blanc (*Apis mellifica*).......... ⎱ *aa.* Q. S.
Rac. de guimauve (*Althæa offic.*)... ⎰

M. pour 1 pil. — Epilepsie, chorée, coqueluche, etc. — Doses : 1 à 10 par jour. — Surveillez les effets.

★ PILULES ANTIÉPILEPTIQUES (Podrecca).

Indigo.............................	2 décigram.
Castoréum *(Castor fiber)*.............	2 centigram.
Asa fœtida *(Ferula asa fœtida)*...........	4 —
Sp. simple...........................	Q. S.

M. pour 1 pil. — Doses : 5 à 20 pil. par jour ?

COQUELUCHE.

★ POUDRE CONTRE LA COQUELUCHE.

Rac. de belladone pulv. (*Atropa belladona*) 2 centigram.
Sucre blanc pulv..................... 25 —

M. pour 1 paquet. — Doses : 1 paquet matin et soir pour les enfants au-dessous d'un an ; augmentez graduellement selon l'âge et les effets obtenus !

— La dilatation de la pupille, un peu de loquacité ou de délire indiquent l'action suffisante des préparations de belladone ou d'atropine. (Voy. *Narcotiques ; Extrait de belladone ; Atropine.*)

POUDRE CONTRE LA COQUELUCHE.

Fleur de soufre.. .... 5 décigram.
Sucre blanc pulv. 1   —

M. pour 1 paquet. — Doses : 8 à 12 paquets par jour.

★ POUDRE CONTRE LA COQUELUCHE (Sée).

Rac. de belladone pulv. (*Atropa belladona*)   1 centigram.
Poudre de Dower................   25 milligram.
Fleur de soufre......................... 2 décigram.
Sucre blanc........................... 5   —

M.; pour 1 paquet. — Doses : 2 à 10 par j. selon l'âge des malades et selon les effets produits.

★ POUDRE CONTRE LA COQUELUCHE (Viricel).

Rac. de belladone pulv. (*Atropa belladona*)   1 centigram.
Cochenille pulv. (*Coccus cacti*)........... 4   —
Bicarbonate de soude pulv............... 4   —
Sucre blanc pulv...................... 2 gram.

M. pour 1 paquet. — Doses : 2 à 6 par jour et plus, selon l'âge et les effets obtenus !

★ SIROP CONTRE LA COQUELUCHE (Trousseau).

Sp. d'éther......................... ⎫
Sp. d'opium......................... ⎬ aa. P. E.
Sp. de belladone.................... ⎪
Sp. de fl. d'oranger................ ⎭

M. — Doses : 1 cuillerée à café d'heure en heure ! — Surveillez les effets.

POTION CONTRE LA COQUELUCHE (H. Roger).

Hydrate de chloral................... 1 à 2 gram.
Sp. de morphine..................... 15 —
Hydrolat de laitue.................. 30 —

M. — Doses : 5 à 15 gram. par jour !

POTION CONTRE LA COQUELUCHE (Jeannel).

Hydrolat de tilleul................. 100 gram.
Sp. de belladone.................... 30 —
Hydrolat de laurier-cerise.......... 15 —

M. — Doses : 1 cuillerée à bouche toutes les 2 heures ; la dose de sp. de belladone peut être augmentée, selon les effets obtenus.

★ SIROP CONTRE LA COQUELUCHE; SIROP DE CAFÉ COMPOSÉ (Delahaye).

Café torréfié et moulu (*Coffea arabica*)............ 50
Eau bouillante.......................... Q. S.

Pour faire 100 d'infusé par déplacement, ajoutez :

Extrait alcoolique de belladone............ } aa. 1
      —   d'ipécacuanha...........

Sucre 200

F. dissoudre ; filtrez. — 10 gram. de ce sp. représentent 30 milligram. d'extrait de belladone et 33 milligram. d'extrait d'ipéca. — Doses : 10 à 40 gram. en 4 ou 5 f. dans la journée, et plus selon les effets obtenus.

★ POUDRE D'IPÉCA KERMÉTISÉE ; POUDRE CONTRE LA COQUELUCHE (Ph. Pruss.).

Kermès... 1
Ipécacuanha (*Kephælis ipecacuanha*)............... 2

Pulv. ; M. — Expectorant, contro-stimulant ; spécifique de la coqueluche? — Doses : 5 centigram. 3 ou 4 fois par jour et plus, selon les effets obtenus.

★ SIROP CONTRE LA COQUELUCHE.

Sp. d'opium.............................)
Sp. de quinquina au vin................. } aa. P. E.
Sp. d'ipécacuanha......................)

M. — Doses : par cuillerée à café matin et soir ; augmentez la dose selon les indications.

POTION CONTRE LA COQUELUCHE (Davreux).

Eau gommeuse.................... 200 gram.
Extrait d'aconit.. .... 5 centigram.
Hydrolat de laurier-cerise............ 4 gram.
Sp. d'ipécacuanha.................... 30 —

Doit être administrée comme abortif ou même comme préservatif. — Doses : une cuillerée à café d'heure en heure pour les enfants du premier âge ; passé trois ans, deux cuillerées à la fois ; chez l'adulte, une cuillerée à bouche. — L'extrait d'aconit est malheureusement d'une activité variable.

★ SIROP CONTRE LA COQUELUCHE (Hiffart).

Sp. de Tolu.......................... 1000
Bromure de potassium................ 15
Alcoolature d'aconit................. 10

F. dissoudre le sel dans le sp. de Tolu ; ajoutez l'alcoolature ; M. — Doses : 2 à 4 cuillerées à bouche par jour pour les adultes ; 1 à 4 cuillerées à café par jour pour les enfants ; augmentez selon les indications.

★ SIROP DE BROMURE DE POTASSIUM COMPOSÉ (Beaufort).

Sp. de Tolu..	400
Bromure de potassium.............................	6
Alcoolature d'aconit..............................	5

M. Chaque cuillerée à bouche de 20 gram. représente 3 déci-gram. de bromure de potassium et 25 centigram. d'alcoolature d'aconit. — Coqueluche. — Doses : 20 à 100 gram. par cuillerée à bouche pour les adultes !

★ TROCHISQUES CONTRE LA COQUELUCHE (Vichot).

Charbon de bois léger pulv.......................	300
Azotate de potasse..............................	8
Naphtaline......................................	40
Créosote.......................................	32
Acide phénique.................................	16
Goudron de houille..............................	40
Feuilles d'aconit pulv. (*Aconitum napelus*)........	3
Mucilage de gomme adragante....................	Q. S.

M. pour faire des trochisques de 4 gram.

— Coqueluche. —Faites brûler ces trochisques dans la chambre close où respire le malade ; 6 trochisques pour un espace de 10 mètres cubes ; renouvelez matin et soir cette espèce de fumigation dont la durée doit être d'une heure au moins.

GAZÉOL (Adrian et Deschamps).

Chaux vive.....................................	10
Chlorhydrate d'ammoniaque pulv.................	10
Eau..	30
Coaltar	15
Sable fin.......................................	200

F. déliter la chaux avec l'eau ; M. — Proposé pour imiter les émanations gazeuses des salles d'épuration du gaz d'éclairage, dont la respiration est prétendue favorable à la guérison de la coqueluche.

CHORÉE.

RÉFRIGÉRATION CONTRE LA CHORÉE (Lubelski).

Réfrigération de la colonne vertébrale par l'insufflation de l'éther pulvérisé au moyen de l'appareil Richardson. (Voy. *Contro-stimulants*, p. 351 ; *Anesthésiques*, p. 385.)

Les *courants continus* descendants appliqués sur la colonne vertébrale peuvent être employés avec succès pour combattre la chorée, sans préjudice des calmants spéciaux. (Voy. *Bromure de potassium.*)

POTION CONTRE LA CHORÉE (H. Roger).

Arséniate de soude........................ 1 milligram.
Potion gommeuse.......................... 125 gram.

M. — Doses : 1 cuillerée à bouche d'h. en h. ; vous pouvez augmenter progressivement la dose de sel arsenical jusqu'à 1 centigramme par jour !

★ PILULES ANTICHORÉIQUES (Debreyne).

Camphre (*Laurus camphora*)............. 1 décigram.
Asa fœtida (*Ferula asa fœtida*)............. 33 milligram.
Extrait d'opium........................... 1 centigram.

M. pour 1 pil. — Antispasmodique, antichoréique !

— Doses : 1 à 5 par jour. Augmentez au besoin.

★ PILULES ANTISPASMODIQUES (Barthez et Rillet).

Extrait d'opium...................
Extrait de belladone.............. } aa. 1 centigram.
Thridace .... 2 —
Poudre inerte.......................... Q. S.

M. pour 1 pil. — Chorée ; coqueluche. — Doses : 1 à 5 pil. par jour. Surveillez les effets. (Voy. *Pil. de sulfate de strychine.*)

DIXIÈME SECTION

ANESTHÉSIQUES.

§ 1. — *Anesthésie locale.*

Réfrigération : 1° Par un mélange de glace et de sel ; employée pour anesthésier les doigts ou les orteils ; agit trop profondément et produit quelquefois la congélation et la gangrène.

2° Par la projection de l'éther pulvérisé au moyen de l'appareil Richardson et de ses modifications.

L'éther et le chloroforme n'exercent localement aucune action anesthésique, mais seulement un refroidissement proportionnel à la rapidité de leur évaporation et qui peut être suffisant pour amener l'insensibilité de la peau. (M. Perrin.) (Voy. *Pommade au chloroforme*, p. 358.)

— Il est indispensable que l'éther soit rectifié et n'ait pas une densité supérieure à 0,720 (66° B.). Alors la réfrigération produite par la projection de l'éther pulvérisé abaisse la température jusqu'à — 15°. La congélation des tissus est à redouter si la réfrigération est prolongée au delà du temps strictement nécessaire pour la production de l'anesthésie; celle-ci est suffisante lorsque la peau a pâli et que les piqûres ne sont plus perçues.

L'anesthésie locale ne remplace pas l'anesthésie générale pour les grandes opérations, bien que l'action simultanée et méthodique de plusieurs appareils produise l'anesthésie des téguments sur une surface très-étendue et permette de pratiquer sans douleur de longues incisions, mais elle est réellement utile pour les ouvertures d'abcès, les opérations superficielles, les amputations de doigts ou d'orteils, etc.

La salle où l'on opère doit être largement ventilée, le voisinage d'un foyer de combustion quelconque serait extrêmement dangereux en raison de l'inflammabilité des vapeurs d'éther.

§ 2. — Anesthésie générale.

★ CHLOROFORME, C^2HCl^5 (Cod. fr.).

Eau...	8
Chaux vive...................................	1
Chlorure de chaux sec	2
Alcool à 90°..................................	3

Dans un alambic dont la capacité soit le triple du vol. des matières; M. l'eau, la chaux délitée et le chlorure de chaux délayé; chauffez à + 40°; ajoutez l'alcool; chauffez lentement jusqu'à l'ébullition; dès que la distillation commence, retirez le feu afin qu'elle s'achève d'elle-même.

Le récipient contient un liquide séparé en deux couches; l'inférieure est le chloroforme impur. Décantez; lavez le chloroforme avec de l'eau tenant en dissolution un peu de carbonate de potasse; décantez; mettez en contact avec du chlorure de calcium fondu; après 24 h. distillez au B.-M. (Voy. *Antispasmodiques*, p. 355; *Spéciaux de l'appareil respiratoire; Liniment calmant; Liniment anodin.*)

ÉTHER SULFURIQUE.

(Voy. *Antispasmodiques*, p. 352).

— Piétrequin et la plupart des chirurgiens lyonnais recommandent l'éther qu'ils croient moins dangereux que le chloroforme pour les inhalations anesthésiques. Cette opinion n'est pas admise par la majorité des praticiens.

Règles pour l'administration des inhalations anesthésiques.

1° Chloroforme pur ;

2° Sujet à jeun, mais non pas affaibli par une abstinence prolongée ;

3° Accès de l'air dans les voies respiratoires parfaitement libre ; point d'appareils qui s'adaptent à la bouche et exigent la compression du nez : simple compresse roulée en large cornet ou flottante au-devant de la face et sur laquelle on verse peu à peu le liquide anesthésique,

4° Le sujet couché et dans une parfaite tranquillité d'esprit. Les sujets pusillanimes terrifiés dans l'attente de l'opération, ceux qui surmontent une émotion profonde sont dans de mauvaises conditions pour l'innocuité des inhalations.

5° Les inhalations anesthésiques produisant une sorte de sommeil, éviter tout ce qui peut préoccuper, surexciter le sujet et le mettre en défiance.

Il est inutile et dangereux de faire en présence du patient les préparatifs de l'opération et de le transporter dans un amphithéâtre avant de procéder aux inhalations anesthésiques.

Alors la contraction spasmodique de la glotte, signe d'une résistance instinctive, interrompt quelquefois la respiration dès le premier contact des vapeurs et détermine un commencement d'asphyxie ; la perturbation morale prolonge et aggrave la période d'excitation, l'anesthésie n'est produite qu'après l'absorption d'une plus grande quantité de vapeur et après une lutte qui épuise les forces radicales et prédispose à la syncope.

Le patient, tranquillement couché dans son lit, ignorant les préparatifs et le moment précis de l'opération à laquelle il a consenti, abordé par le médecin chargé d'administrer l'anesthésique, doit être persuadé qu'il s'agit d'un essai destiné à constater qu'il pourra s'endormir lorsque le moment sera venu ; cette précaution lui épargne les tortures morales, comme l'anesthésie elle-même va le préserver des tortures physiques.

6° Confier le soin des inhalations à un aide expérimenté. L'anesthésie, loin de préoccuper l'opérateur, lui laisse une pleine liberté d'esprit pour agir sans précipitation.

7° La poitrine et l'abdomen doivent être à découvert afin qu'il soit possible de constater pendant l'anesthésie la régularité des mouvements respiratoires thoraciques et diaphragmatiques.

8° S'assurer de l'état du pouls avant de commencer les inhalations. Tant que le pouls, ralenti ou accéléré, conserve sa force normale on n'a rien à redouter, mais s'il faiblit, devient petit, fréquent, irrégulier ou très-lent, il faut donner de l'air pur ; si le pouls disparaît, il faut recourir sans délai aux moyens indiqués pour remédier aux accidents de l'anesthésie.

9° Donner le chloroforme d'abord à très-petites doses, en approchant des narines le flacon débouché, certains sujets sont profondément influencés par de très-minimes quantités de vapeur anesthésique ; augmenter les doses lentement en versant le chloroforme sur la compresse.

10° Si l'excitation produit quelques mouvements désordonnés (c'est ce qui arrive chez les hommes vigoureux et surtout chez les ivrognes), appeler des aides restés à portée de la voix pour contenir le sujet ; surmonter cette excitation en augmentant rapidement les doses de vapeur, pourvu que la respiration continue de s'exécuter librement.

11° Lorsque le sujet paraît s'endormir, lui adresser à demi-voix quelques questions pour s'assurer de l'état de ses facultés intellectuelles ; si ses réponses sont indécises ou nulles, essayer de le pincer ou de le piquer.

Caractères du sommeil anesthésique. Le sujet ne répond pas, ne retire pas ses membres piqués ; les membres soulevés retombent presque sans contraction, les yeux ne clignent pas lorsqu'on souffle sur eux, la face est pâle et calme, la respiration ample, régulière, souvent ronflante ; la pupille est contractée, le pouls régulier, un peu onduleux.

12° Le sommeil constaté : transporter le patient dans la salle d'opérations ou sur la table. Le transport sur le brancard n'offre ni difficulté ni danger, les inhalations continuant pendant le trajet s'il est nécessaire.

Quelques contractions désordonnées, quelques cris inarticulés pendant l'opération n'indiquent pas que l'anesthésie soit insuffisante.

13° L'état des fonctions respiratoires et circulatoires indique les seules limites rationnelles de la durée de l'anesthésie ; on peut donc entretenir l'insensibilité par des inhalations interrompues et ménagées pendant tout le temps nécessaire pour annuler la douleur des opérations les plus longues, ce temps fût-il de plusieurs heures.

14° Les inhalations anesthésiques n'étant pas exemptes de danger de mort, on doit s'abstenir de les employer lorsqu'il s'agit d'opérations légères dont les conséquences ne sont pas aggravées par la douleur qu'elles occasionnent.

15° L'anesthésie s'accompagne ou se complique, chez quelques femmes, d'hallucinations sexuelles qui exposent le médecin à de fâcheuses accusations s'il commet l'imprudence d'opérer sans témoins.

16° Chez l'enfant même nouveau-né les inhalations de chloroforme employées avec prudence ne sont pas plus dangereuses que chez l'adulte et sont indiquées pour les opérations chirurgicales. (A. Bergeron).

17° Pour faire cesser l'anesthésie, interrompre les inhalations, laisser respirer un air pur. Le réveil ne se fait pas attendre au delà de quelques minutes. Fortifier le malade par quelques gorgées de vin cordial.

Le sujet doit être surveillé, si le pouls reste faible et plus lent ou plus fréquent qu'à l'état normal; alors la syncope consécutive est encore à redouter. (Voy. plus bas : *Accidents.*)

Accouchements. 1° L'état d'anesthésie : met plus ou moins à l'abri des douleurs qui accompagnent le travail; ne diminue ni la force ni la régularité des fonctions utérines; semble parfois augmenter la force et le nombre des contractions avant et après l'accouchement; peut non-seulement épargner à la mère les souffrances de la dernière partie du travail, mais même éviter, dans une certaine mesure, l'apparition et les conséquences de l'ébranlement nerveux qui accompagne l'accouchement et en diminuer ainsi le danger consécutif; enfin ne paraît pas nuisible à l'enfant. (Simpson.)

L'anesthésie n'a pas besoin d'être complète, il suffit d'entretenir par des inhalations intermittentes une demi-insensibilité pendant la période la plus douloureuse de l'accouchement naturel. (J. Campbell.)

Au point de vue des opérations obstétricales en général, le praticien n'a plus le droit aujourd'hui de refuser aux femmes, sans des motifs graves, les bienfaits de l'insensibilité. (Pajot.)

Le chloroforme a été employé avec succès contre l'éclampsie; il faut alors prolonger pendant fort longtemps des inhalations modérées sans déterminer l'anesthésie complète.

Nous n'avons jamais observé d'accidents imputables au chloroforme; nous n'avons jamais constaté non plus chez les femmes anesthésiées une immunité particulière contre les accidents puerpéraux. (Pajot.)

Dosage. Il est inutile puisque le médecin juge lui-même des effets successifs du médicament; d'ailleurs le mode d'administration exclut la mesure des quantités de vapeurs inspirées par le patient.

Accidents. 1° *Légers* : proviennent de particularités idiosyncrasiques ou de la mauvaise direction des inhalations; sont aisément dissipés par la direction rationnelle ou par l'interruption des inhalations; 2° *Graves* et soudainement menaçants pour la vie; ne sont pas la conséquence nécessaire d'une anesthésie progressive arrivant jusqu'à ses limites extrêmes; on ne peut les comparer qu'aux cas exceptionnels de mort subites sans lésions matérielles qui surviennent quelquefois dans le cours des opérations. C'est une syncope provoquée par la terreur, ou par l'hémorrhagie, ou par l'une et l'autre, et que la complication de l'anesthésie rend immédiatement mortelle; c'est aussi quelquefois une sidération inexplicable survenant dès le début ou dans le cours des inhalations.

Asphyxie. N'est point à craindre lorsque les inhalations sont bien dirigées. — *Signes.* Mouvements respiratoires incomplets, rares ou nuls; injection, coloration violacée de la face; saillie des yeux; coloration noire du sang artériel. — *Moyens d'y remédier :* Air pur, inhalations d'oxygène (Limousin), insufflation bouche à bouche ou au moyen d'un soufflet, combinée avec respiration artificielle, celle-ci produite en abaissant le long du corps et relevant ensuite au-dessus de la tête les bras du sujet : un aide comprime l'abdomen au moment de l'élévation des bras; saignée si la congestion céphalique est très-intense; aspersion d'eau froide; frictions rudes sur la surface cutanée; vapeurs irritantes d'ammoniaque ou d'acide acétique dirigées avec précaution vers les narines.

Syncope compliquant l'anesthésie. Est toujours à craindre. Il faut remarquer que de tout temps les grandes opérations ont provoqué des cas de mort subite. — *Signes.* Pâleur de la face, refroidissement cutané, arrêt simultané de la respiration et de la circulation. — *Moyens d'y remédier :* Air pur; position déclive de la tête; insufflations combinées avec respiration artificielle après traction de la langue en dehors de la bouche; stimulation du pharynx au moyen d'une spatule; stimulation électrique des muscles pectoraux; les appareils magnéto-faradiques, toujours prêts à fonctionner sont indispensables.

L'électricité, mise en jeu au moyen d'aiguilles implantées sur divers points du corps, et notamment sur l'axe cérébro-spinal, réveille promptement le malade, dissipe l'insensibilité et ranime la contractilité musculaire! (Abeille.)

(Voy. *Empoisonnements par la strychnine.*)

PROTOXYDE D'AZOTE.

Azotate d'ammoniaque cristallisé..........: Q. V.

F. fondre dans une capsule de porcelaine vers 125°, il perd alors 5 à 6/100 d'eau; laissez refroidir.

1000 gram. d'azotate d'ammoniaque pur et sec produisent théoriquement 283 lit. 69 de protoxyde d'azote.

Pour remplir un gazomètre de 200 lit., l'appareil se compose d'une cornue tubulée en fonte (Duchesne) de 3 ou 4 lit., d'un serpentin refroidi en grès, d'un flacon vide à deux tubulures de 2 lit., de deux purificateurs en verre et d'un flacon laveur à trois tubulures de 2 lit.

1 kilogram. d'azotate d'ammoniaque fondu et concassé est introduit dans la cornue; la tubulure fermée par un bouchon percé, reçoit un thermomètre dont l'échelle est extérieure. Le col de la cornue s'adapte à la partie supérieure du serpentin; la partie inférieure de celui-ci s'engage dans l'une des tubulures du flacon vide dont l'autre tubulure est jointe au premier purificateur qui contient 2 kilogram. de protosulfate de fer cristallisé, humide; l'extrémité du premier purificateur communique par un caoutchouc avec le second de même dimension qui est rempli de pierre ponce imprégnée de potasse caustique ou de lait de chaux; le second purificateur aboutit au flacon laveur où le gaz devra barboter dans de l'eau; enfin le flacon laveur muni d'un tube de sûreté est mis en communication par un tube de caoutchouc avec la partie supérieure du gazomètre, lequel est équilibré par des contre-poids et est muni d'un tube de décharge, suivi d'un inhalateur à robinet.

Chauffez la cornue au moyen d'un réchaud, ou mieux, d'une couronne de gaz d'éclairage. Dès que la température intérieure de la cornue s'élève à + 170°, le sel se décompose et commence à fournir un dégagement régulier de protoxyde d'azote et de vapeur d'eau entraînant de l'azotate d'ammoniaque non décomposé. L'eau et le sel condensés dans le serpentin s'écoulent dans le flacon vide. Il ne faut pas que la température s'élève au-dessus de + 250°; passé ce terme, il se produirait de l'azote, du bioxyde d'azote et de l'acide hypoazotique.

Du flacon vide, le protoxyde d'azote refroidi passe dans le premier purificateur rempli de sulfate ferreux humide où il se dépouille du bioxyde d'azote et de l'acide hypoazotique dont il peut être souillé; le second purificateur rempli de ponce alcaline assure la purification qui se complète dans le flacon laveur où le barbotage du gaz indique la marche de l'opération.

Il faut perdre les 20 ou 30 premiers litres de gaz rassemblés dans le gazomètre; ils sont mêlés avec l'air de l'appareil qu'ils ont entraîné.

— La pureté parfaite du gaz est indispensable.

— L'inhalation se fait au moyen d'un inhalateur à deux soupapes inverses : l'une s'ouvrant pendant l'inspiration laisse arriver le gaz; elle se ferme pendant l'expiration; l'autre, s'ouvrant pendant l'expiration, se ferme pendant l'inspiration. Un masque couvre la bouche et les narines, ou bien un embout pénètre dans la bouche, l'orifice nasal étant alors intercepté par un pince-nez.

— Le gaz protoxyde d'azote ne paraît pas exercer d'action spéciale; c'est un gaz irrespirable et inerte comme l'azote.

— L'anesthésie protoazotique est aussi complète que l'anesthésie chloroformique; elle en diffère par la rapidité de l'invasion, par l'absence de stimulation au début, la dilatation de la pupille, la facilité du retour à l'état normal, et par un caractère plus prononcé d'asphyxie.

— Elle est très-facilement applicable aux opérations de courte durée.

— Il est permis de présumer qu'elle expose moins que l'anesthésie chloroformique à des accidents mortels; mais elle est d'un usage beaucoup moins commode, à cause des appareils compliqués qu'elle nécessite pour la préparation du gaz et pour l'inhalation.

ONZIÈME SECTION

MÉDICAMENTS NARCOTIQUES.

§ 1. — *Opium; Pavot.*

L'opium officinal est l'opium de Smyrne; il doit être titré et doit contenir *au minimum* 10/100 de morphine à l'état mou et 11 à 12/100 lorsqu'il est durci à l'air (Cod. fr.). — Le Cod. fr. ne donne pas de formule pour le titrage de l'opium.

TITRAGE DE L'OPIUM (Guilliermond).

Prenez 15 gram. d'opium sur différents pains; f. dissoudre dans 110 gram. d'alcool à 70°, soit 120 cc.; après la dissolution, vérifiez le poids du mélange, qui doit être de 125 gram.; s'il y a eu perte, complétez avec le même alcool. Agitez, filtrez dans un petit flacon à large ouverture, pour obtenir 80 cc. de liquide. Cette quantité représente les 2/3 de l'opium employé, soit 10 gram. Faites parvenir au fond du vase, au moyen d'un petit tube en verre effilé, 2 gram. d'ammoniaque, qu'il est facile de doser avec un compte-gouttes; retirez le tube peu à peu, sans agiter le liquide; cette précaution est nécessaire pour obtenir des cristaux de narcotine en aiguilles bien définies. Bouchez le vase pour prévenir toute évaporation. Au bout de 36 h., la morphine est séparée en cristaux graveleux plus ou moins roux, mais bien formés. La narcotine est en aiguilles blanches et brillantes, que vous pouvez séparer par lévigation. Le poids du précipité, lavé à l'eau bouillante et séché, représente la proportion, dans un rapport décimal, de la morphine à l'opium. La petite quantité de morphine retenue par l'alcool peut être négligée.

TITRAGE DE L'OPIUM ; procédé de Guilliermond modifié (F. H. M.).

Prenez opium brut, 15 gram. ; délayez par trituration avec 120 gram. d'alcool à 70°; lavez le mortier avec Q. S. d'alcool à 70° pour obtenir 150 gram. de solution trouble ; agitez ; filtrez ; recueillez 100 gram. de solution alcoolique filtrée, représentant les principes solubles des 2/3 de l'échantillon d'opium, soit 10 gram. Ajoutez un petit excès d'ammoniaque liquide ; faites chauffer à l'ébullition dans une capsule de porcelaine tarée ; laissez déposer pendant 24 h. ; décantez; la morphine se trouve en cristaux réguliers, un peu roux, au fond de la capsule, dont la narcotine en houppes blanches tapisse les parois; lavez d'abord à l'eau distillée ; décantez pour entraîner la majeure partie de la narcotine ; lavez ensuite les cristaux de morphine à l'éther pur exempt d'alcool ; le poids du résidu séché représente le rapport décimal de la morphine à l'opium !

★ POUDRE D'OPIUM (Cod. fr.).

Opium brut (*Papaver somniferum*)............... Q. V.

Coupez par tranches; faites sécher à l'étuve ; pulv. par trituration sans résidu ; passez au tamis de soie.
— Entre dans diverses prép. officinales ou magistrales.

FOMENTATION OU LOTION NARCOTIQUE OPIACÉE (H. P.).

Opium brut divisé (*Papaver somniferum*)........... 1
Eau bouillante............................... 125

F. infuser pendant 2 h. ; agitez de temps en temps ; passez ; laissez déposer ; décantez !

★ ALCOOLÉ D'OPIUM ; TEINTURE D'OPIUM BRUT (Ph. Britann.).

Opium coupé (*Papaver somniferum*).............. 41
Alcool à 60°.................................. 500

F. macérer l'opium avec 250 d'alcool pendant 2 j. ; passez ; exprimez ; f. macérer le résidu avec 250 d'alcool pendant 2 j. ; passez ; exprimez ; réunissez les 2 liqueurs ; filtrez.
1 gram. de ce médicament représente environ 4 centigram. d'extrait d'opium. — Narcotique. — Doses : 5 décigram. à 3 gram. en potion.

✳ ALCOOLÉ D'OPIUM ET D'ASARUM COMP.; GOUTTES ANODINES
(Ph. anglaises).

Rac. d'asarum (*Asarum europœum*)............... 30
— de sassafras (*Laurus sassafras*)..... 30
Bois d'aloès (*Aloexylum agallochum*).............. 15
Opium brut (*Papaver somniferum*)... 12
Carbonate d'ammoniaque........................ 4
Alcool à 85°.....................................,....... 500

F. digérer pendant 20 j. ; filtrez. — Ce médicament représente
environ 5 centigram. d'extrait alcoolique d'opium pour 5 gram.
— Narcotique; antispasmodique. — Doses : 1 à 10 gram. en
potion.

✳ ALCOOLÉ D'OPIUM BRUT; TEINTURE D'OPIUM BRUT (Ph. Germ.;
Soc. de Ph.).

Opium brut séché à l'étuve et divisé............... 1
Alcool à 91°... 10

F. macérer pendant 8 jours; agitez de temps en temps; filtrez. — Doses : 5 décigram. à 3 gram. en potion.

✳ GOUTTES NOIRES ANGLAISES ; BLACK DROPS (Cod. fr.; H. P.;
Soc. de Ph.).

Opium divisé (*Papaver somniferum*).............. 100
Vinaigre distillé 600
Safran incisé (*Crocus sativus*).................. 8
Muscades gross. pulv. (*Myristica moschata*)........ 25
Sucre blanc...................................... 50

F. macérer l'opium, le safran et la muscade avec 450 de vinaigre
pendant 10 j. ; agitez de temps en temps; f. chauffer au B.-M.
pendant 1/2 h. ; passez; exprimez; délayez le marc avec le reste
du vinaigre; laissez macérer 24 h. ; passez; exprimez très-fortement; réunissez les liqueurs; filtrez ; ajoutez le sucre; f. évaporer
au B.-M. jusqu'à ce que le poids soit réduit à 200. D. 1,25 (29° B.).

La goutte noire représente 1/2 de son poids d'opium brut, ou
1/4 de son poids d'extrait d'opium.
— Narcotique très-usité en Angleterre. — Doses : 2 à 6 gouttes
en potion.

✳ VINAIGRE D'OPIUM; GOUTTES NOIRES ORDINAIRES (Ph. anglaise).

Opium brut divisé (*Papaver somniferum*)............ 1
Vinaigre distillé.................................. 4

F. digérer pendant 8 j. ; filtrez. — Narcotique. — Doses : 2 à 4
décigram. en potion.

★ SOLUTION ACÉTIQUE D'OPIUM; LIQUEUR D'OPIUM ACÉTIQUE (Houlton).

Opium brut coupé (*Papaver somniferum*)............ 63
Acide acétique D. 1,073 (10° B).................. 29
Eau distillée.................................... 263

F. digérer pendant 4 j. — Narcotique. — 4 gouttes équivalent à 5 centigram. d'opium; 4 gram. 6 décigram. de ce soluté représentent les principes actifs de 1 gram. d'opium brut.

★ ÉLECTUAIRE D'OPIUM (Ph. Lond.).

Opium brut pulv. (*Papaver somniferum*)............ 6
Semences de carvi pulv. (*Carum carvi*)........... 22
Gingembre pulv. (*Amomum zingiber*)............... 15
Poivre long pulv. (*Piper longum*)................ 8
Gomme adragante pulv. (*Astragalus verus*)........ 1
Sp. simple....................................... 180

M. — 4 gram. de cet électuaire représentent presque exactement 1 décigram. d'opium brut. — Doses : 2 à 4 gram. ?

★ HUILE OPIACÉE (Neuber).

Opium brut pulv. (*Papaver somniferum*)........... 1
Huile de jusquiame............................... 128

F. digérer en vase clos pendant 4 j. ; filtrez. — Narcotique. — Douleurs rhumatismales.
— Onctions.

★ EMPLATRE D'OPIUM (Ph. Lond.).

Poix blanche (*Pinus maritima*).................. 18
Emplâtre simple.................................. 80
Opium brut pulv. (*Papaver somnifernm*).......... 3

F. fondre l'emplâtre simple et la poix à une douce chaleur ; ajoutez l'opium ; mêlez.
— Narcotique léger; douleurs rhumatismales; pleurodynies; palpitations douloureuses. — Écussons.

★ EXTRAIT D'OPIUM (Cod. fr.; H. P.).

Opium de Smyrne coupé (*Papaver somniferum*).. .. 1
Eau distillée.................................... 12

F. macérer avec 8 d'eau pendant 24 h. ; agitez de temps en temps ; passez ; exprimez ; f. macérer le marc avec 4 d'eau pendant 12 h. ; agitez ; passez ; exprimez ; réunissez les liqueurs ; filtrez ; f. évaporer au B.-M. en consistance d'extrait ; reprenez cet extrait par 10 d'eau froide ; laissez reposer, filtrez; f. évaporer au B.-M. en consistance d'extrait ferme. Rendement : 49/100.

— Narcotique. — Doses : à l'intérieur, 2 centigram. à 1 décigram. en pilules ou en potions : à l'extérieur, doses très-variées en lotions, injections, gargarismes, collyres, etc.

— La Soc. de ph. propose avec raison d'employer l'opium *sec* titré à 10/100 de morphine, et de faire évaporer jusqu'en consistance d'extrait sec. (Voy. *Opium*, p. 392).

★ EXTRAIT D'OPIUM PURIFIÉ (F. H. M.).

Opium brut (*Papaver somniferum*)................ 1
Eau distillée froide. ...., 12

Coupez l'opium en tranches minces ; faites-le macérer pendant 24 h. avec le tiers de l'eau, en le malaxant à plusieurs reprises ; passez ; exprimez ; reprenez le résidu deux fois avec une égale quantité d'eau ; filtrez les liqueurs réunies ; faites-les évaporer au B.-M jusqu'à la moitié de leur volume ; alors laissez refroidir et déposer pendant 24 h. ; décantez ; filtrez ; achevez l'évaporation au B.-M. jusqu'en consistance d'extrait ferme.

— Cet extrait doit contenir 18 à 20/100 de morphine et ne doit garder que des traces de narcotine. Rendement : 45 à 50 pour 100 d'opium employé. — Doses : voy. *ci-dessus*.

— Le F. H. M. prescrit d'employer l'opium brut titré à 10/100 de morphine sans dessiccation préalable. (Voy. *ci-dessus*.)

EMPLATRE D'EXTRAIT D'OPIUM (Cod. fr.; Soc. de Ph.).

Prép. comme l'*Emplâtre d'extrait de ciguë* avec l'extrait aqueux d'opium. — Ecussons.

— Névralgies.

★ MOUCHES CALMANTES OPIACÉES (D. Schacuffele).

Extrait d'opium...................... .... 3 gram.
Solution d'ichthyocolle 1/30................ 30 —

F. dissoudre ; étendez sur un décimètre carré de taffetas noir par couches successives au moyen d'un pinceau ; chaque centimètre carré représente 3 centigram. d'extrait d'opium. Le même procédé est applicable à la préparation des *Mouches calmantes à l'extrait de belladone* ou aux autres extraits narcotiques ; chaque centimètre carré devant toujours représenter la centième partie de la dose étendue sur un décimètre carré de taffetas.

— Ecussons! — Insomnie; névralgies faciales.

★ EMPLATRE D'OPIUM AVEC L'EXTRAIT (Cod. fr.).

Extrait aqueux d'opium.. 9
Résine élémi purif. (*Icica icicariba*)................ 2
Cire blanche................................ 1

F. fondre la résine et la cire à une douce chaleur ; ajoutez l'extrait — Narcotique ; sous forme d'écusson contre les névralgies, la migraine ! (Voy. *Mouches calmantes*, p. 396.)

Prép. de même l'*Emplâtre d'extrait de belladone, de digitale*, de *stramoine*, avec les extraits alcooliques.

★ EMPLATRE CALMANT (Boerhaave).

Cire blanche.................................... 50
Huile rosat.................................... 6
Extrait de jusquiame.......... ⎱
— d'opium............. ⎰ *aa*............. 6
— de ciguë.............. ⎰

F. fondre la cire et l'huile ; ajoutez les extraits ; délayez dans un peu d'eau. — Ecussons. — Insomnie ; névralgies !

★ PILULES D'EXTRAIT THÉBAÏQUE ; PILULES D'EXTRAIT D'OPIUM ; PILULES D'OPIUM.

Extrait d'opium .... 2 centigram.

Pour 1 pil. — Narcotique très-usité. — Doses : 1 à 5 pil. par jour, et plus selon les effets obtenus !

★ PILULES D'EXTRAIT D'OPIUM (F. H. M.).

Extrait d'opium........................... 5 centigram.
F. 1 pil. — Narcotique. — Doses : 1 à 2 pil. par jour, et plus.

★ PILULES DE CYNOGLOSSE (Cod. fr.).

Extrait d'opium........................ 2 centigram.
Sem. de jusquiame (*Hyoscyamus niger*)... 2 —
Ec. de racine de cynoglosse (*Cynoglossum officinale*)........................ 2 —
Myrrhe (*Balsamodendron myrrha*)....... 3 —
Oliban (*Boswelia serrata*).............. 24 milligram.
Safran (*Crocus sativus*................. 6 —
Castoréum (*Castor fiber*)............... 6 —
Mellite simple....................... 7 centigram.

M. pour 1 pil. — Pesez les quantités prescrites de sem. de jusquiame et d'écorce de rac. de cynoglosse préalablement séchées et pulvérisées ensemble ; f. fondre au B.-M. l'extrait d'opium dans le mellite ; ajoutez les autres substances. — Hypnotique très-usité. — Doses : 2 à 4 pil. ! (Voy. *Sp. de Karabé*, p. 400.)

— Les pil. de cynoglosse dissimulent sous une dénomination que le vulgaire ne comprend pas la prescription de l'extrait d'opium.

POUDRE CALMANTE ANTISPASMODIQUE (Debreyne).

Colombo pulv. (*Cocculus palmatus*)........ 1 gram.
Extrait d'opium sec pulv.............. 1 centigram. •

M. pour 1 paquet. — Vomissements nerveux; gastrite chronique.
— Doses : 3 paquets par jour !

POTION CALMANTE (Dumesnil et Lailler).

Extrait d'opium....................2 à   5 centigram.
Alcoolé de digitale........5 décigram. à   1 gram.
Sp. simple..   30   —
Eau.........   150   —

M. — A prendre par cuillerées à bouche. — Bronchites aiguës;
pneumonies.

★ CÉRAT OPIACÉ (Cod. fr.; F. H. M.).

Extrait d'opium.................................   1
Eau distillée....................................   1
Cérat de Galien.................................   98

F. dissoudre l'extrait dans l'eau; M. par trituration. — Calmant; pansement des ulcères douloureux !
— Le F. H. M. prescrit pour 1 d'extrait d'opium, 2 d'eau distillée et 100 de cérat de Galien.

★ GLYCÉRÉ D'EXTRAIT D'OPIUM (Cod. fr.).

Prép. comme le *Glycéré d'extrait de belladone.* — Pansement
des ulcères douloureux !

GLYCÉRÉ D'EXTRAIT D'OPIUM (Soc. de Ph.).

Prép. comme le *Glycéré d'extrait de belladone* (Soc. de ph.).
(Voy. p. 416.)

★ ALCOOLÉ D'EXTRAIT D'OPIUM; TEINTURE D'EXTRAIT D'OPIUM ;
TEINTURE THÉBAÏQUE (Cod. fr.; F. H. M.).

Extrait d'opium.................................   10
Alcool à 60°....................................   120

F. dissoudre à froid ; filtrez. — Rendement : 123. — Narcotique
très-usité. — Doses : à l'intérieur, 5 décigram. à 2 gram. en
potion; à l'extérieur, doses très-variées en lotions, injections,
gargarismes, collyres, etc.
6 décigram. de cet alcoolé (environ 12 gouttes) représentent
les parties solubles de 5 centigram. d'extrait d'opium.

POTION GOMMEUSE OPIACÉE (F. H. M.).

Potion gommeuse........................ une.
Alcoolé d'extrait d'opium................. 6 décigram.

M. — Doses : par cuillerées à bouche — Calmant !

POTION ÉMULSIVE OPIACÉE (F. H. M.).

Potion émulsive........................ N° 1
Alcoolé d'extrait d'opium................. 6 décigram.

M. — Doses : par cuillerées à bouche. — Calmant !

LAVEMENT OPIACÉ (F. H. M.).

Alcoolé d'extrait d'opium................. 1 gram.
Décoction émolliente..................... 500

M. — Calmant !

INJECTION CALMANTE (F. H. M.).

Alcoolé d'extrait d'opium.................... 1
Infusion émolliente......................... 100

M. — La dose d'alcoolé d'opium peut être augmentée !

CATAPLASME OPIACÉ (F. H. M.).

Cataplasme émollient...................... 200
Alcoolé d'extrait d'opium.................. 2 à 4
Versez l'alcoolé goutte à goutte sur le cataplasme.

COLLUTOIRE OPIACÉ (F. H. M.).

Alcoolé d'opium........................... 1
Mellite simple............................ 25

M. — Stomatite douloureuse ; névralgie dentaire !

GARGARISME OPIACÉ (F. H. M.).

Alcoolé d'extrait d'opium.................. 1
Mellite simple............................ 30
Décoction de rac. de guimauve............. 100

M. — Angine, stomatite douloureuse ! (Voy. *Gargarisme calmant*, p. 405.)

★ LINIMENT SAVONNEUX OPIACÉ (Cod. fr.).

Huile d'amandes........................... 18
Savon râpé................................ 1
Alcoolé d'opium........................... 1

Triturez le savon avec l'huile ; ajoutez l'alcoolé d'opium ; agitez. — Onctions, frictions. — Calmant !

★ LINIMENT CAMPHRÉ OPIACÉ (Cod. fr.).

Huile camphrée...................................... 8
Cérat de Galien..................................... 1
Alcoolé d'opium..................................... 1

Délayez le cérat dans l'huile ; ajoutez l'alcoolé ; mêlez par l'agitation. — Onctions, frictions. — Calmant!

★ SIROP D'OPIUM ; SIROP D'EXTRAIT D'OPIUM ; SIROP THEBAÏQUE
(Cod. fr.; H. P.; Soc. de Ph.).

Extrait d'opium.................................... 1
Eau distillée... 4
Sp. de sucre...................................... 495

F. dissoudre l'extrait dans l'eau distillée; filtrez ; M. au sp. — 20 gram. de ce sp. représentent 4 centigram. d'extrait d'opium. — Doses : 10 à 40 gram. et plus par cuillerées à café; souvent prescrit en potion !— Hypnotique. (Voy. *Potion calmante*, p. 402.

— La Soc. de ph. propose de porter la dose d'eau distillée de 4 à 5 gram.

★ SIROP DE KARABÉ (Cod. fr.).

Sp. d'opium....................................... 200
Esprit de succin.................................. 1

M. — Hypnotique comme le sp. d'opium. — Doses : 10 à 40 gram. — Souvent prescrit aux malades qui s'imaginent ne pouvoir pas supporter les préparations d'opium. (Vol. *Pil. de cynoglosse*, p. 397.)

★ SIROP DIACODE (Cod. fr.; H. P.).

Extrait d'opium................................... 1
Eau distillée..... 9
Sp. de sucre...................................... 1990

F. dissoudre l'extrait dans l'eau distillée; filtrez ; M. au sp. — 20 gram. de ce sp. représentent 1 centigram. d'extrait d'opium, 4 fois moins que le sp. d'opium.

— Hypnotique léger. — Doses : 20 à 200 gram.

— Le précédent Cod. fr. donnait le nom de *Sp. diacode* au *Sp. de pavot blanc*. Ce *Sp. de pavot blanc* pouvait être condamné comme inégal dans son action thérapeutique à cause de la richesse variable des capsules de pavots en principes actifs ; le nouveau Cod. fr. pouvait le supprimer, mais nous blâmons le nom de *Sp. diacode* donné à un médicament, meilleur sans doute, mais aussi beaucoup plus actif que le *Sp. diacode* que les médecins

avaient pris l'habitude de prescrire. Les méprises que ce change-
ment pourrait occasionner auraient de sérieux inconvénients, surtout chez les enfants, dont la susceptibilité pour les préparations
d'opium est excessive. (Voy. *Sp. de pavot*, p. 401.)

★ SIROP D'OPIUM ; SIROP THÉBAÏQUE (Falières).

Extrait d'opium................................   2
Alcool à 56°..................................   25
Sirop de sucre...............................   975

F. dissoudre l'extrait dans l'alcool ; filtrez et mélangez la dissolution avec le sirop. — 20 gram. de ce sp. représentent 4 centigram. d'extrait d'opium.

— L'addition de 25/1000 d'alcool à 56°, insignifiante quant à
l'action thérapeutique, a l'avantage d'assurèr la conservation du
sirop même dans les flacons qui restent en vidange !

★ SIROP DIACODE (Falières).

Extrait d'opium...............................   1
Alcool à 56°..................................   40
Sirop de sucre................................   1960

F. dissoudre l'extrait d'opium dans l'alcool à 56° ; filtrez ; M.
avec le sirop. — 20 gram. de ce sp. représentent 1 centigram.
d'extrait d'opium. (Voy. *Sirop diacode du Cod. fr.*, p. 400.)

★ SIROP DE PAVOT (Ph. germ.).

Capsules de pavot recueillies avant la maturité et sé-
  parées des semences.........................   3
Eau commune..................................   18
Alcool à 85°..................................   2

F. digérer pendant 2 j. ; agitéz souvent ; exprimez ; filtrez ;
pressez :

De la solution ainsi obtenue..................   12
Sucre blanc...................................   19

F. dissoudre. — Hypnotique léger. — Doses : 15 à 30 gram. en
potion.

★ SIROP DE LACTUCARIUM OPIACÉ (Cod. fr.).

Extrait alcoolique de lactucarium.............   6
Extrait d'opium   3
Sucre blanc...................................   8000
Hydrolat de fl. d'oranger.....................   160
Eau distillée.................................   Q. S.
Acide citrique................................   3

D'une part, f. dissoudre l'extrait d'opium dans l'hydrolat de fl.

d'oranger ; filtrez ; d'autre part, épuisez l'extrait de lactucarium dans l'eau distillée bouillante ; filtrez. F. dissoudre le sucre dans cette dernière solution suffisamment étendue d'eau distillée ; ajoutez l'acide citrique ; clarifiez au blanc d'œuf et f. cuire à D. 1,26 (30° B.) ; continuez l'évaporation jusqu'à ce que le sp. ait perdu un poids égal à celui de la solution d'opium dans l'hydrolat ; ajoutez celle-ci ; passez à l'étamine. — Ce sp. représente 5 milligram. d'extrait d'opium pour 20 gram.

— Doses : 20 à 150 gram. par jour !

★ SIROP DE LACTUCARIUM OPIACÉ (Falières).

Teinture de lactucarium opiacé.	80
Sirop de fleur d'oranger	240
Sirop de sucre	3680
Acide citrique	1

F. dissoudre l'acide dans 2 gram. d'eau de fleurs d'oranger ; ajoutez cette solution au mélange des deux sirops et de la teinture. — 20 grammes de ce sp. représentent les parties solubles de 1 centigram. d'extrait hydro-alcoolique de lactucarium et de 5 milligram. d'extrait d'opium.

— Ce procédé fournit extemporanément un sirop très-limpide, et d'une conservation facile.

★ TEINTURE DE LACTUCARIUM OPIACÉE (Falières).

Ext. hydroalcoolique de lactucarium pulv.	2
Ext. d'opium	1
Alcool à 56°	80

F. macérer pendant 8 j. ; filtrez ; lavez le filtre avec alcool à 56°, Q. S. pour compléter 80 de teinture.

POTION CALMANTE ; JULEP CALMANT (Cod. fr.).

Sp. d'opium	10	gram.
— de fl. d'oranger	20	—
Hydrolat de tilleul	120	—

M. — Narcotique léger. — Doses : en 2 ou 3 fois !

POTION CALMANTE ; JULEP CALMANT OU OPIACÉ (H. P.).

Sirop d'opium	15	gram.
— de sucre	10	—
Fleurs de tilleul (*Tilia europœa*)	4	—
Eau bouillante	150	—

F. infuser le tilleul dans l'eau pendant 1 h. ; passez ; ajoutez les sirops. — Cette potion représente 3 centigram. d'extrait d'opium.

— Doses : par cuillerées à bouche ! — Hypnotique léger.

POTION DIACODÉE; JULEP DIACODE (H. P.).

Sirop diacode....	15 gram.
— de sucre......................... ...	10 —
Fleurs de tilleul (*Tilia europœa*).............	4 —
Eau bouillante........	150 —

F. infuser le tilleul dans l'eau pendant 1 h. ; passez ; ajoutez les sirops. — Hypnotique léger. (Voy. *Pot. gommeuse opiacée*, p. 399.)

LOOCH DIACODÉ (Cod. fr.).

Looch blanc	150 gram.
Sp. diacode.............................	30 —

M. — Doses : par cuillerées à café aux enfants. — Hypnotique léger. (Voy. *Potion émulsive opiacée*, p. 399.)

★ ALCOOLÉ D'EXTRAIT D'OPIUM CAMPHRÉ; TEINTURE D'OPIUM CAMPHRÉE; ÉLIXIR PARÉGORIQUE (Cod. fr.).

Extrait d'opium................................	3
Acide benzoïque...............................	3
Essence d'anis...............................	3
Camphre (*Laurus camphora*).....................	2
Alcool à 60°.................................	650

F. macérer pendant 8 j.; filtrez. — Ce médicament représente environ 5 centigram. d'extrait d'opium pour 10 gram.

— Doses : 10 à 20 gram. en potions. — Narcotique ; antispasmodique. (Voy. *Gouttes noires*, p. 394.)

— Les formules des pharmacopées de Dublin et de Londres sont ainsi composées : Opium brut, 8 ; Acide benzoïque, 8 ; Essence d'anis, 6 ; Camphre, 5 ; Alcool à 56°, 950.

La Soc. de ph. propose : Opium brut, 6 ; Acide benzoïque, 3 ; avec Essence d'anis, 3 ; Camphre, 2 ; Alcool à 91°, 600.

SOLUTION ANTINÉVRALGIQUE.

Extrait d'opium............................	⎫	
— de belladone.......................	⎬ aa. 1	
— de datura..........................	⎭	
Hydrolat de laurier-cerise.....................	12	

F. dissoudre ; filtrez. — Lotions réitérées. — Névralgies. (Voy. *Spéciaux des maladies rhumatismales*.)

★ LINIMENT CALMANT ; MIXTURE NARCOTIQUE (Delioux).

Extrait d'opium	1
— de belladone......................... ...	4
Hydrolat de laurier-cerise.....................	20
Glycérine.........	30

404

F. dissoudre les extraits dans l'hydrolat; ajoutez la glycérine;
M. — Onctions; recouvrez d'un cataplasme. — Névralgies. (Voy.
Liniment calmant, p. 406.)

★ LAUDANUM DE SYDENHAM (Cod. fr.; Soc. de Ph.).

Opium brut coupé (*Papaver somniferum*)........... 40
Safran incisé (*Crocus sativus*).................... 20
Cannelle concassée (*Laurus cinnamomum*).......... 3
Girofles concassés (*Caryophyllus aromaticus*)....... 3
Vin de Malaga................................. 320

F. macérer pendant 15 j.; agitez de temps en temps, passez;
exprimez; filtrez. Rendement : 78/100 du poids des substances
employées.

— Narcotique, antispasmodique très-usité *intùs et extra*. —
Doses : à l'intérieur, 5 décigram. à 2 gram. en potion; à l'extérieur., doses très-variées en gargarismes, en collyres, en pommades, lotions, etc., etc. — Tétanos traumatique : pansement
des plaies avec l'eau laudanisée : laudanum 2 à 20/100. Surveillez les effets (Lebert).

20 gouttes de laudanum de Sydenham pèsent 57 centigram., et
75 centigram. de laudanum de Sydenham représentent 5 centigram.
d'extrait d'opium.

— Les formules du laudanum de Sydenham des diverses pharmacopées diffèrent sensiblement de celles du Cod. fr. et de la
Ph. Lond. qui prescrivent 1 d'opium pour 8 de vin :

Les Ph. de Prusse, Saxe, Sleswig-Holstein, Hanovre, Hesse,
Helvétie, prescrivent 1 d'opium pour 10 de vin.

La Ph. germ. 1 d'opium pour 9,5 de vin.

Les Ph. de Hamb., Autriche, Bade, Bav., Wurtemb., 1 d'opium
pour 6 de vin.

La Ph. belge prescrit 1 d'extrait d'opium pour 15, et la Ph.
batave 1 d'extrait d'opium pour 11 de vin.

★ VIN D'OPIUM COMPOSÉ; LAUDANUM DE SYDENHAM (F. H. M.).

Opium brut coupé (*Papaver somniferum*)........... 16
Safran incisé (*Crocus sativus*)........ 8
Girofle concassé (*Caryophyllus aromaticus*)......... 1
Cannelle concassée (*Laurus cinnamomum*).......... 1
Vin de Malaga................................. 125

F. macérer dans un matras pendant 15 j.; passez; exprimez fortement; filtrez. Rendement : 88/100 de vin employé.

— Ce dosage diffère quelque peu de celui du Cod. fr., sans qu'il
soit possible d'en comprendre la raison.

★ LAUDANUM DE ROUSSEAU (Cod. fr.).

Opium de Smyrne (*Papaver somniferum*)............   5
Miel blanc....................................... 15
Eau chaude....................................... 74
Levûre de bière..................................   1
Alcool à 60°.....................................   5

F. dissoudre l'opium dans l'eau chaude ; ajoutez le miel et la
levûre ; f. fermenter dans un matras à + 25° ; après la fermentation terminée, filtrez ; f. évaporer au B.-M. jusqu'à ce que le tout
soit réduit au poids de 15 ; laissez refroidir ; ajoutez l'alcool ; laissez reposer pendant 24 h.; filtrez.

— 4 gram. de laudanum de Rousseau représentent 1 gram.
d'opium brut et 5 décigram. d'extrait d'opium ; ce laudanum
diffère essentiellement du laudanum de Sydenham : il est 2 fois
plus actif, et manifeste l'action narcotique de l'opium brut, non
modifiée par le safran, la cannelle et la girofle. — Doses : à l'intérieur, 2 décigram. à 1 gram. en potion ; à l'extérieur, doses
très-variées.

★ GLYCÉRÉ DE LAUDANUM.

Laudanum de Sydenham ou de Rousseau.   1
Glycérine ou glycéré d'amidon........... 10

M. — Pansement des plaies douloureuses ; onctions ! — Narcotique.

LAVEMENT ANODIN.

Décocté de guimauve.................   · 200 gram.
Laudanum de Sydenham...............   5 à 20 gouttes.

M. — Coliques nerveuses, dysménorrhée ; coliques utérines,
diarrhée, etc.!

GARGARISME CALMANT (Jeannel).

Décoction d'orge.....................   200 gram.
Gomme arabique pulv. (*Acacia vera*)........   10 —
Mellite simple........................   40 —
Laudanum de Sydenham.................   8 —

F. dissoudre la gomme dans la décoction d'orge ; M. — Tou
convulsive causée par la pharyngite granuleuse !

— Ce médicament ne doit pas être avalé.

★ CÉRAT LAUDANISÉ (Cod. fr.; H. P.).

Cérat de Galien..   9
Laudanum de Sydenham.................................   1

M. par trituration. — Pansements des brûlures, des plaies douloureuses!

★ ONGUENT DIGESTIF LAUDANISÉ (H. P.)

Onguent digestif simple........................... 9
Laudanum de Sydenham... :.... 1

M. — Pansement des ulcères douloureux et atoniques!

★ LINIMENT NARCOTIQUE; LINIMENT CALMANT (Cod. fr.).

Baume tranquille................................... 8
Cérat de Galien..................................... 1
Laudanum de Sydenham............................. 1

Délayez le cérat dans le baume tranquille; ajoutez le laudanum. — Onctions. — Calmant.

★ LINIMENT NARCOTIQUE (H. P.).

Baume tranquille................................... 9
Laudanum de Sydenham............................. 1

M. — Onctions; arroser des cataplasmes émollients!

★ LINIMENT CALMANT (Jeannel).

Baume tranquille............................ 25 gram.
Cérat de Galien.....................
Extrait de belladone................. } aa 6 —
Laudanum de Sydenham...............
Chloroforme........................

F. dissoudre l'extrait dans le laudanum; ajoutez le cérat, le baume tranquille, puis le chloroforme.

— Rhumatismes musculaires; névralgies. — F. des onctions au moyen d'un morceau de flanelle que vous laisserez appliqué et que vous couvrirez d'une pièce de toile cirée; ou bien versez Q. S. de liniment sur un cataplasme appliqué *loco dolenti!*

— L'antagonisme de l'opium et de labelladone n'est pas absolu et n'interdit pas d'administrer simultanément ces deux narcotiques. (Voy. *Liniment anodin* p. 419).

FOMENTATION DE PAVOT (H. P.; F. H. M.).

Capsules du pavot (*Papaver somniferum*) 5
Eau 100

Brisez les capsules; rejetez les semences; f. infuser pendant 2 h., passez.

— Émollient, légèrement narcotique. — Les capsules de pavot recueillies et séchées avant la maturité, lorsqu'elles sont encore vertes, sont beaucoup plus actives que les capsules arrivées à maturité et desséchées sur la plante ; ces dernières sont presque inertes. Les capsules de pavot doivent être prescrites au poids ; le volume en est très-variable.

LAVEMENT DE PAVOT (H. P.).

Capsules de pavot (*Papaver somniferum*).....	20 gram.
Eau bouillante............................	500 —

Brisez les capsules ; rejetez les semences ; f. infuser pendant 2 h.; passez. — Émollient. — narcotique infidèle, quelquefois dangereux.

FOMENTATION AVEC LA MORELLE ET LE PAVOT (H. P.).

Feuilles sèches de morelle (*Solanum nigrum*).	15 gram.
Capsules de pavot (*Papaver somniferum*)....	15 —
Eau bouillante...........................	1000 —

F. infuser pendant 1 h.; passer ; exprimez. — Émollient, prétendu narcotique.

CATAPLASME CALMANT (Cod. fr.).

Capsules de pavot vides (*Papaver somniferum*).	25 gram.
Feuil. sèch. de jusquiame (*Hyoscyamus niger*).	50 —
Poudre émolliente.......................	100 —
Eau	600 —

F. bouillir dans l'eau les capsules et les feuilles ; passez ; exprimez ; ajoutez la poudre au décocté ; f. bouillir en remuant jusqu'à ce que la masse ait pris une consistance convenable.

— Émollient, légèrement narcotique. — Vous assurerez la propriété narcotique de ce cataplasme en l'arrosant de 1 à 5 gram. de laudanum de Sydenham.

★ EXTRAIT ALCOOLIQUE DE CAPSULES DE PAVOT BLANC (Cod. fr.).

Prép. comme l'*Extr. alcoolique de scille*. — Rendement, 15/100. — Narcotique incertain — Doses : 1 à 4 décigram. — Inusité ; inutile.

★ ESPÈCES NARCOTIQUES (Cod. fr.).

Feuilles de belladone (*Atropa belladona*)..	
— de ciguë (*Conium maculatum*)....	
— de jusquiame (*Hyoscyamus niger*).	a^a P. É.
— de morelle (*Solanum nigrum*)....	
— de nicotiane (*Nicotiana tabacum*)..	
— de pavot (*Papaver somniferum*)...	

F. sécher; incisez; M. — Narcotique ; usage extérieur. — Doses : 10 à 60/1000 en infusion pour lotions, fomentations.

— Les feuilles de morelle n'ajoutent rien à l'activité narcotique de ces espèces.

FOMENTATION NARCOTIQUE (Cod. fr.).

Espèces narcotiques.....	1
Eau bouillante..............	20

F. infuser jusqu'à refroidissement; passez; exprimez.

FOMENTATION NARCOTIQUE (H. P.).

Espèces narcotiques..	3
Eau......................	100

F. infuser pendant 2 h.; passez.

Préparez de même les fomentations et injections avec :

Les feuilles· de belladone (*Atropa belladona*) ;
     —   de jusquiame (*Hyoscyamus niger*) ;
     —   de morelle (*Solanum nigrum*) ;
     —   de stramonium (*Datura stramonium*).

§ 2. — *Alcaloïdes de l'opium.*

Les alcaloïdes de l'opium exercent trois sortes d'action distinctes : 1° *soporifique;* 2° *excitante* ou *convulsivante ;* 3° *toxique.* Relativement à ces trois sortes d'action, ils peuvent être rangés dans ;'ordre suivant : 1° *soporifiques :* narcéine, morphine, codéine (les autres ne sont point soporifiques) ; 2° *excitants :* thébaïne, papavérine, narcotine, codéine, morphine, narcéine; 3° *toxiques :* thébaïne, codéine, papavérine, narcéine, morphine, narcotine. (Cl. Bernard).

★ MORPHINE; $C^{34} H^{19} Az O^6 2HO$ (Cod. fr.).

Opium........................	100
Chlorure de calcium fondu......	12
Acide chlorhydrique..............	⎱ Q. S.
Ammoniaque	⎰

Épuisez l'opium par l'eau froide ; f. évaporer au B.-M. en consistance d'extrait. Reprenez l'extrait par l'eau froide ; filtrez; f. évaporer au B. -M, en consistance de sp. clair ; ajoutez au liquide encore chaud le chlorure de calcium dissous dans 24 d'eau ; délayez dans 100 d'eau froide ; filtrez.

F. évaporer au B.-M. au tiers ; laissez refroidir ; filtrez ; f. évaporer en consistance de sp.; acidulez avec un peu d'ac. chlorhydrique. Au bout de quelques jours, le liquide se prend en masse cristalline imprégnée d'eau-mère noire; exprimez les cristaux dans une toile; faites-les dissoudre dans la plus petite quantité possible d'eau bouillante; laissez cristalliser par refroidissement; exprimez les cristaux.

Ces cristaux sont un double chlorhydrate de morphine et de codéine impur ; faites-les dissoudre dans l'eau chaude additionnée d'une quantité égale à leur poids de charbon animal lavé ; f. digérer sans dépasser la température de 88°; filtrez ; f. concentrer la solution ; laissez cristalliser par refroidissement ; vous obtiendrez le double chlorhydrate en cristaux blancs.

F. dissoudre dans l'eau bouillante; ajoutez Q. S. d'ammoniaque; la morphine se précipite, la codéine reste en dissolution; filtrez ; lavez à l'eau froide la morphine restée sur le filtre ; faites-la dissoudre dans l'alcool bouillant et cristalliser par refroidissement. — Prép. des sels de morphine.

— Même indication que l'opium ; toujours employée à l'état de combinaison saline, en raison de son insolubilité dans l'eau.

★ SIROP DE MORPHINE (H. P.).

Morphine cristallisée............................   1
Eau distillée.........   50
Sirop de sucre...... 2450

F. dissoudre la morphine dans l'eau distillée en y ajoutant Q. S. d'acide chlorhydrique; mêlez au sirop de sucre. — 25 gram. de ce sp. représentent 1 centigram. de chlorhydrate de morphine ou 8 milligram. de morphine cristallisée.

— Hypnotique. — Doses : 10 à 30 gram. en potion !

★ CHLORHYDRATE DE MORPHINE; $C^{34} H^{19} AzO^6$, HCl 6HO (Cod. fr.).

Morphine pulv....................... .... Q. V.
Ac. chlorhydrique, D. 1,17.............. ⎫
Eau distillée........................... ⎬ aa   Q. S.
                                          ⎭

Délayez la morphine dans l'eau chaude ; ajoutez l'acide étendu de son volume d'eau jusqu'à dissolution complète ; filtrez ; f. évaporer au B.-M. jusqu'à commencement de cristallisation ; f. cristalliser par refroidissement.

— 100 de chlorhydrate de morphine représentent 80 de morphine cristallisée. — Le chlorhydrate de morphine doit être préféré à l'acétate, qui est moins stable.

— Hypnotique. — Doses : 5 milligram. à 3 centigram. par fractions, selon les effets obtenus, en pil., en potion, en sp., ou en injections hypodermiques, ou par la méthode endermique. — Folies névropathiques, lypémaniques avec hallucinations, idées délirantes. Contre-indications : folies symptomatiques des lésions des centres nerveux — Doses : de 3 à 38 centigram. par jour en injections hypodermiques. (Aug. Voisin.)

★ CHLORHYDRATE DE MORPHINE (A. Schaeuffele).

Morphine... 10
Charbon animal lavé................................. 25
Alcool à 56°....................................... 60 à 70

F. bouillir, ajoutez peu à peu :

Ac. chlorhydrique.............................. Q. S.

Jusqu'à réaction acide; filtrez, recevez le liquide dans une terrine; f. égoutter; f. sécher dans des feuilles de papier joseph à
l'abri de la lumière. Ce procédé fournit le sel en très-beaux cristaux!

★ PILULES DE CHLORHYDRATE DE MORPHINE (Cod. fr.; F. H. M.).

Chlorhydrate de morphine crist........... 1 centigram.
Sucre de lait............................. 1
Miel blanc (*Apis mellifica*)............... Q. S.

M. pour 1 pil. — Narcotique. — Doses : 1 à 3 pil. et plus selon les
effets obtenus. Ces pil. sont trop petites. Le F. H. M. pour la même
dose de chlorhydrate de morphine prescrit 5 centigram. de rac.
de guimauve pulv.; cela est préférable.

POUDRE ANTIDYSPEPTIQUE (Bonnet).

S. azotate de bismuth................. 1 gram.
Chlorhydrate de morphine............ 2 à 4 milligram.

M., pour un paquet. — Doses : 1 paquet délayé dans un peu
d'eau sucrée avant chaque repas.

★ POUDRE NARCOTIQUE A PRISER (Raimbert).

Sucre porphyrisé..................... 2 gram.
Chlorhydrate de morphine........... 5 à 10 centigram.

M. — Névralgies faciales, susorbitaires; céphalalgies nerveuses, etc. — Doses : prisez une pincée toutes les 2 ou 3 heures!

SOLUTION DE CHLORHYDRATE DE MORPHINE POUR INJECTIONS HYPODERMIQUES
(Lebert).

Chlorhydrate de morphine.... .... 2 centigram.
Eau................................... 1 gram.

F. dissoudre. — Névralgies! douleurs excessives de l'accouchement; éclampsie albuminurique; dyspnée, contractions spasmodiques. — Doses (Voy. *Chlorhydrate de morphine.*)

— Les solutions aqueuses de chlorhydrate de morphine s'altèrent en quelques jours; elles doivent donc être considérées
comme essentiellement magistrales. On peut les rendre stables par
l'addition de 1/10 de chloral ou d'alcoolat de menthe.

★ SOLUTION DE CHLORHYDRATE DE MORPHINE ET DE CHLORAL POUR INJECTIONS HYPODERMIQUES (Vidal).

Eau distillée................................. 1 gram.
Chlorhydrate de morphine................... 1 centigram.
Chloral hydraté............................ 2   —

F. dissoudre. — Cette solution offre l'avantage de se conserver sans altération pendant plusieurs mois, et de renfermer deux médicaments synergiques. (Voy. *Chloral, Potion anodine.*)

★ SOLUTION DE CHLORHYDRATE DE MORPHINE ; LIQUEUR DE CHLORHYDRATE DE MORPHINE (Ph. anglaises).

Chlorhydrate de morphine...................... 2
Eau distillée............................... 10
Alcool à 83°................................ 5.

F. dissoudre ; filtrez. — Cette solution représente environ 1/8 de son poids de chlorhydrate de morphine. — Doses : 2 à 6 gouttes en potion, en injections hypodermiques.

★ SIROP DE CHLORHYDRATE DE MORPHINE (Cod. fr.; Soc. de Ph.).

Chlorhydrate de morphine........... 1
Eau distillée............................... 40
Sp. simple................................. 2000

F. dissoudre le sel dans l'eau ; M. — Chaque dose de 20 gram. (1 cuillerée à bouche) représente 1 centigram. de chlorhydrate de morphine.

— Doses 20 à 60 gram. ou 1, 2 ou 3 cuillerées à bouche selon les indications, ou par cuillerées à café toutes les heures, ou bien en potion. — Ce sirop remplace parfaitement le *Sp. de sulfate* et celui d'*Acétate de morphine* qu'on prépare de même.

POTION CONTRE LA GASTRALGIE (Sandras).

Chlorhydrate de morphine.............. 1 décigram.
Sucre................................ 5 gram.
Eau .... 40 —

M. — 1 cuillerée à café plus ou moins fréquemment selon l'intensité ou la ténacité de la douleur ! — Surveillez les effets.

JULEP ANTIGASTRALGIQUE (Gallois).

Sirop d'écorce d'orange..................
  — de chlorhydrate de morphine....... } aa. P. É.
  — d'éther.............................

M. — Gastralgie. — 1 cuillerée à café toutes les demi-heures jusqu'à ce que la douleur soit calmée.

★ COLLODION MORPHINÉ (Caminiti).

Collodion élastique.................................. 30
Chlorhydrate de morphine... 1

F. dissoudre le sel dans le collodion. — Névralgies. — Badigeonner la partie malade.

★ POMMADE CALMANTE.

Chlorhydrate de morphine........................ 1
Axonge benzoïnée.............................. 30

M. — Douleurs névralgiques, rhumatismales. — Frictions

SUPPOSITOIRE MORPHINÉ.

Beurre de cacao........................ 5 gram.
Chlorhydrate de morphine pulv.......... 2 centigram.

F. fondre le beurre de cacao ; ajoutez le sel de morphine ; laissez refroidir à demi en remuant; coulez; pour 1 suppositoire. — Affections douloureuses de l'utérus, de la vessie, du rectum; hypnotique.

★ SULFATE DE MORPHINE (Cod. fr.).

Prép. comme le *Chlorhydrate de morphine* avec l'ac. sulfurique étendu. — Doses : 5 milligram. à 3 centigram. par fractions.

★ SIROP DE SULFATE DE MORPHINE (Cod. fr.).

Prép. comme le *Sirop de chlorhydrate de morphine*, p. 411.
— Narcotique. — Doses : 20 à 60 gram. par cuillerées ou en potion par fractions selon les effets obtenus.

★ PILULES DE SULFATE DE MORPHINE.

Sulfate de morphine crist................. 1 centigram.
Amidon................................. 1 décigram.
Miel blanc............................. Q. S.

M. pour 1 pil. — Narcotique. — Doses : 1 à 3 pil. selon les effets obtenus.

★ GLYCÉRÉ DE SULFATE DE MORPHINE (Müller).

Sulfate de morphine...................... 1
Glycéré d'amidon........................ 60

M. — Narcotique. — Onctions.

PILULES CONTRE L'INSOMNIE (Green).

Asa fœtida............................. 1 décigram.
Sulfate de morphine.................... 5 milligram.

M. pour 1 pil. — A prendre 1 à 4 le soir ou dans la nuit.

★ ACÉTATE DE MORPHINE (Soubeiran).

Morphine cristallisée pulv............................ 2
Acide acétique D. 1,06 (8° B.)...................... 1

M. ; triturez : la matière se prendra bientôt en masse que vous abandonnerez à elle-même pendant 24 h. ; pulvérisez ; f. sécher à l'air libre : conservez dans un flacon bouché.

— Ce sel est mal défini ; il perd de l'acide acétique et devient insoluble avec le temps ; aussi lui préfère-t-on le chlorhydrate de morphine. — Doses : 1 à 3 centigram. en pilules, en sirop, en potion, ou par la méthode endermique.

LAVEMENT MORPHINÉ (Billy).

Amidon .... 10 gram.
Eau................................... 500 —
Délayez l'amidon dans l'eau froide ; ajoutez :
Acétate de morphine.................. 2 centigram.

M. ; F. dissoudre. — Narcotique ; entéralgie ; diarrhée.

★ CODÉINE, $C^{36} H^{21} Az O^6 2HO$ (Cod. fr.).

La codéine reste en dissolution dans le liquide d'où la morphine a été précipitée par l'ammoniaque. (Voy. *Prép. de la morphine*, p. 408.) F. évaporer ce liquide ; laissez refroidir ; il se forme des cristaux de chlorhydrate de codéine et de chlorhydrate d'ammoniaque ; décantez ; f. dissoudre les cristaux dans l'eau bouillante ; laissez refroidir ; le chlorhydrate de codéine cristallise seul en houppes soyeuses, mais il contient un peu de chlorhydrate de morphine. Triturez-le avec un petit excès de solution de potasse caustique : la morphine se dissout, la codéine se précipite en masse d'abord visqueuse, qui devient bientôt pulvérulente ; décantez ; lavez à l'eau froide ; f. dissoudre dans l'éther bouillant ; ajoutez 1/10 d'eau ; laissez évaporer spontanément ; la codéine cristallise.

— L'innocuité de la codéine, comparativement à l'opium et à la morphine, résulte peut-être tout simplement de ce qu'elle est relativement peu active quoique convulsivante et dangereuse à hautes doses. (Claude Bernard.) — Doses : 5 à 15 centigram.

★ PILULES DE CODÉINE.

Codéine cristallisée..................... 1 centigram.
Amidon............................... 1 décigram
Miel blanc............................ Q. S.

M. pour 1 pil. — Narcotique. — Doses : 5 à 15 pilules.

★ SIROP DE CODÉINE Cod, fr.; Soc. de Ph.).

Codéine................................   1
Eau distillée.................................   170
Sucre blanc.................................   330

F. dissoudre la codéine dans l'eau distillée chaude ; ajoutez le sucre ; faites-le fondre ; si le sirop ne pèse pas exactement 500 ajoutez la quantité d'eau nécessaire pour compléter ce poids ; filtrez. — Ce sirop contient 1 centigram. de codéine pour 5 gram. — Hypnotique. — Doses : 15 à 75 gram. par cuillerées ou en potion, selon les effets obtenus.

POTION DE CODÉINE.

Sp. de codéine..........................   30 gram.
Infusion béchique.......................   100 —

M. — Par cuillerées toutes les heures.

§ 3. — *Belladone ; Atropine.*

★ POUDRE DE FEUILLES DE BELLADONE (Cod. fr. ; F, H. M.).

Feuilles de belladone (*Atropa belladona*).........   Q. V.

F. sécher à l'étuve ; pulv. par contusion ; passez au tamis de soie ; recueillez les 3/4. Rendement : 66/100.
— Narcotique, antispasmodique. — Doses : 5 milligram. à 1 décigram. avec du sucre ou en pilules.
— La poudre de feuilles de belladone produit des effets laxatifs, en relâchant les fibres musculaires de l'intestin. — Doses : 2 à 5 centigram. dans de l'eau fraîche, le matin à jeun (Voy. *Coqueluche*, p. 381.)

★ POUDRE DE RACINE DE BELLADONE (Cod. fr.).

Rac. de belladone (*Atropa belladona*)............   Q. V.

Coupez en tranches minces ; f. sécher à l'étuve ; pulv. par contusion ; rejetez le résidu ligneux.
— Narcotique, antispasmodique. — Doses : 5 milligram. à 1 décigram.

INJECTION VAGINALE CALMANTE (Trousseau).

Feuilles sèches de belladone (*Atropa belladona*)   15 gram.
—   de stramoine (*Datura stramonium*)   15 —
Eau.................................   750 —

F. bouillir jusqu'à réduction de 500 ; passez ; ajoutez :

Laudanum de Rousseau ....   2 —

M. — Pour calmer les douleurs du cancer utérin. — La dose de laudanum peut être portée à 10 gram. Cette injection serait toxique en lavement. (Voy *Injection vaginale calmante*, p. 416.)

FOMENTATION NARCOTIQUE (F. H. M.).

Feuil. sèch. de belladone (*Atropa belladona*) ⎫
     —   de jusquiame (*Hyoscyamus niger*) ⎬ *a a* 15 gr.
     —   de morelle (*Solanum nigrum*).. ⎭
Eau bouillante...................................... 1 lit,
F. infuser pendant 1 h. ; passez ; exprimez.

★ EXTRAIT DE FEUILLES DE BELLADONE; EXTRAIT DE BELLADONE (Cod. fr.; H. P.; F. H. M.).

Feuilles fraîches de belladone à l'époque de la floraison (*Atropa belladona*)...................... Q. V.

Pilez la plante ; exprimez à la presse ; chauffez le suc jusqu'à ce que l'albumine soit coagulée ; passez ; f. évaporer au B.-M. le suc ainsi clarifié, jusqu'à réduction au tiers de son volume ; laissez refroidir et déposer pendant 12 h. ; séparez le dépôt ; f. évaporer au B.-M. pour obtenir un extrait mou. — Rendement : 2/100.

— Narcotique, antispasmodique. Quelques milligram. de cet extrait introduits dans l'œil déterminent puissamment la dilatation de la pupille. — Doses : à l'intérieur, 2 centigram. à 2 décigram. en potion. Surveillez les effets ; la dilatation de la pupille et un peu de délire loquace indiquent d'interrompre l'administration du médicament ; à l'extérieur, doses très-variées en solution, en liniments, en pommades, etc. (Voy. *Epilepsie*, p. 379 ; *Coqueluche*, p. 381 ; *Chorée*, p. 384 ; *Spéciaux de l'appareil digestif.*)

★ EXTRAIT ALCOOLIQUE DE BELLADONE (Cod. fr.; Soc. de Ph.).

Prép. comme l'*Extr. alcoolique de digitale*. — Rendement : 21/100. — Narcotique ; dilate fortement la pupille. — Doses : 1 à 5 centigram. en potion. On emploie de préférence l'*Extr. de suc de feuilles de belladone*, quoique l'extrait alcoolique soit au moins aussi actif. (Voy. *ci-dessus.*)

EMPLATRE D'EXTRAIT DE BELLADONE (Cod. fr.; Soc. de Ph.).

Prép. comme l'*Emplâtre d'extrait de ciguë*, p. 420.

PILULES D'EXTRAIT DE BELLADONE (F. H. M.).

Extrait de belladone...................... 25 milligram.
Racine de réglisse pulv.................. Q. S.
M. pour 1 pil. — 5 centigram. de miel sont nécessaires pour donner à ces pil. un volume suffisant. (Voy. *ci-dessus.*)

INJECTION VAGINALE CALMANTE (Jeannel).

Extrait de belladone........................... 1
Laudanum de Sydenham......................... 2
Eau........ 100

Délayez l'extrait dans le laudanum; ajoutez l'eau en triturant.
— Pour calmer les douleurs du cancer utérin! Cette injection serait toxique en lavement.

★ GLYCÉRÉ D'EXTRAIT DE BELLADONE (Cod. fr.; F. H. M.).

Extrait de belladone........................... 3
Glycéré d'amidon............................... 30

Ramollissez l'extrait avec son poids d'eau; M. — Onctions.

★ GLYCÉRÉ D'EXTRAIT DE BELLADONE (Soc. de Ph.).

Glycérine, D. 1,24 (28 B.)...................... 26
Extrait de belladone........................... 3
Eau.. 2
Amidon de blé................................. 2

F. chauffer la glycérine jusque vers la température de + 60°;
ajoutez l'extrait et l'amidon délayés dans l'eau; f. chauffer jusqu'en consistance de gelée homogène. — Calmant. — Onctions.

★ POMMADE D'EXTRAIT DE BELLADONE (F. H. M.).

Extrait de belladone........................... 1
Axonge.. 4

Ramollissez l'extrait avec la moitié de son poids d'eau; incorporez avec l'axonge. — Calmant. — Onctions; pansements.

★ TEINTURE DE FEUILLES DE BELLADONE ; ALCOOLÉ DE FEUILLES DE
BELLADONE (Cod. fr.).

Prép. comme l'*Alcoolé de quinquina*, 1/5.

— Narcotique, antispasmodique. — Doses ; à l'intérieur, 2 à
5 décigram. en potion; à l'extérieur, doses très-variées en frictions, liniments, etc.

— La Société de pharmacie propose le même mode de préparation que pour l'*Alcoolé de digitale*, c'est-à-dire l'alcool à 80°.

★ ALCOOLATURE DE BELLADONE (Cod. fr.; F. H. M.).

Prép. comme l'*Alcoolature d'aconit*, 1/1.

— Narcotique, antispasmodique. — Doses : à l'intérieur, 2 à
5 décigram. en potion ; à l'extérieur, doses très-variées en fric-

tions, liniments, etc.; mériterait d'être employé de préférence à
l'alcoolé.

★ TEINTURE ÉTHÉRÉE DE BELLADONE; ÉTHÉROLÉ DE BELLADONE (Cod. fr.)

Prép. comme la *Teinture éthérée de digitale*, 1/5.

— Narcotique, antispasmodique. — Doses : 2 à 5 décigram. en
potion.

★ SIROP DE BELLADONE (H. P.).

Extrait de belladone.............................. 3
Sirop de sucre.................................... 1000

F. dissoudre l'extrait dans 8 fois son poids d'eau distillée ;
filtrez ; mêlez au sp.; f. bouillir pendant quelques instants. —,
20 gram. de ce sp. représentent 6 centigram. d'extrait. (Voy.
Extr. de feuilles de belladone, p. 415.)

★ SIROP DE BELLADONE (Fulières).

Alcoolé de belladone (*Atropa belladona*)........... 75
Sirop de sucre.................................... 925

M. l'alcoolé au sp. froid. — 5 gram. (1 cuillerée à café) de ce
sp. correspondent à 37 centigram. de teinture de belladone ou à
12 milligram. d'extrait alcoolique. — Doses : 5 à 20 gram. en
potion ! — Prép. de la même manière les sps. de *Jusquiame* et de
Stramoine.

★ PILULES ANTINÉVRALGIQUES (Sandras).

Extrait de belladone.................... 15 milligram.
Chlorhydrate de morphine............... 5   —

M. pour 1 pil. — Narcotique. — Doses : 1 pil. toutes les
heures. — Surveillez les effets. (Voy. *Liniment calmant*, p. 406.)

★ HUILE DE BELLADONE (Cod. fr.; Soc. de Ph.).

Feuilles fraîches de belladone (*Atropa belladona*)...... 1
Huile d'olive (*Olea europæa*). 2

F. bouillir dans l'huile les feuilles pilées, jusqu'à évaporation
complète de l'eau de végétation ; passez ; exprimez ; filtrez.

A défaut de feuilles fraîches vous pouvez employer les feuilles
sèches dans la proportion de 14 de feuilles sèches au lieu de 100
de feuilles fraîches. Dans ce cas, humectez les feuilles sèches avec
leur poids d'eau froide 5 à 6 heures avant de les faire bouillir
dans l'huile.

— Narcotique; usage extérieur. On emploie de préférence le
baume tranquille. (Voy. *ci-après.*)

★ BAUME TRANQUILLE; DE BELLADONE ET DE JUSQUIAME COMPOSÉE
(Cod. fr.).

Feuil. fraîch. de belladone (*Atropa belladona*).. ⎫
　—　　　 jusquiame (*Hyoscyamus niger*)... ⎪
　—　　　 morelle (*Solanum nigrum*)........ ⎬ aa　20
　—　　　 nicotiane (*Nicotiana tabacum*).... ⎪
　—　　　 pavot (*Papaver somniferum*)..... ⎪
　—　　　 stramoine (*Datura stramonium*).. ⎭
Feuill. sèch. de balsamite (*Balsamita suaveolens*). ⎫
　—　　　 ramarin (*Rosmarinus officinalis*).. ⎪
　—　　　 rue (*Ruta graveolens*)........... ⎪
　—　　　 sauge (*Salvia officinalis*). .... ⎪
Sommités sèch. d'absinthe (*Artemisia absinth.*). ⎪
　—　　　 d'hysope (*Hyssopus spicata*)...... ⎬ aa　5
　—　　　 marjolaine (*Origanum majorana*). ⎪
　—　　　 menthe (*Mentha piperita*)........ ⎪
　—　　　 millepertuis (*Hypericum perfor.*). ⎪
　—　　　 thym (*Thymus vulgaris*)........ ⎪
Fleurs de lavande (*Lavandula vera*)........... ⎪
　—　　　 sureau (*Sambucus niger*) .... ⎭
Huile d'olive (*Olea europœa*)..................... 500

F. bouillir dans l'huile les feuilles fraîches pilées, jusqu'à évaporation presque complète de l'eau de végétation; versez l'huile
chaude sur les autres espèces incisées; laissez digérer pendant
12 h. au B.-M.; passez; exprimez; laissez déposer; décantez;
filtrez.

— Remède vulgaire contre la douleur de quelque nature qu'elle
soit, et qui doit beaucoup à ce que promet son nom. — Onctions.

★ HUILE DE JUSQUIAME COMPOSÉE; BAUME TRANQUILLE (F. H. M.).

Feuilles fraîches de jusquiame (*Hyoscyamus niger*)...
　—　　　 belladone (*Atropa belladona*)........
　—　　　 morelle (*Solanum nigrum*)..........
Feuilles sèches de romarin (*Rosmarinus officinalis*)...　1
Huile d'arachide (*Arachis hypogœa*).............

Pilez les feuilles fraîches; faites-les digérer avec l'huile à une
douce chaleur, jusqu'à ce que l'eau de végétation soit presque
entièrement dissipée; continuez de chauffer modérément; lorsque
l'huile sera devenue d'un beau vert, versez-la sur les feuilles de
romarin incisées; faites digérer pendant 12 h. au B.-M.; passez;
exprimez; filtrez! Rendement : 24. — Calmant? — Onctions

CATAPLASME NARCOTIQUE (F. H. M.).

Cataplasme émollient........................... 200
Huile de jusquiame composée................... 15

Étendez l'huile sur le cataplasme. Emollient, calmant.

LINIMENT CONTRE L'OTITE (Trousseau).

Extrait de belladone............................ } aa 1
Eau .... }
Baume tranquille 5

Délayez l'extrait dans l'eau; mêlez. — Introduisez par gouttes dans l'oreille.

★ CÉRAT BELLADONÉ (Cod. fr.; H. P.; Soc. de Ph.).

Extrait de belladone............................ 1
Cérat jaune 9

M. —Calmant. — Préparez de même le *Cérat de ciguë, de digitale* et *de stramonium.*

★ POMMADE DE PEUPLIER; ONGUENT POPULÉUM (Cod. fr.; F. H. M.; Soc. de Ph.).

Bourgeons de peuplier séchés (*Populus nigra*)...... 8
Feuilles fraîches de pavot (*Papaver somniferum*).... 5
— de belladone (*Atropa belladona*)..... 5
— de jusquiame (*Hyoscyamus niger*).... 5
— de morelle (*Solanum nigrum*).
Axonge (*Sus scrofa*).............................. 40

Pilez les feuilles; faites-les cuire à feu doux avec l'axonge jusqu'à ce que l'humidité soit entièrement dissipée; ajoutez les bourgeons concassés; f. digérer pendant 24 h.; passez; exprimez; laissez déposer et refroidir; séparez le dépôt en enlevant la pommade couche par couche avec une spatule; f. fondre de nouveau. Rendement : 115/100 d'axonge employée.

A défaut de plantes fraîches, vous pouvez employer les plantes sèches, dans la proportion de 14 de plantes sèches, au lieu de 100 de plantes fraîches. (Soc. de ph.)

— Calmant; pansement des plaies douloureuses; hémorrhoïdes enflammées. — Onctions.

★ LINIMENT ANODIN.

Onguent populéum............................... 5
Baume tranquille............................... 5
Extrait de belladone........................... } aa 1
Laudanum de Rousseau.......................... }

Délayez l'extrait dans le laudanum; ajoutez peu à peu l'onguent populéum et le baume tranquille ; on peut ajouter à ce liniment :

Chloroforme...................................... 1

M. en triturant. —Douleurs rhumatismales; névralgies.—F. des onctions au moyen d'un morceau de flanelle que vous laisserez appliqué sur la partie malade et que vous recouvrirez d'une pièce de toile cirée! (Voy. *Liniment calmant*, p. 406.)

★ POMMADE ANTINÉVRALGIQUE (Debreyne).

Extrait de belladone............................. 12
— d'opium 2
Axonge (*Sus scrofa*)............................ 12

Délayez les extraits avec un peu d'eau ; M. — Frictions *loco dolenti* pendant 5 minutes matin et soir ; onctions contre les hémorrhoïdes douloureuses!

POMMADE CONTRE LE PANARIS (Debreyne).

Pommade mercurielle à p. é....................... 2
Extrait de belladone............................. 1
Extrait d'opium 1

M. — Panaris au début. Couvrir la partie malade d'une couche épaisse de cette pommade! — Ce traitement devient inefficace si la suppuration profonde est commencée; dans ce cas, les larges débridements sont indispensables.

★ EMPLATRE D'EXTRAIT DE BELLADONE (Cod. fr.).

Prép. comme l'*Emplâtre d'extrait de ciguë*, p. 429.— Calmant. — Peut servir à faire le *Sparadrap belladoné*.

★ SPARADRAP BELLADONÉ.

Emplâtre diachylon gommé........................ 50
Extrait de belladone............................. ⎫
Résine de pin (*Pinus maritina*)............... ⎬ *aa* 5
⎭

F. fondre à feu doux; M.; étendez sur 1 mètre de toile de 1 décimètre de largeur. Chaque décimètre carré représentera 5 décigrammes d'extrait de belladone. — Calmant. (Voy. *Mouches calmantes*, p. 396.)

★ ATROPINE, $C^{34} H^{23} Az O^6$ (Rabourdin; Cod. fr.).

Racine de belladone fraîche (*Atropa belladona*)..... 50
Potasse caustique................................ Q. S.
Chloroforme.................................... 1
Alcool à 90°.................................... Q. S.

Écrasez la racine avec un peu d'eau ; exprimez ; délayez le résidu avec un peu d'eau; exprimez; laissez reposer les sucs réunis; décantez pour séparer la fécule; f. bouillir; filtrez; laissez refroidir; ajoutez la potasse, Q. S. pour rendre le suc alcalin : ajoutez la moitié du chloroforme; agitez; laissez reposer; séparez le chloroforme par l'entonnoir; ajoutez le reste du chloroforme; agitez; laissez reposer; séparez le chloroforme par l'entonnoir; réunissez les solutions chloroformiques; filtrez-les; distillez pour recueillir le chloroforme; f. bouillir le résidu avec Q. S. d'alcool à 90°; décolorez par le charbon animal; filtrez; f. évaporer à l'air libre, l'atropine cristallisé. — Il convient d'opérer sur de grandes quantités, par exemple sur 10 kil. de racines.

— Mydriatique; narcotique; antispasmodique; principe actif de la belladone. — Doses : 1/2 milligram. à 2 milligram. en potion. On préfère les sels et particulièrement le *Sulfate d'atropine* plus facile à doser comme moitié moins actif. — Éminemment toxique.

★ PRISES D'ATROPINE.

Atropine.................................... 1 milligram.
Sucre blanc................................ 1 gram.

M. pour 4 prises. Chaque prise représente 1/4 de milligr. d'atropine.

— Coqueluche; incontinence d'urines. — Doses : 1 à 4 prises par jour pour les enfants de 3 à 8 ans, selon les effets observés.

— Névralgies; épilepsie! — Doses progressives depuis 2 prises par jour, selon les effets observés. (Voy. *Coqueluche*, p. 381; *Oculistique.*)

★ PILULES D'ATROPINE.

Atropine.................................. 1 milligram.
Racine de guimauve pulvérisée........ } *aa* Q. S.
Miel...................................... }

M. Pour 2 pil. Chaque pil. représente 1/2 milligr d'atropine.

— Coqueluche; épilepsie; névralgies; incontinence d'urine. — Doses : 1 à 6 par jour, selon les effets observés!

★ GRANULES D'ATROPINE (Cod. fr.; Soc. de Ph.).

Prép. comme les *Granules d'acide arsénieux* (voy. p. 138). — Mêmes usages que les pilules d'atropine (voy. *ci-dessus*). —Doses : 1 à 6 par jour.

★ ALCOOLÉ D'ATROPINE; TEINTURE D'ATROPINE.

Atropine............................ 5 centigram.
Alcool à 85°........................ 100 gram.

JEANNEL.

24

F. dissoudre. Cet alcoolé représente 1 milligram. d'atropine pour 2 gram.—Névralgies; épilepsie; coqueluche; incontinence d'urine. — Doses : 1 à 5 gram. en potion. — Éminemment toxique.

— Il a été publié d'autres formules d'*Alcoolé atropine*, dans lesquelles la proportion du principe actif est trop forte pour un dosage facile et sans danger.

★ SIROP D'ATROPINE.

Atropine.................................	5 centigram.
Eau distillée...........................	10 gram.
Acide chlorhydrique....................	1 goutte.
Sp. simple.............................	1000 gram.

F. dissoudre l'atropine dans l'eau distillée additionnée d'une goutte d'acide chlorhydrique ; mêlez au sirop. Ce sirop représente 1 milligr. d'atropine pour 20 gram. — Épilepsie ; coqueluche ; névralgies ; incontinence d'urine. — En potion ou isolément. — Doses : 10 à 40 gram. — Toxique.

★ POMMADE D'ATROPINE (Guibert).

Atropine.................................	1
Axonge benzoïnée........................	25

M. — Douleurs névralgiques. — Onctions. — Cette pommade serait toxique sur une surface dénudée ouverte à l'absorption.

★ SULFATE D'ATROPINE (Cod. fr.).

Atropine pulv.................................	1
Eau distillée.................................	2
Acide sulfurique étendu 1/10...................	Q. S.

Délayez l'atropine dans l'eau distillée ; ajoutez la quantité d'acide strictement nécessaire pour en opérer la dissolution ; f. évaporer à siccité dans l'étuve à + 40°.

— Mydriatique ; narcotique ; antispasmodique. — Doses : à l'intérieur, 1 à 3 milligram. en potion ; à l'extérieur, en collyres, doses : 1 à 3 décigram. pour 100 gram. d'eau. En injections hypodermiques, doses : solution à 1/100, 2 à 10 gouttes.

SOLUTION DE SULFATE D'ATROPINE POUR INJECTIONS HYPODERMIQUES (Béhier).

Sulfate d'atropine.................................	1
Eau distillée.................................	100

F. dissoudre. Cette solution s'altère rapidement ; elle représente 1 centigram. de sulfate d'atropine pour 1 gram. Soit environ 1 milligram. pour 2 gouttes. — Névralgies ; douleurs des plaies, des cancers, etc.; affections spasmodiques. — Doses : 2 à 10 gouttes qu'on injecte sous la peau au moyen de la seringue graduée de Pravaz, ou qu'on insère sous l'épiderme à la pointe de la lancette !

SUPPOSITOIRES AU SULFATE D'ATROPINE (J. J. Cazenave).

Beurre de cacao.......................... Q. S.
Sulfate d'atropine........................ 1 milligram.

Pour 1 suppositoire. — Névralgies anciennes et rebelles. — Introduire un pareil suppositoire tous les soirs au moment du coucher pendant 10 jours ; augmentez la dose de sulfate d'atropine de 1/2 milligramme par suppositoire et recommencer l'introduction encore pendant 10 jours, et ainsi de suite : l'augmentation de la dose procédant par 1/2 milligramme après chaque période de 10 jours.

— Les périodes de 10 jours ne sont pas nécessaires; ayant commencé par la petite dose de 1 milligramme par suppositoire, on pourrait augmenter de 1/2 milligramme chaque jour, car les narcotiques agissent immédiatement et non pas à long terme. (Voy. *Bromure de potassium*.)

★ VALÉRIANATE D'ATROPINE ; $C^{34} H^{23} Az O^6, C^{10} H^9 O^3, HO.$

Acide valérianique...'........................ Q. V.
Atropine..................................... Q. S.
Éther sulfurique à 60°....................... Q. S.

F. dissoudre l'acide dans l'éther; saturez la solution par l'atropine; laissez évaporer et cristalliser par évaporation spontanée à l'air libre. — Inutile. (Voy. *Sulfate d'atropine*, p. 422.)

— L'acide valérianique n'exerçant aucune action appréciable à la dose de 1 ou 2 milligram., sa combinaison avec l'atropine ne change pas sensiblement l'action de celle-ci.

§ 4. — *Stramonium; Jusquiame; Nicotiane; Morelle; Douce-Amère; Coque du Levant; Chanvre indien.*

★ POUDRE DE FEUILLES DE STRAMONIUM.

Prép. comme la *Poudre de feuilles de belladone*, p. 414.

— Le stramoine est analogue à la belladone, celle-ci plus active et préférable. — Calmant, antispasmodique, mydriatique. — Doses : 5 centigram. à 3 décigram. en pil. — Inusité.

★ ALCOOLATURE DE DATURA STRAMONIUM (Cod. fr.).

Prép. comme l'*Alcoolature d'aconit*, 1/1.

— Doses : 2 à 20 gouttes en potion. — Inusité.

★ TEINTURE DE FEUILLES DE DATURA STRAMONIUM; ALCOOLÉ DE STRAMOINE (Cod. fr.).

Prép. comme l'*Alcoolé de quinquina*, 1/5.
— Doses : 2 à 20 gouttes en potion. — Inusité.
— La Soc. de ph. propose le même mode de prép. que pour l'*Alcoolé de digitale*, c'est-à-dire l'alcool à 80°.

★ EXTRAIT DE FEUILLES DE STRAMOINE (Cod. fr.).

Prép. comme l'*Extrait de ciguë*. — Rendement : 2/100. — Doses : à l'intérieur, 2 centigram. à 2 décigram. en potion, en pil. ; à l'extérieur, en pommade, emplâtre, etc. — Inusité.

★ POMMADE D'EXTRAIT DE STRAMOINE.

Extrait de stramoine.............................. 1
Alcoolé de stramoine.............................. 1
Axonge benzoïnée... 4

Délayez l'extrait dans l'alcool ; M. — Calmant. — Onctions — Inusité.

★ EXTRAIT ALCOOLIQUE DE FEUILLES DE STRAMOINE (Cod. fr.; Soc. de Ph.).

Prép. comme l'*Extrait alcoolique de digitale*.
Rendement : 21/100. — Narcotique. — Doses : 2 centigram. à 1 décigram. en pil., en potion. — Inusité.

★ HUILE DE STRAMOINE (Cod. fr.).

Prép. comme l'*Huile de belladone*. (voy. p. 417. — Onctions — Inusité.

CÉRAT DE STRAMOINE (Cod. fr.; Soc. de Ph.).

Prép. comme le *Cérat belladoné* ; vo y. p. 419).

★ SIROP DE STRAMOINE (Cod. fr.).

Prép. comme le *Sirop de belladone* (Voy. p. 417). — Calmant, antispasmodique, hypnotique. — Doses : 10 à 40 gram. — Inusité.

★ EXTRAIT ALCOOLIQUE DE SEMENCES DE STRAMOINE (Cod. fr.).

Sem. de stramoine gross. pulv. (*Datura stramonium*) 1
Alcool à 60°................................ 6
Eau distillée................................. Q. S.

F. digérer avec 3 d'alcool pendant 6 h. ; passez ; exprimez ; f. digérer le marc avec 3 d'alcool pendant 6 h. ; passez ; exprimez ; réunissez les liqueurs ; distillez au B.-M. pour retirer l'alcool ; f. évaporer au B.-M. en consistance de sp. épais ; délayez le produit avec 4 fois son poids d'eau distillée froide ; filtrez ; f. évaporer au B.-M. en consistance d'extrait. — Rendement : 7/100.

— Narcotique. — Doses : 1 centigram. à 1 décigram. — Inusité.

★ EMPLATRE D'EXTRAIT DE STRAMOINE (Cod. fr.; Soc. de Ph.).

Prép. comme l'*Emplâtre d'extrait de ciguë* (Voy. p. 429). — Calmant. — Inusité.

★ POUDRE DE FEUILLES DE JUSQUIAME (Cod. fr.).

Prép. comme la *Poudre de feuilles de belladone*, p. 414.

— Calmant, antispasmodique ; analogue à la belladone, celle-ci plus active et préférable. —Doses : 2 centigram. à 2 gram. en pil. Inusité.

★ ALCOOLATURE DE JUSQUIAME (Cod. fr.).

Prép. comme l'*Alcoolature d'aconit*, 1/1. — Doses : 1 à 4 gram. — Inusité.

★ TEINTURE DE FEUILLES DE JUSQUIAME; ALCOOLÉ DE JUSQUIAME (Cod. fr.).

Prép. comme l'*Alcoolée de quinquina*, 1/5. — Doses : 1 à 4 gram. — Inusité en France.

— La Soc. de ph. propose le même mode de prép. que pour l'*Alcoolé de digitale*, c'est-à-dire l'alcool à 80°.

★ ALCOOLÉ DE JUSQUIAME (Ph. Britann.).

Feuil. de jusquiame sèches (*Hyoscyamus niger*).... 136
Alcool à 60°................................. 1000

Opérez par macération et par déplacement ; ajoutez sur le résidu alcool à 60°, Q. S. pour compléter 1000 d'alcoolé ; filtrez.
— Narcotique. —Doses : 1 à 5 gram. en potion.

★ TEINTURE ÉTHÉRÉE DE JUSQUIAME (Cod. fr.).

Prép. comme la *Teinture éthérée de digitale*, 1/5. — Doses : 1 à 4 gram. — Inusité.

★ EXTRAIT DE FEUILLES DE JUSQUIAME (Cod. fr.; F. H. M.).

Prép. comme l'*Extrait de feuilles de ciguë* (Voy. p. 428). — Rendement : 24/100. — Narcotique. — Doses : 1 à 5 décigram.

★ EXTRAIT ALCOOLIQUE DE FEUILLES DE JUSQUIAME (Cod. fr.; Soc. de Ph.).

Prép. comme l'*Extrait alcoolique de digitale*. — Rendement : 28/100. — Narcotique. — Doses : 5 centigram. à 5 décigram.

★ EXTRAIT ALCOOLIQUE DE SEMENCES DE JUSQUIAME (Cod. fr.).

Prép. comme l'*Extrait alcoolique de sem. de stramoine.* (Voy. p. 424) Rendement : 16/100. — Narcotique. — Doses : 1 à 5 décigram.

★ HUILE DE JUSQUIAME (Cod. fr.).

Prép. comme l'*Huile de belladone ;* (Voy. p. 417.) — Onctions.

★ GLYCÉRÉ D'EXTRAIT DE JUSQUIAME.

Prép. comme le *Glycéré d'extrait de belladone,* (Voy. p. 416.) — Onctions.

★ SIROP DE JUSQUIAME (Cod. fr.).

Prép. comme le *Sirop de belladone.* (Voy. p. 417.) — Calmant, antispasmodique, hypnostique. — Doses : 20 à 60 gram. — Inusité.

★ CÉRAT D'EXTRAIT DE JUSQUIAME (Cod. fr.; Soc. de Ph.).

Extrait de jusquiame............................... 1
Cérat de Galien.................................... 9

M. par trituration. — Calmant.

★ POMMADE D'EXTRAIT DE JUSQUIAME.

Extrait de jusquiame............................... 1
Alcoolé de jusquiame.............................. 1
Axonge benzoïnée................................ 4

Délayez l'extrait dans l'alcoolé. M. — Calmant. — Onctions. La pommade d'extrait de belladone est plus active et préférable.

★ POUDRE DE FEUILLES DE NICOTIANE; POUDRE DE TABAC (Cod. fr.).

Prép. comme la *Poudre de feuilles de belladone.* (Voy. p. 414.) — Stupéfiant, émétique, cathartique. Effets incertains, dangereux. — Inusité à l'intérieur. — Le tabac employé vulgairement comme sternutatoire a subi diverses manipulations qui le dénaturent.

★ CIGARETTES DE NICOTIANE; CIGARETTES DE TABAC (Cod. fr.).

Feuil. de nicotiane sèch. (*Nicotiana tabacum*).. 1 gram.

Pour 1 cigarette. — Le public n'achète guère ce médicament dans les officines des pharmaciens. (Voy. *Cigares antiasthmatiques.*)

LAVEMENT DE TABAC (H. P.).

Tabac (*Nicotiana tabacum*)................ 2 gram.
Eau..................................... 500 —

F. infuser pendant 1/2 h.; passez. — Quelquefois employé comme purgatif dans les cas d'asphyxie — Médicament incertain et dangereux.

LAVEMENT DE TABAC (F. H. M.).

Feuil. sèches de tabac (*Nicotiana tabacum*)...   1 gram.
Eau................................... 250 —

F. infuser pendant 1/2 h.; passez. (Voy. *ci-dessus*.)

INJECTION DE FEUILLES DE MORELLE (Cod. fr.).

Feuil. sèch. de morelle (*Solanum nigrum*).......... 1 .
Eau bouillante.............................. 20

F. infuser pendant 1 h. ; passez ; exprimez. — Prétendu narcotique. — La morelle est consommée comme plante potagère dans les Antilles.

★ EXTRAIT DE DOUCE-AMÈRE (Cod. fr.).

Prép. comme l'*Extrait de gentiane*. (Voy. p. 154.) Rendement : 16/100. — Prétendu narcotique ou dépuratif. Inutile, — inusité. (Voy. *Antiherpétiques végétaux*.)

★ COQUE DU LEVANT.

Toxique, tétanique, proposée contre l'épilepsie. — Sert à falsifier la bière, à laquelle elle communique des propriétés enivrantes indépendantes de l'alcool ; sert à empoisonner le poisson. Ces deux usages sont interdits. La poudre est employée en Allemagne, sous le nom de *Laüsakorn*, pour détruire les *pediculi*.

— On a demandé, non sans raison, que l'importation de cette substance dangereuse fût prohibée.

★ EXTRAIT DE CHANVRE INDIEN; HASCHISCH (Phrm. germ.).

Chanvre indien (*Cannabis Indica*).................... 1
Alcool à 85°...................................... 6

F. digérer pendant 3 jours ; passez ; exprimez ; ajoutez au résidu :

Alcool à 85°.................................... 4

F. encore digérer pendant 3 jours ; passez ; exprimez ; réunissez les deux alcoolés ; filtrez ; f. évaporer au B.-M. en consistance convenable. — Hypersthénie nerveuse ; douleurs rhumatismales ; érections douloureuses. — Doses : 5 centigram. à 5 décigram. et plus, selon les effets obtenus ; en pilules. (Voy. *Cigarettes de sommités de chanvre*.)

POTION CALMANTE (Berthier).

Extrait alcoolique de *Cannabis Indica*.... 25 centigram.
Infusion légère de café................... 60 gram.
Sucre.................................... Q. S.

M. — A prendre en 2 ou 3 fois, d'h. en h., le soir, trois h. après le dernier repas. La dose peut être augmentée successivement et portée à 1 gram. — Proposé pour calmer les maniaques et les hallucinés.

§ 5. — Ciguë; Cicutine.

CIGUË.

— 1° La teinture, l'extrait et la poudre de ciguë, loin d'être vénéneux, sont d'une médiocre activité ; 2° la préparation la plus efficace est le suc des feuilles fraîches ; 3° la racine, fraîche ou sèche, est presque inerte (Harley et Hemingwai). — L'alcoolature est rationnellement la meilleure préparation officinale, le principe actif de la ciguë étant volatil. (Voy. *Spéciaux de l'appareil lymphatique.*)

PULPE DE CIGUË (Cod. fr.; H. P.).

Feuil. fraîch. de grande ciguë (*Conium maculatum*)   Q. S.

Réduisez en pâte dans un mortier de marbre, et pulpez à travers un tamis de crin. — Calmant. — En cataplasme contre les douleurs du cancer.

★ POUDRE DE FEUILLES DE CIGUË.

Prép. comme la *Poudre de feuilles de belladone*, p. 128. — Inutile, inusité.

★ TEINTURE DU FEUILLES DE CIGUË (Cod. fr.).

Prép. comme la *Teint. de quinquina*, 1/5. — Inutile, inusité.

★ EXTRAIT DE FEUILLES DE CIGUË (Cod. fr.; F. H. M.).

Feuilles fraîches de ciguë à l'époque de la floraison
(*Conium maculatum*)........................ Q. V.

Pilez; exprimez; f. bouillir le suc; passez; f. évaporer au B.-M.; agitez jusqu'à réduction à 1/3; laissez refroidir et déposer pendant 12 h.; séparez le dépôt par décantation; f. évaporer au B.-M. en consistance d'extrait mou. Rendement : 3/100. — Narcotique? — Doses : 1 décigram. à 1 gram.

— C'est gratuitement qu'on attribue à l'extrait de ciguë des propriétés fondantes résolutives.

★ EXTRAIT ALCOOLIQUE DE FEUILLES DE CIGUË (Cod. fr.).

Prép. comme l'*Extrait alcoolique de digitale*. — Rendement : 24/100. — Narcotique? Doses : 5 centigram. à 1 gram.

★ EXTRAIT ALCOOLIQUE DE SEMENCE DE CIGUË (Cod. fr.).

Prép. comme l'*Extrait alcoolique de sem. de stramoine*, p. 424.

— Rendement : 11/100. — Narcotique ? — Doses : 5 centigram, à 5 décigram.

★ GLYCÉRÉ D'EXTRAIT DE CIGUË (Cod. fr.).

Prép. comme le *Glycéré d'extrait de belladone*, p. 416. — Inutile, inusité.

- GLYCÉRÉ D'EXTRAIT DE CIGUE (Soc. de Ph.).

Prép. comme le *Glycéré d'extrait de belladone* (Soc de ph.). (Voy. p. 416.)

★ ALCOOLATURE DE FEUILLES DE CIGUË (Cod. fr.; F. H. M.).

Prép. comme l'*Alcoolature d'aconit*, 1/1.

— Ce serait rationnellement la meilleure préparation de ciguë, si le principe actif n'était pas concentré dans les semences. On pourrait l'essayer comme stupéfiant, à la dose de 1 à 2 gram. en potion.

★ TEINTURE ÉTHÉRÉE DE CIGUË (Cod. fr.).

Prép. comme la *Teinture éthérée de digitale*, 1/5. — Inutile; inusité.

INJECTION DE FEUILLES DE CIGUË (Cod. fr.).

Prép. comme l'*Injection de feuilles de morelle*, p. 427. --Calmant ?

★ HUILE DE CIGUË (Cod. fr.).

Prép. comme l'*Huile de belladone;* p. 417.

A défaut de feuilles fraîches, vous pouvez employer les feuilles sèches dans la proportion de 185 de feuilles sèches au lieu de 1000 de feuilles fraîches. —
— Narcotique ? — Onctions.

★ HUILE DE CIGUË (F. H. M.).

Feuilles fraîches de ciguë (*Conium maculatum*)...... 1
Huile d'olive............................ 2

Pilez les feuilles; faites-les digérer à feu doux jusqu'à ce que l'eau soit dissipée; passez; exprimez; renouvelez l'opération avec la même huile et une quantité égale de feuilles de ciguë; passez; exprimez. A défaut de feuilles fraîches, employez une quantité proportionnelle de feuilles sèches, soit 1/5 environ. — Narcotique ?
— Onctions. — Prép. de l'*Emplâtre de ciguë*.

★ EMPLATRE D'EXTRAIT DE CIGUË (Cod. fr.; Soc. de Ph.).

Extrait alcoolique de semences de ciguë............. 3
Résine élémi purifiée (*Icica icicariba*)............. 2
Cire blanche (*Apis mellifica*)..................... 1

F. fondre la résine et la cire ; ajoutez l'extrait. — Calmant. — Écussons.

★ CICUTINE; CONICINE; C^{16} H^{15} Az. (Cod. fr.).

Fruits de ciguë concassés. (*Conium maculatum*)....	120
Chaux éteinte	60
Carbonate de potasse...........................	15
Eau..	240

Délayez les fruits dans l'eau avec la chaux ; ajoutez le carbonate de potasse ; distillez jusqu'à ce que le liquide qui passe ne soit plus alcalin ; saturez l'hydrolat par l'ac. sulfurique étendu (sulfate de cicutine) ; f. évaporer en consistance sirupeuse ; reprenez par un mélange d'alcool à 90°,2, éther sulfurique pur, 1 ; agitez (pour dissoudre le sulfate de cicutine et éliminer les sels étrangers, notamment le sulfate d'ammoniaque) ; filtrez ; ajoutez un peu d'eau ; f. chauffer pour chasser l'éther et l'alcool ; ajoutez au résidu sirupeux la moitié de son volume d'une solution concentrée de potasse (qui met la cicutine en liberté) ; distillez à siccité au bain d'huile (vers 225°) ; la cicutine passe avec l'eau, dont elle se sépare et qu'elle surnage ; séparez l'eau par l'entonnoir ; reversez-la dans la cornue ; distillez de nouveau à siccité ; séparez l'eau ; versez la cicutine sur des fragments de potasse caustique récemment fondue ; distillez dans une cornue, où vous ferez passer un courant d'hydrogène. — Stupéfiant, antispasmodique. — Doses : 1 à 5 milligram. — Inusité. — Cancer? pilules ; liniment.

★ SOLUTION DE CICUTINE (Fronmüller).

Cicutine......................................	1
Alcool à 85°......................................	10

F. dissoudre. — Stupéfiant, antispasmodique. — Doses : 2 à 4 gouttes sur du sucre ou en potion. — Inusité.

ACONIT, ACONITINE, VÉRATRINE.

(Voy. *Spécifiques des maladies goutteuses et rhumatismales.*)

§ 6. — *Laitue ; Lactucarium ; Thridace.*

★ ALCOOLATURE DE LAITUE VIREUSE (Cod. fr.).

Prép. comme l'*Alcoolature d'aconit*, 1/1. — C'est ce médicament qui devrait être essayé pour éclaircir la question toujours pendante de l'action thérapeutique de la laitue vireuse (*Lactuca virosa*). — Doses : 2 à 10 gram. en potion. (Voy. *Sirop de lactucarium*, p. 401.

★ EXTRAIT DE LAITUE ; THRIDACE ; LACTUCARIUM.

Écorces fraîch. de tiges de laitue (*Lactuca capitata*).   Q. V.

Pilez ; exprimez ; f. chauffer pour coaguler l'albumine ; passez ; f. évaporer au B.-M. en consistance d'extrait ferme. — Rendement : 16/1000. — Léger hypnotique. — Doses : 2 décigram. à 1 gram.

★ EXTRAIT DE FEUILLES DE LAITUE VIREUSE (Cod. fr.; F. H. M.).

Prép. comme l'*Extrait de ciguë*, p. 428. — Rendement : 18/1000. — Léger hypnotique. — Doses : 2 décigram. à 1 gram. en pil., en potion, en sirop.

★ SIROP DE THRIDACE.

Thridace.................................... 1
Eau distillée 8
Sp. simple.................................. 49

F. dissoudre la thridace dans l'eau distillée; filtrez ; mêlez au sp.; f. cuire jusqu'à D. 1,26 (30° B.) bouillant. — 20 gram. de ce sp. représentent 4 décigram. de thridace. — Léger hypnotique, dont l'action est mal déterminée. — Doses : 20 à 100 gram. — Inusité.

§ 7. — *Acide cyanhydrique ; Laurier-cerise ; Cyanure de potassium.*

★ ACIDE CYANHYDRIQUE OU PRUSSIQUE MÉDICINAL (Cod. fr.).

Cyanure de mercure pulv........................ 100
Chlorhydrate d'ammoniaque pulv................. 45
Ac. chlorhydrique, D. 1,17..................... 90

Introduisez les sels mélangés dans une petite cornue de verre tubulée ; adaptez au col de la cornue un tube horizontal de 0m,50 de long et de 0m,015 de diamètre; remplissez le premier tiers de ce tube du côté de la cornue avec des fragments de marbre, et les deux autres tiers avec du chlorure de calcium fondu ; à ce tube large adaptez un tube de petit diamètre, courbé à angle droit, et plongeant, par sa branche verticale, jusqu'à la partie renflée d'un matras récipient d'environ 50 centim. cub. de capacité, entouré d'un mélange de sel marin et de glace pilée.

Alors versez tout l'acide chlorhydrique à la fois par la tubulure de la cornue et bouchez celle-ci ; chauffez doucement la cornue et promenez un charbon allumé le long du tube horizontal pour en chasser l'acide cyanhydrique qui se rend dans le récipient refroidi.

Enfin prenez un flacon taré en verre noir, d'environ 200 centim. cub. de capacité; versez-y l'acide cyanhydrique obtenu ; constatez-en le poids qui doit être d'environ 20gr,5; ajoutez 9 fois le même poids d'eau distillée.

— L'acide cyanhydrique médicinal représente 1/10 d'acide anhydre ; il s'altère assez promptement. Il faut en constater de temps en temps la richesse, et le renouveler lorsqu'il est affaibli. (Voy. *Hydrolat de laurier-cerise*, p. 433.)

—— Sédatif du système nerveux. — Médicament dangereux. — Doses : à l'intérieur, 5 à 15 gouttes en potion ; à l'extérieur, 1 à 3/100 en lotions. — Toxique. (Voy. *Sp. d'acide cyanhydrique*, p. 433).

★ ACIDE CYANHYDRIQUE EXTEMPORANÉ (Soc. des pharmac. de Londres).

Cyanure d'argent	134
Acide chlorhydrique (D. 1,18, 22° B.)	10
Eau distillée	30

M. — Ce mélange produit du chlorure d'argent insoluble et de l'acide cyanhydrique dans la proportion de 2,7 pour 40 d'eau, soit 6,7/100, c'est-à-dire une solution plus faible que l'acide cyanhydrique médicinal dans le rapport de 6,7 à 10. 10 d'acide chlorhydrique D. 1,18, 22° B. représentent exactement 5,6 d'acide chlorhydrique réel, équivalant à 13,4 de cyanure d'argent et à 2,7 d'acide cyanhydrique. (Voy. *Acide cyanhydrique médicinal*.) Pour constater la richesse d'une solution quelconque d'acide cyanhydrique. Voy. *Hydrolat de laurier-cerise*, p. 433.

— Dannecy assure la stabilité de l'acide cyanhydrique ainsi préparé, en remplaçant 15 d'eau par 5 d'alcool à 85° et 10 de glucose.

★ ACIDE CYANHYDRIQUE EXTEMPORANÉ (Ph. Lond.; États-Unis, etc.; Clarck).

Acide tartrique	10
Eau distillée	75
Cyanure de potassium	4

Introduisez l'acide et l'eau dans un flacon à l'émeri; après dissolution, ajoutez le cyanure de potassium; bouchez le flacon; agitez; laissez déposer le bitartrate de potasse qui a pris naissance et refroidissez le flacon; décantez dans un flacon en verre noir ! — Cet acide retient 1/3000 de son poids seulement de bitartrate de potasse en dissolution ; il représente une solution contenant 2,17/100 d'acide cyanhydrique réel. Il est, par conséquent, environ 5 fois moins actif que l'acide cyanhydrique médicinal.

★ ACIDE CYANHYDRIQUE PUR (Gautier).

Cyanure jaune de potassium et de fer pulv.	10
Sable siliceux	4

M.; introduisez dans une cornue de verre tubulée ; ajoutez :

Eau	14
Acide sulfurique, D. 1,84	8

préalablement mêlés

Un long tube de large diamètre est adapté au col de la cornue ; il est incliné de bas en haut, de manière à laisser retomber dans la cornue les liquides peu volatiles condensés contre ses parois intérieures ; en même temps, il donne passage aux vapeurs d'acide cyanhydrique ; ce premier tube est joint à un second tube large dont l'inclinaison est de haut en bas, et qui est rempli de chlorure de calcium fondu ; le second tube s'adapte à un récipient à deux tubulures rempli de chlorure de calcium fondu, et qui est plongé dans l'eau tiède ; l'acide desséché passe dans un récipient plongé dans la glace où il se condense. Ainsi préparé, il est parfaitement pur et en même temps inaltérable.

— Le cyanure de mercure renferme toujours du cyanure d'ammonium qui forme un sel double avec une petite partie du cyanure mercurique. Ce cyanure d'ammonium est mis en liberté par la première action de l'acide chlorhydrique ou sulfhydrique. Entraîné par l'acide cyanhydrique, il en détermine l'altération. Une goutte d'un acide minéral quelconque saturant l'ammoniaque prévient la décomposition spontanée de l'acide cyanhydrique ! (Millon, Gautier.) (Voy. *Acide cyanhydrique médicinal*, p. 431.)

SIROP D'ACIDE CYANHYDRIQUE (Cod. fr.).

Acide cyanhydrique médicinal au dixième.........   1
Sirop de sucre................................ 199

M. — Ce sirop ne doit être préparé qu'au moment du besoin ; il représente 1 décigram. d'acide cyanhydrique médicinal, soit 1 centigram. d'acide cyanhydrique anhydre pour 20 gram. — Sédatif, antispasmodique. Plus facile à doser que l'acide cyanhydrique. — Doses : 10 à 50 gram. par jour.

★ HYDROLAT DE LAURIER-CERISE ; EAU DISTILLÉE DE LAURIER-CERISE (Cod. fr.).

Feuil. de laurier-cerise fraîch. incisées et contuses (*Prunus lauro-cerasus*)............................... 10
Eau...............   40

Distillez pour obtenir 15 de produit ; agitez fortement l'eau distillée pour favoriser la dissolution de l'huile essentielle ; filtrez. Ce procédé fournit en même temps une petite quantité d'huile essentielle plus dense que l'eau. — Sédatif, antispasmodique. — Doses : 5 à 20 gram. en potion. A la dose de 2 à 4 gram., c'est un correctif agréable. — Elle forme avec le calomel du cyanure de mercure très-vénéneux. (Voy. *Huile de foie de morue désinfectée*, p. 84.)

— Tous les composés cyaniques détruisent les odeurs pénétrantes du musc, de l'asa fœtida, etc., ou les odeurs putrides.

— L'hydrolat de laurier-cerise obtenu par le procédé du Cod. fr. contient ordinairement de 0,055 à 0,070/100 d'acide cyanhydrique. Il faut abaisser ce titre à 0,050/100 par l'eau distillée.

Pour reconnaître le titre de l'hydrolat de laurier-cerise : faites une solution de sulfate de cuivre 23 gr. 09/1000 c. c. d'eau distillée; versez dans un ballon à fond plat posé sur une feuille de papier blanc 100 c. c. de l'hydrolat à examiner; ajoutez-y 10 c. c. d'ammoniaque liquide; remplissez de la solution titrée de sulfate de cuivre une burette graduée en dixièmes de c. c.; versez peu à peu de la burette dans le ballon jusqu'à ce que la coloration bleue du sulfate de cuivre ammoniacal ne disparaisse plus par l'agitation. Chaque dixième de c. c. de solution de sulfate de cuivre correspond à 1 milligram d'ac. cyanhydrique. Si donc pour 100 c. c. d'hydrolat, on a dû employer 60 divisions de liqueur titrée, les 100 c. c. d'hydrolat contenaient 60 milligr. d'ac. cyanhydrique. Pour ramener au titre voulu de 50 milligram., multipliez le volume de l'hydrolat qu'il s'agit de ramener par le titre trouvé, et divisez par 50; le quotient donne le volume que devra présenter l'hydrolat, et par conséquent la quantité d'eau à ajouter. Exemple : 1000 c. c. ou 1 lit. (volume de l'hydrolat à ramener au titre de

50) : 60 (titre trouvé) : $1000 \times 60 = 6000$; $\dfrac{6000}{50} = 1200$ (volume

que devra présenter l'hydrolat; il faut donc ajouter eau : 200. (Buignet; Cod. fr.)

— Ce procédé est applicable à la constatation de la richesse d'une solution quelconque d'acide cyanhydrique qu'il s'agirait de ramener à un degré voulu de dilution.

— Selon la Ph. germ., l'hydrolat de laurier-cerise doit contenir 1,20 à 1,30/1000 d'acide cyanhydrique, soit un peu plus que le double de ce que prescrit le Cod. fr.; 1000 de cet hydrolat doivent fournir 6 à 6,5 de cyanure d'argent sec par l'addition d'un excès d'azotate d'argent ammoniacal additionné d'acide azotique.

★ SIROP DE LAURIER-CERISE (Cod. fr.).

Prép. comme le *Sirop de fleur d'oranger*, p. 377.

— Calmant antispasmodique. — Doses : 15 à 60 gram.

LOTION ANTICANCÉREUSE (Cheston).

Feuil. fraîch. de laurier-cerise (*Prunus lauro-ceras.*).   125
Eau bouillante.................................... 1000

F. infuser 1/2 heure; ajoutez :

Mellite simple............................ 125

M. — Calme quelquefois les douleurs du cancer.

★ HYDROLAT D'AMANDES AMÈRES; EAU DISTILLÉE D'AMANDES AMÈRES
(Anc. Cod. fr.).

Tourteau d'amandes amères...................... Q. V.
Eau........ ..../..... Q. S.

Délayez; introduisez dans la cucurbite de l'alambic; laissez
macérer pendant 24 h.; distillez au B.-M. ou à la vapeur pour
obtenir un poids d'hydrolat double de celui du tourteau d'amandes
employé; séparez l'huile volatile non dissoute. — Le titre de cet
hydrolat doit être fixé de 90 à 100 milligram. d'acide cyanhydrique pour 100 gram. (Voy. *Hydrolat de laurier-cerise*, p. 433.)
— Sédatif du système nerveux; antispasmodique. — Doses :
4 à 10 gram. en potion. — Inusité.
— Selon la Ph. germ., l'hydrolat d'amandes amères doit contenir, comme l'hydrolat de laurier-cerise, 1,20 à 1,30/1000 d'a-
cide cyanhydrique.

★ HUILE VOLATILE D'AMANDES AMÈRES; ESSENCE D'AMANDES AMÈRES
(Cod. fr.).

Tourteau d'amandes amères récent.................. 1
Eau.. 3

Délayez le tourteau dans l'eau froide; laissez macérer pendant
24 h.; distillez au B.-M. jusqu'à ce que le produit soit peu odorant; recohobez; séparez l'huile volatile au moyen du récipient
florentin. Cette opération fournit en même temps l'hydrolat
d'amandes amères. (Voy. *ci-dessus.*)
— Calmant. Employée à l'extérieur en pommade. — 5 à
10 gouttes d'essence d'amandes amères désinfectent assez bien
100 gram. d'huile de foie de morue. (Voy. *Huile de foie de morue
désinfectée*, p. 84.) — L'huile essentielle d'amandes amères diffère
peu de l'huile essentielle de laurier-cerise.

★ CYANURE DE POTASSIUM; KCy (Cod. fr.).

Ferrocyanure de potassium pulv.... .... Q. V.

F. sécher à l'étuve; introduisez dans un creuset de fonte muni
de son couvercle; calcinez au rouge jusqu'à ce qu'il ne se dégage
plus de gaz; filtrez la matière fondue à travers une toile en fil de
fer au-dessus d'un creuset de fonte chauffé pour séparer le car-
bure de fer tenu en suspension; le cyanure de potassium se prend
par le refroidissement en une sorte d'émail blanc à structure
cristalline; séparez mécaniquement tout ce qui n'est pas blanc.
— Action semblable à celle de l'acide cyanhydrique; plus facile
à manier. — Doses : à l'intérieur, 1 à 5 centigram. et plus en

potion; à l'extérieur, solution aqueuse à 1/100 en lotions, applications, cérats, pommades. — Toxique.

— L'acide carbonique de l'air suffit pour décomposer le cyanure de potassium et en dégager de l'acide cyanhydrique. Aussi toutes les préparations dans lesquelles on fait entrer le cyanure de potassium sont-elles très-altérables et essentiellement magistrales.

FOMENTATION ANTINÉVRALGIQUE (Trousseau).

Cyanure de potassium.... ...:..............-..........	1
Eau distillée................................... :.....	100

F. dissoudre. — Narcotique, antinévralgique. — En applications *loco dolenti*. — Surveillez les effets. Toxique à l'intérieur.

POTION SÉDATIVE (Magendie).

Cyanure de potassium......	1 décigram.
Hydrolat de laitue.........,..............	60 gram.
Sirop de guimauve.......................	30 —

M. — Narcotique très-efficace; névralgies; surexcitation nerveuse. — Doses : 1 cuillerée à café de 2 heures en 2 heures!

CÉRAT CALMANT (Anderson, Burgess).

Cyanure de potassium....................	1 décigram.
Huile d'amandes.......................	1 gram.
Cérat simple...........................	10 —

M. — Eczéma, lichen, prurigo, névralgies. — Onctions.

§ 8. — *Bromure de potassium.*

★ BROMURE DE POTASSIUM; KBr (Cod. fr.).

Potasse caustique à l'alcool.....................	Q. V.
Brome...	Q. S.

F. dissoudre la potasse dans 15 fois son poids d'eau dans un vase étroit et allongé; faites couler le brome au fond de la solution alcaline au moyen d'un entonnoir à douille effilée; mêlez; ajoutez du brome en léger excès; f. évaporer à siccité dans une capsule de porcelaine; f. fondre le sel dans un creuset de platine porté au rouge; reprenez par l'eau distillée; filtrez ; f. évaporer et cristalliser par refroidissement. — Un creuset de porcelaine suffit pour faire fondre le sel.

— Éteint les propriétés des nerfs sensitifs et moteurs du cerveau et de la moelle, ainsi que celles des muscles qu'il affaiblit graduellement jusqu'à extinction. Abaisse la température organique, diminue les sécrétions, déprime le sens génital. C'est un poison nervo-musculaire général. (Martin-Damourette et Pelvet.)

— Sédatif du système nerveux; produit l'anesthésie de la peau et des muqueuses, et en particulier du voile du palais et du pharynx; sédatif du système nerveux; anaphrodisiaque. Le brome et l'iode sont antagonistes. (Gubler.)

— Résolutif, fondant. — Doses : 5 décigram. à 2 gram.

— Sédatif, anesthésique, antiaphrodisiaque, antiépileptique; antichoréique. — Doses : 2 à 6 gram. par jour en 2 ou 3 fois. (Brown-Séquard, Aug. Voisin, Bazin, Gubler, Thomas (de Sedan), Bernutz, etc.)

— Migraine. — Doses : 2 gram. (Barudel.)

— Il est essentiel que le bromure ne soit pas mêlé d'iodure de potassium.

★ SOLUTION DE BROMURE DE POTASSIUM (Gubler).

Bromure de potassium (exempt d'iodure)............ 1
Eau distillée.................................... 15

F. dissoudre. — Doses : 1 à 6 cuillerées à bouche par jour dans de l'eau sucrée. (Voy. *Médicaments antiépileptiques*, p. 379)

POMMADE DE BROMURE DE POTASSIUM (Magendie).

Bromure de potassium 1
Axonge... 15

M. — Résolutif? calmant? — Onctions.

★ POMMADE DE BROMURE DE POTASSIUM BROMURÉE (Magendie).

Bromure de potassium.......................... 2
Brome.. 1
Axonge... 50

M. — Résolutif ? calmant? — Onctions.

§ 9. — *Iodoforme; chloral.*

IODOFORME (Dorvault).

Carbonate sodique crist......................... 2
Iode... 1
Alcool... 2
Eau.. 10

F. dissoudre le sel dans l'eau; ajoutez l'alcool; f. chauffer à + 60°; projetez l'iode peu à peu; laissez refroidir; l'iodoforme se dépose. Les eaux-mères, additionnées d'alcool, chauffées à + 60°, puis traitées par un courant de chlore, fournissent une nouvelle proportion d'iodoforme. Le rendement peut aller jusqu'à 90/100 de l'iode employé. (Voy. *ci-après*.)

IODOFORME (Bouchardat))

Iode..	20
Bicarbonate de potasse...........................	20
Eau..	150
Alcool à 85°.....................................	50

Mêlez dans un flacon; f. chauffer au B.-M vers + 50°; lorsque la liqueur sera décolorée, ajoutez iode 5; et renouvelez peu à peu l'addition de l'iode jusqu'à ce que, la réaction étant terminée, la liqueur reste colorée en brun, alors ajoutez un peu de solution de potasse pour faire disparaître la coloration due à l'excès d'iode; filtrez; lavez à l'eau distillée sur le filtre le précipité qui est l'iodoforme en lames de couleur citrine. L'eau-mère donne par l'évaporation une grande quantité d'iodure de potassium en cristaux parfaitement purs. La préparation de l'iodoforme est ainsi comme un accessoire de celle de l'iodure de potassium.

— Scrofules, engorgements lymphatiques. — Doses : à l'intérieur, 1 à 2 décigram. en pilules; à l'extérieur, affections cutanées; ulcères douloureux, cancéreux syphilitiques; poudre, cérat ou pommade. Une pièce de sparadrap saupoudrée d'iodoforme constitue un topique calmant; un tampon d'ouate imprégné d'iodoforme, introduit entre les grandes lèvres, est recommandé contre le vaginisme (Varnier). (Voy. *Antiscrofuleux*.)

PILULES D'IODOFORME (Greenhalgt).

Iodoforme..................................	1 décigram.
Poudre de guimauve..................... }	
Miel blanc............................... }	*aa* Q. S.

M. pour 1 pil. — Contre la douleur des affections cancéreuses, névralgiques, goutteuses, etc. — Doses : 1 à 3 pil. 3 fois par jour.

★ SOLUTION ÉTHÉRO-ALCOOLIQUE D'IODOFORME (Gubler).

Iodoforme.......................................	1
Alcool à 90°................................. }	
Éther sulfurique pur .... }	*aa* 2

F. dissoudre. — Engorgements douloureux, arthrites chroniques. — En badigeonnages *loco dolenti*. L'évaporation du véhicule laisse l'iodoforme sur la peau en poudre impalpable; recouvrez la partie de taffetas ciré ou de baudruche gommée.

CÉRAT D'IODOFORME (Glower).

| Iodoforme..... .... | 1 à 2 |
| Cérat simple. ... . | 15 |

M. — Lèpre, psoriasis, eczéma chronique ; ulcères douloureux.
— Onctions ; pansements !

SUPPOSITOIRES A L'IODOFORME (Ch. Maître).

Beurre de cacao (*Theobroma cacao*).......... 5 gram.
Iodoforme................................... 4 décigram.

F. fondre pour 1 suppositoire. — Calmant !
— Demarquay porte la dose de l'iodoforme à 1 gram. dans le suppositoire vaginal ou rectal contre les douleurs du cancer utérin !

★ LINIMENT A L'IODOFORME (Ch. Maître).

Alcool à 85°............................... 30
Savon animal.............................. 4
Iodoforme................................. 1

M. ; f. dissoudre au B.-M.—Douleurs névralgiques.—Frictions.

★ CHLORAL ; HYDRATE DE CHLORAL ; $C^2H Cl^3O$, HO (Liebig ; Dumas).

Alcool absolu................................ Q. V.

Dans une cornue de verre tubulée, chauffée au B.-M., f. passer à travers l'alcool un courant de chlore sec, jusqu'à ce que la liqueur chloro-alcoolique chaude laisse passer le chlore reconnaissable à sa couleur jaune verdâtre ; distillez le produit sur un excès d'ac. sulfurique monohydraté ; recueillez séparément ce qui distille vers + 95° ; renouvelez cette distillation sur l'acide sulfurique ; distillez une troisième fois avec un peu de chaux vive récemment calcinée. Vous obtenez ainsi un liquide incolore qui est le chloral anhydre ; ajoutez : eau distillée, 10,8/100 ; le mélange s'échauffera beaucoup et ne tardera pas à se prendre en une masse cristalline d'hydrate de chloral. — L'industrie prépare en grand l'hydrate de chloral au moyen de l'alcool à 96°, et l'obtient à un prix relativement peu élevé.

— Hypnotique ! anesthésique ! antispasmodique ! contro-stimulant (Liebreich, Gubler). En potion pour produire l'anesthésie chirurgicale (Bouchut). Très-utile pour procurer le sommeil après les grandes opérations (Demarquay) pendant les accès de goutte. Tétanos (Verneuil, Buffet). Antidote de la strychnine (Crothers). (Voy. *Empoisonnement par la strychnine.*) Antidote de la fève de Calabar. (Association médicale britannique.) En lavement contre les vomissements incoercibles (B. Simmons). En injections intraveineuses contre le tétanos (Oré). En contact avec le sang alcalin, il se dédouble en chloroforme et en acide formique ; on pourrait donc le considérer comme un moyen d'administrer le chloroforme à l'intérieur à doses réfractées (Liebreich, Personne). Alors les inhalations continues et très-ménagées de chloroforme le remplaceraient; mais c'est aussi un poison du cœur, et par conséquent il est distinct du chloroforme (Gubler).

— Doses : 5 décigram. à 5 gram., et plus selon les effets obtenus en potion, en sirop. Doses plus élevées en lavement. Les faibles doses suffisent aux sujets débilités (Demarquay). — A surveiller.

SOLUTION DE CHLORAL POUR INJECTION INTRAVEINEUSE (Oré).

Chloral...	1
Eau distillée....................................	3

F. dissoudre; neutralisez par quelques gouttes de solution de carbonate de soude. Après avoir déterminé le gonflement des veines superficielles du bras par une ligature, comme pour la saignée, introduisez dans l'une d'elles un trocart capillaire; enlevez la ligature; injectez lentement dans l'espace de 10 minutes 5 à 12 gram. de chloral, soit 20 à 48 gram. de solution. Le malade s'endort complétement anesthésié.

— Cette pratique, acceptable pour tenter de guérir la rage ou le tétanos, est formellement condamnée par la Société de chirurgie, lorsqu'on la propose pour remplacer les inhalations de chloroforme au point de vue d'épargner aux malades les douleurs des opérations.

★ SIROP DE CHLORAL (Follet).

Sucre blanc.............................	1
Eau.......................................	500
Hydrate de chloral.......................	79
Alcool à 85° C...........................	51
Essence de menthe.......................	0,7

F. un sirop avec l'eau et le sucre; ajoutez le chloral délayé avec l'alcool, puis l'essence de menthe. 1 cuillerée à bouche représente 1 gram. de chloral.

— Doses : 1 à 5 cuillerées par jour et plus. — Hypnotique! anesthésique! mal de mer? (Giraldès).

POTION ANODINE (Rabuteau).

Chloral................................	5 gram.
Chlorhydrate de morphine.............	1 à 2 centigram.
Julep gommeux.......................	200 gram.

M. — Puissant hypnotique, anesthésique! — Doses : par cuillerées à bouche, plus ou moins rapprochées selon les effets obtenus.

DOUZIÈME SECTION

MÉDICAMENTS SPÉCIAUX DE L'APPAREIL DIGESTIF.

I. — VOMITIFS ET PURGATIFS.

§ 1. — *Émétique; Sulfate de cuivre; sulfate de zinc; Ipécacuanha; Émétine; Apomorphine; Narcisse des prés.*

★ TARTRATE DE POTASSE ET D'ANTIMOINE; ÉMÉTIQUE; TARTRE STIBIÉ;
$KO\ SbO^3$, $C^8\ H^4\ O^{10}$, $2HO$. (Cod. fr.).

Bitartrate de potasse pulv........................ 100
Oxyde d'antimoine (par voie humide)............. 75
Eau... 700

F. une pâte avec le bitartrate, l'oxyde, et Q. S. d'eau bouillante; laissez en contact pendant 24 h.; ajoutez le reste de l'eau; f. bouillir pendant 1 heure en remplaçant l'eau qui s'évapore; filtrez; f. évaporer jusqu'à D. 1,21; laissez cristalliser par refroidissement. (Voy. *Médicaments contro-stimulants*, p. 345; *spéciaux de l'appareil respiratoire*.)

★ POUDRE D'ÉMÉTIQUE (Cod. fr.).

Prép. comme la*Poudre d'ac. arsénieux*, p. 281. Très-dangereuse à préparer. Couvrez le mortier et opérez dans un courant d'air.

— Vous obtiendrez facilement la poudre d'émétique en versant un grand excès d'alcool dans une dissolution aqueuse saturée à chaud de ce sel. La poudre ainsi produite est plus facilement soluble que celle qui est faite au mortier. (Roussin.)

— Vomitif; purgatif; doses : 5 centigram. à 1 décigram. en solution. — Diaphorétique; 5 centigram. à doses réfractées. — Contro-stimulant; doses : 1 à 5 décigram. — Révulsif : on prescrit quelquefois l'*Emplâtre stibié* qui est l'*Emplâtre de poix de Bourgogne* (Voy. p. 260.), saupoudrée de 5 décigram. à 1 gram. de Poudre d'émétique. La pommade stibiée est préférable. (Voy. *Pommade stibiée*, p. 308.)

BOUILLON ÉMÉTO-CATHARTIQUE.

Émétique........................... 5 centigram.
Sulfate de soude.................. 20 gram.
Bouillon aux herbes (p. 343)........... 1000 —

F. dissoudre. — Doses : par demi-tasse d'heure en heure!

25.

LIMONADE STIBIÉE.

Limonade tartrique (p. 332)............... 1000 gram.
Emétique...................... 5 centigram. à 1 décigram.

F. dissoudre. — Éméto-cathartique; doses : 1/2 verre toutes les 1/2 h. ou toutes les h.! — Diaphorétique; doses : environ 1/2 verre toutes les 2 ou 3 heures, et une quantité moindre à de plus longs intervalles s'il survient des vomissements !

EAU PURGATIVE ÉMÉTISÉE (F. H. M.).

Sulfate de soude....................... 30 gram.
Eau................................... 1000 —
Émétique.............................. 5 centigram.

F. dissoudre. — Doses : par verres. (Voy. *ci-dessus*.)

POTION ÉMÉTISÉE ; POTION STIBIÉE (F. H. M.).

Émétique.............................. 15 centigram.
Eau tiède............................. 300 gram.

F. dissoudre. — Vomitif; doses : en 3 fois à 1/4 d'heure d'intervalle.

—L'abondance des boissons tièdes favorise l'action éméto-cathartique. On donne ordinairement l'infusion de camomille 5/1000.

POTION VOMITIVE (Cayol).

Émétique.............................. 1 décigram.
Infusé de camomille................... 125 gram.
Sirop d'ipécacuanha................... 30 —
Hydrolat de fleur d'oranger........... 12 —

F. Dissoudre ; M. — Doses : la potion entière en 2 ou 3 fois à 1/4 d'heure d'intervalle.

POTION ÉMÉTO-CATHARTIQUE.

Émétique.............................. 1 décigram.
Sulfate de soude cristallisé.......... 15 gram.
Eau chaude............................ 250 —

F. dissoudre. — Doses : en 3 fois à 1/4 d'h. d'intervalle. Vous favoriserez les effets éméto-cathartiques en administrant quelques tasses de bouillon aux herbes ou d'infusion de camomille.

POTION STIBIÉE OPIACÉE (Peysson).

Émétique.............................. 5 centigram.
Extrait d'opium....................... 5 —
Gomme adragante pulv. (*Astragalus verus*). 1 gram.
Hydrolat de fleurs d'oranger.......... 10 —
Eau commune........................... 200 —

F. dissoudre la gomme; ajoutez les autres substances. — Diaphorétique; fièvres intermittentes. — Doses : 1 cuillérée à bouche toutes les 1/2 heures.

LAVEMENT STIBIÉ (Young).

Émétique................................... 5 centigram.
Eau tiède................................... 200 gram.

F. dissoudre. — Purgatif; vomitif; à prendre en 1 fois. Ce lavement active les douleurs de la parturition.

LAVEMENT PURGATIF (F. H. M.).

Feuilles de séné (*Cassia acutifolia*)........... 15 gram.
Sulfate de soude cristallisé................. 20 —
Émétique................................... 2 décigram.
Eau .... Q. S.

Pour 500 gram. de colature. F. bouillir pendant quelques minutes le séné et le sulfate de soude avec l'eau ; passez ; exprimez ; ajoutez l'émétique. — Purgatif très-actif!

★ VIN ÉMÉTIQUE (Cod. fr.).

Émétique...................................... 1
Vin de Malaga............................... 300

F. dissoudre ; filtrez. — Vomitif. — Doses : 15 à 30 gram.
— 30 gram. de ce vin représentent 1 décigram. d'émétique.

★ VIN STIBIÉ (Ph. Allem.).

Émétique...................................... 1
Vin d'Espagne............................... 249

F. dissoudre ; filtrez. — Vomitif. — Doses : 12 à 25 gram. en potion. — Le vin antimonial de la Ph. britann. contient 1/219, et le vin émétique du Codex français 1/300 de tartre stibié; le vin de la Ph. allem. est plus actif que le vin du Codex français dans la proportion de 1/6 environ; il est un peu moins actif que celui de la Ph. britann.

★ VIN ANTIMONIAL ; VIN STIBIÉ (Ph. Britann.).

Émétique...................................... 1
Vin de Xérès............................... 219

F. dissoudre ; filtrez. — Vomitif. — Doses : 10 à 20 gram. en potion. — 10 gram. de ce vin représentent un peu moins de centigram. de tartre stibié. (Voy. *ci-dessus*.)

POTION VOMITIVE AU SULFATE DE CUIVRE (Godefroy).

Sulfate de cuivre...................... 1 décigram.

Hydrolat de tilleul...................... 100 gram.
Sirop de fleur d'oranger................. 25 —

M. — Vomitif très-énergique ; a été essayé contre le croup. —
Doses : une cuillerée à bouche toutes les 10 minutes. La dose de
sulfate de cuivre peut être portée jusqu'à 1 gram.

— Béringuier prescrit 1 décigram. de sulfate de cuivre dans
15 gram. d'eau tiède. (Voy. *Médicaments antidiphthériques.*)

POTION VOMITIVE AU SULFATE DE ZINC.

Sulfate de zinc........................   5 décigram.
Hydrolat de tilleul....................   100 gram.
Sirop de fleur d'oranger........ ....   25 —

M. — Vomitif. — Inusité.

★ POUDRE D'IPÉCACUANHA (Cod. fr.; F. H. M.).

Racine d'ipéca. (*Cephœlis ipecacuanha*)........... Q. V.

Mondez ; f. sécher à l'étuve ; pulv. par contusion ; passez au tamis de soie très-fin et couvert ; retirez 75/100. — Dangereuse à
préparer.

— Vomitif. — Doses : 1 à 3 gram. en 2 ou 3 fois à 1/4 d'heure
d'intervalle.— L'abondance des boissons tièdes favorise le vomissement ; on donne ordinairement de l'eau ou une infusion de camomille : 5/1000. — Diaphorétique ; expectorant. — Doses : 5 centigram. toutes les 2 ou 3 heures. (Voy. *Émétique*, p. 441 ; *Médicaments spéciaux de l'appareil respiratoire; spéciaux des maladies du tube digestif*)

POTION VOMITIVE; POTION D'IPÉCACUANHA (F. H. M.).

Ipéca. pulv. (*Cephœlis ipecacuanha*)... ...... 1 gram.
Eau tiède. .... 100 —

Délayez. — A prendre en une fois.

POTION VOMITIVE; IPÉCA STIBIÉ (F. H. M.).

Ipéca. pulv. (*Cephœlis ipecacuanha*)......   1 gram.
Émétique..........................   5 centigram.
Eau tiède........................... 100 gram.

Délayez. — A prendre en une fois, ou en 2 fois à 1/4 d'heure
d'intervalle. Boissons abondantes.

★ EXTRAIT ALCOOLIQUE DE RACINE D'IPÉCACUANHA (Cod. fr.; F. H. M.).

Prép. comme l'*Extr. alcooliq. de digitale.* — Rendement : 1/5.
— Vomitif ; doses : 1 à 3 décigram.— Expectorant; doses : 5 milli-
ligram. à 5 centigram. (Voy. *ci-dessus.*)

★ TEINTURE D'IPÉCACUANHA ; ALCOOLÉ D'IPÉCA (Cod. fr.).

Prép. comme l'*Alcoolé de gentiane*, 1/5. (Voy. p. 155.)
— Vomitif ; doses : 5 à 20 gram. en potion à prendre en 2 ou
3 fois. — Diaphorétique ; expectorant ; doses : 2 à 5 gram. en potion à prendre par cuillerée toutes les 2 heures.

★ SIROP D'IPÉCACUANHA (Cod. fr.; F. H. M.).

Extrait alcoolique d'ipécacuanha...................   1
Eau distillée..................................   8
Sirop de sucre................................. 99

F. dissoudre l'extrait dans l'eau froide ; filtrez ; ajoutez la dissolution au sirop ; faites cuire à D. 1,26 (30° B.) bouillant. Rendement : 100/100 de sirop de sucre employé. — 20 gram. de ce
sp. représentent 2 décigram. d'extrait alcoolique d'ipécacuanha.
— Vomitif, contro-stimulant, expectorant, selon que les doses
sont massives ou plus ou moins réfractées.—Doses : 10 à 60 gram.!

★ VIN D'IPÉCACUANHA (Ph. Belge ; Soc. de Ph.).

Ipécacuanha pulv. (*Cephælis ipecacuanha*)........... 6
Alcool à 85°................................... 3
Vin de Malaga.................................. 93

F. par déplacement 100 de teinture vineuse. — 10 gram. re-
présentent les parties solubles de 6 décigram. d'ipéca.
— Vomitif ; doses : 10 à 30 gram. en potion en 1 ou 2 fois. —
Expectorant ; doses : 1 à 5 gram. en potion, par cuillerées. —
Diaphorétique contro-stimulant ; doses : 2 à 12 gram. en potion,
par cuillerées.

★ VIN D'IPÉCACUANHA (Ph. Britann.).

Rac. d'ipéca concassée (*Cephælis ipecacuanha*)......   5
Vin de Xérès.................................. 100

F. macérer pendant 8 jours ; filtrez. (Voy. *ci-dessus*).

★ ÉMÉTINE ; $C^{30} H^{22} AzO^4$ (A. Glénard).

Rac. d'ipéca pulv. (*Cephælis ipecacuanha*)...........   3
Chaux éteinte.................................   1

M.; épuisez par l'éther dans l'appareil à déplacement ; f. évaporer ; reprenez le résidu par l'eau légèrement acidulée par l'ac.
chlorhydrique pur ; f. évaporer ; le chlorhydrate d'émétine cristallisera en masse presque incolore ; décantez ; exprimez ; f. dissoudre dans l'eau distillée tiède, vous obtiendrez le chlorhydrate
pur cristallisé en fines aiguilles ; décantez ; faites sécher. Le chlorhydrate d'émétine dissous dans l'eau, et, traité par l'ammo-

niaque, fournit l'émétine pure. — Doses : l'émétine est environ 10 fois plus active que la poudre d'ipéca ; celle-ci est généralement considérée comme suffisant aux besoins de la thérapeutique.

★ CHLORHYDRATE D'APOMORPHINE ; C¹⁷ H¹⁸ AzO², HCl (Laurent et Gerhart).

Morphine 1
Acide chlorhydrique à 22° 12

Introduisez dans un tube épais scellé à la lampe ; faites chauffer au bain d'huile à + 150° pendant 3 heures ; laissez refroidir ; ouvrez le tube ; neutralisez le liquide qu'il contient par un excès de bicarbonate de soude ; laissez déposer ; épuisez le précipité par le chloroforme qui dissout l'apomorphine ; ajoutez au chloroforme Q. S. d'acide chlorhydrique ; il se dépose sur les parois du vase des cristaux de chlorhydrate d'apomorphine ; décantez ; reprenez ces cristaux par l'eau bouillante ; laissez cristalliser par le refroidissement.

— Vomitif. — Doses : en potion, 10 à 15 centigram.; en injection hypodermique, 5 à 10 milligram.

SOLUTION DE CHLORHYDRATE D'APOMORPHINE POUR INJECTION HYPODERMIQUE (Siebert).

Apomorphine. .... 1 décigram.
Eau distillée .... 10 gram.

F. dissoudre. — Vomitif très-énergique. — Doses : 5 décigram à 1 gram. représentant 5 à 10 milligram. de chlorhydrate d'apomorphine.

★ EXTRAIT ALCOOLIQUE DE FLEURS DE NARCISSE DES PRÉS (Cod. fr.).

Prép. comme l'*Extr. alcoolique de digitale.*
— Rendement : 2/10. — Vomitif succédané de l'ipéca. — Doses : 1 décigram. — Inusité.

§ 2. — *Magnésie; Sels de Magnésie.*

★ MAGNÉSIE ; MAGNÉSIE CALCINÉE ; MAGNÉSIE DÉCARBONATÉE ; MgO (Cod. fr.; F. H. M.).

Hydrocarbonate de magnésie .... Q. V.

Calcinez au rouge sombre dans un creuset, ou mieux dans un double camion en terre non vernissée jusqu'à dégagement complet de l'eau et de l'acide carbonique. Les pots à fleurs communs sont très-bons pour cet usage. La magnésie ainsi obtenue est légère. Rendement : 42/100.

Préparez la magnésie dense ou lourde par la calcination du carbonate provenant de la double décomposition des solutions bouillantes de sulfate de magnésie et de carbonate de soude (Cod. fr.), ou par la calcination de l'hydrocarbonate de magnésie mis en pâte très-ferme avec de l'eau, et fortement tassé dans un creuset (Collas). Cette magnésie lourde est recherchée en Angleterre sous le nom de *Magnésie de Henry*.

— Antiacide; dialytique; doses : 5 décigram. à 1 gram., 2 ou 3 fois par jour avant les repas !

— Purgatif; doses : 2 à 12 gram. délayés dans de l'eau sucrée ! Prescrivez après la magnésie une boisson acidulé, afin de la dissoudre dans le cas où les acides du suc gastrique seraient insuffisants. (Voy. *Hydrate de magnésie gélatineux; Empoisonnements.*)

★ HYDRATE DE MAGNÉSIE; MgO, HO (Cod. fr.; Soc. de Ph.).

Magnésie calcinée........................... Q. V.

F. bouillir pendant 20 m. avec 20 ou 30 fois son poids d'eau distillée; f. égoutter sur une toile; f. sécher à l'étuve à + 50°, jusqu'à ce que la matière ne perde plus rien. — Elle renferme 31/100 d'eau. (Voy. *Hydrate de magnésie gélatineux; Empoisonnements.*)

POTION A LA MAGNÉSIE; MÉDECINE BLANCHE (Cod. fr.; H. P.).

Magnésie calcinée........................ 8 gram.
Sucre blanc (*Saccharum officinarum*)......... 50 —
Eau commune.......................... 40 —
Hydrolat de fl. d'oranger................... 20 —

F. bouillir la magnésie délayée dans l'eau ; retirez du feu ; ajoutez le sucre, puis l'eau de fl. d'oranger ; f. passer à travers une passoire fine, en pressant la matière au moyen d'une spatule.

— Purgatif; à prendre en 1 fois !

LAIT DE MAGNÉSIE (Mialhe).

Magnésie calcinée........................... 1
Eau................................ 8
Hydrolat de fleur d'oranger................... 1

Broyez la magnésie avec l'eau; f. bouillir pendant quelques minutes en agitant; passez à travers un linge clair; ajoutez l'hydrolat. — Purgatif; doses : 45 à 60 gram.; boire après un liquide sucré. — Antiacide; doses : 4 à 8 gram. — Ce médicament représente 1/10 de magnésie !

★ CHOCOLAT PURGATIF A LA MAGNÉSIE (Dorvault).

Magnésie calcinée........................... 1
Pâte de chocolat.......................... 10

F. des tablettes de 30 gram. ou des pastilles de 1 gram. —

Purgatif agréable pour remplacer le *Chocolat purgatif de Des-brières*, remède secret qui contient probablement, outre la magnésie, une faible dose de scammonée. — Doses : 20 à 100 gram.!

★ CHOCOLAT PURGATIF (Soc. de pharm. de Bord.).

Magnésie calcinée...................... 4 gram.
Scammonée pulv. (*Convolvulus scammonia*). 2 décigram.
Pâte de chocolat....................... 30 gram.

Pour 1 tablette. — Ramollissez le chocolat dans un mortier chauffé; incorporez la magnésie et la scammonée; ajoutez une petite quantité de beurre de cacao, si la pâte manque de liant; coulez dans un moule. Pour remplacer le *Chocolat purgatif de Desbrières*. — Doses : 1 tablette!

★ CARBONATE DE MAGNÉSIE; MAGNÉSIE BLANCHE; MAGNÉSIE CARBONATÉE; MAGNÉSIE ANGLAISE; SOUS-CARBONATE DE MAGNÉSIE; HYDROCARBONATE DE MAGNÉSIE.

Prép. à chaud : $MgO,HO+3(MgO,CO^2)+3HO$, ou
Prép. à froid : $MgO,HO+4(MgO,CO^2)+9HO$.

Sulfate de magnésie 16
Eau bouillante........................... 96

F. dissoudre :

Carbonate sodique cristallisé............... 19
Eau bouillante........................... 56

F. dissoudre. Mêlez les deux solutions, et faites bouillir pendant quelques instants. F. égoutter, et lavez le précipité sur une toile. — Vous obtenez ainsi l'hydrocarbonate de magnésie dense. — Si vous opérez à froid, portez la proportion du carbonate de soude à 27, pour obtenir l'hydrocarbonate léger.

★ POUDRE D'HYDROCARBONATE DE MAGNÉSIE (Cod. fr.).

Divisez par friction sur un tamis de crin; passez au tamis de soie. — Purgatif; doses : 2 à 20 gram. Prescrivez après ce purgatif une boisson acidule. Il n'agit qu'à la condition de se dissoudre en dégageant de l'acide carbonique.
— Antiacide. — Doses : 5 décigram à 2 gram.

★ TABLETTES DE MAGNÉSIE (Cod. fr.).

Hydrocarbonate de magnésie................. 5
Sucre blanc............................. 20
Mucilage de gomme adragante............... 3

F. des tablettes de 1 gram. — Chaque tablette représente 2 décigram. d'hydrocarbonate de magnésie. — Laxatif; pyrosis; dyspepsie. — Doses . 4 à 30 tablettes et plus!

OPIAT LAXATIF; OPIAT SULFURO-MAGNÉSIEN (Mialhe).

Soufre sublimé et lavé.......... 1
Carbonate de magnésie.......................... 2
Miel blanc (*Apis mellifica*)....................... 6
M. — Laxatif antiherpétique. — Doses : 10 à 40 gram.!

★ POUDRE DE MAGNÉSIE ET DE RHUBARBE (Ph. allem.).

Hydrocarbonate de magnésie........................ 60
Sucre pulv................................... 40
Rac. de rhubarbe pulv. (*Rheum palmatum*)......... 15
Essence de fenouil (*Fœniculum dulce*).. 1
M. — Laxatif. — Doses : 2 à 12 gram. délayés dans du miel ou
du sirop simple !
Cette poudre représente un peu plus de 1/2 de son poids d'hy-
drocarbonate de magnésie et environ 1/8 de rhubarbe.

★ EAU MAGNÉSIENNE; MAGNÉSIE LIQUIDE (Cod. fr.).

Sulfate de magnésie cristallisé.............. 53 gram,
Carbonate de soude cristallisé.............. 70 —

F. dissoudre séparément les deux sels dans Q. S. d'eau ; filtrez ;
f. bouillir la solution de sulfate de magnésie ; ajoutez la solution
de carbonate de soude ; entretenez l'ébullition jusqu'à ce qu'il ne
se dégage plus d'ac. carbonique ; laissez déposer ; décantez ; lavez
sur une toile le précipité d'hydrocarbonate de magnésie ; délayez-
le avec 650 gram. d'eau ; chargez d'ac. carbonique dans l'appareil
à eaux gazeuses ; après 24 heures, passez à travers une étoffe de
laine pour séparer ce qui ne s'est pas dissous ; remettez dans
l'appareil et chargez de nouveau d'ac. carbonique.
L'eau magnésienne représente la quantité de magnésie contenue dans 20 gram. d'hydrocarbonate. — Purgatif. — Doses : 1 ou
2 verres.

★ SULFATE DE MAGNÉSIE; MgO, SO³, 7HO (Cod. fr.).

— Fourni par le commerce dans un état de pureté suffisant.
— Purgatif très-sûr. — Doses : 30 à 45 gram. dans du bouillon
aux herbes ou dans un véhicule approprié. (Voy. *ci-après*.)
La solution saturée en injection hypodermique a produit des
effets purgatifs; doses : 1 à 5 gram.?

★ EAU SALINE PURGATIVE; EAU DE SEDLITZ ARTIFICIELLE (Cod. fr.).

Sulfate de magnésie..................... 30 gram.
Eau gazeuse simple..................... 650 —

F. dissoudre le sel dans un peu d'eau; filtrez ; versez dans la bouteille ; remplissez d'eau gazeuse. — Purgatif.— Doses : 1 bouteille en 3 ou 4 verres ! Vous pouvez porter à 45 gram. la dose de sulfate de magnésie.

★ EAU DE SEDLITZ ARTIFICIELLE (Cod. fr.; Soc. de Ph.).

Sulfate de magnésie..........................	30 gram.
Bicarbonate de soude.......................	4 —
Acide tartrique en cristaux.................	4 —
Eau commune..............................	650 —

F. dissoudre dans l'eau le sulfate de magnésie et le bicarbonate de soude ; filtrez ; versez dans la bouteille ; ajoutez l'acide tartrique ; bouchez aussitôt. — La dose de sulfate de magnésie peut être portée à 45 gram. et même à 60 gram.

— Purgatif. — Doses : par verres ! Boissons abondantes.

★ EAU DE SEDLITZ ARTIFICIELLE (F. H. M.)

Sulfate de magnésie.......	30 gram.
Bicarbonate de soude......................	7 —
Acide tartrique cristallisé..................	6 —
Eau..	600 —

Introduisez dans une bouteille de verre épais l'eau, le sulfate de magnésie et le bicarbonate de soude, puis l'acide tartrique en cristaux ; bouchez ; ficelez. La dissolution n'est complète qu'au bout de quelques heures. — Purgatif. — Doses : par verres !

★ CHLORURE DE MAGNÉSIUM CRISTALLISÉ; MgCl, 6HO (Cod. fr.).

Hydrocarbonate de magnésie..................	Q. V.
Acide chlorhydrique. D. 1,17....	Q. S.

Étendez l'acide de 2 fois son poids d'eau ; f. réagir sur l'hydrocarbonate de magnésie en excès ; filtrez ; f. évaporer jusqu'à D. 1,38 ; laissez cristalliser par refroidissement.

Prép. des *Eaux minérales artificielles*. — Purgatif inusité.

★ CITRATE DE MAGNÉSIE (Dorvault ; Soc. de Ph.).

Acide citrique............................	200
Magnésie calcinée..........................	29

F. fondre l'acide au B.-M. dans son eau de cristallisation ; ajoutez la magnésie ; le mélange, d'abord pâteux, ne tarde pas à se solidifier ; pulv.

— Vous pouvez remplacer les 29 de magnésie calcinée par 64 de carbonate de magnésie.

— Ce sel forme une dissolution stable avec 8 à 10 fois son poids d'eau. Il est d'une acidité agréable, lorsqu'à la formule ci-dessus on ajoute 4 d'acide citrique.

— Purgatif. — Doses : 30 à 60 gram. dans une bouteille de limonade.

— Le citrate de magnésie a l'avantage de purger sûrement et d'être presque insipide. (Rogé.) Il peut être remplacé par le tartrate de magnésie (inusité) ou par le *Tartrate de soude*, qui n'est pas beaucoup plus sapide, ou par le *Sel de Seignette*, *Tartrate de potasse et de soude.*

★ POUDRE PURGATIVE AU CITRATE DE MAGNÉSIE (Dorvault).

Citrate de magnésie officinal...................... 30 gram.
Carbonate de magnésie.......................... 4 —
Acide citrique gross. pulv.................... 8 —
Sucre pulv. aromatisé au citron............... 50 —

M.; conservez dans un flacon bouché pour une dose ; introduisez dans une bouteille d'eau ; bouchez immédiatement ; agitez. — A prendre par verres de 1/2 heure en 1/2 heure.

★ CITRATE ACIDE DE MAGNÉSIE CRISTALLISÉ (Morelli).

Acide citrique cristallisé gross. pulv............... 140
Hydrocarbonate de magnésie..................... 66
Eau.. 55

M.; agitez ; lorsque le dégagement d'acide carbonique a cessé, le tout se transforme subitement en une masse cristalline qui ressemble à de la cassonade humide ; f. sécher à l'air libre.

Ce sel est soluble dans 4 fois son poids d'eau ; sa saveur est très-acide. Il sert à préparer directement la limonade gazeuse au citrate de magnésie d'après la formule suivante :

★ LIMONADE GAZEUSE AU CITRATE DE MAGNÉSIE (Morelli).

Citrate acide de magnésie cristallisé.......... 45 gram.
Bicarbonate de soude.......................... 5 —
Sirop aromatisé............................... 50 —
Eau commune.................................. 500 —

Introduisez dans la bouteille ; bouchez. — Doses : par verres.

★ LIMONADE SÈCHE AU CITRATE DE MAGNÉSIE (Cod. fr.).

Magnésie calcinée............................ 6gr,5
Hydrocarbonate de magnésie................... 6 gram.
Acide citrique............................... 30 —
Sucre blanc.................................. 60 —
Alcoolature de zestes de citron.............. 1 —

Pulv. gross. le sucre et l'acide citrique ; m. avec les autres substances. — Pour préparer une dose de limonade gazeuse, introduisez le mélange dans une bouteille d'eau ; bouchez et ficelez immédiatement ; s'il s'agit de préparer la limonade non gazeuse, introduisez le mélange dans une bouteille d'eau chaude non bouchée. — Les composants de la formule ci-dessus représentent 50 gram. de citrate de magnésie cristallisé.

— Purgatif agréable. — Doses : 1 bouteille en 3 ou 4 verres, de 1/2 heure en 1/2 heure.

★ LIMONADE PURGATIVE AU CITRATE DE MAGNÉSIE (Cod. fr.; Soc. de Ph.).

Acide citrique......................................	30
Hydrocarbonate de magnésie.......................	18
Eau commune......................................	300
Sirop de sucre.....................................	100
Alcoolature de zestes de citron....................	1

F. dissoudre l'acide citrique dans l'eau ; ajoutez l'hydrocarbonate de magnésie ; la réaction terminée, filtrez ; ajoutez le sirop.

Pour obtenir la limonade gazeuse, remplacez 4 gram. d'hydrocarbonate de magnésie par 4 gram. de bicarbonate de soude introduits dans la bouteille au moment de la boucher.

— Cette formule équivaut à la dose ordinairement prescrite de 50 gram. de citrate de magnésie.

Acide citrique, 24 gram.; hydrocarbonate de magnésie, 14gr,40, serviront pour préparer la limonade à 40 gram.; acide citrique, 18 gram.; hydrocarbonate, 10gr,80, pour la limonade à 30 gram. (Voy. *ci-dessus*.)

— On peut remplacer l'alcoolature de zestes de citron par celle de zestes d'orange, ou substituer, selon les préférences des malades, à ces aromates et au sirop simple, les sirops de cerise, de groseille, etc.

LIMONADE CITRO-MAGNÉSIENNE (F. H. M.).

Acide citrique...	32	gram.
Carbonate de magnésie..................	24	—
Eau aromatique de citron...................	30	—
Sirop simple..	50	—
Eau.....................................	400	—

Réservez 9 gram. de l'acide en cristaux ; f. dissoudre le reste dans un peu d'eau ; délayez le carbonate dans le reste du liquide ; versez peu à peu la solution acide ; l'acide étant saturé, versez la liqueur dans une bouteille en verre fort ; ajoutez l'eau aromatique et le sirop, puis les 9 gram. d'acide réservés ; bouchez ; ficelez. La liqueur s'éclaircit au bout de quelques heures.

Cette boisson subit, au bout de peu de temps, une fermentation visqueuse ; il faut donc la préparer au fur et à mesure des besoins.

— Purgatif. — A prendre par verres de 1/2 h. en 1/2 h.

★ POUDRE PURGATIVE AU CITRATE DE MAGNÉSIE (Rogé).

Magnésie calcinée.................. ....   8 gram.
Carbonate de magnésie......................   4 —
Acide citrique pulv......................... .... 26 —
Sucre pulv. aromatisé au citron.. .... 50 —

Pour 1 dose. Introduisez dans une bouteille d'eau ; bouchez immédiatement ; agitez. — Par verres de 1/2 h. en 1/2 h.

★ CITRATE DE MAGNÉSIE GRANULÉ EFFERVESCENT (Draper).

Acide citrique......................... 40
Bicarbonate de soude.................. 720
Acide tartrique.................. 600
Sulfate de magnésie cristallisé.................... 144
Essence de citron............................... 1

F. chauffer au B.-M. en agitant avec une spatule pour granuler ; laissez refroidir ; ajoutez l'essence. Ce sel n'est pas du citrate de magnésie, bien qu'il en porte le nom ; c'est du tartrate mêlé de citrate et de sulfate de magnésie.

— Purgatif. — Doses : 30 à 60 gram. dans une bouteille d'eau sucrée ; par verres de 1/2 heure en 1/2 heure.

§ 3. — *Sulfate de soude ; Phosphate de soude ; Tartrates de potasse ; Tartrate de soude ; Savon amygdalin.*

★ SULFATE DE SOUDE PURIFIÉ ; SEL DE GLAUBER ; NaO SO^3 10HO.

Sulfate de soude du commerce............. }
Eau distillée.................................. } aa P. É.

F. dissoudre en chauffant à + 33° ; filtrez ; laissez cristalliser par refroidissement ; décantez ; f. égoutter les cristaux ; essuyez-les entre des doubles de papier joseph ; enfermez-les dès qu'ils commenceront à s'effleurir.

— Purgatif. — Doses : 25 à 60 gram. en solution étendue.

— Le sulfate de soude effleuri a perdu la totalité de son eau de cristallisation, soit 55,77/100 de son poids ; il est donc beaucoup plus actif que le sulfate de soude cristallisé. 44,23 de sulfate de soude effleuri équivalent à 100 de sulfate de soude cristallisé. (Voy. *Spéciaux de l'oculistique.*)

EAU PURGATIVE SALINE (F. H. M.).

Sulfate de soude cristallisé..... ....   30 gram.
Eau.. 1000 —

F. dissoudre. — A prendre par verres.

LAVEMENT LAXATIF (F. H. M.).

Feuilles de séné (*Cassia acutifolia*) .... 15 gram.
Sulfate de soude cristallisé........ .... 10 —
Décoction émolliente........................ 500 —

M.; f. bouillir pendant quelques minutes; passez; exprimez!

★ SEL DE GUINDRE (Cod. fr.).

Sulfate de soude effleuri................... 250 gram.
Chlorure de potassium................... 1 —

M.; divisez en paquets de 18 gram.

Il est difficile de comprendre l'intention thérapeutique de cette formule, chaque paquet ne contenant que 7 centigram. de chlorure de potassium. La formule ci-après semble préférable.

★ SEL DE GUINDRE (Cadet, Soubeiran, Hager, Dorvault).

Sulfate de soude effleuri................. 24 gram.
Azotate de potasse...................... 6 décigram.
Émétique.............................. 3 centigram.

Pulv.; M.; f. 1 paquet. — Purgatif. — Doses : 1 paquet dans 1/2 litre de bouillon aux herbes à prendre par 1/2 tasses tous les 1/4 d'heure.

★ EAU DE PULLNA ARTIFICIELLE.

Sulfate de soude cristallisé... .... 15 gram.
— de magnésie...................... 21 —
Chlorure de magnésium................. 3 —
— de calcium..................... 1 —
— de sodium.................... 1 —
Eau à 5 vol. d'acide carbonique............ 625 —

— Purgatif. — Doses : par verres de 1/2 h. en 1/2 h.!

★ PHOSPHATE DE SOUDE CRISTALLISÉ; $2NaO, HO, PhO^5 + 24HO$ (Cod. fr.).

Os calcinés à blanc pulv...................... 6
Acide sulfurique. D. 1,84 (66° B.)............ 5
Carbonate de soude....................... Q. S.

D'une part : délayez la poudre d'os dans 12 d'eau; versez peu à peu l'acide sulfurique; lorsque la pâte sera devenue presque solide, ajoutez de l'eau pour la rendre liquide; après 24 heures, délayez à l'eau bouillante et lavez sur une toile jusqu'à ce que l'eau de lavage ne soit plus acide; f. évaporer les liqueurs claires en consistance de sirop; laissez refroidir; décantez; lavez le dépôt à l'eau froide et ajoutez l'eau de lavage au liquide décanté.

Vous avez ainsi obtenu une solution concentrée de *Phosphate acide de chaux.*

D'autre part : f. une solution aqueuse de carbonate de soude et versez-la peu à peu dans la solution de phosphate acide de chaux jusqu'à ce que le mélange soit alcalin ; filtrez ; lavez le dépôt ; f. évaporer jusqu'à D. 1,24 ; laissez cristalliser par refroidissement.

— Purgatif très-peu sapide. — Doses : 30 à 60 gram. en solution. — Peut remplacer le tartrate de potasse et de soude dans les différentes formules de boissons tempérantes, laxatives, gazeuses.

★ EAU PURGATIVE GAZEUSE (Bouchardat),

Phosphate de soude......................   45 gram.
Eau à 5 vol. d'acide carbonique............   625 —

— Purgatif beaucoup moins sapide et aussi efficace que l'eau de Sedlitz. — Doses : 1 bouteille en 3 ou 4 fois ! — Cette boisson est rendue agréable par l'addition de 15 à 20 gram. de suc de citron !

★ LIMONADE AU TARTRATE DE SOUDE (F. H. M.).

Acide tartrique.............................   20 gram.
Bicarbonate de soude.......................   22 —
Eau aromatique de citron...................   30 —
Sirop simple ....   50 —
Eau..   400 —

Réservez 5 gram. de l'acide en cristaux ; faites dissoudre le reste dans un peu d'eau ; délayez le bicarbonate dans le reste du liquide et versez peu à peu la solution acide ; la réaction terminée, versez la liqueur dans une bouteille en verre fort ; ajoutez l'eau aromatique et le sirop, puis les 5 gram. d'acide réservés ; bouchez ; ficelez ; agitez de temps en temps jusqu'à dissolution de l'acide.

Les doses d'acide tartrique et de bicarbonate de soude correspondent à 30 gram. de tartrate de soude cristallisé. — Purgatif agréable. — Par verres ! (Voy. *Poudres gazogènes*, p. 333.)

★ POUDRE DE TARTRATE ACIDE DE POTASSE ; POUDRE DE CRÈME DE TARTRE
(Cod. fr.; F. H. M.).

Prép. comme la *Poudre d'acide arsénieux.* p. 281).

Tempérant ; laxatif. — Rarement administré en solution à cause de son peu de solubilité dans l'eau, qui n'en retient que 5/1000 à + 15°. — Prép. du *Tartrate neutre de potasse*, du *Tartrate borico-potassique*, etc.

★ TARTRATE NEUTRE DE POTASSE; SEL VÉGÉTAL; $2KO, C^8H^4O^{10}$
(Cod. fr.).

Bitartrate de potasse............................... 1
Eau.. 4

F. bouillir ; ajoutez :
Carbonate de potasse (sel de tartre)......... .... Q. S.

jusqu'à saturation; filtrez ; f. évaporer jusqu'à D. 1,45; f. cristalliser à l'étuve. — Purgatif. — Doses : 15 à 30 gram. Inusité. — Diurétique. — Doses : 2 à 5 gram. Inusité.

★ POUDRE DE TARTRATE NEUTRE DE POTASSE (Cod. fr.).

Prép. comme la *Poudre de borate de soude.*
— Purgatif. — Doses : 15 à 30 gram. Inusité.
— Diurétique. — Doses : 2 à 5 gram. Inusité.

★ TARTRATE DE POTASSE ET DE SOUDE; SEL DE SEIGNETTE;
$KO, NaO, C^8 H^4 O^{10}, 8HO$ (Cod. fr.).

Bitartrate de potasse..... 100
Eau... 350

F. bouillir: ajoutez : Carbonate de soude crist. Q. S., environ 75, jusqu'à saturation; filtrez; f. évaporer jusqu'à D. 1,38 : laissez cristalliser par refroidissement. — Purgatif; contro-stimulant. — Doses : 20 à 60 gram. en solution étendue. — Ce sel brûlé dans l'organisme est éliminé à l'état de carbonates alcalins ; lorsqu'il est administré à doses modérées et qu'il ne purge pas, il produit les effets contro-stimulants des alcalins.

★ POUDRE DE TARTRATE DE POTASSE ET DE SOUDE (Cod. fr.).

Prép. comme la *Poudre de borate de soude.* — Purgatif; Contro-stimulant. — Doses : 20 à 60 gram. en dissolution étendue.

POUDRE TEMPÉRANTE LAXATIVE GAZEUSE.

Bitartrate de potasse en poudre très-fine............ 47
Sucre blanc pulv.................................... 60
Bicarbonate de soude pulv.......................... 12
Alcoolature de citron 1

Mêlez séparément les deux poudres salines à la poudre de sucre. — Tempérant ; laxatif; contro-stimulant. — Doses : 1 cuillerée à café dans 1/2 verre d'eau sucrée toutes les 1/2 heures !
(Voy. *Poudres gazogènes*, p. 333.)

★ POUDRE GAZOGÈNE LAXATIVE; SEIDLITZ POWDERS (Cod. fr.; Soc. de Ph.).

Bicarbonate sodique pulv........................... 2
Tartrate de potasse et de soude pulv............... 6

M.; f. un paquet bleu;

Acide tartrique pulv............................... 2

F. un paquet blanc.

F. dissoudre d'abord l'acide tartrique dans un demi-verre d'eau ; ajoutez le paquet de bicarbonate sodique et le tartrate de potasse et de soude au moment de faire avaler le mélange au malade.

— Laxatif ; tempérant ; contro-stimulant. — Doses : 2 à 6 prises ! (Voy. *Tartrate de potasse et de soude,* p. 456.)

POUDRE TEMPÉRANTE LAXATIVE (Jeannel).

Tartrate de potasse et de soude pulv........... 50 gram.
Sucre blanc pulv............................ 100 —
Bicarbonate de soude pulv................. 22 —
Acide tartrique pulv........................ 20 —
Essence de citron.......................... 1 goutte.

M. — Laxatif ; contro-stimulant. — Doses : 1 cuillerée à café (environ 10 gram.) dans 1/2 verre d'eau sucrée, d'heure en heure.

★ TARTRATE DE SOUDE GRANULÉ EFFERVESCENT (H. Barbier).

D'une part :

Acide tartrique pulv............................ 75
Bicarbonate de soude pulv..................... 38
Eau distillée................................... 30

M. l'acide avec le bicarbonate, ajoutez peu à peu l'eau distillée en remuant la masse avec une spatule de bois ; versez sur un tamis, et portez à l'étuve. Le tartrate de soude avec excès d'acide se boursoufle et se granule sous l'influence de la chaleur en se desséchant. Criblez pour obtenir des grains de volume à peu près uniforme.

D'autre part :

Acide tartrique.................................. 40
Bicarbonate de soude........................... 75
Eau distillée.................................... 23

Opérez comme ci-dessus pour obtenir le tartrate de soude granulé, avec excès de bicarbonate. Mêlez les deux produits. Cette formule remplace avantageusement les poudres gazogènes indiquées ci-dessus.

★ TARTRATE BORICO-POTASSIQUE ; CRÈME DE TARTRE SOLUBLE (Pédro).

Bicarbonate de potasse cristallisé.................. 4
Acide tartrique cristallisé....................... 6
Acide borique.................................. 2
Eau.. 24

F. dissoudre le bicarbonate de potasse dans l'eau chaude, ajoutez peu à peu 3 d'acide tartrique ; la liqueur devient neutre ; ajoutez alors l'acide borique qui se dissout, puis le reste de l'acide tartrique ; filtrez ; faites évaporer en consistance sirupeuse ; achevez la dessiccation sur des assiettes à l'étuve. Rendement : 8 à 9 de crème de tartre soluble. Le produit est plus pur et plus soluble que celui qu'on obtient par le procédé du Cod. fr.

★ TARTRATE BORICO-POTASSIQUE ; CRÈME DE TARTRE SOLUBLE ; KO BO³, C⁸ H⁴ O¹⁰ (Cod. fr.).

Bitartrate de potasse pulv...........................   4
Acide borique....................................   1
Eau..   10

F. bouillir jusqu'à ce que le mélange soit en masse très-épaisse ; f. sécher à l'étuve. Opérez sur 2 ou 3 kil. de matière.

— Tempérant ; purgatif ; contro-stimulant ; doses : 20 à 50 gram. en solution étendue. — Diurétique ; doses : 5 à 15 gram. (Voy. *ci-dessus.*)

★ POUDRE DE TARTRATE BORICO-POTASSIQUE (Cod. fr.).

Prép. comme la *Poudre d'ac. arsénieux*, p. 281.

— Tempérant ; contro-stimulant. — Purgatif ; doses : 20 à 50 gram. — Diurétique ; doses : 5 à 15 gram.

LIMONADE A LA CRÈME DE TARTRE SOLUBLE ; LIMONADE TARTRO-BORATÉE (Cod. fr.; H. P.).

Crème de tartre soluble...................   20 gram.
Eau bouillante.........................   900 —
Sp. de sucre...........................   100 —

F. dissoudre la crème de tartre dans l'eau ; ajoutez le sp. de sucre. — Tempérant ; laxatif ; contro-stimulant. — Doses : par verres. — Quelques formulaires prescrivent d'édulcorer avec le mellite simple, et portent la dose de crème de tartre soluble à 30 gram. Le formulaire H. P. réduit la dose de sp. de sucre à 60 gram.

EAU LAXATIVE (Corvisart).

Crème de tartre soluble...................   30 gram.
Émétique............................   25 milligram.,
Sucre blanc..........................   60 gram.
Eau................................   1000 —

F. dissoudre ; filtrez. — Purgatif ; contro-stimulant. — Doses : par verres toutes les 1/2 h. jusqu'à effet purgatif suffisant.

ÉLECTUAIRE DE SOUFRE TARTARISÉ.

Soufre sublimé et lavé.......................... 166
Crème de tartre pulv.......................... 332
Essence de citron.............................. 1
Sp. simple ou miel............................. Q. S.

M. — Laxatif; tempérant; antiherpétique. — Doses: 8 à 30 gram! (Voy. *Antiherpétiques*.)

★ POUDRE DE SULFATE DE POTASSE (Cod. fr.)

Prép. comme la *Poudre d'ac. arsénieux*, p. 281.
— Purgatif. — Doses: 4 à 15 gram. en solution. — Dangereux à hautes doses. — Populaire pour faire cesser la sécrétion du lait. Tous les purgatifs produisent le même résultat.

★ CHLORURE DE POTASSIUM; KCl. (Cod. fr.)

Carbonate de potasse .... Q. V.
Acide chlorhydrique.......................... Q. S.

F. dissoudre le sel dans l'eau; ajoutez l'acide peu à peu jusqu'à saturation; filtrez; f. évaporer; f. cristalliser par refroidissement. — Purgatif. Inusité. (Voy. *Sel de Guindre*, p. 454.)

★ SAVON AMYGDALIN; SAVON MÉDICINAL (Cod. fr.; Soc. de Ph.).

Soude caustique liquide, D. 1,33 (36° B.)............ 10
Huile d'amandes douces.......................... 21

M.; agitez de temps en temps jusqu'à ce que le mélange ait pris la consistance d'une pâte molle; versez dans des moules; laissez-y le savon jusqu'à ce qu'il soit entièrement solidifié; abandonnez-le à l'air libre pendant 2 mois.
— Purgatif; diurétique; dialytique — Doses: à l'intérieur, 2 décigram. à 1 gram.; en lavement, 2 à 10 gram. — Un morceau de savon taillé en forme de suppositoire et introduit dans l'anus est quelquefois employé pour combattre la constipation.

★ POUDRE DE SAVON (Cod fr.).

Savon blanc de Marseille..................... Q. V.

Râpez; f. sécher à l'étuve; pilez; passez au tamis de soie. — Prép. de divers médicaments officinaux ou magistraux.

LAVEMENT SAVONNEUX (H. P.).

Savon blanc coupé............................ 8 gram.
Eau chaude.................................. 500 —

F. dissoudre. — Constipation opiniâtre; purgatif!

§ 4. — *Calomel; Mercure.*

★ PILULES DE CALOMEL ; PILULES DE PROTOCHLORURE DE MERCURE.

Calomel à la vapeur...................... 5 centigram.
Rac. de guimauve pulv................. } *aa.* Q. S.
Miel.................................... }

M. pour 1 pil. — Purgatif; cholagogue; vermifuge; contro-stimulant.—Doses : 1 à 20! (Voy. *Contro-stimulants,* p. 345 ; *An-thelminthiques; Spéciaux de l'appareil biliaire ; Antisyphilitiques*).

— L'hydrolat de laurier-cerise ou l'émulsion d'amandes amères forment avec le calomel du cyanure du mercure éminemment toxique. Les alcalins le convertissent partiellement en bichlorure.

★ TABLETTES DE CALOMEL (Cod. fr.).

Protochlorure de mercure à la vapeur....... 10 gram.
Sucre blanc.............................. 90 —
Carmin de cochenille...:................. 5 centigram.
Mucilage de gomme adragante............. 9 gram.

F. des tablettes de 5 décigram. — Chaque tablette représente 5 centigram. de calomel. — Laxatif; cholagogue; anthelmintique; contro-stimulant. — Doses : 1 à 20 !

★ POUDRE PURGATIVE (Brande).

Calomel à la vapeur..................... 5 centigram.
Scammonée pulv. (*Convolvulus scam-*)
  monia)........................... } *aa.* 1 décigram.
Jalap pulv. (*Exogonium purga*)......)
Sucre blanc pulv..................... 2 —

M. pour 1 paquet.— Purgatif; anthelmintique ; contro-stimulant. — Doses: 1 paquet toutes les 2 h. jusqu'à effet purgatif. Vous pouvez remplacer la scammonée et le jalap par 2 décigram. de rhubarbe pulv.

★ PILULES DE CALOMEL ET DE JALEP SAVONNEUSE; PILULES DE SAVON COMPOSÉES (Radius).

Calomel à la vapeur......v................ 3 centigram.
Résine de jalap....:.............. {
Savon médicinal.................. } *aa.* 6 —

M. pour 1 pil. — Purgatif; cholagogue; anthelminthique. — Doses : 2 à 6 par jour !

★ PILULES MERCURIELLES PURGATIVES; PILULES DE BELLOSTE (Cod. fr.).

Mercure pur............................ 5 centigram.
Miel blanc............................. 5 —

Aloès du Cap (*Aloe ferox*)............. 5   —
Poivre noir (*Piper nigrum*)............ 8 milligram.
Rhubarbe (*Rheum palmatum*).......... 25   —
Scammonée (*Convolvulus scammonia*).... 17   —

M. pour 1 pil. —Éteignez le mercure par trituration avec le miel et la moitié de l'aloès ; ajoutez le reste de l'aloès et les autres substances pulv. et mêlées. — Purgatif.; anthelmintique. — Doses 2 à 6. — Antisyphilitique. — Doses : 1 à 2 par jour.

★ MERCURE MÉTALLIQUE (Frank, Paré, Moscati, Rivière, F. Hoffmann, Borsieri, Carlo Fabri)).

— Constipations opiniâtres ; iléus ; doses : 100 à 300 gram. en plusieurs fois dans les 24 h. Le mercure agit mécaniquement par son propre poids. — Ce moyen, qui est blâmé par Sydenham et par Morgagni, a souvent réussi, mais il a été quelquefois suivi d'intoxication mercurielle grave.

§ 5. — *Séné ; Casse ; Jalap ; Turbith ; Scammonée ; Podophylline ; Gomme-gutte.*

★ POUDRE DE FEUILLES DE SÉNÉ (Cod. fr.).

Prép. comme la *Poudre de feuil. d'oranger*, p. 376. — Purgatif. —Doses : 4 à 10 gram. (Voÿ. *Électuaire de séné*, p. 467.)

★ FEUILLES DE SÉNÉ LAVÉES A L'ALCOOL (Ph. germ.).

Feuil. de séné (*Cassia acutifolia*)................... 1
Alcool à 85°...................................... 4

F. macérer pendant 2 j. ; passez ; exprimez ; f. sécher. — Les feuil. de séné lavées à l'alcool perdent la propriété fâcheuse de déterminer des coliques, et conservent leur action purgative !

★ EXTRAIT DE SÉNÉ (Cod. fr.).

Prép. comme l'*Extrait de digitale*. Rendement : 25/100. — Purgatif. — Doses : 2 à 6 gram. en bols, en capsules.

TISANE ROYALE (F. H. M.).

Feuil. de séné (*Cassia acutifolia*)............. 15 gram.
— de chicorée (*Cichorium intybus*)....... 10   —
Sem. d'anis (*Pimpinella anisum*)........... 4   —
Sulfate de soude cristallisé................ 20   —
Citron (*Citrus limon*)................... N° 1
Eau bouillante.............................. 1 lit.

Coupez le citron par tranches ; ajoutez les feuil. de séné et de chicorée et les sem. d'anis ; f. infuser pendant 2 h.; passez ;

26.

exprimez légèrement; ajoutez le sulfate de soude. Si le citron manque, remplacez-le par eau aromatique de citron, 30 gram.
— Purgatif. — Doses : par verres de 1/2 h. en 1/2 h. — *L'Infusion de séné composée laxative* (F. H. M.) est prép. comme *l'Infusion de séné purgative*, les doses de séné et de sulfate de soude étant réduites à 10 gram.

TISANE ROYALE (Cod. fr.).

Feuil. de séné (*Cassia acutifolia*)...........	15 gram.
Sulfate de soude cristallisé................	15 —
Fruits d'anis (*Pimpinella anisum*)..........	5 —
— de coriandre (*Coriandrum sativum*)..	5 —
Feuil. fraîch. de persil (*Petroselinum sativum*)...............................	15 —
Eau.................................	1000 —
Citron coupé (*Citrus limon*)..............	N° 1 —

F. macérer pendant 24 h. en remuant de temps en temps; passez ; exprimez ; filtrez. — Purgatif — Doses : par verres.

INFUSÉ DE SÉNÉ COMPOSÉ (Ph. britann.).

Feuilles de séné (*Cassia acutifolia*).........	14 gram.
Gingembre (*Zingiber officinale*).............	2 —
Eau distillée bouillante..................	284 —

F. infuser jusqu'au refroidissement ; passez. — Purgatif. — Doses : la dose entière en 1 ou 2 f. édulcorée ou non avec le sp. de nerprun ou quelque autre sp. purgatif.

POTION LAXATIVE DE VIENNE ; INFUSÉ DE SÉNÉ COMPOSÉ (Ph. autrich. ; Soc. de Ph.).

Feuilles de séné (*Cassia acutifolia*)..........	25 gram.
Eau bouillante.........................	200 —
Manne en larmes (*Fraxinus ornus*)......	35 —

F. infuser le séné dans l'eau bouillante pendant 1/2 h.; passez ; f. fondre la manne dans la colature tiède ; filtrez. — Purgatif. — Doses : la dose entière en 1 ou 2 fois.

INFUSION DE SÉNÉ COMPOSÉ (Ph. Germ.).

Feuilles de séné incisées (*Cassia acutifolia*)..........	2
Eau bouillante.......................	12

F. infuser 1/2 h.; exprimez ; ajoutez :

Tartrate de soude.....................	2
Manne (*Fraxinus ornus*)................	3

F. dissoudre ; passez, pour obtenir 15 de produit. — Purgatif. — Doses : 45 à 150 gram.

APOZÈME PURGATIF ; MÉDECINE DU CURÉ DE DEUIL.

Rac. de guimauve (*Althœa officinalis*)..
— de patience (*Rumex acutus*).......
— de chiendent (*Triticum repens*)....
— de réglisse (*Glycyrrhiza glabra*)....
Feuill. de chicorée (*Cichorium intybus*)........ 7 —

$\left.\begin{array}{c}\end{array}\right\}$ aa. 15 gram.

F. bouillir pendant 10 m. dans 3 bouteilles (environ 2250 gram.) d'eau ; ajoutez :

Feuil. de séné (*Cassia acutifolia*)........... . 20 gram.
Rhubarbe concassée (*Rheum palmatum*)...... 4 —
Sulfate de soude cristallisé..............,..... 4 —

F. infuser le tout pendant 2 heures ; passez à l'étamine. — Purgatif populaire aux environs de Paris. — Doses: par tasses dans la matinée, en 2 ou 3 j. selon les effets produits.

APOZÈME PURGATIF ; POTION PURGATIVE ; MÉDECINE NOIRE (Cod. fr.;H..P.).

Feuil. de séné (*Cassia acutifolia*)........... 10 gram.
Sulfate de soude cristallisé................ 15 —
Rhubarbe concassée (*Rheum palmatum*)..... 5 —
Manne en sorte (*Fraxinus ornus*).......... .. 60 — .
Eau bouillante.......................... 120 —

F. infuser le séné et la rhubarbe dans l'eau pendant 1/2 h. ; passez ; exprimez ; ajoutez le sulfate de soude et la manne ; f. dissoudre en chauffant doucement; passez; laissez déposer ; décantez. — Purgatif énergique. — A prendre en 1 ou 2 fois. Favorisez l'action par quelques tasses de bouillon aux herbes.

— Cette potion évaporée en consistance de sp. épais peut être mise en capsules.

POTION PURGATIVE AU CAFÉ ; MÉDECINE AU CAFÉ.

Café torréfié (*Coffea arabica*)................. 15 gram.
Feuil. de séné (*Cassia acutifolia*)........... 10 —
Eau bouillante.......................... 120 —

F. infuser pendant 1/4 d'h.; passez ; ajoutez :

Sulfate de magnésie........................ 15 gram.
Sp. simple................................ 30 —

M. — Purgatif agréable. — A prendre en une seule fois.

CAFÉ PURGATIF AU SÉNÉ.

Séné (*Cassia acutifolia*)................ 12 à 20 gram.
Café torréfié (*Coffea arabica*)........... 10 à 15 —
Eau bouillante...................... 100 —

F. infuser ; passez ; ajoutez :

Lait chaud...................................... 120 —
Sucre.. 40 —

M. — Purgatif agréable. — Doses : en 1 fois le matin à jeun ! — Aucune irritation n'accompagne, aucune constipation ne suit l'effet de cette préparation, qu'on peut prescrire pour déterminer des selles sans interrompre l'alimentation et qui trompe aisément les enfants et les sujets qui refusent les médicaments. (Lallier.)

★ SIROP PURGATIF AU CAFÉ (Lallier).

Séné (*Cassia acutifolia*).................... } aa. 100
Café torréfié (*Coffea arabica*).............. }
Eau bouillante................................ Q. S.

Pour 250 d'infusé, ajoutez :

Sucre (*Saccharum officinarum*)................... 500

F. dissoudre au B.-M. — Doses : 30 à 100 gram. dans un véhicule quelconque ou dans du lait ! (Voy. *ci-dessus*.)

★ ALCOOLÉ DE SÉNÉ ; TEINTURE DE FEUILLES DE SÉNÉ (Cod. fr.).

Prép. comme l'*Alcoolé de quinquina*, 1/5 (p. 140).
Purgatif. — Doses : 15 à 50 gram. en potion ou avec du sirop de nerprun.

★ ALCOOLÉ DE SÉNÉ COMPOSÉ (Ph. Britann.).

Feuilles de séné (*Cassia acutifolia*).............. 136
Raisin de Corinthe (*Vitis vinifera*)..:............. 109
Fruits de carvi (*Carum carvi*).................... 27
  — de cariandre (*Coriandrum sativum*)........... 27
Alcool à 60°... 1000

Opérez par macération et déplacement ; passez ; exprimez ; ajoutez sur le résidu alcool à 60° Q. S. pour compléter 1000 d'alcoolé ; filtrez. — Purgatif. — Doses : 10 à 50 gram. en potion. Souvent prescrit avec quelque autre médicament purgatif.

★ BIÈRE PURGATIVE ANGLAISE (Cadet).

Séné (*Cassia acutifolia*)..... 60
Petite centaurée (*Erythræa centaurium*)......... 45
Feuilles d'absinthe (*Arthemisia absinthium*)...... 45
Aloès succotrin (*Aloe socotrina*)..., ... 8
Bière forte.................................... 20000

F. macérer pendant 3 jours ; passez ; exprimez ; filtrez. — Purgatif léger. — Doses : 50 à 200 gram. (Voy. *Bière purgative de Sydenham*.)

★ VIN DE SÉNÉ COMPOSÉ (Ph. suéd.).

Feuilles de séné incisées (*Cassia acutifolia*) 120
Coriandre concassé (*Coriandrum sativum*) 8
Fenouil concassé (*Fœniculum dulce*) 8
Vin de Xérès 1000

F. macérer pendant 3 jours ; ajoutez :

Raisins de Malaga (*Vitis vinifera*) 90

F. macérer encore 3 jours ; passez ; exprimez ; filtrez. — Laxatif agréable. — Doses : 50 à 100 gram.!

LAVEMENT PURGATIF (Cod. fr.; H. P.)

Feuilles de séné (*Cassia acutifolia*) .... 15 gram.
Sulfate de soude cristallisé .... 15 —
Eau bouillante .... 500 —

F. infuser le séné dans l'eau bouillante pendant 1/4 d'heure ; passez ; exprimez ; ajoutez le sulfate de soude.

★ ESPÈCES LAXATIVES (Ph. Germ.).

Feuilles de séné lavées à l'alcool et séchées 16
Fleurs de sureau (*Sambucus nigra*) 10
Fruits de fenouil (*Fœniculum dulce*) 5
— d'anis (*Pimpinella anisum*) 5

Incisez ; contusez ; M.; ajoutez au moment de l'emploi :

Bitartrate de potasse pulv 3

M. — Purgatif. — Doses : 34 gram. dans 1 lit. d'eau, en infusion, à prendre par verres.

★ ESPÈCES PURGATIVES; THÉ DE SAINT-GERMAIN (Cod. fr.).

Feuilles de séné (*Cassia acutifolia*) .....-........ 12
Fleurs de sureau (*Sambucus nigra*) 5
Sem. d'anis (*Pimpinella anisum*) 5
— de fenouil (*Fœniculum dulce*) 5
Bitartrate de potasse pulv 5

Incisez ; M.; f. des paquets de 5 gram.; chaque paquet sert à préparer une tasse (environ 100 gram.) d'infusion. — Laxatif léger. — Doses : 2 à 6 tasses dans la matinée.

★ ESPÈCES PURGATIVES; THÉ DE SAINT-GERMAIN (Bouchardat).

Feuilles de séné lavées à l'alcool et séchées 125
Fleurs de sureau (*Sambucus nigra*) 60
Fruits d'anis (*Pimpinella anisum*) .... } *aa*.. 25
— de fenouil (*Fœniculum dulce*) .... }
Bitartrate de potasse pulv 20

Incisez ; M. — F. des paquets de 5 gram.; chaque paquet sert à préparer une tasse (environ 100 gram.) d'infusion. — Laxatif léger. — Doses : 2 à 6 tasses dans la matinée, ou une tasse, matin et soir, contre la constipation. — Les feuilles de séné lavées à l'alcool perdent la propriété fâcheuse de déterminer des coliques. (Voy. p. 461.)

Les thés purgatifs de Chambard, de Béraud, du Bon-Samaritain, etc., sont du thé de Suisse mélangé avec du séné incisé menu. (Falières.)

★ ESPÈCES ANTILAITEUSES DE WEISS (Guibourt).

Feuil. de séné (*Cassia acutifolia*)..................... 3
Fl. de millepertuis (*Hypericum perforatum*)....... ... 2
— de caille-lait jaune (*Galium luteum*)....... }
— de sureau (*Sambucus nigra*)............. } *aa.* 1

Incisez ; M. — Purgatif; léger astringent. (Voy. *ci-après.*)

PETIT-LAIT DE WEISS (Cod. fr.; H. P.).

Feuil. de séné (*Cassia acutifolia*).................. 2
Sulfate de magnésie........................... 2
Sommités d'hypéricum (*Hypericum perforatum*)... 1
— de caille-lait (*Galium mollugo*)........... 1
Fleurs de sureau (*Sambucus nigra*).... 1
Petit-lait bouillant.............................. 500

F. infuser pendant 1/2 h.; passez ; filtrez.— Léger laxatif, diurétique ! Usité pour faire cesser la sécrétion du lait. — Doses : la dose entière en 2 ou 3 fois. (Voy. *Spéciaux de l'appareil mammaire.*)

★ SIROP DE MANNE ET DE SÉNÉ COMPOSÉ (Ph. Lond.).

Séné (*Cassia acutifolia*).......................... 75
Fruits de fenouil concassés (*Fœniculum dulce*)....... 40
Eau bouillante............................. Q. S.

Pour obtenir 300 gram. d'infusé. F. infuser jusqu'au refroidissement ; passez ; exprimez ; ajoutez :

Manne (*Fraxinus ornus*)......................... 100
Sucre (*Saccharum officinarum*)................... 500

F. dissoudre au B.-M.; passez. — 'éger laxatif. — Doses : 30 à 100 gram.

★ SIROP DE SÉNÉ ET DE MANNE (Ph. germ.).

Feuil. de séné (*Cassia acutifolia*).................. 10
Fruits de fenouil (*Fœniculum dulce*).. 1

Contusez ; ajoutez :

Eau bouillante 50

F. infuser jusqu'au refroidissement ; ajoutez.:

Manne (*Fraxinus ornus*).............................. 15

F. dissoudre ; passez ; prenez :

De la solution ainsi obtenue........................ 55
Sucre blanc (*Saccharum officinarum*)............ 50

F. dissoudre. — Laxatif. — Doses : 30 à 100 gram.

★ ÉLECTUAIRE DE SÉNÉ (Ph. germ.).

Feuil. de séné pulv. (*Cassia acutifolia*)........... 9
Fruits de coriandre pulv. (*Coriandrum sativum*)..... 1

M.; ajoutez :

Sirop simple.. 48
Pulpe dépurée de tamarin............................... 16

M.; f. évaporer au B.-M. en consistance convenable. — Purgatif. — Doses : 10 à 30 gram.

★ ÉLECTUAIRE DE PRUNES.

Feuilles de séné (*Cassia acutifolia*)................... 3
Eau bouillante... 10

F. infuser jusqu'au refroidissement ; passez ; exprimez ; ajoutez à la colature :

Sucre blanc.. 9

Faire cuire à 30° B. bouillant ; ajoutez :

Pulpe de pruneaux.. 25

F. cuire en consistance convenable. — Laxatif. — Doses : 15 à 50 gram. Peut être donné comme dessert !

★ ÉLECTUAIRE DE RAISINS ; RAISINÉ PURGATIF (Ph. Sarde).

Feuilles de séné (*Cassia acutifolia*).............. 25
Eau bouillante.. 400

F. infuser jusqu'au refroidissement ; passez ; exprimez ; ajoutez à la colature :

Raisins de Corinthe (*Vitis vinifera*)............... 100

F. cuire ; pulpez ; ajoutez :

Sirop cuit à la plume..................................... 100

F. évaporer en consistance convenable ; ajoutez :

Oléo-saccharum de citron............................... 3

M. — Laxatif. — Doses : 15 à 60 gram. (Voy. *ci-dessus*.)

★ ÉLECTUAIRE DE SÉNÉ COMPOSÉ; ÉLECTUAIRE LÉNITIF (Cod. fr.).

Orge mondé (*Hordeum vulgare*)	12
Rac. de polypode de chêne (*Polypodium vulgare*)...	12
— de réglisse (*Glycyrrhiza glabra*)	7
Feuil. fraîches de scolopendre (*Scolopendrium offic.*).	9
— mercuriale (*Mercurialis annua*)	24
Raisins secs (*Vitis vinifera*)...	12
Jujubes (*Zizyphus vulgaris*)	6
Feuilles de séné (*Cassia acutifolia*)	12
Sucre (*Saccharum officinarum*)	240
Pulpe de tamarin (*Tamarindus indica*)	40
— de casse (*Cassia fistula*)	40
— de pruneaux (*Prunus domestica*)	40
Follicules de séné pulv. (*Cassia acutifolia*)	30
Fruits de fenouil pulv. (*Fœniculum dulce*)..	2
— d'anis pulv. (*Pimpinella anisum*)	2
Eau	Q. S.

F. bouillir l'orge avec 500 d'eau jusqu'à ce qu'il soit crevé; ajoutez le polypode, puis la réglisse, les feuilles de scolopendre et de mercuriale et les fruits; passez; exprimez; faites bouillir le séné avec 200 d'eau pendant quelques minutes; passez; mêlez les deux décoctés; faites évaporer jusqu'à réduction à 500; ajoutez le sucre pour faire un sirop dans lequel vous délayerez le pulpes et les poudres. — Laxatif. — Doses : 15 à 30 gram. en lavement. — Inusité.

★ VOMI-PURGATIF (Leroy).

Vin blanc	125
Feuilles de séné (*Cassia acutifolia*)	18
Émétique	1

F. macérer le séné dans le vin pendant 3 jours; passez; exprimez; ajoutez sur le résidu : vin blanc Q. S. pour compléter 125 de vin de séné; passez; exprimez; ajoutez l'émétique; f. dissoudre; filtrez. 12$_{gr}$,5 de ce médicament représentent 1 décigram. d'émétique.

— Éméto-cathartique. — Doses : 5 à 10 gram. en potion ou dans de l'eau sucrée. Inusité. — (Voy. *Médecine Leroy*.)

★ PULPE DE CASSE (Cod. fr.; H. P.).

Casse (*Cassia fistula*)	Q. V.

Prenez l'une après l'autre chaque gousse de casse; appuyez l'une des sutures sur un point résistant et frappez quelques coups secs sur la partie opposée pour ouvrir le fruit dans sa longueur.

Enlevez avec une spatule la pulpe, les semences et les cloisons intérieures. Mettez le produit recueilli dans un pot de porcelaine avec Q. S. d'eau et f. digérer au B.-M., en remuant de temps en temps, jusqu'à ce que la masse soit ramollie bien également; pulpez sur un tamis de crin ; f. évaporer au B.-M. jusqu'en consistance d'extrait mou. — Laxatif doux. — Doses : 20 à 60 gram.

★ EXTRAIT DE CASSE (Cod. fr.; H. P.).

Casse (*Cassia fistula*).................... } *aa.* P. É.
Eau distillée froide........................ }

Ouvrez les fruits ; enlevez la pulpe, les semences et les cloisons au moyen d'une spatule ; délayez-les dans l'eau froide ; passez sans exprimer ; lavez le marc avec un peu d'eau ; réunissez les liqueurs ; f. évaporer au B.-M. en consistance d'extrait mou. Rendement : 165/1000. — Purgatif.— Doses : 10 à 30 gram.

TISANE DE CASSE.

Casse (*Cassia fistula*)........................	60
Eau bouillante................................	950
Sirop simple.................................	50

F. infuser jusqu'au refroidissement; agitez de temps en temps ; passez ; ajoutez le sirop.—Laxatif doux. — Doses : 1 tasse toutes les 1/2 heures!

TISANE DE CASSE (Cod. fr.; H. P.).

Extrait de casse.............................	40
Eau à 60°..................................	1000

Délayez ; passez. — Laxatif doux. — Boisson ordinaire du malade. (Voy. *Eau de casse avec les grains.*)

★ CONSERVE DE CASSE; CASSE CUITE (Cod. fr.).

Pulpe de casse................................	2000
Sp. de violettes..............................	1500
Sucre blanc (*Saccharum officinarum*)...........	400
Essence de fleur d'oranger....................	1

M. la pulpe, le sirop et le sucre; f. cuire au B.-M. en consistance d'extrait mou; ajoutez l'essence. — Laxatif. — Doses : 50 à 120 gram.

★ ÉLECTUAIRE DE CASSE (Ph. Lond.).

Pulpe de casse (*Cassia fistula*)...............	6
Sp. de roses pâles............................	6
Manne (*Fraxinus ornus*)......................	2
Pulpe de tamarin (*Tamarindus indica*).........	1

M. — Laxatif doux. — Doses : 20 à 60 gram.

★ CONFECTION DE CASSE COMPOSÉE.

Pulpe de casse (*Cassia fistula*)....................... 2
Pulpe de tamarin (*Tamarindus indica*)............... 1
Manne en larmes (*Fraxinus ornus*)................... 1
Sp. de nerprun................................... 2

— Laxatif. — Doses : 15 à 60 gram.

★ POUDRE DE JALAP (Cod. fr.; F. H. M.).

Racine de jalap (*Exogonium purga*).............. Q. V.

Concassez ; f. sécher à l'étuve, pulvérisez sans résidu ; passez
au tamis de soie. Rendement : n° 1, 90/100 ; n° 2, 92/100. —
Purgatif. — Doses : 1 à 3 gram. (Voy. *Résine de Jalap*, p. 471.)

★ POUDRE DE JALAP COMPOSÉE (Ph. Espagn.).

Jalap (*Exogonium purga*).................. ⎫
Crème de tartre........................... ⎬ aa. P. É.
Magnésie calcinée......................... ⎭

Pulv. ; M. — Purgatif. — Doses : 2 à 6 gram.

★ POUDRE D'AILHAUD; POUDRE DU BARON DE CASTELET (Guibourt).

Jalap (*Exogonium purga*)........................ 72
Résine de gayac (*Guajacum officinale*).............. 18
Scammonée (*Convolvulus scammonia*)............... 6
Aloès (*Aloe socotrina*)............................ 3
Gomme-gutte (*Hebradendron cambogioïdes*)......... 4
Séné (*Cassia acutifolia*)......................... 400

Pulv. séparément ; M. — Purgatif. — Doses : 2 gram.

★ POUDRE PURGATIVE (Copland).

Rac. de jalap pulv. (*Exogonium purga*)............ 12
Calomel à la vapeur.............................. 4
Gingembre pulv. (*Zingiber officinale*).............. 1

M. — Purgatif. — Doses : 4 décigram. à 1 gram.

★ ALCOOLÉ DE JALAP; TEINTURE DE JALAP (Cod. fr.; F. H. M.).

Rac. de jalap gross. pulv. (*Exogonium purga*)........ 1
Alcool à 60°.................................... 5

F. macérer pendant 10 j. ; passez ; exprimez ; filtrez. Rendement : 100/100 d'alcool employé. — Purgatif. — Doses : 10 à
30 gram. en potion ou mêlé avec 30 gram. de sp. de nerprun ; à
prendre par cuillerées toutes les 2 heures pour obtenir une dérivation continue !

★ TEINTURE DE JALAP COMPOSÉE; EAU-DE-VIE ALLEMANDE (Cod. fr.).

Rac. de jalap (*Exogonium purga*)..................., 8
— turbith (*Ipomœa turpethum*)................. 1.
Scammonée d'Alep (*Convolvulus scammonia*)......... 2
Alcool à 60°.,....................................... 96

Concassez; f. macérer pendant 10 j.; filtrez. — Purgatif. —
Doses : 10 à 30 gram. en potion, en julep !

★ CHOCOLAT PURGATIF DE MONTPELLIER (Cadet).

Pâte de chocolat................ .... 3 gram. 5 décigram.
Jalap pulv. (*Exogonium purga*)... - 3 —
Calomel vap...................., 2 —

M. — Pour 1 pastille. — Doses : 1 à 4 pastilles.

★ BISCUITS PURGATIFS AU JALAP.

Rac. de jalap pulv. (*Exogonium purga*)....... 1 gram
Pâte ....,.......... Q. S.

Pour 1 biscuit. — Doses : 1 à 3.

★ ÉLECTUAIRE HYDRAGOGUE (Fouquier).

Racine de jalap pulv. (*Exogonium purga*)........ 4
Résine de jalap................................ 1
Scammonée d'Alep (*Convolvulus scammonia*)...... 4
Squames de scille pulv. (*Scilla maritima*).......;. 3
Sp. de nerprun ....: Q. S.

M. — Purgatif. — Doses: 5 décigram. à 2 gram.

POTION PURGATIVE (Savory).

Racine de jalap pulv. (*Exogonium purga*)..... 1 gram.
Infusé de séné, 10/100.................... 30 —
Alcoolé de séné.................... } aa. 4 —
Sp. de gingembre.................... }

M. — Purgatif. — A prendre en 1 fois.

★ RÉSINE DE JALAP (Planche; Cod. fr.; F. H. M.; Soc. de Ph.).

Rac. de jalap concassée (*Exogonium purga*).......... 1
Alcool à 90°..................................... 6

F. macérer le jalap dans l'eau sur un tamis de crin pendant
2 j. ; exprimez fortement; f. macérer la racine ainsi épuisée par
l'eau avec 4 d'alcool pendant 4 j. ; passez ; exprimez; faites-la ma=
cérer de nouveau avec 2 d'alcool pendant 4 j.; passez ; exprimez ;
réunissez les alcoolés; retirez l'alcool par distillation au B.-M.;
versez le résidu de la distillation dans un excès d'eau bouillante;

laissez déposer; décantez; lavez le dépôt résineux à l'eau froide jusqu'à ce que l'eau n'entraîne plus rien; f. sécher à l'étuve sur des assiettes· — Rendement : 1/10.

— Purgatif. — Doses : 2 à 8 décigram. — La résine, principe actif du jalap, est préférable à la racine dont la qualité est variable.

ÉMULSION PURGATIVE AVEC LA RÉSINE DE JALAP (Cod. fr.).

Résine de jalap (*Exogonium purga*)......   5 décigram.
Sucre blanc...........................   30 gram.
Hydrolat de fleur d'oranger..............   10   —
Eau commune..........................   120   —
Jaune d'œuf....................... N°   1/2   —

Triturez la résine avec un peu de sucre pour la réduire en poudre très-fine ; ajoutez peu à peu le jaune d'œuf en triturant ajoutez le reste du sucre, puis l'eau par petites portions. — Purgatif. — Doses : l'émulsion entière en 1 ou 2 fois.

ÉMULSION PURGATIVE (Ph. pruss.).

Résine de jalap (*Exogonium purga*)......   4 décigram
Scammonée (*Convolvulus scammonia*)....   3   —
Sucre blanc (*Saccharum officinarum*)....   23 gram.
Lait d'amandes........................   122   —
Alcoolature de citron...................   10 gouttes

Divisez les résines avec le sucre ; ajoutez le lait d'amandes et l'alcoolé aromatique. — Purgatif très-efficace et très-agréable. — Doses : 1 émulsion entière en 1 ou 2 fois !

★ PILULES PURGATIVES A LA RÉSINE DE JALAP (Mialhe).

Résine de jalap.........................   5 centigram.
Potasse caustique....... ....   1 milligram.
Savon amygdalin......................   4 centigram.
Magnésie calcinée.....................   3 décigram.
Eau distillée................. ....   Q. S.

M. pour 1 pil. — Doses : 4 à 10 pil. — L'intention de cette formule est de favoriser l'action de la résine de jalap par la présence de l'alcali qui doit l'émulsionner !

★ BISCUIT PURGATIF A LA RÉSINE DE JALAP.

Résine de jalap.........................   2 décigram
Pâte ....   Q. S.

Pour 1 biscuit. — Doses : 1 à 4 !

★ SAVON JALAPÉ (Ph, gomn,).

Résine de jalap............................. } *aa.* 4
- Savon médicinal...........................
Alcoolé à 86°................................. 8

F. dissoudre dans l'alcool la résine, puis le savon ; f. évaporer au B.-M. jusqu'en consistance pilulaire : le produit total doit peser 9. — Purgatif. — Doses : 2 décigram. à 1 gram.

★ ÉLIXIR TONIQUE ANTIGLAIREUX DE GUILLIÉ (Dorvault).

Colombo pulv. (*Cocculus palmatus*)........	90	gram.
Iris pulv. (*Iris florentina*)................	60	—
Gentiane pulv. (*Gentiana lutea*)...........	8	—
Jalap pulv. (*Exogonium purga*)...........	1500	—
Aloès pulv. (*Aloe socotrina*)...............	12	—
Safran pulv. (*Crocus sativus*).............	60	—
Santal pulv. (*Santalum album*)............	30	—
Sulfate de quinine.......................	15	—
Émétique................................	12	—
Azotate de potasse...............	15	—
Sp. de sucre très-cuit et caramélisé........	11000	—
Alcool Montpellier à 28° B................	22	litres.
Eau distillée.............................	22	—

F. macérer les poudres dans l'alcool pendant 1 j.; f. dissoudre dans l'eau l'azotate de potasse, le sulfate de quinine et l'émétique ; m. la solution à l'alcoolé ; laissez en contact pendant 1 j.; ajoutez le sirop ; laissez en contact pendant 2 j.; filtrez.

— Purgatif. — Doses : 15 à 45 gram. Chaque cuillerée à bouche de ce médicament représente environ 25 centigram. de substances purgatives. — L'annonce a fait le succès de cette recette et la fortune de l'inventeur.

★ POUDRE DE RACINE DE TURBITH (Cod. fr.).

Prép. comme la *Poudre de jalap*, p. 470.
— Succédané du jalap ; un peu moins actif. Entre dans quelques anciennes formules de médicaments composés.

★ RÉSINE DE TURBITH (Cod. fr.).

Prép. comme la *Résine de jalap*, p. 471. — Purgatif. — Doses : 2 décigram. à 1 gram. — Inusité.

★ POUDRE DE SCAMMONÉE (Cod. fr.; F. H. M.).

Prép. comme la *Poudre de gom. rés. ammoniaque.* — Rendement : 95/100. — Purgatif ; doses : 5 décigram. à 1 gram. dans du pain azyme, dans des confitures, ou délayés dans du lait.

— La résine, principe actif de la scammonée, doit être préférée. La scammonée est souvent falsifiée.

★ ALCOOLÉ DE SCAMMONÉE ; TEINTURE DE SCAMMONÉE (Cod. fr.).

Prép. comme l'*Alcoolé de benjoin;* 1/5. — Doses: 2 à 8 gram. en potion.

★ RÉSINE DE SCAMMONÉE (Cod. fr.; Soc. de Ph.).

Scammonée gross. pulv. (*Convolvulus scammonia*). 1
Alcool à 90°.. 3
Charbon animal pulv............................ Q. S.

F. macérer la scammonée avec 2 d'alcool pendant 4 j.; agitez de temps en temps ; laissez déposer; décantez ; f. macérer de nouveau le résidu avec 1 d'alcool pendant 4 j.; laissez déposer ; décantez ; réunissez les alcoolés; ajoutez le charbon animal ; laissez en contact pendant 4 ou 5 j.; agitez de temps en temps ; filtrez ; retirez l'alcool par distillation au B.-M.; f. sécher le résidu à l'étuve sur des assiettes. — Rendement : 75/100 lorsque la scammonée est de bonne qualité. — Purgatif. — Doses : 4 à 6 décigram. en pilules, en potion, dans du lait sucré aromatisé d'hydrolat de laurier-cerise. La résine, principe actif de la scammonée, devrait être prescrite à l'exclusion de la scammonée elle-même, sujette à beaucoup de falsifications et très-variable dans sa composition.

★ POUDRE CORNACHINE ; POUDRE *de Tribus* (Guibourt).

Scammonée (*Convolvulus scammonia*).....
Bitartrate de potasse.................... } *aa.* P. É.
Antimoine diaphorétique.................

Pulv.; M. — Purgatif autrefois célèbre. — Doses : 6 décigram. à 2 gram.

★ POUDRE DE SCAMMONÉE COMPOSÉE (Ph. britann.).

Scammonée pulv. (*Convolvulus scammonia*)...... 4
Jalap. pulv. (*Exogonium purga*)............... 3
Gingembre pulv. (*Zingiber officinale*)............. 1

M. —Purgatif. — Doses : 5 décigram. à 2 gram. dans du sp. simple ou du miel, ou bien dans du pain azyme !

ÉMULSION PURGATIVE AVEC LA SCAMMONÉE (Cod. fr.).

Scammonée (*Convolvulus scammonia*)....... 1 gram.
Lait de vache............................. 120 —
Sucre blanc.............................. 15 —
Hydrolat de laurier-cerise................. 5 —

Triturez la scammonée avec le sucre ; ajoutez peu à peu le lait et l'eau de laurier-cerise.

Prép. l'*Émulsion avec la résine de scammonée* (Cod. fr.), avec 5 décigram. de résine de scammonée pour les mêmes proportions des autres substances. — Doses : l'émulsion entière en 2 ou 3 fois ! (Voy. *Résine de scammonée*, p. 474.)

POTION PURGATIVE (Lepage).

Alcoolé de scammonée à 1/10.............. ..   10 gram.
Sirop de punch..........,................   30 —
Eau chaude... ....,............   100 —

M. — A prendre en 1 ou 2 fois !

CAFÉ PURGATIF.

Infusion de café...........................   60 gram.
Sirop de sucre...:...........;.....;........   25 —
Scammonée *(Convolvulus scammonia)*........   8 décigram
Citrate de soude......,......................   25 gram.
Gomme arabique pulv...............,........   8 —

Triturez la scammonée avec la gomme ; ajoutez l'infusion de café tenant en dissolution le citrate de soude, puis le sirop.— Ce purgatif, d'une saveur agréable, doit être pris chaud.

★ PILULES PURGATIVES (Debreyne).

Scammonée .... ⎫ aa. 5 centigram.
Aloès pulv. *(Aloe socotrina)*........ ⎭
Sirop de nerprun....................,...... Q. S.

M.; pour 1 pilule. — Doses : 3 à 6 pilules par jour en 2 ou 3 fois !

★ PILULES DE SCAMMONÉE COMPOSÉES (Hôp. de Lond.).

Scammonée!......................... ⎫
Gomme-gutte *(Hebradendron camb.)*. ⎪
Extrait de jusquiame............... ⎬ aa. 5 centigram.
    — de coloquinte comp........ ⎪
Savon médicinal.. .... ⎭

M.; pour 1 pil. — Doses : 2 ou 3 par jour.

★ CHOCOLAT PURGATIF A LA SCAMMONÉE.

Pâte de chocolat ....   4 gram.
Scammonée pulv. *(Convolvulus scammonia)*.. 1 décigram.

Pour 1 pastille. — Doses : 2 à 10 !

★ BISCUITS PURGATIFS A LA SCAMMONÉE.

Scammonée pulv. (*Convolvulus scammonia*).. 5 décigram.
Pâte... Q. S.

M.; pour 1 biscuit. — Doses : 1 à 2!

★ ANISETTE PURGATIVE.

Résine de scammonée............................ 1
Anisette de Bordeaux............................ 80

F. dissoudre ; filtrez. — Doses : 20 à 40 gram.!

★ ÉLECTUAIRE DE SCAMMONÉE (Ph. Lond.).

Scammonée pulv. (*Convolvulus scammonia*)......... 15
Girofle pulv. (*Caryophyllus aromaticus*)............. 8
Gingembre pulv. (*Amomum zingiber*)............... 8
Fruits de coriandre (*Coriandrum sativum*).......... 5
Sirop de roses pâles.......................... Q. S.

M. 5 gram. de cet électuaire représentent environ 1 gram. de scammonée. — Doses : 2 à 8 gram.

★ ÉLIXIR PURGATIF DE LEROY; MÉDECINE OU REMÈDE LEROY.

	1° degré.	2° degré.	3° degré.	4° degré.
Scammonée.........	48	64	95	125
Turbith végétal......	24	32	48	64
Jalap...............	190	250	375	500
Alcool à 50°........	6000	6000	6000	6000

F. digérer pendant 12 h. à la température + 50° ; passez ; ajoutez le sirop préparé ci-après :

Séné...............	190	250	375	500
Eau commune.......	750	1000	1250	1500

F. infuser ; passez ; exprimez ; ajoutez :

Cassonade..........	1000	1250	1500	1750

F. un sirop. — Purgatif très-actif, souvent prescrit comme une panacée par les empiriques. Le 2° degré est le plus souvent employé. — Doses : 10 à 50 gram. par jour ?

—La digestion des substances à + 50° est plutôt nuisible qu'utile. La confection spéciale du sirop de séné est tout à fait inutile. Le résultat est plus simple et meilleur en faisant macérer *à froid* dans l'alcool à 50° la scammonée, le jalap, le turbith et le séné pendant 4 ou 5 jours ; ajoutez alors l'eau et la cassonade ; la dissolution opérée, exprimez et filtrez ! (Falières.)

★ PODOPHYLLINE; RÉSINE DE PODOPHYLLUM (Ph. Britann.).

Rac. de podophyllum pulv. (*Podophyllum peltatum*).. 20
Alcool à 90°..................................... 80

F. digérer pendant 24 h.; passez; exprimez; ajoutez au résidu :

Alcool à 90° 40

F. digérer pendant 24 h.; passez; exprimez; réunissez les alcoolés; distillez au B.-M. pour retirer l'alcool jusqu'à ce qu'il soit réduit à 6; ajoutez le mélange suivant :

Eau froide............................... 24
Acide chlorhydrique D. 1,18 (22° B.)............... 1

M.; laissez déposer pendant 24 h.; décantez; lavez à l'eau froide, et f. sécher à une douce chaleur le dépôt qui est la podophylline. — Purgatif très-énergique. — Doses : 2 à 8 centigram., selon les effets obtenus.

— La podophylline est très-usitée aux États-Unis, particulièrement contre les maladies du foie accompagnées de constipation.

★ PILULES PODOPHYLLINE (Van den Corput).

Podophylline....................... 2 centigram.
Savon médicinal....................... 1 décigram.
Essence de cannelle................... 1 centigram.

M.; pour 1 pil. — Constipation opiniâtre. — Doses : 2 à 4 pil. par jour.

★ PILULES PURGATIVES (Trousseau et Blondeau).

Podophylline........................... 2 centigram.
Extrait de belladone............· } aa. 1 —
Racine de belladone pulv......... }

M.; pour 1 pil. — Purgatif. — Doses : 1 à 2 pil. par jour!

★ POUDRE DE GOMME-GUTTE (Cod. fr.).

Prép. comme la *Poudre de gom. rés. ammoniaque.*

— Purgatif énergique; vermifuge; congestionne les organes pelviens plus que l'aloès (Sundelin). — Doses : 1 à 5 décigram. et plus.

★ BOLS PURGATIFS (Ph. Lond.).

Gomme-gutte pulv. (*Hebradendron cambog.*). 1 décigram.
Bitartrate de potasse pulv................. 3 —
Gingembr. pulv. (*Zingiber officinale*)....... 2 centigram.
Sirop simple........................... Q. S.

M. pour 1 bol. — Doses : 1 bol. à prendre de 1/2 h. en 1/2 h. jusqu'à effet purgatif.

★ PILULES DE GOMME-GUTTE COMPOSÉES (Ph. Lond.).

Gomme-gutte (*Hebradendron cambogioides*). 4 centigram.
Aloès socotrin (*Aloe socotrina*)........... 6 —

27.

Gingembre pulv. (*Zingiber officinale*)...... 2   —
Savon médicinal............................ 8   —

M. pour 1 pil. — Purgatif. — Doses : 2 à 8 pil. avant les repas.

★ SAVON DE GOMME-GUTTE.

Gomme-gutte (*Hebradendron cambogioides*).......... 1
Savon médicinal................................ 2
Alcool à 56°................................... Q. S.

F. dissoudre ; distillez au B.-M. pour retirer l'alcool ; f. évaporer en consistance pilulaire.— Purgatif. — Doses : 3 décigram. à 2 gram. par jour en pil.

§. 6. — *Coloquinte ; Agaric blanc ; Bryone ; Élatérium ; Ellébore.*

★ POUDRE DE COLOQUINTE (Cod. fr.).

Fruits de coloquinte (*Cucumis colocynthis*)....... Q. S.

Mondez les coloquintes de leur épicarpe ; rejetez les semences ; f. sécher le parenchyme à l'étuve ; pulv. sans résidu par contusion ; passez au tamis de soie. — Purgatif. — Doses 1 à 8 décigram.

★ PILULES DE COLOQUINTE COMPOSÉES (Cod. fr.).

Aloès barbade pulv. (*Aloe vulgaris*).... 5 centigram.
Coloquinte pulv. (*Cucumis colocynthis*). 5   —
Scammonée pulv. (*Convolvulus scamm.*). 5   —
Miel liquide (*Apis mellifica*)............ 15   —
Essence de girofle.................... 25 cent-milligram.

F. 1 pil. argentée (la dose d'essence de girofle équivaut à 5 centigram. ou 1 goutte pour 200 pil.). — Purgatif. — Doses : 2 à 6 pil

— La Ph. britann. et la Soc. de ph. prescrivent : Eau distillée Q. S., au lieu de la dose de miel liquide indiquée.

★ EXTRAIT ALCOOLIQUE DE COLOQUINTE (Cod. fr.).

Prép. comme l'*Extr. alcoolique de scille*. Rendement : 15/100. — Purgatif drastique. — Doses : 1 à 3 décigram.

★ EXTRAIT HYDRO-ALCOOLIQUE DE COLOQUINTE (Ph. Germ.).

Parenchyme de coloquinte sèch. privé de semences.... 1
Alcool à 85°.......................... }
Eau commune.......................... } *aa.* 6

F. digérer pendant 3 jours ; passez ; exprimez ; ajoutez sur le résidu :

Alcool à 85°.......................... }
Eau commune.......................... } *aa.* 4

F. encore digérer pendant 3 jours; passez; exprimez; réunissez les deux teintures ; filtrez; f. évaporer au B.-M. jusqu'à siccité. — Purgatif drastique. — Doses : 1 à 3 décigram. en pil.

★ EXTRAIT DE COLOQUINTE COMPOSÉE (Ph. Germ.).

Extrait hydro-alcoolique de coloquinte..............	3
Aloès pulv. (*Aloe socotrina*)......................	10
Résine de scammonée............................	8
Extrait de rhubarbe............................	5

Mêlez ; f. sécher à l'étuve à + 50°; pulvérisez. — Purgatif drastique. — Doses : 1 à 5 décigram.

★ EXTRAIT DE COLOQUINTE COMPOSÉE (Ph. Britann.; Soc. de Ph.).

Parenchyme de coloquinte sèch. privé de semences.	170
Extrait d'aloès (*Aloe socotrina*).................	340
Scammonée (*Convolvulus scammonia*)...........	113
Savon blanc pulv............................	85
Sem. de cardamone pulv. (*Elettari major*)........	28
Alcool à 60°................................	4140

F. macérer la coloquinte dans l'alcool pendant 4 jours; passez; exprimez ; distillez pour retirer l'alcool ; ajoutez l'extrait d'aloès, la scammonée et le savon ; f. évaporer au B.-M en consistance d'extrait ; ajoutez la cardamome pulv.; ajoutez les autres substances ; f. macérer pendant 3 jours; agitez de temps en temps ; passez ; filtrez ; f. évaporer au B.-M. — Purgatif énergique. — Doses : 1 à 6 décigram. en pil.

★ POUDRE D'AGARIC BLANC (Cod. fr.).

Agaric blanc (*Polyporus officinalis*).............. Q. S.

Coupez par tranches : f. sécher à l'étuve ; pulv. sans résidu; passez au tamis de soie. — Purgatif énergique. — Doses : 5 décigram. à 2 gram en pil. (Voy. *Pil. d'agaric blanc opiacées* p. 480).

★ EXTRAIT ALCOOLIQUE D'AGARIC BLANC (Cod. fr.).

Prép. comme l'*Extr. alcoolique de scille.* — Rendement : 1/10. — Drastique. — Doses : 1 à 2 décigram. — Inusité.

★ PILULES DRASTIQUES (Burdach).

Agaric blanc (*Polyporus officinalis*)........		5 centigram.
Mucilage de gomme...............	} aa.	Q. S.
Extrait de gentiane...............		

M. ; pour 1 pil. — Sueurs colliquatives des phthisiques. — Doses : 4 à 8 le soir ! — Si ce médicament fait cesser les sueurs, c'est sans doute en produisant une dérivation intestinale qui est rarement indiquée. (Voy. *ci-après.*)

★ PILULES D'AGARIC BLANC OPIACÉES (Rayer).

Agaric blanc pulv...................... 15 centigram.
Extrait d'opium........................ 3   —

M. pour 1 pil. — Sueurs colliquatives des phthisiques. —
Doses : 1 à 2 le soir ?

★ POUDRE DE RACINE DE BRYONE (Cod. fr.).

Prép. comme la *Poudre de bistorte* p. 203.
— Purgatif. — Doses : 1 à 2 gram. en pil. — Inusité.

★ ÉLATÉRIUM ; FÉCULE D'ÉLATÉRIUM (Ph. anglaises).

Fruits d'élatérium (*Momordica elaterium*)......... Q. V.

Coupez les fruits par tranches ; exprimez le suc sur un tamis
serré ; laissez déposer ; décantez ; rejetez le liquide ; f. sécher le
dépôt féculent à une douce chaleur. — Purgatif très-énergique.
— Doses : 5 à 15 milligram. — Ne confondez pas ce médicament
avec l'*Extrait d'élatérium* préparé par l'évaporation du suc et qui
est beaucoup moins actif. — Inusité en France.

★ POUDRE D'ÉLATÉRINE (Bright).

Élatérine (fécule d'élatérium)............ 1 décigram.
Crème de tartre...................... 20 gram.

Pulv. ; M. ; f. 30 paquets. — Purgatif. Néphrite albumineuse.
— Doses : 1 paquet toutes les 2 ou 3 heures pour obtenir une
purgation continue sans coliques. — Inusité en France.

★ POUDRE D'ELLEBORE NOIR (*Helleborus niger*). (Cod. fr.).

Prép. comme la *Poudre de valériane*, p. 363. — Purgatif. —
Doses : 2 à 6 décigram. — Inusité.

★ ESSENCE AROMATIQUE LAXATIVE (Soc. de ph. de Strasb.).

Rac. d'ellébore noir (*Helleborus niger*)............ 10
 — de jalap (*Exogonium purga*).................. 10
Scammonée (*Convolvulus scammonia*)............. 5
Cannelle (*Laurus cinnamomum*).................. 2
Girofle (*Caryophyllus aromaticus*)................ 2
Acore (*Acorus calamus*)........................ 2
Alcool à 85°................................ 125

F. digérer pendant 8 j. ; filtrez. — Doses : 5 à 15 gram. en potion.

★ POUDRE D'ELLÉBORE BLANC (*Veratrum album*). (Cod. fr.).

Prép. comme la *Poudre de valériane*, p. 363.

— Éméto-cathartique. — Doses : 1 à 3 décigram. — Inusité. — Succédané au *Colchique d'automne.* (Voy. *Vératrine.*)

★ TEINTURE D'ELLÉBORE BLANC (Cod. fr.).

Prép. comme l'*Alcoolé de noix vomique,* 1/5. — Éméto-cathartique. — Doses : 10 à 30 gouttes. — Inusité.

§ 7. — *Nerprun, Sureau.*

★ SUC DE BAIES DE NERPRUN (Cod. fr.; F. H. M.).

Baies de nerprun (*Rhamnus catharticus*). .... Q. V.

Écrasez entre les mains ; laissez fermenter la pulpe pendant 3 ou 4 j.; exprimez ; passez le suc à l'étamine. Rendement : 70/100 de baies de nerprun. Prép. de l'*Extrait* et du *Sirop de nerprun.*

★ EXTRAIT DE BAIES DE NERPRUN ; ROB DE NERPRUN (Cod. fr.).

Baies de nerprun (*Rhamnus catharticus*)......... Q. V.

Écrasez les baies entre les mains ; laissez macérer le parenchyme pendant 24 h.; exprimez; laissez déposer et clarifier par le repos; passez au blanchet; f. évaporer au B.-M. jusqu'en consistance de miel épais. Rendement : 7/100. — Purgatif. —Doses : 2 à 6 gram. en bol, en potion. — Inusité.

★ SIROP DE NERPRUN (Cod. fr.; F. H. M.).

Suc de nerprun (*Rhamnus catharticus*)......... 1
Sucre (*Saccharum officinarum*).................... 1

F. cuire à D. 1,27 (31° B.) bouillant; passez à l'étamine. Le F. H. M. prescrit de cuire ce sp. à D. 1,26 (30° B.) bouillant. Rendement : 150/100 de sucre employé.

— Purgatif; ordinairement associé à d'autres purgatifs dans des potions. — Doses : 15 à 30 gram. (Voy. *ci-après.*)

POTION PURGATIVE AU SIROP DE NERPRUN (F. H. M.).

Feuilles de séné (*Cassia acutifolia*).......... 10 gram.
Sulfate de soude cristallisé................ 15 —
Sp. de nerprun........................ 30 —
Eau bouillante...................... 110 —

F. infuser le séné dans l'eau pendant 1/4 d'h.; passez; f. dissoudre le sel; ajoutez le sirop. — A prendre en 1 ou 2 fois.

POTION PURGATIVE (Beasley).

Sp. de nerprun........................ 15 gram.
Alcoolé de séné....................... } aa. 4 —
— de rhubarbe............... }
Hydrolat d'aneth...................... 15 —

— M. — Purgatif. — A prendre en 1 f. — Vous pouvez remplacer l'hydrolat d'aneth par l'hydrolat d'anis.

★ SUC DE BAIES DE SUREAU (Cod. fr.).

Prép. comme le *Suc de baies de nerprun*, p. 481. — Purgatif. — Prép. de l'*Extrait de sureau.*

★ EXTRAIT DE SUREAU; ROB DE SUREAU (Cod. fr.)

Prép. comme le *Rob de nerprun*, p. 481. Rendement : 75/1000. — Diaphorétique ? — Doses : 2 à 8 gram. — Purgatif. — Doses : 8 à 20 gram. — Inusité.

★ EXTRAIT DE SUREAU ; ROB DE SUREAU (F. H. M.).

Baies de sureau.............................. Q. V.

Écrasez; laissez macérer pendant 24 h.; passez; exprimer; f. bouillir quelques minutes; passez; f. évaporer au B.-M. en consistance d'extrait. — Rendement : 6/100. — Les baies sèches, écrasées et délayées avec Q. S. d'eau, fournissent 38/100 d'extrait. — Purgatif. — Prép. du *Sirop de salsepareille composé; F. H. M.*

SUC D'ÉCORCE DE SUREAU (Martin-Solon).

Éc. moyenne de sureau fraîch. (*Sambucus nigra*).. Q. V.

Contusez; exprimez; filtrez. — Purgatif; éméto-cathartique, hydragogue. — Doses : 30 à 150 gram. en plusieurs fois dans la journée, selon les effets obtenus. Continuez plusieurs jours de suite.

DÉCOCTION D'ÉCORCE DE SUREAU (Sydenham).

Éc. moyenne de sureau fraîch. (*Sambucus ni-gra*) .... 60 gram.
Eau..................................... 500 —

F. bouillir une minute; passez. — Purgatif prescrit contre les hydropisies. — Doses : 1 verre matin et soir. Continuez plusieurs jours de suite.

TISANE DE SUREAU (Bargetti).

Éc. moyenne de sureau fraîch. (*Sambucus nigra*)   50 gram.
Eau froide................................ 150 —

F. macérer pendant 2 j.; passez. — Purgatif hydragogue. — Doses : la dose entière en 2 fois, le matin à jeun.

★ SUC DE BAIES D'HIÈBLE (Cod. fr.).

Prép. comme le *Suc de baies de nerprun*, p. 481. — Purgatif. Prép. de l'*Extrait d'hièble*. — Inusité.

EXTRAIT D'HIÈBLE.

Prép. comme l'*Extrait de nerprun*, p. 481. — Purgatif. — Inusité.

§ 8. — *Aloès; Rhubarbe.*

POUDRÉ D'ALOÈS (Cod. fr.).

Aloès du Cap (*Aloe ferox*)................................ Q. V.

Concassez; f. sécher à l'étuve; pulv. par trituration sans résidu; passez au tamis de soie. — Prép. de même la *Poudre d'aloès
socotrin* et la *Poudre d'aloès barbade.* — La poudre d'aloès ne
tarde pas à s'agglomérer après quelque temps de conservation,
surtout en été.

— Stomachique; doses : 5 centigram. à 1 décigram.; purgatif
emménagogue; dérivatif vers les vaisseaux hémorrhoïdaux; vermifuge; doses: 1 à 6 décigram. (Voy. *Pilules ante-cibum; Pilules
stomachiques*, p. 150.)

★ PILULES D'ALOÈS (Cod. fr.; Soc. de Ph.).

Aloès du Cap (*Aloe ferox*)............... 1 décigram.
Conserve de roses...................... 5 centigram.

M.; pour 1 pil. argentée. — Tonique stomachique; doses : 1 ou
2 pil. avant les repas. — Emménagogue purgatif; doses : 2 à 10
pilules.

— Le F. H. M. prescrit de triturer l'aloès avec un peu d'alcool
à 85° pour faire des pilules de 1 décigram., sans addition de conserve de roses.

★ PILULES D'ALOÈS ET DE SAVON; PILULES ALOÉTIQUES SAVONNEUSES
(Cod. fr.; F. H. M.).

Aloès du Cap (*Aloe ferox*)..........…... } *aa.* 1 décigram.
Savon médicinal................... {

M.; pour 1 pil. — Purgatif. — Doses : 2 à 6 pil.!

★ PILULES LAXATIVES (Mabit).

Aloès socotrin (*Aloe socotrina*)........... 1 centigram.
Extrait de belladone............. }
Feuill. de belladone pulv. (*Atropa* } *aa.* 1 —
belladona) .... }

M.; pour 1 pil. ou 1 granule. — Contre la constipation des gens
sédentaires. — Doses : 1 pil. matin et soir; continuer pendant
longtemps! (Voy. *Poudre de feuil. de belladone*, p. 414.)

★ PILULES ANTIICTÉRIQUES; PILULES FONDANTES; PILULES ALÉOTIQUES RHÉO-SAVONNEUSES (Buchan).

Aloès (*Aloe socotrina*)............. ⎫
Rhubarbe pulv. (*Rheum palmatum*). ⎬ *aa.* 1 décigram.
Savon médicinal................. ⎭

M.; pour 1 pil. — Purgatif. — Doses : 1 à 4 pil.

★ PILULES FONDANTES; PILULES ALÉOTIQUES SAVONNEUSES (Burdach).

Aloès (*Aloe socotrina*)............. ⎫
Calomel à la vapeur................ ⎬ *aa.* 5 centigram.
Savon médicinal.................. ⎭

M.; pour 1 pil. — Purgatif, anthelminthique. — Doses : 1 à 5

★ PILULES DE RUFUS; PILULES D'ALOÈS MYRRHO-SAFRANÉES.

Aloès (*Aloe socotrina*) .... 1 décigram.
Myrrhe (*Balsamodendron myrrha*)....... 5 centigram.
Safran (*Crocus sativus*)................ 25 milligram.
Sirop d'absinthe...................... Q. S.

M ; pour 1 pil. — Purgatif, stomachique, tonique, emménagogue.
— Doses : 1 à 10 pil. par jour !

★ PILULES DE FRANCK; GRAINS DE SANTÉ DU Dʳ FRANCK.

Aloès socotrin (*Aloe socotrina*)..... ⎫ *aa.* 4 centigram.
Jalap pulv. (*Exogonium purga*).... ⎭
Rhubarbe pulv. (*Rheum palmatum*)....... 1   —
Sirop d'absinthe...................... Q. S.

M.; pour 1 pil. argentée. — Purgatif; stomachique. — Doses : 2 à 10 pil. avant les repas ! —Selon Guibourt, les *Grains de santé du docteur Franck* ne sont composés que d'aloès et d'extrait de réglisse.

★ GRAINS DE SANTÉ (Soc. de Pharm. de Bord.).

Aloès pulv. (*Aloe socotrina*)............ ⎫
Jalap pulv. (*Exogonium purga*)......... ⎬ 4 centigram.
Rhubarbe pulv. (*Rheum palmatum*)........ 2   —
Alcool .... Q. S.

M.; pour 1 pil. — Doses : 2 à 10 avant les repas ! (Voy. *Pil ante-cibum*, p. 150.)

★ PILULES DE VIE (Ph. allem.).

Aloès (*Aloe socotrina*)................... 1 décigram.
Jalap pulv. (*Exogonium purga*)........... 5 centigram.
Rhubarbe pulv. (*Rheum palmatum*)........ 1   —

Safran (*Crocus sativus*)..................... 1 —
Mastic (*Pistacia lentiscus*)................ 1 —
Savon blanc.............................. 1 —
Sirop de gomme......................... Q. S.

M.; pour 1 pil. — Purgatif, stomachique. — Doses : 1 à 4 pil.
deux fois par jour avant les repas!

★ PILULES D'ALOÈS ET DE GOMME-GUTTE; PILULES ÉCOSSAISES; PILULES
D'ANDERSON (Cod. fr.; Soc. de Ph.).

Aloès barbade (*Aloe vulgaris*)............ 8 centigram.
Gomme-gutte (*Hebradendron cambogioides*). 8 —
Essence d'anis........................... 4 milligram.
Miel blanc (*Apis mellifica*).............. 4 centigram

M.; pour 1 pil. — Purgatif. — Doses : 2 à 6 pil. !

— Le F. H. M. supprime l'essence d'anis sans la remplacer par
aucun stimulant et prescrit pour chaque pil. 1 décigram. d'aloès et
1 décigram. de gomme-gutte.

★ PILULES DE BONTIUS.

Aloès barbade (*Aloe vulgaris*)...... ⎫
Gomme-gutte (*Hebradendron cambo-* ⎪
  gioides)........................ ⎬ *aa.* 6 centigram.
Gomme ammoniaqué (*Dorema am-* ⎪
  moniacum)..................... ⎭
Vinaigre blanc......................... 4 décigram.

F. dissoudre au B.-M. dans le vinaigre les trois premières sub-
stances grossièrement pulv.; passez; exprimez; f. évaporer au
B.-M. en consistance pilulaire ; pour 1 pil. — Purgatif. —
Doses : 3 à 6 !

★ PILULES PURGATIVES (Trousseau).

Aloès (*Aloe socotrina*)................... 5 centigram.
Extrait de rhubarbe.................... 5 —
Gomme-gutte (*Hebradendron cambogioides*). 5 centigram.
Extrait de coloquinte................. 1 —
Extrait de jusquiame.................. 2 —
Essence d'anis........................ 4 milligram.

M.; pour 1 pil. arg. — A prendre avant les repas, 1 ou 2 par .
Si elles troublent la digestion, donnez-les avant le moment du
coucher!

★ PILULES PURGATIVES DE MORISSON (Bosredon).

N° 1. Aloès (*Aloe socotrina*) .... 7 centigram.
Crème de tartre soluble....... ⎫ *aa.* 35 milligram.
Extrait de séné............... ⎭

M.; pour 1 pil. — Doses : 1 à 4.

N° 2. Aloès (*Aloe socotrina*)... ....　　4 centigram.
　　Crème de tartre soluble..............　2　—
　　Jalap pulv. (*Exogonium purga*)........　2　—
　　Coloquinte pulv. (*Cucumis colocynthis*).　3　—
　　Gomme-gutte (*Hebradendron cambog.*).　3　—
　M.; pour 1 pil. — Doses : 1 à 4.

★ PILULES D'ALOÈS COMPOSÉES (Ph. dan.).

Aloès (*Aloe socotrina*)..............,........　11 centigram.
Extrait de gentiane....................　6　—
Essence de carvi......................,..　1　—
Racine de guimauve pulv................　Q. S.
M.; pour 1 pil. — Purgatif. — Doses : 1 à 5.

★ PILULES PURGATIVES (Peter).

Aloès socotrin (*Aloe socotrina*), Jalap pulv. (*Exogonium purga*), Scammonée pulv. (*Convolvulus scammonia*), Gomme-gutte (*Hebradendron cambogioides*), Calomel à la vapeur, aa. 5 centigram.
　M.; pour 1 pil. — Purgatif drastique. — Doses : 1 à 6 pil. par jour !

★ PILULES DE MYRRHE ET D'ALOÈS (Ph. britann.).

Aloès (*Aloe socotrina*)............... ·...　5 centigram.
Myrrhe (*Balsamodendron myrrha*)........　25 milligram.
Safran pulv. (*Crocus sativus*)...........,....　12　—
Conserve de roses............... . ....　7 centigram.
　M.; pour 1 pil. — Stomachique; doses : 1 à 2. — Purgatif; doses : 2 à 10 !

★ PILULES D'ALOÈS ET D'ASA FŒTIDA; PILULES PURGATIVES ANTIHYSTÉRIQUES (Ph. britann.).

Aloès (*Aloe socotrina*), Asa fœtida (*Ferula asa fœtida*), Savon médicinal, Conserve de roses rouges, aa. 5 centigram.
　M. pour 1 pilule. — Doses : 1 à 6.

★ VIN D'ALOÈS (Ph. États-Unis).

Aloès (*Aloe socotrina*).....................　30
Cardamome (*Elettari major*)....................,　4
Gingembre (*Zingiber officinale*)................　4
Vin d'Espagne.............................,..　786
　F. macérer pendant 4 jours; filtrez. — Purgatif. — Doses : 8 à 25 gram.

★ EAU-DE-VIE PURGATIVE (Grave).

Éc. d'oranges am. (*Citrus bigaradia*)....... ⎫
Aloès (*Aloe socotrina*)..................... ⎬ aa.   6
Cannelle de Ceylan (*Laurus cinnamomum*).. ⎭
Racine de rhubarbe (*Rheum palmatum*).......... 3
Alcool à 56°................................ 100

F. macérer pendant 8 j.; filtrez. — Stomachique; doses : 2 à 4 gram. — Purgatif ; doses : 4 à 15 gram. dans de l'eau sucrée!

★ TEINTURE D'ALOÈS; ALCOOLÉ D'ALOÈS (Cod. fr.F. ; H. M.; Soc. de Ph.).

(Voy. *Stimulants*, p. 253). — Stomachique, purgatif. — Doses : 5 décigram. à 3 gram. (Voy. *Espèces vulnéraires*, p. 252.)

★ TEINTURE D'ALOÈS COMPOSÉE (Ph. Édimb.).

Aloès socotrin (*Aloe socotrina*).................... 2
Safran (*Crocus sativus*)........................ 1
Teinture de myrrhe........................... 10

F. macérer l'aloès et le safran dans la teinture de myrrhe pendant 8 jours ; filtrez.— Tonique stomachique; doses : 5 décigram. à 1 gram. — Purgatif; doses : 1 à 4 gram !

★ TEINTURE D'ALOÈS COMPOSÉE ; ÉLIXIR DE LONGUE VIE
(Cod. fr.; Soc. de Ph.).

Aloès du Cap (*Aloe ferox*)................. 40
Rac. de gentiane (*Gentiana lutea*)................ 5
— de rhubarbe (*Rheum palmatum*)........... 5
— de zédoaire (*Curcuma zedoaria*)............ 5
Stigmates de safran (*Crocus sativus*)............ 5
Agaric blanc. (*Polyporus officinalis*).............. 5
Thériaque................................ 5
Alcool à 60°............................... 2000

Divisez ; faire macérer pendant 10 j.; passez; exprimez; filtrez 10 gram. de cette teinture représentent 2 décigram. d'aloès, 25 milligram. de rhubarbe, 25 milligram. d'agaric blanc, etc. — Purgatif, emménagogue; vermifuge populaire. — Doses : 6 à 15 gram.! Voy. *Stomachiques*, p. 150.)

★ ÉLIXIR DE RADCLIFFE.

Aloès (*Aloe socotrina*)........................ 23
Rhubarbe (*Rheum palmatum*)... 4
Cannelle (*Laurus cinnamomum*).............. 2
Zédoaire (*Curcuma zedoaria*)................ 2
Cochenille (*Coccus cacti*)................... 2
Sirop de nerprun.......................... 60

Alcool à 85°............... 150
Eau distillée...................................... 155

M. l'alcool avec l'eau ; f. macérer toutes les substances sèches pendant 8 j.; passez ; exprimez ; ajoutez le sirop de nerprun ; filtrez. 10 gram. de ce médicament représentent 66 centigram. d'aloès. — Purgatif, tonique. — Doses : 2 à 10 gram.

★ EXTRAIT AQUEUX D'ALOÈS (Ph. britann.; Soc. de Ph.).

La Soc. de ph. a adopté, d'après la Ph. britann., un extrait alcoolique préparé en épuisant l'aloès des barbades par 10 fois son poids d'eau, et en faisant évaporer la solution. Nous croyons cette préparation inutile, vu l'activité suffisante de l'aloès en nature.

SUPPOSITOIRES D'ALOÈS (Cod. fr.).

Aloès pulv. (*Aloe socotrina*)................ 5 décigram.
Beurre de cacao (*Theobroma cacao*)........ 5 gram.

F. fondre le beurre de cacao ; lorsqu'il sera à demi refroidi, incorporez l'aloès par trituration ; coulez dans le moule ! — Pour provoquer les hémorrhoïdes et pour détruire les ascarides lombricoïdes, les oxyures. (Voy. *Anthelminthiques.*)

★ POUDRE DE RHUBARBE (Cod. fr.; F. H. M.).

Rhubarbe de Moscovie ou de Chine mondée (*Rheum palmatum*)...................................... Q. V.

Concassez ; f. sécher à l'étuve ; pulv. par contusion ; passez au tamis de soie ; rejetez le résidu ligneux. — Rendement : 90/100.

— Tonique stomachique ; doses : 1 à 5 décigram.; purgatif ; doses : 4 décigram. à 4 gram.! — A doses modérées, la rhubarbe purge sans interrompre la digestion. Mentel en prépare des granules : Rhubarbe 1, sucre 3, faciles à doser et à prendre. (Voy. *Stomachiques*, p. 150.)

★ POUDRE LAXATIVE (Fordyce).

Rhubarbe (*Rheum palmatum*).......... 25 centigram.
Sel de seignette..................... 5 décigram.

Pulv.; M.; pour un paquet. — Doses : 4 à 12 paquets par jour !

★ POUDRE DE RHUBARBE COMPOSÉE (Ph. Édimb).

Rhubarbe (*Rheum palmatum*)..................... 25
Magnésie calcinée............................. 75
Gingembre (*Zingiber officinale*)........ 12

Pulv ; mêlez. — Purgatif. — Doses : 2 à 10 gram.!

★ PILULES DE RHUBARBE SAVONNEUSES (Ph. espagn.).

Rhubarbe pulv. (*Rheum palmatum*)...... 25 centigram.
Savon médicinal .... 6 —
Sirop simple............................ Q. S.

M.; pour 1 pil. — Purgatif, stomachique. — Doses : 1 à 5 pil.!

TISANE DE RACINE DE RHUBARBE (Cod. fr.).

Prép. comme la *Tisane de gentiane*, 5/1000 p. 153. — Purgatif, stomachique. — Doses : par verres.

POTION PURGATIVE AVEC MANNE ET RHUBARBE (F. H. M.).

Rhubarbe concassée (*Rheum palmatum*)..... 4 gram.
Manne en sorte (*Fraxinus ornus*)........... 60 —
Eau bouillante............................ 150 —

F. infuser la rhubarbe dans l'eau pendant 20 m. ; f. dissoudre la manne; passez. — Purgatif. — A prendre en 1 ou 2 fois!

INFUSÉ ALCALIN DE RHUBARBE (Ph. autrich.).

Rac. de rhubarbe concassée (*Rheum palmatum*).... 6
Carbonate sodique cristallisé..................... 2
Eau distillée 100

F. bouillir quelques instants; laissez infuser jusqu'au refroidissement; passez ; exprimez ; filtrez. — Tonique stomachique doses: 2 à 5 grum.; purgatif; doses : 10 à 50 gram.

TISANE ANTIDYSENTÉRIQUE (Zimmermann).

Rac. de rhubarbe concassée (*Rheum palmatum*)... 4
Crème de tartre 30
Orge (*Hordeun vulgare*)...................... 60
Eau.. 2500

F. bouillir jusqu'à réduction à 2000; passez. — Antidysentérique, laxatif. — Doses : par verres. (Voy. *Antidysentériques*,)

POTION ABSORBANTE (Swiedaur).

Rhubarbe pulv. (*Rheum palmatum*)......... 10 —
Bicarbonate de soude........... ...... 2 gram.
Sirop de sucre. .... 50 —
Hydrolat de menthe...................... 250 —

M. — Chaque cuillerée à bouche représente environ 5 décigram. de rhubarbe. — Pyrosis, tympanite, constipation. — Doses : 2 à 5 cuillerées à bouche par jour !

★ EXTRAIT DE RHUBARBE (Cod. fr.).

Rhubarbe coupée (*Rheum palmatum*) 1
Eau distillée... 8

F. macérer dans 5 d'eau froide pendant 24 h.; passez; exprimez légèrement; filtrez; f. évaporer au B.-M. en consistance sirupeuse; délayez le marc avec 3 d'eau froide; passez; exprimez fortement; filtrez; f. évaporer le second liquide au B.-M.; réunissez les liqueurs; f. évaporer au B.-M. en consistance d'extrait mou. Rendement: 4/10
— Tonique stomachique; doses : 5 centigram. à 1 décigram.; purgatif; doses : 2 décigram. à 1 gram. — La racine de rhubarbe est assez active pour qu'il ne soit pas bien nécessaire d'en réduire le volume sous forme d'extrait.

★ EXTRAIT DE RHUBARBE COMPOSÉ (Ph. germ.).

D'une part :

Extrait de rhubarbe............................... 3
—   d'aloès 1
Eau distillée...................................... 4

F. dissoudre à une douce chaleur

D'autre part :

Savon jalapé (p. 473)............................. 1
Alcool à 86°...................................... 4

— F. dissoudre; mêlez les deux solutions; f. évaporer du B.-M. jusqu'à siccité. — Purgatif. — Doses : 2 à 5 décigram.

★ ALCOOLÉ DE RHUBARBE; TEINTURE DE RHUBARBE (Cod. fr.).

Prép. comme l'*Alcoolé de gentiane*, 1/5 p. 155. — Purgatif. — Doses : 2 à 15 gram. en potion !

★ ALCOOLÉ DE RHUBARBE COMPOSÉ (Ph. britann.).

Rhubarbe concassée (*Rheum palmatum*)........... 100
Cardamome concassé (*Elettari major*)............ 15
Coriandre concassé (*Coriandrum sativum*)........ 15
Safran incisé (*Crocus sativus*).................. 15
Alcool à 60°...................................... 1000

Opérez par macération et déplacement; ajoutez sur le résidu alcool à 60° Q. S. pour compléter 1000 d'alcoolé; filtrez.
— Tonique stomachique; doses : 1 à 3 gram.; purgatif; doses : 3 à 15 gram. en potion.

★ ALCOOLÉ DE RHUBARBE ET D'ALOÈS COMPOSÉ ; ÉLIXIR SACRÉ
(Ph. anglaises).

Rhubarbe concassée (*Rheum palmatum*).......... 40
Aloès (*Aloe socotrina*)........................ 24
Sem. de cardamome (*Elettari major*)............ 15
Alcool à 56°................................... 1000

F. macérer pendant 8 j.; filtrez. — Stomachique; doses : 2 à 4 gram.; purgatif ; doses : 10 à 25 gram.!

★ SIROP DE RHUBARDE.

Rhubarbe gross. pulv. (*Rheum palmatum*)........... 1.
Eau.. 10
F. macérer pendant 12 h.; passez ; exprimez ; filtrez ; prenez.
Soluté ci-dessus.............................. 10
Sucre blanc................................... 19

F. dissoudre au B.-M. — 20 gram. de ce sp. représentent les parties solubles de 68 centigram. de rhubarbe. — Stomachique; doses : 5 à 10 gram.; purgatif; doses : 20 à 60 gram !

★ SIROP DE RHUBARDE COMPOSÉ; SIROP DE CHICORÉE COMPOSÉ (Cod. fr.).

Rhubarbe (*Rheum palmatum*)............... 200 gram.
Rac. sèch. de chicorée (*Cichorium intybus*)... 200 —
Feuil. sèch. de chicorée (*Chicorium intybus*). 300 —
     —   fumeterre (*Fumaria offic.*)... 100 —
     —   scolopendre (*Scolopend. offic.*). 100 —
Baies d'alkekenge (*Physalis alkekengi*)....... 50 —
Cannelle (*Laurus cinnamomum*)............. 20 —
Santal citrin (*Santalum album*)........... 20 —
Sucre blanc................................... 3 kil.
Eau... Q. S.

Versez 1 lit. d'eau à + 80° sur la rhubarbe, la cannelle et le santal concassés; laissez infuser pendant 6 h.; passez; exprimez; filtrez. F. infuser pendant 12 h. avec 5 lit. d'eau bouillante le résidu de la première opération, réuni à toutes les autres substances divisées; passez ; exprimez; clarifiez ce second infusé au blanc d'œuf; passez à l'étamine; f. un sirop par coction et clarification avec le second infusé et la quantité de sucre prescrite ; lorsque ce sirop bouillant marquera D. 1,26 (30° B.), prenez-en le poids; continuez l'évaporation jusqu'à ce qu'il ait perdu un poids égal à celui du premier infusé; alors ajoutez celui-ci pour ramener le sirop à 1,26 D. — 20 gram. représentent les principes solubles de 88 centigram. de rhubarbe. — Stomachique; léger laxatif très-usité. — Doses : 10 à 40 gram.! — Falières ajoute 15/1000 de teinture de cannelle et 15/1000 de teinture de santal pour assurer la conservation de ce sirop.

★ VIN DE RHUBARBE (Cod. fr.).

Prép. comme le *Vin de Scille*, 6/100.
— Stomachique ; doses : 2 à 3 gram. ; purgatif ; doses : 5 à 40 gram. !

★ VIN DE RHUBARBE (Ph. germ.).

Rac. de rhubarbe concassée (*Rheum palmatum*)....	8
Éc. d'orange (*Citrus aurantium*)................	2
Petit cardamome (*Elettari carradomum*)...........	1
Vin d'Espagne.................................	100

F. macérer pendant 3 jours ; passez ; exprimez ; ajoutez :

Sucre blanc.....	12

F. dissoudre ; filtrez. — Tonique stomachique ; doses : 2 à 5 gram. ; purgatif ; doses : 5 à 25 gram. !

★ BIÈRE PURGATIVE DE SYDENHAM.

Rhizome de polypode (*Polypodium vulgare*).......	100
Rac. de rhapontic (*Rheum rhaponticum*)..........	50
Feuil. de séné (*Cassia acutifolia*)................	50
Feuill. fraîch. de cochléaria (*Cochlearia offic*).....	36
Feuil. de sauge (*Salvia officinalis*)..............	36
Raisin sec (*Vitis vinifera*)......................	50
Rac. de rhubarbe (*Rheum palmatum*)............	18
Rac. de raifort fraîch. (*Cochlearia armoracia*).....	18
Orange (*Citrus aurantium*).....................	N° 1
Bière forte	9000

F. macérer pendant 4 j. ; passez ; exprimez ; filtrez. — Purgatif. — Doses : 50 à 300 gram. — Bouchardat simplifie cette formule : Rhubarbe 1, bière 100 ; f. macérer pendant 2 jours ; filtrez!

★ ÉLECTUAIRE DE RHUBARBE COMPOSÉ ; ÉLECTUAIRE CATHOLICUM (Cod. fr.).

Rac. de polypode (*Polypodium vulgare*)...........	16
— chicorée (*Cichorium intybus*)...............	4
— réglisse (*Glycyrrhiza glabra*)...............	2
Feuil. d'aigremoine (*Agrimonia eupatoria*)..........	6
— de scolopendre (*Scolopendrium offic.*)........	6
Sucre blanc (*Saccharum officinarum*).............	128
Pulpe de tamarin (*Tamarindus indica*).....	8
— casse (*Cassia fistula*)..................	8
Rhubarbe pulv. (*Rheum palmatum*)..............	8
Séné pulv. (*Cassia acutifolia*)..................	8
Rac. de réglisse pulv. (*Glycyrrhiza glabra*).........	2

Sem. de fenouil pulv. (*Fœniculum dulce*)............ 3
   —   violettes pulv. (*Viola odorata*)............ 4
   —   potiron pulv. (*Cucurbita maxima*)......... 3
Eau....................................... 200

F. bouillir les racines et les feuilles avec l'eau pour obtenir 134 de décocté ; passez ; exprimez ; ajoutez le sucre ; faites un sp. cuit à D. 1,27 (31° B.) bouillant ; délayez dans le sp. les pulpes et les poudres pour faire un mélange homogène. — Cet électuaire représente environ 1/7 de son poids de substances purgatives. — Doses : 8 à 20 gram. — Inusité.

§ 9. — *Huile de ricin ; Huile d'olive ; Huile de croton-tiglium ; Huile d'épurge.*

★ HUILE DE RICIN (Cod. fr.; F. H. M.).

Ricins de France (*Ricinus communis*)............ Q. V.

F. passer entre deux cylindres pour briser l'épisperme testacé ; vannez ; achevez de séparer à la main les débris d'enveloppe ; exprimez fortement·dans des sacs de coutil ; filtrez au papier.

— Purgatif. — Doses : 15 à 45 gram.! — Beaucoup de malades sont aussi bien purgés par les petites que par les fortes doses d'huile de ricin. Une tasse de thé ou de bouillon aux herbes chaud offre le meilleur mode d'administration de cette huile! On peut aussi la faire avaler avec du suc d'orange !

— Ni l'amande entière du ricin, ni l'émulsion préparée au moyen des ricins pilés et délayés dans l'eau, ne peuvent remplacer l'huile obtenue par expression ; elles produisent des vomissements et des superpurgations dangereuses.

ÉMULSION PURGATIVE AVEC L'HUILE DE RICIN (Cod. fr.; F. H. M.).

Huile de ricin (*Ricinus communis*)........... 30 gram.
Gomme arabique pulv. (*Acacia verek*)........ 8 —
Hydrolat de menthe....................... 15 —
Eau commune............................ 60 —
Sp. de sucre............................. 30 —

F. un mucilage avec la gomme et 8 gram. d'eau ; incorporez l'huile ; ajoutez peu à peu l'eau et le sp. en triturant. — A prendre en 1 fois. Le F. H. M. réduit la dose de gomme à 4 gram. (Voy. *Médicaments anthelminthiques.*)

ÉMULSION D'HUILE DE RICIN ; POTION PURGATIVE A L'HUILE DE RICIN (Ph. Lond.).

Hydrolat de menthe...................... 30 gram.
Huile de ricin (*Ricinus communis*)........... 24 —
Soluté de potasse, D. 1,075 .... 8 —

Mêlez ; agitez fortement. — 2 décigram. de carbonate de potasse ou de carbonate de soude produiraient l'émulsionnement aussi bien que le soluté de potasse caustique indiqué dans la formule anglaise et dont la dose est beaucoup trop forte. — A prendre en 1 fois.

POTION PURGATIVE HUILEUSE (Cottereau).

Huile de ricin (*Ricinus communis*)......	15 à 45 gram.
Sp. de limon.............	30 —
Hydrolat de menthe...................	15 —

M. — Doses : la potion entière en une seule fois !

POTION PURGATIVE A L'HUILE DE RICIN (Velpeau).

Huile de ricin (*Ricinus communis*).......... -	40 gram.
Infusé ou hydrolé de menthe..............	100 —
Sp. citrique..............................	30 —
Gomme arabique pulv.....................	10 —

F. un mucilage avec la gomme, une partie de l'eau de menthe et le sirop ; divisez l'huile ; ajoutez le reste de l'eau. — A prendre en 1 fois.

POTION PURGATIVE (Debreyne).

Huile de ricin (*Ricinus communis*).........	}	
Sirop d'ipéca.......................	} aa. P. É.	
— de rhubarbe....................	}	

M. — Laxatif. — Doses : 1 cuillerée à café toutes les 2 h. !

LAVEMENT D'HUILE DE RICIN (H. P.).

Huile de ricin (*Ricinus communis*)..........	20 gram.
Jaune d'œuf......................... ..	N° 1

M. ; ajoutez peu à peu en agitant :

Décocté de graine de lin.........	500 gram.

— Vous pouvez porter la dose de l'huile à 60 gram., et ajouter 30 à 60 gram. de mélasse ou de miel commun !

✱ HUILE D'OLIVE.

L'huile d'olive (*Olea europæa*) purge par indigestion à la dose de 50 à 100 gram. ou plus. — Pour le traitement de l'iléus, donnez une cuillerée à bouche d'huile d'olive ou d'huile d'amande tous les quarts d'heure (Balp).

LAVEMENT HUILEUX (H. P.).

Lavement émollient........................	N° 1
Huile blanche...........................	60 gram.

M. — Laxatif. — On prescrit souvent de délayer l'huile avec un jaune d'œuf avant d'ajouter l'eau émolliente. Vous pouvez augmenter de beaucoup la dose d'huile et même prescrire l'huile pure sans véhicule aqueux !

LAVEMENT HUILEUX (F. H. M.).

OEuf..	N° 1
Huile d'olive (*Olea europœa*).................	60 gram.
Décoction émolliente.......................	500 —

Battez l'huile avec le jaune de l'œuf; ajoutez l'eau peu à peu en triturant! (Voy. *ci-dessus*.)

★ HUILE DE CROTON TIGLIUM (Cod. fr.).

Sem. de croton tiglium mondées (*Croton tiglium*) Q. V.

Passez au moulin; exprimez fortement dans des sacs de coutil entre des plaques de fer étamé chauffées dans l'eau bouillante; filtrez.

Délayez le tourteau avec 2 fois son poids d'alcool à 80°; chauffez pendant 10 à 12 m. au B.-M. à la température de + 55° environ; passez; exprimez le résidu dans des sacs; distillez au B.-M. pour séparer l'alcool qui sera réservé pour une pareille opération; laissez déposer pendant 15 j. l'huile brune restée au fond de l'alambic; filtrez-la; mêlez avec l'huile obtenue par expression.

— Préparation dangereuse; il faut se mettre à l'abri du contact de cette huile et de ses émanations. La Soc. de Ph. propose de supprimer le traitement du tourteau par l'alcool.

— L'huile de croton s'extrait facilement en faisant macérer les graines écrasées dans du sulfure de carbone ou de l'huile de pétrole légère, filtrant et laissant le sulfure de carbone ou le pétrole s'évaporer spontanément. (Lepage).

— Violent purgatif. — Doses : 1 à 2 gouttes dans une potion gommeuse ou dans un looch à prendre par cuillerées toutes les 1/2 h. ou d'h. en h. Une seule cuillerée d'une potion contenant 1 goutte d'huile de croton suffit souvent pour produire des effets purgatifs.

— A l'extérieur, en frictions, l'huile de croton produit une éruption miliaire, mais point d'effets purgatifs; 25 gram. émulsionnés dans un bain entier produisent une vive irritation des bourses et de la marge de l'anus, mais point de purgation. (Jeannel.)

LOOCH PURGATIF (Jeannel).

Looch blanc du Cod. fr...............	120 gram.
Huile de croton (*Croton tiglium*.......	1 à 2 gouttes

M. — Purgatif agréable et sûr. — Doses : 1 cuillerée à bouche d'heure en heure!

PILULES PURGATIVES.

Huile de croton tiglium (*Croton tiglium*).....   1 goutte.
Beurre de cacao (*Theobroma cacao*)..........   1 gram.
Racine de guimauve pulv. (*Althœa officinalis*).   Q. S.

M. pour 10 pilules. — Doses : 1 pilule toutes les 1/2 h., jusqu'à effet purgatif ; f. avaler chaque fois une tasse de bouillon maigre ! (Voy. ci-après *Lavement de tabac et de croton.*)

POTION PURGATIVE (Bossu).

Résine de scammonée........... } aa.   25 centigram.
     —   jalap .... }
Huile de croton (*Croton tiglium*).......   2 gouttes.
Sp. de chicorée composé..............   40 gram.
Hydrolat de menthe...................   100 —
     —   fl. d'oranger...............   4 —

M. par trituration les résines et l'huile avec le sirop ; ajoutez les hydrolats. — Purgatif très-énergique. — Doses : par cuillerées à bouche toutes les 1/2 h.

LAVEMENT DE TABAC ET DE CROTON (Moll).

Feuil. de tabac sèch. (*Nicotiana tabacum*).   5 gram.
Eau bouillante.......................   150 —
Gomme arabique pulv. (*Acacia vera*).... ..   10 —
Huile de croton tiglium (*Croton tiglium*)..   5 gouttes.

F. infuser le tabac dans l'eau pendant 10 m. ; passez ; f. un mucilage avec la gomme et Q. S. d'infusé ; ajoutez l'huile de croton à ce mucilage ; m. peu à peu le reste de l'infusé. — Iléus ; constipation opiniâtre ; tumeur stercorale. — Dangereux.

★ HUILE D'ÉPURGE (Cod. fr.).

Prép. comme l'*Huile d'amandes*, p. 50.
Purgatif un peu moins actif que l'huile de croton tiglium.
Doses : 3 à 10 gouttes en émulsion, en potion, en pilules. — — Inusité.

§ 10. — *Tamarin ; Pruneaux.*

★ PULPE DE TAMARIN (Cod. fr.; H. P.).

Pulpe brute de tamarin (*Tamarindus indica*)......   Q. V.

F. digérer avec Q. S. d'eau jusqu'à ramollissement complet ; f. passer la pulpe à travers un tamis de crin ; f. évaporer au B.-M.

jusqu'à consistance d'extrait mou. —Tempérant, laxatif. —Doses :
40 à 60 gram.

★ CONSERVE DE TAMARIN (Cod. fr.).

Pulpe de tamarin (*Tamarindus indica*).......... }	*aa.* 2
Eau.. }	
- Sucre pulv...................................	5

F. ramollir la pulpe avec l'eau jusqu'à ce que le mélange soit
homogène ; ajoutez le sucre ; f. évaporer au B.-M. jusqu'à ce que
le poids du mélange soit réduit à 8 — Cette conserve représente
1/4 de son poids de pulpe de tamarin.
Tempérant ; léger laxatif. — Doses : 50 à 200 gram.

★ TAMAR INDIEN (Grillon).

Pastilles de pulpe de tamarin additionnée d'extrait de séné,
pralinées au chocolat. —Purgatif agréable et sûr. — Doses : 1 ou
2 pastilles.

TISANE DE TAMARIN (Cod. fr.).

Pulpe brute de tamarin (*Tamarindus indica*)......	30
Eau bouillante................................	1000

Délayez ; laissez infuser pendant 1 h.; passez à l'étamine. Opérez dans un vase de porcelaine ou faïence. — Tempérant, laxatif. — Doses : par verres !

PETIT-LAIT TAMARINÉ.

Pulpe de tamarin......................	30 à 60 gram.
Petit-lait bouillant	500 à 1000 —

Délayez le tamarin dans le petit-lait ; laissez infuser jusqu'au
refroidissement ; filtrez. — Tempérant, laxatif. — Doses : par
tasses selon les effets produits.

★ SIROP DE TAMARIN (Deschamps).

Tamarin privé de semence (*Tamarindus indica*)....	275
Anis vert (*Pimpinella anisum*)...................	22
Eau..	800

F. infuser au B.-M. dans un ballon pendant 3 h.; laissez refroidir ; passez ; filtrez ; exprimez ; prenez :

Infusé ci-dessus.................................	4
Sucre blanc concassé............................	7

F. dissoudre au B.-M.; laissez refroidir ; passez. — 20 gram. de
ce sp. représentent les parties solubles de 2 gram. 5 décigram. de
tamarin et de 2 décigram. d'anis. Il peut être employé comme

28.

orrectif des tisanes ou des potions purgatives. — Tempérant ; laxatif agréable. — Doses : 40 à 100.

★ ÉLECTUAIRE PURGATIF.

Pulpe de tamarin............	12
Crème de tartre pulv...............................	1
Sel de seignette pulv..............................	2
Manne en larmes (*Fraxinus ornus*)................	4
Sp. de roses pâles................................	8

M. — Doses : 15 à 30 gram. !

PULPE DE PRUNEAUX (Cod. fr.).

Pruneaux (*Prunus domestica*)................... Q. V.

F. cuire à la vapeur ; écrasez dans un mortier ; f. passer à travers un tamis de crin au moyen d'une spatule de bois ; aromatisez avec Q. S. d'alcoolé de cannelle ou de vanille ; sucrez avec Q. S. de sp. simple. — Émollient, laxatif. — Doses : 50 à 200 gram.

— Ce médicament est très-bien remplacé par la compote de pruneaux, préparation culinaire.

TISANE DE PRUNEAUX (H. P.).

Pruneaux (*Prunus domestica*)............... 60 gram.

Ouvrez les pruneaux ; faites-les bouillir pendant 1 h. dans Q. S. d'eau pour obtenir 1 lit. de tisane ; passez à l'étamine.

— Laxatif ; véhicule de médicaments purgatifs : séné, crème de tartre soluble, tartrate de soude et de potasse, etc. !

★ SEMENCES DE MOUTARDE BLANCHE (*Sinapis alba*).

— Constipation. Elles produisent d'abord un effet stimulant et stomachique en raison de la sinapisine qu'elles contiennent, puis laxatif en raison du mucilage volumineux et indigeste qu'elles forment en s'hydratant. — Doses : 15 à 45 gram. de semences entières délayées dans l'eau avant les repas ou le soir en se couchant ! — Contre-indiqué par l'irritation des voies digestives.

✕ SEMENCES DE LIN (*Linum usitatissimum*).

— Constipation. — Laxatif, en raison du mucilage très-volumineux et indigeste qu'elles forment en s'hydratant dans l'intestin. — Doses : 15 à 45 gram. de semences entières délayées dans l'eau avant les repas.

§ 11. — Manne.

★ MANNE EN SORTE PURIFIÉE (E. Genevoix et Palangier).

Manne en sorte Geracy (*Fraxinus ornus*) 1

Eau commune... 3
Charbon animal lavé............................ Q. S.

F. fondre la manne dans l'eau à + 60°; passez à travers un tamis de crin : laissez déposer; décantez; f. passer à travers un
long filtre rempli de noir animal; f. évaporer au B. M. jusqu'à D.
1, 19 (23° B.); f. couler la solution goutte à goutte sur des plaques onduleuses dans l'étuve faiblement chauffée; la manne cristallise en gouttières qui, séparées les unes des autres et séchées à
l'étuve ou au soleil, imitent assez bien et peuvent remplacer la
manne en larmes naturelle.

— Laxatif. — Doses : 30 à 60 gram. ordinairement administrée
dans du lait. — Quelques sujets prennent volontiers la manne en
nature sans aucun véhicule.

LAIT PURGATIF A LA MANNE.

Manne en larmes (*Fraxinus ornus*) .... 60 gram.
Lait chaud................................... 200 —

F. dissoudre; passez; ou mieux faites dissoudre la manne dans
son poids d'eau bouillante; passez; ajoutez le lait. — A prendre
en 1 fois!

ÉMULSION LAXATIVE A LA MANNE (Ph. italienne).

Manne en larmes (*Fraxinus ornus*)........... 60 gram.
Émulsion simple............................ 180 —
Eau de cannelle vineuse (p. 229)............   4 —

F. dissoudre à froid; M. — Laxatif agréable. Toute la dose en
1 ou 2 fois!

POTION PURGATIVE A LA MANNE (H. P.).

Feuilles de séné (*Cassia acutifolia*)...........   8 gram.
Sulfate de soude cristallisé................... 16 —
Manne (*Fraxinus ornus*) .... 60 —
Eau bouillante............................... 96 —

Versez l'eau bouillante sur le séné; après 1/4 d'h. d'infusion,
passez; exprimez; mêlez à l'infusé le sulfate de soude et la manne;
f. dissoudre; passez. — A prendre en 1 ou 2 fois!

POTION PURGATIVE A LA MANNE (F. H. M.).

Feuilles de séné (*Cassia acutifolia*)............ 10 gram.
Sulfate de soude cristallisé................... 15 —
Manne en sorte (*Fraxinus ornus*) .... 60 —
Eau bouillante............................... 110 —

F. infuser le séné dans l'eau pendant 1/4 d'h. ajoutez la manne passez ; exprimez ; ajoutez le sulfate de soude. — A prendre en 1 ou 2 fois !

— Cette potion, solidifiée par le procédé indiqué pour la *Manne en sorte purifiée*, devient alors un médicament officinal. (E. Genevoix).

★ PASTILLES DE MANNE ET DE CRÈME DE TARTRE (Spielman).

Crème de tartre (bitartrate de potasse)............... 3
Manne (*Fraxinus ornus*)........................... 25
Eau 60

F. dissoudre la crème de tartre dans l'eau chaude ; ajoutez la manne ; passez ; f. évaporer en consistance convenable ; f. des pastilles de 5 décigram. à la goutte. — Laxatif agréable. — Doses : 20 à 60 pastilles.

— Les pastilles pectorales de Calabre de Potard sont des pastilles à la goutte de manne en larmes, sans doute opiacées (Falières.)

★ MANNITE ; $C^{12}H^{14}O^{12}$ (Cod. fr.).

Manne 1000
Eau distillée................................... 1000
Blanc d'œuf..................................... N° 1

F. fondre la manne dans l'eau mêlée avec 1/3 de l'albumine ; f. chauffer à + 50° ; ajoutez le reste de l'albumine : agitez ; f. bouillir pendant quelques minutes ; passez à la chausse : laissez refroidir et cristalliser ; décantez ; exprimez les cristaux dans un sac de toile ; f. dissoudre les cristaux dans 2 fois leur poids d'eau bouillante ; ajoutez 1/20 de charbon animal ; filtrez ; laissez refroidir très-lentement et cristalliser ; f. sécher rapidement entre deux feuilles de papier à filtre.

— Laxatif ? n'est pas le principe actif de la manne (Pereira). (Gubler.) — Inusité.

§ 12. — *Mercuriale ; Fleurs de pêcher ; Roses pâles ; Oseille.*

★ MELLITE DE MERCURIALE (Cod. fr.).

Suc non dépuré de mercuriale (*Mercurialis annua*).... 1
Miel blanc (*Apis mellifica*)......................... 1

F. bouillir ; écumez ; f. cuire à D. 1, 27 (31° B.) bouillant ; passez. — Laxatif ; employé en lavement. — Doses : 30 à 100 grammes

LAVEMENT LAXATIF (Cod. fr.; H. P.).

Mellite de mercuriale............................. 100 gram.
Eau.. 400

M. — 60 gram. de mellite suffisent le plus souvent.

★ SUC DE FLEURS DE PÊCHER (Cod. fr.).

Prép. comme le *Suc de chicorée* (p. 158). Prép. du *Sp.* de *fleurs de pêcher.*

★ SIROP DE FLEURS DE PÊCHER (Cod. fr.).

Suc de fleurs de pêcher. 10
Sucre blanc.. 19

F. dissoudre au B.-M.; passez. — Léger laxatif très-usité dans la médecine des enfants. — Doses : 10 à 60 gram.

★ SIROP DE FLEURS DE PÊCHER (Falières).

Suc de fleurs de pêcher (*Persica vulgaris*............ 10
Sucre blanc.. 19

F. un sirop par simple solution au B.-M. couvert; passez à l'étamine; laissez refroidir; ajoutez :

Alcoolature de fleurs de pêcher 1/1.................. 9

— Préparez de la même manière les *Sirops* avec les sucs de *Chou rouge; Noyer; Cochléaria; Roses pâles; Cresson.*
— L'addition de l'alcool préserve ces sps. de toute altération sans modifier sensiblement leurs propriétés thérapeutiques.

SUC DE PÉTALES DE ROSES (Cod. fr.).

Prép. comme le *Suc de chicorée* (p. 158). — Prép. du *Sp.* de *roses pâles.*

★ SIROP DE ROSES PALES (Cod. fr.).

Prép. comme le *Sp. de fleurs de pêcher.* — Léger laxatif, — Doses : 20 à 60 gram. — Inusité.

APOZÈME LAXATIF; BOUILLON AUX HERBES (Cod. fr.; H. P.).

— (Voy. p. 343).
Favorise l'action des purgatifs. — Doses : par tasses plus ou moins rapprochées.

II. — MÉDICAMENTS SPÉCIAUX DES MALADIES DE L'APPAREIL DIGESTIF.

§ 1. — *Médicaments employés contre la diarrhée, la dysenterie, le choléra.*

TISANE DE RIZ (Cod. fr.; H. P.).

Riz (*Oriza sativa*) lavé à l'eau froide........... 20 gram.
Eau Q. S. pour.................................. 1 lit.

F. bouillir jusqu'à ce que le riz soit crevé.
— Émollient; prétendu astringent; souvent édulcoré avec 60 gram. de sp. de coings; remède vulgaire contre la diarrhée.

DÉCOCTION DE RIZ (F. H. M.).

Riz mondé (*Oriza sativa*).................... 15 gram.
Éc. d'oranges amères (*Citrus bigaradia*)........ 2 —
Sp. simple.................................... 50 —
Eau...,....................................... Q.S.

Pour 1 lit. de décocté.

Lavez le riz; f. bouillir jusqu'à ce qu'il soit crevé; retirez du feu; f. infuser l'écorce d'orange pendant 1/4 d'h.; passez; ajoutez le sp. Si cette boisson est prescrite gommée, ajoutez :

Gomme concassée.......................... 10 gram.

F. dissoudre. (Voy. *ci-dessus*; et *Tisane de gomme*, p. 311.)

LAVEMENT AMYLACÉ (Cod. fr.; H. P.).

Amidon.. 15 gram.
Eau froide.................................... 100 —

Délayez; ajoutez :

Eau bouillante............................... 400 —

Remuez quelques instants.

— Diarrhées. — On prescrit aussi quelquefois l'amidon cru délayé dans l'eau froide ou dans l'eau gommée!

— Ce lavement doit être renouvelé chaque fois que le malade a de nouvelles selles diarrhéiques.

LAVEMENT AMYLACÉ (F. H. M.).

Amidon .... 15 gram.
Eau... 500 —

Délayez l'amidon dans 100 gram. d'eau froide ; ajoutez le reste du liquide; f. bouillir; agitez! (Voy. *ci-dessus*.)

LAVEMENT AMYLACÉ OPIACÉ (F. H. M.).

Ajoutez à la formule précédente :

Alcoolé d'extrait d'opium.................... 1 gram.

M.!

LAVEMENT AMYLACÉ (Rostan).

Gomme adragante (*Astragalus verus*)......... 1 gram.
Amidon....................................... 8 —
Eau.. 250 —
Laudanum de Sydenham......................... 1 —

Délayez la gomme dans l'eau tiède; ajoutez l'amidon et le laudanum. — Diarrhées!

— Vous pouvez remplacer l'eau gommée par un décocté de racine de guimauve ou de semences de lin. (Voy. *ci-dessus*.)

★ SOUS-NITRATE DE BISMUTH; SOUS-AZOTATE DE BISMUTH; MAGISTÈRE DE BISMUTH (Cod. fr.; F. H. M.).

Bismuth purifié...................................... 4
Acide azotique, D. 1,42 (43° B.).................... 9
Eau distillée....................................... 5

M. l'acide azotique et l'eau; ajoutez le métal peu à peu; l'effervescence ayant cessé, f. bouillir pour compléter la dissolution; laissez déposer; décantez; f. évaporer jusqu'à réduction aux 2/3; ajoutez au liquide 50 f. son poids d'eau; laissez déposer; lavez le précipité par décantation à plusieurs reprises jusqu'à ce que l'eau de lavage ne soit plus acide; f. sécher. Le sous-nitrate de bismuth précipité en poudre impalpable n'a pas besoin d'être porphyrisé.

— Les premières eaux de lavage contiennent de l'azotate acide de bismuth; saturées par l'ammoniaque, elles fournissent de l'oxyde de bismuth.

— Le F. H. M. emploie l'acide azotique D. 1,38 (40° B.)

— Hémorrhagies intestinales dans la fièvre typhoïde; doses 10 à 20 gram. en potion. (Monneret.) — Coryza; épistaxis; en poudre reniflée. — Ozène; otorrhée; en poudre. (Monneret). — Diarrhées; dysenterie 15 à 70 gram. en potion (Brassac); ces doses doivent être rarement atteintes· Voy. ci-après le dosage des diverses formules. (Voy. *Médicaments employés contre le coryza; Injections antiblennorrhagiques*).

★ MIXTURE ANTIDIARRHÉIQUE (Delioux).

Sous-azotate de bismuth.................. 1 gram.
Extrait d'opium.......................... 1 centigram.

M.; pour 1 paquet. — Diarrhées. — Doses : 1 paquet toutes les heures!

★ PILULES DE SOUS-NITRATE DE BISMUTH OPIACÉES (H. P.).

Extrait d'opium......................... 1 centigram.
Sous-nitrate de bismuth................. 5 décigram.
Diascordium............................. 15 centigram.
Mucilage épais de gomme arabique........ Q.S.

M. pour 1 pil. — Diarrhée; dysenterie. — Doses : 1 pil. toutes les 2 heures!

POTION AU SOUS-NITRATE DE BISMUTH (Mascarel).

Sous-nitrate de bismuth...............⎫ aa. 1 gram.
Gom. adragante (*Astragalus verus*)...⎭
Hydrolat de laitue...................... 120 —
Sp. simple.............................. 30 —

M. — Diarrhée cholériforme des enfants. — Doses : 5 à 10 gram. d'heure en heure; agitez chaque fois! Adjuvants : diète; eau albumineuse pour boisson. (Voy. *Lavement d'ipécacuanha.*

POUDRE ANTIDIARRHÉIQUE (Trousseau).

Sous-carbonate de fer....................	1 décigram.
Yeux d'écrevisses......................	2 —
Sous-azotate de bismuth................	3 —
Sucre blanc..........................	3 —
Laudanum de Sydenham................	1 goutte.

Pulv.; M.; pour 1 paquet.—Diarrhées rebelles.—Doses : 1 paquet toutes les 2 ou 3 heures! Le carbonate, ou mieux le sousphosphate de chaux, peuvent remplacer les yeux d'écrevisses.

LAVEMENT DE SOUS-NITRATE DE BISMUTH (Monneret).

Sous-nitrate de bismuth................	20 gram.
Eau gommeuse 1/20....................	60 —

M. — Diarrhées; dysenterie. — A renouveler, s'il est nécessaire. On ajoute au besoin 10 à 20 gouttes de laudanum!

MIXTURE ANTIDIARRHÉIQUE (Caffe).

Sous-phosphate de chaux pulv.............	10 gram.
Mie de pain de froment................	20 —
Sous-nitrate de bismuth................	5 —
Sp. de ratanhia......................	60 —
Alcoolé de cannelle....	5 —
Laudanum de Sydenham................	1 —

M. — A prendre en 3 ou 4 fois dans la journée!

★ CITRATE DE BISMUTH.

Solution d'azotate acide de bismuth...........	Q. V.
Solution de citrate de soude...............	Q. S.

Pour précipiter le bismuth à l'état de citrate insoluble; lavez le précipité sur un filtre; f. sécher Prép. de la *Solution de citrate de bismuth et d'ammoniaque.*

★ LIQUEUR DE BISMUTH; SOLUTION DE CITRATE DE BISMUTH ET D'AMMONIAQUE (Ph. Lond.).

Citrate de bismuth.....................	2 gram.
Ammoniaque liquide à 22°..............	Q. S.

Pour dissoudre le citrate de bismuth; ajoutez :

Solution d'acide citrique................	Q. S.

Pour saturer la liqueur; ajoutez :

Eau distillée.......................	Q. S.

Pour compléter un poids total de 100 gram.

La Ph. Lond. attribue à ce médicament des propriétés sédatives et toniques. — Doses : 2 à 6 gram. dans une potion gommeuse ; chaque gram. représente 2 centigram. de citrate de bismuth. — Inusité en France.

★ LIQUEUR DE BISMUTH (Howie).

Bismuth......................................	735
Acide citrique...............................	2000
— azotique................................	1360
Ammoniaque liquide..........................	Q. S.
Eau distillée................................	Q. S.

F. dissoudre le métal dans l'acide azotique ; ajoutez l'acide citrique neutralisé par Q. S. d'ammoniaque ; ajoutez une quantité d'eau égale à celle de l'ammoniaque employée ; f. bouillir pendant 3 minutes en agitant ; rendez la liqueur alcaline par l'addition d'un peu d'ammoniaque. Cette liqueur représente 1 gram. de bismuth métallique pour 10 gram. — Inusité en France. (Voy. ci-dessus : *Solution de citrate de bismuth et d'ammoniaque.*)

★ SILICATE DE MAGNÉSIE HYDRATÉ.

Le silicate de magnésie hydraté, qui n'est autre chose que la matière dont on fabrique les pipes dites d'*Écume de mer*, a été proposé pour remplacer le sous-nitrate de bismuth. Carraud l'administre en poudre fine dans les mêmes cas que ce dernier sel, et prétend en obtenir les mêmes effets? Le sous-nitrate n'agit pas comme une poudre inerte, il est désinfectant, il décompose l'acide sulfhydrique et les sulfhydrates alcalins.

★ EAU DE CHAUX (Cod. fr.; F. H. M.; Soc. de Ph.).

Chaux vive..................................	Q. V.
Eau distillée................................	Q. S.

Éteignez la chaux ; délayez-la dans 40 fois son poids d'eau ; laissez déposer ; décantez ; rejetez ce premier liquide qui contient de la potasse, de la soude et des sels solubles (si vous employez la chaux du commerce) ; ajoutez sur le dépôt environ 100 fois son poids d'eau ; agitez ; laissez déposer dans un flacon bouché, que vous garderez toujours plein ; décantez et filtrez au moment du besoin. Plusieurs lavages du dépôt seraient nécessaires pour obtenir l'eau de chaux exempte de chlorures. Elle tient en dissolution à + 15°, 1,285 de chaux pour 1000 d'eau.

— L'eau de chaux destinée à servir de réactif doit être préparée à l'eau distillée.

— Diarrhée des enfants. (Trousseau.) — Doses : 10 à 60 gram.

JEANNEL. 29

par jour dans le lait des enfants nourris au biberon ou récemment sevrés. L'eau de chaux agit dans l'estomac comme antiacide; elle est aussi un agent de conservation pour le lait, qu'elle préserve de la fermentation acide, et dans lequel elle empêche le développement des champignons microscopiques!

★ EAU DE CHAUX (Ph. germ.).

Chaux vive..	2
Eau commune..	1

Versez l'eau peu à peu sur la chaux pour l'éteindre; ajoutez:

Eau commune..	40

Mêlez par l'agitation; laisser déposer; décantez; rejetez le liquide; ajoutez sur le résidu:

Eau commune..	100

(Voy ci-dessus.)

LAVEMENT ANTIDIARRHÉIQUE (Freer).

Eau de chaux........................	100 à 200 gram.

— Diarrhée des enfants.

LAVEMENT ANTIDIARRHÉIQUE (Trousseau).

Eau de chaux...	200
Décocté de riz.......................................	300
Laudanum de Sydenham.................................	1

M.!

★ SACCHARATE DE CHAUX (Péligot).

Sucre...	50
Chaux éteinte..	30
Eau..	150

F. dissoudre le sucre dans l'eau; ajoutez et délayez la chaux; filtrez; f. évaporer à une douce chaleur au bain de sable; agitez de temps en temps; filtrez; f. évaporer à siccité. Conservez à l'abri de l'air et de l'humidité.

Ce sel, peu soluble dans l'eau pure, est très-soluble dans l'eau sucrée.

— Diarrhée ou constipation dyspeptique.

— Doses: 1 à 3 gram. dans l'eau sucrée après les repas, deux ou trois fois par jour. (Chelland.) (Voy. Empoisonnement par l'acide phénique.)

★ SIROP DE SACCHARATE DE CHAUX (Dorvault).

Eau de chaux...	1
Sucre blanc..	2

F. dissoudre à froid dans un flacon bouché et plein ; ne filtrez pas afin d'éviter le contact de l'air.

— Diarrhée des enfants à la mamelle ou récemment sevrés. — Doses : 15 à 90 gram. par cuillerée dans le lait.

— Il est plus simple d'additionner le lait sucré d'eau de chaux. (Voy. *Eau de chaux* p. 505.)

DÉCOCTION BLANCHE DE SYDENHAM (Cod. fr.; H. P.).

Corne de cerf calcinée et porph..............	10 gram.
Mie de pain de froment.....................	20 —
Gomme arabique pulv. (*Acacia vera*)........	10 —
Sucre blanc (*Saccharum officinarum*)........	60 —
Hydrolat de fl. d'oranger...................	10 —
Eau commune Q. S. pour...................	1 litre.

Triturez la corne de cerf et la gomme ; ajoutez la mie de pain et le sucre, triturez de nouveau ; f. bouillir avec l'eau pendant 15 m.; passez, exprimez légèrement ; ajoutez l'hydrolat.

— Diarrhées. — Doses : boisson ordinaire du malade ; agitez chaque fois !

DÉCOCTION BLANCHE DE SYDENHAM (Formule primitive de l'auteur).

Corne de cerf râpée.................. }		
Mie de pain blanc................... }	*aa.*	62 gram.
Eau de fontaine........................		1200 —

F. bouillir jusqu'à réduction à 800 gram. (environ) ; ajoutez :

Sucre .... Q. S.

DÉCOCTION BLANCHE (F. H. M.).

Os calcinés et porphyrisés.................	10 gram.
Mie de pain de froment....................	25 —
Gomme Sénégal concassée. (*Acacia verek*)......	10 —
Eau aromatique de citron.................	30 gram.
Sp. simple.............................	50 —
Eau	Q. S.

Pour 1 litre de décocté. F. bouillir ensemble les os calcinés et la mie de pain pendant 1/4 d'h.; passez à l'étamine ; exprimez légèrement ; f. dissoudre la gomme ; ajoutez le sp. et l'eau aromatique de citron. Délivrez dans une bouteille. — Doses : boisson ordinaire ; agitez chaque fois !

ÉMULSION DE VAN-SWIETEN.

Corne de cerf calcinée pulv.............	4 gram.
Farine d'orge (*Hordeum vulgare*)........	2 —

Extrait d'opium...................... ... 15 centigram.
Eau commune........................ 90 gram.
Sirop d'écorce de citron............... 16 —

Délayez dans le sirop la corne de cerf, la farine et l'extrait d'opium ; ajoutez l'eau peu à peu en triturant. La dénomination de ce médicament en donne une fausse idée ; ce n'est pas une émulsion. — Diarrhées. — Doses : 1 cuillerée à bouche toutes les 2 heures !

★ ÉLECTUAIRE ANTIDIARRHÉIQUE (Jeannel).

Conserves de roses........................ 10
Quinquina calysaya pulv. (*Cinchona calysaya*)..... 5
Sous-phosphate de chaux pulv................... 5
Éc. d'orange pulv. (*Citrus bigaradia*)............. 2
Sp. de cachou...,............................... Q. S.

M. — Doses : 4 à 20 gram.

★ CARBONATE DE CHAUX (Voy. p. 98).

—Absorbant, antiacide, antidiarrhéique. — Doses : 2 à 16 gram. dans du pain azyme ou délayé dans une potion gommeuse. (Voy. *Poudre calcique*, p. 98.)

★ POUDRE DE CRAIE (Cod. fr.).

Prép. comme la *Poudre de bol d'Arménie*, p. 175.
Entre dans quelques poudres dentifrices ; pour l'usage intérieur, on lui substitue le *Carbonate de chaux* obtenu par précipitation. (Voy. *ci-dessus*.)

★ POUDRE D'OS DE SÈCHE (Cod. fr.). .

Os de sèche (*Sépia officinalis*)................ .... Q. V.

Ratissez la surface interne ; séparez et rejetez la surface externe - dure et cornée ; lavez à l'eau bouillante la partie blanche et friable ; porphyrisez-la à sec. — Remplacé par le *Carbonate* ou par le *Sous-phosphate de chaux*. — Inusité.

★ POUDRE DE COQUILLES D'ŒUFS (Cod. fr.).

Prép. comme la *Poudre de corail rouge*. — Remplacé par le *Carbonate* ou par le *Sous-phosphate de chaux*. — Inusité..

★ POUDRE DE COQUILLES D'HUÎTRES (Cod. fr.).

Prép. comme la *Poudre de corail rouge*. — Remplacé par le *Carbonate* ou par le *Sous-phosphate de chaux*. — Inusité.

★ POUDRE DE PIERRES D'ÉCREVISSE ; YEUX D'ÉCREVISSE (Cod. fr.).

Prép. comme la *Poudre de corail rouge*. — Remplacé par le *Carbonate* ou par le *Sous-phosphate de chaux*. — Inusité.

★ MERCURE AVEC LA CRAIE; ÉTHIOPS CALCAIRE; POUDRE GRISE;
Hydrargyrum cum creta (Ph. Lond.).

- Mercure métallique........................... 9
Craie préparée................................ 15

Éteignez le métal par une longue trituration.
— Diarrhées. — Doses : 5 à 10 centigram. Très-usité en Angleterre. Dans cette préparation une proportion *variable* de mercure passe à l'état d'oxyde, ce qui produit nécessairement une
certaine inégalité d'action.

★ MIXTURE DE CRAIE (Ph. Britan.).

Carbonate de chaux............................ 7
Gomme arabique pulv. (*Acacia vera*).............. 7
Sp. simple.................................... 19
Hydrolat de cannelle.......................... 282

Délayez la gomme avec le sirop ; ajoutez le carbonate de chaux,
et peu à peu en triturant l'hydrolat de cannelle.
— Diarrhées ; pyrosis. — Doses. 1 cuillerée à bouche toutes les
2 ou 3 h.; agitez chaque fois !

★ MIXTURE CALCAIRE (Ph. Lond.).

Carbonate de chaux lavé................. 30 gram.
Hydrolat de cannelle.................... 60 —
Sirop simple........................... 40 —
Laudanum de Sydenham................... 4 gouttes.

M. — Diarrhées. — Doses : par cuillerées !
— La dose de laudanum pourrait être portée à 1 gram. et plus
au besoin.

LIMONADE MINÉRALE; LIMONADE SULFURIQUE.

(Voy. *Astringents*, p. 176.)
— Dysenterie — Doses : boisson ordinaire du malade !

POTION ANTIDYSENTÉRIQUE; DÉCOCTION ANTIDYSENTÉRIQUE (F. H. M.).

Ipéca concassé (*Cephœlis ipecacuanha*)....... 10 gram.
Eau.. 400 —

F. bouillir la racine 3 fois successivement pendant 10 m. avec
le tiers de l'eau ; réunissez les décoctés ; réduisez-les par l'ébullition à 200 gram.; filtrez. — A prendre en 3 fois dans la journée !

LAVEMENT D'IPÉCACUANHA (Bourdon).

Ipéca concassé (*Cephœlis ipecacuanha*)........ 20 gram.
Eau distillée.................................. 170 —

F. bouillir pendant 10 m.; renouvelez encore deux fois la décoction avec 170 gram. d'eau distillée; réunissez les trois décoctés; f. réduire à 240 gram. que vous employerez en deux lavements pour administrer dans les 24 heures, après avoir ajouté à chacun d'eux :

Laudanum de Sydenham................... 6 gouttes.

— Diarrhée chotériforme des jeunes enfants; diarrhée des tuberculeux. Ces lavements peuvent être prescrits plusieurs jours de suite. La dose d'ipéca peut être augmentée.

★ PILULES ANTIDYSENTÉRIQUES (Segond).

Ipéca pulv. (*Cephælis ipecacuanha*)..... 66 milligram.
Calomel à la vapeur................... 33   —
Extrait d'opium....................... 9   —
Sirop de nerprun...................... Q. S.

M. pour 1 pil. — Doses : 6 pil. toutes les 2 heures ! — On pourrait corriger la formule de la manière suivante : Ipéca pulv. 8 centigram., calomel 4 centigram., extrait d'opium 1 centigram. M. pour 1 pil. — Doses : 5 pil. à prendre toutes les 2 heures. Les mêmes quantités se trouveraient administrées en 5 au lieu de l'être en 6 pil. — Surveillez les effets en raison du calomel.

★ PILULES ANTIDYSENTÉRIQUES; PILULES DE SEGOND (F. H. M.).

Ipéca pulv. (*Cephælis ipecacuanha*) ...... 4 décigram.
Calomel à la vapeur................... 2   —
Extrait d'opium purifié .... 5 centigram.
Sirop simple........................ Q. S.

M.; pour 6 pil. — Antidysentérique. — Doses : 1 pil. de 2 h. en 2 h.! (Voy. *ci-dessus*.)

★ PILULES ANTIDYSENTÉRIQUES (Boudin).

Ipéca pulv. (*Cephælis ipecacuanha*)........ 1 décigram.
Calomel à la vapeur.................... 1 décigram.
Extrait d'opium....................... 2 centigram.

M. pour 1 pil. — Doses : 1 pil. toutes les 1/2 h.! — Surveillez les effets. (Voy. *Pilules de Segond*.)

★ PILULES ANTIDIARRHÉIQUES.

Extrait d'opium....................... 1 centigram.
Poudre d'ipéca....................... 2   —
Extrait de ratanhïa................... 4   —
Cachou.............................. 2   —

M. pour 1 pil. — Doses : 1 pil. toutes les 2 heures !

EAU ALBUMINEUSE (Cod. fr.).

Blancs d'œufs......................... N° 4
Eau commune.......................... 1000 gram.
Hydrolat de fl. d'oranger............. 10 —

Battez les blancs d'œufs avec leur volume d'eau.; ajoutez le reste de l'eau.; agitez; passez à l'étamine; ajoutez l'hydrolat.
— Dysenterie; empoisonnements minéraux. — Doses : par verres. — La dose d'albumine peut être doublée.

TISANE ALBUMINEUSE (Cod. fr.).

Œufs de poule (Gallus bankiva)........... N° 4
Eau commune.......................... 900 gram.
Sirop simple........................... 50 —

Prenez les blancs des 4 œufs; battez-les avec l'eau; passez; ajoutez le sirop. Le F. H. M. réduit pour cette tisane la dose d'albumine à 2 blancs d'œufs. (Voy. ci-dessus.)

POTION CONTRE LA DYSENTERIE (Requin).

Hydrolat de tilleul..................... 100 gram.
Sirop d'opium.......................... 20 —
Blancs d'œufs.......................... N° 2

M.; passez à travers une mousseline claire. — Doses : par cuillerées à bouche toutes les demi-heures. A renouveler 2 ou 3 fois dans la journée s'il est nécessaire !

POTION ANTIDIARRHÉIQUE (Delioux de Savignac).

Hydrolat de menthe................ }
— de fl. d'oranger............. } aa. 60 gram,
Sirop d'opium.......................... 30 —
Extrait de ratanhia.................... 4 —
Éther sulfurique....................... 4 —

M. — Diarrhées; vomissements. — Doses : par cuillerées à intervalles plus ou moins rapprochés selon l'intensité des accidents !

POTION ASTRINGENTE (Gobert).

Sirop de ratanhia...................... 40 gram.
Alcoolé de cachou...................... 15 —
Carbonate de chaux.................... 5 —
Laudanum de Sydenham................ 25 gouttes.
Hydrolat de menthe.................... 150 gram.

M.—Diarrhée.— Doses : 1 cuillerée à bouche toutes les 1/2 h.!

POTION CONTRE LA CHOLÉRINE OU LE DÉBUT DU CHOLÉRA.

Hydrolat de menthe................ }
— mélisse.................... } aa. 60 gram.

Sirop d'opium.............................. 30 —
Alcoolé de cachou......................... 10 —
Éther sulfurique.... .... 4 —

M.; bouchez le flacon; agitez. — Doses : 1 cuillerée à bouche tous les quarts d'heure.

LAVEMENT ASTRINGENT.

Alun cristallisé ....:........................ 4 à 8 gram.
Eau chaude........................ .... 2 —

F. dissoudre ; laissez refroidir. — Dysenterie. — Ce lavement doit être fréquemment renouvelé si les évacuations persistent. (Voy. *Astringents*, p. 170.)

LAVEMENT ANTIDYSENTÉRIQUE (Valérius).

Alun cristallisé........................... 4 à 6 gram.
Extrait de valériane...................... 2 —
Laudanum de Sydenham................. 10 gouttes.
Amidon cru...............:............... 20 gram.
Décocté de racine de guimauve........... 250 —

F. dissoudre l'alun et l'extrait; délayez l'amidon; ajoutez le laudanum. — Astringent, antidysentérique. — A renouveler plusieurs fois dans la journée s'il est nécessaire !

PILULES D'AZOTATE D'ARGENT (Trousseau).

Azotate d'argent cristallisé.............. 2 centigram.
Eau distillée....................... {
Gomme arab. pulv. (*Acacia vera*).. { *aa*. Q. S.

M.; pour 1 pil. — Diarrhées rebelles. — Doses : 1 à 3 pil. par jour dans l'intervalle des repas.

LAVEMENT ASTRINGENT A L'AZOTATE D'ARGENT (Trousseau).

Azotate d'argent cristallisé............. 1 à 2 décigram.
Eau distillée...................... 250 gram.

F. dissoudre. — Diarrhées rebelles; dysenteries. La dose d'azotate d'argent a été portée à 5 décigram et même à 1 gram. lorsque l'on supposait l'existence d'ulcérations dans le gros intestin à la suite de dysenteries graves.

LAVEMENT CONTRE LA DYSENTERIE (Delioux de Savignac).

Alcoolé d'iode.......................... 10 à 30 gram.
Iodure de potassium.................. 1 à 2 —
Eau.............................:... 250 —

F. dissoudre. — Dysenterie chronique !

POTION HUILEUSE ANTIDYSENTÉRIQUE (Mabit).

Huile d'amande (*Amygdalus communis*)...... 15 gram.
— de ricin (*Ricinus communis*)........... 15 —
Sirop de morphine........................ 30 —
Gomme arabique pulv. (*Acacia vera*)......... 10 —
Hydrolat de tilleul........................ 80 —
— fl. d'oranger........................ 5 —

M. — A prendre par cuillerées à bouche dans les 24 h.

POTION CONTRE LA DIARRHÉE PRODOMIQUE DU CHOLÉRA (Dorvault).

Sirop de coings.......................... 30 gram.
Alcoolé de cachou........................ 10 —
Eau commune............................ 90 —
Alcoolé de cannelle....................... 20 gouttes.
Acide sulfurique alcoolisé.................. 20 —
Laudanum de Rousseau.................... 10 —

M. — A prendre en 2 ou 3 fois dans la journée!

POTION ANTIDIARRHÉIQUE (Rollet).

Hydrolat de laitue........................ 60 gram.
— menthe....................... ⎰ aa. 30 —
— mélisse....................... ⎱
— fl. d'oranger. .... 15 —
— de laurier-cerise................... 8 —
Sirop de morphine........................ 30 —
— d'éther............................ 15 —

M. — A prendre par cuillerées à bouche. — Diarrhée prodromique du choléra!

★ MIXTURE ANTICHOLÉRIQUE (Strogonoff).

Éthérolé de valériane......................... 8
— de noix vomique...................... 4
Liqueur d'Hoffmann......................... 8
Alcoolé d'arnica............................ 4
Essence de menthe......................... 2
Alcoolé d'opium............................ 6

M. — Période algide du choléra. — Doses : 15 à 25 gouttes dans un petit verre de vin généreux toutes les 1/2 h. (Voy. *Agents stimulants*, p. 207.)

INJECTION ALCALINE ANTICHOLÉRIQUE (Colson). (Voy. p. 98).

ÉMULSION DE CIRE; LAIT DE CIRE; MIXTURE ANTIDIARRHÉIQUE (Soubeiran).

Gomme arabique pulv. (*Acacia vera*)............... 12
Cire jaune (*Apis mellifica*)...................... 12

29.

Eau... 125
Sirop simple... 90

F. un mucilage avec la gomme et la moitié du sirop dans un mortier chauffé à l'eau bouillante; ajoutez, en triturant, la cire fondue, le reste du sirop et enfin l'eau, qui doit être chauffée à + 70° environ. — Antidiarrhéique. — Doses : par cuillerées.

★ ÉLECTUAIRE DE CIRE (Soubeiran).

Cire jaune (*Apis mellifica*)................
Gomme arabique (*Acacia vera*)........... } *aa*. P. É.
Eau...
Sirop de framboise......................

F. un mucilage avec la gomme et l'eau bouillante ; ajoutez, en triturant, la cire fondue, puis le sirop.

— Diarrhée chronique. — Doses : 10 à 50 gram. (Voy. *Viande crue*, p. 91.)

§ 2. — *Médicaments employés contre la gastralgie, la dyspepsie.*

★ TABLETTES DE SOUS-AZOTATE DE BISMUTH (Cod. fr.).

Sous-azotate de bismuth........................... 10
Sucre blanc.. 90
Mucilage de gomme adragante.................... 9

F. des tablettes de 1 gram. — Chaque tablette représente 1 décigram. de sous-azotate de bismuth. — Gastralgie; entéralgie; diarrhée. — Doses : 5 à 20 et plus ! (Voy. p. 503.)

★ POUDRE ANTIGASTRALGIQUE. (Patterson).

Sous-azotate de bismuth............ }
Hydrate de magnésie................ } *aa*. 1 décigram.
Sucre blanc pulvérisé................ 8 —

M. pour 1 prise ! Cette poudre peut être mise en tablettes au moyen d'un mucilage. Voy. *ci-après*.)

★ TABLETTES BISMUTHO-MAGNÉSIENNES ; PASTILLES AMÉRICAINES ; PASTILLES DE PATTERSON.

Sous-azotate de bismuth........................... 1
Hydrate de magnésie............................. 1
Sucre pulvérisé.................................. 8
Mucilage de gomme adragante à l'hydrolat de menthe
   ou de fleur d'oranger........................ Q. S.

M. pour 10 tablettes. — Chaque tablette représente 1 décigram. de **sous-azotate de bismuth et 1 décigram.** d'hydrate de magnésie.

— Gastralgie; entéralgie; dyspepsie; pyrosis. — Doses : 2 à 20 par jour et plus!

★ PILULES ANTIGASTRALGIQUES (Trousseau).

Sous-azotate de bismuth............ 1 décigram.
Carbonate de chaux.................. 25 milligram.
Miel................................ Q. S.

M.; pour 1 pil. — Doses : 2 à 20 pil par jour et plus.

★ POUDRE ANTIGASTRALGIQUE (Odier).

Magnésie calcinée............................ ⎫
Sucre blanc pulvérisé........................ ⎬ aa. 5
Oxyde de bismuth............................. ⎭ 1

M. — Doses : 1 gram. toutes les 2 ou 3 h. en bols ou dans du pain azyme! — L'oxyde peut être remplacé par le sous-azotate de bismuth.

★ POUDRE ALCALINE (Trousseau).

Magnésie calcinée........................ 4 décigram.
Bicarbonate de soude..................... 6 —
Sucre blanc.............................. 2 gram.

Pulv.; M.; pour 1 paquet. — Gastralgie; pyrosis. — Doses : 2 à 4 paquets par jour avant les repas!

★ POUDRE CONTRE LE VERTIGE STOMACAL (Trousseau).

Bicarbonate sodique.............. ⎫
Craie........................... ⎬ aa. 3 décigram.
Magnésie calcinée............... ⎭

Pulv.; M.; pour 1 paquet. — Vertige stomacal; gastralgie; pyrosis. — Doses : 3 ou 4 paquets par jour, 2 heures après chaque repas, et avant de se coucher dans 1/2 verre d'eau sucrée.

★ PILULES ANTIGASTRALGIQUES (Delarue).

Extrait d'opium........................ 6 milligram.
Safran de Mars apéritif................ 12 —
Magnésie calcinée...................... 25 —
Sirop de gomme......................... Q S.

M. pour 1 pil. — Doses : 2 par j.; l'une 2 h. avant le déjeuner; l'autre 3 h. avant le dîner.

POTION ANTIACIDE (Radius).

Magnésie calcinée........................ 4 gram.
Sp. d'écorce d'orange .... 16 —
Hydrolat de menthe .... 90 —

Triturez la magnésie avec le sp.; M. —Pyrosis; tympanite. —
Doses : par cuillerées à bouche ; agitez chaque fois !

★ TABLETTES DE MAGNÉSIE ET DE CACHOU (Cod. fr.).

Hydrocarbonate de magnésie. 10
Cachou pulv. (*Unkaria gambir*)................. 5
Sucre blanc.. 85
Mucilage de gomme adragante................... 12

F. des tablettes de 1 gram. Chaque tablette représente environ
1 décigram. d'hydrocarbonate de magnésie et 5 centigram. de
cachou. — Dyspesie; pyrosis. — Doses: 4 à 10 et plus !

POTION ANTIACIDE.

Bicarbonate de soude..................... 5 gram.
Sp. d'écorce d'orange .... 45 —
Hydrolat de menthe............. .. .. 100 —

M. — Pyrosis; gastralgie. — Doses : par cuillerées à bouche !
— Chaque cuillerée à bouche représente environ 5 décigram. de bicarbonate de soude.

★ MIXTURE ANTIDYSPEPTIQUE.

Infusé d'éc. d'orang. am. (40/1000)......... 125 gram.
Bicarbonate de soude..................... 2 —
Alcoolé de rhubarbe..................... 2 —
— de cascarille..................... 17 —
Sp. de sucre....... : .... 30 —

M. — Doses: 1 cuillerée à bouche toutes les 2 heures !

LIMONADE CHLORHYDRIQUE ; LIMONADE HYDROCHLORIQUE.

Eau commune .... 900 gram.
Sp. simple.............................. 100 —
Acide chlorhydrique D. 1,18 (22° B).......... 4 —
Alcoolat de citron... .... 1 —

M. — Angines avec état saburral; stomatites; dyspepsies par
défaut d'acidité du suc gastrique. — Doses : par verres ! (Voy.
Médicaments nutrimentifs, p. 100.)

POTION DIGESTIVE (Caron).

Vin de quinquina........ .... 100 gram.
Sp. thébaïque.... : .... 30 —
Acide chlorhydrique..................... 1 —

M. — Dyspepsies. — Doses : 2 à 6 cuillerées par j. avant les
repas ! Il est quelquefois nécessaire d'étendre d'eau ce médicament
que certains malades trouvent trop acide.

★ PASTILLES D'ACIDE LACTIQUE (Soubeiran).

Acide lactique pur.......................... 8 gram.
Sucre blanc .... 30 —
Vanille (*Vanilla sativa*)................... 1 —
Mucilage de gomme adragante.............. Q. S.

Pilez la vanille avec le sucre; passez au tamis; ajoutez l'acide lactique, puis le mucilage; f. des pastilles de 2 gram. — Dyspepsie par défaut d'acidité du suc gastrique. — Doses : 1 à 4 pastilles avant chaque repas ! (Voy. *Médicaments nutrimentifs*, p. 100.)

★ MIXTURE CALMANTE (Malherbe).

Sp. d'éc. d'oranges amères................. ⎫
— de morphine......................... ⎬ aa. P. É.
— d'éther .... ⎭

M. — Gastralgie. — Doses : 1 cuillerée à café toutes les 1/2 h. jusqu'à ce que la douleur soit apaisée !
— Dyspepsie. — Doses : une cuillerée à café 1/2 h. avant les repas.

★ POUDRE STOMACHIQUE (Trastour).

Noix vomique pulv. (*Strychnos nux vomica*).. 5 centigram.
Éc. de cassia lignea pulv. (*Cinnamomum malabathrum*) .... 1 décigram.
Carbonate de chaux pulv............... 1 —

M. pour 1 paquet. — Dyspepsie hypochondriaque. — Doses : 1 à 2 paquets avant chaque repas ! — La quantité de noix vomique peut être portée progressivement à 1 et même à 2 décigram. dans chaque paquet. (Voy. *Reconstituants végétaux*, p. 139.)

APOZÈME DE RHUBARBE ET DE COLOMBO (Delioux de Savignac).

Rac. de colombo (*Cocculus palmatus*)......... 4 gram.
— rhubarbe (*Rheum palmatum*........ 1 —
Eau...................................... 200 —

F. infuser pendant 12 h. — Gastralgies avec constipation. — A prendre en 1 fois le matin à jeun ! (Voy. *Reconstituants végétaux*, p. 150, 152.)

★ CHARBON VÉGÉTAL (Cod. fr.; F. H. M.)

Fragments de bois blanc, léger et non résineux.... Q. V.

Rangez dans un creuset; comblez les intervalles et couvrez la surface avec la poudre de charbon ordinaire; adaptez au creuset son couvercle; calcinez au rouge jusqu'à ce qu'il ne se dégage plus rien; laissez refroidir; brossez les fragments de charbon.

★ POUDRE DE CHARBON VÉGÉTAL (Cod fr.; F. H. M.).

Prép. comme la *Poudre de sulfure d'antimoine*, p. 31.)

Pour l'usage intérieur, préparez une poudre demi-fine au moyen d'un tamis de crin. — Le F. H. M. prescrit de laver la poudre de charbon destinée à l'usage intérieur. — Dyspepsie flatulente ; pyrosis. — Doses : 1 cuillerée dans du pain azyme ou délayée dans de l'eau sucrée avant chaque repas! (Voy. *Poudre de quinquina et charbon*; p. 62; *Dentifrices*.)

★ TABLETTES DE CHARBON Cod. fr.).

Charbon végétal pulv.	5
Sucre blanc.	15
Mucilage de gomme adragante.	2

F. des tablettes de 1 gram. Chaque tablette représente 25 centigram. de charbon. — Dyspepsie flatulente; pyrosis; gastralgies. — Doses : 5 à 30. Ces tablettes ne valent pas le charbon pulvérisé récemment préparé, administré à sec dans du pain azyme.

★ ÉLECTUAIRE CARBONÉ.

Charbon de bois lavé et porphyrisé.	10
Magnésie calcinée.	1
Miel blanc.	Q. S.

— Gastralgies ; pyrosis. — Doses : 4 à 25 gram. (Voy.: *Viande crue*, p. 91 ; *Thé de bœuf*, p. 93 ; *Bouillon de Nauche*, p. 94.)

§ 3. — *Hémorrhoïdes.*

PILULES DE CAPSIQUE (Allègre).

Poudre de capsique (*Capsicum annuum*)...	1 décigram.
Miel (*Apis mellifica*).	
Poudre de réglisse...	} aa. Q. S.

M.; pour 1 pil. —Hémorrhoïdes douloureuses et engorgées. — Doses: 5 à 20 pil. par jour en 2 fois! Allègre prescrit aussi l'extrait de capsique à doses moitié moindres.

POMMADE ANTIHÉMORRHOÏDALE.

Onguent populéum	10
Acétate de plomb liquide:	
Laudanum de Sydenham.	} aa. 2

M. — Hémorrhoïdes douloureuses. — Onctions réitérées !

POMMADE ANTIHÉMORRHOÏDALE BELLADONÉE (Jeannel).

Onguent populéum	10
Extrait de belladone.	
Laudanum de Sydenham.	} aa. 2

Délayez l'extrait dans le laudanum ; M. — Hémorrhoïdes douloureuses. — Onctions réitérées !

Introduction de mèches enduites de ce médicament. (Voy. *Narcotiques*, p. 392.)

SUPPOSITOIRE NARCOTIQUE (Barnouvin).

Extrait de belladone..................... 1 centigram.
Axonge............................... 5 décigram.
Cire blanche.......................... 1 gram.
Beurre de cacao....................... 3 —

F. fondre ; M.; pour 1 suppositoire. — Hémorrhoïdes douloureuses. — La dose d'extr. de belladone peut être portée à 2 décigram. et plus.

POMMADE ANTIHÉMORRHOÏDALE A LA CHAUX (Guibourt).

Pommade aux concombres.................... 15
Chaux hydratée........................... } aa. 2
Laudanum de Sydenham..................... }

M. — Hémorrhoïdes douloureuses. — Onctions réitérées !

SUPPOSITOIRE ASTRINGENT (Barnouvin).

Extrait de ratanhïa.............. 1 gram.
Eau chaude.................... Q. S.
Axonge...................... 1 gram.
Cire blanche................. 2 —
Beurre de cacao.............. 1 gram. 5 décigram.

Délayez l'extrait dans quelques gouttes d'eau chaude ; f. fondre les autres substances ; M. pour 1 suppositoire.

POMMADE ANTIHÉMORRHOÏDALE (Jeannel).

Onguent populéum........................... 10
Tannin.................................... 1

M. — Hémorrhagies hémorrhoïdales. — Onctions réitérées, introduction de mèches de charpie enduites de cette pommade. — (Voy. *Astringents végétaux*, p. 189.)

POMMADE ASTRINGENTE (Sundelin).

Alun cristallisé pulv.......................... 1
Beurre frais.............................. 10

M. — Flux hémorrhoïdaux. — Onctions ; mèches. (Voy. *Astringents hémostatiques*, p. 170.)

SUPPOSITOIRES HÉMORRHOÏDAUX (Trousseau).

Beurre de cacao (*Theobroma cacao*))...... 8 gram.
Aloès pulv. (*Aloe socotrina*)............. 2 décigram.
Émétique.. .... 5 centigram.

F. fondre, pour 1 suppositoire. — Rappeler le flux hémorrhoï-
dal. — Application journalière pour produire de la cuisson à la
marge de l'anus.

TREIZIÈME SECTION

§ 1. *Médicaments spéciaux de la pituitaire.*

★ VINAIGRE ANGLAIS (Cod. fr.)

Acide acétique cristallisable.......................	1200
Camphre (*Laurus camphora*)......................	120
Essence de cannelle............................	2
— de girofle........................	4
— de lavande.......................	1

Pulv. le camphre par l'intermède d'un peu d'acide acétique ;
M.; après 15 j. de contact, décantez. — Stimulant de la pituitaire ; employé pour garnir les flacons de poche. (Voy. *Cosmétiques et parfums*.)

★ SEL DE VINAIGRE (Cod. fr.).

Petits cristaux de sulfate de potasse imprégnés de vinaigre anglais. — Employé pour garnir les flacons de poche.

★ VINAIGRE ANTISEPTIQUE; VINAIGRE DES QUATRE VOLEURS (Cod. fr.).

Som. d'absinthe (*Artemisia absinthium*)......		
— de petite absinthe (*Artem. pontica*)....		
Menthe poivrée (*Mentha piperita*)...........		
Romarin (*Rosmarinus officinalis*)...........	*aa.*	8
Rue (*Ruta graveolens*).....................		
Sauge (*Salvia officinalis*)		
Fleurs de lavande (*Lavandula vera*).........		
Rhizome d'acore (*Acorus calamus*)..........		
Éc. de cannelle (*Laurus cinnamomum*)......		
Girofle (*Caryophyllus aromaticus*)..........	*aa.*	1
Muscade (*Myrristica moschata*).............		
Ail (*Allium sativum*...		
Camphre (*Laurus camphora*)...................		2
Acide acétique cristallisable.....................		8
Vinaigre blanc..............................		500

Divisez les espèces végétales ; f. macérer dans le vinaigre pendant 10 j.; passez; exprimez; ajoutez le camphre dissous dans
l'acide acétique; filtrez.

— Stimulant antispasmodique. — Frictions; flacons de poche.

★ ALCOOLAT AROMATIQUE AMMONIACAL (Cod. fr.).

Éc. fraîch. d'orange (*Citrus aurantium*)............ 100
    —   de citron (*Citrus limon*)............... 100
Vanille (*Vanilla sativa*)......................... 30
Cannelle de Ceylan (*Laurus cinnamomum*).......... 15
Girofle (*Caryophyllus aromaticus*)............... 10
Chlorhydrate d'ammoniaque................. ⎫
Carbonate de potasse..................... ⎬ *aa.* 500
Hydrolat de cannelle..................... ⎪
Alcool à 80°............................. ⎭

Incisez ; concassez les substances végétales ; introduisez-les dans une cornue de verre avec le sel ammoniac, l'hydrolat de cannelle et l'alcool ; laissez macérer pendant 4 j. ; agitez de temps en temps ; ajoutez le carbonate de potasse ; laissez macérer pendant 6 h. ; distillez au B.-M. pour recueillir 500 d'alcoolat.

— Cet alcoolat est promptement coloré par la lumière. Il contient, outre les essences, du carbonate d'ammoniaque, résultant de la réaction du carbonate de potasse sur le chlorhydrate d'ammoniaque. — Stimulant de la pituitaire ; flacons de poche.

★ SEL VOLATIL D'ANGLETERRE.

Chlorhydrate d'ammoniaque..................... 2
Carbonate de potasse.......................... 3
Essence de menthe............................. Q. S.

Pulv. gross. ; M. — La double réaction du carbonate de potasse et du chlorhydrate d'ammoniaque donne lieu à du carbonate d'ammoniaque volatil et à du chlorure de potassium. On peut aromatiser avec diverses essences.

— Stimulant de la pituitaire ; flacons de poche.

★ ESPRIT AMMONIACAL AROMATIQUE; SEL VOLATIL (J. Miller).

Carbonate d'ammoniaque........................ 25
Ammoniaque liquide D. 0,90 (25° B.)............. 50
Essence de muscade............................ 3
    —   de citron................................ 4
Alcool à 90°................................ 568
Eau distillée 60

M. ; laissez en contact pendant 3 j. ; agitez de temps en temps ; filtrez. D. 0,891. — Très-usité en Angleterre ; flacons de poche.

★ SEL DE PRESTON.

Carbonate d'ammoniaq. concassé..... ⎫ *aa.* 125 gram.
Ammoniaque liquide................ ⎭
Essence de bergamote............... ... 25 gouttes

Essence de roses.................... ⎫
  — de cannelle................. ⎬ aa. 10 gouttes;
  — de girofle .... ⎭
  — de lavande.................... 15 —

M. — Stimulant de la pituitaire ; flacons de poche.

★ POUDRE DE PYRÈTHRE OFFICINAL (*Anacyclus pyrethrum.*) (Cod. fr.).

Prép. par contusion comme la *Poudre de bistorte*, p. 203.

— Sternutatoire ; sert à tuer les poux. (Voy. *Médicaments antiparasitaires ; Poudre de pyrèthre du Caucase.*)

★ POUDRE STERNUTATOIRE.

Rac. de pyrèthre (*Anacyclus pyrethrum*)..... ⎫
Sem. de staphysaire (*Delphinium staphysagria*). ⎬ aa. P. É.
Gingembre (*Zingiber officinale*). .... ⎬
Poivre long (*Piper longum*)................. ⎭

Pulv. séparément ; M. — Sternutatoire énergique.

★ POUDRE DE RACINE D'ASARUM (Cod. fr.).

Racine d'asarum (*Asarum europæum*)............ Q. V.

F. sécher ; pulv. par contusion : passez au tamis de crin ; recueillez les 3/4. — Sternutatoire très-violent. — Doses : 5 centigram. à 1 décigram. pour priser. — Vomitif. — Doses : 5 décigram. à 2 gram. — Inusité. — La racine d'asarum perd beaucoup de son activité par la dessiccation.

★ POUDRE STERNUTATOIRE (Cod. fr.).

Feuil. d'asarum (*Asarum europæum*)........ ⎫
  — de bétoine (*Betonica officinalis*)....... ⎬ aa. P. É.
  — de marjolaine (*Origanum majorana*)... ⎬
Fleurs de muguet (*Convallaria maïalis*) ..... ⎭

F. sécher ; pulv. ; passez au tamis de crin. — Stimulant de la pituitaire. — Doses : 1 à 2 décigram. pour priser.

§ 2. — *Médicaments employés contre le coryza.*

★ POUDRE CONTRE LE CORYZA (Van den Corput).

Sous-azotate de bismuth............. 2 gram.
Benjoin pulv. (*Styrax benzoin*)........ 1 —
Chlorhydrate de morphine............ 2 à 5 centigram.

M. pour 1 paquet. — Doses : 2 à 3 paquets à priser par jour !

★ POUDRE CONTRE LE CORYZA (Jeannel).

Amidon 10
Alcoolé d'opium.......................... 1

F. sécher; pour 1 paquet. — Doses : 10 à 15 gram. à priser dans la journée et surtout le soir au moment de s'endormir !

★ ALCOOLÉ D'IODE.

L'inhalation par le nez des vapeurs qui se dégagent d'un flacon à large ouverture contenant de l'alcoolé d'iode, et chauffé dans la main, guérit le coryza ; l'inhalation doit être fréquemment renouvelée pendant 1 h. environ.

★ AMMONIAQUE LIQUIDE.

L'inhalation par le nez, faite avec ménagement, des vapeurs ammoniacales qui se dégagent d'un flacon d'ammoniaque liquide est employée avec succès pour la cure du coryza aigu.

§ 3. — *Médicaments employés contre l'ozène.*

INJECTIONS CONTRE L'OZÈNE (Gailleton).

Sel marin	1
Eau	100

F. dissoudre.

— Lorsqu'une des fosses nasales est remplie par un liquide soumis à une pression hydrostatique, si le sujet respire en même temps librement par la bouche, le voile du palais se relève de manière à fermer au liquide tout accès dans le pharynx, et ce liquide sort par l'autre narine (Weber). Lorsque le sujet, debout ou assis, introduit dans une de ses narines la canule d'une grosse seringue ou mieux d'un irrigateur Eguisier, le courant de liquide, après avoir rempli complétement les fosses nasales, se fait jour par l'autre narine sans passer dans l'arrière-gorge, pourvu que la canule obture la narine à laquelle elle est adaptée. De là, le traitement de l'ozène au moyen des irrigations : commencez par habituer le malade par des irrigations d'eau tiède renouvelées matin et soir pendant 2 ou 3 j.; la quantité de liquide à employer est de 4 à 5 lit. Après l'eau tiède, employez en irrigations les *Décoctés de feuilles de noyer, de ratanhia, de quinquina* ; plus tard l'*Eau salée* 1/100 ou la *Solution d'alun* 1 à 3/1000, ou la *Solution d'hypochlorite de soude* 1/10, ou la *Solution de sulfure de potassium* 1 à 4/1000, ou la *Solution de sulfate de zinc* 0,5 à 1/1000, ou bien la *Solution d'azotate d'argent* 0,05 à 0,2/1000. Sur la fin du traitement, qui dure 3 à 4 mois, diminuez progressivement la quantité de liquide, et terminez par une irrigation journalière de 1 à 2 litres d'eau pure ! (Voy. *Désinfectants*, p. 62.)

★ SOLUTION DE TANNIN (Davey).

Tannin	1 décigram.
Glycérine	2 gram.

Eau distillée.......................... 25 gram.
Hydrolat de roses..................... 5 —

F. dissoudre. — Ozène. — F. pénétrer dans les narines cette solution pulv. par l'appareil Salcs-Girons. — La dose de tannin peut varier selon les indications.

★ POUDRE CONTRE L'OZÈNE (Trousseau).

Calomel à la vapeur......................... } *aa.*   4
Oxyde rouge de mercure.................... }
Sucre pulv.............................. 15

M. — Doscs : 2 décigram. à renifler 5 ou 6 fois par jour.

★ POUDRE CONTRE L'OZÈNE (Trousseau).

Chlorate de potasse......................... 2
Sucre blanc porphyrisé...................... 15

M. — Pour priser plusieurs fois dans la journée, les fosses nasales étant soigneusement nettoyées par des reniflements d'eau tiède ou froide.

★ POUDRE CONTRE L'OZÈNE (Trousseau).

Précipité blanc.............................. 1
Sucre blanc porphyrisé...................... 60

M. — Voy. *ci-dessus.*

★ POUDRE CONTRE L'OZÈNE (Trousseau).

Oxyde rouge de mercure..................... 1
Sucre blanc porphyrisé..................... 60

M. — Voy. *ci-dessus.*

★ POUDRE CONTRE L'OZÈNE (Trousseau).

Sous-azotate de bismuth................. } *aa.* P. E
Talc de Venise .... }

M. — Voy. *ci-dessus.*

QUATORZIÈME SECTION

SPÉCIAUX DE L'APPAREIL RESPIRATOIRE

§ 1. — *Antimoniaux ; Chlorhydrate d'ammoniaque.*

⭐ KERMÈS MINÉRAL ; OXYSULFURE D'ANTIMOINE HYDRATÉ
(Cod. fr.; Soc. de Ph.).

Sulfure d'antimoine pulv.......................	6
Carbonate de soude cristallisé.................	128
Eau...	1280

F. bouillir le carbonate de soude avec l'eau dans une chaudière de fonte ; ajoutez le sulfure ; entretenez l'ébullition pendant 1 h.; filtrez le liquide bouillant dans une terrine contenant de l'eau très-chaude ; f. refroidir très-lentement ; après 24 h. recueillez le précipité rouge qui s'est formé ; lavez-le sur le filtre à l'eau distillée froide jusqu'à ce qu'il n'abandonne plus rien ; exprimez-le ; faites-le sécher à l'étuve ; passez au tamis de soie.

— Vomitif ; contro-stimulant ; expectorant ; moins actif que le tartre stibié.— Doses : 1 décigram. à 1 gram. en potion, dans un looch. — Inusité comme vomitif.

— La précaution de retarder le refroidissement est inutile ; le velouté du produit résulte du tamisage à travers un tissu serré, et n'a d'ailleurs aucune valeur sérieuse. (Méhu.)

(Voy. *Vomitifs*, p. 441 ; *Contro-stimulants*, p. 329.)

LOOCH KERMÉTISÉ.

Looch blanc du Cod. fr.....................	100 gram.
Kermès minéral.............. 5 centigram. à 1	—

Triturez le kermès avec le sucre et la gomme ; terminez le looch comme à l'ordinaire. — Contro-stimulant ; vomitif ; purgatif ; expectorant ; pneumonies ; bronchites capillaires ; croup ; bronchites chroniques. — Doses : 1 cuillerée à bouche d'h. en h. pour les adultes : 1 cuillerée à café toutes les 1/2 h. pour les enfants. Agitez chaque fois. — Surveillez les effets.

⭐ TABLETTES DE KERMÈS (Cod. fr.).

Kermès minéral.........................	1
Sucre blanc. (*Saccharum officinarum*)........	45
Gomme arabique pulv. (*Acacia vera*)........	4
Hydrolat de fl. d'oranger................	4

M. le kermès avec 4 de sucre ; f. un mucilage avec la gomme

et l'hydrolat; ajoutez-y le reste du sucre, puis le mélange de kermès et de sucre; f. des tablettes de 5 décigram. Chaque tablette représente 1 centigram. de kermès. — Catarrhe pulmonaire chronique. — Doses : 2 à 10.

— Les tablettes de kermès sont très-altérables lorsqu'elles ne sont pas bien sèches et lorsqu'elles ne sont pas conservées à l'abri de la lumière et de l'humidité.

★ OXYCHLORURE D'ANTIMOINE; POUDRE D'ALGAROTH (Cod. fr.).

Protochlorure d'antimoine liquide................... 1
Eau.. 40

M. — Laissez déposer; décantez; lavez par décantation; f. sécher. — Vomitif ; contro-stimulant. — Autrefois employé pour la prép. de l'émétique. — Inusité.

★ POUDRE D'OXYSULFURE D'ANTIMOINE FONDU (Cod. fr.).

Prép. comme la *Poudre de sulfure d'antimoine*, p. 31.
— Prép. des *Pilules de Plummer*. — Inusité.

LOOCH ANTIMONIAL (Trousseau).

Looch blanc du Cod. fr .... 125 gram.
Antimoine diaphorétique lavé.............. 4 —

Triturez l'antimoine diaphorétique avec le sucre et la gomme; terminez le looch comme à l'ordinaire. — Pneumonie. — Doses : 1 cuillerée à bouche d'h. en h. Agitez chaque fois. (Voy. *Contro-stimulants*, p. 329.)

POTION PECTORALE (Ph. allem.).

Julep béchique.......................... 100 gram.
Chlorhydrate d'ammoniaque.............. 2 —
Extrait de réglisse..................... 4 —
Sp. de Tolu............................ 30 —
Alcoolé d'opium........................ 6 gouttes.

F. dissoudre dans le julep le chlorhydrate d'ammoniaque et l'extrait de réglisse; M. — Expectorant; sudorifique. — Doses : par cuillerées à bouche !
— Variez la dose de sel ammoniaque selon les indications.

§ 2. — *Hypophosphite de chaux ; hypophosphite de soude.*

★ HYPOPHOSPHITE DE CHAUX; $CaO,PhO + 2HO$.

Phosphore.. 1
Lait de chaux 10

F. bouillir pendant 1/4 d'heure; filtrez; précipitez l'excès de

chaux par un courant d'acide carbonique ; filtrez ; f. évaporer sans
dépasser la température de + 50°. — Voy. *ci-après.*

★ HYPOPHOSPHITE DE SOUDE; NaO,PhO (Falières).

Hypophosphite de chaux........................... 5
Carbonate de soude cristallisé..................... 8

F. dissoudre séparément dans Q. S. d'eau ; versez la solution de
carbonate de soude dans celle d'hypophosphite de chaux jusqu'à
cessation de précipité ; filtrez ; f. évaporer à siccité, sans dépasser
la température de + 50°. Rendement : 4.

Vous pouvez le préparer extemporanément en solution, selon la
formule ci-dessus en vous dispensant de faire évaporer.

— Spécifique de la phthisie pulmonaire ? — Doses : 2 à 5 décigram.

★ SOLUTION D'HYPOPHOSPHITE DE SOUDE (J.-F. Churchill).

Hypophosphite de soude....................... 1 à 5
Eau distillée.................................. 150

F. dissoudre ; filtrez. — Phthisie pulmonaire. — Doses : 10 à
15 gram. par jour dans un verre d'eau sucrée ou de tisane ?

★ SIROP D'HYPOPHOSPHITE DE SOUDE (J.-F. Churchill).

Hypophosphite de soude........................ 5
Carbonate sodique cristallisé.................... 1
Sirop simple................................. 500

F. dissoudre ; conservez à l'abri de la lumière. — Phthisie. —
Doses : 20 à 50 gram. par jour ?

★ SIROP D'HYPOPHOSPHITE DE CHAUX (Churchill).

Hypophosphite de chaux....................... 1
Eau distillée................................. 30
Sucre blanc (*Saccharum officinarum*)............... 64
Eau de chaux................................ 6

F. dissoudre à une douce chaleur ; filtrez ; conservez à l'abri de
la lumière. — Phthisie. — Doses : 10 à 50 gram. par jour ?

§ 3. — *Acide phosphorique.*

BOISSON PHOSPHORIQUE (Hoffmann).

Décoction de salep. 10/1000............. 1000 gram.
Alcoolé d'opium....................... 1 à 2 —
Sirop de Tolu......................... 70 —
Hydrolat de laurier-cerise............... 5 —
Acide phosphorique sec................. 2 à 4 —

M. — Hémoptysies. — Doses : par verres toutes les 2 heures.
(Voy. *Acide phosphorique*.)

POTION CONTRE L'HÉMOPTYSIE (Hoffmann).

Acide phosphorique liquide................ 4 gram.
Décocté de cerise, 50/1000................ 150 —
Sirop de cerises.......................... 60 —

M. — A prendre par cuillerées d'heure en heure.

§ 4. — *Inhalations calmantes; Chloroforme.*

SOLUTION CALMANTE POUR INHALATIONS.

Gomme arabique (*Acacia vera*)................ 10
Glycérine 10
Extrait thébaïque............................... 1 à 2
Eau... 100

F. dissoudre; filtrez. — Bronchites aiguës; pharyngites granuleuses; toux spasmodiques, etc. — F. respirer le liquide pulv. au moyen de l'appareil Sales-Girons.

INHALATIONS DE CHLOROFORME CONTRE LA PNEUMONIE,

L'irritation des nerfs sensitifs, réfléchie sur les nerfs vaso-moteurs, est directement diminuée par ces inhalations; il en résulte la délitescence de l'inflammation, favorisée en même temps par l'action liquéfiante que le chloroforme exerce sur le sang.

— Mode d'administration : inhalation ménagée de 20 à 30 gouttes de chloroforme versées sur un tampon de coton convenablement approché des narines, la tête du malade étant soulevée et soutenue par des coussins, jusqu'à ce que la somnolence se manifeste, et réitérée au bout de 2 ou 3 heures dès que les symptômes douloureux reparaissent; ou bien tenir près du malade une lampe à alcool remplie de chloroforme, afin que la mèche humectée par l'effet de la capillarité verse dans l'atmosphère la vapeur anesthésique.

— Dans tous les cas de pneumonie aiguë simple, l'anesthésique administré d'une façon continue calme la douleur, régularise la respiration, calme la dyspnée, diminue la fréquence du pouls et la chaleur, et détermine bientôt une détente générale avec diaphorèse et diurèse. (Bucherer, Baumgartner, Varrentrapp, Clémens, Valentini.)

Ce traitement est inutile dans la pneumonie des vieillards où les symptômes douloureux sont peu prononcés. (Jansen.)

§.5. — *Eau Bonnes.*

★ EAU BONNES.

— D'une part stimule l'activité des fonctions nutritives, relève les forces, augmente la résistance de l'organisme; d'autre part, tend à diminuer l'état catarrhal et la congestion pulmonaire. (Noël Gueneau de Mussy.)

— Agit principalement en excitant et régénérant les manifestations de l'arthritis et de l'herpétisme, diathèses essentiellement antagonistes de la tuberculisation pulmonaire? (Pidoux.)

★ EAU BONNES ARTIFICIELLE (Lefort).

Monosulfure de sodium	85	milligram.
Sulfate de soude	126	—
Chlorure de calcium fondu	98	—
— de sodium	81	—
Eau distillée	625	gram.

F. dissoudre. — Doses : 1 à 2 verres par jour.

§ 6. — *Poudre de Rodolfi.*

★ POUDRE DE RUDOLFI.

Bicarbonate sodique pulvérisé		5 décigram.
Soufre sublimé et lavé }	*aa*.	15 centigram.
Sous-azotate de bismuth }		

M. — Pour 1 paquet. — Sueurs colliquatives. — Doses : 1 paquet toutes les 2 heures; continuer l'administration du médicament pendant 4 ou 5 jours. (Voy. *Pil. d'acétate de plomb*, p. 183; *Agaric blanc*, p. 479; *Prises d'atropine*, p. 421.)

§ 7. — *Ipécacuanha; Violette; Polygala.*

★ TABLETTES D'IPÉCACUANHA (Cod. fr.).

Ipécacuanha pulv. (*Cephœlis ipecacuanha*)	5
Sucre blanc (*Saccharum officinarum*)	245
Gomme adragante (*Astragalus verus*)	2
Hydrolat de fleurs d'oranger	17

M. la poudre d'ipéca avec 20 de sucre ; f. avec la gomme adragante et l'hydrolat un mucilage auquel vous ajouterez d'abord le reste du sucre, puis le mélange de sucre et d'ipéca; faites des tablettes de 5 décigram. Chaque tablette représente 1 centigram. de poudre d'ipécacuanha. — Expectorant; contro-stimulant. — Doses : 2 à 10 ! (Voy. *Vomitifs*, p. 444.)

★ SIROP D'IPÉCACUANHA COMPOSÉ; SIROP DE DÉSESSARTZ (Cod. fr.).

Ipécacuanha concassé (*Cephœlis ipecacuanha*)	6
Feuilles de séné (*Cassia acutifolia*)	20

Feuilles de serpolet (*Thymus serpillum*)............   6
Fleurs de coquelicot (*Papaver rhœas*)............ 25
Sulfate de magnésie............................ 20
Vin blanc........................ 150
Hydrolat de fleurs d'oranger.................... 150
Eau bouillante............................... 600
Sucre blanc (*Saccharum officinarum*)............ Q. S.

F. macérer l'ipéca et le séné dans le vin blanc pendant 12 h.; passez; exprimez; filtrez; ajoutez au marc le serpolet et le coquelicot; versez l'eau bouillante sur ce mélange; laissez infuser pendant 6 h.; passez; exprimez; ajoutez à l'infusé le sulfate de magnésie et l'hydrolat de fleurs d'oranger; filtrez; mêlez la liqueur vineuse; ajoutez le sucre dans la proportion de 19 pour 10 de liqueur composée; faites dissoudre au B.-M.. — Le *Sirop de Clérambourg* est préparé d'après une formule à peu près identique.

— Expectorant; laxatif; contro-stimulant; employé avec succès contre la coqueluche. — Doses : 20 à 60 gram. par doses réfractées. (Voy. *Coqueluche*, p. 381.)

MARMELADE PECTORALE (Ph. pruss.).

Poudre d'ipécacuanha (*Cephœlis ipecacuanha*).......   3
Soufre sublimé...............................   6
Poudre d'iris (*Iris florentina*).................... 20
Sirop de guimauve 300
Manne (*Fraxinus ornus*)....................... 300

Triturez la manne; incorporez le sirop et les poudres.

— Catarrhe bronchique; coqueluche. — Doses : 2 à 3 cuillerées à café par jour. Chaque dose partielle de 5 gram. représente environ 2 gram. de manne, 48 milligram. de soufre et 24 milligram. de poudre d'ipéca! (Voy. *ci-dessus.*)

MARMELADE EXPECTORANTE BENZOÏQUE (Sainte-Marie).

Acide benzoïque..............................   4
Soufre sublimé...............................   4
Ipécacuanha pulv. (*Cephœlis ipecacuanha*)..........   1
Miel de Narbonne (*Apis mellifica*)............... 600
Sirop de polygala............................. 75
— scillitique 75

M. — Catarrhes chroniques. — Doses : 1 cuillerée à café 3 ou 4 fois par jour !

INFUSION DE VIOLETTES ; TISANE DE FLEURS DE VIOLETTES (Cod. fr.).

Prép. comme la *Tisane de feuilles d'oranger*, 5/1000. (Voy. p. 376.)

Edulcorez avec le sirop de gomme, le sirop d'orgeat ou quelque autre sirop émollient. — Émollient ; expectorant.

INFUSION DE VIOLETTES ; TISANE DE FLEURS DE VIOLETTES (F. H. M.).

Prép. comme l'*Infusion de lin*. F. H. M. (Voy. p. 316.)
— Émollient ; expectorant.

★ SIROP DE VIOLETTES (Cod. fr.).

Pétales de violettes frais et mondés (*Viola odorata*)..   100
Eau distillée à + 35°......................   600

Mêlez dans une terrine ; agitez quelques instants ; jetez sur une toile *lavée à l'eau distillée;* exprimez légèrement pour séparer l'eau de lavage que vous rejetterez ; mettez les pétales dans un B.-M. d'*étain fin;* versez dessus une Q. S. d'eau distillée bouillante pour que le poids total des pétales et de l'eau ajoutée égale 300 ; laissez infuser et macérer pendant 12 h.; passez, exprimez pour obtenir 212 de liqueur ; laissez déposer et décantez cette liqueur ; ajoutez :

Sucre blanc concassé.........................   400

F. dissoudre dans un B.-M. d'*étain fin.*
Toutes ces précautions sont nécessaires pour obtenir un sirop d'une belle couleur violette. — Expectorant et laxatif léger.
— Doses : 20 à 40 gram.
— Réactif des alcalis qui le font virer au vert.

★ POUDRE DE POLYGALA DE VIRGINIE (Cod. fr.).

Prép. comme la *Poupre de valériane.* (Voy. p. 363.)
—Expectorant. — Doses : 5 décigram. à 2 gram. — Inusité.

TISANE DE POLYGALA (Cod. fr.; H. P.)

Racine de polygala (*Polygala senega*).......   10 gram.
Eau......................................   1000 —

F. infuser pendant 2 h.; passez. On ajoute quelquefois 100 gram. de lait ; on édulcore avec 30 à 60 gram. de *Sirop de polygala.*
— Contro-stimulant ; expectorant. — Doses : par verres.

★ EXTRAIT ALCOOLIQUE DE RACINE DE POLYGALA DE VIRGINIE (Cod. fr.).

Prép. comme l'*Extrait alcoolique de digitale.*
Rendement : 16/100. — Expectorant. — Doses : 5 centigram. à 1 gram. — Inusité.

★ SIROP DE POLYGALA (Cod. fr.).

Prép. comme le *Sirop de coquelicot.* —Expectorant. — Doses : 20 à 60 gram. par jour.

§ 8. — *Manne; Miel; Fruits pectoraux; Pâtes pectorales; Limaçons Mou de veau.*

TISANE LAXATIVE A LA MANNE.

Manne en larmes (*Fraxinus ornus*)........... 100 gram.
Eau chaude............................... 1 litre.

F. dissoudre; passez. — Bronchite compliquée de constipation.
— Doses : par verres! (Voy. *Manne purifiée* p. 498.)

★ TABLETTES DE MANNE (Cod. fr.).

Manne en larmes (*Fraxinus ornus*)................ 6
Sucre pulvérisé (*Saccharum officinarum*).......... 32
Gomme arabique pulvérisée (*Acacia vera*).......... 2
Hydrolat de fleurs d'oranger.................... 3

F. fondre la manne dans l'hydrolat ; passez ; ajoutez la gomme mêlée préalablement avec 4 de sucre; incorporez le reste du sucre ; f. des tablettes de 1 gram. Chaque tablette représente 15 centigram. de manne. — Expectorant. — Doses : *ad libitum!*

CRÈME PECTORALE (Cottereau).

Beurre de cacao (*Theobroma cacao*).......... 60 gram.
Pistaches (*Pistacia vera*).. .... 15 —
Amandes douces (*Amygdalus communis*)..... 15 —
Amandes amères (*Amygdalus communis*)..... 8 —
Sirop de violettes.................. ⎫
  — de jusquiame.... .... ⎬ aa. 30 —
  ⎭
Sucre vanillé.......................... 4 —

Pilez les amandes et les pistaches mondées de leur épisperme ; battez la pâte avec le beurre de cacao ; ajoutez les sirops et le sucre. — Bronchites.— Doses : 5 à 10 gram. toutes les 2 heures !

CRÈME PECTORALE DE TRONCHIN (Cadet)

Beurre de cacao (*Theobroma cacao*)............ 60
Sucre pulv............................... 15
Sp. de Tolu............................ ⎫
Sp. de capillaire........................ ⎬ aa. 30
  ⎭

F. fondre le beurre de cacao ; ajoutez en triturant les sirops et le sucre. — Bronchites. — Doses : 5 à 10 gram. toutes les 2 h. !

MARMELADE DE TRONCHIN.

Manne en larmes (*Fraxinus ornus*).................. 8
Pulpe de casse (*Cassia fistula*).................... 8
Sp. de violettes...................................... 8
Huile d'amandes douces............................ 8
Hydrolat de fl. d'oranger........................... 1

Triturez la manne ; incorporez le sp. et les autres substances.
— Catarrhes bronchiques avec constipation. — 1 cuillerée à café
d'heure en heure !

MARMELADE DE ZANETTI.

Manne en larmes.........................	32 gram.
Sp. de guimauve.........................	24 —
Pulpe de casse (*Cassia fistula*)...........	16 —
Huile d'amandes (*Amygdalus communis*)..	16 —
Beurre de cacao (*Theobroma cacao*)......	8 —
Hydrolat de fleurs d'oranger........... .	8 —
Kermès minéral.......................	1 décigram.

F. fondre le beurre de cacao avec l'huile d'amandes ; triturez
la manne, puis le kermès et la casse avec le sp. de guimauve
ajoutez l'hydrolat ; M. — Catarrhes bronchiques avec constipation. — Doses : 1 cuillerée à café 3 ou 4 f. par jour.

POTION HUILEUSE (H. P.).

Potion gommeuse (Voy. p. 312)...............	N° 1.
Huile d'amandes douces...................	30 gram.

M. ; agitez au moment de l'administration. — Émollient ; expectorant ; légèrement laxatif. — A prendre par cuillerées.

TISANE DE MIEL ; HYDROMEL SIMPLE (Cod. fr. ; H. P.).

Miel blanc (*Apis mellifica*).....................	100
Eau tiède...................................	1000

Délayez ; passez. — Émollient ; légèrement laxatif ; pectoral. —
Par verres. (Voy. *Émollients*, p. 310.)

TISANE DE DATTES (H. P.).

Dattes (*Phœnix dactylifera*).................	60 gram.
Eau.......................................	Q. S.

Pour 1 lit. de décocté. Ouvrez les dattes ; f. bouillir pendant
1 h. ; passez.

— Préparez de même les *Tis. de figues, de jujubes* ou de *fruits
béchiques*. — Émollient. — Doses : par verres.

— Si ces boissons sont édulcorées avec miel blanc 50 gram.
elles deviennent légèrement laxatives et très-utiles dans les bronchites.

PULPE DE DATTES (Cod. fr.).

Prép. comme la *Pulpe de pruneaux*. (Voy. p. 498.)
— Émollient, pectoral. — Inusité en France.

30.

PULPE DE JUJUBES (Cod. fr.).

Prép. comme la *Pulpe de pruneaux*. (Voy. p. 498.)
— Émollient, pectoral. Inusité en France.

★ FRUITS PECTORAUX (Cod. fr.).

Dattes privées de noyaux (*Phœnix dactylifera*)......... 1
Figues sèches (*Ficus carica*)...................... 1
Jujubes privés de noyaux (*Zizyphus communis*)....... 1
Raisins de Corinthe (*Vitis vinifera*)................ 1

F. sécher; incisez; M. — Pectoral; émollient. — Doses : 30 à 120/1000 en décoction.
— Conservez les fruits pectoraux dans du sucre en poudre.

TISANE DE FRUITS PECTORAUX (Cod. fr.).

Fruits pectoraux............................ 50 gram.
Eau.. Q. S.

Pour 1 lit. de décocté. F. bouillir 1/2 h.; passez à l'étamine.
— Émollient, pectoral. — Doses : par verres!

GELÉE PECTORALE.

Fruits pectoraux................................ 37
Eau.. 350

F. bouillir jusqu'à réduction à 250; ajoutez :
Racine de réglisse effilée (*Glycyrrhiza glabra*)...... 9

F. infuser jusqu'au refroidissement; passez; ajoutez :

Gomme arabique (*Acacia vera*)............... ⎫ aa. 9
Manne en larmes (*Fraxinus ornus*).......... ⎬
Grénétine....................................... 12
Sucre (*Saccharum officinarum*)...... 75

F. dissoudre à une douce chaleur; passez.
— Émollient; pectoral. — Doses : *ad libitum!*

★ PATE DE JUJUBES (Cod. fr.).

Jujubes (*Zizyphus vulgaris*)....................... 5
Gomme arabique (*Acacia vera*)..................... 30
Sucre blanc (*Saccharum officinarum*).............. 20
Eau... 35
Hydrolat de fl. d'oranger.. 2

F. infuser dans l'eau les jujubes mondés de leurs noyaux et incisés; passez sans exprimer; f. dissoudre la gomme au B.-M. dans l'infusé de jujubes; passez à travers une toile serrée; ajoutez le sucre; f. chauffer au B.-M. en agitant jusqu'à ce que le sucre soit fondu; mêlez l'hydrolat; cessez l'agitation et laissez évaporer au B.-M. bouillant pendant 12 h.; enlevez l'écume épaisse qui couvre la surface; coulez dans des moules de fer-blanc légèrement huilés; achevez l'évaporation dans l'étuve à + 40°.

— Émollient. — Doses: *ad libitum*. Les jujubes ne jouent dans cette préparation aucun rôle thérapeutique appréciable.

★ PATE DE GOMME ARABIQUE ; PATE DE GUIMAUVE (Cod. fr.).

Gomme arabique ou du Sénégal........ ⎫
Sucre blanc......................... ⎬ *aa.* 83 gram.
Eau commune........................ ⎭
Hydrolat de fl. d'oranger.................... 8 —
Blanc d'œuf............................ N° 1.

Mondez et lavez la gomme ; faites-la dissoudre dans l'eau au B.-M. ; passez à travers une toile ; ajoutez le sucre : faites évaporer à feu doux, en agitant continuellement, jusqu'en consistance de miel épais; ajoutez par portions l'albumine battue en neige avec l'hydrolat et continuez d'agiter très-vivement jusqu'à ce que la matière enlevée par la spatule et appliquée sur le dos de la main n'y adhère pas ; coulez dans des boîtes ou des capsules saupoudrées d'amidon ; conservez dans la poudre d'amidon sucrée : amidon 3, sucre 1. — Émollient. — Doses : *ad libitum*.

★ PATE PECTORALE (Regnauld).

Fleurs pectorales.............................. 125
Gomme arabique (*Acacia vera*).................. 750
Eau.. 375
Sucre (*Saccharum officinarum*)................. 625
Alcoolé de Tolu.............................. 6

Prép. comme la *Pâte de jujubes*, p. 534. — Expectorant. — Doses : *ad libitum !*

★ PATE DE MANNE; PATE DE CALABRE.

Gomme arabique (*Acacia vera*).................. 12
Manne en larmes (*Fraxinus ornus*)............. 3
Sucre blanc (*Saccharum officinarum*)........... 8
Eau.. 16

F. fondre dans l'eau froide la gomme concassée et lavée ; passez ; versez le soluté dans le B.-M. d'un alambic ; ajoutez le sucre et la manne ; f. évaporer en consistance de sirop très-épais, ajoutez :

Digesté aqueux de baume de Tolu................. 1

Laissez au B.-M. bouillant pendant 12 h.; enlevez la croûte candie qui se sera formée à la surface ; coulez la pâte dans des moules de fer-blanc frottés de mercure ; achevez la dessiccation à l'étuve. — Expectorant. — Doses : *ad libitum.*

★ PATE DE RÉGLISSE NOIRE; SUC DE RÉGLISSE GOMMÉ. (Cod. fr.).

Extrait de réglisse de Calabre.	1
Gomme arabique (*Acacia vera*)	2
Sucre blanc	1
Eau	6

Épuisez l'extrait de réglisse en le suspendant à la surface de l'eau dans un sac de crin ; passez sans exprimez ; f. fondre dans le soluté de réglisse la gomme mondée et lavée ; passez ; ajoutez le sucre ; terminez la préparation comme il est indiqué pour la pâte de jujubes.

Cette pâte étendue en plaques minces est ordinairement découpée en losanges d'environ 5 millimètres de diamètre ; on peut l'aromatiser avec 2 millièmes de poudre d'iris de Florence ajoutés un peu avant la fin de l'évaporation, ou bien avec 1/2 millième d'essence d'anis d'abord dissoute dans un peu d'alcool et ajoutée dans un flacon contenant la pâte préparée et découpée.

— Émollient ; bronchites. Doses : *ad libitum !*

★ EXTRAIT DE RÉGLISSE GOMMÉ (F. H. M.)

Rac. de réglisse gross. pulv. (*Glycyrrhiza glabra*).	20
Eau froide	Q. S.
Gomme du Sénégal (*Acacia verek*)	1

Épuisez la poudre dans l'appareil à déplacement ; réservez Q. S. des dernières eaux qui ont lavé la réglisse et faites-y fondre la gomme ; f. évaporer au B.-M. jusqu'en consistance d'extrait mou tout le reste des eaux provenant de la lixiviation de la réglisse ; ajoutez-y la solution de gomme ; achevez l'évaporation jusqu'en consistance d'extrait ferme. Rendement : 3/10. Cet extrait remplace la rac. de réglisse pour le service des ambulances de l'armée. — Doses : 2 gram. pour un litre de tisane. On le prescrit aussi comme béchique expectorant. — Doses : 10 à 20 gram. !

★ PASTILLES DES MINISTRES; PASTILLES PECTORALES SUISSES (B. Richard).

Iris de Florence pulv. (*Iris florentina*)	8
Anis pulv. (*Pimpinella anisum*)	10
Réglisse pulv. (*Glycyrrhiza glabra*)	14
Extrait de réglisse	125
Fruits de fenouil pulv. (*Fœniculum dulce*)	6
Sucre blanc (*Saccharum officinarum*)	875
Eau	Q. S.

F. une pâte que vous diviserez en pastilles de 4 à 5 décigram.
— Expectorant. — Doses : *ad libitum* !

★ SIROP DE LIMAÇONS (Cod. fr.).

Chair de limaçons des vignes (*Helix pomatia*)........ 1
Eau.. 5
Sucre (*Sacchorum officinarum*)..................... 5

Prép. la chair des limaçons en faisant bouillir les animaux entiers dans l'eau jusqu'à ce qu'ils puissent être aisément retirés de
leur coquille; rejetez les viscères; coupez la chair en petits fragments ; lavez-la à l'eau froide; faites-la bouillir dans la quantité
d'eau prescrite jusqu'à évaporation du tiers environ du liquide ;
passez ; ajoutez le sucre au bouillon; faites un sp. par coction et
clarification marquant D. 1,27 (31° B.) bouillant.

— Deschamps propose de clarifier au blanc d'œuf le bouillon de
limaçons, d'y faire dissoudre le sucre au B.-M. dans la proportion de 100 : 53, de distribuer le sp. dans des petits flacons, et de
traiter ceux-ci par le procédé d'Appert, afin d'assurer la conservation du médicament.

— Pectoral ; analeptique. — Doses : 20 à 100 gram.

★ SIROP DE MOU DE VEAU (Cod. fr.).

Poumon de veau.......................... 1 kil.
Dattes (*Phœnix dactylifera*)............ ⎫
Jujubes (*Zizyphus communis*).......... ⎬ aa. 150 gram.
Raisins secs (*Vitis vinifera*)........... ⎪
Feuil. de pulmonaire (*Pulmonaria offic.*) ⎭
Rac. de consoude (*Symphytum offic.*).. ⎫ aa. 50 —
— réglisse (*Glycyrrhiza glabra*).. ⎭
Eau....................................... 2 lit.
Sucre blanc .... 2 kil.

Coupez en petits morceaux les poumons de veau ; lavez-les à
l'eau froide; faites-les chauffer pendant 6 h. au B.-M. avec les
autres substances et la quantité d'eau prescrite; passez; exprimez; laissez reposer ; décantez; clarifiez au blanc d'œuf; ajoutez
le sucre; f. par coction et clarification un sp. marquant D. 1,27
(31° B.).

— Falières améliore la saveur de ce sp. et en assure la conservation par l'addition de : alcoolat de fl. d'oranger 30/1000.

— Cette préparation a pour principal avantage de satisfaire
ceux qui se figurent que le poumon est pectoral.

§ 9. — *Lierre terrestre, etc.; Lichen ; Espèces pectorales ; Loochs, etc.*

INFUSION DE LIERRE TERRESTRE ; TISANE DE FEUILLES DE LIERRE
TERRESTRE (Cod. fr.; H. P.).

Prép. comme la *Tis. de bourrache*, 10/1000. (Voy. p. 321.)
— Légèrement amère-aromatique ; prétendu expectorant.
— Doses : par verres.

INFUSION DE LIERRE TERRESTRE ; TISANE DE LIERRE TERRESTRE
(F. H. M.).

Prép. comme l'*Infusion d'espèces pectorales, F. H. M.*

★ SIROP DE FEUILLES DE LIERRE TERRESTRE (Cod. fr..).

Prép. comme le *Sirop de coquelicot.* — Pectoral? — Inusité.

INFUSION DE CAPILLAIRE; TISANE DE FEUILLES DE CAPILLAIRE (Cod. fr.).

Prép. comme la *Tisane de feuilles d'oranger;* 5/1000 (p. 376).
— Léger stimulant ; diaphorétique; expectorant. — Doses : par
verres.

INFUSION DE CAPILLAIRE ; TISANE DE FEUILLES DE CAPILLAIRE (F. H. M.).

Prép. comme l'*Infusion d'espèces pectorales, F. H. M.*

★ SIROP DE CAPILLAIRE DU CANADA (Cod. fr.).

Prép. comme le *Sirop de coquelicot.* — Pectoral agréable.
— Doses : *ad libitum.* (Voy. *Sirop de camomille,* p. 164.)

★ SIROP DE FLEURS DE CHÈVREFEUILLE (Cod. fr.).

Prép. comme le *Sirop de coquelicot.* — Pectoral ? — Inusité.

TISANE DE TUSSILAGE; INFUSION DE FLEURS DE TUSSILAGE (Cod. fr.).

Prép. comme l'*Infusion de feuilles d'oranger ;* 5/1000 (p. 376).
— Émollient ; prétendu pectoral. — Doses : *ad libitum.*

★ SIROP DE TUSSILAGE (Cod. fr.).

Prép. comme le *Sp. de coquelicot.* — Pectoral? — Inusité.

INFUSION D'HYSOPE; TISANE D'HYSOPE (Cod. fr.).

Prép. comme la *Tisane de feuilles d'oranger ;* 5/1000 (p. 376).
— Stimulant anticatarrhal ? — Doses : *ad libitum.*

INFUSION D'HYSOPE ; TISANE D'HYSOPE (F. H. M.).

Prép. comme l'*Infusion d'espèces pectorales, F. H. M.*

★ EAU DISTILLÉE D'HYSOPE ; HYDROLAT D'HYSOPE (Cod. fr.).

Prép. comme l'*Eau distillée de laitue,* p. 322.
— Véhicule de potions stimulantes ; anticatarrhale ?

★ SIROP DE FEUILLES D'HYSOPE (Cod. fr.).

Prép. comme le *Sirop de coquelicot*. — Expectorant. — Inusité.

SUC DE CHOU ROUGE (Cod. fr.).

Prép. comme le *Suc de bourrache*, p. 321.
Préparation du *Sirop de chou rouge*.

★ SIROP DE CHOU ROUGE (Cod. fr.).

Prép. comme le *Sirop de fleurs de pêcher*, p. 501.
— Pectoral ; émollient. — Doses : 20 à 100 gram. — Inusité.

★ SIROP D'ÉRYSIMUM COMPOSÉ ; SIROP DE CHANTRE (Cod. fr.).

Orge mondé (*Hordeum vulgare*)...................	15
Raisins secs (*Vitis vinifera*).....................	15
Racine de réglisse (*Glycyrrhiza glabra*)...........	15
Feuilles de bourrache (*Borrago officinalis*).........	20
— de chicorée (*Cichorium intybus*)...........	20
Erysimum frais (*Sisymbrium officinale*)..........	300
Racine d'aunée (*Inula helelium*).................	29
Capillaire du Canada (*Adiantum pedatum*)........	5
Sommités de romarin (*Rosmarinus officinalis*).....	4
— de stœchas (*Lavandula stœchas*)...........	4
Anis vert (*Pimpinella anisum*)...................	5
Sucre blanc (*Saccharum officinarum*).............	400
Miel blanc (*Apis mellifica*).....................	100
Eau...	1200

F. bouillir l'orge jusqu'à ce qu'il soit crevé ; ajoutez les raisins,
la réglisse coupée, la bourrache et la chicorée incisées ; f. bouillir
quelques instants ; passez ; exprimez ; réchauffez la liqueur pour y
faire infuser l'érysimum pilé et les autres substances convenablement divisées ; laissez infuser et macérer pendant 24 heures ; alors
distillez à feu nu pour obtenir 50 d'hydrolat ; passez ; exprimez le
marc resté dans la cucurbite ; clarifiez au blanc d'œuf la liqueur
que vous en retirerez ; ajoutez-y le sucre et le miel, et faites par
coction et clarification un sirop cuit à D. 1,29 (32° B.) bouillant ;
laissez refroidir ce sirop à moitié ; mêlez-y l'hydrolat ; passez. —
Bronchites chroniques ; enrouement. — Doses : 20 à 100 gram.

TISANE DE LICHEN (Cod. fr.; H. P.; F. H. M.).

Lichen d'Islande (*Cetraria islandica*).........	10 gram.
Eau......................................	1 lit.

F. bouillir un instant ; rejetez l'eau ; lavez le lichen à l'eau
froide ; ajoutez : eau Q. S. pour 1 litre de décocté ; f. bouillir
pendant 1 heure ; passez. Si le médecin veut que le principe amer

soit conservé, il doit le prescrire. — La dose de lichen peut être portée jusqu'à 60 gram. — Émollient ; pectoral ou plus ou moins tonique stomachique selon la quantité de principe amer qui a été conservée. — Doses : par verres.

— Tous les lichens à thallus foliacé sont alimentaires et sont employés comme tels dans le nord de l'Europe après avoir été dépouillés d'amertume par macération dans l'eau alcaline.

★ SACCHARURE DE LICHEN ; GELÉE DE LICHEN SÈCHE (Cod. fr.).

Lichen d'Islande (*Cetraria islandica.*)..........　⎫ P. É.
Sucre blanc (*Saccharum officinarum*)..........　⎭
Eau... Q. S.

F. bouillir le lichen avec 10 fois son poids d'eau pendant 15 m.; passez ; rejetez le décocté ; lavez le lichen à l'eau froide à plusieurs reprises ; passez ; f. bouillir le lichen avec Q. S. d'eau pendant 1 heure ; passez ; exprimez ; laissez reposer le décocté ; décantez ; ajoutez le sucre ; f. évaporer au B.-M. pour obtenir une pâte ferme ; distribuez sur des assiettes ; achevez la dessiccation à l'étuve ; pulvérisez. — Employé pour faire diverses prép. de lichen.

TISANE DE LICHEN.

Saccharure de lichen.................. 20 à 60 gram.
Eau bouillante........................ 1 litre.

F. dissoudre. — Doses : par verres. — Catarrhe pulmonaire ; Bronchite chronique.

GELÉE DE LICHEN D'ISLANDE (Cod. fr.).

Saccharure de lichen..................... 75 gram.
Sucre blanc (*Saccharum officinarum*)........ 75 —
Eau commune........................ .... 150 —
Hydrolat de fleurs d'oranger.............. 10 —

Mêlez le saccharure, le sucre et l'eau ; faites bouillir ; retirez du feu ; l'écume étant réunie, enlevez-la ; coulez dans un pot où vous aurez pesé d'avance l'hydrolat. Les proportions indiquées doivent donner 250 gram. de gelée. — Pectoral. — Doses : *ad libitum.*

GELÉE DE LICHEN AMÈRE (Cod. fr.).

F. bouillir 5 gram. de lichen dans l'eau prescrite ci-dessus pour la préparation de la gelée de lichen ; d'ailleurs opérez comme pour obtenir celle-ci. — Tonique ; pectoral. — Doses : *ad libitum.*

GELÉE DE LICHEN AU QUINQUINA (Cod. fr.).

Saccharure de lichen d'Islande................. 15
Sirop de quinquina............................ 22
Eau.. 23

Opérez comme pour la gelée de lichen. — Les quantités ci-dessus fournissent 50 de gelée.— Tonique; pectoral. — Doses : 50 à
150 gram.

★ CHOCOLAT DE LICHEN D'ISLANDE (Cod. fr.).

Chocolat.. 10
Saccharure de lichen............................. 1

Ramollissez le chocolat dans un mortier chauffé ; incorporez le
saccharure de lichen ; distribuez dans des moules.—Alimentaire ;
pectoral. — Doses : *ad libitum.*

★ SIROP DE LICHEN (Cod. fr.).

Lichen d'Islande (*Cetraria islandica*)......... 30 gram.
Eau.. Q. S.
Sucre (*Saccharum officinarum*).............. 1 kil.

F. bouillir le lichen dans l'eau pendant quelques instants ; rejetez l'eau ; lavez-le à l'eau froide à plusieurs reprises ; faites-le
bouillir de nouveau pendant 1/2 h. avec 1 lit. d'eau; passez sans
exprimer ; ajoutez le sucre ; clarifiez avec la pâte de papier ;
f. cuire à D. 1,27 (31° B.) bouillant; passez.
— Pectoral. — Doses : *ad libitum.*

★ TABLETTES DE LICHEN (Cod. fr.).

Saccharure de lichen....................... 500 gram.
Sucre (*Saccharum officinarum*)............. 1 kil.
Gomme arabique pulv. (*Acacia vera*)........ 50 gram.
Eau.. 150 —

F. un mucilage avec l'eau, la gomme et un peu de sucre ;
ajoutez le saccharure, puis le reste du sucre; f. une pâte homogène; divisez en tablettes du poids de 1 gram. — Pectoral. —
Doses : *ad libitum.* (Voy. *Pâte de lichen opiacée*, p. 549.)

TISANE DE CARRAGAHEEN (Cod. fr.; H. P.).

Carragaheen (*Fucus crispus*)................... 5
Eau, Q. S. pour................................. 1000
Lavez à l'eau froide ; f. bouillir pendant 10 m.; passez.
— Émollient.

★ SACCHARURE DE CARRAGAHEEN (Cod. fr.).

Carragaheen (*Fucus crispus*)..................... 1
Sucre blanc (*Saccharum officinarum*)............ 4

Lavez le carragaheen à l'eau froide; faites-le bouillir avec eau
Q. S. pendant 1 h.; passez; exprimez ; ajoutez le sucre; f. évaporer au B.-M. jusqu'à ce que la matière soit en pâte ferme; dis-

tribuez sur des assiettes; achevez la dessiccation à l'étuve; pulvérisez. — Prép. de la *Gelée de carragaheen*.

GELÉE DE CARRAGAHEEN (Cod. fr,).

Saccharure de carragaheen......................	8
Sucre blanc (*Saccharum officinarum*)..............	4
Eau..	20
Hydrolat de fleur d'oranger........................	1

Délayez le saccharure dans l'eau; ajoutez le sucre; faites bouillir quelques instants; écumez; coulez dans un pot contenant l'hydrolat de fleurs d'oranger. — Les quantités ci-dessus fournissent 25 de gelée. Émollient; pectoral. — Doses : 100 à 300 gram.

★ ESPÈCES PECTORALES ; FLEURS PECTORALES (Cod. fr.).

Fleurs de bouillon blanc (*Verbascum thapsus*).
— de coquelicot (*Papaver rhœas*)........
— de guimauve (*Althœa officinalis*).......
— de mauve (*Malva sylvestris*)..... ..... ⟩ P. É.
—, de pied-de-chat (*Antennaria dioica*)....
— de tussilage (*Tussilago farfara*)........
— de violettes (*Viola odorata*)...........

F. sécher; M. — Émollient; doses : 10 à 20/1000 en infusion. — Filtrez l'infusé pour séparer les fragments très-fins d'aigrettes des fleurs de pied-de-chat et les poils du bouillon blanc qui rendraient la boisson irritante.

★ ESPÈCES BÉCHIQUES (Cod. fr.).

Capillaire (*Adiantum pedatum*)...............
Lierre terrestre (*Glechoma hederacea*).........
Scolopendre (*Scolopendrium officinale*)........
Véronique (*Veronica officinalis*).............. ⟩ P. É.
Sommités d'hysope (*Hyssopus spicata*)........
Capsules de pavot blanc privées de sem. (*Papaver somniferum*)...............................

F. sécher; incisez; M. — Pectoral; doses : 20 à 50/1000 en infusion.

★ ESPÈCES PECTORALES (F. H. M.).

Feuilles sèches de :

Capillaire (*Adiantum pedatum*)...............
Hysope (*Hyssopus spicata*)................... ⟩ *aa*. P. É.
Lierre terrestre (*Glechoma hederacea*)........

Fleurs de :

Bouillon blanc (*Verbascum thapsus*)..........
Coquelicot (*Papaver rhœas*)...................
Guimauve (*Althœa officinalis*)............... } *aa* P.É.
Pied-de-chat (*Antennaria dioica*)............
Tussilage (*Tussilago farfara*)...............

Incisez ; M. — Rendement : 97 100. (Voy. *Infusion pectorale,* p. 543.)

★ ESPÈCES PECTORALES (Ph. germ.).

Racine de guimauve (*Althœa officinalis*)............. 8
— , de réglisse (*Glycyrrhiza glabra*)............... 3
Rhizome d'iris de Florence (*Iris florentina*).........,. 1
Feuilles de tussilage (*Tussilago farfara*)............. 4
Fleurs de coquelicot (*Papaver rhœas*)............... 2
— de bouillon blanc (*Verbascum thapsus*)......... 2
Anis étoilé (*Illicium anisatum*)..................... 2

Incisez ; contusez ; M. — Émollient ; expectorant. — Doses : 10/1000 en infusion.

INFUSION PECTORALE (F. H. M.).

Espèces pectorales........................ 10 gram.
Racine de réglisse (*Glycyrrhiza glabra*)....... 10 —
Eau bouillante........................... 1 lit.

F. infusez pendant 1/4 d'heure ; passez.

Vous pouvez remplacer la racine de réglisse par 50 gram. de sirop simple ou de mellite simple. — Doses : *ad libitum.*

— Les fleurs de pied-de-chat et celles de bouillon blanc fournissent des fragments très-fins d'aigrettes ou de poils qui restent en suspension dans l'infusé et le rendent irritant, à moins qu'il ne soit filtré. Ces fleurs devraient être exclues des espèces pectorales.

★ SIROP D'ESPÈCES PECTORALES (Cod. fr.).

Espèces pectorales............................. 1000
Eau bouillante................................. 12000
Sucre blanc (*Saccharum officinarum*)........... 20000
Eau distillée de fleur d'oranger................ 500
Extrait d'opium............................... 3

F. infuser les fleurs pendant 6 heures dans l'eau bouillante, pour obtenir 10000 de colature filtrée ; ajoutez l'eau de fleur d'oranger dans laquelle vous aurez fait dissoudre l'extrait d'opium ; f. un sp. par solution au B. M. ; passez. Ce sp. représente 3 milligram. d'extrait d'opium pour 30 gram. (Voy. *Pectoraux opiacés,* p. 546.)

— Falières ajoute à ce sp. 450 d'alcool à 56°, soit 15/1000, afin d'en assurer la conservation !

— Émollient ; expectorant? — Doses : 30 à 150 gram.

★ SIROP D'ESPÈCES BÉCHIQUES (Cod. fr.)

Espèces béchiques...... 100
Eau bouillante.................................... 1200
Sucre (*Saccharum officinarum*).................. 2000
Hydrolat de laurier-cerise....................... 25

Versez l'eau bouillante sur les espèces ; f. infuser pendant 6 h.; passez; exprimez pour obtenir 1 lit. de colature; filtrez ; ajoutez l'hydrolat ; f. dissoudre le sucre au B. M. dans un vase couvert; passez.— Doses : 50 à 150 gram. avec eau Q. S. pour préparer une tisane béchique extemporanée.

TISANE D'ORGE COMPOSÉE ; DÉCOCTÉ D'ORGE PECTORAL ; MIXTURE D'ORGE
(Ph. Lond.).

Décocté d'orge............................. 1000
Figues sèches (*Ficus carica*)................... 60
Raisins de corinthe (*Vitis vinifera*)........... 60
Racine de réglisse (*Glycyrrhiza glabra*)........ 15
Eau commune...................................... 1000

F. bouillir jusqu'à réduction à 1000 ; passez. — Émollient Bronchites. — Doses : par verres.

★ POUDRE DE RÉGLISSE COMPOSÉE; POUDRE PECTORALE (Ph. allem.).

Réglisse pulv. (*Glycyrrhiza glabra*)............. 2
Feuilles de séné pulv. (*Cassia acutifolia*)...... 2
Fruits de fenouil pulv. (*Fœniculum dulce*)....... 1
Soufre sublimé et lavé........................... 1
Sucre pulv....................................... 6

M. — Expectorant, laxatif. — Doses : 8 à 40 gram. dans du miel, du sp. de gomme ou d'orgeat, etc.

BOUILLON PECTORAL (Bailly).

Poulet maigre (*Gallus bankiva*).......... N° 1/2
Amandes douces concassées (*Amygdalus communis*)....................... N° 16
Salep pulv. (*Orchis mascula*)........... 1 cuillerée
Dattes (*Phœnix dactylifera*)..........:. N° 8
Jujubes (*Zizyphus vulgaris*)............ N° 8
Raisins secs (*Vitis vinifera*)............ 1 poignée.
Cerfeuil frais (*Anthiriscus cerefolium*)... 1 pincée.
Eau...................................... 2 litres.

F. bouillir à petit feu jusqu'à réduction à 1 lit. 1/2; passez; ajoutez ;

Sirop de Tolu....................................... 60 gram.

— Bronchites. — Doses : *ad libitum*

POTION BÉCHIQUE ; JULEP BÉCHIQUE (Cod. fr.; H. P.).

Infusé d'espèces béchiques (2/1000)............... 120
Sp. de gomme..................................... 30

M — Émollient. — Doses : *ad libitum*.

LOOCH BLANC (Cod. fr.; (H. P.).

Amandes douces (*Amygdalus communis*).	30 gram.
Amandes amères (*Amygdalus communis*).	2 —
Sucre blanc (*Saccharum officinarum*)....	30 —
Gomme adragante pulv. (*Astragalus verus*).	5 décigram.
Hydrolat de fl. d'oranger...............	10 gram.
Eau commune............................	120 —

F. une émulsion avec les amandes mondées, l'eau commune et 25 gram. de sucre ; passez; triturez la gomme avec le reste du sucre ; délayez peu à peu la poudre avec 50 gram. d'émulsion pour faire un mucilage ; ajoutez peu à peu le reste de l'émulsion et l'hydrolat de fl. d'oranger. — Le looch préparé d'après cette formule pèse 150 gram. — Le mélange pulvérulent de sucre et de gomme peut être mêlé à la moitié de l'émulsion dans la fiole, il se dissout fort bien par l'agitation; terminez par l'addition du reste de l'émulsion et de l'hydrolat de fl. d'oranger. — Émollient ; légèrement sédatif. — Doses : par cuillerées à bouche !

★ PATE AMYGDALINE ; PATE A LOOCH (Vée).

Amandes douces (*Amygdalus communis*)	27
— amères — —	3
Sucre blanc (*Saccharum officinarum*)..............	30
Hydrolat de fl. d'oranger........................	10

Pilez avec le sucre les amandes mondées et encore humides ; ajoutez l'hydrolat de fl. d'oranger ; achevez sur la pierre à chocolat.

— 50 gram. pour 1 looch. — Cette pâte peut être conservée pendant plusieurs mois à la cave sans altération.

LOOCH DES HOPITAUX (H. P.).

Pâte à looch............................	30 gram.
Eau...	125 —

Délayez peu à peu dans un mortier de marbre ; passez à l'étamine ; exprimez légèrement ; ajoutez :

Gomme adragante pulv. (*Astragalus verus*).   5 décigram.

Triturez la gomme et un peu de sp. de sucre avec l'émulsion ajoutée par petites portions ; versez dans la fiole ; lavez le mortier avec hydrolat de fl. d'oranger, 2 gram.; ajoutez le liquide ; agitez. — Ce looch contient moitié moins d'amandes et de sucre que celui du Cod. fr.

LOOCH HUILEUX (Cod. fr.; H. P.).

Huiles d'amandes douces......................	15 gram.
Gomme arabique pulv. (*Acacia vera*).........	15 —
Sp. de gomme..............................	30 —
Hydrolat de fl. d'oranger...................	15 —
Eau commune.............................	100 —

F. un mucilage avec la gomme et 30 gram. d'eau ; ajoutez peu à peu l'huile en triturant pour la diviser complétement ; délayez avec le reste des liquides. — Émollient; expectorant; légèrement sédatif. — Doses : par cuillerées à bouche.

★ SIROP POUR LOOCH BLANC EXTEMPORANÉ (Dorvault).

Amandes douces (*Amygdalus communis*)............	36
— amères (*Amygdalus communis*)...........	4

Mondez ; ajoutez :

Sucre blanc (*Saccharum officinarum*)...............	10
Hydrolat de fleurs d'oranger......................	10

F. une pâte homogène ; ajoutez :

Hydrolat de fleurs d'oranger......................	20
Eau commune.................................	20

Délayez ; passez ; exprimez ; ajoutez :

Sucre (*Saccharum officinarum*)....................	60

F. dissoudre au B.-M.

Vous obtenez ainsi une sorte de sirop d'orgeat dont 50 gram. battus avec 6 décigram. de gomme adragante et 100 gram. d'eau représentent à peu près le looch blanc ordinaire.

§ 10. — *Pectoraux opiacés.*

TISANE DE FLEURS DE COQUELICOT (Cod. fr.; F. H. M.).

Prép. comme la *Tis. de feuilles d'oranger*; 5/1000, p. 376.
— Calmant ; Bronchites.

TISANE DE FLEURS DE VIOLETTES ET DE COQUELICOT.

Fl. de violettes (*Viola odorata*) 5
— de coquelicot (*Papaver rhœas*) 5
Eau bouillante 1000

M — Calmant, expectorant très-usité. — Doses : par verres
Édulcorez avec le sp. de gomme, de violettes, etc.

★ SIROP DE COQUELICOT (Cod. fr.).

Pétales secs de coquelicot (*Papaver rhœas*) 1
Eau bouillante 10

F. infuser pendant 6 h.; passez ; exprimez ; filtrez ; prenez :

Infusé ci-dessus 10
Sucre concassé (*Saccharum officinarum*) 19

F. dissoudre au B. M. — Hypnotique léger ; Bronchites. —
Doses : 20 à 40 gram. pour édulcorer les boissons.

★ SIROP PECTORAL.

Sp. diacode 1
Sp. de Tolu 2

M. — Bronchites. — Doses : par cuillerées à café, ou bien 60
150 gram. par litre de boisson pectorale !

★ SIROP PECTORAL DE LAMOUROUX (Bouchardat).

Poumon de veau .... N° 1
Lichen d'Islande (*Cetraria islandica*)... ⎫
Jujubes (*Zizyphus vulgaris*) .... ⎬ *aa.* 250 gram.
Dattes (*Phœnix dactylifera*) .... ⎮
Réglisse ratissée (*Glycyrrhiza glabra*).. ⎭
Feuil. de pulmonaire (*Pulmonaria offic.*).... 125 —
Fl. de coquelicot (*Papaver rhœas*) ..... ⎫
— de violette (*Viola odorata*) .... ⎬ *aa.* 167 —
— de mauve (*Malva sylvestris*) ...... ⎮
— de guimauve (*Althœa afficinalis*)... ⎭
Extrait d'opium .... 2 —
Sucre (*Saccharum officinarum*) .... 15 kilog.
F. un sp. bien cuit par décoction et infusion avec Q. S. d'eau.
— Catarrhe pulmonaire. — Doses : 2 à 6 cuillerée à bouche par j.

★ SIROP ANTIPHLOGISTIQUE DIT DE BRIANT (Soc. de Pharm. de Bord.).

Fruits pectoraux 240
Fleurs pectorales 32
— de coquelicot (*Papaver rhœas*) 16
Gomme arabique (*Acacia vera*) 36

Hydrolat de fl. d'oranger........................ 240
Sucre (*Saccharum officinarum*)................... 2700
Extrait d'opium 1
Eau... Q.S.

Pour obtenir 4000 de sirop.

Divisez les fruits; faites-les bouillir dans 2400 d'eau pendant
1 h.; passez; versez le décocté sur les fleurs; laissez infuser pendant 4 h.; passez; ajoutez le sucre; f. un sp. par coction et clarification; ajoutez la gomme fondue dans son poids d'eau froide;
passez à l'étamine. Quand le sp. sera refroidi, ajoutez l'hydrolat de fl. d'oranger, dans laquelle vous aurez fait dissoudre à froid
l'extrait d'opium. — 20 gr. de ce sp. représentent 5 milligr. d'extr.
d'opium. En réalité, c'est un sp. mucilagineux, légèrement narcotique.

— Remède populaire contre les bronchites aiguës ou chroniques. — Doses: 20 à 120 gram. par cuillerées ou dans la boisson.

★ BAUME DE MIEL (Hill).

Baume de Tolu (*Myrospermum toluiferum*)........ 30
Styrax liquide (*Liquidambar orientale*)............ 8
Opium brut (*Papaver somniferum*)............... 4
Miel blanc (*Apis mellifica*) 250
Alcool à 85°................................... 1000

F. macérer pendant 8 j.; agitez de temps en temps; filtrez. —
10 gram. de ce médicament représentent 32 milligram. d'opium
brut et 42 centigram. de baume de Tolu. — Catarrhes pulmonaires; Cystites. — Doses : 10 à 30 gram. en potions ou en
tisane.

★ PATE PECTORALE (Cod. fr.).

Espèces pectorales.............................. 50
Eau... 1500
Gomme arabique (*Acacia vera*)................... 1500
Sucre (*Saccharum officinarum*).................. 1000
Hydrolat de laurier-cerise....................... 50
Extrait d'opium................................. 1

F. infuser les espèces dans l'eau; passez; f. dissoudre au B.-M.
dans l'infusé la gomme mondée et lavée; passez à travers une
toile serrée; ajoutez le sucre, puis l'extrait dissous dans l'hydrolat; terminez la préparation comme il est indiqué pour la *Pâte
de jujubes*, p. 534. 100 gram. de cette pâte représentent environ
3 centigram. d'extrait d'opium.

— Calmant; Bronchites. — Doses : 20 à 100 gram !

★ PATE DE RÉGLISSE BRUNE (Cod. fr.).

Suc de réglisse de Calabre...................... 100
Gomme arabique (*Acacia vera*).................. 1500
Sucre blanc (*Saccharum officinarum*)............. 1000
Eau 2500
Extrait d'opium................................... 1

Épuisez le suc de réglisse en le suspendant à la surface de l'eau
dans un sac de crin ; passez sans exprimer ; ajoutez le sucre et la
gomme au soluté de réglisse, puis l'extrait d'opium dissous dans
un peu d'eau ; terminez la préparation comme il est indiqué pour
la *Pâte de lichen opiacée*. Voy. *ci-après*. — 100 gram. de cette pâte
représentent environ 3 centigram. d'extrait d'opium.
— Calmant ; bronchites. — Doses : 20 à 100 gram.

★ PATE DE LICHEN OPIACÉE (Cod. fr.).

Lichen d'Islande (*Cetraria islandica*) 333
Gomme arabique (*Acacia vera*).................. 1666
Sucre blanc (*Saccharum officinarum*)............. 1333
Extrait d'opium................................... 1
Eau... Q. S.

F. bouillir le lichen dans l'eau pendant quelques instants ; rejetez l'eau ; lavez-le à l'eau froide à plusieurs reprises. Faites-le
bouillir de nouveau pendant 1 h. avec eau Q. S. pour obtenir
3 lit. de décocté ; lavez la gomme ; faites-la fondre dans le décocté ; passez ; exprimez ; laissez refroidir et déposer ; décantez ;
ajoutez le sucre, puis l'extrait d'opium dissous dans 5 gram. d'eau ;
f. évaporer au B.-M. en agitant continuellement jusqu'en consistance de pâte très-ferme ; coulez sur un marbre légèrement huilé ;
laissez refroidir ; essuyez pour enlever l'huile adhérente à la pâte ;
découpez ; mettez en boîte. — Rendement : environ 3330 de pâte.
— 100 gram. de cette préparation représentent 3 centigram.
d'extrait d'opium. — Soubeiran ajoute vers la fin de l'opération
250 gram. d'hydrolat de fl. d'oranger.
— Pectoral ; légèrement hypnotique. — Doses : 20 à 100 gram.!
Le Cod. fr. nomme cette prép. *Pâte de lichen;* nous croyons
que le nom doit rappeler la présence de l'opium.

★ PASTILLES D'OPIUM (Ph. d'Édimb.).

Extrait d'opium................................... 4
Alcoolé de Tolu................................. 15
Gomme arabique pulv. (*Acacia vera*)............. 150
Extrait de réglisse................................ 150
Sp. simple...................................... 200

31.

Ramollissez les extraits avec un peu d'eau ; ajoutez l'alcoolé, puis la gomme et le sirop ; f. évaporer au B.-M. en consistance convenable ; divisez en pastilles de 5 décigram. — Chaque pastille représente environ 5 milligram. d'extrait d'opium.

— Narcotique ; expectorant. — Doses : 2 à 10 pastilles.

★ BONBON PECTORAL BORDELAIS (Soc. de pharm. de Bord.).

Gomme Sénégal (*Acacia verek*)...	2 kil.
Sucre (*Saccharum officinarum*)........	1200 gram.
Acide citrique	8 —
Chlorhydrate de morphine........,......	4 décigram.
Sucre vanillé 1/5................... :...	25 gram.
Infusé de café.........................	100 —
Eau	Q. S.

F. fondre la gomme à froid dans le double de son poids d'eau ; passez ; ajoutez le sucre ; f. une pâte en chauffant doucement ; ajoutez, vers la fin de l'opération, l'infusé de café, le sel de morphine et l'acide citrique dissous dans une petite quantité d'eau, et enfin le sucre vanillé. Coulez la pâte sur du sucre granulé, étendez-la, à l'aide d'un rouleau, en couche de 6 à 8 millim. d'épaisseur. Coupez-la par bandes d'égale longueur que vous diviserez ensuite en losanges. F. un sp. à 36° B. bouillant ; laissez-le refroidir, en ayant soin d'étendre à sa surface un linge légèrement imprégné d'eau, afin de prévenir la cristallisation ; puis, quand le sirop sera complétement froid, versez-le dans des plaques de fer-blanc en couche de 1 centim. d'épaisseur environ ; enfoncez les losanges dans ce sirop, de manière à ce qu'ils en soient parfaitement recouverts ; après 24 h. de séjour dans l'étuve à + 40°, décantez la portion de sirop qui n'a pas cristallisé, et détachez les losanges que vous ferez égoutter et sécher.

— Cette préparation est d'une saveur très-agréable. 10 gram. représentent environ 1 milligram. de chlorhydrate de morphine. — Doses : 20 à 100 gram.

★ PASTILLES DE MANNE COMPOSÉES ; PASTILLES DE CALABRE ; TABLETTES DE MANFREDI.

Racine de guimauve (*Althœa officinalis*)....	90 gram.
Eau....... :......................	2000 —
Manne (*Fraxinus ornus*).................	375 —

F. bouillir la racine de guimauve dans l'eau pendant 10 minutes ; ajoutez la manne ; passez ; ajoutez :

Sucre (*Saccharum officinarum*)............	3000 gram.

F. évaporer en consistance de sp. très-épais, ajoutez :

Extrait d'opium......................	6 décigram.

Hydrolat de fl. d'oranger................. 90 gram.
Essence de bergamote................. 5 gouttes.

F. évaporer en consistance convenable; coulez sur un marbre huilé; coupez en tablettes de 2 gram.

— Expectorant; légèrement laxatif. — Doses: *ad libitum!* — Les mêmes pastilles peuvent être faites à la goutte; ce sont alors les *Pastilles de Potard.* (Voy. *Pâtes pectorales* non opiacées, p. 534, 535.)

§ 11. — *Scille.*

★ VINAIGRE SCILLITIQUE (Cod. fr.).

Squames de scille sèch. gross. pulv. (*Scilla maritima*) 1
Vinaigre blanc................................. 12

F. macérer pendant 8 j.; agitez de temps en temps; passez; exprimez; filtrez — Expectorant; diurétique. — Doses : 2 à 5 gram. en potion.

★ VINAIGRE SCILLITIQUE (F. H. M.).

Squames de scille sèches (*Scilla maritima*)........ 125
Vinaigre blanc............................... 1.500
Acide acétique concentré D. 1,073 (10° B.)........ 8

M.; f. macérer pendant 15 j.; passez; exprimez; filtrez. — Rendement : 14/15 de vinaigre employé. — Expectorant; diurétique. — Doses : 2 à 5 gram. en potion.

★ MELLITE DE SCILLE; MIEL SCILLITIQUE (Cod. fr.).

Squames de scille sèches (*Scilla maritima*).......... 1
Eau bouillante................................ 6
Miel blanc (*Apis mellifica*).................... 12

F. infuser la scille dans l'eau bouillante pendant 12 h.; passez; exprimez; laissez déposer; décantez; ajoutez le miel; f. cuire à D. 1,27 (31° B.); clarifiez à la pâte de papier; passez. — Diurétique; expectorant. — Doses : 20 à 60 gram. en potion, en tisane.

★ OXYMEL SCILLITIQUE; MELLITE DE VINAIGRE SCILLITIQUE (Cod. fr.; F. H. M.).

Vinaigre scillitique............................. 1
Miel blanc (*Apis mellifica*)................... 4

F. cuire à D. 1,26 (30° B.) dans un vase de porcelaine ou d'argent; clarifiez à la pâte de papier; passez. Rendement : 100/100 de miel employé.

— Diurétique; expectorant. — Doses : 15 à 60 en potion ou en tisane.

POTION SCILLITIQUE ACIDULÉE (F. H. M.).

Feuilles d'hysope (*Hyssopus spicata*).........   3 gram.
Acide azotique alcoolisé....................   2 —
Mellite de vinaigre scillitique...............   15 —
Eau bouillante ....   155 —

F. infuser l'hysope pendant 1/4 d'h.; passez; ajoutez l'acide azotique alcoolisé et le mellite. — Diurétique; expectorant. — Doses : par cuillerées.

PILULES SCILLITIQUES (F. H. M.).

Scille pulv. (*Scilla maritima*)...........   5 centigram.
Gom. ammoniaque (*Dorema ammoniacum*).   15 milligram.
Mellite de vinaigre scillitique............   Q. S

M. pour 1 pil. — Expectorant; catarrhe pulmonaire chronique. — Doses : 4 à 20 pil. par jour.

§ 12. — *Goudron; Gommes-résines; Baume de soufre.*

★ EAU DE GOUDRON (Cod. fr.; F. H. M.).

Goudron purifié..............................   1
Eau distillée ou eau de pluie....................   30

Laissez en contact pendant 1 j. en agitant de temps en temps avec une spatule de bois; rejetez cette première eau; ajoutez une nouvelle quantité de 30 d'eau distillée ou d'eau de pluie; laissez en contact pendant 8 j.; agitez souvent; décantez; filtrez.

— Si l'on employait de l'eau commune, toujours un peu séléniteuse, l'eau de goudron prendrait une odeur sulfureuse, par suite de la décomposition du sulfate de chaux par la matière organique. — L'eau de goudron, préparée comme on le fait souvent, en versant presque indéfiniment de l'eau nouvelle sur le goudron qui a déjà servi, ne peut être considérée comme un médicament efficace. (Voy. *ci-après*.)

★ EAU DE GOUDRON (Magne-Lahens).

Goudron de bois.............................   1
Sciure de bois de pin.........................   2

M. — Prenez :

Mélange ci-dessus...........................   9 gram.
Eau commune froide.........................   1 lit.

M.; laissez macérer pendant 4 h.; agitez de temps en temps; passez.

— L'hydrolé de goudron préparé dans ces conditions contient 1/1000 d'extrait de goudron.

— Phthisie pulmonaire, Phthisie laryngée; Catarrhe pulmo-

naire chronique; Ozène; Cystite chronique, etc.; à l'intérieur;
doses: par verres; en inhalation, le liquide étant pulvérisé au
moyen de l'appareil Sales-Girons; en lotions, injections, irrigations !

— Si vous employez l'eau à + 60° vous obtiendrez un hydrolé
retenant 2/1000 d'extrait. Enfin 30 gram. de mélange de goudron
et de sciure de bois traités par 1 lit. d'eau à + 60° fournissent
un hydrolé retenant 6/1000 d'extrait de goudron. Ce mélange est
très-propre à fournir des vapeurs balsamiques pour les *Fumigations de goudron.* (Voy. *Désinfectants,* p. 62.)

FUMIGATION DE GOUDRON (Soubeiran).

Goudron.................................... Q. V.
Eau.. Q. S.

F. bouillir dans la chambre du malade. — Catarrhe pulmonaire; Phthisie commençante !

— La *goudronnière*, espèce de boîte à jour qui permet d'exposer
le goudron à l'air sur une grande surface est un procédé commode pour imprégner d'émanations de goudron l'air que respirent les malades. — Le mélange de goudron 1 et de sciure de
bois de pin 2 est préférable. (Magne-Lahens.)

★ ÉLECTUAIRE DE GOUDRON (Mignot).

Goudron de Norwége........................ ⎫ aa. 5
Baume du Pérou (*Myrospermum Pereiræ*)...... ⎭
Rac. d'iris de Florence pulv. (*Iris florentina*)........ 4

M. — Catarrhe pulmonaire chronique; Catarrhe vésical. —
Doses: 2 à 8 gram. !

TISANE DE BOURGEONS DE SAPIN (Cod. fr.; F. H. M.).

Prép. comme la *Tisane de bardane;* 20/1000, p. 162.
— Tonique; stimulant; anticatarrhal. — Doses: boisson ordinaire du malade !

★ EAU DE BOURGEONS DE SAPIN ; HYDROLAT DE BOURGEONS DE SAPIN (Cod. fr.).

Prép. comme l'*Hydrolat de cannelle* (p. 229); laissez déposer pendant 24 h.; filtrez au papier mouillé. — Tonique; stimulant; anticatarrhal! prétendu hémostatique. — Doses: 150 à
1000 gram., par verres! (Voy. *Eau de pin gemmé*, p. 204.)

SIROP DE BOURGEONS DE SAPIN (Cod. fr.).

Prép. comme le *Sp. d'écorce d'orange*, p. 165.

SIROP DE BOURGEONS DE SAPIN (Avisard).

Bourgeons de sapin (*Abies pectinata*)	1
Sp. simple	24

Pulv. gross. les bourgeons; faites-les digérer dans le sp. pendant 2 h.; passez; exprimez; filtrez. — Anticatarrhal! — Doses : 50 à 250 gram. pur ou dans les tisanes.

SOLUTION D'ACIDE PHÉNIQUE POUR INHALATIONS (Kempster).

Acide phénique	1
Eau	600

F. dissoudre. — Bronchites chroniques, Bronchorrhées. — Faites respirer matin et soir, pendant 10 m., la solution pulvérisée! La dose d'acide phénique peut être augmentée successivement et portée à 1/120. (Voy. *Acide phénique*, p. 65.)

★ GOMME AMMONIAQUE PURIFIÉE (Cod. fr.).

Gom. ammoniaque concassée (*Dorema ammoniacum*)	3
Eau	2

M. dans une bassine tarée; f. chauffer jusqu'à ce que la gomme-résine soit entièrement divisée dans le liquide bouillant; constatez par la balance la quantité d'eau évaporée, et par déduction la quantité d'eau restante; ajoutez la quantité d'alcool à 90° nécessaire pour faire de l'alcool à 60° avec l'eau restante d'après la proportion suivante : 35 : 65 :: x (la quantité d'eau restante) : y

la quantité d'alcool à 90° à ajouter; soit : $\dfrac{65 \times x}{35} = y$. M. l'alcool; chauffez quelques instants; passez à travers un linge; f. évaporer au B.-M. la solution hydro-alcoolique passée, jusqu'à ce qu'une goutte jetée dans l'eau froide se prenne en une masse qui se laisse malaxer sans adhérer aux doigts.

— L'opération se fait mieux et plus simplement en chauffant au B.-M. 1 de gom. ammoniaque concassée avec 2 d'alcool à 60°. La dissolution -opérée, passez à travers un linge, et faites évaporer sur un feu doux jusqu'à consistance convenable. — (Falières.)

— Anticatarrhal; antispasmodique; détersif; à l'intérieur, doses : 6 décigram. à 12 gram.; à l'extérieur, topiques emplastiques. (Voy *Potion antiasthmatique*.)

★ POUDRE DE GOMME-RÉSINE AMMONIAQUE (Cod. fr.).

Gomme-rés. ammoniaque (*Dorema ammoniacum*)	Q. V.

Mondez; concassez; f. sécher à l'étuve à + 40°; pulv. sans résidu par trituration; passez au tamis de soie.

★ PILULES PECTORALES PURGATIVES.

Gom. ammoniaque (*Dorema ammoniacum*))
Rhubarbe pulv. (*Rheum palmatum*)..... } *aa.* 5 centigram.
Savon médicinal....:..................)

M. pour 1 pil. — Catarrhes pulmonaires compliqués de constipation et d'inappétence. — Doses : 4 à 30 pil. par jour !

★ PILULES PECTORALES.

Gom. ammoniaque (*Dorema ammoniacum*).) *aa.* 1 décigram.
Soufre sublimé et lavé.................. }

M. pour 1 pil. — Catarrhes chroniques ; Bronchorrée. — Doses :
5 à 30 par jour !

Les *Pil. contre la polyblémie pulmonaire* de Van den Corput
et les *Pil. antiasthmatiques* de Quarin offrent les-mêmes principes
actifs.

★ PILULES ANTICATARRHALES (Trousseau).

Oléo-rés. de térébenthine (*Larix Europœa*).   2 décigram.
Gom. ammoniaque (*Dorema ammoniacum*).   5 centigram.
Baume de Tolu (*Myrospermum toluiferum*).   25 milligram.
Extrait d'opium......................:.   5   —

M. pour 1 pil. — Catarrhes chroniqnes des bronches ou de la
vessie. — Doses : 4 à 12 par jour !

★ PILULES PECTORALES.

Gom. ammoniaque (*Dorema ammoniacum*). 1 décigram.
Benjoin (*Styrax benzoin*)............... 7 centigram.
Myrrhe (*Balsamodendron myrrha*)........ 5   —
Safran pulv. (*Crocus sativus*)........... 3   —
Baume de soufre anisé (p. 560).......... 1   —
Sirop de Tolu....................)
Racine de réglisse pulvérisée........) *aa.* Q. S.

M. pour 1 pil. — Catarrhes chroniques. — Doses : 2 à 10 par
jour !

★ ALCOOLÉ DE GOMME AMMONIAQUE ; TEINTURE DE GOMME AMMONIAQUE (Cod. fr.).

Prép. comme l'*Alcoolé de benjoin;* 1/5, p. 559.

— Stimulant ; expectorant. — Doses : 10 à 60 gram. en potion.

— L'alcool est un mauvais dissolvant pour la gomme résine
ammoniaque qui contient 18/100 de gomme. Elle doit être prescrite en nature.

★ SIROP DE GOMME AMMONIAQUE (Ph. Wurtemb.).

Gomme ammoniaque (*Dorema ammoniacum*)........ 6
Vin blanc.........................:............... 25

Divisez au B.-M.; ajoutez :

Sucre 50

F. dissoudre; passez. — Anticatarrhal; antispasmodique. — Doses : 20 à 100 gram. par cuillerées, ou bien en potion. — Ce sirop représente 2 gram. de gomme ammoniaque pour 25 gram.

POTION PECTORALE AVEC LA GOMME AMMONIAQUE (Ph. allem.).

Gom. ammoniaque (*Dorema ammoniacum*)... 15 gram.
Hydrolat. d'hysope......................... 180 —

Délayez ; ajoutez :

Acétate d'ammoniaque D. 1,036 (5° B.)....... 30 gram.
Sirop d'érysimum........................... 60 —

M. — Catarrhes pulmonaires chroniques. — Doses : 1 cuillerée à bouche toutes les 2 heures!

ÉMULSION DE GOMME AMMONIAQUE; MIXTURE DE GOMME AMMONIAQUE
(Ph. Lond.).

Gom. ammoniaque (*Dorema ammoniacum*)......... 4
Eau.. 125

Divisez la gomme ammoniaque avec un peu d'eau par trituration; ajoutez l'eau peu à peu; décantez; recommencez la trituration autant de fois qu'il est nécessaire.

— Catarrhes pulmonaires chroniques ; Bronchorrhées.—Doses : 50 à 250 gram. par jour !

Prép. de même que l'Émulsion d'asa fœtida (*Ferula asa fœtida*), de galbanum (*Galbanum officinale*), de sagapenum (*Ferula persica*).

★ OXYMEL PECTORAL (Ph. d'Édimb.).

Miel blanc (*Apis mellifica*)...................... 50
Gom. ammoniaque (*Dorema ammoniacum*)......... 6
Racine d'aunée (*Inula helenium*)............... 3
Racine d'Iris (*Iris florentina*)............... 3
Eau... 125
Vinaigre...................................... 18

F. bouillir les racines avec l'eau jusqu'à réduction à 42 ; f. dissoudre la gomme ammoniaque dans le vinaigre ; mêlez ; passez; ajoutez le miel ; f. cuire en consistance de sirop. — Catarrhes chroniques. — Doses : 11 à 45 gram. en potion.

GELÉE DE GOMME AMMONIAQUE (Caillot).

Gom. ammoniaque purif. (*Dorema ammoniacum*)..... 5
Jaune d'œuf................................... 15
Sirop de gomme................................ 30

Eau... 40
Grénétine....................................... 10

Divisez la gomme ammoniaque avec le jaune d'œuf et le sirop ;
f. dissoudre la grénétine dans l'eau chaude ; laissez refroidir
jusqu'à + 40° ; mêlez. — Catarrhes chroniques. — Doses : 50 à
200 gram.

★ ALCOOLÉ DE TOLU ; TEINTURE DE BAUME DE TOLU (Cod. fr. ; F. H. M.).

Prép. comme l'*Alcoolé de benjoin* ; 1/5, p. 559. — Rendement :
100/100 d'alcool employé. — Expectorant ; anticatarrhal. — Doses :
4 à 20 gram. en potion !

★ ÉTHÉROLÉ DE BAUME DE TOLU ; TEINTURE ÉTHÉRÉE DE BAUME DE TOLU
(Cod. fr.).

Prép. comme l'*Ethérolé d'asa fœtida*, 1/5, p. 369.
— Antispasmodique ; anticatarrhal ; antiasthmatique. — Doses :
1 à 4 gram. en potion !

★ SIROP DE BAUME DE TOLU (Cod. fr. ; F. H. M.).

Baume de Tolu sec (*Myrospermum toluiferum*)..... 1
Eau... 10
Sucre blanc (*Saccharum officinarum*)............... Q. S.

F. digérer le baume de Tolu avec 5 d'eau au B.-M. pendant
2 h. ; agitez fréquemment ; décantez ; ajoutez le reste de l'eau ;
f. encore digérer au B.-M. pendant 2 h. ; décantez ; réunissez les
liqueurs ; laissez refroidir ; filtrez ; ajoutez : 19 de sucre pour 10
de liqueur aromatique ; f. dissoudre au B.-M. ; filtrez au papier.
— Catarrhe pulmonaire ; Catarrhe vésical. — Doses : *ad libitum*
pour édulcorer les boissons. — Plus agréable qu'efficace.

★ SIROP DE BAUME DE TOLU (Falières).

Baume de Tolu (*Myrospermum toluiferum*).......... 50
Alcool à 85°.............................. ⎫ *aa*.. 35
Eau .... ⎭

M. ; distillez au B.-M. pour obtenir 45 d'alcoolat.

F. chauffer le marc au B.-M. pendant 6 heures avec :

Eau distillée.................................. 530

Remplacez l'eau évaporée ; filtrez ; ajoutez :

Sucre blanc (*Saccharum officinarum*)............. 1000

F. dissoudre au B.-M. dans l'eau aromatique ; laissez refroidir ;
ajoutez l'alcoolat ! (Voy. *ci-dessus*.)

★ TABLETTES DE BAUME DE TOLU (Cod. fr.).

Baume de Tolu (*Myrospermum toluiferum*)........	5
Sucre blanc (*Saccharum officinarum*).............	100
Gomme adragante (*Astragalus verus*).............	1
Eau distillée......................................	Q. S.

F. digérer le baume de Tolu pendant 2 heures avec 10 d'eau ; agitez souvent; laissez refroidir ; filtrez; employez 9 de l'eau aromatisée pour faire le mucilage de gomme, auquel vous incorporerez le sucre ; faites des tablettes du poids de 1 gram. — Expectorant. — Ces tablettes sont agréables, mais la quantité de baume de Tolu qu'elles contiennent est trop petite pour qu'elles puissent produire des effets bien différents de ceux du sucre et de la gomme.

LAIT DE POULE AROMATIQUE.

Jaune d'œuf...............................	N° 2
Eau chaude...............................	200 gram.
Hydrolat de laurier-cerise..................	8 —
Rhum.....................................	8 —
Sirop de Tolu.............................	50 —

Délayez les jaunes d'œuf dans l'eau ; ajoutez le sirop et les autres substances.— Début de la bronchite; diaphorétique, expectorant. — A prendre en 2 ou 3 fois.

★ TABLETTES BÉCHIQUES NOIRES (Ph. belge).

Baume de Tolu (*Myrospermum toluiferum*)........	9
Iris de Florence pulv. (*Iris florentina*).............	9
Gomme adragante pulv. (*Astragalus verus*)........	2
Sucre blanc pulv. (*Saccharum officinarum*).........	427
Extrait de réglisse.........................	53

M. les poudres ; ajoutez le baume de Tolu; puis l'extrait dissous dans Q. S. d'eau; divisez en tablettes du poids de 1 gram. — Expectorant. — Doses : *ad libitum !*

★ TABLETTES BALSAMO-SODIQUES (Delioux).

Baume de Tolu...........................	2 décigram.
Bicarbonate sodique......................	1 —
Mucilage de gomme adragant....... } *aa.*	Q. V.
Sucre blanc pulv................. }	

M. pour une tablette. — Bronchites. — Doses : 5 à 20 par jour et plus !

★ POUDRE D'OLIBAN (Cod. fr.).

Prép. comme la poudre de *Gomme résine ammoniaque*, p. 554.

— Catarrhes chroniques. — Doses : 5 décigram. à 2 gram.
— Inusité. Entre dans quelques préparations aromatiques.

★ POUDRE DE BENJOIN (Cod. fr.).

Benjoin amygdaloïde (*Styrax benzoin*)........... Q. V.

Pulv. par trituration sans résidu ; passez au tamis de soie.
— Catarrhes chroniques ; catarrhes vésicaux. — Doses : 5 décigram. à 2 gram. (Voy. *Cosmétiques et parfums.*)

ALCOOLÉ DE BENJOIN; TEINTURE DE BENJOIN (Cod. fr.).

Benjoin en larmes gross. pulv. (*Styrax benzoin*)....... 1
Alcool à 80°..................................... 5

F. macérer pendant 10 jours; agitez de temps en temps; filtrez.
— Stimulant inusité. Entre dans un grand nombre de préparations aromatiques pour l'usage extérieur. (Voy. *Baume du commandeur*, p. 254.)

★ ALCOOLÉ DE BENJOIN COMPOSÉ.

Benjoin (*Styrax benzoin*)........................ 60
Storax (*Styrax officinale*)...................... 45
Baume de Tolu (*Myrospermum toluiferum*)......... 15
Aloès succotrin (*Aloe socotrina*)............... 8
Alcool à 85°..................................... 500

Prép. des *Cigarettes balsamiques.* (Voy. *ci-après.*)

★ CIGARETTES BALSAMIQUES.

Solution d'azotate de potasse à 8/100............ Q. S.
Alcoolé de benjoin composé. (Voy. *ci-dessus.*)...... Q. S.
Papier brouillard................................ Q. V.

Trempez le papier dans la solution d'azotate de potasse ; faites-le séchez ; trempez-le dans l'alcoolé de benjoin composé; faites-le sécher ; découpez-le en feuilles de la dimension voulue pour être roulées en cigarettes. — Aphonie chronique. — Fumer 2 ou 3 cigarettes par jour en aspirant la fumée. (Voy. *Anti-asthmatiques.* p. 562.)

★ POUDRE PECTORALE BALSAMIQUE (Ph. wurtemb.).

Racine de réglisse (*Glycyrrhiza glabra*)............ 80
Iris (*Iris florentina*)......................... 28
Soufre sublimé.................................. 60
Benjoin (*Styrax benzoin*)....................... 5
Essence de fenouil (*Fœniculum dulce*)........... 2
    — d'anis (*Pimpinella anisum*)............... 2

Pulv.; M.—Expectorant.—Doses :5 gram., 4 ou 5 fois par jour, dans du miel ou du sirop de gomme, ou simplement délayé dans une tasse de tisane.

★ BAUME DE SOUFRE ANISÉ.

Soufre mou.. 1
Essence d'anis.. 4

F. digérer au B.-M. pendant 3 jours; agitez de temps en temps, filtrez.— Catarrhes pulmonaires chroniques.— Doses : 2 décigram. à 1 gram. en potion !

★ PILULES BALSAMIQUES (Morton).

Poudre de cloportes (*Oniscus asellus*).............. 18
Gomme ammoniaque (*Dorema ammoniacum*)........ 9
Acide benzoïque sublimé.......................... 6
Safran pulv. (*Crocus sativus*)..................... 1
Baume de Tolu (*Myrospermum toluiferum*).......... 1
Baume de soufre anisé............................ 5

M. pour faire des pilules de 2 décigram. — Catarrhe pulmonaire chronique. — Doses : 2 à 6 par. jour.

— La poudre de cloportes, qui devrait être exclue de cette formule, pourrait être remplacée par 17 de poudre de racine de guimauve et à 1 de poudre d'azotate de potasse.

★ BAUME DE SOUFRE TÉRÉBENTHINÉ; BAUME DE VIE DE ROLLAND; GOUTTES DE HOLLANDE.

Soufre mou.. 1
Essence de térébenthine 4

F. digérer au B.-M. pendant 3 jours ; filtrez.
— Catarrhes pulmonaires chroniques; Rhumatismes chroniques.
— Doses : 2 décigram. à 1 gram. en potion !

INFUSION DE FEUILLES D'EUCALYPTUS GLOBULUS.

Feuilles sèches d'*Eucalyptus globulus*.............. 20
Eau bouillante.. 1008

F. infuser jusqu'au refroidissement. Édulcorez *ad libitum*.
Catarrhe pulmonaire. — Doses : boisson ordinaire du malade.

★ ESSENCE D'EUCALYPTUS GLOBULUS.

Prép. comme l'*Essence de menthe*, p. 238.

— Catarrhe pulmonaire chronique. — Doses : 1 à 3 gram. en capsules de 15 centigram. (Voy. *Antipériodiques*.)

§ 13. — *Phellandrie aquatique.*

INFUSION DE FRUITS DE PHELLANDRIE AQUATIQUE (H. P.).

Prép. comme l'infusion de bourrache, 10/1000.

— Bronchites; Catarrhe pulmonaire chronique ; Phthisie ; Asthme. — Doses : par verres.

★ POUDRE DE FRUITS DE PHELLANDRIE AQUATIQUE (Cod. fr.).

Prép. comme la *Poudre d'anis,* p. 234.

— Calmant spécial de la muqueuse bronchique. Le principe actif, la phellandrine, analogue à la cicutine, est volatil et s'élimine par la surface pulmonaire.

— Doses : 1 à 2 gram. et plus en 4 ou 5 fois dans du pain azyme, délayée dans un liquide, ou en électuaire avec du miel ou du sp. de sucre ! (Sandras.)

★ SIROP DE FRUITS DE PHELLANDRIE (Cod. fr.).

Prép. comme le *Sp. de coquelicot,* p. 547.

— Sédatif; prescrit surtout pour calmer la toux. — Doses : 20 à 100 gram. par jour.

★ SIROP DE PHELLANDRIE (H. P.).

Fruits de phellandrie (*Phellandrium aquaticum*)..... 1
Sucre blanc (*Saccharum officinarum*)............... 10

F. infuser les fruits pendant 24 h. dans 10 d'eau bouillante; passez ; filtrez ; ajoutez le sucre et f. cuire en consistance de sirop. — Catarrhe pulmonaire. — Doses : 20 à 80 gram. par jour

— Le principe actif du phellandrium étant volatil, ce sp. devrait être préparé à froid. (Voy. *ci-après*.)

★ SIROP DE PHELLANDRIE (Dannecy).

Extrait alcoolique de fruits de phellandrie.......... 1
Hydrolat de fruits de phellandrie................... 10
Sucre blanc (*Saccharum officinarum*)............. 140
Vin blanc à 10/100 d'alcool....................... 60

F. dissoudre l'extrait dans l'hydrolat ; mêlez le soluté au vin ; f. dissoudre le sucre à froid pour obtenir 200 de sirop dont 20 gram. contiennent 1 décigram. d'extrait de phellandrie.

Prép. l'*Extrait alcoolique de fruits de Phellandrie* comme l'*Extrait alcoolique de semences de stramoine.* (Voy. p. 424.)

— Catarrhe pulmonaire, Toux convulsive. — Doses : 20 à 80 gram. par jour ! — La volatilité de la phellandrine rend douteuse l'activité de l'extrait de phellandrie, c'est pourquoi l'auteur dissout l'extrait dans l'hydrolat.

PILULES DE PHELLANDRIE (Rothe).

Fruits de phellandrie pulv. (*Phellandrium*
  aquaticum).......................... 6 centigram.
Chlorhydrate d'ammoniaque.............. 2 —
Extrait de chardon bénit............... Q. S.

M. pour 1 pil.; renfermez dans un flacon. — Calmant de la
toux catarrhale. — Doses : 4 à 12 pilules par jour.

§ 14. — Antiasthmatiques.

POTION ANTIASTHMATIQUE; MIXTURE ANTIASTHMATIQUE (Van Swieten).

Hydrolat de rue.............................. 125
Carbonate d'ammoniaque..................... 4
Sp. diacode.................................. 30

F. dissoudre; M. — Accès d'asthme. — Doses : par cuillerées à
bouche, à de courts intervalles, selon les effets obtenus !

POTION AMMONIACALE OPIACÉE (Marrotte).

Potion gommeuse (p. 312)................. 125 gram.
Ammoniaque liq. D. 0,92 (22° B.)...... } aa. 30 gouttes.
Laudanum de Sydenham............. }

M. — Accès d'asthme. — Doses : 1 cuillerée toutes les 10 m.

★ ALCOOLÉ D'AMMONIAQUE ANISÉ; LIQUEUR AMMONIACALE ANISÉE; ESPRIT DE SEL AMMONIAC ANISÉ (Ph. germ.).

Essence d'anis.................................. 1
Alcool à 85°.................................... 24

M.; ajoutez :

Ammoniaque liq., D. 0,960...................... 5

M. — Antiasthmatique; expectorant. — Doses : 1 à 5 gram. en
potion !

PILULES DE CARBONATE D'AMMONIAQUE COMPOSÉES (Williams).

Carbonate d'ammoniaque................. 5 centigram.
Gom. ammoniaque (*Dorema ammoniacum*) 5 —
Ipécacuanha pulv. (*Cephœlis ipecacuanha*). 12 milligram.
Chlorhydrate de morphine.............. 5 —
Mucilage de gomme...................... Q. S.

M. pour 1 pil.; enrobez d'un vernis de baume de Tolu dissous
dans le chloroforme; conservez dans un flacon bouché. — Catarrhe pulmonaire chronique. — Doses : 1 à 4.

— Il conviendrait de diminuer jusqu'à 2 milligram. pour 1 pilule la dose de chlorhydrate de morphine; alors on pourrait administrer 10 et même 15 pil. par jour avec grand avantage.

★ PAPIER ARSENICAL (Cod. fr.).

Arséniate de soude cristallisé...................... 1
Eau distillée.................................... 30

F. dissoudre ; f. absorber la totalité de la solution par une feuille de papier blanc à filtrer ; f. sécher ; divisez en 20 petits carrés égaux. Chaque carré de ce papier représente 5 centigram. d'arséniate de soude. — Asthme. — Doses : roulez un carré sur lui-même, introduisez-le dans un petit tube de papier à cigarettes et faites fumer au malade qui doit aspirer la fumée.

★ CIGARETTES ARSENICALES (Trousseau).

Arséniate de soude...................... 1 gram.
Eau .... 10 —

F. dissoudre ; imprégnez 1000 feuilles de papier à cigarettes ; f. sécher. Pour rouler du tabac ou des feuill. sèches de belladone, de datura. Chaque feuille représente 1 milligram. d'arséniate de soude. — Accès d'asthme. — Fumer pendant l'accès et aspirer la fumée !

★ CIGARETTES ARSENICALES (Boudin).

Acide arsénieux...................... 1 centigram.
Eau...................................... Q. S.

F. dissoudre ; imbibez une feuille de papier à filtrer blanc de $0^m,05$ sur $0^m,04$; f. sécher ; formez-en une cigarette. — Asthme. — Doses : 1 ou 2 par j. Ce papier haché menu peut être fumé dans une pipe. Le malade doit aspirer la fumée.

★ CÔNES ANTIASTHMATIQUES (Sarrazin).

Acide arsénieux................................... 1
Opium brut séché (*Papaver somniferum*)........... 1
Fruits de phellandrie (*Phellandrium aquaticum*)..... 2
Feuil. de stramoine (*Datura stramonium*) ...... }
   — de jusquiame (*Hyoscyamus niger*)....... } aa. 8
   — de belladone (*Atropa belladona*)............ 10
Benjoin (*Styrax benzoin*)........................ 8
Azotate de potasse.............................. 20
Gomme adragante (*Astragalus verus*).............. 2
Eau.. Q. S.

F. un mucilage avec la gomme ; ajoutez les autres substances pulv. ; f. une masse homogène ; divisez en 10 cônes. Ces cônes brûlés dans la chambre du malade peuvent remplacer les cigares antiasthmatiques.

PILULES DE CYANURE DE POTASSIUM (Donovan).

Cyanure de potassium .... 1 centigram.
Amidon............................... } aa. Q. S.
Sp. de gomme......................)

M.; pour 1 pil. — Accès d'asthme. — Doses. 1 pil. toutes les
5 ou 6 heures ! — Surveillez les effets.

POTION ANTIASTHMATIQUE (Crampton).

Acide cyanhydrique à 1/10.............. 15 centigram.
Créosote....:........................... 15 —
Essence de térébenthine............... 5 décigram.
Mucilage de gomme................... 4 gram.
Hydrolat de cannelle.................. 28 —

M. l'acide, la créosote et l'essence avec le mucilage ; ajoutez
peu à peu l'hydrolat en triturant. — Accès d'asthme. — Doses:
la potion entière en 2 fois.

INHALATION D'ACIDE CYANHYDRIQUE (Ph. Londres).

Acide cyanhydrique à 2/100 d'ac. réel. 6 décigram. à 1 gram.
Eau............................... 4 gram.

M.; introduisez dans un flacon à 2 tubulures disposé pour l'inhalation. — Sédatif; antispasmodique ; Accès d'asthme ; antivo-
mitif. — Inusité en France.

INHALATION D'ACIDE CYANHYDRIQUE (Hare).

Acide cyanhydrique à 1/10.............. 2 à 3 gram.
Eau tiède....,........................ Q. S.

Introduisez l'eau dans un appareil convenable ; ajoutez l'acide
cyanhydrique ; faites respirer les vapeurs avec précaution. —
Palpitations nerveuses ; Accès d'asthme.

PILULES DE LATHAM.

Poudre de Dower..................... 2 décigram.
Scille pulv. (Scilla maritima)............ 5 centigram.
Gom. ammoniaque (Dorema ammoniacum). 5 —
Calomel à la vapeur.................. 1 —

M. pour 1 pil. — Expectorant ; antiasthmatique. — Doses : 3 à
6 par jour.

POTION ANTIASTHMATIQUE A LA GOMME AMMONIAQUE (Falières).

Alcoolé de gomme ammoniaque............. 10 gram.
Sirop de belladone ....)
— d'extrait d'opium............... } aa. 15 —
— de digitale....................)

Hydrolat de menthe........................ 15 —
— d'hysope .... 80 —

Mélangez l'alcoolé et les sirops; agitez; ajoutez les hydrolats.
— Doses : 5 à 6 cuillerées à bouche par jour! Chaque cuillerée à
bouche représente 1 gram. 2 décigram. de gomme ammoniaque.

POTION ANTIASTHMATIQUE (Corput).

Rac. d'aunée (*Inula helenium*).............. 30 gram.
— d'iris (*Iris florentina*)................. 15 —
Eau Q. S. pour infusé..................... 300 —

Ajoutez :

Gom. ammoniaque (*Dorema ammoniacum*)... 12 —
Vinaigre scillitique .... 20 —
Sp. de polygala de Virginie................. 30 —

Délayez la gomme ammoniaque dans l'infusé; passez; mêlez.
— Asthme; Catarrhe; Bronchite. — Doses : 4 à 8 cuillerées à
bouche par jour!

MIXTURE ANTIASTHMATIQUE (Bruner).

Gom. ammoniaque (*Dorema ammoniacum*)... 8 gram.
Hydrolat d'hysope........................ 125 —
Vin blanc................................ 60 —

F. dissoudre la gomme ammoniaque dans le vin; ajoutez l'hydrolat. — Catarrhes bronchiques; Asthme. — Doses : 1 cuillerée
à bouche toutes les 2 heures !

INFUSÉ ANTIASTHMATIQUE (Debreyne).

Sommités de camphrée de Montpellier (*Campho-
rosma Monspeliaca*)..................... 30 gram.
Eau bouillante............................ 1 lit.

F. infuser 1/2 h. — Accès d'asthme. — 3 ou 4 tasses par jour.
La dose de sommités de camphrée de Montpellier peut être
portée à 50 gram.

★ ALCOOLÉ DE LOBÉLIE ENFLÉE; TEINTURE DE FEUILLES DE LOBÉLIE (Cod. fr.).

Prép. comme l'*Alcoolé de quinquina*, 1/5, p. 140.

— Antiasthmatique. — Doses : 1 à 4 gram. en potion à prendre
par cuillerée d'heure en heure.

POTION ANTIASTHMATIQUE (Hooper).

Alcoolé de lobélie........................ 15 gram.
Hydrolat d'aneth......................... 60 —
Eau distillée............................ 125 —

JEANNEL.   32

M. — A prendre en 5 ou 6 fois dans la journée. Surveillez les effets ; la dose d'alcoolé de lobélie est probablement trop forte.

MIXTURE ANTIASTHMATIQUE (Green).

Décocté de polygala 30/1000....................	100
Iodure de potassium............................	8
Alcoolé de lobélie............................	25
— d'opium camphré.....................	25

M. — Accès d'asthme. — Doses : 4 à 16 gram. en 4 ou 5 fois sur du sucre ou dans une potion à prendre par cuillerées !

★ TUBES ANTIASTHMATIQUES (Saint-Genez).

Feuilles sèches de jusquiame (*Hyoscyamus niger*)...	3
— de stramoine (*Datura stramonium*)..	5
Sommités sèches d'hysope (*Hyssopus spicata*).......	3
Eau bouillante..........................	200

F. infuser jusqu'au refroidissement; passez; exprimez; ajoutez : -

Azotate de potasse............................	2

F. dissoudre; filtrez; ajoutez :

Alcoolé de baume de Tolu	2
— de lobélie enflée	4
Acétate d'ammoniaque..........................	2

M.; imbibez de ce liquide des feuilles de papier buvard; faites-les sécher; découpez-les en rectangles de $0^m,13$ sur $0^m,05$, que vous roulerez en tubes maintenus avec un peu d'eau gommée. — Faites fumer un de ces tubes et aspirer la fumée pendant les accès d'asthme !

★ PILULES ANTIASTHMATIQUES (Trousseau).

Extrait de belladone.............. ⎫	
Rac. de belladone pulv. (*Atropa bella-* ⎬ aa. 1 centigram.	
dona)........................... ⎭	

M. pour 1 pil. —Accès d'asthme. —Doses : 1 pil. toutes les 1/2 h.! — Surveillez les effets. (Voy. *Extrait de belladone*, p. 415.)

POTION ANTIASTHMATIQUE (Debreyne),

Infusé d'hysope (*Hyssopus spicata*).......		100 gram.
Kermès minéral.................. ⎫		
Extrait de belladone.............. ⎬ aa.	1 décigram.	
Sp. de capillaire.............. ⎫		
Oxymel scillitique.............. ⎬ aa.	25 gram.	

M. — Doses : 1 cuillerée à bouche toutes les 1/2 h. pendant les accès d'asthme !

POUDRE ANTIASTHMATIQUE (Debreyne).

Fleurs de soufre................... ⎫
Rac. d'aunée pulv. (*Inula helenium*) ⎬ *aa.*   6 décigram.

Rac. de belladone pulv. (*Atropa belladona*) 2   —
Squames de scille pulv. (*Scilla maritima*).. 15 centigram.
Kermès minéral....................... 5   —

M. pour 1 paquet. — Doses : 1 paquet par jour en 3 fois pendant la crise. Comme médication préventive 1/3 de paquet le soir en se couchant.

★ MIXTURE ANTIASTHMATIQUE (Cabrol).

Alcoolé de camphre concentré (p. 361)............. 60
Éther acétique.................................. 10
Chloroforme.................................... 6

M. — Accès d'asthme. — Versez quelques gouttes dans la main; aspirez. (Voy. *Éther*, p. 352; *Chloroforme*, p. 355; *Camphre*, p. 460.)

★ CIGARETTES DE BELLADONE (Cod. fr.).

Feuil. de belladone incisées (*Atropa belladona*).. 1 gram.
Pour 1 cigarette.

— Accès d'asthme. — Doses : fumer 1 à 4 cigarettes; le malade doit aspirer la fumée! (Voy. *Belladone*, p. 414.)
Prép. de même les *Cigarettes de digitale, de jusquiame, de nicotiane, de stramoine, de sommités de chanvre*, etc.

★ CIGARES OPIACÉS.

Feuil. de belladone (*Atropa belladona*)... 3 gram.
Extrait d'opium..................... 15 centigram.
Eau distillée de roses................. Q. S.

F. dissoudre l'extrait dans quelques gouttes d'eau; humectez les feuilles de cette solution; laissez sécher à l'air; f. un cigare.
— Asthme; Catarrhe pulmonaire chronique. — Doses : 1 ou 2 cigares par jour.

★ PAPIER ANTIASTHMATIQUE (Soc. de Pharm. de Bord.).

Feuil. sèch. de belladone (*Atropa belladona*).. ⎫
  —   de datura (*Datura stramonium*)... ⎬ 5 gram.
  —   de digitale (*Digitalis purpurea*)... ⎪
  —   de sauge (*Salvia officinalis*)...... ⎭
Alcoolé de benjoin..................... 40   —
Azotate de potasse..................... 75   —
Eau.................................. 1 litre.

F. bouillir les espèces avec l'eau pendant 1/4 d'h.; passez ; f. dissoudre le sel dans la colature ; ajoutez l'alcoolé de benjoin ; immergez dans le liquide une main de papier buvard, feuille par feuille ; après 24 h. d'immersion, retirez le papier ; laissez-le sécher et divisez-le en carrés de 10 centimètres de longueur sur 7 de largeur.

★ TUBES ANTIASTHMATIQUES (Soc. de Pharm. de Bord.).

Prenez des bandes de papier antiasthmatique de 15 centimètres de longueur sur 7 centimètres de largeur, roulez-les dans le sens de leur longueur sur des mandrins d'un millimètre de diamètre, et arrêtez le papier avec un peu de colle. (Voy. *ci-dessus*.)

★ CIGARETTES ANTIASTHMATIQUES (Soc. de Pharm. de Bord.).

Feuilles de jusquiame (*Hyoscyamus niger*).	30 gram.
— de datura (*Datura stramonium*)...	30 —
— de belladone (*Atropa belladona*)...	60 —
— de digitale (*Digitalis purpurea*)...	15 —
Sauge mondée (*Salvia officinalis*)........	15 —
Extrait d'opium........................	15 décigram.
Eau distillée........................	30 gram.

F. dissoudre l'extrait d'opium dans l'eau ; arrosez les plantes avec cette solution ; hachez-les avec soin ; servez-vous d'un cigarotype pour faire 150 cigarettes avec cette quantité de plantes !

★ CIGARETTES PECTORALES (Lancelot, Espic).

Feuil. de belladone (*Atropa belladona*)...............	30
— de stramoine (*Datura stramonium*)...........	15
— de jusquiame (*Hyoscyamus niger*)...........	15
— de phellandrie (*P. aquaticum*)...............	5
Extrait d'opium............................	13
Hydrolat de laurier-cerise........................	Q. S.

Mondez les feuilles de leurs nervures ; séchez-les et hachez-les avant de les peser ; M.; f. dissoudre l'extrait d'opium dans l'hydrolat ; le soluté sera réparti également dans le mélange.

Le papier brouillard devant servir à confectionner les cigarettes aura été imbibé d'hydrolat de laurier-cerise chargé par macération des principes solubles des plantes sèches entrant dans la formule des cigarettes. — Asthme. — Doses : 2 à 4 cigarettes par jour.

★ TUBES ANTIASTMATIQUES (Falières).

Alcoolature de belladone........................	20
— de digitale........................	20

Alcoolature de stramoine............................ 20
Alcoolé de fruits de phellandrie.................... 20
   —   d'extrait d'opium au 12°.................. 12
   —   de baume de Tolu...................... 5
Azotate de potasse pulvérisé....................... 4

Laissez en contact pendant 24 heures ; agitez fréquemment
pour favoriser la dissolution du sel. Filtrez.

Immergez alors dans le liquide, feuille par feuille, des bandes
de papier buvard de 14 centimètres de largeur. Après 24 heures
d'immersion, retirez le papier, laissez-le sécher à l'air libre
et divisez-le en rectangles de 14 centimètres sur 8. Roulez
ces rectangles dans le sens de leur longueur sur des mandrins
de 1 millimètre de diamètre ; arrêtez le papier avec un peu
de colle.

★ CARTON FUMIGATOIRE; CARTON ANTIASTHMATIQUE (Cod. fr.).

Papier gris sans colle............................ 120
Azotate de potasse. pulv......................... 60
Feuil. de belladone pulv. (*Atropa belladona*)........ 5
   — de datura stramonium pulv. (*Datura stramonium*) 5
   — de digitale pulv. (*Digitalis purpurea*)........ 5
   — de lobélie enflée pulv. (*Lobelia inflata*)....... 5
Fruits de phellandrie pulv. (*Phellandrium aquaticum*). 5
Myrrhe pulv. (*Balsamodendron myrrha*)............ 10
Oliban pulv. (*Boswellia serrata*).................. 10

Déchirez le papier par morceaux ; f. tremper dans l'eau ; f.
égoutter ; pilez pour obtenir une pâte homogène ; incorporez les
poudres préalablement mélangées intimement ; étendez la pâte
humide dans des moules de fer-blanc ; f. sécher à l'étuve. La
dose prescrite doit fournir 36 morceaux rectangulaires d'environ
6 centimètres de long sur 4 centimètres de large.

— Accès d'asthme. — Doses : brûlez 1 morceau de carton dans
la chambre du malade. Pour faire brûler ce carton, allumez-le
par l'approche d'un corps en combustion et déposez-le sur
un petit gril d'argent ou de fer, ou bien suspendez-le au moyen
d'un fil !

★ PAPIER NITRÉ (Cod. fr.).

Solution d'azotate de potasse saturée à froid...... Q. V.

Trempez des feuilles de papier blanc non collé ; f. sécher
sur des cordes horizontalement tendues. — Accès d'asthme. —
Doses : f. brûler par fragments dans la chambre des malades, ou
bien f. fumer en petits rouleaux en guise de cigarettes !

★ PAPIER NITRÉ AROMATIQUE.

Oliban (*Boswellia serrata*)	17
Styrax (*Liquidambar orientale*)	8
Benjoin (*Styrax benzoin*)	6
Baume du Pérou (*Myrospermum Pereiræ*)	4
— de Tolu (*Myrospermum toluiferum*)	3
Alcool à 85°	75

F. macérer pendant un mois; agitez de temps en temps; ajoutez :

Solution saturée d'azotate de potasse.............. 8

Trempez des feuilles de papier non collé; f. sécher. — Accès d'asthme. — Doses : (Voy. *ci-dessus.*)

AIR COMPRIMÉ.

(Voy. p. 26.)

QUINZIÈME SECTION

MÉDICAMENTS SPÉCIAUX DE L'APPAREIL CIRCULATOIRE.

§ 1. — *Digitale; Digitaline; Veratrum viride; Asperges.*

★ POUDRE DE FEUILLES DE DIGITALE (Cod. fr.; F. H. M.).

Feuil. de digitale (*Digitalis purpurea*)............ Q. V.

F. sécher ; contusez dans un mortier de marbre avec un pilon de bois ; criblez sur un tamis de crin pour séparer les poils qui couvrent la face inférieure des feuilles; f. sécher de nouveau à l'étuve ; pulv. par contusion dans un mortier de fer ; passez au tamis de soie ; recueillez les 3/4 seulement. Rendement : 66/100.

— Les feuilles de la seconde année (la plante est bisannuelle) cueillies au début de la floraison, soigneusement choisies, privées de leurs nervures médianes et séchées dans l'étuve à + 40°, doivent être conservées en vases clos à l'abri de la lumière et de l'humidité. La poudre doit être préparée au fur et à mesure des besoins pour la consommation de deux mois au plus. La provision doit être renouvelée tous les ans ! (Hepp.)

— Apyrétique par excellence; Fièvre typhoïde, Pneumonie (Hirtz); Rhumatisme articulaire (Oulmont); Palpitations asthéniques; Asystolie; Hydropisies,

— Doses : 5 décigram. à 1 gram.; infusion de 1/2 h. dans 100 gram. d'eau distillée à la température de + 70°. L'infusé doit être filtré et édulcoré ; à prendre par cuillerées à bouche d'h. en h.! (Hepp.) La poudre, préparée avec les précautions indiquées par Hepp, est une des meilleures préparations de digitale. (Voy. *Contro-stimulants*, p. 329; *Diurétiques*.)

✶ PILULES DE DIGITALE (F. H. M.).

Feuil. de digitale pulv. (*Digitalis purpurea*) 5 centigram.
Extrait amer.......................... 1 décigram.
Rac. de réglisse pulv.................... Q. S.

M. pour 1 pil. — Doses : 2 à 20 !

✶ EXTRAIT DE DIGITALE (Cod. fr.).

Feuil. sèch. de digitale gross. pulv................. 1
Eau distillée..................................... 8

F. d'abord infuser avec 6 d'eau bouillante pendant 12 h.; passez ; exprimez ; f. infuser de nouveau le résidu avec 2 d'eau bouillante ; filtrez les deux infusés ; mêlez-les ; faites-les évaporer au B.-M. en consistance d'extrait mou. Rendement : 25/100.

— Doses : 1 à 5 décigram. en pilules.

✶ EXTRAIT ALCOOLIQUE DE DIGITALE ; EXTRAIT HYDRO-ALCOOLIQUE DE DIGITALE (Cod. fr.; H. P.).

Feuil. de digitale pulv. (*Digitalis purpurea*).......... 1
Alcool à 60°....................................... 6

Épuisez la poudre par l'alcool dans l'appareil à déplacement; distillez au B.-M. pour retirer l'alcool ; f. évaporer au B.-M. jusqu'en consistance d'extrait mou. Rendement : 30/100. La Soc. de Ph. propose l'alcool à 91, et indique un rendement de 18/100. Le formulaire H. P. emploie : Feuil. de digitale Q. V., alcool à 60° Q. S. — Doses : 1 à 5 décigram. en pilules.

✶ ALCOOLÉ DE DIGITALE ; TEINTURE DE DIGITALE (Cod. fr.; Soc. de Ph.).

Feuil. de digitale pulv. (*Digitalis purpurea*)........ 1
Alcool à 60°..................................... Q. S.

Introduisez la poudre dans un appareil à déplacement, dont la douille est garnie de coton ; tassez modérément ; versez peu à peu à la surface. Q. S. d'alcool pour humecter ; laissez en contact pendant 48 h. ; ajoutez peu à peu de nouvel alcool jusqu'à ce que vous ayez obtenu 5 d'alcoolé.

Le F. H. M. emploie 5 d'alcool à 80° pour 1 de feuilles de digitale, et prescrit de laisser macérer pendant 10 j., puis de passer, d'exprimer et de filtrer. Il indique un rendement de 88/100 d'alcool employé.

— Souvent prescrit en frictions comme diurétique avec P. É. d'alcoolé de scille — A l'intérieur : doses : 1 à 5 gram. en potion.

★ ALCOOLATURE DE DIGITALE (Cod. fr.; F. H. M).

Prép. comme l'*Alcoolature d'aconit* 1/1.

— Doses : 5 décigram. à 5 gram. en potion ! — C'est avec la poudre de feuilles la meilleure préparation de digitale.

★ ÉTHÉROLÉ DE DIGITALE; TEINTURE ÉTHÉRÉE DE DIGITALE (Cod. fr.).

Feuil. de digitale pulv. (*Digitalis purpurea*) 1
Éther alcoolisé (éther pur : 712, alc. à 90° : 288 ; D. 0,76).   5

F. la teinture dans l'appareil à déplacement. — Doses : 5 décigram. à 5 gram. en potion. — Le *Suc éthéré de digitale* (suc exprimé saturé d'éther de Bouchardat) mériterait d'être essayé.

★ SIROP DE DIGITALE (Cod. fr.).

Alcoolé de digitale 1
Sirop de sucre 40

M. d'abord l'alcoolé à 4 de sirop ; f. évaporer par l'ébullition jusqu'à ce que le poids du mélange soit réduit à 4 ; ajoutez le reste du sp. de sucre. — 20 gram. de ce sp. représentent 5 décigram. d'alcoolé ou 33 milligram. d'extrait alcoolique de digitale.

— Doses : 20 à 120 gram. par doses progressives. Le Sp. préparé au moyen de l'alcoolature serait préférable.

★ SIROP DE DIGITALE DE LABÉLONYE (Dorvault).

Extr. hydro-alcoolique de digitale 5
Sp. de sucre 3000

F. dissoudre ; M. — 30 gram. de ce sp. représentent 5 centigram. d'extrait hydro-alcoolique ou 2 décigram. de poudre de digitale. — Doses : 30 à 60 gram.

EMPLATRE D'EXTRAIT DE DIGITALE (Cod. fr.; Soc. de Ph.).

Prép. comme l'*Emplâtre d'extrait de ciguë*. (Voy. p. 429.)
— Diurétique ? Résolutif ?

CÉRAT DE DIGITALE (Cod. fr ; Soc. de Ph.).

Prép. comme le *Cérat belladoné* p. 419.

★ DIGITALINE (Cod. fr.).

Feuil. de digitale pulv. (*Digitalis purpurea*)	200
Sous-acétate de plomb liquide	50
Carbonate de soude crist	8
Phosphate de soude ammoniacal	4
Tannin	8
Litharge	5
Charbon animal	10
Alcool à 90°	
Chloroforme	} *aa.* Q. S.
Eau dist	

Épuisez la poudre de digitale par l'eau distillée dans l'appareil à déplacement pour obtenir 600 de liqueur, dont la densité minimum doit être 1,050 : ajoutez le sous-acétate de plomb ; filtrez ; ajoutez à la liqueur le carbonate de soude, puis le phosphate de soude ammoniacal en dissolution dans Q. S. d'eau distillée ; filtrez ; enfin traitez la liqueur par le tannin en dissolution dans Q. S. d'eau distillée. Mêlez le précipité tannique qui contient la digitaline avec la litharge et le charbon animal ; f. sécher le mélange à une douce chaleur ; épuisez-le par l'alcool à 90° ; filtrez ; f. sécher au B.-M. la solution alcoolique ; lavez le résidu à l'eau distillée ; reprenez le résidu par l'alcool à 90° ; filtrez ; f. sécher au B.-M. ; épuisez par Q. S. de chloroforme ; filtrez ; laissez évaporer le chloroforme qui abandonnera la digitaline (amorphe).

La digitaline amorphe obtenue par le procédé du Cod. fr., qui est une modification du procédé Hamolle et Quevenne, est encore préférée par Bouchardat et par Depaire et Gille, commissaires de l'Acad. de méd. belge, comme ayant une action thérapeutique qui se rapproche de celle de la digitale.

— Doses : 1 à 8 milligram. par jour, en granules, en sirop, etc.
— Surveillez les effets. (Voy. *Digitaline*, Nativelle, p. 574.)

★ GRANULES DE DIGITALINE (Cod. fr. Soc. de Ph.).

Digitaline	1 gram.
Sucre de lait pulv	40 —
Gomme arabique pulv. (*Acacia vera*)	9 —
Sp. de miel	Q. S.

Triturez longtemps la digitaline avec le sucre de lait ; ajoutez peu à peu et mêlez la gomme, puis le sirop ; divisez en 1000 granules. Chaque granule représente 1 milligram. de digitaline. Cette prép. diffère essentiellement des granules fabriquées à chaud par les confiseurs ; elle est préférable. — Doses : 1 à 8 par jour.

— Surveillez les effets.

★ ALCOOLÉ DE DIGITALINE.

Digitaline..
Alcool à 56°. 500

F. dissoudre. Cet alcoolé représente 2 milligram. de digitaline par gram. — Doses : 1 à 3 gram. en potion, en injection hypodermique.

★ SIROP DE DIGITALINE.

Digitaline 1
Sp. de sucre................................ 20000

F. dissoudre la digitaline dans l'alcool à 85°; M. — 20 gram. de ce sp. représentent 1 milligram. de digitaline.
— Doses : 20 à 120 gram. par jour. — Surveillez les effets.

POTION DE DIGITALINE (Homolle et Quevenne).

Digitaline............................ 5 milligram.
Hydrolat de laitue.................... 100 gram.
Sp. de fl. d'oranger.................. 25 —

F. dissoudre la digitaline dans quelques gouttes d'alcool : M.
— Doses : 1 cuillerée à bouche toutes les 2 ou 3 heures.

IGITALINE (Nativelle).

Feuill. de digitale de seconde année (*Digitalis purpurea*) 1000
Acétate de plomb cristallisé.................... 250
Eau distillée................................ 1000

F. dissoudre le sel dans l'eau ; ajoutez la poudre ; mêlez ; passez à travers un tamis ; laissez en contact pendant 24 h. ; introduisez le mélange dans l'appareil à déplacement ; épuisez par l'alcool à 50°; vous obtiendrez environ 6000 d'alcoolé ; ajoutez 40 de bicarbonate sodique en dissolution saturée ; distillez au B.-M. jusqu'à réduction à 2000 ; laissez refroidir ; ajoutez 2000 d'eau distillée ; laissez déposer pendant 3 jours ; décantez ; faites égoutter le précipité sur une toile ; exprimez. Ce précipité, qui contient la digitaline, pèse environ 100 gram.; délayez-le dans 1000 d'alcool à 80°; passez à travers un tamis métallique fin ; f. chauffer à l'ébullition ; ajoutez 10 d'acétate de plomb cristallisé dissous dans 5 d'eau tiède ; laissez bouillir encore quelques instants ; laissez refroidir ; filtrez au papier ; épuisez sur le filtre le précipité par Q. S. d'alcool à 80° ; ajoutez à cet alcoolé 50 de charbon végétal pulv. et lavé à l'eau accidulée, puis à l'eau distillée, et bien neutre ; distillez au B.-M. jusqu'à ce qu'il ne reste plus d'alcool ; laissez refroidir ; faites égoutter sur un tamis ce charbon qui retient la digitaline ; faites-le sécher à l'étuve ; épuisez-le par le chloroforme dans l'appareil à déplacement ; distillez jusqu'à siccité la solution chloroformique ; reprenez le résidu qui est la digitaline brute par 100 d'alcool à 90° chaud additionné de 1 d'acétate neutre de plomb dissous dans son poids d'eau, et de 10 de charbon animal lavé en grains fins, sans poudre ; f. bouillir pendant 10 minutes ; laissez refroidir et déposer ; filtrez sur un tampon de coton ; séparez la liqueur ; épuisez le dépôt par l'alcool à 90° jusqu'à cessation d'amertume ; distillez au B.-M. ; la digitaline reste en masse grumeleuse cristallisée imprégnée d'huile colorée ; séparez un peu de liqueur aqueuse qui l'imprègne ; reprenez-la par 10 d'alcool à 90° chaud ; ajoutez 5 d'éther sulfurique rectifié et 15 d'eau distillée ; agitez ; laissez reposer ; il se produit deux couches, l'une supérieure colorée, formée d'éther chargé d'huile grasse ; l'autre inférieure incolore dans laquelle la digitalline cristallise ; versez le tout sur un tampon de coton dans un cylindre de verre ; lavez les cristaux avec Q. S. d'éther. Ainsi obtenue, la digitaline retient encore 1/10 de digitine. Purification : reprenez la digitaline impure par 20 fois son poids de chloroforme ; filtrez à travers un tampon de coton serré ; distillez à siccité ; ajoutez dans le ballon un peu d'alcool destiné à entraîner, en se vaporisant, les dernières traces de chloroforme ; reprenez la digitaline par 30 d'alcool à 90° avec 5 de charbon animal lavé, en grains ; f. bouillir doucement pendant 10 minutes ; filtrez ; épuisez le charbon par l'alcool à 90° ; distillez ; la digitaline encore un peu colorée cristallise ; reprenez-la par 8 d'alcool à 90° ; ajoutez 4 d'éther et 8 d'eau ; agitez ; laissez cristalliser ; lavez les cristaux à l'éther. Recommencez le traitement par l'alcool à 90° ou le noir en grains, et la distillation partielle de l'alcool, pour obtenir la digitaline parfaitement cristallisée et d'une blancheur éclatante.

— Doses : 1/2 milligram. à 2 milligram. — Surveillez les effets. Les thérapeutistes ne se sont pas accordés relativement à l'efficacité de ce produit.

— Le F. H. M. de 1870 a ajourné l'adoption de la digitaline. (Voy. *Poudre de digitale*, p. 570.)

— La digitaline Nativelle, couronnée par l'Acad. de méd. de Paris, ne représente pas les propriétés thérapeutiques de l'infusion de digitale (Depaire et Gille).

La digitaline cristallisée est un produit de dédoublement dérivant du principe immédiat éminemment altérable contenu dans la digitale, et résultant de la multiplicité des manipulations (Kosmann). Ce n'est pas un corps homogène ; elle renferme deux sortes de cristaux différents (Roucher).

★ EXTRAIT ALCOOLIQUE DE VERATRUM VIRIDE.

Prép. comme l'*Extrait alcoolique de Colchique*.

Le *Veratrum viride* paraît contenir un principe actif différent de la vératrine qui détermine le ralentissement du pouls et l'abaissement de la température animale (Oulmont). — Doses de l'extrait alcoolique : 2 à 4 centigram en pilules.

TISANE DE RACINE D'ASPERGE (Cod. fr.; H. P.).

Prép. comme la *Tisane de Bardane;* 20/1000, p. 162.
— Diurétique, sédatif du cœur. — Doses : par verres.

★ SIROP DE POINTES D'ASPERGES (Cod. fr.)

Prép. comme le *Sp. de fumeterre*, p. 159.
— Sédatif du cœur, diurétique. — Doses : 20 à 100 gram.

§ 2. — *Caféine.*

★ CAFÉINE, GUARRANINE, THÉINE; $C^{16}H^{10}Az^4O^4 + 2HO$ (Hager).

Thé noir gross. pulv. ou débris (*Thea sinensis*)..... 120
Chaux éteinte...................................... 20
Eau bouillante..................................... 400

F. digérer pendant 4 h. au B.-M. ; agitez de temps en temps ; passez ; exprimez ; ajoutez au résidu :

Eau bouillante..................................... 200

F. encore digérer pendant 2 h. ; passez ; exprimez ; filtrez ; ajoutez :

Charbon de bois grossièrement pulv................ 2

M. ; laissez en contact pendant 12 h. ; agitez souvent ; passez à travers un linge ; lavez le résidu à l'eau distillée ; filtrez ; ajoutez à la colature Q. S. du mélange suivant non filtré après 3 h. de digestion :

Acétate de plomb cristallisé...................... 10
Litharge pulv..................................... 5
Eau distillée bouillante 30

Jusqu'à ce qu'une petite portion de la liqueur filtrée cesse de précipiter par la solution d'acétate de plomb. Alors laissez déposer pendant 12 h.; filtrez ; lavez le dépôt à l'eau distillée ; f. évaporer la liqueur claire au B.-M. jusqu'à réduction à 30 environ ; ajoutez :

Sulfate de potasse.............................. } aa. 3
Noir d'ivoire concassé, non dépuré............. }

F. dessécher au B.-M. en agitant ; pulvérisez la matière ; épuisez-la dans un allonge par le chloroforme; retirez le chloroforme par distillation au B.-M.; reprenez le résidu par l'eau bouillante environ 75; f. cristalliser par le refroidissement. (Voy. *ci-après*.)

★ CAFÉINE, THÉINE (Reveil).

Café non torréfié pulv. (*Coffea arabica*)............ Q. V.
Benzine .... Q. S.

Épuisez le café par la benzine dans l'appareil à déplacement; distillez au B.-M.; reprenez par l'eau bouillante le résidu qui contient la caféine; f. cristalliser par refroidissement.

— Tonique du cœur et diurétique; succédané de la digitale. — Doses : 25 centigram. à 1 gram. par jour en pil. (Jaccoud.)

— Sédatif spécial contre la migraine. — Doses : 5 décigram. à 2 gram , en pil. où dans du sirop simple.

— Bouchardat prépare le *Sp. de Cafeine* par simple solution de 1 de caféine dans 20 de sp. de sucre bouillant.

★ CITRATE DE CAFÉINE (Hannon, Reveil).

Obtenu par saturation directe de 1 équivalent de Caféine et 3 équivalents d'acide citrique. — Même action que la caféine. — Doses : 5 décigram. à 2 gram. — Wittstein, Hager, affirment que ce sel ne peut exister et conseillent de prescrire la caféine pure.

§ 3. — *Arséniate d'Antimoine.*

★ ARSÉNIATE D'ANTIMOINE; $4 Sb^2O^3, AsO^5$ (Chapsal).

Protochlorure d'antimoine...................... Q. V.
Eau distillée.................................. Q. S.

F. une dissolution concentrée ; ajoutez :

Arséniate de soude en solution concentrée, Q. S.

M. les deux solutions; lavez à l'eau distillée le précipité d'arséniate d'antimoine à plusieurs reprises. Il devrait être neutre d'après l'équation : $2NaO,HO,AsO^5 + Sb^2Cl^3 = Sb^2O^3,AsO^5 + 2NaCl,$ $+ HCl$, mais il perd de l'acide arsénique pendant les lavages et devient basique.

— Affections organiques du cœur. — Doses : 25 dix-milligram. à 1 centigram., en granules de 25 dix-milligram. ($0^{gr},0025$ à $0^{gr},01$, en granules de $0^{gr},0025$). Cette médication doit être longtemps continuée. (Papillaud.) Diffère-t-elle beaucoup de la médication arsenicale ?

SEIZIÈME SECTION

MÉDICAMENTS SPÉCIAUX DE L'APPAREIL EXHALANT ; SUDORIFIQUES

§ 1. — *Jaborandi; Salsepareille; Gayac.*

INFUSION DE JABORANDI (Coutinho).

Feuill. de Jaborandi (*Pilocarpus pinnatus*). 4 à 5 gram.
Eau chaude............................. 150 —

F. infuser pendant 1/4 d'h.; passez. — Puissant diaphorétique
et sialalogue. — Doses : toute l'infusion en une fois. — L'infusion
n'a pas besoin d'être chaude pour produire ses effets. (Gubler.)

PILOCARPINE (E. Hardy. Duquesnel).

Feuilles de Jaborandi (*Pilocarpus pinnatus*)......... 10
Eau distillée bouillante.................·.... 100

F. infuser jusqu'au refroidissement; passez ; exprimez ; filtrez ;
agitez ; f. évaporer en consistance sirupeuse ; ajoutez :

Magnésie calcinée.................................... 5

M.; f. sécher au B. M.; pulv ; épuisez par le chloroforme; faites
évaporer ; reprenez la matière par l'eau ; faites évaporer dans le
vide pour obtenir la pilocarpine qui peut fournir des sels cristal-
lisés avec les acides.

— La pilocarpine et ses sels produisent au plus haut point les
effets thérapeutiques du Jaborandi.

★ POUDRE DE RACINE DE SALSEPAREILLE (Cod. fr.)

Prép. comme la *Poudre de gentiane*, p. 163. — Diaphorétique.
— Inusité.

(Voy. *Spécifiques des maladies rhumatismales; goutteuses.*)

★ EXTRAIT ALCOOLIQUE DE SALSEPAREILLE (Cod. fr.; F. H. M.).

Prép. comme l'*Ext. alcoolique de digitale*, p. 574.

— Rendement : 15/100. — Le F. H. M. prescrit de déplacer
par l'eau la majeure partie de l'alcool retenu par le résidu. Rendement 12/100. — Antisyphilitique? Diaphorétique? — Doses :
1 à 5 gram.

TISANE DE SALSEPAREILLE (H. P.).

Rac. de salsepareille (*Smilax medica*)....... 60 gram.
Eau commune............................. Q. S.

F. macérer la salsepareille dans environ un litre d'eau froide
pendant 2 h.; mettez sur le feu, et dès que l'ébullition du li-

quide se produira, laissez digérer pendant 2 h. ; passez ; laissez déposer, décantez pour obtenir 1 lit. de tisane.

INFUSION DE SALSEPAREILLE (F. H. M.).

Racine de salsepareille (*Smilax medica*)...... 60 gram.
Eau bouillante...................................... 1 lit.

F. infuser pendant 2 h. ; passez ; laissez déposer ; décantez.

APOZÈME SUDORIFIQUE; TISANE SUDORIFIQUE (H. P.).

Bois de gayac râpé (*Guajacum officinale*)...... 60 gram.
Rac. de salsepareille (*Smilax medica*)......... 30 —
 — de sassafras (*Laurus sassafras*)........... 10 —
 — de réglisse (*Glycyrrhiza glabra*)......... 20 —

Divisez les racines ; f. bouillir la salsepareille et le gayac dans Q. S. d'eau pendant 1 h.; ajoutez le sassafras et la rac. de réglisse ; f. infuser pendant 2 h. ; passez ; laissez déposer ; décantez ; pour obtenir 1 lit. d'apozème. — Doses : par verres.

DÉCOCTION DE GAYAC COMPOSÉE; TISANE SUDORIFIQUE N° 1 (F. H. M.).

Gayac râpé (*Guajacum officinale*) .... 30 gram.
Salsepareille (*Smilax medica*)............ .. 15 —
Sassafras (*Laurus sassafras*)................. 5 —
Réglisse (*Glycyrrhiza glabra*)................ 10 —
Eau.. Q. S.

Pour 1 lit. de décocté.

Divisez les racines ; f. bouillir le gayac dans 1 lit. 1/2 d'eau jusqu'à réduction à 1 lit. ; versez la liqueur bouillante sur les trois autres substances ; laissez infuser jusqu'au refroidissement ; passez.

TISANE SUDORIFIQUE N° 2 (F. H. M.).

Même formule moins la rac. de salsepareille, et même prép.

TISANE DE FELTZ (Cod. fr.; H. P.; F. H. M.).

Rac. de salsepareille (*Smilax medica*)............... 60
Colle de poisson (*Acipenser huso*)................... 10
Sulfure d'antimoine naturel pulv................. 80
Eau commune.. 2000

Mettez le sulfure d'antimoine dans un nouet de linge; faites-le bouillir dans 2000 d'eau pendant 1 h.; rejetez cette eau ; f. bouillir à petit feu le nouet contenant le sulfure dans 2000 d'eau avec la salsepareille et la colle de poisson jusqu'à réduction de moitié; passez; laissez déposer; décantez.

— Antisyphilitique, antiherpétique. — Doses : 1 à 4 verres par jour.

— La composition du sulfure d'antimoine naturel est variable ; tantôt il est arsenical, tantôt il ne l'est pas. Lorsqu'il est arsenical, il abandonne à l'eau par suite d'une décoction prolongée une certaine proportion d'acide arsénieux. (Guibourt.) Dans tous les cas, il se dissout aussi une quantité variable èt toujours très-faible d'antimoine à la faveur des sels en présence. (Soubeiran, Grassi.) La tisane de Feltz est donc un remède mal formulé. (Voy. *Antisyphilitiques, Antiherpétiques.*)

★ SIROP DE SALSEPAREILLE (Cod. fr.).

Rac. de salsepareille (*Smilax medica*)................ 10
Eau.. Q. S.
Sucre blanc (*Saccharum officinarum*)................ 20

F. digérer la salsepareille pendant 12 h. avec environ 50 d'eau à + 80', à 2 reprises ; passez ; laissez déposer ; décantez ; f. évaporer les liqueurs par l'ébullition en commençant par la moins chargée ; la totalité du liquide étant réduite à 16, clarifiez au blanc d'œuf et passez à l'étamine ; ajoutez le sucre ; f. par coction et clarification un sp. marquant D. 1,27 (31° B.) bouillant. — Antiarthritique? antiherpétique? antisyphilitique? mêmè antiscrofuleux? Autrefois adjuvant obligé de tout traitement appelé dépuratif. — Doses : 20 à 100 gram. — Falières ajoute à ce sp. refroidi 3/100 d'alcoolé de salsepareille pour en assurer la conservation.

★ SIROP DE SALSEPAREILLE COMPOSÉ, SIROP DE CUISINIER, SIROP SUDORIFIQUE, SIROP DÉPURATIF (Cod. fr.).

Rac. de salsepareille (*Smilax medica*)............:.... 1000
Fleurs sèches de bourrache (*Borrago officinalis*)... 60
—   rose pâle (*Rosa centifolia*)............. 60
Feuil. de séné (*Cassia acutifolia*)................... 60
Anis verts (*Pimpinella anisum*)..................... 60
Eau.. Q. S.
Sucre blanc (*Saccharum officinarum*)............... 1000
Miel. (*Apis mellifica*)................................. 1000

F. trois digestions successives à + 80° pendant 12 h. de la salsepareille avec la quantité d'eau nécessaire pour la couvrir ; portez à l'ébullition le produit de la troisième digestion ; faites-y infuser les autres substances pendant 12 h.; f. évaporer les premières liqueurs au quart de leur volume ; ajoutez-y l'infusé ; continuez de f. évaporer jusqu'à ce que le poids total des liqueurs soit réduit à 2000 ; clarifiez au blanc d'œuf; ajoutez le sucre et le miel; f. par coction et clarification un sp. bouillant à D. 1,29

(32° B.). — Falières ajoute à ce sp. 15/1000 de teinture d'anis vert et 15/1000 de teinture de rose pâle, afin d'en assurer la conservation. — Antisyphilitique? diaphorétique? Laxatif. — Doses : 20 à 100 gram.

★ SIROP DE SALSEPAREILLE COMPOSÉ (F. H. M.).

Extrait alcoolique de salsepareille..................... 25
Rob de sureau... 8
Feuilles de séné (*Cassia acutifolia*)................... 16
Fleurs de bourrache (*Borrago officinalis*).............. 16
Pétales de roses pâles (*Rosa centifolia*)............... 16
Fruits d'anis (*Pimpinella anisum*)...................... 16
Sucre (*Saccharum officinarum*).......................... 500
Eau bouillante... 250

F. infuser les feuilles, les fleurs et les anis pendant 24 h.; passez; exprimez; f. dissoudre les extraits dans la liqueur réchauffée au B.-M.; passez à la chausse; f. dissoudre le sucre. Rendement : 3/2 de sucre.

★ VIN DE SALSEPAREILLE CONCENTRÉ; ESSENCE CONCENTRÉE DE SALSEPAREILLE (Dorvault).

Extrait alcoolique de salsepareille................ 90
— aqueux de réglisse........................ 25
— — de bourrache...................... 15
— — de gayac.......................... 18
Vin rouge... 1750
Essence de sassafras.............................. 4

F. dissoudre; laissez déposer; filtrez. — Diaphorétique; antisyphilitique? — Doses : 15 gram. matin et soir. dans un verre d'eau.

TISANE DE BOIS DE GAYAC (H. P.).

Bois de gayac râpé (*Guajacum officinale*)...... 50 gram.
Eau commune.................................... Q. S.

F. bouillir le bois de gayac pendant 1 h. dans Q. S. d'eau pour obtenir 1 lit. de tisane; passez; laissez déposer; décantez.

★ SIROP DE GAYAC (Cod. fr.).

Bois de gayac râpé (*Guajacum officinale*)........... 3
Eau... Q. S.
Sucre (*Saccharum officinarum*)................... 10

F. bouillir le gayac à deux reprises avec 30 d'eau pendant 1 h.; passez à travers une toile; réunissez les liqueurs; faites-les évaporer à l'ébullition jusqu'à réduction à 6; laissez refroidir; filtrez;

ajoutez le sucre; f. par décoction un sp. marquant D. 1,26 (30° B.); bouillant.

— Stimulant, diaphorétique. — Doses : 20 à 100 gram.

★ SIROP DE SASSAFRAS (Cod. fr.).

Prép. comme le *Sp. de coquelicot*, p. 547. — Stimulant; diaphorétique. — Doses : 20 à 100 gram. par jour.

★ ESPÈCES SUDORIFIQUES (Cod. fr.).

Bois de gayac râpé (*Guajacum officinale*)...
Rac. de salsepareille (*Smilax medica*)......
— de squine (*Smilax china*)............ } *aa.* P. É.
— de sassafras en copeaux (*Sassafras officinarum*)........................

Fendez et incisez la salsepareille; incisez la squine; mêlez au bois de gayac râpé; ces substances qui doivent être traitées par décoction sont mêlées; le sassafras qui doit être traité par infusion est gardé séparément. — Diaphorétique. — Doses : 30 à 60/1000 d'infusé.

★ ESPÈCES SUDORIFIQUES (Soubeiran).

Rac. de sassafras râpée (*Sassafras officinarum*)....... 1
Fleurs sèch. de sureau (*Sambucus nigra*)............. 1
Feuil. sèch. de bourrache (*Borrago officinalis*)........ 1
Fleurs sèch. de coquelicot (*Papaver rhœas*).......... 1

M. — Doses : 10 à 30/1000 d'infusé.

§ 2. — *Ipécacuanha; Opium.*

★ POUDRE D'IPÉCA OPIACÉE (Ph. allemand.).

Opium brut pulv. (*Papaver somniferum*)............. 1
Ipéca brut pulv. (*Cephælis ipecacuanha*)........... 1
Sucre de lait................................. 8

M. — Diaphorétique. — Doses : 5 décigram. à 2 gram. avec du sp. simple ou du miel, ou bien dans le pain azyme.

★ POUDRE D'IPÉCACUANHA OPIACÉE (Ph. britann., allemand., norwég.).

Ipéca pulv. (*Cephælis ipecacuanha*).................. 1
Opium brut pulv. (*Papaver somniferum*)............. 1
Sulfate de potasse pulv............................ 8

M. — Diaphorétique. — Doses : 5 décigram. à 2 gram. avec du sp. simple ou du miel, ou bien dans le pain azyme.

★ POUDRE D'IPÉCACUANHA OPIACÉE; POUDRE DE DOWER (Cod. fr.; F. H. M.).

Azotate de potasse pulv.. 4
Sulfate de potasse pulv.. 4
Rac. d'ipéca pulv. (*Cephœlis ipecacuanha*)............... 1
— de réglisse pulv. (*Glyzyrrhiza glabra*)............... 1
Extrait d'opium séché et pulvérisé......................... 1

F. sécher; M. — 1 gram. de cette poudre représente 9 centigram. d'extrait d'opium sec et 9 centigram. de poudre d'ipéca.

— Diaphorétique. Goutte; Rhumatisme. — Doses : 2 décigram. à 1 gram.; ordinairement 4 à 5 décigram. le soir.

— La Ph. britann. celle des États-Unis et les Ph. allemandes prescrivent l'opium brut desséché, ce qui diminue, en réalité, de moitié la proportion du principe narcotique. (Voy. *ci-dessus*). Il est bizarre qu'une formule étrangère ait subi chez nous d'aussi graves modifications.

BOLS DIAPHORÉTIQUES (Bouchardat).

Thériaque..................................... 6 décigram.
Extrait d'opium.............................. 3 milligram.
Carbonate d'ammoniaque................ 3 décigram.

M. pour 1 bol. — Traitement de la glycosurie. (Bouchardat. — Doses : 6 bols à prendre chaque soir.

DIX-SEPTIÈME SECTION

MÉDICAMENTS SPÉCIAUX DE L'APPAREIL LYMPHATIQUE, GLANDULAIRE (RÉSOLUTIFS)

§ 1. — *Électricité*.

Les *Courants continus* déterminent la résolution des engorgements glandulaires ou articulaires et des congestions chroniques ou subaiguës du réseau capillaire : engorgements prostatiques ou testiculaires, adénites, rhumatisme noueux, conjonctivites. Froriep, Remak, Benedikt, Chéron, Moreau Wolff.

§ 2. — *Iodure de potassium*.

★ POMMADE D'IODURE DE POTASSIUM (Cod. fr.; Il. P.).

Iodure de potassium............................... 2
Axonge benzoïnée................................... 15
Eau distillée..... .... Q. S.

F. dissoudre le sel dans la quantité d'eau strictement nécessaire (environ 2) ; ajoutez l'axonge ; M. par trituration. Résolutif. — Frictions. — Il faut se garder d'employer cette pommade sur la peau encore enduite de pommade mercurielle, d'emplâtre de Vigo ou de pommade au calomel ; elle produit alors une très-vive irritation déterminée par la formation d'une certaine quantité de biiodure de mercure.

(Voy. *Spécifiques des maladies syphilitiques ; herpétiques.*)

— Le F. H. M. prescrit 1 d'iodure de potassium pour 4 d'axonge benzoïnée.

La Soc. de Ph. propose 1 d'iodure de potassium pour 9 d'axonge benzoïnée.

★ POMMADE D'IODURE DE POTASSIUM IODÉE (Cod. fr.; H. P.).

Iode... 1
Iodure de potassium............................. 5
Axonge benzoïnée................................ 40
Eau distillée................................... Q. S.

F. dissoudre le mélange d'iode et d'iodure de potassium dans la plus petite quantité d'eau possible (environ 5) ; ajoutez l'axonge ; M. par trituration. — Cette pommade est très-irritante ; elle produit la vésication dans les régions où la peau est très-fine, par exemple au scrotum. Il est souvent nécessaire de diminuer de moitié ou des trois quarts la dose d'iode.

POMMADE D'IODURE DE POTASSIUM IODÉE (F. H. M.).

Iodure de potassium............................. 3
Iode.. 1
Axonge (*Sus scropha*).......................... 25
Eau distillée chaude............................ 3

F dissoudre le sel dans son poids d'eau chaude ; ajoutez l'iode ; m. avec l'axonge. — Cette pommade est caustique. (Voy. *ci-dessus.*)

★ POMMADE D'IODURE DE POTASSIUM (Mohr).

Graisse de porc (*Sus scropha*)................. 100
Iodure de potassium............................. 10
Hyposulfite de soude............................ 1

M. — L'hyposulfite de soude prévient l'oxydation partielle en raison de laquelle la pommade d'iodure de potassium ordinaire jaunit peu à peu.

★ GLYCÉRÉ D'IODURE DE POTASSIUM (Cod. fr.; H. P.; F. H. M.).

Iodure de potassium............................. 2
Glycéré d'amidon................................ 15

F. dissoudre l'iodure de potassium dans son poids d'eau ; M. — Résolutif. — Remplace la pommade d'iodure de potassium.

— La dissolution préalable de l'iodure de potassium dans l'eau n'est pas nécessaire ; ce sel est très-soluble dans la glycérine.

★ GLYCÉRÉ D'IODURE DE POTASSIUM (Soc. de Ph.).

Iodure de potassium	1
Glycérine D. 1,24 (28° B.)	26
Amidon de blé	2
Eau	2

F. dissoudre l'iodure de potassium dans la glycérine à une douce chaleur ; f. chauffer la glycérine jusque vers la température de + 60° ; ajoutez l'amidon délayé dans l'eau ; f. chauffer en remuant jusqu'à ce que la masse prenne la consistance d'une gelée homogène.

GLYCÉRÉ D'IODURE DE POTASSIUM IODÉ (Cod. fr.; H. P.).

Iodure de potassium	5
Iode	1
Glycérine	40
Eau	6

F. dissoudre l'iodure de potassium et l'iode dans l'eau ; M. — Résolutif ; remplace la pommade d'iodure de potassium iodée. Ce médicament irrite vivement la peau ; il est souvent nécessaire de diminuer de plus de moitié la proportion d'iode qu'il contient.

★ EMPLATRE D'IODURE DE POTASSIUM COMPOSÉ (Ph. Lond.).

Iodure de potassium pulv	15
Cire jaune (Apis mellifica)	12
Oliban (Boswelia serrata)	90
Huile d'olives (Olea europœa)	4

F. fondre les matières grasses et résineuses à une douce chaleur ; ajoutez l'iodure de potassium dissous dans son poids d'eau chaude ; M. — Résolutif ; engorgements indolents. — Écussons.

§ 3. — Ciguë; Mercuriaux.

★ EMPLATRE DE CIGUË (Cod. fr.; F. H. M.).

Huile de ciguë	13
Poix résine (Pinus maritima)	94
Cire jaune (Apis mellifica)	64
Poix blanche (Pinus maritima)	44
Gomme ammoniaque (Dorema ammoniacum)	50
Feuil. fraîch. de ciguë (Conium maculatum)	200

33.

D'une part : f. fondre la poix-résine, la poix blanche et la cire avec l'huile de ciguë dans une bassine de cuivre ; ajoutez les feuilles de ciguë pilées ; f. chauffer jusqu'à évaporation presque complète de l'eau de végétation ; passez ; exprimez fortement.

D'autre part, f. dissoudre la gomme ammoniaque dans Q. S. d'alcool à 60° ; passez ; f. évaporer en consistance de miel ; ajoutez-la au premier mélange encore chaud ; M. ; laissez refroidir ; divisez en magdaléons. Rendement : 80/100 de matières employées. — Résolutif? calmant? — Sous forme d'écussons. Prép. du *Sparadrap d'emplâtre de ciguë*. (Voy. *ci-après*.)

★ SPARADRAP D'EMPLATRE DE CIGUË (F. H. M.).

Emplâtre de ciguë.............................. 10
Oléo-résine de térébenthine (*Larix europœa*)....... 1

F. fondre à feu doux ; étendez sur la toile ; f. sécher.
Rendement : 95/100 du poids total de la toile et des matières employées.

★ EMPLATRE DE CIGUË ET D'IODURE DE PLOMB (Ricord).

Emplâtre de ciguë.............................. 8
Iodure de plomb.............................. 1

F. fondre l'emplâtre à une douce chaleur ; ajoutez l'iodure de plomb ; M. — Résolutif; Adénites ; Orchites chroniques. — Écussons. Cet emplâtre est employé sous forme de sparadrap.

PILULES DE CIGUË ET CALOMEL (Gama, Bégin).

Calomel à la vapeur.................... 5 centigram.
Extrait de ciguë....................... 1 décigram.

M. pour 1 pil. — Engorgement chronique du testicule ; Sarcocèle.

— Doses : 1 pil. le premier jour ; augmentez de 1 chaque jour jusqu'à 15 à 20. — Surveillez les effets ; l'intoxication mercurielle est à redouter.

PILULES D'EXTRAIT DE CIGUË ET CALOMEL (F. H. M.).

Calomel à la vapeur........... } *aa.* 1 centigram.
Extrait de ciguë............... }
Rac. de réglisse pulv........... } *aa.* Q. S.
Miel blanc................... }

M. ; pour 1 pil. — Antisyphilitique ; fondant. — Doses : 5 à 10 par jour et plus. — Cette formule nous paraît préférable à la précédente.

★ EMPLATRE MERCURIEL; EMPLÂTRE DE VIGO CUM MERCURIO (Cod. fr.).

Emplâtre simple.................................... 200
Cire jaune (*Apis mellifica*)........................ 10
Poix-résine purif. (*Pinus maritima*)............... 10
Gomme ammoniaque purif. (*Dorema ammoniacum*).. 3
Bdellium (*Balsamodendron africanum*)............. 3
Oliban (*Boswelia serrata*)......................... 3
Myrrhe (*Balsamodendron myrrha*)................. 3
Safran (*Crocus sativus*)........................... 2
Mercure 60
Styrax liquide (*Liquidambar orientale*)............ 30
Térébenthine de mélèze (*Larix europœa*).......... 10
Essence de lavande (*Lavendula vera*).............. 1

Triturez dans un mortier de fer légèrement chauffé le mercure, le stýrax, la térébenthine et l'essence de lavande jusqu'à extinction complète du métal; f. fondre l'emplâtre simple, la cire, la poix-résine et la gomme ammoniaque; ajoutez à ce mélange le bdellium, l'oliban, la myrrhe et le safran pulvérisés; laissez refroidir à moitié; incorporez le mélange mercuriel. — Fondant, résolutif autrefois très-employé. — Prép. du *Sparadrap mercuriel* (Cod. fr.), moyennent l'addition de Q. S. d'huile d'olive. Cette addition, qui n'est nécessaire que l'hiver ou lorsque l'emplâtre est anciennement préparé, ne doit pas dépasser 3/100.

Le F. H. M. supprime le bdellium et l'essence de lavande. Rendement : 93/100 des matières employées.

★ SPARADRAP D'EMPLÂTRE DE VIGO (F. H. M.).

Emplâtre de Vigo................................... 10
Oléo-résine de térébenthine (*Larix europœa*)....... 1

F. fondre à feu doux; étendez sur la toile; f. sécher. Rendement : 95/100 du poids total de la toile et des matières employées.

★ EMPLÂTRE RÉSOLUTIF; EMPLÂTRE DES QUATRE FONDANTS (Cod. fr.).

Emplâtre de savon.................... ⎫
— de ciguë...................... ⎪
— de diachylon gommé..... ..... ⎬ aa. P. É.
— mercuriel.................... ⎭

F. fondre à une douce chaleur; M. — Résolutif. — Écussons.

POMMADE MERCURIELLE BELLADONÉE (Velpeau; F. H. M.).

Onguent napolitain................................. 15
Extrait de belladone................................ 2
Eau distillée...................................... 1

Ramollissez l'extrait avec l'eau ; M. — Résolutif. — Frictions ; pansements.

POMMADE MERCURIELLE BELLADONÉE (Debreyne).

Onguent mercuriel..............................	2
Extrait de belladone...........................	1
— d'opium.........................	1
Eau	Q. S.

Pour ramollir les extraits ; mêlez.

— Traitement abortif du panari ; le doigt malade doit rester couvert d'une couche épaisse de cette pommade ; mais ce topique ne dispense pas de débrider largement dès que la suppuration se manifeste dans la profondeur des tissus.

★ GLYCÉRÉ RÉSOLUTIF (Beaufort).

Glycérine	400
Chlorhydrate d'ammoniaque.....................	40
Bichlorure de mercure.........................	1

M. — Résolutif des engorgements ganglionnaires. — Doses : 10 à 20 gram. par jour en frictions.

§ 4. — Savon ; Emplâtre de savon, etc.

LOTION SAVONNEUSE (H. P.).

Savon blanc du commerce coupé..................	6
Eau chaude....................................	100

F. dissoudre. — Résolutif ; favorise la fonction cutanée en débarrassant la peau de l'enduit sébacé.

★ ALCOOLÉ DE SAVON ; ESPRIT DE SAVON (Ph. allemand).

Savon d'huile d'olive râpé.....	1
Alcool à 70°....................................	3
Hydrolat de rose...............................	1

F. dissoudre ; filtrez. — Résolutif en frictions ou en lotions avec Q. S. d'eau ; en bain 500 à 2000 grammes !

BAIN SAVONNEUX (H. P.).

Savon blanc coupé......................	1000 gram.
Eau	Q. S.

F. dissoudre le savon dans 5 à 6 lit. d'eau chaude ; m. avec l'eau du bain. — Résolutif ; favorise la fonction cutanée en débarrassant la peau de l'enduit sébacé ; ramollit l'épiderme et prépare l'efficacité des médicaments antipsoriques ! (Voy. Antipsoriques.)

BAIN SAVONNEUX AROMATIQUE.

Savon blanc coupé............................ 1000 gram.
Alcoolé aromatique.......................... 200   —
F. dissoudre le savon comme ci-dessus; m. à l'eau du bain.

★ EMPLATRE DE SAVON (Cod. fr.; Soc. de Ph.).

Emplâtre simple................................. 80
Cire blanche (*Apis mellifica*)................... 4
Savon blanc râpé............................... 5
F. fondre l'emplâtre et la cire; ajoutez le savon; M. — Réso-
lutif.

★ EMPLATRE DE SAVON CAMPHRÉ (Cod. fr.; Soc. de Ph.).

Emplâtre de savon.............................. 100
Camphre pulv. (*Laurus camphora*)............... 1
F. fondre l'emplâtre; laissez refroidir à moitié; ajoutez le
camphre. — Résolutif.

★ SPARADRAP DIAPALME (Cod. fr.).

Emplâtre diapalme............................... 12
Huile d'olive (*Olea europœa*).................... 1
Cire blanche (*Apis mellifica*)................... 1
Térébenthine du mélèze (*Larix europœa*).......... 2
F. fondre les trois premières substances; ajoutez la térében-
thine; étendez sur la toile à sparadrap. — Résolutif. (Voy. *Spara-
draps*, p. 59.)

★ EMPLATRE DE MINIUM CAMPHRÉ; EMPLATRE DE NUREMBERG (Cod. fr.).

Emplâtre simple................................. 300
Cire jaune (*Apis mellifica*).................... 150
Huile d'olive (*Olea europœa*).................... 50
Minium... 75
Camphre pulv. (*Laurus camphora*)............... 6
F. fondre l'emplâtre et la cire; ajoutez le minium porphyrisé
avec l'huile; ajoutez le camphre à la masse presque refroidie. —
Prétendu fondant. Sert à préparer le *Sparadrap de minium* (Cod.
fr.), moyennant l'addition de Q. S. d'huile d'olive. (Voy. *Sparadrap
mercuriel*, p. 587.)

§ 5. — Sureau; *Fucus vesiculosus*.

FOMENTATION DE FLEUR DE SUREAU (Cod. fr.).

Fleurs de sureau (*Sambucus nigra*).............. 1
Eau bouillante................................. 20

F. infuser jusqu'à refroidissement; passez; exprimez.

La *Fomentation de sureau* (H. P.) ne comprend que 1/100 de fleurs de sureau.

★ VINAIGRE DE FLEURS DE SUREAU (Cod. fr.).

Prép. comme le *Vinaigre rosat*. — Résolutif? Inusité.

★ EXTRAIT ALCOOLIQUE DE FUCUS VESICULOSUS (Dannecy).

Fucus vesiculosus pulv............................... 1
Alcool à 86°.. 4

F. macérer pendant 3 j.; passez; f. macérer le marc avec 2 d'alcool à 54° pendant 24 h.; passez; renouvelez ce dernier traitement; distillez les alcoolés réunis pour recueillir l'alcool; f. évaporer en consistance d'extrait. — Contre l'obésité? (Duchêne-Duparc.) — Doses : 2 décigram. à 1 gram. en pil. avant les repas; l'extrait doit être roulé dans la poudre de *Fucus vesiculosus*. Adjuvant : *Decocté de Fucus vesiculosus*, 20/100 à prendre par verres dans la journée.

— *Régime alimentaire* composé de viandes grillées, de pain grillé, d'un peu de vin blanc ou rouge; trompez la soif au moyen de quelques tranches d'orange ou de citron; efficace contre les hydropisies passives! (Debreyne.)

INJECTION HYPODERMIQUE DE PEPSINE (Luton, Castro).

Pepsine amylacée acide........................... 1
Eau distillée....................................... 3

F. dissoudre; décantez. Environ 2 gram. pour une injection poussée dans l'épaisseur des tumeurs ganglionnaires indurées?

§ 6. — *Bains alcalins.*

★ BAIN ARTIFICIEL DE VICHY (Cod. fr.; H. P.).

Bicarbonate de soude................... 500 gram.

F. dissoudre pour 1 bain. — Cette dose est insuffisante; elle ne représente que 2 gram. de bicarbonate de soude par litre, le bain étant de 250 litres; l'eau de Vichy naturelle contient environ 5 gram. de ce sel par litre. (Voy. *Spéciaux de l'appareil génito-urinaire*, p. 594. *Antiherpétiques généraux*.)

★ BAIN ARTIFICIEL DE VICHY.

Bicarbonate sodique............................	1000 gram.
Chlorure de sodium............................	30 —
— de calcium............................	150 —
Sulfate de soude............................	150 —
— de magnésie............................	45 —
— ferreux............................	2 —

Pour un bain entier.

★ SOLUTION ALCALINE DITE DE VICHY (H. P.).

Bicarbonate de soude...................... 80 gram.
Chlorure de sodium....................... 2 —
Sulfate de magnésie....................... 2 —
Sulfate de soude.......................... 2 —
Tartrate de potasse et de fer............. 2 décigram.
Eau distillée............................. 900 gram.

F. dissoudre ; filtrez. En versant 50 gram. de cette solution dans une bouteille à eaux minérales et finissant de la remplir d'eau gazeuse, on obtient une boisson dite *Eau de Vichy artificielle.*

Chaque bouteille représente :

Bicarbonate de soude...................... 4 gram.
Chlorure de sodium........................ 1 décigram.
Sulfate de magnésie....................... 1 —
Sulfate de soude.......................... 1 —
Tartrate de potasse et de fer............. 1 centigram.

★ EAU DE VICHY ARTIFICIELLE (Lefort).

Carbonate sodique crist....... 7 gram., 26 centigram.
Carbonate potassique........... 17 centigram.
Sulfate de magnésie.......... 35 —
Chlorure de calcium fondu ... 28 —
— de sodium.......... 8 —
Arséniate de soude........... 3 milligram.
Limaille de fer porphyrisé..... 1 —
Eau à 5 vol. d'acide carbonique. 625 gram.

Introduisez les sels et la limaille de fer dans une bouteille munie d'un siphon ; remplissez d'eau gazeuse.

— Les sels indiqués pour la composition d'une bouteille d'eau de Vichy artificielle étant desséchés, pulvérisés et mis en paquet constituent la poudre de Vichy ; il convient seulement de substituer le bicarbonate au carbonate de soude.

★ BAIN DIT DE PLOMBIÈRES (Cod. fr.; H. P.).

Carbonate de soude cristallisé................. 100 gram.
Chlorure de sodium............................ 20 —
Sulfate de soude cristallisé.................. 60 —
Bicarbonate de soude.......................... 20 —
Gélatine concassée............................ 100 —

M. les sels ; délivrez séparément la gélatine. — Pour préparer le bain : f. dissoudre la gélatine dans 500 gram. d'eau chaude ; versez cette solution dans l'eau du bain ; ajoutez-y les sels.

Les 300 lit. d'eau employés pour préparer les bains contiennent ordinairement assez d'acide carbonique pour convertir 100 gram. de carbonate de soude en bicarbonate.

★ EAU DE PLOMBIÈRES ARTIFICIELLE (Bouchardat).

Carbonate de soude cristallisé..........	13 centigram.
Sulfate de soude cristallisé...............	5 —
Chlorure de sodium.....................	2 —
— de calcium cristallisé..........	4 —
Eau pure...............................	625 gram.

★ BAIN DE BOURDONNE ARTIFICIEL (Guibourt).

Chlorure de calcium cristallisé..............	990 gram.
Chlorure de sodium.....................	1600 —
Sulfate de soude cristallisé.................	1550 —
Bicarbonate de soude.....................	140 —
Bromure de potassium.....................	15 —

F. dissoudre d'abord dans l'eau du bain le chlorure de calcium, le bicarbonate de soude et le bromure de potassium ; ensuite ajoutez le chlorure de sodium et le sulfate de soude.

★ EAU DE BOURBONNE ARTIFICIELLE (Bouchardat).

Carbonate de soude cristallisé...............	100 gram.
Bromure de sodium.....................	10 —
Chlorure de sodium.....................	500 —

M. pour 1 bain. — Imitation grossière, mais qui suffit pour l'usage balnéaire. La dose des sels peut être doublée et même quadruplée.

★ EAU DE BOURBONNE ARTIFICIELLE.

Bromure de potassium.................	3 centigram.
Chlorure de sodium.....................	3 gram.
— de calcium cristallisé..........	21 décigram.
Sulfate de soude cristallisé..............	12 —
Bicarbonate de soude.................	3 —
Eau pure...............................	625 gram.

F. dissoudre. — C'est par erreur que quelques auteurs chargent l'eau de 5 vol. d'acide carbonique. L'eau de Bourbonne ne peut contenir que des traces d'acide carbonique, puisqu'elle émerge à + 58°, et qu'elle reste exposée à l'air jusqu'au refroidissement avant d'être employée.

BAIN DE BALARUC ARTIFICIEL.

Chlorure de sodium	1568 gram.
— de calcium cristallisé	1625 —
— de magnésium cristallisé	780 —
Sulfate de soude cristallisé	500 —
Bicarbonate de soude	625 —
Eau	300 litres.

F. dissoudre d'abord dans l'eau du bain les chlorures de magnésium et de calcium et le bicarbonate de soude; ensuite ajoutez le chlorure de sodium et le sulfate de soude.

★ EAU DE BALARUC ARTIFICIELLE (Bouchardat).

Chlorure de sodium	4 gram.
— de calcium cristallisé	38 décigram.
— de magnésium cristallisé	18 —
Sulfate de soude cristallisé	11 —
Bicarbonate de soude	24 —
Bromure de potassium	3 —
Eau gazeuse à 3 vol.	625 gram.

M.

★ SEL COMPOSÉ POUR BAIN, D'APRÈS L'ANALYSE DU SEL DE PENNÈS (Soc. de pharm. de Bord.).

Carbonate de soude effleuri	250 gram.
Phosphate de soude cristallisé	10 —
Sulfate de soude effleuri	5 —
Borate de soude	5 —
Chlorure de sodium	50 —
Iodure de potassium	1 —
Sulfate de protoxyde de fer	1 —
Essence de romarin	10 gouttes.
— de thym	10 —
— de lavande	5 —

Broyez le sulfate de fer avec une petite quantité de sous-carbonate de soude; mêlez. — Pour 1 bain.

DIX-HUITIÈME SECTION

MÉDICAMENTS SPÉCIAUX DE L'APPAREIL GÉNITO-URINAIRE

I. — DIURÉTIQUES ET DIALYTIQUES MINÉRAUX.

§ 1. — *Eau ; Bicarbonate de soude ; Eaux minérales gazeuses et bicarbonatées sodiques ; Citrate de soude ; Bicarbonate de potasse.*

EAU.

La propriété dissolvante de l'eau pour un très-grand nombre de substances organiques et inorganiques est beaucoup plus grande à la température de l'organisme qu'à la température ordinaire, aussi l'eau est-elle le plus efficace des lithontriptiques et des dialytiques, et tous les diurétiques doivent être administrés avec beaucoup d'eau. C'est là le secret des effets thérapeutiques des boissons aqueuses abondantes et de certaines eaux minérales dont la composition se rapproche de celle des eaux potables ordinaires.

★ EAU ALCALINE GAZEUSE (Cod. fr.).

Bicarbonate de soude....................	3,12 gram.
Bicarbonate de potasse.................	0,23 —
Sulfate de magnésie....................	0,35 —
Chlorure de sodium....................	0,08 —
Eau commune.........................	650,00 —

F. dissoudre les sels ; chargez d'ac. carbonique.

Remplace au besoin les eaux minérales alcalines naturelles de *Vichy*, de *Vals*, etc.

— Diurétique ; dialytique ; contro-stimulant ; antidyspeptique. — Doses : 2 à 6 verres par jour !

★ EAU ACIDULE SALINE (Cod. fr.).

Chlorure de calcium cristallisé............	0,33 gram.
— de magnésium cristallisé.........	0,27 —
— de sodium....................	1.10 —
Carbonate de soude cristallisé............	0,90 —
Sulfate de soude cristallisé..............	0,10 —
Eau.................................	650,00 —

F. dissoudre d'une part les sels de soude, d'autre part les sels terreux ; mêlez ; chargez d'acide carbonique ; mettez en bouteille.

— Peut remplacer les eaux naturelles de *Seltz*, de *Condillac*, de *Renaison*, de *Saint-Galmier*, de *Schwalheim*, de *Soultzmatt*, etc. (Cod fr.); souvent préférable comme plus chargée d'ac. carbonique. Peut aussi remplacer la grande source de *Vittel*.

★ EAU GAZEUSE SIMPLE, IMPROPREMENT EAU DE SELTZ. (Cod. fr.).

Eau chargée d'ac. carbonique sous une pression de 7 atmosphères, au moyen d'appareils spéciaux. — Diurétique; antidyspeptique; antigastralgique. Par verres, avec le vin, aux repas.

La *Limonade gazeuse* (Cod. fr.) est l'eau gazeuse simple additionnée de 80 gram. de sp. de limon par bouteille (Voy. p. 335).

★ BICARBONATE DE SOUDE; $NaO, HO, 2 CO^2$ (Cod. fr.).

Carbonate de soude cristallisé................... Q. V.

Disposez les cristaux dans un vase de grès sur des diaphragmes ou des étagères; faites passer lentement dans l'intérieur un courant d'acide carbonique lavé, jusqu'à ce que le gaz cesse d'être absorbé. A mesure que la combinaison s'opère, l'eau de cristallisation du carbonate de soude s'écoule, entraînant en dissolution saturée une partie du sel, qui échappe à l'action de l'acide carbonique.

— Agit comme le carbonate neutre de soude pour nettoyer la peau de son enduit sébacé; antiacide non irritant; facilement absorbé, il diminue le pouvoir saccharifiant des liquides diastasiques, et c'est ce qui le rend utile contre le diabète sucré; mais à hautes doses et à la longue, il manifeste des effets contro-stimulants et débilitants. Éliminé par les urines, qu'il rend alcalines, il est très-propre à combattre la diathèse urique, et peut être considéré comme dialytique. C'est à lui que l'eau de Vichy doit son activité. L'action secondaire du citrate, du tartrate, de l'acétate et du malate de soude est identique à celle du bicarbonate de soude. Ces sels, brûlés dans l'organisme, passent à l'état de bicarbonate de soude qui est éliminé par les urines.

— Doses : à l'intérieur, 2 à 10 gram. en pastilles, en boisson, en sirop; à l'extérieur, lotions, 1 à 2/100 ; bains, 2 à 6/1000.

(Voy. *Poudre gazogène*, p. 335; *Spéciaux de l'appareil exhalant*, p. 578; *Bains alcalins*, p. 590; *Antiherpétiques généraux*.)

★ POUDRE DE BICARBONATE DE SOUDE (Cod. fr.).

Prép. comme la *Poudre de borate de soude*.

— Pyrosis; Gastralgie; Gravelle; Diabète. — Doses : 1 à 10 gram. en boissons, en pastilles.

★ EAU DE SOUDE CARBONATÉE; SODA-WATER (Cod. fr.).

Bicarbonate de soude.............................. 1
Eau commune.. 650

F. dissoudre; filtrez; chargez d'ac. carbonique.

★ TABLETTES DE BICARBONATE DE SOUDE; PASTILLES DE D'ARCET;
PASTILLES DE VICHY (Cod. fr.).

Bicarbonate de soude..................... 50 gram.
Sucre blanc (*Saccharum officinarum*)....... 1950 —
Mucilage de gomme adragante............. 180 —

F. des tablettes du poids de 1 gram. — Chaque tablette représente 25 milligram. de bicarbonate de soude.

Si les pastilles doivent être aromatisées employez les différents
aromates dans les proportions ci-après pour les doses formulées
ci-dessus :

Essence d'anis......................... 25 centigram.
—   de citron..................... 30 —
—   de menthe.................... 20 —
—   de fl. d'oranger............... 10 —
Essence de rose....................... 10 —
Alcoolé de vanille..................... 60 —

— Doses : 5 à 40 tablettes et plus. — (Voy. *Bicarbonate de
soude*, p. 595.)

★ SIROP ALCALIN (H. P.).

Bicarbonate de soude............................. 5
Eau distillée.................................... 10
Sirop de sucre.................................. 90

Délayez le bicarbonate de soude dans l'eau distillé; ajoutez le
sp.; chauffez au B.-M. jusqu'à dissolution complète sans dépasser
la température de + 60°.

— Doses : 20 à 100 gram. et plus. (Voy. *Bicarbonate de soude*,
p. 595.)

★ SIROP ALCALIN (Jeannel).

Bicarbonate de soude.. 10
Eau distillée.................................... 10
Sp. simple..................................... 80
Alcoolature d'écorce d'orange..................... 1

Délayez le bicarbonate de soude dans l'eau distillée; ajoutez le
sp.; f. chauffer au B.-M. jusqu'à dissolution complète sans dépasser la température de + 60°.

Ce sp. représente 1/10 de bicarbonate de soude; mêlé en P. É.

à une solution contenant 1,6/10 d'ac. tartrique ou 2/10 d'ac. citrique, il offre le moyen de préparer extemporanément une limonade gazeuse. Ainsi prenez : sp. alcalin, 20 gram.; eau commune, 150 gram.; solution d'ac. tartrique ou d'ac. citrique dans les proportions indiquées ci-dessus, 20 gram.; m.; pour 1 verre de limonade gazeuse. (Voy. *Poudres gazogènes*, p. 332.)

★ CITRATE DE SOUDE.

Carbonate sodique cristallisé........................... 33
Acide citrique 19
Eau distillée tiède..................................... 50

F. dissoudre ; filtrez ; laisser cristalliser par le refroidissement. — Diabète ; peut remplacer le bicarbonate de soude ? Il n'a pas l'inconvénient de troubler la digestion stomacale en saturant les acides du suc gastrique. — Doses : 2 à 10 gram.

— Le tartrate de soude peut remplacer le citrate. — Mêmes doses.

★ PAIN AU CITRATE DE SOUDE (Dannecy).

Citrate de soude cristallisé............... 5 à 10 gram.
Eau chaude....................... Q. S.
Pâte de farine de froment............... Q. S.

Pour faire un pain de 250 gram.

— Diabète ; aliment lorsque le malade ne peut pas supporter la privation des féculents ?

— Le citrate de soude est brûlé dans l'organisme et est éliminé à l'état de bicarbonate. (Voy. p. 595.)

★ BICARBONATE DE POTASSE; KO, HO, 2 C O² (Cod. fr.).

Carbonate de potasse (sel de tartre)............... Q. V.

F. dans l'eau distillée une solution, D. 1,21 (25° B) : f. passer lentement à travers cette solution, au moyen d'un tube de 5 millim. de diamètre au moins, un courant d'acide carbonique lavé ; lorsque l'acide carbonique n'étant plus absorbé, la quantité des cristaux de bicarbonate de potasse n'augmentera plus dans la liqueur, décantez ; f. égoutter les cristaux sur un entonnoir ; lavez-les avec un peu de solution saturée de bicarbonate de potasse ; faites-les sécher. (Voy *Bicarbonate de soude*, p. 595.)

— Le bicarbonate de potasse, qui ne fait pas naturellement partie des sels contenus dans l'organisme est moins bien toléré à l'intérieur que le bicarbonate de soude. Il remédie aux accidents scorbutiques déterminés par l'abus des salaisons. (Garrod.) (Voy. *Antiscorbutiques*.)

— On en peut préparer des boissons gazeuses extemporanées en le mêlant aux acides tartrique ou citrique, mais il doit être employé en proportions moindres que le bicarbonate de soude dans le rapport de 4 à 5 environ. (Voy. *Poudre d'acide citrique*, p. 330; *Poudre d'acide tartrique*, p. 331.)

★ SOLUTION DIALYTIQUE (Bouchardat).

Bitartrate de potasse pulv..........	} aa	5 grammes.
Boraté de potasse pulv............		
Bicarbonate de potasse..................	1	—
Eau commune...........................	1 bouteille.	

M. Bouchez. — Doses : 1 à 6 bouteilles par jour! — La totalité de cette boisson doit être éliminée par les urines; l'effet purgatif serait défavorable.

★ EAU ALCALINE GAZEUSE (Soubeiran).

Bicarbonate de potasse..........	4 gram. 4 décigram.
Eau gazeuse à 5 volumes........	625 —

Introduisez le sel dans une bouteille munie d'un siphon; remplissez d'eau gazeuse. — Gravelle urique. — Doses : 2 à 5 verres par jour et plus!

TISANE ALCALINE (Bouchardat).

Bicarbonate de potasse.............................	1
Alcoolé de cannelle.................................	1
— de vanille............................	1
Sp. simple......................................	100
Eau...	1000

F. dissoudre; M. — Gravelle urique. — Doses : par verres!

§ 2. — *Acide benzoïque, benzoates; Borates alcalins; Silicate de soude; Liqueur de Palmieri.*

★ ACIDE BENZOÏQUE PAR SUBLIMATION; ACIDE BENZOÏQUE; FLEURS DE BENJOIN; C^{14} H^6 O^4 (Cod. fr.).

Benjoin gross. pulv. (*Styrax benzoin*)..............	1
Sable fin	1

Mêlez dans une terrine qui puisse être chauffée; recouvrez la terrine d'un disque de papier gris collé sur les bords et tendu; placez par-dessus un long cône de carton blanc exactement adapté aux bords de la terrine et fixé par des bandes de papier collées; chauffez le fond de la terrine pendant 2 h.; les vapeurs blanches qui se dégagent par un orifice ménagé au sommet du cône de carton guident la marche de l'opération : si elles sont abondantes, il faut ralentir le feu; si elles sont peu apparentes, il faut l'activer. L'acide benzoïque, dont les vapeurs ont passé à travers le disque de papier, se trouve cristallisé sur les parois intérieures du cône de carton. Rendement : 4/100. (Voy. *ci-après*.)

★ ACIDE BENZOÏQUE PAR VOIE HUMIDE (God. fr.).

Benjoin pulv. (*Styrax benzoïn*). 2
Chaux éteinte... 1
Eau.. Q. S.

Mêlez ; délayez dans 12 d'eau ; f. bouillir 1/2 h. ; passez à travers une toile ; délayez le résidu dans l'eau ; f. bouillir ; filtrez ; renouvelez une troisième fois ce traitement ; réunissez-les liqueurs ; f. réduire par l'évaporation à 10 ; ajoutez de l'ac. chlorhydrique jusqu'à réaction acide ; laissez cristalliser par le refroidissement. Purifiez par dissolution dans l'eau distillée bouillante et nouvelle cristallisation.

— Goutte ; Cystite ammoniacale ; Gravelle urique ; Catarrhe pulmonaire chronique. — Doses : 1 à 8 gram. (Voy. *Pil. balsamiques de Morton*, p. 560.)

— L'acide benzoïque est éliminé par les urines après transformation en acide hippurique.

POTION BENZOÏQUE (Bouchardat).

Acide benzoïque.......................... 5 gram.
Potion gommeuse .... 125 —

F. dissoudre. — Catarrhes chroniques ; Gravelle urique. — Doses : la potion entière par cuillerées à bouche dans la journée.

POTION BENZOÏQUE ; MIXTURE BENZOÏQUE (Bouchardat).

Acide benzoïque....................... 1 à 5 gram.
Phosphate de soude.................... 10 —
Eau distillée.......................... 100 —
Sp. simple............................ 30 —

M. — Goutte ; Gravelle urique. — Doses : la potion entière à prendre en 3 f. dans la journée !

★ BENZOATE DE SOUDE ; NaO, $C^{14} H^5 O^3$, HO (Cod. fr.).

Ac. benzoïque cristallisé .... Q. V.
Soude caustique liquide.................... Q. S.

Délayez l'acide benzoïque avec un peu d'eau chaude ; ajoutez la soude jusqu'à saturation exacte ; f. cristalliser sous une cloche au-dessus d'une capsule contenant de l'acide sulfurique monohydraté. — Stimulant des muqueuses, respiratoires ; dialytique ; Catarrhe vésical ; urines ammoniacales. — Doses : 2 décigram. à 2 gram. et plus, en pil., en potion, en boisson.

★ BENZOATE D'AMMONIAQUE Az H³, C¹⁴ H⁵ O³, HO (Cod. fr.).

Ac. benzoïque cristallisé......................... 100
Ammoniaque liq., D. 0,92, Q. S. environ........... 80

Mêlez dans un ballon ; chauffez doucement ; après dissolution, laissez refroidir et cristalliser.

— Stimulant des muqueuses respiratoires ; dialytique.— Doses : 2 décigram. à 2 gram. par jour en pil. ou en potion.

★ SILICATE DE SOUDE SOLUBLE (Fritzche).

Sable blanc tamisé............................... 1
Carbonate de soude desséché...................... 2

M.; calcinez dans un creuset jusqu'à fusion complète ; f dissoudre dans l'eau chaude ; faites évaporer et cristalliser par évaporation spontanée. — Dialytique. (Voy. *ci-après*.)

★ SIROP DIALYTIQUE (Bonjean).

Silicate de soude................................ 6
Benzoate de soude............................... 3
Sp. de g mme.................................... 100

F. dissoudre séparément les deux sels dans Q S. d'eau chaude ; filtrez ; mêlez les solutions au sirop bouillant ; f. évaporer à 30° B. bouillant. — Gravelle. — Doses : 20 à 40 gram. par jour dans la boisson. (Voy. *ci-dessus*.)

★ PILULES DIALYTIQUES (Bonjean).

Silicate de soude...................... 25 milligram.
Extrait alcoolique de colchique........... 15 —
— d'aconit....................... centigram.
Benzoate de soude..................... 5 —
Savon médicinal...................... 5 —

M. pour 1 pil. — L'auteur les délivre sous forme de dragées. — Goutte, Gravelle urique. — Doses : 1, 2, 3, puis 4 par jour.

POTION LITHONTRIPTIQUE (Becker).

Borate d'ammoniaque.................... 8 gram.
Eau distillée .... 125 —
Sp. simple............................ 15 —

M. — Coliques néphrétiques ; Calculs vésicaux. — Doses : 1 cuillerée à bouche toutes les 2 heures.

★ PILULES DE SAVON (Cod. fr.).

Savon médicinal..................... 2 décigram.

Raclez le savon, écrasez-le dans un mortier de marbre pour le mettre en pâte homogène ; f. 1 pil. roulée dans l'amidon en poudre. — Purgatif ; diurétique ? dialytique ? — Doses : 2 à 25 pil.

★ PILULES SAVONNEUSES NITRÉES (Cod. fr.).

Savon médicinal........................ 2 décigram.
Rac. de guimauve pulv. (*Althæa officinalis*) 3 centigram.
Azotate de potasse.................... 2 —

Raclez le savon ; écrasez-le dans un mortier de marbre ; ajoutez les autres substances pour f. 1 pil. — Purgatif ; diurétique ; dialytique ? — Doses : 2 à 25. — La dose d'azotate de potasse est insuffisante dans cette formule.

★ POUDRE DE BORATE DE SOUDE ; BORAX PULVÉRISÉ (Cod. fr.).

Borate de soude cristallisé................. Q. V.

Pulv. dans un mortier de marbre ; passez au tamis de soie.
— Gravelle. — Doses : 1 à 5 gram. en boissons. (Voy. *Carbonate de lithine ; Sirop de lithine ; Collutoire détersif ; Spéciaux de l'oculistique.*)

★ POUDRE LITHONTRIPTIQUE (Druitt).

Borax pulv............................... 1 gram.
Bicarbonate de soude pulv.......... } aa. 5 décigram.
Azotate de potasse pulv............. }

Pour 1 paquet. — Gravelle. — Doses : 1 paquet 3 f. par j. dans un verre d'eau. Boissons abondantes.

★ HUILE DE HARLEM (E. Vial).

Huile de cade............................ } aa. P. É.
Essence de baies de genévrier........... }

M. — F. des capsules gélatineuses contenant 2 décigram. de ce mélange. — Coliques néphrétiques ; Gravelle. — Doses : 4 capsules ou 8 décigram. par jour. — Les effets favorables ne sont pas immédiats.

★ GOUTTES LITHONTRIPTIQUES ; LIQUEUR DE PALMIERI (Dorvault).

Eau de goudron............................ 50
Soufre sublimé............................ 3

F. bouillir jusqu'à ce que la liqueur ait pris une couleur rouge de rubis. — Remède secret très-vanté en Italie comme spécifique des affections calculeuses. — Doses : 15 à 20 gouttes par jour en potion ? — Inusité en France.
— Il est difficile de comprendre pourquoi ce remède est prescrit à aussi petites doses.

§ 3. — *Acide phosphorique; Acide azotique; Chaux; Azotate de potasse; Acétate de potasse; Acétate de soude.*

★ ACIDE PHOSPHORIQUE OFFICINAL ; Ph O⁵,3HO + Aq (Cod. fr.):

Phosphore 10
Acide azotique, D. 1,42 (43° B.) 60
Eau distillée 30

D'une part : m. l'acide et l'eau; introduisez-les dans une cornue tubulée à l'émeri ; adaptez au col un ballon muni d'un long tube pour donner issue aux vapeurs.

D'autre part : coupez le phosphore en fragments du poids maximum de 1 gram.; jetez-les un à un par la tubulure au fur et à mesure qu'ils se dissolvent dans l'acide très-modérément chauffé ; rebouchez chaque fois la tubulure. Le phosphore étant dissous, reversez dans la cornue le liquide acide rassemblé dans le ballon ; f. bouillir; versez dans une capsule de platine le liquide de la cornue ; concentrez-le en consistance de sirop épais pour chasser l'excès d'acide azotique; étendez d'eau le résidu jusqu'à D. 1,45 (45° B.).

— Impuissance ; Gravelle phosphatique; Rachitisme. — Doses : 2 décigram. à 4 gram. en pilules ou dans un véhicule convenable. (Voy. *Sous-phosphate de chaux*, p. 99.)

★ ACIDE PHOSPHORIQUE DILUÉ (Soc. de Ph.).

Acide phosphorique officinal 1
Eau distillée .... Q. S.

M. pour obtenir une solution D. 1,12 (16° B.) qui contient 1/5 d'acide phosphorique glacial. — Doses : 1 à 20 gram. dans un véhicule approprié.

LIMONADE PHOSPHORIQUE (Cod. fr.).

Acide phosphorique, D. 1,45 (45° B.) 2
Eau 900
Sp. de sucre 100

M. — Diabète ; Anaphrodisie ? Hystérie ? Gravelle phosphatique. — Doses : 1 à 2 lit. par jour.

PILULES APHRODISIAQUES (Wuizen).

Acide phosphorique officinal ..... ⎫
Éc. de quinquina pulv .... ⎬ aa.   4 centigram.
Camphre pulv. (*Laurus camphora*.).   12 milligram.
Extrait de cascarille .... Q. S.

M.; pour 1. pil. — Spermatorrhée ? Anaphrodisie ? — Doses : 2 à 15 pil. par jour, et plus.

★ SIROP D'ACIDE PHOSPHORIQUE (Guibourt).

Acide phosphorique médicinal...................... 1
Sp. simple................................ 66

M. — Stimulant du système nerveux; aphrodisiaque; reconstituant des os; dissolvant de la gravelle urique. — Doses : 30 à 100 gram. et plus. — Soubeiran emploie le sp. de framboise.

LIMONADE AZOTIQUE OU NITRIQUE (Cod. fr.; H. P.).

Ac. azotique pur, D. 1,42 (43° B)................. 2
Eau 900
Sp. de sucre............................... 100

M. — Albuminurie. — Doses : 1 à 2 lit. par jour. (Forget, Rayer.)

LIMONADE AZOTIQUE; LIMONADE NITRIQUE (F. H. M.).

Acide azotique (D. 1,38; 40° B)............. 1 gram.
Eau aromatique de citron.. .... 30 —
Sp. simple............................ 60 —
Eau .... 910 —

M. (Voy. ci-dessus.)

★ EAU DE CHAUX.

— Albuminurie. — Doses : 3 à 6 gram. par jour en potion ou dans du lait, par cuillerées toutes les 3 h. (Kuchenmeister.)
(Voy. Spéciaux de l'appareil digestif, p. 505.)

★ POUDRE D'AZOTATE DE POTASSE; POUDRE DE NITRATE DE POTASSE. (Cod. fr.)

Prép. comme la Poudre de borate de soude, p. 601.
— Diurétique; contre-stimulant. — Doses : 1 à 6 gram. en tisane, en potion, etc. — Le F. H. M. prescrit 1 gram. d'azotate de potasse pour toutes les tisanes ou les potions nitrées ordonnées sans indication de doses. Les doses ont été portées jusqu'à 20 gram. par jour dans de l'eau miellée contre le rhumatisme articulaire aigu. (Brocklesby, Gendrin, Martin-Solon.) Cette médication est dangereuse et doit être surveillée de près.

★ POUDRE DIURÉTIQUE (Cod. fr.).

Azotate de potasse pulv....................... 1
Gomme alcabique pulv. (Acacia vera) 6
Rac. de guimauve pulv. (Althæa officinalis)........... 1
— réglisse pulv. (Glycyrrhiza glabra)............. 2
Sucre de lait pulv............................. 6

M. — Cette poudre représente 1 gram. d'azotate de potasse

pour 16 gram ; les autres composants sont émollients. — Diurétique. — Doses : 8 à 16 gram. et plus.

★ ACÉTATE DE POTASSE ; TERRE FOLIÉE DE TARTRE ; $KO,C^4H^3O^3$
(Cod. fr.)..

Carbonate de potasse, sel de tartre.............. Q. V.
Acide acétique, D. 1,03 (5° B)................... Q. S.

F. dissoudre peu à peu le sel dans l'acide, qui doit rester en
léger excès ; filtrez ; f. évaporer à siccité par la chaleur dans une
bassine d'argent en ramenant sur le bord à mesure qu'elle apparaît la pellicule qui se forme à la surface du liquide. — Diurétique ; contro-stimulant ; laxatif. — Doses . 4 à 20 gram. en
boissons, en potion. — L'acétate de potasse aussi bien que
l'acétate de soude est brûlé dans l'organisme et éliminé sous
forme de bicarbonate alcalin. (Voy. p. 595.)

★ ACÉTATE DE POTASSE LIQUIDE (F. H. M.).

Acide acétique dilué D. 1,02 (3° B.)................ 100
Carbonate de potasse purifié, environ.............. 18

Projetez le carbonate de potasse, par petites portions, dans
l'acide tiède, jusqu'à réaction légère alcaline. D. 1,116 (15° B.).
Rendement : 109 pour 118 de mélange.

100 d'acétate de potasse liquide représentent 20 d'acétate sec.
(Voy. ci-dessus.)

★ SOLUTION D'ACÉTATE DE POTASSE (Pharm. germ.).

Acide acétique dilué, D. 1,040 (6° B.).............. 100
Bicarbonate de potasse......................... 48

F. chauffer au B.-M. pour favoriser la réaction ; neutralisez la
liqueur ; ajoutez :

Eau distillée................................... Q. S.
pour obtenir 142 de produit ; D. 1,177 (22° B.) contenant 33/100
d'acétate de potasse. (Voy. ci-dessus.)

★ ACÉTATE DE SOUDE ; TERRE FOLIÉE MINÉRALE ; $NaO,C^4H^3O^3 6HO$.
(Cod. fr.).

Carbonate de soude cristallisé.................   1
Acide acétique, D. 1,03 (5° B.)................... Q. S.

F. dissoudre ; filtrez ; f. évaporer à D. 1,29 (33° B.) ; laissez
cristalliser par refroidissement.

— Diurétique ; contro-stimulant, laxatif. — Doses : 4 à 20
gram. en potion, en boissons, comme l'acétate de potasse. (Voy.
ci-dessus.)

TISANE DIURÉTIQUE; APOZÈME APÉRITIF.

Infusé des 5 racines 60/1000	900
Mellite scillitique	100
Acétate de potasse	5 à 20

F. dissoudre; M. — Diurétique. — Doses : 1 lit. par jour !

POTION DIURÉTIQUE.

Infusion de pariétaire, 30/1000	100 gram.
Acétate de potasse	10 —
Sp. des 5 racines apéritives	40 —
Oxymel de colchique	10 —
Alcool nitrique	2 —

M. — Doses : par cuillerées dans la journée !

SUC D'HERBES DIURÉTIQUE.

Feuil. fraîch. de bourrache (*Borrago officinalis*)	1
— pariétaire (*Parietaria officinalis*)	1
— chicorée (*Cichorium intybus*)	1
— cerfeuil (*Scandix cerefolium*)	1

Pilez; exprimez; filtrez, ajoutez au suc :

Acétate de potasse	4/100

— Doses : 100 à 200 gram. en 2 ou 3 fois !

★ POUDRE DE CLOPORTES (Cod. fr.).

Prép. comme la *Poudre de cantharides*, p. 298.
— Prétendu diurétique. — Inutile, inusité. Entre dans les *Pilules balsamiques de Morton* et dans quelques anciennes formules d'où elle devrait être exclue.

II. — DIURÉTIQUES VÉGÉTAUX.

§ 1. — *Digitale; Scille; Vins diurétiques; Genêt; Caïnça; Sureau; Oignons; Espèces diurétiques; Réglisse; Chiendent.*

★ POUDRE DE DIGITALE.

— Diurétique. — Doses : 5 décigram. à 1 gram. en infusion dans 100 gram d'eau distillée à + 70°; filtrez; édulcorez. Par cuillerées à bouche d'heure en heure; ou les mêmes doses en infusion dans 1000 d'eau, par tasses !
(Voy. *Spéciaux de l'appareil circulatoire*, p. 570.)

CATAPLASME DE DIGITALE (Brown).

Digitale gross. pulv. (*Digitalis purpurea*)	50
Eau bouillante	100

34.

F. infuser; ajouter :

Pour obtenir une pâte de consistance convenable. Ou bien mêlez 50 gram. d'alcoolé de digitale à 100 gram. de farine de lin et ajoutez eau chaude Q. S. pour faire un cataplasme. — Diurétique? Émollient.

★ MIXTURE DIURÉTIQUE (Hildebrand).

Alcoolé de digitale................................ ⎫
　　—　　　semences de colchique............... ⎬ aa. 5
Éther azotique alcoolisé.......................... ⎭　　1

M. — Hydropisies. — Doses : 1 à 5 gram. en potion à prendre par cuillerées.

POTION DIURÉTIQUE (Cruveilhier).

Digitale pulv. (*Digitalis purpurea*)........... 1 gram.
Eau bouillante................................. 250　—

F. infuser; filtrez : ajoutez :

Éther azoteux.................................. 2 gram.
Sp. des 5 racines.............................. 30　—

M. — Infiltrations séreuses; Anasarque essentielle. — Doses : 1 cuillerée à bouche d'heure en heure!

POTION DIURÉTIQUE (H. Roger).

Hydrolat de laitue.......................... 60 gram.
Oxymel scillitique......................... 10　—
Alcoolé de digitale........................ 10 gouttes.
Sp. de gomme.............................. 30 gram.

M. — Albuminurie et anasarque scarlatineuse chez les enfants — Doses : 1 cuillerée à café tous les 2 heures.

PILULES DIURÉTIQUES (Debreyne))

Feuil. de digitale pulv. (*Digitalis purpurea*).　1 décigram.
Squam. de scille pulv. (*Scilla maritima*)...　5 centigram.
Scammonée pulv. (*Convolvulus scammonia.*)　5　　—
Extrait de genièvre.........................　Q. S.

M. pour 1 pil. — Hydropisies symptomatiques lorsque les vins diurétiques restent sans effet. — Doses : 1 à 6 par jour.

PILULES DIURÉTIQUES HYDRAGOGUES (Bouchardat).

Scille (*Scilla maritima*)............ ⎫
Digitale (*Digitalis purpuræa*)....... ⎬ aa. 5 centigram.
Scammonée (*Convolvulus scammonia*) ⎭
Sp. de gomme...................... Q. S.

M. pour 1 pilule. — Hydropisies essentielles. — Doses : 1 à 12.
par jour.

PILULES CONTRE L'HYDROTHORAX (Dupuy).

Extrait de menyanthe..............)
Scille pulv. (*Scilla maritima*)....... (*aa.* · 6 centigram.
Digitale pulv. (*Digitalis purpurea*)..)
Asa fœtida (*Ferula asa fœtida*)............. 4

M. pour 1 pil. — Diurétique ; sédatif du cœur. — Doses : 1 à
10 par jour.

★ POUDRE DE SCILLE (Cod. fr.; F. H. M.).

Squames de scille (*Scilla maritima*)............. Q. V.

F. sécher à l'étuve ; pulv. sans résidu dans un mortier chaud ;
passez au tamis de soie. Rendement : 96/100. Cette poudre est
très-hygrométrique. — Diurétique. — Doses : 1 à 3 décigram, en
pil. (Voy. *Spéciaux de l'appareil respiratoire*, p. 551.)

PULPE DE BULBES DE SCILLE (Cod. fr.).

Prép. comme la *Pulpe de pruneaux*, p. 498. — Cataplasme.
Diurétique ?

★ EXTRAIT ALCOOLIQUE DE SCILLE (Cod. fr.).

Squam. de scille concassées (*Scilla maritima*)......... 1
Alcool à 60°............................... 8

F. macérer avec 6 d'alcool pendant 10 j.; passez ; exprimez ;
filtrez ; délayez le marc avec le reste de l'alcool; f. macérer pendant 3 j.; passez ; exprimez ; filtrez ; réunissez les alcoolés ;
retirez l'alcool par distillation au B.-M. et achevez l'évaporation au B.-M. jusqu'en consistance d'extrait mou. Rendement :
60/100.

— Diurétique ; expectorant. — Doses : 2 centigram. à 1 décigram. — Inusité.

★ ALCOOLÉ DE SCILLE ; TEINTURE DE SQUAMES DE SCILLE (Cod. fr. ; F. H. M.).

Prép. comme l'*Alcoolé de gentiane*, 1/5, p. 155. Rendement :
90/100 d'alcool. — Diurétique ; à l'intérieur, doses : 1 à 5 gram. en
potion ; à l'extérieur, en frictions, souvent associé à l'alcoolé de
digitale ; doses : 10 à 25 gram. et plus.

★ ALCOOLÉ DE SCILLE (Ph. Britann.).

Scille divisée (*Scilla maritima*)................ 130
Alcool à 60°........................... 1000

Opérez par macération et déplacement; passez; exprimez; ajoutez sur le résidu alcool à 60° Q. S. pour compléter 1000 d'alcoolé; filtrez. — Diurétique; à l'intérieur, doses : 1 à 5 gram.; à l'extérieur, en frictions, doses : 10 à 25 gram.

★ VIN SCILLITIQUE (F. H. M.).

Alcoolé de scille............................ 1 gram.
Vin blanc.................................... 100 —

M. — Diurétique. — Doses : 50 à 150 gram.

★ VIN SCILLITIQUE (Cod. fr.).

Squames de scille séch. (*Scilla maritima*)............ 3
Vin de Malaga................................. 50

F. macérer pendant 10 j.; agitez de temps en temps; passez; exprimez; filtrez. —Diurétique. — Doses : 10 à 60 gram.

★ VIN DE SCILLE AROMATIQUE (Ph. balave).

Squames de scille (*Scilla maritima*)................. 1
Baies de genièvre (*Juniperus communis*)............ 1
Acore odorant (*Acorus calamus*).................... 2
Vin blanc.................................... 94

F. macérer pendant 4 j.; passez; exprimez; filtrez. — Diurétique. — Doses : 20 à 60 gram. en 2 ou 3 fois !

★ BIÈRE DIURÉTIQUE ANGLAISE (Cadet).

Baies de genièvre. (*Juniperus communis*)... ⎱
Moutarde noire. (*Sinapis nigra*)............ ⎰ *aa.* 25
Fruits de carotte (*Daucus carota*)................ 18
Bière... 3000

F. macérer pendant 3 j.; passez; exprimez; filtrez. — Diurétique. — Doses : 100 à 1000 gram.

★ VIN HYDRAGOGUE MINEUR; VIN DIURÉTIQUE MINEUR (Debreyne).

Baies de genièvre concass. (*Juniperus communis*)... 30
Azotate de potasse............................ 6
Vin blanc.................................... 500

F. macérer les baies pendant 5 j.; passez; exprimez; f. dissoudre l'azotate de potasse; filtrez. — Diurétique. — Doses : 50 à 250 gram. en 2 ou 3 fois !

★ VIN HYDRAGOGUE MAJEUR; VIN DIURÉTIQUE MAJEUR (Debreyne).

Jalap concassé (*Exogonium purga*). ⎱
Scille sèche incisée (*Scilla maritima*) ⎰ *aa*.......... 8
Azotate de potasse............................ 15
Vin blanc.................................... 1000

F. macérer pendant 24 h.; filtrez. — Doses : par cuillerées à bouche 2 h. avant les repas : 3 cuillerées à bouche pendant 2 j.; puis 6 cuillerées à bouche pendant 2 j.; augmentez ainsi de 3 cuillerées tous les 2 j. en vous réglant sur le nombre de selles obtenues, qui ne doit pas dépasser 7 ou 8 par jour, et sur l'état des voies digestives! (Voy. ci-dessus : *Vin diurétique mineur*).

★ VIN DIURÉTIQUE DE L'HÔTEL-DIEU (Trousseau; H. P.).

Vin blanc contenant 9 à 10/100 d'alcool	400
Alcool à 90°	50
Feuilles sèch. de digitale. (*Digitalis purpurea*)	6
Squames de scille (*Scilla maritima*)	3
Baies de genièvre (*Juniperus communis*)	30
Acétate de potasse sec	20

Divisez les plantes ; f. macérer dans le vin blanc additionné d'alcool; après 15 j. de macération en un vase fermé que vous agiterez de temps à autre, passez ; exprimez ; ajoutez l'acétate de potasse ; filtrez. — Doses : 15 à 60 gram. par jour en plusieurs prises!

★ VIN DIURÉTIQUE (F. H. M.)

Vin blanc	150
Baies de genièvre (*Juniperus communis*)	10
Feuil. de digitale sèch. (*Digitalis purpurea*)	2
Squames de scille sèches (*Scilla maritima*)	1
Acétate de potasse	3

F. macérer pendant 4 j. dans le vin les espèces végétales passez ; exprimez ; ajoutez l'acétate de potasse ; filtrez. Rendement : 13/15 de vin. — Doses : 15 à 60 gram. en plusieurs fois.

★ VIN AMER SCILLITIQUE; VIN DIURÉTIQUE AMER DE LA CHARITÉ
(Cod. fr.; H. P.).

Rac. d'asclepias (*Asclepias vincetoxicum*)	3
— d'angélique (*Archangelica officinalis*)	3
Squames de scille sèches (*Scilla maritima*)	3
Éc. de quinquina huanuco (*Cinchona micrantha*)	12
— de citron (*Citrus limon*)	12
— de Winter (*Drymis Winteri*)	12
Feuil. d'absinthe (*Artemisia absinthium*)	6
— de mélisse (*Melissa officinalis*)	6
Baies de genièvre (*Juniperus communis*)	3
Macis (*Myristica moschata*)	3
Alcool à 60°	40
Vin blanc	800

Réduisez les substances végétales en poudre grossière ; f. macérer pendant 10 j. avec l'alcool et le vin ; agitez de temps en temps ; passez ; exprimez ; filtrez. — Diurétique. — Doses : 15 à 60 gram. par jour en plusieurs prises.

★ VIN SCILLITIQUE COMPOSÉ (Fuller).

Éc. de sureau (*Sambucus nigra*)....... ⎫		
— de Winter (*Drymis Winteri*)....... ⎬ *aa.*		30
Squam. de scille (*Scilla maritima*)..... ⎭		
Rac. d'aunée (*Inula helenium*).....................		15
— d'iris (*Iris florentina*)............. ⎫		
— d'ellébore (*Helleborus niger*)..... ⎬ *aa.*		4
— de jalap (*Exogonium purga*)....... ⎭		
Agaric blanc (*Polyporus officinalis*)..... ⎫ *aa.*		2
Feuilles de séné (*Cassia acutifolia*)...... ⎭		
Vin blanc de Chablis (ou analogue)...............		1000

F. macérer pendant 4 j.; passez ; exprimez ; filtrez. — Diurétique. — Doses : 20 à 60 gram. en 2 ou 3 prises.

★ BIÈRE DIURÉTIQUE (Schubarth).

Rac. de raifort coupée (*Cochlearia armoriacia*)......   6
Sem. de moutarde noire concass. (*Sinapis nigra*)....   3
Bière....................................   108

F. macérer pendant 1 h.; passez.
— Diurétique. — Doses : 100 à 1000 gram. Vous pouvez édulcorer avec le sp. d'éc. d'oranges.

POUDRE DIURÉTIQUE (Osiander).

Squames de scille (*Scilla maritima*)........ 1 décigram.
Feuilles de digitale (*Digitalis purpurea*).... 5 centigram.
Crème de tartre....................... 2 gram.

Pulv.; M. pour 1 paquet. — Doses : 3 paquets par jour.

PILULES DE SCILLE COMPOSÉES (Ph. britann.).

Scille pulv. (*Scilla maritima*)............ 25 milligram.
Gingembre pulv. (*Zingiber officinale*)...... 20   —
Gomme ammoniaque (*Dorema ammoniacum*) 20   —
Savon amygdalin........................ 20   —
Mélasse.............................. 40   —

M. pour 1 pil. — Diurétique. — Doses : 2 à 20 par jour.

POTION SCILLITIQUE ; POTION DIURÉTIQUE (Cod. fr.).

Oxymel scillitique....................... 15 gram.
Hydrolat d'hysope....................... 100   —

Hydrolat de menthe poivrée....................... 30 —
Ac. azotique alcoolisé......................... 2 —

M. — A prendre par cuillerées!

POTION DIURÉTIQUE (H. P.).

Oxymel scillitique.............................. 15 gram.
Hydrolat de menthe poivrée................... 30 —
Ac. azotique alcoolisé......................... 2 —
Eau... 100 —

M. — A prendre par cuillerées!

★ LINIMENT DIURÉTIQUE.

Alcoolé de scille................................ ⎰
— de digitale.............................. ⎱ aa. P. E.

M. — En frictions sur l'abdomen et les cuisses?

LINIMENT DIURÉTIQUE (Guibert).

Alcoolé de scille........................ ⎱
— de digitale..................... ⎰ aa. 12 gram.
— de bulbe de colchique......... ⎰
Huile camphrée............................. 24 —
Ammoniaque liquide....................... 6 —

M. — En frictions?

TISANE DE GENÊT (Cullen).

Sommités fleuries de genêt (Genista scoparia)... 15 à 30
Eau.................................... 1000

F. bouillir jusqu'à réduction à 500; passez. — Diurétique; purgatif. — Doses 1/2 verre d'heure en heure.

TISANE DE GENÊT COMPOSÉE (Ph. Lond.).

Semences de genêt concass. (Genista scoparia). ⎱
Baies de genièvre (Juniperus communis)...... ⎰ aa. 15
Rac. de pissenlit (Taraxacum dens leonis).... ⎰
Eau... 750

F. bouillir jusqu'à réduction à 500; passez. — Diurétique.
— Doses : 3 ou 4 verres dans la journée.

★ EXTRAIT ALCOOLIQUE DE RACINE DE CAÏNÇA (Cod. fr.).

Prép. comme l'Extrait alcoolique de digitale, p. 571.
Rendement : 1/5. — Diurétique; purgatif. — Doses : 5 décigram. à 5 gram.

APOZÈME DIURÉTIQUE (Van der Bergh).

Éc. moyenne de sureau fraîche (*Sambucus nigra*)	10 gram.
Baies de genièvre (*Juniperus communis*)	30 —
Eau.............................	500 —

F. bouillir jusqu'à réduction à 400 gram.; passez; ajoutez :

Extrait de genièvre .... 30 gram.

F. dissoudre. — Doses : 15 à 30 gr. d'heure en heure.

APOZÈME DIURÉTIQUE.

Oignon coupé par tranches (*Allium cepa*). ...	60 gram.
Cresson incisé (*Nasturtium officinale*)........	100 —
Petit-lait clarifié bouillant..................	600 —

F. infuser en vase clos jusqu'au refroidissement ; passez.
— A prendre par verres dans la journée.

LAIT ET OIGNON.

— Traitement de l'anasarque, quelle qu'en soit la cause. Trois soupes au lait sucré et un oignon cru après chaque soupe pour toute alimentation ; abstention absolue de boissons ! (Serre d'Alais.)—Le lait pour tou taliment et toute boisson suffit souvent pour dissiper l'anasarque, même symptomatique d'une maladie du cœur !

★ ESPÈCES DIURÉTIQUES ; CINQ RACINES APÉRITIVES (Cod. fr.).

Rac. d'ache (*Apium graveolens*)...........	⎫
— d'asperge (*Asparagus officinalis*)......	⎬
— de fenouil (*Fœniculum dulce*).........	⎬ aa. P. É.
— de persil (*Petroselinum sativum*)......	⎬
— de petit houx (*Ruscus aculeatus*)	⎭

F. sécher ; incisez ; M. — Diurétique. — Doses : 30 à 60 gram.

TISANE APÉRITIVE (H. P.).

Espèces apéritives incisées................	10 gram.
Eau bouillante	1000 —

F. infuser pendant 4 h. ; passez.
— Diurétique ; à prendre par verres dans la journée ; vous pouvez édulcorer avec 50 à 100 gram. de sp. des 5 racines apéritives.

★ SIROP DES CINQ RACINES ; SIROP DIURÉTIQUE (Cod. fr.).

Rac. d'ache (*Apium graveolens*)...	⎫
— d'asperge (*Asparagus officinalis*).........	⎬
— de fenouil (*Fœniculum dulce*).....	⎬ aa. 1
— de persil (*Petroselinum sativum*).........	⎬
— de petit houx (*Ruscus aculeatus*)........	⎭

Eau bouillante 3

Sucre blanc (*Saccharum officinarum*)..... 2

F. infuser les racines coupées dans la moitié de l'eau pendant 12 h.; remuez de temps en temps ; passez sans exprimer; filtrez; conservez ce premier infusé ; f. infuser de nouveau les racines dans l'autre moitié de l'eau ; passez; exprimez; avec ce second infusé et le sucre, faites, par coction et clarification, un sp. cuit à D. 1,26 (30° B.), que vous ferez évaporer jusqu'à ce qu'il ait perdu un poids égal à celui du premier infusé ; alors ajoutez celui-ci pour ramener le sp. au degré voulu ; passez. — Diurétique ; doses : 50 à 100 gram. — Falières ajoute à chaque kil. de ce sp. 30 gram. d'alcoolé des 5 racines apéritives (Esp. apéritives, 25, alcool à 85°,90). Cette addition en assure la conservation même dans les bouteilles en vidange !

★ POUDRE DE RÉGLISSE (Cod. fr.; F. H. M.).

Prép. comme la *Poudre de guimauve*, p. 318. Rendement : n° 1, 90/100 ; n° 2, 92/100. (F. H. M.)

— Émollient ; légèrement diurétique. Très-usité pour préparer et rouler les pilules. Masque la saveur des médicaments amers ou nauséeux !

TISANE DE RÉGLISSE (F. H. M.).

Rac. de réglisse ratissée, effilée et coupée....   6 gram.

Eau froide ....   1 lit.

F. macérer pendant 12 h. ; passez. Pendant l'été, opérez par infusion. — Boisson ordinaire des malades dans les hôpitaux militaires. — En campagne, elle est remplacée par la solution de 2 gram. d'extrait de réglisse gommé pour 1 lit. d'eau.

TISANE DE RÉGLISSE; TISANE COMMUNE (Cod. fr.; H. P.).

Rac. de réglisse coupée (*Glycyrrhiza glabra*).   10 gram.

Eau bouillante........ .. ..   1000 —

F. infuser pendant 2 h.; passez.

— Émollient ; légèrement diurétique.

Les tisanes destinées aux malades recevant plus d'une portion d'aliments sont édulcorées avec la rac. de réglisse 10/1000 (H. P.).

★ EXTRAIT DE SUC DE RÉGLISSE, SUC DE RÉGLISSE PURIFIÉ (Cod. fr.).

Extrait de réglisse de Calabre (*Glycyrrhiza glabra*).   Q. V.

Eau ....   Q. S.

Coupez l'extrait par morceaux ; déposez-le sur un diaphragme percé de trous, suspendu vers la partie moyenne d'un vase d'étain ; ajoutez de l'eau froide jusqu'à couvrir l'extrait. Quand l'extrait sera complétement pénétré et divisé par l'eau ; soutirez la liqueur ; passez ; f. évaporer en consistance d'extrait. — Rendement : 63/100.

— Émollient ; légèrement diurétique. — Doses : *ad libitum*. (Voy. *Pâte de reglisse noire*, p. 536.)

★ EXTRAIT DE RACINE DE RÉGLISSE (Cod. fr.).

Prép. comme l'*Extrait de gentiane*, p. 154. — Rendement : 20/100. — Émollient ; légèrement diurétique ; doses : *ad libitum*. (Voy. *Extrait de réglisse gommé F. H. M.*, p. 536.)

★ GLYCYRRHIZINE AMMONIACALE (Roussin).

Rac. de réglisse contusée (*Glycyrrhiza glabra*).... Q. V.
Eau froide...................................... Q. S.

Épuisez la rac. de réglisse par la plus petite quantité d'eau possible ; laissez déposer la fécule ; décantez ; f. bouillir le liquide ; laissez refroidir ; filtrez ; ajoutez un léger excès d'ac. sulfurique étendu ; laissez déposer le précipité qui s'est formé ; lavez-le à l'eau froide ; faites-le dissoudre dans de l'eau légèrement ammoniacale ; filtrez ; faites évaporer sur des assiettes à l'étuve. Vous obtenez ainsi la glycyrrhizine ammoniacale brute qui est amorphe et d'un brun foncé.

— Proposé par l'auteur pour remplacer la réglisse ou l'extrait de réglisse dans tous leurs usages pharmaceutiques. 5 décigram. de glycyrrhizine ammoniacale dissous dans un litre d'eau lui communiquent la même saveur sucrée que 2 gram. d'extrait de réglisse. La glycyrrhizine ammoniacale, à la dose de quelques décigram., offre à un très-haut point la propriété de masquer la saveur des médicaments amers ou nauséeux !

TISANE DE CHIENDENT (Cod. fr.; H. P.).

Rac. de chiendent contusée (*Triticum repens*).. ...   20
Eau, Q. S. pour.............................. 1000
F. bouillir 1/2 h. ; passez. — Délayant ; prétendu diurétique.

DÉCOCTION DE CHIENDENT (F. H. M.).

Rac. de chiendent *(Triticum repens)*......... 20 gram.
Rac. de réglisse (*Glycyrrhiza glabra*)......... 10 —
Eau... Q. S.
Pour 1 litre de décocté. F. bouillir le chiendent pendant 1 h. ; passez ; ajoutez la réglisse ; laissez infuser pendant 1 h. ; passez.
Délayant, prétendu diurétique.

TISANE DE RACINE DE CANNE DE PROVENCE (*Arundo donax*) (Cod. fr.; H. P.).

Prép. comme la *Tisane de chiendent*. (Voy. *ci-dessus*.)
— Délayant, prétendu diurétique.

★ EXTRAIT DE RACINE DE CHIENDENT (Cod. fr.).

Prép. comme l'*Extrait de gentiane*, p. 154. Rendement :
92/1000.
— Tempérant? Diurétique? — Doses : *ad libitum*. — Inutile,
inusité.

TISANE DE FEUILLES DE PARIÉTAIRE (Cod. fr.; H. P.).

Prép. comme la *Tis. de feuil. de bourrache*, 10/1000, p. 321.
— Émollient; léger diurétique. — Doses : *ad libitum*.

★ SIROP DE PARIÉTAIRE (Cod. fr.).

Prép. comme le *Sp. de fumeterre*, p. 159. — Tempérant; diurétique? — Doses : *ad libitum*. — Inusité, inutile.

★ EXTRAIT DE FEUILLES DE BOURRACHE (Cod. fr.).

Prép. comme l'*Extrait de digitale*, p. 571. Rendement :
95/1000. — Diurétique? — Doses : *ad libitum*. — Inusité.

III. —. STIMULANTS ET CALMANTS SPÉCIAUX DE L'APPAREIL
GÉNITO-URINAIRE.

§ 1. — *Électricité; Cantharides; Baumes; Térébenthines; Goudron.*

ÉLECTRICITÉ.

L'électricité locale par les *courants induits* est employée avec
succès contre l'impuissance.

★ BAUME DE GILEAD DE SALOMON. (Dorvault).

Cardamome (*Elettari major.*)	30
Cannelle Ceylan (*Laurus cinnamomum*)	30
Baume de la Mecque (*Balsmodendron gileadense*)	2
Alcoolé de cantharides	1
Alcool à 56°	500
Sucre	250

F. macérer le cardamome et la cannelle dans l'alcool pendant
8 j.; passez; exprimez; ajoutez le baume de la Mecque, l'alcoolé
de cantharides et le sucre; f. dissoudre par l'agitation; filtrez.
— Aphrodisiaque. — Doses : 5 gram. dans 30 gram. de vin
généreux. (Voy. *Cantharides*, p. 298.)

POTION CANTHARIDÉE OPIACÉE; MIXTURE CANTHARIDÉE OPIACÉE (Rayer).

Eau....................................	120 gram.
Gomme arabique (*Acacia vera*)................	5 —
Alcoolé de cantharides....................	12 goutt.
Laudanum de Sydenham.................	10 —

F. dissoudre; mêlez. — Paralysie de la vessie. — Doses : la potion entière en 2 ou 3 fois.

★ PILULES CONTRE L'INCONTINENCE D'URINE (Ribes).

Extrait de noix vomique............ } *aa.* 3 centigram.
Oxyde noir de fer................

M. pour 1 pil. — Doses : 2 à 4 par jour ! (Voy. *Extr. de noix vomique*, p. 632; *Strychnine*, p 633.)

★ PILULES BALSAMIQUES (Delioux).

Bicarbonate de soude.................. 1 décigram.
Baume de Tolu (*Myrospermum toluiferum*) 5 centigram.
Sous-carbonate de fer............ } *aa.* 3 —
Térébenthine de Venise...........

M. pour 1 pil. — Catarrhe vésical; Néphrite chronique. — Doses : 5 à 20 par jour !

★ DRAGÉES CONTRE L'INCONTINENCE D'URINE (Millet).

Limaille de fer porphyrisée............. 25 centigram.
Ergot de seigle (*Claviceps purpurea*)...... 3 —
Sucre pulv........................... Q. S.

M. pour 1 dragée. — Doses : 5 le matin et 5 le soir avant les repas.

★ OPIAT BALSAMIQUE (Chabrely).

Baume styrax purifié (*Liquidambar orientale*)........ 6
Baume du Pérou (*Myrospermum Pereiræ*).......... 6
Miel blanc (*Apis mellifica*)..................... 90
Gomme arabique pulv. (*Acacia vera*)............. 5

M. — Incontinence d'urine; Catarrhe vésical. — Doses : 1 cuillerée à café matin et soir !

PILULES D'ESSENCE DE TÉRÉBENTHINE (Dannecy).

Essence de térébenthine........... } *aa.* 2 décigram.
Cire blanche (*Apis mellifica*).......

F. fondre à une douce chaleur ; laissez refroidir ; ajoutez :

Sucre blanc pulv.................................... Q. S.

M. pour 1 pil. — Catarrhe vésical; Rhumatisme articulaire; Névralgies. — Doses : 4 à 50 par jour !

ÉMULSION TÉRÉBENTHINÉE (Carmichael).

Essence de térébenthine (*Pinus maritima*)... 16 gram.
Jaune d'œuf (*Gallus bankiva*)............... N° 1

Mêlez ; ajoutez peu à peu en triturant :

Émulsion d'amandes...................... 125 gram.
Sp. d'écorce d'orange.................... 64 —

M. — Catarrhe vésical; Rhumatismes ; Névralgies. — Doses : 1 ou 2 cuillerées à bouche toutes les 2 heures.

★ OLÉO-RÉSINE DE TÉRÉBENTHINE ; TÉRÉBENTINE PURIFIÉE (Cod. fr.).

Prép. comme la *Poix de Bourgogne purifiée*, p. 260. — Catarrhe vésical, pulmonaire ; détersif des plaies. — A l'intérieur, doses : 1 à 4 gram. ; à l'extérieur, entre dans un grand nombre de topiques toujours plus ou moins stimulants. (Voy. *Onguents stimulants*, p. 257 ; *Antiblennorrhagiques*.)

PILULES DE TÉRÉBENTHINE (Cod. fr.).

Oléo-rés. de térébenthine (*Abies pectinata*). 2 décigram.
Hydro-carbonate de magnésie.......... 15 centigram.

M. ; pour 1 pil. — Catarrhe vésical ; Blennorrhée.—Doses : 3 à 30 pilules !

BOLS D'OLÉO-RÉSINE DE TÉRÉBENTHINE (Dannecy).

Cire blanche..................................... 1
Oléo-rés. de térébenthine de Venise (*Abies pectinata*). 5

F. fondre la cire ; ajoutez la térébenthine. Ce mélange refroidi offre la consistance pilulaire ; il est bien préférable à la térébenthine cuite. — Doses : 2 à 20 gram. en bols de 5 décigram.

PILULES ANTISPASMODIQUES.

Térébenthine de Venise (*Abies pectinata*)... 2 décigram.
Castoréum (*Castor fiber*).................. 1 —
Camphre (*Laurus camphora*).............. 2 —
Magnésie calcinée........................ Q. S.

M. pour 1 pil. — Ténesme vésical ; Cystite chronique. — Doses : 2 à 6 par jour. (Voy. *Camphre*, p. 360.)

★ PILULES DE TÉRÉBENTHINE CUITE (Cod. fr.; F. H. M.).

Térébenthine du mélèze (*Larix europœa*)........... Q. V.

F. bouillir avec un grand excès d'eau jusqu'à ce que la résine

refroidie prenne une consistance solide. — Rendement : 70/100.
— Divisez la masse tiède en pilules de 3 décigram.
— Blennorrhée. — Doses : 5 à 30 par jour.
— Beaucoup moins actif que l'oléo-résine de térébenthine.

★ SIROP DE TÉRÉBENTHINE (Cod. fr.).

Térébenthine des Vosges (*Abies pectinata*)............ 1
Sp. de sucre.................................... 10

M.; f. digérer au B.-M. pendant 2 h. dans un vase taré ; agitez de temps en temps ; ajoutez la quantité d'eau nécessaire pour rétablir le poids primitif ; laissez refroidir ; filtrez au papier. — Catarrhe vésical. — Doses : 20 à 100 gram.

★ BOLS DE GOUDRON (Ph. italien).

Goudron de bois..................... 15 centigram.
Baume du Pérou (*Myrospermum Pereiræ*) 15 —
Rac. de réglisse pulv. (*Glycyrrhiza glabra*) 3 décigram.
Iris pulv. (*Iris florentina*)............... 1 —

M. pour 1 bol gélatinisé. — Catarrhe vésical. — Doses : 10 à 40 par jour ! (Voy. *Antiblennorrhagiques*.)

★ SIROP DE GOUDRON (Cod. fr.).

Eau de goudron du Cod. fr..................... 525
Sucre blanc.................................... 1000

F. dissoudre au B.-M.; filtrez. — Catarrhe pulmonaire ou vésical chronique. — Doses : *ad libitum*.
— L'eau de goudron, qui entre pour 1/3 dans le sp. de goudron, s'administre par verres ; ce sirop est donc une préparation médiocre. (Voy. *Désinfectants*, p. 62.)

§ 2. — *Camphre; Opium; Lupulin.*

POTION GOMMEUSE CAMPHRÉE (F. H. M.).

Potion gommeuse (p. 313)................ N° 1
Camphre pulv. (*Laurus camphora*)......... 5 décigram.
Gomme Sénégal pulv................... 5 gram.

F. un mucilage avec la gomme, le camphre et une partie de la potion ; ajoutez peu à peu le reste de la potion. — Ténesme vésical ; Erections douloureuses. — Doses : par cuillerées.

POTION ÉMULSIVE CAMPHRÉE (F. H. M.).

Potion émulsive (p. 326)..................... 1
Camphre (*Laurus camphora*)......... }
Gomme Sénégal pulv. (*Acacia verek*).. } *aa* 5 décigram.

F. un mucilage avec la gomme, le camphre et Q. S. de la potion; ajoutez peu à peu le reste de la potion. — Érections douloureuses; ténesme vésical. — Doses par cuillerées à bouche!

ÉMULSION CAMPHRÉE NITRÉE.

Émulsion simple (p. 326)...............	500 gram.
Camphre pulv. (*Laurus camphora*).......	5 décigram.
Azotate de potasse....................	2 gram.
Sp. de fleur d'oranger.................	50 —

M. — Érections douloureuses; Priapisme; Ténesme vésical. — Doses : par demi-verres! (Voy. *Camphre*, p. 360.)

POUDRE ANTISPASMODIQUE VÉSICALE (Beyran).

Poivre cubèbe (*Piper cubeba*)...........		2 gram.
Rac. de belladone (*Atropa belladona*).. }	aa	1 décigram.
Camphre (*Laurus camphora*)......... }		

Pulv.; M. pour 1 paquet. — Névralgie, ténesme de la vessie. — Doses : 1 à 2 paquets matin et soir dans du pain azyme.

PILULES DE NITRE CAMPHRÉES; PILULES CAMPHRÉES NITRÉES (Cod. fr.).

Azotate de potasse.....................	1 décigram.
Camphre pulv. (*Laurus camphora*).......	5 centigram.
Conserve de roses.....................	5 —

M.; pour 1 pil. — Tempérant; antispasmodique; Ténesme vésical. — Doses : 2 à 10!

BOL CAMPHRÉ NITRÉ; BOL TEMPÉRANT (F. H. M.).

Camphre pulv. (*Laurus camphora*)... }	aa	1 décigram.
Azotate de potasse............... }		
Miel	Q. S.	

M.; pour 1 bol. — Tempérant; antispasmodique. — Doses : 1 à 5 et plus!

BOUGIES CAMPHRÉES.

Beurre de cacao.......................	25
Cire blanche	1
Camphre pulv.........................	1

F. fondre la cire et le beurre de cacao; ajoutez le camphre; M.; coulez dans des moules cylindriques en papier pour faire des bougies. Cette formule peut servir pour faire des *Suppositoires anaux* et *vaginaux*. — Ténesme vésical; Spasme uréthral; Vaginisme; Contracture spasmodique de l'anus!

PILULES CAMPHRÉES OPIACÉES (Ricord).

Camphre pulv. (*Laurus camphora*)........ 25 centigram.
Extrait d'opium....................,........... 25 milligram.

M.; pour 1 pil. — Érections douloureuses; Ténesme vésical.
— Doses : 2 à 4 le soir ou pendant la nuit!

PILULES CALMANTES (Cullerier).

Camphre (*Laurus camphora*)............... 1 décigram.
Extrait d'opium......................... 5 centigram.
Miel...................................... ⎫
Rac. de guimauve pulv............. ⎬ aa Q. S.
                                        ⎭

M.; pour 1 pil. — Érections douloureuses pendant le cours de
la blennorrhagie aiguë. — Doses : 1 à 2 le soir en se couchant!

PILULES D'OPIUM CAMPHRÉES; PILULES TEMPÉRANTES.

Extrait d'opium........................ . 3 centigram.
Camphre (*Laurus camphora*)............. 6 —
Sp. simple...................... ⎫
Poudre inerte.................. ⎬ aa Q. S.
                                ⎭

M.; pour 1 pil. — Érections douloureuses; Ténesme vésical;
Névralgies. — Doses : 1 à 4 pil. par jour!

LAVEMENT CAMPHRÉE OPIACÉ (Ricord).

Camphre (*Laurus camphora*)............ 5 décigram.
Extrait d'opium .... 5 centigram.
Jaune d'œuf........................... N° 1.
Eau tiède............................. 200 gram.

Délayez le camphre dans le jaune d'œuf; f. dissoudre l'extrait
dans l'eau; mêlez. — Érections douloureuses!

LAVEMENT CAMPHRÉ.

Camphre pulv. (*Laurus camphora*). 5 décigram. à 2 gram.
Jaune d'œuf.................... N° 1.
Eau tiède..................... 250 gram.

Délayez le camphre avec le jaune d'œuf; ajoutez l'eau peu à
peu. — Dysurie; Dysménorrhée; Érections douloureuses; Pollutions nocturnes!

LAVEMENT CAMPHRÉ OPIACÉ.

Ajoutez à la formule précédente :

Laudanum de Sydenham................... ... 1 gram.
Mêmes indications!

SUPPOSITOIRE CALMANT.

Beurre de cacao........................ 5 gram.
Extrait de belladone.................... 2 décigram.
Laudanum de Sydenham................. 10 gouttes.

F. fondre le beurre de cacao; lorsqu'il sera à demi refroidi ajoutez par trituration l'extrait délayé avec le laudanum; coulez; pour 1 suppositoire. — Ténesme vésical; Erections douloureuses.

★ BOUGIES OPIACÉES (Dorvault).

Prép. comme les *Bougies à l'iodure de potassium* en remplaçant le sel par l'extrait d'opium. — Névralgie uréthrale.

★ POUDRE DE LUPULIN (Debout).

Lupulin............................... 5 décigram.
Sucre blanc pulv...................... 1 gram.

M.; pour 1 paquet. — Spermatorrhée; Pollutions nocturnes. — Doses : 1 à 8 par jour.

★ ALCOOLÉ DE LUPULIN (Personne.)

Lupulin...... 1
Alcool à 90°.......................... 4

F. digérer pendant 10 j.; passez; exprimez; filtrez. — Insomnie; Pollutions nocturnes? — Doses : 2 à 4 gram. en potion, sur du sucre ou dans du sirop.

PILULES CALMANTES (Neligan.).

Lupulin............................... 4 décigram.
Mucilage de gomme .... Q. S.

M.; pour 1 pil. — Insomnie; Satyriasis; Pollutions nocturnes. — Doses : 1 à 2 pil. avant de se coucher; à renouveler au besoin pendant la nuit?

PILULES CALMANTES (Steward).

Extrait de jusquiame..............⎫
Camphre (*Laurus camphora*)........⎬ aa 15 centigram.
Lupulin ....⎭

M.; pour 1 pil. — Insomnie; Erections douloureuses. — Doses : 1 pil. le soir en se couchant, à renouveler s'il est nécessaire.

PILULES CONTRE LES POLLUTIONS (Van den Corput).

Extrait de belladone (*Atropa belladona*).... 1 centigram.
Lupulin (*Humulus lupulus*)...........⎫ aa. 6 —
Camphre (*Laurus camphora*).........⎭

M.; pour 1 pil. — Doses : 1 à 5 le soir!

POMMADE DE LUPULIN (Freade).

Lupulin.................................... 50 gram.
Axonge..:.......,................,.......... 100 —

F. digérer au B.-M. pendant 6 h. ; passez. — Ulcères douloureux, atoniques, cancéreux ?
(Voy. *Chloral*, p. 439).

DIX-NEUVIÈME SECTION

MÉDICAMENTS SPÉCIAUX DE L'APPAREIL UTÉRIN

---

§ 1. — *Emménagogues.*

Le flux menstruel étant le phénomène concomitant de la ponte
mensuelle, les médicaments qui stimulent ou congestionnent
l'appareil utérin et ses annexes, les dérivatifs, les rubéfiants, etc.,
ne sont pas à proprement parler des emménagogues. Les vérita-
bles emménagogues ce sont les médicaments appropriés à l'état
pathologique général sous l'influence duquel l'ovulation s'est interrompue.

Les stimulants antispasmodiques rendent les meilleurs services
pour combattre la dysménorrhée douloureuse. (Voy. p. 347.)

Cependant l'aloès peut être considéré comme emménagogue en
raison de la propriété particulière qu'il possède de déterminer
l'engorgement des vaisseaux du petit bassin. (Voy. *Aloès*, p. 483.)

TISANE DE SAFRAN (Cod. fr.).

Stigmates de safran *(Crocus sativus)*.............. 4
Eau bouillante.................................. 1000

F. infuser 1/2 h.; passez. — Dysménorrhée. — Doses : par
verres; édulcorez avec le sp. de safran. — Toutes les boissons
chaudes et stimulantes sont emménagogues à peu près au même
titre.

★ ALCOOLAT DE SAFRAN (Soubeiran).

Safran *(Crocus sativus)*......................... 1
Alcool à 90°................................... 16
Eau... 4

F. macérer pendant 4 j.; distillez au B.-M. pour obtenir 16 d'alcoolat.—Emménagogue.—Doses : 2 à 15 gram. en boissons chaudes, en potion.

★ POUDRE DE FEUILLES D'ARMOISE (Cod. fr.).

Prép. comme la *Poudre de feuil. de digitale*, p. 570.
— Emménagogue? — Doses : 2 à 10 gram. — Inusité. (Voy.
Tisane d'armoise, p. 242.)

FUMIGATION STIMULANTE.

Sommités fleuries d'armoise (*Artemisla vulgaris*).   100 gram.
Eau bouillante........................... 1000 —

M.; dans un vase de nuit; dirigez les vapeurs vers les organes
génitaux.

— Les vapeurs chaudes congestionnent les organes génitaux
externes; les *Cataplasmes émollients* très-chauds, ou les *Cataplasmes sinapisés* produisent le même effet.

★ SIROP D'ARMOISE COMPOSÉ (Cod. fr.).

Sommités fraîch. d'armoise (*Artemisia vulgaris*).....   40
      —   de cataire (*Nepeta cataria*)   40
      —   de pouliot (*Mentha pulegium*)......   40
      —   de sabine (*Juniperus sabina*).......   40
      —   ,   de basilic (*Ocymum basilicum*).....   20
      —   d'hysope (*Hyssopus spicata*)........   20
      ─   de marjolaine (*Origanum majorana*).   20
      —   de matricaire(*Pyrethrum parthenium*)   20
      —   de rue (*Ruta graveolens*)..........   20
Racines fraîch. d'aunée (*Inula helenium*)..........   4
      —   de fenouil (*Fœniculum dulce*)......   4
      —   de livèche (*Levisticum officinale*)...   4
Anis vert (*Pimpinella anisum*)   5
Cannelle (*Laurus cinnamomum*)...................   5
Sucre blanc (*Saccharum officinarum*)..............   500
Eau..   600
Alcool à 90°...   50
Sp. de miel...   250

M. l'alcool à l'eau; f. macérer toutes les plantes pendant 24 h.;
distillez au B.-M. pour retirer 70 d'alcoolat; passez; exprimez le
marc; clarifiez-la liqueur au blanc d'œuf; ajoutez-y le sucre, et
faites par coction et clarification un sp. cuit à D. 1,26 (30° B.)
bouillant; constatez-en le poids, et faites-le bouillir jusqu'à ce
qu'il ait perdu un poids égal à celui de l'alcoolat; alors ajoutez le
sirop de miel; laissez refroidir à moitié; ajoutez l'alcoolat; passez.
— Emménagogue? antispasmodique. Dysménorrhée asthénique.
— Doses : 20 à 60 gram.

VIN EMMÉNAGOGUE (Bonnet).

Alcoolé de safran.................................. } aa.   1
Acétate d'ammoniaque liquide................ }
Sp. d'armoise...................................... 6
Vin rouge... 25

M. — Dysménorrhée spasmodique. — Doses : 20 à 30 gram., matin et soir.

POTION CONTRE LA DYSMÉNORRHÉE.

Hydrolat de mélisse........................... 80 gram.
    — de fl. d'oranger...................... 40 —
Acétate d'ammoniaque........................ 4 —
Sirop de safran................................ 30 —

M. — Dysménorrhée spasmodique. — Doses : 1 cuillerée à bouche toutes les heures, sans préjudice de la médication indiquée contre les tranchées utérines, etc.

★ ALCOOLÉ ANTIHYSTÉRIQUE; GOUTTES CALMANTES (Ph. allem.).

Alcoolé d'asa fœtida............................. 15
    — de castoréum............................. 12
    — d'extrait d'opium......................... 4

M. — Antihystérique. Coliques utérines; dysménorrhée. — Doses : 1 à 2 gram. en potion ou en lavement, 2 ou 3 f. par jour.

INJECTION AMMONIACALE (Nisato).

Décocté d'orge 200
Ammoniaque liq. D. 0,92 1
Mucilage de gomme arabique................... 10.

M. — Stimulant. — En injection vaginale contre l'aménorrhée?

INJECTION AMMONIACALE (Lavagna).

Ammoniaque liq. D. 0,92....................... 1
Lait.. 125

M. — Stimulant. — En injection vaginale contre l'aménorrhée?

★ ALCOOLÉ DE SABINE; TEINTURE DE SABINE.

Prép. comme l'*Alcoolé de cannelle;* 1/5, p. 230. — Emménagogue dangereux. — Doses : 2 à 5 gram. en potion. — Surveillez les effets. — *Poudre de sabine;* doses : 5 décigram. à 2 gram. (Voy. p. 309.)

★ ESSENCE DE SABINE ; HUILE ESSENTIELLE DE SABINE.

Prép. comme l'*Essence de menthe,* p. 238.
Représente le principe actif de la sabine.

— Mortifiant; irritant; emménagogue. — Doses : à l'intérieur 2 à 10 gouttes en potion. — Toxique ; surveillez les effets.

★ EXTRAIT ALCOOLIQUE DE FEUILLES DE SABINE (Cod. fr.).

Prép. comme l'*Extrait alcoolique de digitale,* p. 571.
Rendement : 19/100. — Emménagogue? abortif. — Doses : 1 à 5 décigram. — Inusité. Dangereux.

★ POUDRE DE SOMMITÉS DE RUE (Cod. fr.).

Prép. comme la *Poudre de feuil. d'oranger,* p. 376.
— Préparation médiocre; la dessiccation dissipe la plus grande partie du principe actif. — Doses : 1 à 4 gram. en pil. — Inusité.

★ HUILE VOLATILE DE RUE (Cod. fr.).

Prép. comme l'*Essence de fl. d'oranger,* p. 377.
— Stimulant; emménagogue. — Doses : 2 à 6 gouttes sur du sucre. — Inusité. Dangereux.

★ EXTRAIT ALCOOLIQUE DE RUE (Cod. fr.).

Prép. comme l'*Extrait alcoolique de digitale,* p. 571.
Rendement : 25/100. — Stimulant ; antispasmodique; emménagogue. — Doses : 1 à 5 décigram. — Inusité. Dangereux.

★ HUILE DE SOMMITÉS DE RUE (Cod. fr.).

Prép. comme l'*Huile de camomille,* p. 164.
— Antispasmodique ; antihystérique? — En frictions sur l'abdomen.

ÉLECTUAIRE DE RUE (Ph. Lond.).

Baies de laurier (*Laurus nobilis*)................... 45
Fruits de Carvi pulv. (*Carum carvi*)............... 45
Poivre noir pulv. (*Piper nigrum*).................. 8
Feuil. de rue pulv. (*Ruta graveolens*)............. 45
Sagapenum (*Ferula persica*)...................... 15
Miel blanc... Q. S.

M. — Emménagogue? Dysménorrhée spasmodique. — Doses : 4 à 8 gram.

POTION EMMÉNAGOGUE (Desbois).

Huile volatile de rue............... ⎫ aa. 6 gouttes.
— de sabine .... ⎭
Sucre (*Saccharum officinarum*)............ 30 gram.

Triturez; ajoutez :

Hydrolat d'armoise........ .... 160 —
— de fleurs d'oranger............... 15 —

M. — Doses : une cuillerée à bouche toutes les heures?

★ APIOL.

Fruits de persil (*Petroselinum sativum*)........... Q. V.

Pulv. gross.; épuisez dans l'appareil à déplacement par alcool à 85°
Q. S.; ajoutez Q. S. de charbon animal (environ 1/5); filtrez; retirez
l'alcool par distillation au B.-M. jusqu'à ce que le résidu soit en
consistance de sp. clair; ajoutez Q. S. d'un mélange d'éther sulfurique 2 et chloroforme 1, pour délayer le résidu sirupeux de la
distillation; filtrez; retirez l'éther et le chloroforme par distillation au B.-M.; ajoutez au résidu de cette distillation, litharge
1/8; agitez; laissez déposer; décantez; agitez avec Q. S. de charbon animal; filtrez.

— Fébrifuge? — Emménagogue? — Doses : 25 centigram. en
pil. en capsules gélatineuses. (Joret et Homolle.)

§ 2. — *Agents ocytociques; Accélérateurs de l'accouchement.*
POUDRE DE SEIGLE ERGOTÉ OU ERGOT DE SEIGLE (Cod. fr.; H. P.).

Ergot de seigle (*Claviceps purpurea*)............. Q. S.

F. sécher à l'étuve; pulv. dans un mortier de fer sans résidu;
passez au tamis de crin. — Chauffez le mortier et ajoutez un peu
de sucre, la pulvérisation est alors très-facile. — Cette poudre,
très-altérable, doit être préparée au moment de l'administrer.

— Pour provoquer les contractions utérines lorsque la dilatation de l'orifice est complète et que la position du fœtus permet
d'espérer l'accouchement naturel. Dangereux si la dilatation est
incomplète ou la position anormale. — Doses : 2 à 3 gram. délayés dans 20 à 40 gram. d'eau sucré ou de vin blanc, en 2 fois,
à 1/4 d'h. d'intervalle.

— Pour prévenir ou arrêter l'hémorrhagie utérine après l'accouchement. — 1 à 4 gram. par cuillerées à bouche tous les
1/4 d'heure ou à de plus longs intervalles, selon les effets obtenus.

— L'ergot de seigle peut être remplacé par l'ergot de froment.
(Mialhe.)

— Un *Globule de mercure* au fond du flacon assure la conservation du seigle ergoté et en général des substances organiques
sèches qui sont ordinairement attaquées par les insectes : amandes, céréales, racines, etc., etc.

POTION DE SEIGLE ERGOTÉ; POTION OBSTÉTRICALE (Soubeiran).

Ergot de seigle pulv. (*Claviceps purpurea*).... 2 gram.
Sp. simple.. 30 —
Hydrolat de menthe............................... 15 —

M. — Doses : 1 cuillerée à bouche toutes les 10 minutes; agitez
chaque fois! (Voy. *ci-dessus*.)

POTION DE SEIGLE ERGOTÉ; POTION OBSTÉTRICALE (Stearns).

Ergot de seigle pulv. (*Claviceps purpurea*).... 2 gram.
Eau bouillante.............................. 200 —

F. infuser. — Doses : 1 cuillerée à bouche toutes les 10 min.;
agitez chaque fois! (Voy. *ci-dessus*.)

POTION HÉMOSTATIQUE AU SEIGLE ERGOTÉ.

Ergot de seigle pulv. (*Claviceps purpurea*).... 4 gram.
Hydrolat de cannelle...................... 100 —
Sp. simple... .... 30 —

M. — Métrorrhagies, surtout après l'accouchement, lorsque la
matrice ne se rétracte point. — Doses : 1 cuillerée à bouche
tous les 1/4 heure; agitez chaque fois!

LAVEMENT AU SEIGLE ERGOTÉ.

Ergot de seigle pulv. (*Claviceps purpurea*). 4 à 8 gram.
Eau bouillante........................... 375 —

F. infuser pendant 10 minutes; passez. — Ce lavement est une
ressource lorsqu'il n'est pas possible d'administrer le médicament en potion.

★ EXTRAIT DE SEIGLE ERGOTÉ (Ph. germ.).

Seigle ergoté pulv. (*Claviceps purpurea*)............ 1
Eau distillée................................ 2

F. macérer pendant 6 h.; passez; exprimez; ajoutez au
résidu :

Eau distillée.............................. 2

F. macérer pendant 6 h.; passez; exprimez; filtrez; f. évaporer en consistance de sp. clair; ajoutez :

Alcool à 70°.............................. 1

Agitez fortement et souvent pendant 1 jour; filtrez; f. évaporer
en consistance d'extrait.
— Doses : 2 décigram. à 2 gram. en potion, en pilules.
— Cette préparation est très-analogue à l'*Extr. de seigle ergoté*
que Bonjean désigne sous le nom d'*Ergotine* (V. *ci-après*.)

★ EXTRAIT DE SEIGLE ERGOTÉ.

Seigle ergoté gross. pulv. (*Claviceps purpurea*)..... Q. V.
Eau froide................................. Q. S.

Épuisez la poudre par déplacement; f. évaporer au B.-M.
— Doses : 2 décigram. à 2 gram. en potion, en pil., etc.
La préparation vantée par Bonjean sous le nom d'*Ergotine*

n'est point un alcaloïde; ce n'est pas même un composé défini : c'est un extrait de seigle ergoté obtenu par le procédé suivant :

Seigle ergoté gross. pulv. (*Claviceps purpurea*).... Q. V.
Eau froide.................................. Q. S.

Épuisez la poudre par déplacement; portez à l'ébullition le liquide obtenu; filtrez (le plus souvent on sépare ainsi une certaine proportion d'albumine coagulée); f. évaporer en consistance de sp. clair; ajoutez : alcool à 90° un excès, pour précipiter les matières gommeuses; laissez éclaircir par le repos; décantez; f. évaporer au B.-M. en consistance convenable. En résumé, l'*Ergotine* est un extrait privé d'albumine par la chaleur et de gomme par l'alcool. Rendement : 14 à 16/100.

— Proposé comme spécifique des hémorrhagies et comme prophylactique de la résorption purulente. — Doses : 2 décigram. à 2 gram. et plus en potion, en pil., etc. Toutes les préparations d'ergot sont inférieures à l'ergot récemment pulvérisé. (Voy. p. 626.)

FARADISATION.

— *La faradisation*, les deux rhéophores appliqués sur les régions lombaires (appareil de Gaiffe), le travail étant commencé, rapproche les contractions, les rend plus énergiques et favorise l'expulsion du placenta. (Simpson, Barnes, L. A. de Saint-Germain.)

DOUCHES UTÉRINES (Kiwisch). c

— Les douches tièdes, poussées avec force sur le col utérin au moyen d'un injecteur Éguisier ou d'un clyso-pompe, sont un moyen très-efficace pour provoquer l'accouchement prématuré dans les cas de rétrécissement du bassin ou de vomissements incoercibles. Les douches doivent durer environ 10 m. et être renouvelés 3, 4 ou 5 f. par jour.

— Dès que la canule élastique a été portée profondément dans le vagin, poussez pendant 5 minutes un filet d'eau à une température modérée; recommencez cette opération au bout de six heures ou un temps plus long et ainsi de suite, à différentes reprises, jusqu'à ce que les contractions s'établissent.

Les douches utérines ont été employées avec succès par Campbell, chef de clinique de P. Dubois, dans les cas d'accouchement prématuré artificiel. Stoltz (de Strasbourg) emploie, comme Kilian l'avait déjà fait, une pompe à main de jardin avec laquelle on peut, à volonté, augmenter ou diminuer la force d'impulsion du liquide.

§ 3. — *Médicaments employés contre les vomissements des femmes enceintes.*

★ POUDRE ANTIVOMITIVE.

Magnésie calcinée............. .... 5 décigram.
. Sucre blanc............................. 1 gram.

M. pour 1 paquet. — Vomissements des femmes enceintes. — Doses : 3 à 6 paquets par jour.

SOLUTION ANTIVOMITIVE (Rousset).

Iodure de potassium............. 1
Eau distillée................................. 30

F. dissoudre ; filtrez. — Vomissements des femmes enceintes. — Doses : 1 cuillerée à bouche ou 15 gram., matin et soir, dans un verre d'eau sucrée! (Voy. *Bromure de potassium*, p. 436.)

MIXTURE CONTRE LE VOMISSEMENT (Kroyher).

Hydrolat de laurier-cerise...................... 40
Alcoolé de noix vomique...................... 1

M. — Doses : 5 décigram. à 10 gram. et plus matin et soir dans de l'eau sucrée. — Bouchardat conseille un mélange à P. É. de kirsch et de sp. de sucre, 1 cuillerée à bouche après chaque repas. (Voy. *Médicaments nutrimentifs*, p. 100; *Antispasmodiques*, p. 347; *Médicaments contre la dyspepsie*, p. 514.)

§ 4. — *Agents employés pour stimuler la sécrétion lactée.*

Le *courant électro-magnétique* des appareils d'induction passant à travers la mamelle provoque la sécrétion lactée et la renouvelle lorsqu' elle n'est pas interrompue depuis trop longtemps. (A. Becquerel, Lardeur.)

POTION STIMULANTE (Radius).

Rac. de fenouil (*Fœniculum dulce*)......... ⎫
Fruits de Fenouil (*Fœniculum dulce*)....... ⎭ *aa*. P. É.

Contusez, pulv. gross., M. Prenez de ce mélange 2 ou 3 cuillerées ; f. bouillir quelques minutes avec 200 gram. d'eau; filtrez. — Pour provoquer la sécrétion du lait. — A prendre en une fois ?

GALEGA (*Galega officinalis*) Gillet-Damette ; Bourgeois.

Les feuilles de galega en salade et les diverses préparations de cette plante (sirop, extrait, etc.) sont vantés pour stimuler la sécrétion du lait.

RICIN (*Ricinus communis*).

Les feuilles fraîches de ricin, en cataplasme sur les seins, sont un remède populaire pour stimuler la sécrétion du lait.

§ 5. — *Agents employés pour prévenir ou pour arrêter la sécrétion lactée.*

La diète est le moyen le plus sûr pour prévenir ou pour arrêter la sécrétion lactée; ajoutez les *Purgatifs* et les *Diurétiques*.

POTION POUR TARIR LA SÉCRÉTION LACTÉE (Rousset).

Iodure de potassium........................ 2 gram.
Hydrolat de laitue.......................... 100 —
Sp. de fl. d'oranger........................ 30 —

M. — A prendre en 3 ou 4 fois dans la journée!

★ EMPLATRE FONDANT (Rustaing).

Litharge................................... 200
Huile d'olive (*Olea europœa*)............. 250
Eau....................................... Q. S.

F. chauffer pour saponifier l'huile par la litharge; séparez l'oléo-stéarate de plomb; faites-le fondre à une douce chaleur; ajoutez :

Cire jaune (*Apis mellifica*)................ 100
Oléo-rés. de térébenthine (*Pinus maritima*)... 25
Huile de baies de laurier (*Laurus nobilis*)... 25
Gomme résine opopanax (*Opopanax chironium*).... 15
   —   bdellium (*Balsamodendron africanum*) 12
   —   ammoniaque (*Dorema ammoniacum*). 12
Sarcocolle (*Penœa sarcocolla*)............. 12
Oliban (*Boswelia serrata*). 12
Myrrhe (*Balsamodendron myrrha*)............ 12
Mastic (*Pistacia lentiscus*)............... 12
Aloès (*Aloe socotrina*).................... 6
Rac. d'aristoloche pulv. (*Aristolochia longa*)... 12
Camphre pulv. (*Laurus camphora*)........... 18

M. — Employé à Montpellier sous forme d'écussons dont on recouvre aussitôt après l'accouchement les seins des femmes qui ne doivent pas nourrir; les écussons circulaires sont percés d'un trou central pour la liberté du mamelon.

VINGTIÈME SECTION

MÉDICAMENTS SPÉCIAUX DE L'APPAREIL BILIAIRE.

★ CALOMEL.

Purgatif cholalogue énergique, (Voy. *Purgatifs*, p. 460.)

★ MIXTURE DE WHITT; REMÈDE DE DURANDE; ÉTHÉROLÉ D'ESSENCE DE TÉRÉBENTHINE.

Éther sulfurique.. 2
Essence de térébenthine (*Pinus maritima*)........... 1

M. — Calculs biliaires; coliques hépatiques. — Doses : 1 à 2 gram. dans une cuillerée d'eau sucrée; avalez ensuite un verre de petit-lait ou de quelque tisane; réitérez cette dose chaque jour pendant plusieurs mois. Quelques formulaires ajoutent à la mixture du jaune d'œuf, de l'huile d'œuf, du sp. diacode ou du sp. d'écorces d'orange.

— On présume que cette mixture va dissoudre les calculs de cholestérine engagés dans le canal cholédoque et qui font obstacle au cours de la bile ?

POTION CONTRE LES CALCULS BILIAIRES (Debreyne).

Huile de ricin (*Ricinus communis*)............... ⎫
Sp. simple....................................... ⎬ 60
Éther sulfurique................................. ⎭ 4

M. — Cette potion purgative est destinée à remplacer le remède de Durande. — Calculs biliaires; Coliques hépatiques. — Doses : 1 cuillerée à bouche toutes les 2 heures.

★ ALCOOLAT D'ESSENCE DE TÉRÉBENTHINE; ALCOOLAT ANTIICTÉRIQUE (Soubeiran).

Essence de térébenthine........................... 9
Alcool à 85°...................................... 50

Distillez pour obtenir 50 d'alcoolat. — Catarrhe vésical; Rhumatisme articulaire; Névralgies. On a attribué à ce médicament la propriété de guérir l'ictère en dissolvant les calculs de cholestérine arrêtés dans le canal cholédoque. — Doses : 2 à 20 gram. en potion.

VINGT-UNIÈME SECTION

STIMULANTS DES NERFS MOTEURS ET DES MUSCLES

§ 1. — *Électricité.*

ÉLECTRICITÉ.

Les *courants induits* sont particulièrement utiles dans les cas d'atrophie musculaire sans lésion des centres nerveux.

Les *courants continus* qui ont le double effet d'exciter la nutrition et l'activité musculaire doivent être préférés pour combattre l'atrophie musculaire graisseuse, l'atrophie musculaire progressive, l'ataxie locomotrice. Les courants d'induction sont utiles dans les affections nerveuses périphériques, les paralysies, surtout lorsqu'elles sont accompagnées d'anesthésie.

§ 2. — *Noix vomique; Strychnine; Brucine; Rhus radicans.*

★ POUDRE DE NOIX VOMIQUE (Cod. fr.).

Sem. de noix vomique (*Strychnos nux vomica*)... Q. V.

Lavez à l'eau froide; exposez à la vapeur de l'eau bouillante sur un tamis de crin; concassez; pilez dans un mortier de fer ou broyez au moulin à café; f. sécher à l'étuve; passez au tamis de crin.

— Tonique amer très-énergique; poison tétanisant. — Doses : 2 à 25 centigram. en pilules, en poudre. — Surveillez les effets. Toxique. (Voy. *Gouttes-amères de Beaumé*, p. 153; *Poudre sto-mâchique*, p. 517.)

★ ALCOOLÉ DE NOIX VOMIQUE; TEINTURE DE NOIX VOMIQUE (Cod. fr.).

Noix vomique râpée (*Strychnos nux vomica*)......... 1
Alcoolé à 80⁰.. 5

F. macérer pendant 10 jours; passez; exprimez; filtrez. — Rendement : 5. — Tonique stomachique; Incontinence d'urines. — Doses : 5 à 10 gouttes en potion. — Stimulant ou régulateur des fonctions de la moelle. — Doses : 1 à 5 gram. en potion. — Surveillez les effets. Toxique.

GOUTTES ANTIGASTRALGIQUES (Niemayer).

Alcoolé de noix vomique...................... }
Alcoolé de castoréum........................ } *aa* P. É.

M. — Gastralgie. — Doses : 12 gouttes dans une tasse d'infusion de valériane.

★ EXTRAIT ALCOOLIQUE DE NOIX VOMIQUE (Cod. fr.).

Noix vomique gross. pulv. (*Strychnos nux vomica*)... 1
Alcool à 80°.. 8

F. macérer avec 6 d'alcool pendant 3 jours ; passez ; exprimez ; filtrez ; délayez le marc avec 2 d'alcool ; f. macérer pendant 3 j. ; passez ; exprimez ; filtrez ; réunissez les liqueurs ; distillez au B.-M. pour retirer l'alcool ; f. évaporer au B.-M. en consistance d'extrait. — Rendement : 106/1000.

— Tonique amer. — Doses : 1 à 2 centigram.

— Excito-moteur, dans le cas de paralysies sans lésions des centres nerveux. — Doses : 2 centigram. à 2 décigram. et au delà en pilules ; augmentez peu à peu les doses jusqu'à produire de légères secousses tétaniques.

— Incontinence d'urine. — Doses : 2 centigram. à 1 décigram.
— Toxique ; surveillez les effets. (Voy. *Strychnine*.)

★ PILULES D'EXTRAIT DE NOIX VOMIQUE (Fouquier).

Extrait alcoolique de noix vomique........ 5 centigram.
Racine de guimauve pulv.................. Q. S.

M. pour 1 pil. — Dyspepsie atonique ; Incontinence d'urines ; Paralysie sans lésions des centres nerveux. — Doses : 1, puis 2 et 3, etc , selon les effets observés. — Toxique.

★ STRYCHNINE ; $C^{42}H^{22}Az^2O^4$ (Cod. fr.).

Noix vomique divisée........................... 8
Chaux vive.................................... 1
Acide sulfurique...........................⎫
Ammoniaque ....⎭ *aa* Q. S.

F. bouillir la noix vomique à plusieurs reprises dans l'eau aiguisée d'acide sulfurique ; concentrez les décoctés par évaporation au B.-M. ; ajoutez la chaux délayée dans l'eau ; f. sécher le précipité ; épuisez-le par l'alcool à 90° ; filtrez ; distillez pour recueillir les 4/5 de l'alcool environ ; laissez refroidir. La strychnine se dépose avec un peu de brucine : celle-ci reste dans l'eau-mère alcoolique.

Délayez la strychnine impure dans l'eau distillée ; saturez par l'acide azotique étendu (1/10) ; l'alcaloïde étant dissous, concentrez la liqueur par évaporation au B.-M. ; laissez refroidir ; l'azotate de strychnine cristallise ; l'azotate de brucine reste dans l'eau-mère.

F. dissoudre dans l'eau chaude l'azotate de strychnine ; ajoutez charbon animal lavé, Q. S.; f. bouillir quelques instants ; filtrez ; laissez refroidir ; ajoutez ammoniaque liquide, Q. S. pour précipiter la strychnine ; layez-la sur un filtre, faites-la sécher ; reprenez-la par l'alcool bouillant ; elle cristallise par le refroidissement.

— Le plus énergique des toniques amers et le type des poisons tétanisants (Gubler). Peu employée; on préfère le sulfate de strychnine, plus soluble dans l'eau et plus facile à doser.
— Toxique.

★ GRANULES DE STRYCHNINE (Cod. fr.; Soc. de Ph.).

Prép. comme les *Granules d'acide arsénieux* (voy. p. 138). — Dyspepsie atonique ; Incontinence d'urines. — Doses : 1 à 2 granules avant chaque repas.

— Paralysies sans altération des centres nerveux. — Doses : 1 granule toutes les 2 heures. — Surveillez les effets. (Voy. *Sirop de sulfate de strychnine*, p. 635.)

★ PILULES DE STRYCHNINE (Magendie).

Strychnine............................... 4 milligram.
Conserve de roses....................... Q. S.

M,; pour 1 pil. — Paralysies sans lésions organiques ; Paralysies faciales.—Doses : 1 à 2 par jour. Il est prudent de prescrire des pilules contenant seulement 1 milligram. de strychnine et d'en augmenter lentement la dose par milligramme, selon les effets obtenus.

★ ALCOOLÉ DE STRYCHNINE.

Strychnine.................................... 1
Alcool è 90°................................. 1000

F. dissoudre ; filtrez. 1 gram. de cet alcoolé représente 1 milligram de strychnine — Doses : 1 à 5 gram. en potions à prendre par cuillerées. — Toxique. (Voy. *Sirop de sulfate de strychnine*, p. 635.)

LINIMENT STIMULANT (Neligan).

Strychnine.................................... 1
Huile d'olives............................... 25

F. dissoudre. — Paralysies ; Amaurose paralytique. — Doses : 12 gouttes en friction sur les tempes 3 ou 4 fois par jour.
— Toxique. (Voy. *Spéciaux de l'oculistique.*)

★ SULFATE DE STRYCHNINE ; $C^{42}H^{22}Az^2O^4,SO^3HO,7HO$ (Cod. fr.).

Strychnine pulv............................ 1
Eau distillée.............................. 5
Acide sulfurique étendu 1/10............ Q. S.

Délayez la strychnine dans l'eau distillée bouillante ; ajoutez l'acide jusqu'à dissolution complète ; filtrez ; laissez cristalliser par refroidissement. — Préféré à la strychnine comme plus soluble dans l'eau. Renferme 14 1/100 d'eau et 73,9/100 de strychnine. Soluble dans moins de 10 parties d'eau.

— Tonique amer. — Doses : 1 à 2 milligram. avant les repas.

— Stimulant régulateur des fonctions de la moelle. — Doses : 2 à 10 milligram. par fractions de 1 à 2 milligram.

— Toxique. Surveillez les effets. Les démangeaisons à la tête et les roideurs passagères des muscles du cou et de la mâchoire précèdent les contractions tétaniques et indiquent de suspendre l'administration du remède.

⋆ PILULES DE SULFATE DE STRYCHNINE.

Sulfate de strychnine...................... 1 milligram.
Conserves de roses........................ Q. S.

M. pour 1 pil. — Tonique stomachique ; antidyspeptique ; Incontinence d'urines. — Doses : 1 à 2 avant chaque repas !

— Stimulant régulateur des fonctions de la moelle ; Paralysies sans lésion organique ; Chorée. — Doses : 2 à 10 par jour !

— Surveillez les effets.

⋆ GRANULES DE SULFATE DE STRYCHNINE.

Prép. comme les *Granules d'acide arsénieux*, voy. p. 138.

— Mêmes usages et mêmes doses que les *Pil. de sulfate de strychnine*, Voy. *ci-dessus*. (Voy. *Sirop de sulfate de strychnine*.)

⋆ SOLUTION DE SULFATE DE STRYCHNINE (Cod. fr.):

Sulfate de strychnine.................... 5 décigram.
Eau distillée............................ 100

F. dissoudre.— Pour injections hypodermiques ; chaque gramme ou 20 gouttes de cette solution représente 5 milligram. de sulfate de strychnine. — Doses : 10 à 20 gouttes et plus par fractions de 5 gouttes ! — Surveillez les effets.

⋆ SIROP DE SULFATE DE STRYCHNINE (Cod. fr.).

Sulfate de strychnine... .... 5 centigram.
Eau distillée............................ 4 gram.
Sirop de sucre.......................... 196 —

F. dissoudre ; M. — 20 gram. de ce sirop représentent 5 milligram. de sulfate de strychnine.

— Paralysies ; Chorée, etc. — Doses : 10 à 40 gram. par fractions de 4 à 5 gram. ! — Surveillez les effets.

— Tonique stomachique ; Incontinence d'urines. — Doses : 5 à 10 gram. avant chaque repas !

INJECTION VÉSICALE AU SULFATE DE STRYCHNINE.

Sulfate de strychnine.................... 1 centigram.
Eau.................................. 100 gram.

F. dissoudre.

— Incontinence d'urines; Paralysie de la vessie. — Doses :
l'injection entière en une fois après avoir vidé la vessie par la
sonde! — Cette injection doit être renouvelée, la dose de sulfate
de strychnine peut être augmentée peu à peu selon les effets
obtenus.

★ BRUCINE ; $C^{46}H^{26}Az^2O^8,8HO$. (Cod. fr.)

Saturez par l'acide oxalique les eaux mères alcooliques d'où la
strychnine s'est déposée (voy. *Strychnine*) ; f. évaporer au B.-M.;
laissez refroidir ; l'oxalate de brucine cristalline ; lavez-le à l'alcool
absolu froid ; faites-le dissoudre dans l'eau bouillante ; ajoutez un
petit excès de chaux vive ; f. sécher le précipité de brucine et de
chaux; reprenez-le par l'alcool à 90° bouillant ; filtrez ; laissez
refroidir ; la brucine cristallise ; purifiez-la par nouvelle cristallisation. — Même action que la strychnine à l'intensité près, qui
est 5 à 6 fois moindre. — Inusité.

★ ALCOOLATURE DE RHUS RADICANS (Cod. fr.).

Prép. comme l'*Alcoolature d'aconit*, 1/10.

— Irritant spécial mal connu ; dangereux. Inusité.

★ EXTRAIT DE FEUILLES DE RHUS RADICANS (Cod. fr.).

Prép. comme l'*Extrait de feuilles de ciguë*, p. 428. Rendement :
28/100.

— Paralysies (Dufresnoy, Bretonneau, Trousseau).—Doses : 2 à
16 décigram. en pil. de 2 décigram.?

— Le principe actif du *Rhus radicans* étant volatil et fugace,
c'est sous forme d'alcoolature que ce médicament devrait être
essayé. — Inusité.

VINGT-DEUXIÈME SECTION

MÉDICAMENTS SPÉCIFIQUES DES MALADIES INTERMITTENTES

§ 1. — *Quinquina; Quinine; Cinchonine.*

ESSAI DES QUINQUINAS (F. H. M.).

Poudre de quinquina...................... 10 gram.
Eau distillée chaude...................... Q. S.
pour humecter et gonfler la poudre; ajoutez :
Chaux délitée et tamisée................... 10 gram.
Eau distillée.............................. Q. S.
M. pour obtenir une pâte homogène.
F. sécher au B.-M. dans une capsule; introduisez dans un flacon; ajoutez :
Éther sulfurique pur, D. 0,720 (66° B)............. 60 cc.

Laissez en contact pendant environ 1/4 d'heure; laissez déposer; décantez dans une capsule tarée; épuisez la matière par de nouvelles additions d'éther; laissez évaporer l'éther à l'air libre; vous obtiendrez la quinine presque blanche, retenant une quantité négligeable de matière grasse et résineuse; pesez-la.

ESSAI DES QUINQUINAS (Guilliermond).

Poudre de quinquina...................... 10 gram.
Chaux hydratée........................... 5

Mêlez; introduisez dans une allonge servant d'appareil à déplacement; ajoutez :
Alcool à 86°............... Q. S. (environ 100 gram.).
Pour épuiser la poudre; ajoutez :
Acide sulfurique étendu...................... Q. S.

Pour communiquer une réaction très-légèrement acide, f. évaporer au B.-M.; reprenez par l'eau froide, Q. S. pour dissoudre le sulfate acide qui s'est formé, la matière grasse se sépare; filtrez; introduisez la solution dans un tube à essai avec son volume de chloroforme et un très-léger excès d'ammoniaque; agitez; les alcaloïdes, déplacés par l'ammoniaque, se dissolvent dans le chloroforme; séparez le chloroforme; filtrez-le, s'il est trouble; faites sécher à + 100° dans une capsule tarée. Vous aurez ainsi la richesse de l'échantillon en quinine et en cinchonine. Séparez la quinine par l'éther pur qui la dissout et laisse la cinchonine.

ESSAI DES QUINQUINAS (Herbelin; Pressoir).

Poudre de quinquina........................	10 gram.
Ammoniaque liquide........................	30 —

M. dans un verre à expériences; agitez quelques minutes; ajoutez :

Benzine lourde............................. 30 gram.

Agitez ; laisser déposer ; recevez la benzine dans un flacon de 200 cc. Renouvelez 3 ou 4 fois le lavage par 30 gram. de benzine, du mélange de poudre de quinquina et d'ammoniaque. La benzine s'est emparée de la totalité des alcaloïdes que l'ammoniaque avait dissous ; ajoutez :

Acide sulfurique étendu à 1/20.............. 30 gram.

Agitez ; filtrez à travers un filtre mouillé pour séparer le liquide acide que vous recevrez dans une capsule. Neutralisez ce liquide par Q. S. d'ammoniaque ; ajoutez :

Charbon animal lavé........................ 1 gram.

F. bouillir ; filtrez ; les alcaloïdes cristallisent à l'état de sulfates. — La benzine dépouillée d'alcaloïdes par l'ac. sulfurique peut servir à d'autres opérations.

★ QUININE C^{40} H^{24} Az^2 O^4 (Cod. fr.).

Sulfate de quinine........................	1
Eau distillée..............................	30
Ammoniaque liquide.......................	Q. S.

F. dissoudre le sulfate de quinine dans l'eau bouillante ; laissez refroidir ; ajoutez l'ammoniaque en léger excès ; lavez à l'eau tiède sur un filtre la quinine mise en liberté.

Ou bien ; après avoir ajouté l'ammoniaque ; portez le liquide à l'ébullition, la quinine entre en fusion et se rassemble comme de la cire.

— Fébrifuge contro-stimulant; doit être préférée à cause de son insolubilité et de son insipidité chez les sujets difficiles à médicamenter, et particulièrement chez les enfants ; elle peut être roulée en petits grains qui se mêlent aux aliments sans presque en altérer la saveur. — Doses : 2 à 8 décigram !

— Lorsqu'on administre la quinine pure, il est rationnel de faire avaler aussitôt après quelque boisson acide. (Voy. *Sulfate de quinine*, p. 639.)

★ ALCOOLÉ DE QUININE (Piorry).

Quinine brute, ou mieux, quinine pure............. 3
Alcool à 85°................................... 35
Eau 35

F. dissoudre la quinine dans l'alcool; ajoutez l'eau; filtrez.
2 cuillerées à bouche ou 30 gram. de cet alcoolé représentent
1 gram. de sulfate de quinine — Recommandé comme mieux
toléré par l'estomac que le sulfate de quinine.

POTION CONTRE LA MIGRAINE (Piorry).

Quinine.. 1 gram.
Alcool à 80°....................................... 9 —
Alcoolé de cannelle................................ 5 —
Sp. de vanille .... 25 —

M. — A prendre par cuillerées à café ou par cuillerées à bouche
au début des névropathies.

★ ALCOOLÉ DE QUININE COMPOSÉ.

Quinine... 1
Alcoolat de mélisse............................... 10
Alcoolé de cannelle............................... 2

Faites dissoudre; ajoutez :

Eau distillée..................................... 12

M.; filtrez ; —, Fébrifuge. — Doses : 6 à 20 gram. en potion.

★ SULFATE DE QUININE C⁴⁰ H²⁴ Az² O⁴, SO³ HO, 7HO (Cod. fr.).

$$C^{40} H^{24} Az^2 O^4, SO^3 HO, 7HO$$

Quinquina j. gross. pulv. (*Cinchona calysaya*)...... 100
Acide chlorhydrique............................... 6
Eau... 1200
Chaux vive.. 10

F. bouillir le quinquina avec 400 d'eau et 2 d'acide; renouvelez
deux fois ce traitement; réunissez les liqueurs; ajoutez la chaux
délayée dans 60 d'eau; recueillez le dépôt sur une toile; lavez
avec un peu d'eau froide; exprimez; f. sécher à l'étuve.

Pulv.; épuisez par l'alcool à 90°; filtrez; distillez à siccité au
B.-M., pour recueillir l'alcool; le résidu d'apparence résineuse est
la quinine brute.

Mettez la quinine brute avec eau distillée, 100, dans une bassine; portez à l'ébullition; ajoutez : ac. sulfurique étendu, quantité strictement suffisante pour dissoudre l'alcaloïde; ajoutez :
charbon animal lavé, 2; f. bouillir, 2 minutes; filtrez; laissez
refroidir; le liquide se prend en masse cristalline.

Séparez l'eau-mère; purifiez le sel par une seconde dissolution dans l'eau bouillante très-légèrement additionnée d'ac. sulfurique, et une seconde cristallisation.

F. sécher le produit entre des feuilles de papier Joseph dans l'étuve chauffée à + 36°.

Les eaux mères traitées par l'ammoniaque laissent déposer de la quinine que vous pourrez reprendre par l'acide sulfurique étendu afin d'obtenir une nouvelle proportion de sulfate; après la cristallisation de celui-ci, il reste en dissolution du sulfate de cinchonine.

Le sulfate de quinine cristallisé à 7 équiv. d'eau renferme 9,17 d'ac. sulfurique et 74,3 de quinine pour 100.

100 d'eau à + 15 dissolvent 0,37 de sulfate de quinine.

— Antipériodique, contro-stimulant; à l'intérieur, doses : 3 décigram. à 1 gram. en poudre dans du pain azyme ou dans des confitures, plus souvent, en pil. avec le double d'extrait de quinquina; ou bien la solution en potion ou en lavement! (Voy. *ci-après*).

— A l'extérieur, en injection hypodermique, en pommade. (Voy. *Solution tartrique de sulfate de quinine*, p. 641.)

—Comme antipériodique, le médicament doit, en général, être administré dans les 12 heures qui précèdent l'accès et en 2 ou 3 prises, dont la dernière doit précéder de 3 h. le moment présumé du paroxysme. Comme contro-stimulant, les doses de 2 à 3 décigram sont données à intervalles égaux de 4 ou 5 h., afin que l'organisme soit mis sous l'influence continue de l'agent antipyrétique.

★ SOLUTION TITRÉE DE SULFATE DE QUININE (F. H. M.).

Sulfate de quinine............................... 5
Eau... 90
Acide sulfurique dilué au 10ᵉ........ Q. S. environ. 4

F. dissoudre; ajoutez eau, Q. S. pour compléter 100 de solution; filtrez. — Cette solution représente 1 gram. de sulfate de quinine pour 20 gram. — Préparation des potions.

★ PILULES DE SULFATE DE QUININE (Cod. fr.; F. H. M.).

Sulfate de quinine.......... .... 1 décigram.
Miel (*Apis mellifica*)................. Q. S.

M.; pour 1 pil. roulée dans l'amidon; f. sécher à l'air libre.
— Ces pilules se délitent dans l'eau froide, même lorsqu'elles sont préparées depuis très-longtemps.

★ SIROP DE SULFATE DE QUININE (Cod. fr.).

Sulfate de quinine .... 5 décigram.
Acide sulfurique étendu à 1/10........... 5 —

Eau distillée...................... 4 gram.

Sp. de sucre........ .... 95 —

Délayez le sulfate de quinine dans l'eau ; ajoutez l'acide ; f. dissoudre ; mêlez. — Ce sp. représente 1 décigram. de sulfate de quinine pour 20 gram. — Doses : (Voy. *Sulfate de quinine*. p. 639.)

POTION DE SULFATE DE QUININE AU CAFÉ.

D'une part :

Café torréfié (*Coffea arabica*)............... 12 gram.

Eau bouillante........................... 100 —

F. infuser ; passez. D'autre part :

Sulfate de quinine................. quantité prescrite.

Sucre blanc..................... 15 gram.

Triturez ensemble ; mêlez à l'infusé.

— Fièvres intermittentes. — Doses : (Voy. *Sulfate de quinine*, p. 639).

— Cette potion, qui dissimule assez bien l'amertume du sulfate de quinine, offre un moyen d'administrer ce fébrifuge aux sujets qu'il est difficile de médicamenter, particulièrement aux enfants, mais la surexcitation nerveuse contre-indique quelquefois le café. Il est, du reste, plus simple de délayer la dose prescrite de sulfate de quinine dans une cuillerée à bouche de café noir sucré !

POTION FÉBRIFUGE ALCOOLIQUE (Hérard).

Sulfate de quinine................. Quantité prescrite.

Eau de vie de Cognac............... 20 gram.

F. dissoudre. — A prendre en une fois. (Voy. *Sulfate de quinine*, p. 639.)

★ SOLUTION TARTRIQUE DE SULFATE DE QUININE (Bertella).

Sulfate de quinine......................... 1

Acide tartrique........................ 1

Eau distillée........................ 20

F. dissoudre ; filtrez. — Doses (voy. *Sulfate de quinine*, p. 639).

— Bourdon réduit la dose d'acide tartrique à 5 décigram. et emploie cette solution en injections hypodermiques. — Fièvres pernicieuses !

— L'acide tartrique rend le sulfate de quinine soluble ; mais il ne s'empare pas de la base comme l'acide sulfurique, il est beaucoup moins irritant, et il est détruit par l'organisme ! L'auteur assure que ce mode de dissolution permet d'économiser la moitié ou tout au moins le tiers du sel de quinine. L'acide citrique peut remplacer l'acide tartrique.

POTION FÉBRIFUGE TARTARISÉE (Righini).

Sulfate de quinine .... 2 à 5 décigram.
Acide tartrique..................... 6   —
Eau distillée....................... 60 gram.
Sp. de menthe...................... 30 —

F. dissoudre; M. — Doses : à prendre en 1 ou 2 fois, 2 heures avant le moment présumé de l'accès !

— Cette potion est d'une saveur beaucoup moins désagréable que la potion au sulfate de quinine dissous par l'acide sulfurique! (Voy. *ci-dessus*.)

★ PILULES DE SULFATE DE QUININE CITRIQUES.

Sulfate de quinine..................... 1 décigram.
Acide citrique pulv................... 2 centigram.
Miel................................. Q. S.
Amidon.............................. Q. S.

M.; pour 1 pil. — L'acide citrique assure la dissolution du sulfate de quinine dans l'estomac comme l'acide tartrique. — Doses : (Voy. *Sulfate de quinine*, p. 639).

★ ÉLIXIR ALOÉTICO-FÉBRIFUGE (Récamier).

Aloès succotrin (*Aloe Socotrina*)............. 6 gram.
Myrrhe (*Balsamodendron myrrha*)........... 6 —
Rhum .... 170 —

. F. macérer pendant 24 h.; agitez de temps en temps; filtrez; ajoutez :

Sulfate de quinine .... 6 gram.
Acide sulfurique .... 25 gouttes.

F. dissoudre; ajoutez :

Laudanum de Sydenham.................. 2 gram.

M.; filtrez. — Fièvres intermittentes rebelles. — Doses : 5 à 20 gram.; 10 gram. représentent 33 centigram. de sulfate de quinine et 11 centigram. de laudanum.

LAVEMENT FÉBRIFUGE.

Sulfate de quinine.................... 2 à 8 décigram.
Eau de Rabel........................ 5 gouttes.
Eau tiède........................... 150 gram.
Laudanum de Sydenham............. 10 gouttes.

F. dissoudre; M. — Fièvres intermittentes. (Voy. *Sulfate de quinine*, p. 639.)

SUPPOSITOIRE AU SULFATE DE QUININE (Laborde).

Miel............. .... 6 gram.

F. cuire jusqu'à ce qu'il se prenne en masse par le refroidissement; ajoutez :

Sulfate de quinine............... 5 décigram. à 1 gram.

Mêlez au miel fondu ; coulez dans un moule huilé.

— Cette forme d'administration offre une ressource, lorsqu'on
ne peut pas administrer le sulfate de quinine par l'estomac et que
les lavements ne sont pas gardés. (Voy. *Solution tartrique de sulfate de quinine*, p. 641 ; *Stéarate de quinine*, p. 644.)

SUPPOSITOIRE DE SULFATE DE QUININE (Boudin).

Sulfate de quinine........................... 1 gram.
Beurre de cacao .... 6 —

F. fondre à une douce chaleur, M. pour faire 1 suppositoire.
(Voy. *ci-dessus*.)

POMMADE FÉBRIFUGE (Boudin).

Sulfate de quinine............................. 1
Eau de Rabel................................. Q. S.
Axonge....................................... 4

F. dissoudre le sulfate de quinine dans l'eau de Rabel; ajoutez
l'axonge. — Fièvres intermittentes. — Doses : 8 à 16 gram. en frictions sous les aisselles ou à la partie interne des cuisses, lorsqu'il
n'est pas possible d'administrer le fébrifuge soit par l'estomac, soit
par le rectum. — Ressource médiocre.

EMPLATRE DE SULFATE DE QUININE (Voisin).

Emplâtre de Vigo (*cum mercurio*) 100
Sulfate de quinine............................. 6

F. fondre l'emplâtre; ajoutez le sel de quinine; M. — Résolutif;
en épithème sur la région splénique dans les cas d'engorgements,
suite de fièvres rebelles.

★ SULFATE ACIDE DE QUININE; $C^{40} H^{24} Az^2 O^4, 2SO^4 HO. 14 HO$
(Cod. fr.).

Sulfate neutre de quinine....................... 100
Ac. sulfurique D. 1,84......................... 12
Eau distillée .... Q. S.

F. dissoudre le sel dans l'acide étendu ; filtrez; f. évaporer au
B.-M.; laissez cristalliser par refroidissement.

Est préféré par quelques praticiens comme plus soluble que le
sulfate de quinine ; la *Solution tartrique de sulfate de quinine* est
beaucoup meilleure, Voy. p. 641.

★ STÉARATE DE QUININE ; $C^{40} H^{24} Az^2 O^4$, $C^{66} H^{66} O^5$ (Tripier).

Quinine pure..................................... 40
Acide stéarique.................................. 64

F. fondre au B.-M. en agitant.

Ce sel peut encore être obtenu en précipitant une solution de chlorhydrate de quinine par une solution de stéarate de soude jusqu'à décomposition réciproque.—Fébrifuge; doses : 6 décigram. à 3 gram. — Proposé par Jeannel et Monsel comme propre à ménager l'estomac, en raison de son insolubilité dans le suc gastrique acide et de sa solubilité dans les liquides de la seconde digestion. Pourrait être employé en suppositoire avec le beurre de cacao. — Inusité.

POMMADE AU STÉARATE DE QUININE (Thibault).

Stéarate de quinine......................... } aa. 1
Savon blanc râpé .... }
Glycérine...................................... 8
Essence d'amandes amères................... Q. S.

F. fondre au B.-M; triturez dans un mortier chauffé. — Fièvres périodiques, surtout chez les enfants lorsqu'il n'est pas possible d'administrer le sulfate de quinine en potion ou en lavement. — Doses : 4 à 8 gram. en frictions qui doivent être faites sur une très-large surface?

★ CHLORHYDRATE DE QUININE.

Prép. comme le *Chlorhydrate de morphine*, p. 409.— Ce sel, beaucoup plus soluble que le sulfate de quinine, est employé par les médecins russes. 100 d'eau à + 15° dissolvent 5,5 de chlorhydrate de quinine; ce sel est donc très-propre à la préparation des injections hypodermiques. (Voy. *Solution tartrique de sulfate de quinine*, p. 641). Le sulfovinate de quinine est beaucoup plus soluble encore. (Jaillard.)

★ BROMHYDRATE NEUTRE DE QUININE $C^{40}H^{24}Az^2O^4$, 2BrH, 6HO (Latour).

Sulfate de quinine.............................. 10
Alcool à 85°.................................... 50

Introduisez dans un matras; ajoutez :

Bromure de potassium........................... 8
Eau distillée................................... 20
Ac. sulfurique dilué à 1/100................... 10

F. bouillir pendant un instant; filtrez pour séparer le sulfate de potasse qui s'est formé; lavez le filtre avec Q. S. d'alcool chaud; f. évaporer au B.-M. jusqu'à ce que le poids du liquide soit réduit à 40 environ; laissez cristalliser au frais pendant 24 heures; séparez l'eau-mère; faites sécher les cristaux sur des doubles de papier à filtrer.

—100 d'eau à + 15° dissolvent 14,9 de bromhydrate de quinine, Ce sel est donc très-propre à la préparation des solutions pour injections hypodermiques. (Voy. *Solution tartrique de sulfate de quinine*, p. 641; *Chlorhydrate de quinine*, p. 644.)

— Névralgies; Fièvres intermittentes; Rhumatisme articulaire.
— Doses : 3 décigram. à 1 gram. et plus.

— Gubler, qui a expérimenté le bromhydrate de quinine basique $C^{40}H^{34}Az^2O^4BrH$, $2HO$, lui a reconnu les propriétés sédatives du bromure de potassium et les propriétés fébrifuges et contro-stimulantes du sulfate de quinine. Latour recommande le bromhydrate neutre dont l'action thérapeutique est la même et qui offre l'avantage d'être très-soluble dans l'eau.

★ CITRATE DE QUININE (Dorvault).

Quinine pure..	2
Eau distillée chaude	3
Ac. citrique cristallisé...........................	Q. S.

Pour dissoudre; filtrez; laissez cristalliser. Ce sel est très-soluble. — Inusité; mériterait d'être employé.

POMMADE AU CITRATE DE QUININE (Dorvault).

Citrate de quinine................................	3
Axonge...	20

M. — Fièvres intermittentes lorsqu'on croit devoir s'abstenir d'administrer le sulfate de quinine par la voie gastrique. — Doses : 10 à 20 gram. par jour en frictions sous les aisselles ?

★ CINCHONINE; $C^{40} H^{24} Az^2 O^2$ (Cod. fr.).

Traitez le quinquina gris huanuco comme il est prescrit de traiter le quinquina calysaya. (Voy. *Sulfate de quinine*, p. 639.) Le précipité de cinchonine et de chaux, traité par l'alcool à 90° bouillant, donne par refroidissement des cristaux de cinchonine. La solution alcoolique, réduite par la distillation au quart de son volume, donne de nouveaux cristaux.

Les dernières eaux mères évaporées donnent un mélange de cinchonine et de quinine; traitez ce mélange par Q. S. d'ac. sulfurique étendu; le sulfate de cinchonine, moins soluble, cristallise le premier; on en peut extraire la cinchonine par l'ammoniaque. (Voy. *Quinine*, p. 638.)

★ SULFATE DE CINCHONINE, $C^{40} H^{24} Az^2 O^2, SO^3 HO$ (Cod. fr.).

Cinchonine pure...................................... Q. V.

Ac. sulfurique étendu 1/10...................... Q. S.

Délayez la cinchonine dans l'eau dist. bouillante, 25 f. son poids; ajoutez l'acide peu à peu jusqu'à dissolution; f. cristalliser par évaporation à l'étuve.

— Fébrifuge moins actif que le sulfate de quinine, dans le rapport de 4 à 3 environ; on en peut espérer les mêmes effets thérapeutiques à condition d'en élever les doses dans la proportion de 1/4 environ. — Inusité. (Voy. *Sulfate de quinine*, p. 639.)

★ VALÉRIANATE DE QUININE; $C^{40} H^{24} Az^2 O^4$, $C^{10} H^9 O^3$, $2HO$ (Cod. fr.).

Quinine... 1
Alcool à 90°..................................... 10
Ac. valérianique..... .... Q. S.

F. dissoudre la quinine dans l'alcool; ajoutez un léger excès d'ac. valérianique; étendez la liqueur avec 2 f. son vol. d'eau distillée; f. évaporer et cristalliser dans l'étuve à + 50°.

— Fébrifuge, antispasmodique, antinévralgique. — Doses : 3 décigram. à 1 gram. en pil. ou en lavement.

— Il est permis de se demander si l'acide valérianique, essentiellement volatil et promptement éliminé, associe réellement ses effets à ceux de la quinine, et si, dans tous les cas, on n'obtiendrait pas les effets antispasmodiques de la valériane et antipériodiques de la quinine en administrant le sulfate de quinine avec l'extrait ou la poudre de valériane.

PILULES DE VALÉRIANATE DE QUININE (Devay).

Valérianate de quinine..................... 1 décigram.
Extrait de genièvre....................... Q. S.

M. pour 1 pil. - Fièvres intermittentes; Névralgies périodiques; Névroses. — Doses : 2 à 10 pilules.

POTION DE VALÉRIANATE DE QUININE (Feligan).

Valérianate de quinine .... 3 à 4 décigram.
Infusion de cascarille................ 125 gram.

M. — Hystérie; Névroses périodiques ou non périodiques chez les sujets débilités. — Doses : 1 cuillerée à bouche 4 f. par jour.

★ QUINIUM (Henry et Delondre).

Analysez les quinquinas dont vous disposez; réunissez-les dans un rapport tel que leur mélange offre la quinine et la cinchonine supposées à l'état de sulfates dans le rapport de 2 de la première pour 1 de la seconde. Pulvérisez les écorces; prenez :

Poudre de quinquinas mélangés.................... 2
Chaux hydratée 1

M.; introduisez dans l'appareil à déplacement; ajoutez peu à peu :

Alcool à 85° chaud............................... 2

Pour épuiser la poudre; retirez l'alcool par distillation au B.-M.; achevez la dessiccation au B.-M. ou à l'étuve; le produit est le quinium, qui représente le tiers de son poids d'alcaloïdes supposés à l'état de sulfates, et toutes les parties solubles des quinquinas.

— Après le quinium, il convient d'administrer au malade quelque boisson acide pour favoriser la dissolution des alcaloïdes fébrifuges.

— On a essayé d'introduire ce nouveau remède dans la thérapeutique comme un fébrifuge aussi efficace que le sulfate de quinine, et retiré économiquement des quinquinas de qualité médiocre qui ne peuvent servir utilement à l'extraction des alcaloïdes. Mais le sulfate de quinine cristallisé, dont les falsifications peuvent être aisément reconnues, sera toujours préférable à une poudre amorphe et de composition peut-être variable. D'ailleurs, si le quinium contient les proportions annoncées d'alcaloïdes fébrifuges, et s'il peut donner le quart de son poids de sulfate de quinine, qu'on en retire ce sel. Quant à la cinchonine, il suffit qu'elle soit reconnue inférieure à la quinine dans une proportion quelconque pour que les médecins soient peu disposés à la prescrire.

POTION DE QUINQUINA A LA MENTHE (Ancien F. H. M.).

Quinquina pulv. (*Cinchona calysaya*).......... 10 gram.
Hydrolé d'essence de menthe............... 100 —
Alcoolé de cannelle........................ 5 —

Délayez la poudre dans l'hydrolé; ajoutez l'alcoolé. — Fièvres intermittentes rebelles ! — A prendre en 1 ou 2 fois. Cette potion peut être renouvelée 2 ou 3 fois par jour.

— Vous pouvez ajouter à cette potion 1 gram. d'éther sulfurique ou 5 décigram. de camphre, ou bien 1 gram. d'alcoolé d'opium pour la rendre antispasmodique ou bien calmante.

DÉCOCTION ACIDE DE QUINQUINA ROYAL (Ph. norw.).

Quinquina j. concassé (*Cinchona calysaya*)......... 80
Acide sulfurique dilué à 1/7 10
Eau .... Q. S.

Pour 800 de décocté. F. bouillir pendant 15 minutes; passez; exprimez. — Fébrifuge. — Doses : par verres, de 1/2 h. en 1/2 h.; quelques heures avant l'accès. On peut édulcorer avec le sp. de quinquina ou avec le sp. d'éc. d'oranges, 50 gram.

★ ÉLECTUAIRE DE QUINQUINA ; OPIAT FÉBRIFUGE (Ancien Cod. fr.).

Éc. de quinquina gris pulv. (*Cinchona huanuco*)..... 17
Chlorhydrate d'ammoniaque pulv.................... 1
Miel blanc (*Apis mellifica*)........................ 15
Sirop d'absinthe................................... 15

M. — Fièvres rebelles. — Doses : 20 à 60 gram. par fractions de 5 à 15 gram. d'h. en h.; commencez 5 h. avant le moment présumé du paroxysme.

★ ÉLECTUAIRE FÉBRIFUGE (Fuller).

Quinquina jaune pulv. (*Cinchona calysaya*)......... 5
Valériane pulv. (*Valeriana officinalis*)...... }
Baies de genièvre (*Juniperus communis*).... } *aa.* 1
Miel blanc (*Apis mellifica*)....................... Q. S.

M. — Tonique, doses : 2 à 5 gram.; fébrifuge, doses : 8 à 30 gram.

★ ÉLECTUAIRE FÉBRIFUGE (Debreyne).

Rac. de quassia amara (*Quassia amara*)............. 8
Quinquina calysaya pulv. (*Cinchona calysaya*)....... 16
Mellite simple.................................... 40

— Doses : 10 à 50 gram.; environ 3 h. avant l'accès.

★ ÉLECTUAIRE FÉBRIFUGE (Lobstein).

Éc. de quinquina jaune pulv. (*Cinchona calysaya*).. 40
Rac. de rhubarbe pulv. (*Rheum palmatum*)...... 15
Chlorhydrate d'ammoniaque pulv.................... 3
Sp. simple .... Q. S.

M. — Fièvres intermittentes rebelles. — Doses : 10 à 20 gram. par fractions de 3 à 6 gram. d'h. en h., en commençant 6 h. avant le moment présumé de l'accès. — Cet électuaire est purgatif.

BOL FÉBRIFUGE ; BOLUS AD QUARTANAM (Desbois).

Quinquina pulv. (*Cinchona calysaya*)..... 5 décigram.
Carbonate de potasse................. 66 milligram.
Emétique .... 13 —
Sp. d'absinthe...................... Q. S.

M.; pour 1 bol. — Fièvres quartes; Fièvres intermittentes rebelles. — Doses : 60 bols par jour en 4 ou 5 fois.

— Remède empirique quelquefois prescrit avec succès lorsque le sulfate de quinine a échoué.

— L'émétique, décomposé par le tannin du quinquina et par le carbonate de potasse, n'agit pas comme vomitif.

BOL FÉBRIFUGE (H. P.).

Quinquina gris (*Cinchona huanuco*)...... 5 décigram.
Carbonate de potasse........ .... 66 milligram.
Émétique .... 15 —
Sp. d'absinthe........................ Q. S.

Pour 1 bol. C'est la formule ci-dessus, sauf la substitution du quinquina gris au quinquina jaune, et une légère augmentation de la dose d'émétique.

LAVEMENT DE QUINQUINA (Bouchardat).

Quinquina j. concassé (*Cinchona calysaya*).... 20 gram.
Eau commune............................. Q. S.

Pour 250 gram. de décocté; passez; ajoutez :

Laudanum de Sydenham......:........... . 12 gouttes.

M. — Fièvres intermittentes; adjuvant du sulfate de quinine administré à l'intérieur.

★ VIN AROMATIQUE FÉBRIFUGE (Caffe).

Vin très-alcoolique........... :.................... 500
Baies de genièvre concassées (*Juniperus communis*). 25
Éc. de cannelle de Ceylan (*Laurus cinnamomum*)... 10

F. infuser à + 75°; passez. — Fièvre intermittente sans complications intestinales. — Doses : 100 à 150 gram. tous les 1/4 d'h. pour déterminer la diaphorèse et un commencement d'ivresse; commencez ce traitement 3 heures avant l'heure présumée de l'accès.

— L'ivresse alcoolique prévient souvent le retour des accès périodiques. (Lanzoni.)

§ 2. — *Arsenic*.

★ SOLUTION FÉBRIFUGE (Boudin).

Acide arsénieux........................... 1 gram.
Eau distillée............................. 1 lit.

F. dissoudre à l'ébullition; remplacez l'eau évaporée; filtrez. La dissolution est très-lente; 1 gram. d'ac. chlorhydrique l'accélère beaucoup.

Cette solution représente 1 centigram. d'ac. arsénieux pour 10 gram. — Doses : 5 à 25 gram. en plusieurs fois dans la journée.

★ POUDRE FÉBRIFUGE ARSENICALE (Boudin).

Ac. arsénieux......................... 1 centigram.
Sucre de lait......................... 1 gram.

Pulv.; M.; f. 20 paquets. — Chaque paquet représente 1/2 milligram. d'acide arsénieux. — Doses : 10 à 20 paquets par jour.

★ GRANULES D'ACIDE ARSÉNIEUX; GRANULES DE DIOSCORIDE (Mentel).

Acide arsénieux............. .... 1 milligram.
Mannite .... 4 centigram.
Miel .... Q. S.

Pour 1 granule. — Très-usités pour l'administration de l'acide arsénieux. — Fébrifuge; doses : 5 à 25 par jour. (Voy. *Reconstituants*, p. 138; *Antiherpétiques*, p. 672.)

★ PILULES ARSENICALES; PILULES MINÉRALES (Boudin).

Arséniate de soude..................... 1 centigram.
Rac. de guimauve pulv. (*Althœa officinalis*). Q. S.

F. dissoudre le sel dans un peu d'eau distillée ; ajoutez la poudre de guimauve ; f. 20 pilules; chaque pilule représente 5 dixmilligram. ou 1/2 milligram. d'arséniate de soude. — Fébrifuge ; antiherpétique. — Doses : 2 à 12 pil. (Voy. *Arséniate de soude*, p. 673.)

★ PILULES ARSÉNICALES (Barton).

Acide arsénieux....................... 3 milligram.
Savon médicinal .... 3 centigram.
Opium brut (*Papaver somniferum*) .... 12 milligram.

M.; pour 1 pil. — Fièvres intermittentes rebelles ; Affections herpétiques. — Doses : 2 à 5 par jour. (Voy. *Arséniate de fer*, p. 678.)

§ 3. — *Bébéeru; Eucalyptus.*

★ BÉBÉERU; *Nectandra Rodiei.*

Principe actif; bébéerine, alcaloïde isomère avec la morphine, et dont le sulfate est considéré comme un fébrifuge moitié moins actif que le sulfate de quinine.

Préparez le *sulfate de bébéerine* en traitant l'écorce de *Nectandra Rodiei* comme l'écorce de quinquina pour obtenir le sulfate de quinine. — Doses : 4 décigr. à 2 gram. — Inusité en France.

POTION FÉBRIFUGE AU SULFATE DE BÉBÉERINE (Becquerel).

Sulfate de bébécrine...................... 2 gram.
Ac. sulfurique étendu (1/10).............. 25 gouttes.
Sp. simple............................... 30 gram.
Alcoolé d'éc. d'oranges.................. 32 —
Eau. .... 125 —

M. — Fébrifuge. — Doses : par cuillerées à bouche.

★ POUDRE DE FEUILLES D'EUCALYPTUS GLOBULUS.

Prép. comme la poudre de feuil. d'oranger. (Voy. p. 376.)

— Fébrifuge; doses : 5 à 12 gram. — Anticatarrhal; doses : 2 à 4 gram. (Gubler.)

— Il est démontré que les plantations d'eucalyptus exercent une influence très-favorable sur la salubrité des contrées où on les multiplie.

★ ALCOOLATURE D'EUCALYPTUS GLOBULUS.

Prép. comme l'*alcoolature d'aconit*, 1/1. Gangrène pulmonaire (Bucquoy). — Doses : 10 à 50 gram. (Voy. *Infusion de feuilles d'eucalyptus; Essence d'eucalyptus*, p. 560).

VINGT-TROISIÈME SECTION

MÉDICAMENTS SPÉCIFIQUES DES MALADIES CUTANÉES HERPÉTIQUES, PARASITAIRES

I. — ANTIHERPÉTIQUES GÉNÉRAUX

§ 1. — *Soufre; Acide sulfhydrique; Iodure de soufre.*

★ FLEURS DE SOUFRE LAVÉES; SOUFRE SUBLIMÉ ET LAVÉ (Cod. fr.; F. H. M.).

Fleur de soufre du commerce............... ..... Q. V.

Humectez avec un peu d'eau froide; délayez dans l'eau bouillante et lavez par décantation jusqu'à ce que l'eau ne rougisse plus le tournesol; jetez alors sur une toile; f. égoutter et sécher; passez au tamis de soie.

— Stimulant; antiherpétique; expectorant; à l'intérieur, doses : 1 à 4 gram. en bols, en tablettes. — Laxatif; antidote de l'intoxication saturnine; à l'intérieur, doses : 10 à 50 gram.; en électuaire avec P. É. de miel. — Antiherpétique, parasiticide; à l'extérieur, doses variables en pommades, cérats, etc.

— Il est probable que le soufre est partiellement transformé en sulfure alcalin au contact des liquides intestinaux alcalins; ces sulfures absorbés s'oxydent dans le sang et se convertissent en hyposulfites, en sulfites, en sulfates. Arrivés à la peau, les hyposulfites alcalins, décomposés par les sécrétions acides, dégagent de l'acide sulfureux et précipitent du soufre, d'où la teinte jaunâtre de la peau; les sulfures alcalins dégagent de l'acide sulfhydrique, d'où l'odeur sulfureuse. (Mialhe.)

— Les composés de soufre formés dans l'organisme s'éliminent par les urines : action diurétique ; par la sueur : stimulation, hypersécrétion, action diaphorétique ; par l'exhalation pulmonaire : stimulation, hypersécrétion, action expectorante. Le soufre pulvérulent est, en outre, directement laxatif.

— Dans la syphilis latente, les eaux thermales sulfureuses, les bains sulfureux ramènent à la peau les manifestations morbides, ce qui éclaire le diagnostic ; en qualité de stimulant, il agit indirectement sur la syphilis en combattant l'état asthénique consécutif à la diathèse. (Voy. *Antisyphilitiques.*)

★ SOUFRE PRÉCIPITÉ ; MAGISTÈRE DE SOUFRE (Cod. fr.; Soc. de Ph.).

Fleur de soufre......................	100 gram.
Chaux éteinte..	300 —
Eau commune......................	1 lit.
Ac. chlorhydrique étendu..........	Q. S.

M. la chaux et le soufre; ajoutez l'eau par petites portions; f. bouillir 1/2 h. en remplaçant l'eau évaporée; filtrez; étendez de 4 vol. d'eau; ajoutez peu à peu l'ac. chlorhydrique en agitant jusqu'à ce que la liqueur soit acide. — Cette partie de l'opération doit être faite en plein air ou sous le manteau d'une cheminée. Laissez déposer le soufre; lavez-le à l'eau bouillante par décantation à plusieurs reprises ; f. sécher à l'air libre.

— Beaucoup plus actif que le soufre sublimé, en raison de l'état de division, et peut-être en raison d'un état moléculaire particulier, le soufre précipité devrait être préféré dans tous les cas, soit pour l'usage intérieur, soit pour l'usage extérieur ; — Doses : moitié moindres que celles du soufre sublimé.

FUMIGATION DE SOUFRE; FUMIGATION D'ACIDE SULFUREUX (H. P.).

Soufre	30 gram.

Le malade étant assis dans la boîte fumigatoire, projetez le soufre sur quelques charbons ardents contenus dans un petit fourneau de terre cuite. Le soufre brûlant au contact de l'air produit de l'acide sulfureux. — Affections cutanées prurigineuses.

— Le F. H. M. réduit la dose de soufre à 15 gram.

★ TABLETTES DE SOUFRE (Cod. fr.).

Soufre sublimé et lavé......................	10
Sucre blanc......................	90
Gomme adragante......................	1
Hydrolat de fl. d'oranger......................	9

F. des tablettes de 1 gram. — Chaque tablette représente

1 décigram. de soufre. — Antiherpétique; expectorant. — Doses :
5 à 20 et plus!

★ BOL DE SOUFRE (F. H. M.).

Soufre sublimé et lavé .... 5 décigram.
Miel (*Apis mellifica*) .... ⎫
Rac. de réglisse pulv................. ⎬ *aa.* Q. S.

M.; pour faire 1 bol. (Voy. *ci-dessus*.)

★ ÉLÉCTUAIRE DE SOUFRE; OPIAT DE SOUFRE.

Soufre sublimé et lavé .... ⎫
Miel blanc (*Apis mellifica*)................ ⎬ *aa.* P. É.

M. — Laxatif, doses : 20 à 60 gram.; expectorant, antiherpétique, doses : 4 à 20 gram.! (Voy. *Spécifiques de l'empoisonnement saturnin.*)

★ POUDRE SULFURO-MAGNÉSIENNE (Biett).

Soufre sublimé .... ⎫
Magnésie calcinée..................... ⎬ *aa.* 1 gram.

M. pour 1 paquet. — Eczémas chroniques; Dartres squameuses.
— Doses : 1 ou 2 paquets par jour!

PILULES SULFURO-ALCALINES (Mialhe).

Soufre lavé........................ ⎫
Carbonate de magnésie .... ⎬ *aa.* 1 décigram.
Savon médicinal....................... 5 centigram.
Eau .... Q. S.

. M. pour 1 pil. — Eczéma; Psoriasis, et surtout Pityriasis. —
Doses : 5 à 20 pil. par jour! — Ces pilules sont laxatives.

POUDRE ANTIDARTREUSE (Debreyne).

Fleurs de soufre, soufre sublimé........ 6 décigram.
Soufre doré d'antimoine............... 15 centigram.
Calomel à la vapeur................... 3 —

. M. pour 1 paquet. — Diathèse herpétique. — Doses : 1 paquet chaque jour en 2 fois!

★ GLYCÉRÉ DE SOUFRE (Cod. fr.; Soc. de Ph.).

Soufre sublimé et lavé 1
Glycéré d'amidon.......................... 4

M. — Antiherpétique. — Onctions; pansements. La dose de
soufre doit être souvent diminuée jusqu'à 1/30. (Hardy.)

★ POMMADE SOUFRÉE (Cod. fr.; Soc. de Ph.).

Soufre sublimé et lavé.............................. 3
Huile d'amandes.................................... 2
Axonge benzoïnée 6

M. — Antiherpétique. — Onctions; frictions. La dose de
soufre que comporte cette formule est souvent beaucoup trop
élevée.

★ CÉRAT SOUFRÉ (H. P.).

Soufre sublimé et lavé............................. 2
Huile d'amandes douces............................ 1
Cérat jaune....................................... 10

M. le soufre avec le cérat; ajoutez peu à peu l'huile en triturant. Il faut souvent réduire la dose de soufre à 1/60 environ.

★ CÉRAT SOUFRÉ (F. H. M.).

Soufre sublimé et lavé 2
Huile d'olive (Olea europœa)....................... 1
Cérat de Galien................................... 7

M. d'abord le soufre et le cérat, puis incorporez l'huile (Voy.
ci-dessus.)

SOUFRE MOU.

Soufre.. Q. V.

F. chauffer à l'ébullition dans un creuset de Hesse ou dans un
ballon de verre; versez dans un grand excès d'eau froide. Le soufre
mou reprend l'état naturel au bout de quelques heures. Prép. du
baume de soufre. (Voy. Dentifrices.)

★ BAUME DE SOUFRE.

Soufre mou.. 1
Huile de noix..................................... 4

F. digérer au bain de sable pendant 8 j.; agitez de temps en
temps; filtrez.

— Ulcères compliqués d'herpétisme; pansements. Catarrhes
pulmonaires chroniques. — Doses : 2 à 8 gram. en potions.

★ ACIDE SULFHYDRIQUE DISSOUS; ACIDE SULFHYDRIQUE; ACIDE HYDRO-
SULFURIQUE; HYDROGÈNE SULFURÉ; SOLUTION AQUEUSE D'ACIDE SULFHY-
DRIQUE; HS + Aq. (Cod. fr.).

Sulfure d'antimoine pulv.......................... 1
Ac. chlorhydrique, D. 1,17 (21° B.)............... 4

Introduisez le sulfure dans un ballon adapté à un appareil de
Woulf, terminé par une éprouvette remplie de lait de chaux; les

flacons doivent contenir de l'eau distillée bouillie et refroidie à l'abri de l'air. Versez l'acide par un tube en S qui surmonte le ballon ; la réaction doit être favorisée par une douce chaleur. 50 gram. de sulfure d'antimoine et 200 gram. d'ac. chlorhydrique produisent environ 6 lit. de gaz acide sulfhydrique pouvant saturer environ 3 lit. d'eau.

— Baudrimont conseille d'ajouter au sulfure d'antimoine pulv. le double de son poids de sable fin lavé ; cette addition régularise le dégagement de l'acide sulfhydrique.

— Réactif souvent employé pour reconnaître les métaux en dissolutions salines.

— Ce médicament peut être substitué aux eaux sulfureuses naturelles ; doses : 15 à 100 gram. dans du lait ou dans une tisane quelconque.

— La solution d'acide sulfhydrique s'altère rapidement au contact de l'air ou dans les flacons en vidange. L'addition de 1/10 de glycérine la rend stable sans nuire à ses propriétés chimiques ou thérapeutiques.

★ IODURE DE SOUFRE; S^2I (Cod. fr.).

Iode 4
Fleur de soufre................................... 1

M. par trituration dans un mortier de porcelaine ; introduisez dans un ballon ; chauffez au bain de sable graduellement jusqu'à fondre la matière ; alors inclinez le ballon en sens divers pour introduire dans la masse l'iode condensé sur les parois ; laissez refroidir ; cassez le ballon pour recueillir l'iodure de soufre.

— A l'intérieur, Morve chronique (Bourdon) ; doses : 2 à 30 centigram. par j. en pil., en sirop, en inhalation ; Asthme humide (Copland.) — Les inhalations d'iodure de soufre reviennent à des inhalations d'iode à cause de l'instabilité du composé dont l'élément le plus volatil se sépare aisément.

— A l'extérieur, Lupus, Acné-rosacéa, Lèpre, Eczéma chronique ; pommade 1/100 à 6/100 ; cette pommade participe des propriétés irritantes de l'iode.

— C'est d'après des vues théoriques non justifiées par l'affinité chimique qu'on a essayé l'iodure de soufre contre les affections herpétiques.

POMMADE D'IODURE DE SOUFRE (Biett).

Iodure de soufre pulv...................... 2 à 6
Axonge.. 100

M. — Lupus ; Acné-rosacéa ; Lèpre. — Onctions légères.

§ 2. — *Sulfures alcalins.*

★ MONOSULFURE DE SODIUM CRISTALLISÉ; SULFURE DE SODIUM; SULFHY-
DRATE DE SOUDE CRISTALLISÉ; NaS + 9HO (Cod. fr.).

Soude caustique liquide, D. 1,33 (36° B.)......... Q. V.

F. passer dans le liquide un courant d'ac. sulfhydrique jusqu'à
refus; laissez cristalliser à l'abri de l'air; f. égoutter les cristaux
sur un entonnoir couvert.

— La soude caustique contient presque toujours en dissolution un
peu d'oxyde de fer ou de cuivre, qui, précipités d'abord par l'ac.
sulfhydrique, sont ensuite redissous par le sulfure alcalin et le colorent en brun. Pour éliminer les oxydes étrangers et pour obtenir le monosulfure de sodium en cristaux incolores, faites passer
d'abord quelques bulles d'ac. sulfhydrique; laissez déposer pendant 24 h.; décantez; faites passer l'ac. sulfhydrique jusqu'à
saturation dans la liqueur limpide et incolore. (E. Baudrimont.)

— Prép. des eaux sulfureuses artificielles; employé quelquefois
en bains. — Doses: 40 à 100 gram. pour 1 bain.

★ EAU SULFURÉE (Cod. fr.).

Monosulfure de sodium..................	13 centigram.
Chlorure de sodium....................	13 —
Eau privée d'air par l'ébullition.........	650 gram.

F. dissoudre; bouchez. — Remplace au besoin les eaux minérales
naturelles de *Bonnes*, de *Baréges*, de *Cauterets*, etc.

★ SIROP DE MONOSULFURE DE SODIUM (Cod. fr.; H. P.).

Monosulfure de sodium cristallisé.............	1
Eau distillée...................................	10
Sp. de sucre...................................	990

F. dissoudre; M. — Ce sp. représente 2 centigram. de monosulfure de sodium cristallisé pour 20 gram. ou environ 7 milligram. de monosulfure anhydre. — Antiherpétique. — Doses : 20
à 60 gram.

BAIN DE BARÉGES ARTIFICIEL (Cod. fr.).

Monosulfure de sodium cristallisé.............	60 gram.
Chlorure de sodium sec.....................	60 —
Carbonate de soude desséché................	50 —

M.; pour 1 bain. — Antiherpétique; ce bain ne doit pas être confondu avec le bain sulfuré ordinaire. (Voy. p. 658.) — Tous les
bains sulfurés exigent l'usage des baignoires en bois.

BAIN DE BARÉGES ARTIFICIEL (Lefort).

Monosulfure de sodium...	60 gram.
Chlorure de sodium...	22 —
Silicate de soude..........................	30 —
Eau distillée ....:.............	625 —

F. dissoudre; filtrez; versez dans l'eau du bain. (Voy. *ci-dessus.*)

BAIN SULFURO-ALCALIN.

Sulfure de sodium.....................
Carbonate sodique cristallisé........... } *aa.* 32 gram.
Sel marin... .... 16 —

M. ; pour 1 bain entier. — Prurigo. Les doses peuvent être doublées ou triplées selon les indications. — Baignoire en bois.

POMMADE DE BARÉGES (Bouchardat).

Sulfhydrate de soude cristallisé..........
Carbonate de soude cristallisé .... } *aa.* 1 gram.
Eau tiède..................... .... Q.S.
Axonge.................:.................... 10

F. dissoudre les sels dans l'eau; M. — Herpès circiné. — Onctions.

★ QUINTISULFURE DE SODIUM EN SOLUTION (Cod. fr.; Soc. de Ph.).

Monosulfure de sodium cristallisé...................	30
Fleurs de soufre	16
Eau distillée	25

F. chauffer dans un ballon au bain de sable vers + 95° jusqu'à dissolution du soufre; filtrez au papier Berzelius; D. 1,14. On peut encore obtenir le *quintisulfure de sodium* plus économiquement en chauffant dans un ballon : soude caustique liquide, D. 1,33 (36° B.), 3; fleur de soufre 1, jusqu'à dissolution du soufre. Il est alors impur, il contient de l'hyposulfite de soude. D'ailleurs sa richesse réelle est la même. D. 1,41 (42° B).

— Prép. des bains sulfurés. — Doses : 40 à 125 gram. pour 1 bain.

BAIN SULFURÉ ; BAIN SULFUREUX (Plenck).

Solution n° 1.

Quintisulfure de sodium........	100 gram.
Eau commune...........................	400 —

F. dissoudre.

Solution n° 2.

Acide chlorhydrique à 22°.................	18 gram.
Eau	750 —

37.

M. Versez d'abord dans l'eau du bain la solution n° 1, ensuite la solution n° 2 qui détermine un dégagement d'acide sulfhydrique et un précipité blanc de soufre.

— Cette formule est très-usitée à Paris; seulement, dans les établissements de bains, on remplace les 18 gram. d'ac. chlorhydrique par 12 gram. d'ac. sulfurique du commerce étendus dans 250 gram. d'eau. (Voy. *Désinfection ou bains sulfurés*, p. 80.)

★ TRISULFURE DE POTASSIUM IMPUR; POLYSULFURE DE POTASSE SOLIDE; SULFURE DE POTASSE; FOIE DE SOUFRE (Cod. fr.; F. H. M.;Soc. de Ph.).

Carbonate de potasse pulv........................... 2
Fleurs de soufre.................................. 1

M.; chauffez dans un vase de terre muni d'un couvercle jusqu'à ce que la matière, qui s'est d'abord boursouflée, commence à s'affaisser, alors donnez un coup de feu pour la liquéfier; laissez refroidir; brisez le vase; divisez le produit en fragments; conservez en vases clos. Rendement : 2/3.

Prép. le *trisulfure de sodium* par le même procédé, en employant 14 de carbonate de soude desséché pour 10 de soufre.

— Prép. des bains sulfurés. — Doses : 40 à 100 gram. pour 1 bain.

★ TRISULFURE DE POTASSIUM IMPUR EN SOLUTION; SULFURE DE POTASSE LIQUIDE; FOIE DE SOUFRE LIQUIDE (Cod. fr.; Soc. de Ph.).

Trisulfure de potassium impur.................. Q. V.
Eau commune................................. Q. S.

F. dissoudre le sulfure dans la plus petite quantité d'eau possible; filtrez; ajoutez : eau Q. S. pour que la solution marque D. 1,26 (30° B); elle contient environ 1/3 de son poids de sulfure.
— Doses : 120 à 375 gram. pour 1 bain.

LOTION SULFURÉE (Cod. fr.; H. P.).

Trisulfure de potassium solide..................... 1
Eau distillée.. 40

F. dissoudre; filtrez. — Eczéma chronique, etc.

BAIN SULFURÉ; BAIN SULFUREUX (Cod. fr.; H. P.; F. H. M.)

Trisulfure de potassium solide.............. 100 gram.

Pour 1 bain. — Antiherpétique, antipsorique.
Pour le *bain sulfuré liquide*, f. dissoudre 100 gram. de trisulfure de potassium dans 200 gram. d'eau; filtrez. (Voy. *Désinfection des bains sulfurés*, p. 80.)

BAIN SULFURO-GÉLATINEUX (Cod. fr.; H. P.).

Trisulfure de potassium solide............... 100 gram.
Gélatine concassée........................ 250 —

F. dissoudre le sulfure dans l'eau du bain ; ajoutez-y la gélatine préalablement dissoute dans 1 litre d'eau chaude. — Antiherpétique.

GLYCÉRÉ ANTIHERPÉTIQUE ; GLYCÉRÉ DE TRISULFURE DE POTASSIUM.

Trisulfure de potassium........................... 1
Glycéré d'amidon................................. 30

M.— Eczéma ; Lichen. Topique.
Prép. de même le *Glycéré de monosulfure de sodium.*

POMMADE SULFURÉE.

Trisulfure de potassium........ 1
Savon de potasse............................ ⎰ aa. 1
Axonge benzoïnée......................... ⎱

M. — Affections herpétiques chroniques rebelles. — Onctions
matin et soir pour rappeler l'état aigu.

POMMADE HYDROSULFUREUSE (Debreyne).

Polysulfure de potassium.................... 15 gram.
Axonge .... 150 —
Essence de thym........................... 1 —
Eau commune............................... 15 —

F. dissoudre le sulfure de potassium dans l'eau ; M. — Dartres
atoniques locales invétérées qui résistent aux lotions sulfureuses.
— Onctions, matin et soir, longtemps continuées.

★ QUINTISULFURE DE POTASSIUM IMPUR EN SOLUTION ; FOIE DE SOUFRE
LIQUIDE SATURÉ (Cod. fr.).

Potasse caustique liq., D. 1,32 (35° B.)............ 3
Fleur de soufre ....: 1

F. dissoudre le soufre au bain de sable. D. 1,38 (40° B.)
— Bains sulfurés. — Doses : 50 à 200 gram. pour 1 bain. —
Inusité. — Ce médicament est d'une composition mal déterminée.

★ SULFURE DE CALCIUM PUR (Cod. fr.),

Gypse calciné pulv....... ,. :.................. 20
Noir de fumée.................................... 3

M. ; calcinez fortement dans un creuset luté et couvert.
— Inusité.

★ SULFURE DE CALCIUM IMPUR ; SULFURE DE CALCIUM SOLIDE (Cod. fr.).

Fleurs de soufre.. 1
Chaux éteinte.. 3
Eau commune.. 5

M.; faites bouillir dans une chaudière de fer jusqu'à ce qu'une petite quantité de matière subitement refroidie se prenne en masse solide ; coulez sur un marbre huilé, brisez en fragments après solidification ; conservez dans des flacons hermétiquement bouchés. — Antiherpétique ; antiparasitaire. — Constitue la *Poudre antipsorique de Pihorel,* inusitée.

★ BOULES DARÉCIENNES (Montein).

Sulfure de calcium pulv........................... 8
Sel marin pulv...................................... 2
Colle de Flandre.................................... 1
Extrait de saponaire................................ 1
Eau commune....................................... Q. S.

F. dissoudre la colle dans l'eau chaude ; ajoutez l'extrait et les autres substances pour obtenir une pâte que vous roulerez en boules de 45 gram. à conserver en vases clos.
— Doses : 3 ou 4 boules pour un bain entier.

POMMADE ANTIHERPÉTIQUE (Savardan, Debreyne).

Sulfure de calcium pulv.................... 10 gram.
Axonge (*Sus scropha*)...................... 100 —
Essence de thym (*Thymus vulgaris*)........ 1 —

M. — Eczémas, Lichen chronique ; en frictions dans la paume des mains matin et soir ; — Doses : 6 à 8 gram. pendant plusieurs mois.

★ POLYSULFURE DE CALCIUM LIQUIDE (Guibourt).

Chaux vive... 7
Soufre sublimé.................................... 18
Eau commune...................................... 75

Éteignez la chaux, délayez-la dans l'eau ; ajoutez le soufre ; faites bouillir pendant 1 h. et remplacez l'eau évaporée ; laissez refroidir ; filtrez. D. 1,16 (20° B.)
— Antiherpétique ; usage extérieur. Doses : 60 à 300 gram. pour 1 bain. — Remplace parfaitement et très-économiquement le sulfure de potassium.

§ 3. — *Carbonates alcalins.*

★ CARBONATE DE SOUDE CRISTALLISÉ; SEL DE SOUDE CRISTALLISÉ
$NaO\ CO^2$, 10 HO (Cod. fr.).

Sel de soude du commerce...................... Q. V.

F. dissoudre dans 5 f. son poids d'eau à + 34° ; filtrez ; f. évaporer jusqu'à D. 1,25; laissez cristalliser par refroidissement ; après 24 h. décantez ; f. égoutter les cristaux; essuyez-les entre des doubles de papier joseph, et dès qu'ils commenceront à s'effleurir, renfermez-les.

— Réservé pour l'usage extérieur ; en solution, enlève l'enduit sébacé et les sécrétions diverses de la peau et favorise par là la transpiration et la respiration cutanée ; souvent prescrit contre les affections prurigineuses non inflammatoires : lotions 1 à 5/100; bains 1 à 4/1000, soit 250 gram. à 2 kil. pour 1 bain. (Voy. *Spéciaux de l'appareil lymphatique*, p. 583; *de l'appareil génito-urinaire*, p. 594.)

★ CARBONATE DE SOUDE PURIFIÉ (Ph. Germ.).

Carbonate de soude du commerce.................... 4
Eau chaude... 3

F. dissoudre ; passez à travers un linge serré ; recevez la solution dans un vase de porcelaine plongé dans l'eau froide ; agitez jusqu'au refroidissement ; rassemblez les cristaux dans un entonnoir dont vous aurez obstrué la douille par un tampon de coton ; lavez-les peu à peu à l'eau distillée, jusqu'à ce que l'eau de lavage, saturée d'acide azotique, cesse de précipiter par le chlorure de baryum, et ne donne qu'un précipité très-léger par l'azotate d'argent.

★ LOTION DE CARBONATE DE SOUDE (H. P.).

Sel de soude du commerce........................ 1
Eau... 8

F. dissoudre ; filtrez. — Eczéma; affections prurigineuses.

BAIN ALCALIN (Cod. fr..; H. P.).

Carbonate de soude cristallisé (sel de soude).. 250 gram.
Eau q. s. pour un bain ; environ............ 300 litres.

Cette formule représente seulement $0^{gr},83$ de sel de soude par litre. C'est une dose très-faible, d'autant que le quart ou le tiers de cette petite quantité de carbonate de soude est nécessairement décomposée par les sels de chaux (chlorure ou sulfate) contenus dans l'eau du bain. — Les eaux minérales alcalines naturelles qu'on donne en bain ou en boisson contiennent: l'eau de Vichy,

4^{gr}.88 de bicarbonate de soude par litre, l'eau de Wals, 7^{gr},1 ; la lotion alcaline du Codex contient 50 gram., et.celle des hôpitaux civils de Paris, 125 gram de carbonate de potasse par litre. On peut conclure de ces comparaisons que la dose de carbonate de soude devrait être le plus souvent doublée et même quadruplée pour que le bain alcalin devînt suffisamment actif.

— Le F. H. M. prescrit la dose de 500 gram. de carbonate de soude pour 1 bain.

— Affections cutanées prurigineuses et squameuses; Acné ; Goutte ; Rhumatisme chronique. Remplace les bains d'eau de Vichy. — Le bain alcalin débarrasse la peau de l'enduit sébacé et favorise la fonction cutanée. (Voy. *Bains alcalins.* p. 590.)

PÉDILUVE ALCALIN (H. P.).

Sel de soude du commerce......................	125 gram.
Eau chaude..............................	Q. S.

F. dissoudre.

— Hygiénique ; révulsif ; antiherpétique local.

★ POMMADE ALCALINE (Biett).

Carbonate de potasse pulv........................	1
Axonge..	4

M. — Eczémas chroniques; Lichens. — Onctions journalières; avant chaque onction nouvelle, laver à l'eau tiède la partie malade.

POMMADE ALCALINE COMPOSÉE (Biett).

Carbonate de soude cristallisé....................	1
Chaux hydratée.................................	10
Extrait d'opium................................	1
Axonge...	160

Triturez le carbonate de soude avec la chaux ; ramollissez l'extrait d'opium avec un peu d'eau ; mêlez. — Prurigo. — Onctions. — Au moment où cette pommade vient d'être préparée, elle contient de la soude caustique ; peu à peu l'alcali forme du savon avec les éléments du corps gras; donc les effets du médicament varieront selon qu'il sera récent ou ancien.

★ CARBONATE DE POTASSE PURIFIÉE (Ph. Germ.).

Carbonate de potasse du commerce..................	1
Eau distillée....................................	2

F. dissoudre ; laissez en contact pendant 2 jours; agitez souvent; passez à travers un linge; f. évaporer jusqu'à pellicule dans un vase en fer battu ; laissez reposer pendant 2 j. dans un lieu frais ; passez à travers un linge ; f. évaporer à siccité en agitant continuellement ; divisez par contusion et renfermez la matière encore chaude dans un flacon de verre bien bouché.

★ CARBONATE DE POTASSE PUR (Ph. Germ.).

Calcinez le bicarbonate de potasse dans un vase en fer battu jusqu'à ce que le sel soit devenu entièrement soluble dans son poids d'eau ; renfermez-le encore chaud dans un vase de verre bien bouché.

★ LOTION ALCALINE (Cod. fr.; F. H. M.).

Carbonate de potasse............................ 1
Eau distillée.................................... 20

F. dissoudre ; filtrez. — Affections prurigineuses ; Eczéma ; Acné.

★ LOTION DE CARBONATE DE POTASSE ; LOTION ALCALINE (H. P.).

Carbonate de potasse............................ 1
Eau... 8

F. dissoudre ; filtrez. — Affections prurigineuses ; Eczéma ; Acné.

POMMADE ANTIPRURIGINEUSE (Gueneau de Mussy).

Bromure de potassium........................... 10
Cérat simple................................... 100
Camphre pulv................................... 1

F. dissoudre le sel dans un peu d'eau tiède ; M. — Onctions.

LOTION ANTIPRURIGINEUSE (Jeannel).

Carbonate de potasse............................ 1
Hydrolat de laurier-cerise...................... 20

F. dissoudre ; filtrez. — Prurit de la vulve, de l'anus, du scrotum. — Lotions matin et soir au moyen d'une éponge.

★ ALCOOLÉ DE SAVON ; TEINTURE DE SAVON (Cod. fr.; F. H. M.).

Savon blanc de Marseille divisé................. 20
Carbonate de potasse............................ 1
Alcool à 60°.................................... 100

F. macérer pendant 10 j. ; agitez de temps en temps ; filtrez. — Rendement : 116/100 d'alcool employé. — Affections prurigineuses ; Eczéma ; Acné. Frictions, lotions avec Q. S. d'eau pure ou aromatisée ; lotions hygiéniques. (Voy. *Cosmétiques et parfums.*)

★ LINIMENT SAVONNEUX (Cod. fr.; H. P.).

Alcoolé de savon............................... 10
Huile d'amandes douces......................... 1
Alcool à 80°.................................... 9.

Mêlez par l'agitation ; conservez dans un flacon bouché. — Affections prurigineuses de la peau. — Frictions; lotions avec Q. S. d'eau pure ou aromatisée.

§ 4. — Mercuriaux.

POMMADE AU BIOXYDE DE MERCURE CAMPHRÉE (Monod).

Bioxyde de mercure pulv....................... 2
Camphre pulv. (Laurus camphora)............... 5
Axonge.. 40

F. dissoudre le camphre dans l'axonge fondue au B.-M.; laissez refroidir; mêlez le bioxyde de mercure sur le porphyre; — syphilides; Herpétides prurigineuses. — Onctions légères. (Voy. Caustiques mercuriaux, p. 282 ; Spéciaux de l'oculistique.)

POMMADE CATHÉRÉTIQUE (Burgess).

Bioxyde de mercure............................ 10
Camphre pulv.................................. 1
Axonge.. 80

Mêlez sur le porphyre. — Éruptions papuleuses de la face. — Onctions légères.

★ POMMADE CITRINE; ONGUENT CITRIN (Cod. fr.).

Mercure....................................... 1
Ac. azotique D. 1,42 (43° B.)................. 20
Axonge.. 10
Huile d'olive................................. 10

D'une part : f. dissoudre le mercure dans l'ac. azotique à froid ; d'autre part : f. liquéfier l'axonge dans l'huile à une douce chaleur ; laissez refroidir à demi ; versez l'azotate de bioxyde de mercure, agitez pour obtenir un mélange parfait ; coulez dans des moules de papier. — Employé à faibles doses comme antiherpétique; antipsorique dangereux, justement abandonné.

— L'onguent citrin n'est pas stable; l'hydrogène et le carbone des corps gras s'oxydent peu à peu aux dépens de l'azotate de bioxyde de mercure qui se réduit.

★ POMMADE CITRINE (F. H. M.).

Mercure....................................... 16
Acide azotique D. 1,38 (140 B)................ 24

Axonge (*Sus scrofa*) 125
Huile d'olive (*Olea europœa*) 125

F. Dissoudre à une douce chaleur le mercure dans l'acide azotique ; f. fondre l'axonge dans l'huile; ajoutez la solution mercurielle aux corps gras à demi refroidis ; mêlez; coulez dans des moules de papier collé. Rendement : 80 0/0 de matières employées. (Voy. *ci-dessus*.)

POMMADE A L'AZOTATE DE MERCURE; POMMADE ANTIHERPÉTIQUE (Fontaine).

Pommade citrine.............................. 5
Huiles d'amande 2

F. couler dans l'eau froide la pommade citrine fondue ; lavez-la jusqu'à ce qu'elle n'abandonne plus rien à l'eau ; laissez sécher à l'air libre ; mêlez l'huile par trituration. — Lichen ; Eczéma chronique. — Onctions. Cette pommade doit être souvent atténuée par un mélange d'huile ou d'axonge benzoïnée.

POMMADE ANTIPRURIGINEUSE (Charvet).

Onguent citrin 1
Pommade camphrée........................... 20

M. — Prurigo. — Onctions réitérées.

POMMADE A L'ONGUENT CITRIN (Hardy).

Onguent citrin................................ 4
Pommade rosat............................... 60
Camphre pulv................................ 1

M. — Eczéma à la 3ᵉ période; Pityriasis. — Onctions!

POMMADE AU SULFOCYANURE DE MERCURE (Lutz).

Sulfocyanure de mercure .... 1 à 2
Axonge....................................... 100

M. Psoriasis. — Onctions ; administrez en même temps des bains de vapeur.

LIQUEUR DE GOWLAND; ÉMULSION COSMÉTIQUE DE GOWLAND.

D'une part :

Amandes amères mondées .... 90 gram.
Eau .... 500 —

F. une émulsion; d'autre part :

Bichlorure de mercure..................... 8 décigram.
Chlorhydrate d'ammoniaque.............. 2 gram.
Alcool à 85°................................ 15 —
Hydrolat de laurier-cerise .... 15 —

F. dissoudre ; mêlez à l'émulsion. — Affections cutanées prurigineuses. — Lotions! — Les Anglais emploient ce médicament
étendu d'eau comme cosmétique.

LIQUEUR DE GOWLAND (Hager).

Bichlorure de mercure...................... } aa. 1
Chlorhydrate d'ammoniaque............... }
Émulsion d'amandes amères............... 480

F. dissoudre. — Antiherpétique. — Lotions !

★ SOLUTION MERCURIELLE CONTRE LE PITYRIASIS (Gaffard).

Alcool à 50°............................ 100 gram.
Bichlorure de mercure.................. 1 décigram.
Alcoolé de benjoin..................... 5 gram.
Huile essentielle de cèdre de Virginie.... 2 gouttes.

F. dissoudre; M. — Humecter légèrement le cuir chevelu en
écartant les cheveux, matin et soir !

★ LOTION SUBSTITUTIVE (Ph. anglaises).

Bichlorure de mercure........................ 1
Eau distillée 725
Acide chlorhydrique à D. 1,18 (22° B.)........ 2

F. dissoudre; M. — Lupus ; Sycosis. — Une lotion journalière.

POMMADE CONTRE L'ESTHIOMÈNE (Duchesne Duparc).

	N° 1.	N° 2.
Styrax liquide (*Liquidambar orientale*)	45	60
Axonge	45	60
Bichlorure de mercure	2	4
Émétique	2	4
Alcoolé de cantharides	1	2
Résine d'euphorbe (*Euphorbia canariensis*)..	1	2

F. fondre le styrax et l'axonge au B.-M.; ajoutez la résine
d'euphorbe; laissez refroidir; ajoutez le bichlorure et l'émétique;
M. sur le porphyre ; enfin M. l'alcoolé de cantharides. — Caustique substitutif très-énergique. — Applications ménagées à de
longs intervalles.

★ POMMADE ANTIDARTREUSE (Corbel-Lagneau).

Protochlorure de mercure précipité, précipité blanc.. 1
Cold-cream............................... 15

M. — Impétigo ; Eczéma ; Croûtes laiteuses; Ephélides.— Onctions réitérées; avant chaque nouvelle onction, lavez la partie
malade avec de l'eau de savon tiède !

★ POMMADE AU CALOMEL CAMPHRÉE (Cazenave).

Calomel à la vapeur.............................. 7
Camphre pulv. (*Laurus camphora*)................ 1
Axonge (*Sus scrofa*)............................ 100

M. — Herpès ; Impétigo. — Onctions !

★ POMMADE ANTIHERPÉTIQUE AU PRÉCIPITÉ BLANC (Jeannel).

Protochlorure de mercure, précipité blanc........... 1
Axonge benzoïnée................................. 20

M. — Eczéma de la face et du cuir chevelu chez les enfants ; gourmes ; Eczéma chronique ; Impétigo.

S'il existe des démangeaisons ajoutez à la formule : laudanum de Sydenham 1 à 4. — Onctions matin et soir précédées de lavage à l'eau de savon tiède !

★ SOLUTION CAUSTIQUE DE BICHLORURE DE MERCURE (Anderson).

Bichlorure de mercure............................ 1
Alcool à 90°..................................... 8

F. dissoudre — *Herpes circinatus.* — Imbibez de ce liquide un morceau de linge de dimension convenable, appliquez-le sur la partie malade pendant deux minutes pour produire une cautérisation superficielle !

— Cette même solution, appliquée sur une adénite déjà suppurée, l'épiderme étant préalablement enlevé par un vésicatoire, détermine quelquefois la résorption du pus ! (Voy. *Lotion mercurielle*, p. 284)

SAVON HYDRARGYRIQUE (Anderson).

Bichlorure de mercure............................ 1
Alcool à 85°..................................... 15
Savon vert........................ } aa........ 75
Eau distillée..................... }
Essence de lavande.............................. 1

F. dissoudre le sel mercuriel dans l'alcool ; M. — Pityriasis versicolore. — Onctions soir et matin, suivies de lavage. — Le bichlorure en présence du savon vert passe à l'état d'oléo-stéarate de mercure. (Voy. *Oléo-stéarate de bioxyde de mercure*, p. 671.)

★ IODURE DE CHLORURE MERCUREUX N° 1 (Perrens).

Iode 158
Calomel 595

Triturez avec un peu d'alcool. — Composé de bichlorure, de

biiodure et de protochlorure de mercure; identique avec le sel de Boutigny n° 1.

★ IODURE DE CHLORURE MERCUREUX N° 2 (Perrens).

Iode 158
Calomel....................................... 297,4

Triturez avec un peu d'alcool. — Composé de bichlorure et de biiodure de mercure; identique avec le sel de Boutigny n° 2.

★ BICHLORO-IODURE DE MERCURE ; IODURE DE CHLORURE MERCUREUX ; CHLORURE D'IODURE MERCUREUX ; CHLORO-IODURE DE MERCURE ; SEL DE BOUTIGNY (Boudet):

Biiodure de mercure............................. 626
Bichlorure de mercure........................... 374

M. par trituration. — Couperose; Acné rosacéa. — A l'intérieur; Doses : 2 à 8 milligram. en pil. — A l'extérieur; Doses : 1/80 en pommade avec l'axonge.

On peut encore obtenir le bichloro-iodure de mercure en dissolvant séparément dans Q. S. d'alcool 626 de biiodure et 374 de bichlorure de mercure, mêlant les deux dissolutions et les faisant évaporer. (Bouchardat.)

— Primitivement Boutigny prescrivait de saturer sous une cloche le calomel par des vapeurs d'iode; ce procédé est abandonné.

PILULES DE BICHLORO-IODURE DE MÉRCURE ; PILULES D'IODURE DE CHLORURE MERCUREUX (Rochard).

Bichloro-iodure de mercure.......... 25 dix-milligram.
                                    (Deux milligram. et demi.)
Gomme arabique pulv.............. 1 centigram.
Mie de pain .... 9 —
Hydrolat de fleurs d'oranger.......... Q. S.

M.; pour 1 pil. — Sycosis; Acné rosacéa! Engorgement utérin; Ulcération du col utérin? — Doses : 1 à 3 pil. par jour.

POMMADE DE BICHLORO-IODURE DE MERCURE ; POMMADE D'IODURE DE CHLORURE MERCUREUX (Boutigny, Rochard).

Bichloro-iodure de mercure....................... 1
Axonge......... 80

M. sur le porphyre. — Acné rosacéa; Erythème chronique de la face. — En applications 1 fois par jour pendant 3 jours; puis onctions avec l'axonge, pendant 3 jours; renouveler, au besoin, de la même manière les applications de pommade et d'axonge.
—La proportion de bichloro-iodure de mercure dans la pommade doit varier selon la sensibilité des sujets; elle peut être portée à 1/20.

★ IODURE DE MERCURE ET DE POTASSIUM; IODHYDRARGYRATE D'IODURE DE POTASSIUM; KI,2HgI (Boulay).

Iodure de potassium.............................. 2
Deuto-iodure de mercure.......................... 5
Eau.. 2

F. chauffer dans un matras, jusqu'à dissolution complète; laissez cristalliser par le refroidissement; décantez l'eau-mère.
— Syphilis tertiaire; Lupus. — Doses à l'intérieur : 1 à 5 centigram.; à l'extérieur pommade 1/25. — Selon Dorvault et selon Réveil, Puche prescrit ce sel jusqu'à la dose de 1 décigram. Cette dose devrait être attentivement surveillée.

★ IODURE DE MERCURE ET DE POTASSIUM (Thévenot).

Mercure... 8
Iode.. 10
Iodure de potassium 13

Triturez pendant 20 minutes dans un mortier de verre; ajoutez peu à peu :

Eau distillée chaude............................ 31

Le sel cristallise en aiguilles jaunes par le refroidissement.

★ SOLUTION D'IODURE DE MERCURE ET DE POTASSIUM.

Iodure de mercure et de potassium............... 1
Eau distillée................................... 500

F. dissoudre. — Syphilis tertiaire. — Doses : 5 à 25 gram. dans de l'eau sucrée. Cette solution représente 1 centigram. d'iodure de mercure et de potassium pour 5 gram.

PILULES D'IODURE DE MERCURE ET DE POTASSIUM.

Iodure de mercure et de potassium......... 1 centigram.
Sucre de lait............................. 1 décigram.
Sp. de gomme............................. Q. S.

M.; pour 1 pil. — Syphilis tertiaire. — Doses : 1 à 5 par jour. Cette formule équivaut à peu près à celle de Puche qui divise 4 décigram. en 32 pilules. (Voy. *Antisyphilitiques*.)

★ SIROP D'IODURE DE MERCURE ET DE POTASSIUM.

Iodure de mercure et de potassium............... 1
Alcoolé de safran............................... 20
Sp. simple...................................... 979

M. — Syphilis tertiaire. — Doses : 10 à 50 gram. — 10 gram. de ce sp. représentent 1 centigram. d'iodure de mercure et de

potassium. Ce dosage est plus simple que celui du sp. de Boutigny. (Voy. *ci-après*.)

★ SIROP D'IODURE DE MERCURE ET DE POTASSIUM (Boutigny, Gibert).

Biiodure de mercure...	1
Iodure de potassium...	50
Eau distillée...	50

F. dissoudre; ajoutez :

Sp. de sucre froid à 30° B............................. 2400

M. — Syphilis tertiaire. — Doses : 20 à 30 gram. par jour.
— 25 gram. de ce sp. représentent 1 centigram. de biiodure de
mercure et 5 décigram. d'iodure de potassium.

★ SIROP DE BIIODURE DE MERCURE IODURÉ (H. P.).

Biiodure de mercure...	1
Iodure de potassium...	40
Eau distillée...	40
Sirop de sucre...	1920

F. dissoudre l'iodure de potassium dans l'eau; ajoutez le bi-
iodure; agitez; filtrez; M. avec le sp. — 20 gram. représentent
1 centigram. de deutoiodure de mercure et 40 centigram. d'iodure de potassium. — Syphilis tertiaire. — Doses : 10 à 20 gram.

LOTION IODO-CHLORO-MERCURIELLE (Devergie).

Iodure de chlorure mercureux (sel de Boutigny)......		15
Iodure de potassium.........................		
Eau distillée.................................	aa.	8
Glycérine....................................		

Triturez l'iodure de chlorure mercureux avec l'iodure de potassium en ajoutant l'eau goutte à goutte; filtrez; ajoutez la glycérine. — Acné rosacéa. — Liqueur destinée à remplacer la pommade de Boutigny; elle est moins efficace, mais aussi beaucoup
moins irritante; humectez les surfaces malades tous les soirs au
moyen d'un pinceau; lavez à l'eau tiède tous les matins.

POMMADE D'IODURE DE MERCURE ET DE POTASSIUM (Deschamps).

Biiodure de mercure...	4
Iodure de potassium...	10
Eau distillée...	13
Huile d'amandes...	13
Axonge benzoïnée...	160

F. dissoudre dans l'eau le biiodure et l'iodure de potassium;

ajoutez en triturant l'axonge et l'huile. — Ulcérations tertiaires.
— Topique très-vénéneux; surveillez les effets.

★ OXYCHLORURE AMMONIACAL DE MERCURE; CHLORAMIDURE DE MERCURE;
HgCL,AzH²Hg,AzH⁴Cl (Ph. Pruss.).

Bichlorure de mercure............................. 2
Eau distillée 32
Ammoniaque liq., D. 0,960....................... 3

F. dissoudre le bichlorure de mercure dans l'eau distillée
chaude; laissez refroidir; filtrez; versez la solution dans l'ammoniaque; recueillez le précipité sur un filtre et lavez-le 2 fois avec
22 d'eau distillée, faites-le sécher dans l'obscurité. — Affections
herpétiques. — Usage extérieur. (Voy. *ci-après*.)

POMMADE D'OXYCHLORURE AMMONIACAL DE MERCURE (Soc. de Ph.).

Oxychlorure ammoniacal de mercure 1
Axonge benzoïnée................................. 9

M. — Affections herpétiques. — Pansements; onctions.

POMMADE DE ZELLER.

Oxychlorure ammoniacal de mercure................ 1
Onguent rosat.................................... 8

M. — Affections herpétiques. — Onctions.

OLÉO-STÉARATE DE DIOXYDE DE MERCURE (Jeannel).

D'une part :

Mercure métallique............................... 20
Acide azotique à 35°............................. 40

F. dissoudre à une doucé chaleur.

D'autre part :

Savon blanc...................................... 102
Eau distillée tiède 1500

F. dissoudre; laissez refroidir; M. les deux solutions; recueillez
sur un linge le précipité blanc caillebotté qui se produit; lavez-le
à grande eau en le malaxant jusqu'à ce que l'eau de lavage soit
insipide. — La quantité d'eau que contient le savon est variable,
mais il faut que l'azotate de mercure soit en léger excès. Si le savon était en excès, le liquide ne s'éclaircirait pas, et mousserait
par l'agitation.

— L'oléo-stéarate de mercure ne peut pas être conservé au delà
de quelques semaines. Le sel gras mercuriel, qui était d'abord
homogène et d'un blanc éclatant, abandonne un composé huileux

et devient gris. (Voy. plus bas : *Stéarate de bioxyde de mercure; Pommade antiparasitaire.*)

POMMADE A L'OLÉO-STÉARATE DE MERCURE ; POMMADE ANTIHERPÉTIQUE
(Jeannel).

Oléo-stéarate de mercure................. } aa. P. É.
Axonge benzoïnée............. .... }

M. — Eczéma ; Ecthyma syphilitique ; Impétigo. Onctions matin et soir sur les parties malades, d'abord lavées à l'eau de savon tiède. — Cette pommade s'altère au bout de quelques semaines.

★ STÉARATE DE BIOXYDE DE MERCURE (Jeannel).

Acide stéarique cristallisé........................ 67
Bioxyde de mercure pulv....................... 13
Eau distillée................................... 250

M. dans une capsule de porcelaine; f. bouillir en remuant jusqu'à dissolution de l'oxyde de mercure dans l'acide stéarique; laissez refroidir ; décantez; f. sécher. — Composé stable.

★ POMMADE AU STÉARATE DE BIOXYDE DE MERCURE (Jeannel).

Stéarate de bioxyde de mercure.................... 1
Axonge benzoïnée................................. 2

Triturez le stéarate dans un mortier de porcelaine chauffé à l'eau bouillante jusqu'à ce qu'il soit ramolli ; ajoutez peu à peu l'axonge en triturant pour obtenir une pommade homogène.
— Eczéma ; Ecthyma syphilitique ; Impétigo. — Onctions matin et soir. Cette pommade est stable. Elle représente environ 1/18 de son poids de bioxyde de mercure combiné à l'acide gras. C'est cette pommade à composition fixe qu'il serait rationnel d'employer de préférence à l'onguent mercuriel.

POMMADE AU SULFATE DE FER (Devergie).

Sulfate ferreux cristallisé..................... 1 à 2
Axonge benzoïnée 60

M. — Impétigo ; Intertrigo. — Onctions réitérées.

§ 5. — *Préparations d'arsenic.*

— Très-utiles dans les affections herpétiques prurigineuses: lèpre, eczéma, lichen, pityriasis, psoriasis, prurigo, urticaire, hyperesthésie cutanée, surtout lorsque les phénomènes inflammatoires sont dissipées ; inutiles dans les exanthèmes et dans les manifestations cutanées de l'arthritis. Il est toujours indispensable de commencer par les plus petites doses et de les accroître lentement en surveillant les effets. (Voy. *Reconstituants*, p. 138;

Caustiques, p. 281; *Spécifiques des affections intermittentes*, p. 649.)

— TABLEAU indiquant la quantité d'arsenic métallique contenue dans 100 parties des divers composés arsenicaux :

	ARSENIC POUR 100.
Acide arsénieux...............................	75,78
Arsénite de soude anhydre.....................	46,58
Arséniate de soude cristallisé..................	24,03
Arséniate de soude séché à + 100°.............	40,32
Arséniate de potasse cristallisé................	41,66
Arséniate ferreux.............................	40,10
Liqueur de Fowler............................	0,77

— TABLEAU indiquant les quantités des diverses préparations arsenicales qui équivalent à 5 milligram. d'acide arsénieux.

Arséniate de soude cristallisé...........	2 centigram.
— de potasse...................	11 milligram.
Pilules asiatiques......................	1 pilule.
— d'arséniate de soude. (Biett, Devergie.)......................	1 pilule.
Liqueur de Fowler....................	5 décigram.
— de Clemens	5 —
— de la Pharmacopée de Londres..	62 centigram.
— de Boudin...................	5 gram.
— de Pearson	10 —
— de Devergie.................	11 —

✶ PILULES ARSENICALES; PILULES ASIATIQUES (Cod. fr.).

Acide arsénieux porphyrisé...............	5 milligram.
Poivre noir en poudre très-fine (*Piper nigrum*)	5 centigram.
Gomme arabique pulv. (*Acacia vera*).......	1 —
Eau distillée.............................	Q. S.

M. par longue trituration l'ac. arsénieux, le poivre et la gomme ; ajoutez l'eau distillée afin d'obtenir la consistance pilulaire. Pour 1 pil.

— Affections cutanées rebelles surtout à formes prurigineuses: Lichen, Eczéma; doses : 1 à 5 pil. par jour avant les repas!

— Tonique reconstituant; doses: 1 à 2 pil. par jour avant les repas !(Voy. *Reconstituants*, p. 138.)

✶ ARSÉNIATE DE SOUDE; As O⁵ 2 NaO, HO + 16 HO (Cod. fr.).

Azotate de soude............................	200
Ac. arsénieux..............................	116 —

JEANNEL. 58

Pulv.; M.; chauffez au rouge dans un creuset de Hesse jusqu'à ce qu'il ne se dégage plus de vapeurs; f. dissoudre dans l'eau chaude; filtrez ; versez dans la liqueur une solution aqueuse filtrée de carbonate sodique jusqu'à réaction alcaline; f. évaporer par la chaleur; laissez cristalliser par refroidissement.

— Affections cutanées rebelles. — Doses : 5 à 25 milligram. par jour.

— L'arséniate de soude cristallisé contient des quantités d'eau variables selon la température à laquelle il a cristallisé, de plus il est très-efflorescent; il en résulte qu'il ne représente pas toujours exactement la même proportion de principe actif. L'arséniate double de potasse et de soude n'offrirait pas cet inconvénient. — Il serait, dans tous les cas, rationnel de ne jamais prescrire l'arséniate de soude que séché à + 140°, ainsi que le prescrit la Ph. Britann. On diminuerait alors de moitié les doses indiquées.

★ ARSÉNIATE DE SOUDE (Falières).

Mine de cobalt arsenical pulv	15
Chlorate de soude	10,65
Eau distillée	40
Acide azotique	1

Mêlez ; f. chauffer à la température de + 60° jusqu'à cessation de toute odeur chlorée; ajoutez :

Carbonate de soude cristallisé	18

préalablement dissous dans 40 d'eau distillée.

Filtrez ; f. évaporer ; laissez cristalliser par le refroidissement; lavez les cristaux avec un peu d'eau distillée. (Voy. *ci-dessus*.)

★ SOLUTION ARSENICALE DE PEARSON; LIQUEUR DE PEARSON
(Cod. fr.; H. P.).

Arséniate de soude cristallisé	1
Eau distillée	600

F. dissoudre ; filtrez. — Cette solution représente 1 centigram. d'arséniate de soude pour 6 gram. — Doses : 3 à 10 gram. (Voy *Préparations d'arsenic*, p. 672.)

★ SOLUTION D'ARSÉNIATE DE SOUDE (Ph. Britann.).

Arséniate de soude desséché à + 140°...	91 centigram.
Eau distillée	100 gram.

F. dissoudre ; filtrez. — Cette solution contient une proportion d'arséniate de soude presque 6 fois plus forte que la liqueur de Pearson du Cod. fr. (Voy. *ci-dessus*.)

★ PILULES D'ARSÉNIATE DE SOUDE (Biett, Devergie).

Extrait alcoolique de ciguë............... 5 centigr.
Arséniate de soude...................... 5 milligr.
Rac. de guimauve pulv............ }
Sp. de fleurs d'oranger............. } *aa.* Q. S.

M.; pour 1 pil. — Affections cutanées strumeuses. — Doses :
1 à 5 par jour. (Voy. *Arséniate de soude*, p, 673.)

★ SIROP D'ARSÉNIATE DE SOUDE (Bouchut).

Arséniate de soude.........................   1
Eau distillée.............................   20
Sp. de sucre.............................   4000

F. dissoudre le sel dans l'eau ; M. — 20 gram. de ce sirop représentent 5 milligram. d'arséniate de soude.

— Affections strumeuses, herpétiques. — Doses : 1 à 5 cuillerées à bouche par jour. (Voy. *Arséniate de soude*, p. 673.)

★ ARSÉNIATE DE POTASSE CRISTALLISÉ; 2 KO AsO⁵, 2 HO (Cod. fr.).

Azotate de potasse................ }
Ac. arsénieux..................... } *aa.* P. É.

Pulv., mêlez ; f. chauffer au rouge dans un creuset de Hesse
jusqu'à ce qu'il ne se dégage plus de vapeurs. F. dissoudre dans
l'eau bouillante ; filtrez ; f. évaporer par la chaleur et cristalliser
par le refroidissement. Équivaut à 55/100 de son poids d'ac. arsénieux, et doit être administré à doses moitié moindres que
l'arséniate de soude cristallisé. Mêmes indications thérapeutiques.

— L'arséniate de potasse cristallisé a l'inconvénient d'être déliquescent. Ce sel est acide; il est réellement représenté par la
formule KO, AsO⁵, 2 HO ; l'arséniate neutre est amorphe et presque insoluble. (Falières.)

★ ARSÉNIATE DE POTASSE ET DE SOUDE; KO, NaO, HO, AsO⁵, 15 HO
(Falières).

Poudre de cobalt arsenical......................   15
Chlorate de potasse............................   12
Eau distillée..................................   40
Acide azotique.................................   1

F. chauffer à + 60° jusqu'à disparition de l'odeur chlorée ;
ajoutez :
Carbonate de soude cristallisé...................   18

Préalablement dissous dans 40 d'eau distillée ; filtrez ; f. évaporer ; laissez cristalliser par refroidissement; lavez les cristaux
avec un peu d'eau distillée.

— Sel inaltérable à l'air, proposé par Falières pour remplacer l'arséniate de soude cristallisé qui est efflorescent et l'arséniate de potasse qui est déliquescent. — Doses : 5 à 25 milligram.

★ SOLUTION D'ARSÉNITE DE POTASSE; LIQUEUR DE FOWLER
(Cod. fr.; H. P.).

Acide arsénieux...............................	1
Carbonate de potasse pur.......................	1
Eau distillée..................................	100

F. bouillir jusqu'à dissolution complète ; laissez refroidir ; ajoutez :

Alcoolat de mélisse composé......................	3

Filtrez ; complétez, s'il est nécessaire, le poids total de 100. — Cette liqueur, qui représente 1/100 d'ac. arsénieux, soit 1 centigram. par gram., est prescrite par gouttes ; c'est un dosage dangereux, la moindre inadvertance pouvant causer l'empoisonnement. — Doses : 5 à 20 gouttes en plusieurs fois dans la journée. La *Liq. de Pearson* (voy. p. 674), la *Solution arsenicale de Devergie* (voy. ci-après), et surtout la *Solution d'ac. arsénieux de Boudin* (Voy. *Spécifiques des maladies intermittentes*, p. 537), bien plus faciles à doser, sont préférables.

★ SOLUTION ARSENICALE (Devergie).

Ac. arsénieux..................... }	aa.	45 milligram.
Carbonate de potasse............. }		
Eau distillée.........................	100 gram.	
Alcoolat de mélisse....................	3 —	
Alcoolé d'orcanette...................	Q. S.	

F. bouillir l'acide arsénieux et le carbonate de potasse dans l'eau jusqu'à dissolution complète ; laissez refroidir ; ajoutez l'alcoolat de mélisse et l'alcoolé d'orcanette ; complétez, s'il est nécessaire, le poids de 100 gram. — Cette liqueur représente 45 milligram. d'acide arsénieux pour 100 gram.; elle est donc environ 20 fois moins active que la liqueur de Fowler ; 1 gram. correspond à peu près à 1 goutte de liqueur de Fowler. — Doses : 6 à 20 gram. (Voy. *ci-dessus*.)

★ SOLUTION D'ARSÉNIATE DE POTASSE BRÔMÉE; LIQUEUR DE CLEMENS.

Acide arsénieux.......................... }	aa.	1
Carbonate de potasse pur................. }		
Brome..................................		2
Eau distillée.............................		93

F. bouillir l'acide arsénieux et le carbonate de potasse dans l'eau distillée jusqu'à dissolution ; filtrez ; complétez 96 gram. ; ajoutez le brome ; conservez dans un flacon bouché à l'émeri à l'abri de la lumière. — Dermatoses prurigineuses rebelles. — Doses : 3 à 5 gouttes dans un verre d'eau sucrée matin et soir. — Médicament dangereux.

★ IODURE D'ARSÉNIC ; AsI³ (Serullas).

Iode pulv.. 5
Arsenic pulv.................................... 1

Mêlez. F. chauffer et distillez au bain de sable dans une cornue munie d'un récipient.

— Affections cutanées rebelles ; localement caustique ; probablement décomposé dans l'estomac.—Doses : 1 à 6 milligram. La dose d'iode insignifiante ne produit rien ; c'est l'arsenic qui est actif. Toxique.

PILULES D'IODURE D'ARSENIC (Thomson).

Iodure d'arsenic...................... 5 milligram.
Extrait de ciguë..................... Q. S.

M. ; pour 1 pilule. — Dartres rebelles ; Lèpre. — Doses : 1 à 3 par jour.

SOLUTÉ D'IODO-ARSÉNITE DE MERCURE ; LIQUEUR DE DONOVAN , MODIFIÉE PAR SOUBEIRAN.

Iodure d'arsenic..................... } aa. 1 gram.
Biiodure de mercure...............

Triturez les deux iodures avec un peu d'eau distillée ; ajoutez eau distillée bouillante Q. S. pour compléter 100 gram. ; filtrez.— 1 gram. de ce soluté représente 1 centigram. d'iodure d'arsenic et 1 centigram. d'iodure mercurique.

— Dartres rebelles ; Ophthalmies scrofuleuses.
— Doses : 1 à 2 gram. par jour dans de l'eau sucrée.

LIQUEUR IODO-ARSENICALE MERCURIELLE DE DONOVAN, MODIFIÉE PAR PEDRELLI.

Iodure d'arsenic..................... 17 centigram.
Eau distillée....................... 100 gram.

F. dissoudre dans un matras en chauffant ; ajoutez :

Biiodure de mercure................ 34 centigram.
Iodure de potassium.. .... 3 gram.

F. dissoudre, filtrez.

— Chaque gram. de cette liqueur contient 5 milligram. de composé iodo-arsenical mercuriel. — Affections cutanées rebelles,

38.

Scrofules. — Doses : 2 décigram. à 5 gram. dans 90 gram. d'eau distillée à prendre en 3 fois dans la journée.

LIQUEUR DE DONAVAN-FERRARI (Gamberini).

Iodure d'arsenic......................................	1
Eau distillée..	600

F. dissoudre à chaud ; ajoutez :

Biiodure de mercure.................................	2
Iodure de potassium.................................	20

F. dissoudre; filtrez. — 6 gram. de cette liqueur représentent 1 centigram. d'iodure d'arsenic et 2 centigram. de biiodure de mercure. —Eczéma ; Lichen ; Prurigo. — Doses : 5 décigram. par jour en dissolution dans l'eau distillée, à prendre en 3 fois dans la journée.

★ ARSÉNIATE DE FER (Soubeiran).

1° Arséniate de soude cristallisé....................	5
Eau distillée tiède....	50

F. dissoudre ;

2° Sulfate ferreux cristallisé.......................	1
Eau tiède..	10

F. dissoudre ;

Mêlez les deux solutions. L'arséniate ferreux se précipite en poudre blanche ; décantez ; lavez à l'eau distillée. Ce sel ne tarde pas à s'oxyder à l'air ; alors il devient vert et est constitué par un mélange d'arséniate de protoxyde et de sous-arséniate de per- oxyde de fer.

— Affections cutanées rebelles; Scrofulides; Éléphantiasis des Grecs ; reconstituant ; fébrifuge. — Doses : 3 à 25 milligram. par jour en pil.; on est allé jusqu'à 2 décigram.

— Rien n'autorise à penser que la combinaison chimique des acides arsenicaux et de l'oxyde de fer produise de meilleurs effets que les préparations ferrugineuses et les préparations arsenicales séparées qu'on administrerait simultanément. Tout porte à croire que le composé ne persiste pas dans l'organisme, par conséquent on ne saurait le considérer comme un agent spécial. Le fer ne manifestant ses effets qu'à des doses 10 fois plus fortes que l'ar- senic, il semble logique de ne point administrer l'arséniate de fer, qui ne peut jamais offrir que le fer à dose insignifiante, ou l'arsenic à dose toxique. Il ne faut pas oublier que les prépara- tions arsenicales administrées à petites doses produisent quel- quefois d'une manière surprenante les effets de la médication re- constituante : c'est là ce qui a pu faire illusion quant à l'efficacité de l'arséniate de fer dans les affections cutanées chroniques, souvent accompagnées d'un état général asthénique. D'ailleurs, l'arséniate de fer n'a pas une composition fixe.

★ PILULES D'ARSÉNIATE DE FER (Biett).

Arséniate de fer........................ 3 milligram.
Extrait de houblon..................... 1 décigram.
Rac. de guimauve pulv............ ⎫
Sp. de fl. d'oranger............... ⎬ *aa*. Q. S.

M. ; pour 1 pil. — Doses : 1 à 8 par jour.

— Les *pil. antisquameuses* de Duchesne-Duparc, de Thévenin, etc., sont à peu près semblables. Les pil. d'arséniate de fer de Hardy contiennent 1 centigram. d'arséniate de fer avec la conserve de roses.

★ ARSÉNIATE DE FER (Wittstein).

D'une part :

Sulfate ferreux.................................. 3
Eau distillée.................................. 60

F. dissoudre ; d'autre part :

Arséniate de soude sec,.......................... 2
Eau distillée.................................. 40

F. dissoudre ; mêlez les deux solutions ; laissez déposer ; lavez par décantation ; f. sécher à l'air ; pulv.— Employé en Allemagne sous le nom de *Ferrum arsenicum.* — Tonique reconstituant ; antiherpétique. — Doses : 2 milligram. à 1 centigram.

PILULES ANTIDARTREUSES (Vignard).

Arséniate de fer...................... 5 centigram.
Chlorhydrate de morphine.............. 2 milligram.
Extrait de gentiane................... Q. S.

M. ; pour 1 pil.—Eczéma ; Affections prurigineuses de la peau. —Doses : 1 à 4 par jour avant les repas.

Évidemment, si tout l'acide arsénique contenu dans 5 à 20 centigram. d'arséniate de fer était absorbé, les effets en seraient toxiques, mais l'arséniate de fer est incomplétement soluble. (Voy. *Arséniate de fer*, p. 678.)

§ 6. — *Préparations d'antimoine.*

★ PASTILLES STIBIO-ARSENICALES (Bouchardat).

Acide arsénieux........................ 1 décigram.
Protoxyde d'antimoine.................. 5 —
Pâte de chocolat vanillé.............. 500 gram.

M ; pour 1000 pastilles.—Chaque pastille représente 1 dix-milli-gram. d'acide arsénieux et 5 dix-milligram. de protoxyde d'anti-moine. — Affections dartreuses rebelles. — Doses : 10 à 20 par jour. (Voy. *Arséniate d'antimoine*, p. 577.)

★ PILULES ANTIHERPÉTIQUES (Kunckel).

Sulfure d'antimoine...................... 14 centigram.
Extrait de douce-amère................. 7 —

M.; pour 1 pilule. — Doses : 1 à 2 pilules par jour. — Le sulfure d'antimoine agit probablement en raison de l'arsenic qu'il contient presque toujours.

★ PASTILLES OU TABLETTES ANTIMONIALES (Kunckel).

Amandes douces mondées (*Amygdalus communis*). 12
Sucre blanc (*Saccharum officinarum*)............. 90
Cardamome pulv. (*Elettari major*)............... 6
Cannelle pulv. (*Laurus cinnamomum*)........... 3
Sulfure d'antimoine naturel pulv. 6
Mucilage de gomme adragante................... Q. S.

F. une pâte avec les amandes et le sucre ; ajoutez les poudres, puis le mucilage ; f. 120 pastilles de 1 gram. Chaque pastille re-présente 6 centigram. de sulfure d'antimoine. — Antiherpétique. — Doses : 2 à 12 par jour. (Voy. *ci-dessus*.)

★ SOUFRE DORÉ D'ANTIMOINE (Cod. fr.; Soc. de Ph.).

Sulfure d'antimoine pulv........................ 4
Fleurs de soufre................................ 14
Carbonate de soude sec pulv.................... 24
Charbon végétal pulv........................... 3

M.; f. fondre dans un creuset ; laissez refroidir ; pulv. gross. ; épuisez par l'eau chaude en aussi petite quantité que possible ; filtrez ; laissez cristalliser ; f. dissoudre les cristaux dans 8 fois leur poids d'eau froide ; décomposez la solution par ac. sulfurique au $\frac{1}{10}$ ajouté goutte à goutte avec Q. S. jusqu'à cessation de pré-cipité ; lavez le précipité sur un filtre ; exprimez ; f. sécher à l'é-tuve sans dépasser la température de + 50°.

Vous pouvez aussi préparer le *Soufre doré* d'antimoine en pré-cipitant les eaux-mères du kermès par l'ac. acétique, D. 1,022. (Voy. *Kermès*, p. 525)

— Antiherpétique ; diaphorétique. — Doses : 2 décigram. à 1 gram.

★ PILULES DE PLUMMER; PILULES ANTIDARTREUSES; PILULES DE SOUFRE
DORÉ MERCURIELLES.

Soufre doré d'antimoine........... ⎫
Calomel à la vapeur............... ⎬ *aa.* 3 centigram.
Extrait de réglisse......................... 3 —
Eau distillée............................: Q. S.

M.; pour 1 pil.—Affections herpétiques et syphiliques rebelles.
— Doses : 1 à 5 pilules par jour.

Les *pilules de Plummer composées* de la Ph. Edimb. contiennent : calomel et soufre doré d'antimoine *aa.* 5 centigram. et résine de gayac 1 décigram., liés par un mucilage de gomme arabique.

POUDRE ALTÉRANTE DE PLUMMER; POUDRE DE SOUFRE DORÉ MERCURIELLE
(Guibourt).

Calomel à la vapeur.................. ⎫ *aa.* P. É.
Soufre doré d'antimoine.............. ⎭

M. — Cette poudre doit être préparée extemporanément ou conservée dans un flacon sec et parfaitement bouché; elle s'altère au contact de l'air. — Affections cutanées rebelles. — Doses 3 à 5 décigram. par jour.

II. — ANTIHERPÉTIQUES SPÉCIAUX.

§ I. — *Médicaments employés contre l'érysipèle.*

COLLODION.

(Voy. p. 34.) — Badigeonnages sur les surfaces envahies et les dépassant de quelques centimètres.
— L'érysipèle est un symptôme d'une affection générale; les topiques ne sauraient être curatifs.

TOPIQUE TEMPÉRANT CONTRE L'ÉRYSIPÈLE; AMIDON CAMPHRÉ.

Amidon.. 6
Camphre pulv. (*Laurus camphora*)................... 1

M. — Saupoudrer les parties malades. — On emploie aussi l'*éthérolé de camphre* en badigeonnages. (Revillout.)

POMMADE AU PROTOSULFATE DE FER (Velpeau).

Protosulfate de fer pulv................. 25 gram.
Eau commune............................ 25 —
Axonge benzoïnée...... .... 100 —

M. — Onctions. — Velpeau a proposé aussi la solution de protosulfate de fer à 6/100 à 10/100. Devergie emploie contre les maladies de la peau non squameuses la pommade au protosulfate de fer dont il fait varier la dose de 3 à 25/100 selon les indications.

POMMADE CONTRE L'ÉRYSIPÈLE (Neligan).

Onguent mercuriel.. 7
* Glycérine 1

M.— Onctions. (Voy. *Pommade mercurielle.*)

LINIMENT CONTRE L'ÉRYSIPÈLE (Lücke, Schützenberger).

Essence de térébenthine.................. }
Huile d'olives (*Olea europœa*)............. } *aa.* P. É.

M. —Pour badigeonner les surfaces envahies en empiétant sur les parties saines circonvoisines.

§ 2. — *Médicaments employés contre les affections prurigineuses :
Prurigo, Pityriasis, Psoriasis, Eczéma, Lichen, Impétigo, Zona, etc.*

★ CAOUTCHOUC VULCANISÉ EN FEUILLES (Colson, Hardy, Besnier).

Le *caoutchouc vulcanisé en feuilles* minces, recouvrant la peau sans la comprimer, favorise singulièrement la cure des affections prurigineuses : Eczéma, Lichen, etc. La même feuille lavée et séchée peut servir indéfiniment.

La *Gutta-percha en feuilles* peut servir au même usage.

MIXTURE A L'HYPOSULFITE DE SOUDE (Cazenave).

Hyposulfite de soude cristallisé.................... 4
Sp. de daphné mézéréum....................... 125
Sp. de squine................................. 125

M. — Psoriasis. — Doses : 1 cuillerée à bouche matin et soir. (Voy. *Désinfectants, Hyposulfite de soude*, p. 77.)

SIROP D'HYPOSULFITE DE SOUDE (Biett).

Hyposulfite de soude 1
Sp. de fumeterre............................. 40
Sp. de pensées sauvages...................... 10

F. dissoudre à froid; filtrez. — Eczéma chronique; Lichen. — Doses : 20 à 50 gram. par jour.

LOTION RÉSOLUTIVE (Startin).

Hyposulfite de soude cristallisé................... 1
Alun cristallisé............................... 1
Hydrolat de roses............................. 45
Eau de Cologne............................... 3

F. dissoudre; filtrez. — Psoriasis; Acné. — Lotions réitérées.

★ LOTION CONTRE LE PITYRIASIS VERSICOLOR (Hardy).

Acide azotique...................................... 1
Eau.. 100

M. — Lotions journalières !

POMMADE NITRIQUE ; POMMADE AZOTIQUE (Hardy).

Acide azotique...................................... 1
Axonge benzoïnée.................................. 30

M. — Pityriasis versicolor. — Onctions journalières !

★ LOTION DE BORAX (H. P.).

Borate de soude pulv............................... 6
Eau chaude.. 100

F. dissoudre ; laissez refroidir ; filtrez. — Éphélides ; Pityriasis.

★ LOTION CONTRE LES ÉPHÉLIDES.

Borate de soude pulv............................... 5
Hydrolat de roses................................. ⎱
   —   fl. d'oranger...................... ⎰ aa. 50
Alcoolé de benjoin................................. 1

F. dissoudre à froid le borate de soude dans les hydrolats, ajoutez l'alcoolé. — Lotions matin et soir.

LOTION CALMANTE (Neligan).

Borax... 1
Hydrolat de roses................................. 125
Acide cyanhydrique médicinal (Ph. Lond., p. 432).. 4

F. dissoudre. — Lichen agrius.— Lotions réitérées !—Ce médicament serait éminemment toxique s'il était pris à l'intérieur.

★ LOTION ANTIPRURIGINEUSE (Meigs).

Borax.. 5 gram.
Hydrolat de roses............................ 80 —
Sulfate de morphine.................... 1 décigram.

F. dissoudre à une douce chaleur ; laissez refroidir ; filtrez. Prurit de la vulve. — Lotions réitérées ! — Toxique à l'intérieur.

MIXTURE CONTRE L'ACNÉ.

Liqueur n° 1.
Soufre précipité............................... 10
Camphre pulv.....................................
Eau distillée................................... 200

M. — Pour lotions à faire le soir en se couchant. Agitez avant d'employer le médicament.

Liqueur n° 2.

Lait d'amandes (Amandes, 25)	200
Acide benzoïque	3
Borax	3

F. dissoudre. — Pour lotions à faire le matin en se levant. Il convient de se servir d'un pinceau de blaireau pour les lotions.

★ GLYCÉRÉ DE COALTAR (Chausit).

Coaltar	1
Glycérine	10

F. digérer pendant 1 h. au bain de sable ; filtrez. Plaies atoniques putrides ; Affections prurigineuses de la peau. — Onctions, applications !

★ POMMADE ANTIPRURIGINEUSE (Debreyne).

Axonge (*Sus scrofa*)	30
Goudron de bois	8 à 15

M. — Prurigo ; Gerçures des mains. — Onctions matin et soir· On peut ajouter à cette pommade 2 de camphre pulv. !

★ POMMADE AU GOUDRON (Émery).

Goudron de bois		2
Cérat simple	aa..	15
Axonge (*Sus scrofa*)		
Eau de Cologne		1

M. — Affections cutanées chroniques ; Psoriasis ; Pityriasis capitis ; Chute de cheveux — Onctions réitérées !

POMMADE AU GOUDRON CAMPHRÉE (Baumès).

Axonge (*Sus scrofa*)	60
Goudron	8
Camphre pulv. (*Laurus camphora*)	1

M. — Eczéma ; Prurigo ; Lichens. — Onctions réitérées !

★ POMMADE AU GOUDRON SOUFRÉE (Beck).

Axonge (*Sus scrofa*)		15
Goudron	aa..	8
Soufre sublimé		

M. — Lèpre ; Psoriasis. — Onctions réitérées !

★ POMMADE AU GOUDRON (Nat. Guillot).

Axonge (*Sus scrofa*)	25

Sous-carbonate de soude cristallisé....... $\left.\right\}$

Huile de cade (*Juniperus oxycedrus*)..... $\left.\right\}$ aa.. 1 à 2

Goudron .... $\left.\right\}$

M. — Eczéma des mains; Psoriasis. — Onctions réitérées ! —
— Cette pommade ne tache pas le linge, car le goudron et
l'huile de cade, aussi bien que l'axonge, s'émulsionnent dans l'eau
en présence du carbonate de soude. (Voy. *Goudron*, p 62.)

★ POMMADE A L'HUILE DE CADE (Devergie).

Axonge.. 20

Huile de cade................................. 1

M. — Psoriasis. — Les proportions d'huile de cade peuvent
être augmentées ou diminuées selon les indications. (Voy. *Traitement de la teigne.*)

★ POMMADE PHÉNIQUÉE (Lemaire).

Acide phénique............................. 1

Axonge (*Sus scrofa*)........................ 100

M. — Eczéma ; Lichen ; Psoriasis ; Pityriasis ; Impétigo ; Engelures ; Plaies putrides ; Variole confluente. — Onctions.

★ ONGUENT RIGHINI (Ph. Turin).

Cérat.. 150

Sulfate de magnésie cristallisé............... 18

Acide phénique cristallisé................... 1

M. — Eczéma; Croûtes de lait chez les enfants. — Onctions matin et soir.

★ POMMADE DE NAPHTALINE (Boissière).

Naphtaline.................................. 1

Axonge (*Sus scrofa*)........................ 10

Aromatisez *ad libitum*.

F. fondre au B.-M. Proposée pour remplacer la pommade au
goudron. — Psoriasis ; Lichen. — Onctions.

★ POMMADE DE SUIE (Soubeiran).

Suie 1

Axonge (*Sus scrofa*)........................ 4

M. — Ulcères herpétiques. — Pansements.

POMMADE ANTIHERPÉTIQUE (Cullerier).

Turbith minéral............................ $\left.\right\}$

Laudanum de Sydenham.................... $\left.\right\}$ aa.. 2

Soufre sublimé............................. 1

Axonge (*Sus scrofa*)........................ 16

M. — Lichen ; Psoriasis ; Herpès circiné. — Onctions légères !

POMMADE ANTIHERPÉTIQUE (Ricord).

Cérat soufré................................... 30
Turbith minéral............................... 1
Goudron...................................... 4

M. — Lichen ; Psoriasis ; Herpès circiné. — Onctions légères !

SOLUTION D'ACÉTATE DE CUIVRE (Lafargue).

Acétate de cuivre cristallisé............. 1 décigram.
Eau distillée........................... 300 gram.

F. dissoudre. — Prurigo général ; Hyperesthésie de la peau. — Doses : 15 gram. (représentant 5 milligram. d'acétate de cuivre), dans de l'eau sucrée 1 h. avant chaque repas ; la dose a pu être portée à 105 gram. (soit à 35 milligram. d'acétate de cuivre) par jour.

LOTION ANTIPRURIGINEUSE (Hooper).

Acide cyanhydrique à 1/10.................... 1 à 2
Emulsion d'amandes......................... 30

M. — Affections prurigineuses de la peau. — Lotions. — Toxique à l'intérieur.

LOTION ANTIPRURIGINEUSE (Louis).

Cyanure de potassium...................... 1 gram.
Émulsion d'amandes....................... 100 —

F. dissoudre. — Lichen ; Prurigo. — Lotions réitérées matin et soir. — Toxique à l'intérieur ; doit être employée à l'extérieur à doses très-ménagées.

POMMADE DE CYANURE DE POTASSIUM (Biett).

Essence d'amandes amères...................... 4
Cyanure de potassium pulv.................... 3
Cérat de Galien............................ 30

M. — Prurigo ; Lichen agrius. — Onctions ! — Vous pouvez réduire la dose de cyanure. — Toxique ; à surveiller de près.

LOTION ANTIPRURIGINEUSE (French).

Feuilles sèches de tabac (*Nicotiana tabacum*)........ 1
Eau bouillante 125

F. infuser jusqu'au refroidissement. — Prurigo. — Lotions réitérées.

POUDRE SÉDATIVE A L'OXYDE DE ZINC CAMPHRÉE (Hardy))

Oxyde de zinc.............................. 20
Camphre pulv, (*Laurus camphora*)............. 1
Amidon 40

M. — Urticaire; Prurigo; Lichen; Zona. — Saupoudrer les parties malades !

★ POUDRE CONTRE LES EXCORIATIONS (Jeannel).

Lycopode (*Lycopodium clavatum*)................ 2
Oxyde de zinc............................ } *aa.* 1
Iris de Florence pulv. (*Iris florentina*)........ }

M. — Prurigo chez les enfants, les sujets obèses ; Intertrigo. — Saupoudrez les plis de la peau !

★ POMMADE D'OXYDE DE ZINC (Cod. fr.).

Oxyde de zinc.................................. 1
Axonge benzoïnée............................... 9

M. sur le porphyre. — Affections prurigineuses. — Onctions.

★ CÉRAT DE HUFELAND (Cadet).

Oxyde de zinc........................ } *aa.* 1
Lycopode .... }
Cérat... 15

M. — Plaies superficielles ; Eczéma ; Excoriations ; Gerçures.— Pansements !

★ GLYCÉRÉ D'OXYDE DE ZINC.

Oxyde de zinc................................ 1 à 2
Glycéré d'amidon.............................. 10

M. — Eczéma ; Affections prurigineuses de la peau. — Topique.

★ POUDRE ANTIPRURIGINEUSE.

Carbonate de zinc..................... } *aa.* P. E.
Amidon................................ }

M. — Prurit de la vulve, du scrotum ; Urticaire, etc. — Saupoudrer les parties malades.

★ CÉRAT CALAMINAIRE (Gibert).

Calamine (Carbonate de zinc naturel)............. 1
Cérat de Galien............................... 20

M. — Dartres squameuses humides ; Eczémas. — Onctions.

★ CÉRAT CALAMINAIRE (Turner).

Calamine pulv.................................. } aa.   1
Cire jaune (Apis mellifica)................... }
Huile d'olive (Olea europœa).......................   2

Faites fondre la cire dans l'huile ; mêlez la calamine ; remuez
pendant le refroidissement. — Dartres squameuses humides ;
Eczéma ; — Onctions.

GLYCÉRÉ DE SOUS-AZOTATE DE BISMUTH.

Sous-azotate de bismuth...........................   1
Glycéré d'amidon..................................   3

M. — Eczéma ; Affections prurigineuses de la_peau ; Fissures
anales. — Topique.

★ POUDRE ANTIPRURIGINEUSE.

Sous-azotate de bismuth...........................   2
Iris de Florence pulv. (Iris florentina)..............   1

M. — Affections prurigineuses ; Intertrigo ; Excorations ; Plaies
superficielles ; Hémorrhoïdes douloureuses ; Coryza. — Saupoudrez les parties malades, ou faites priser.

ONCTION ANTIHERPÉTIQUE (Hebra).

Huile de foie de morue (Gadus morrhua)......... Q. S.

— Eczéma ; Prurigo ; Pityriasis.—Etendez l'huile sur la peau au
moyen d'un pinceau ou d'une éponge ; ensuite couvrez d'un linge
ou d'une flanelle ; renouvelez l'onction une ou deux fois par jour ;
donnez un bain savonneux tous les 5 ou 6 jours. (Voy. Huile de
foie de morue, p. 83.)

SOLUTION CAUSTIQUE CONTRE LE ZONA.

Azotate d'argent cristallisé.......................   1
Eau distillée....................................... 100

F. dissoudre. — Pour imbiber des compresses que vous appliquerez sur l'éruption et maintiendrez toujours humectées !

GLYCÉRÉ DE PERCHLORURE DE FER (Beaudon ; F. H. M.).

Solution de perchlorure de fer D. 1,26 (30° B.)........ 1
Glycérine 3

M. — En badigeonnage contre le zona.

BAIN ACIDE (H. P.).

Acide chlorhydrique du commerce.......... 1000 gram.
Eau tiède... Q. S.

M. (Baignoire en bois). — Affections prurigineuses rebelles.

§ 3. — *Médicaments employés contre la gale; les pediculi, etc.*

★ POMMADE ANTIPSORIQUE; POMMADE D'HELMERICH (Cod. fr.; Soc. de Ph.).

Soufre sublimé et lavé..	2
Carbonate de potasse	1
Eau	1
Huile d'amandes (*Amygdalus communis*)	1
Axonge (*Sus scrofa*)	7

F. dissoudre le carbonate de potasse dans l'eau, ajoutez le soufre, l'huile et l'axonge ; M. — Traitement de la gale. — Doses : 60 à 100 gram. pour une friction générale qui doit être précédée d'un bain savonneux et suivie d'un bain tiède !—L'expérience des médecins militaires a prouvé que la désinfection des vêtements n'est pas nécessaire pour prévenir les récidives, l'acarus de la gale ne s'attache pas aux vêtements (Lustreman).

— La pommade sulfuro-alcaline, employée à l'hôpital Saint-Louis, contient 12 d'axonge pour 2 de soufre et 1 de carbonate de potasse dissous dans Q. S. d'eau ; cette pommade est moins irritante que la pommade d'Helmerich. (Hardy.)

★ POMMADE ANTIPSORIQUE; POMMADE SULFURO-ALCALINE D'HELMERICH (F. H. M.).

Soufre sublimé	2
Carbonate de potasse purifié	1
Axonge (*Sus scrofa*)	8

F. dissoudre le carbonate de potasse dans son poids d'eau chaude. Mêlez. (Voy. *ci-dessus*.)

BAUME ANTIPSORIQUE (Mialhe).

Soufre sublimé	5
Carbonate de potasse	3
Savon animal	4
Eau de Cologne	20

Mêlez le soufre avec le carbonate de potasse ; f. dissoudre le savon dans l'eau de Cologne; M. — Doses : 60 gram. pour une friction générale qui doit être précédée d'un bain savonneux et suivie d'un bain tiède !

★ POMMADE SULFURO-SAVONNEUSE; SAVON ANTIPSORIQUE (Lugol).

Savon blanc râpé	1
Eau chaude	3
Soufre sublimé	1

F. dissoudre le savon dans l'eau ; ajoutez le soufre ; M. —

Gale. — Doses : 100 à 200 gram. en frictions générales suivies de lotions à l'eau tiède : 2 ou 3 frictions suffisent pour obtenir la guérison.

★ SAVON ANTIPSORIQUE.

Savon de potasse............................... ... 40
Soufre sublimé.................................... 10
Essence de citron................................. 1

M. — Gale ! (Voy. *ci-dessus*.)

LOTIONS SULFURO-SAVONNEUSE (Bouchardat).

Savon blanc râpé................................. 5
Eau chaude...................................... 20

F. dissoudre ; ajoutez :

Sulfure de potasse liquide....................... 5

M. — Antipsorique. — Doses : 150 à 200 gram. pour une lotion générale précédée d'un bain savonneux et suivie d'un bain simple.

POMMADE NITRIQUE ; POMMADE OXYGÉNÉE (Alyon ; Cod. fr.).

Axonge (*Sus scrofa*)............................. 100
Acide azotique, D. 1,42......................... 12

F. fondre l'axonge dans une capsule de porcelaine ; ajoutez l'acide azotique ; chauffez en agitant jusqu'à ce qu'il commence à se dégager des bulles d'acide hypoazotique ; retirez du feu, continuez d'agiter jusqu'à ce que la pommade soit à demi refroidie ; coulez dans des moules de papier. Autrefois employée comme antipsorique. (Voy. *Pommade nitrique.* p. 683.)

★ LINIMENT ANTIPSORIQUE (Armée pruss.).

Styrax liquide (*Liquidambar orientale*)... 30
Huile d'olives (*Olea europæa*).... 15

M. — Pour 2 frictions générales, une le matin, l'autre le soir, suivies d'un bain savonneux.

★ MIXTURE ANTIPSORIQUE (Lippert).

Styrax liquide (*Liquidambar orientale*)........ 20 gram.
Alcool à 85°................................ 10 —
Huile d'olive (*Olea europæa*)......... .... 5 —

M. — Pour 2 frictions, l'une le soir, l'autre le lendemain matin, suivies d'un bain savonneux.

— Le *Liniment antipsorique* de Schultz est analogue.

⋆ LOTION ANTIPSORIQUE (Hebra).

Huile de pétrole............................ } *aa.* 60
Alcool à 90°................................ }

Baume du Pérou (*Myrospermum Pereiræ*) 8

Essence de romarin........................... }
—   lavande........................ } *aa.* 3
—   citron .... }

— Doses : 70 gram. pour une friction générale précédée et suivie d'un bain tiède !

BAIN ANTIPSORIQUE (Kalb).

Acide sulfurique du commerce............. 1500 gram.
Eau........... .... 300 litres.

M. (Baignoire en bois). — Un bain de 30 à 60 minutes suffit pour la guérison ?

POMMADE PARASITICIDE (Hardy).

Cold-cream 100
Soufre sublimé et lavé..................... 8
Camphre pulv................................ 3

M. — Pour frictionner les parties envahies par les parasites végétaux.

⋆ POMMADE ANTIPARASITAIRE; POMMADE CONTRE LES POUX DE LA TÊTE ET DU PUBIS (Jeannel).

Pommade cosmétique ou axonge benzoïnée.......... 20
Stéarate de bioxyde de mercure................ 1

M. — Onctions légères ! (Voy. p. 672.)

⋆ POUDRE DE PYRÈTHRE (F. H. M.).

Fleurs de pyrèthre (*Pyrethrum caucasicum* ou *P. roseum*)................................... Q. V.

F. sécher à l'étuve; pulv. sans résidu. Rendement : 92/100. — En insufflation dans les fentes des lits pour tuer les punaises; 6 gram. suffisent pour 1 lit. L'opération doit être renouvelée 2 fois par an. — La poudre doit être récemment préparée.

— La poudre de pyrèthre est insuffisante lorsque les planchers et les boiseries des casernes, des baraquements ou des hôpitaux sont envahis par les punaises. (Voy. *ci-après*.)

⋆ SOLUTION PARASITICITE.

Bichlorure de mercure... 1
Chlorhydrate d'ammoniaque....... 2
Eau commune... 200
Alcoolé d'arcanette. Q. S. pour colorer.

F. dissoudre; M. — Destruction des punaises. — Imbibez de ce liquide au moyen d'un pinceau toutes les fentes soupçonnées de recéler les insectes! — Bouchez les fentes. — Toxique.

★ PAPIER TUE-MOUCHES.

Rac. de *Quassia amara* coupée............ .....:	30 gram.
Eau Q. S. pour.........................	1 lit.

F. bouillir 1/4 d'heure; passez; ajoutez :

Sirop simple..............................	60 gram.

Imbibez de ce liquide des feuilles de papier buvard; f. sécher. — Pour employer ce papier, humectez-le d'eau et exposez-le sur des assiettes.

★ PAPIER TUE-MOUCHES.

Rac. de *Quassia amara* coupée...............	30 gram.
Noix vomique pulv. (*Strychnos nux vomica*)...	5 —
Eau Q. S. pour............................:	1 lit.

F. bouillir 1/4 d'heure; passez; ajoutez :

Acide arsénieux pulv......................	1 gram.
Sucre	40 —

F. dissoudre. Imbibez des feuilles de papier buvard; f. sécher. — A employer comme ci-dessus.

✳ PAPIER TUE-MOUCHES.

Eau commune..... ....:.	200 gram.
Miel....................................	40
Émétique.................................	1

F. dissoudre; trempez des feuilles de papier buvard dans cette solution; faites-les sécher. — A employer comme ci-dessus.

DÉCOCTION DE FEUILLES DE NOYER.

Les surfaces récemment lavées avec la décoction de feuilles de noyer 1/20, sont préservées des piqûres des mouches.

LIQUEUR INSECTICIDE (Cloez).

Rac. de *Quassia amara* coupée.................	10
Sem. de staphisaigre pulv. (*Delphinium staphisa-gria*)..............................	2
Eau...............................	300

F. bouillir jusqu'à réduction à 200; passez. — Pour badigeonner les végétaux infestés de pucerons, d'atises, etc.

★ POUDRE DE STAPHISAIGRE (Cod. fr.).

Prép. comme la *Poudre d'anis*, Voy. p. 234. — Dangereuse à préparer.

— Autrefois employée pour tuer les poux, et comme antipsorique. — Inusité.

★ POUDRE DE CÉVADILLE (Cod. fr.).

Prép. comme la *Poudre d'anis*, Voy. p. 234. — Dangereuse à préparer.

— Autrefois employée sous le nom de *Poudre de capucin*, pour tuer les poux. — Inusité; dangereux. (Voy. *Vératrine*.)

★ GLYCÉRÉ PARASITICIDE (Kempster).

Acide phénique........................	1
Glycérine.............................	60

Mêlez. — Antipsorique, antipédiculaire. — Onctions légères. Le glycéré phénique à 1/120 en onctions journalières guérit la teigne ? La tête du malade doit être lavée chaque matin avec la solution aqueuse d'acide phénique à 1/300. (Kempster.)

★ ONGUENT DE CÉVADILLE; ONGUENT PARASITAIRE (Ph. austr.; Soc. de Ph.).

Onguent simple........................	100
Cévadille pulv. (*Veratrum sabadilla*)......	25
Essence de lavande....................	1

F. fondre l'onguent; mêlez.
— En onctions pour tuer les pediculi.

★ PATE ARSENICALE POUR LA DESTRUCTION DES ANIMAUX NUISIBLES (Cod. fr.).

Suif..................................	1000
Farine de froment....................	1000
Acide arsénieux pulv.................	100
Noir de fumée........................	10
Essence d'anis.......................	1

F. fondre le suif; ajoutez les autres substances; mêlez. — Cette pâte peut être employée seule, ou mêlée à quelque substance alimentaire recherchée par les animaux.

★ PATE PHOSPHORÉE (Cod. fr.).

Phosphore............................	1
Eau..................................	20
Farine	20
Suif.................................	20
Huile d'œillette.....................	10
Sucre pulv...........................	14

F. fondre au B.-M. le phosphore dans l'eau; ajoutez la farine, puis le suif et l'huile, et enfin le sucre; remuez pour obtenir un mélange exact. — Destruction des rats. — Étendez sur des tartines de pain.

PATE SCILLITIQUE (Elosmenny).

Scille pulv...	1
Fromage odorant ou omelette........	4

M. — Destruction des rats.

§ 4. — *Médicaments employés contre la mentagre (sycosis).*

SOLUTION CONTRE LA MENTAGRE (Dauvergne, Devergie).

Sulfate de fer cristallisé........	1 à 2
Eau............................	8

F. dissoudre. — Lotions renouvelées 3 ou 4 fois par jour. (Voy. *Pommade au proto-sulfate de fer*, p. 681.)

★ SOLUTION CONTRE LE MENTAGRE (Stewart).

Azotate de potasse	1
Eau chaude....................................	4

F. dissoudre ; filtrez. — Lotions renouvelées 4 ou 5 fois par jour. La solution peut être affaiblie, si elle cause une cuisson douloureuse. — L'épilation est souvent nécessaire.

POMMADE CONTRE LA MENTAGRE (Bouchardat).

Acétate de plomb crist. pulv.....................	1
Crème de lait.........	10

M. — Applications maintenues au moyen de compresses et renouvelées chaque jour. La barbe a dû être coupée raz avec des ciseaux ; les croûtes ramollies par des applications réitérées de cataplasmes ont été enlevées par des lotions savonneuses.

LOTION CONTRE LA MENTAGRE (A. Richard).

Sulfate de zinc..................................	3
— de cuivre....................	1
Hydrolat de laurier-cerise........................	3
Eau distillée....................................	100

F. dissoudre ; M. — Doses : lotions 3 fois par jour.

POMMADE ASTRINGENTE (Debreyne).

Litharge pulv...........................	20 gram.
Axonge (*Sus scrofa*).....................	100 —
Essence de thym.....................	4 gouttes.

M. — Dartres locales sèches ; Éruptions pustuleuses de la face, lorsque l'irritation exclut l'usage des préparations sulfureuses ; Rhinagre ; Mentagre ; Couperose. — Onctions.

LOTION ASTRINGENTE (Debreyne).

Hydrolat de roses......................... 100
Sous-acétate de plomb liquide............... 5 à 6

F. dissoudre. — Coryza chronique ; obstruction des fosses nasales ; Dartres locales sèches dont l'irritation exclut l'emploi des prép. hydro-sulfureuses ; Rhinagre ; Mentagre ; Couperose. — Lotions 3 ou 4 fois par jour.

POMMADE CONTRE LA MENTAGRE (Bessière).

Turbith nitreux (Sous-protonitrate de mercure)...... 2
Beurre de cacao (*Theobroma cacao*)..........} *aa*.. 12
Onguent populéum ....}
Laudanum de Rousseau........................ 1

M. — La barbe étant coupée ras avec des ciseaux, appliquez chaque nuit des cataplasmes de fécule contenus dans de la mousseline claire, et faites chaque jour trois frictions de 2 ou 3 minutes avec la pommade ci-dessus!

POMMADE CONTRE LE SYCOSIS (Ch. Maître).

Pommade rosat...... 15
Oxyde rouge de mercure........................ 1
Proto-chlorure de mercure précipité............... 1
Sulfate de cuivre pulv......................... 1

M. sur le porphyre. — Onctions matin et soir. (Voy. *ci-après*.)

§ 5. — *Médicaments employés contre la teigne.*

★ POMMADE A L'HUILE DE CADE (Bazin).

Axonge (*Sus scrofa*)........................... 10
Huile de cade (*Juniperus oxycedrus*).............. 1

M. — Traitement de la teigne. — L'application de cette pommade qu'on remplace au besoin par l'huile de cade pure, a pour effet de diminuer la sensibilité du cuir chevelu et de faciliter par là l'épilation qu'on exécute au moyen de pinces spéciales. Les croûtes ramollies par l'application de cataplasmes ont dû être enlevées par des lotions savonneuses, et les cheveux ont été coupés avec des ciseaux. L'épilation est immédiatement suivie de *Lotions de bichlorure de mercure*, et quelques jours après d'applications de *Pommade au turbith minéral*! (Voy. *ci-après*.)

— L'anesthésie locale produite par la projection de l'éther pulvérisé a été employée pour favoriser l'épilation dans les cas de Sycosis, de Favus?

★ LOTION DE BICHLORURE DE MERCURE CONTRE LA TEIGNE (Bazin).

Bichlorure de mercure	1
Eau distillée	500

F. dissoudre. — Traitement de la teigne. — En lotions et applications aussitôt après l'épilation! —Toxique à l'intérieur. (Voy. ci-dessus.

POMMADE AU TURBITH MINÉRAL CONTRE LA TEIGNE (Bazin).

Axonge (Sus scrofa)	45
Huile d'amandes	} aa.. 5
Glycérine	
Turbith minéral (sous-sulfate de mercure)	1

M. — Teigne faveuse. — L'application de cette pommade complète le traitement de la teigne après l'épilation et les lotions de sublimé ! (Voy. ci-dessus.)

POMMADE ALCALINE CONTRE LA TEIGNE; POMMADE DES FRÈRES MAHON (O. Figuier).

Axonge (Sus scrofa)	16
Carbonate de soude pulv	3
Chaux éteinte	2

M. — Favus. — Onctions sur les parties malades après que les croûtes ramollies par des cataplasmes ont été enlevées par des lotions savonneuses ; ces onctions de pommade alcaline ont pour effet de rendre l'épilation très-facile, soit avec les doigts, soit au moyen de petites pinces spéciales. Après l'épilation, les frères Mahon emploient la poudre alcaline ci-après :

★ POUDRE ALCALINE DES FRÈRES MAHON (O.-Figuier).

Cendres de bois neuf pulv	2
Charbon de bois pulv	1

M. — Saupoudrez chaque jour les parties malades après l'épilation. (Voy. ci-dessus.)

POMMADE A L'OLÉO-STÉARATE DE CUIVRE (Jeannel).

Oléo-stéarate de cuivre	1
Axonge (Sus scrofa)	10

M. — Teigne? Impétigo du cuir chevelu. — Onctions sur les parties malades débarrassées des croûtes par des applications de cataplasmes suivies de lotions savonneuses. (Voy. ci-après.)

— Préparez l'Oléo-stéarate de cuivre par double décomposition au moyen de la solution de savon blanc et de la solution de cuivre en léger excès. (Voy. Oléo-stéarate de bi-oxyde de mercure, p. 671.)

POMMADE A L'OLÉO-STÉARATE DE MERCURE (Jeannel).

Oléo-stéarate de mercure	1
Axonge (*Sus scrofa*)	4

M. — Teigne? Mentagre? Impétigo du cuir chevelu. — Onctions matin et soir sur les parties malades débarrassées des croûtes par des applications de cataplasmes suivies de lotions savonneuses. Les cheveux ou la barbe doivent être coupés ras avec des ciseaux. Chaque nouvelle onction doit être précédée de lotions savonneuses.

POMMADE CONTRE LA TEIGNE.

Bichlorure de mercure	1
Acétate de cuivre	4
Axonge benzoïnée	60

M. Porphyrisez. — Teigne? —. Onctions légères chaque jour, précédées de lotions savonneuses.

LOTION CONTRE LA TEIGNE (Barlow).

Sulfure de sodium cristallisé	4
Savon blanc râpé	5
Alcool	4
Hydrolé de chaux (Eau de chaux)	110

Triturez le savon avec le sulfure; ajoutez l'alcool, puis peu à peu l'eau de chaux. — Entourez la tête d'un linge imbibé de ce liquide; couvrez-la d'un bonnet; renouvelez l'application tous les deux jours après avoir lavé la tête à l'eau savonneuse.

ONCTIONS D'HUILE DE NAPHTE CONTRE LA TEIGNE (Chapelle).

— Cheveux coupés ras; cataplasmes pour faire tomber les croûtes; enduire la surface dénudée d'une couche légère d'huile de naphte; compresse de flanelle; serre-tête de taffetas gommé; application renouvelée deux fois par jour après nettoyage à l'eau de savon. Le plus important est d'ouvrir avec une épingle et de vider les pustules faveuses blanches afin qu'elles soient pénétrées par l'huile de naphte. Si l'huile de naphte cause trop de douleur, il faut la mitiger au moyen de l'huile de cade en proportion variée selon la sensibilité du sujet.

POMMADE DE BANYER.

Litharge pulv.	6
Alun calciné pulv.	5
Calomel à la vapeur	5
Oléo-rés. de térébenthine (*Abies pectinata*)	25
Axonge (*Sus scrofa*)	100

M. — Porrigo decalvans. — Onctions journalières.

§ 6. — *Médicaments employés contre les aphtes, le muguet, les angines pultacées, diphthéritiques, gangréneuses.*

★ POUDRE DE BORATE DE SOUDE; POUDRE DE BORAX (Cod. fr.).

(Voy. p. 601.)

— Angines pultacées; Aphthes; Muguet. — Portez cette poudre sur les parties malades au moyen d'un tampon de coton, ou insufflez-la au moyen d'un tube !

— C'est à tort que le borate de soude est considéré comme astringent; il est alcalin, antiacide, dialylitique.

GARGARISME BORATÉ (H. P.).

Borate de soude............................ 8 gram.
Gargarisme émollient....................... N° 1

F. dissoudre à chaud. — Angines; Aphthes; Muguet.!

GARGARISME BORATÉ (F. H. M.).

Borate de soude........................... 5 gram.
Décoction d'orge.......................... 200 —
Mellite de roses.......................... 30 —

F. dissoudre; M. — Angines; Aphthes.
(Voy. plus bas : *Collutoire boraté.*)

GARGARISME BORATÉ (Gubler).

Borate de soude .... 10 gram.
Eau chaude............................... 200 —

F. dissoudre; ajoutez :

Alcoolé de pyrèthre...............⎫
Essence de menthe................⎭ *aa.* 10 gouttes.

M. — Muguet !

COLLUTOIRE BORATÉ (F. H. M.).

Borate de soude pulv...................... 4
Mellite simple............................ 25

M. — Aphthes; Muguet. — Touchez les parties malades au moyen d'un pinceau ! Une partie du sel reste en suspension, ce n'est pas un inconvénient.

— Le *Mellite de borax* de la Ph. Lond. contient : Borate de soude pulv. 2; Mellite simple, 15.

COLLUTOIRE BORATÉ (Dorvault).

Borate de soude pulv.............. .....⎫
Miel blanc.............................⎭ *aa.* P. É.

M. — Aphthes : Muguet. — Touchez au moyen d'un pinceau !
— Le sel reste en suspension.

★ GLYCÉRÉ DE BORAX (Blache).

Borax pulv 1
Glycérine ou glycéré d'amidon....................... 3

M. — Stomatites ; Aphthes ; Muguet. — Touchez les parties
malades au moyen d'un pinceau de charpie trempé dans le médicament.

★ PASTILLES DE BORAX (Davreux).

Borax pulv......... .... 15 centigram.
Sucre blanc........................... 1 gram.
Gomme adragant...................... 1 centigram.
Eau de fl. d'oranger................... Q. S.

M. pour 1 pastille. — Aphthes; Muguet; Salivation mercurielle ; Angines. — Doses : 5 à 10 pastilles par jour. — Chez
les enfants à la mamelle, les pastilles sont remplacées par un
mélange de sucre pulv. 10, borax pulv. 1. qu'on fait sucer très-
souvent sur le bout du doigt mouillé.

LIMONADE CHLORHYDRIQUE (F. H. M.).

Ac. chlorhydrique D 1,17........................ 1
Hydrosé de citron............................... 30
Sp. simple...................................... 60
Eau... Q. S.

Pour 1 litre. — Angines; Stomatite compliquée, putride, mercurielle ; Dyspepsie par défaut d'acidité ou suc gastrique.—Doses :
par verres.—La dose d'ac. chlorhydrique peut être portée jusqu'à
4 gram. — (Voy. *Médicaments nutrimentifs*, p. 100; *Spéciaux
des maladies de l'appareil digestif*, p. 516.)

GARGARISME CHLORHYDRIQUE (F. H. M.).

Acide chlorhydriqne D. 1,18 (22° B.)........ 1 gram.
Décoction d'orge............................ 30 —
Mellite simple .... 200 —

M. — Stomatites compliquées. — La dose de 1 gram. d'acide
chlorhydrique est souvent insuffisante.

GARGARISME CHLORHYDRIQUE.

Acide chlorhydrique, D. 1,18 (22° B.)...... 1 à 4 gram.
Eau commune......... .... 250 —
Mellite de roses .... 50 —

M. Stomatites mercurielles, scorbutiques, gangréneuses. —
Laver la bouche très-fréquemment !

COLLUTOIRE CHLORHYDRIQUE (F. H. M.).

Acide chlorhydrique D. 1,18 (22° B.)............... 4
Mellite simple 25

M. — Très-caustique — Stomatite compliquée, putride, mercurielle. — Touchez les parties malades au moyen d'un pinceau de charpie trempé dans le médicament, 1, 2 ou 3 fois par jour! (Voy. ci-dessus.)

COLLUTOIRE SULFURIQUE (F. H. M.).

Acide sulfurique dilué au 10ᶜ..................... 10
Mellite simple................................... 25

M. — Employé comme le *Collutoire chlorhydrique*. (Voy. *Gargarisme sulfurique*, p. 176).

GARGARISME ANTISEPTIQUE (Guibourt).

Quinquina r. concassé (*Cinchona micrantha*).   8 gram.
Eau commune.............................. 250 —

F. bouillir pendant 5 m. ; passez; ajoutez :

Alcool camphré................... ....   1 gram.
Eau de Rabel.......... .... 1 à 4 —
Mellite de roses ....   30 —

M. — Stomatite ulcéreuse, gangréneuse, scorbutique!

POTION DE CUBÈBE (Trideau).

Poivre cubèbe en poudre fine (*Piper cubeba*).. 12 gram.
Sirop simple............................. 100 —
Vin de Malaga.................... } *aa.* 20 —
Eau commune........................ }

M. — Il est essentiel que le poivre cubèbe soit récemment pulvérisé. — Angine diphthéritique; Croup.—Doses : par cuillerées à bouche toutes les heures! (Voy. *ci-après.*)

BOLS DE COPAHU ET DE CUBÈBE (Trideau).

Copahu (*Copahifera offic.*) .... 3 décigram.
Cubèbe pulv. (*Piper cubeba*)............... 2   —
Magnésie calcinée...... .... Q. S.

M.; pour 1 bol. — Angine diphthéritique grave; Croup. — Doses : 20 à 30 bols dans les 24 h. sans préjudice de la potion ci-dessus!

LOTION ANTIDIPHTHÉRITIQUE (Letzerich).

Sulfate ferreux......................... 5 décigram.
Ac. sulfurique dilué 1/6............... 1 gram.
Eau distillée.................... 150 —

F. dissoudre; M. —Pour badigeonner les parties malades 4 ou 5 f. par jour.

SUC DE CITRON (Voy. p. 330).

— Diphthérite. — Collutoire; badigeonnages (Révillout).

COLLUTOIRE AU CHLORATE DE POTASSE (F. H. M.).

Chlorate de potasse pulv............... } aa. P. É.
Mellite simple..........................

M. — Stomatite mercurielle.

— Les gargarismes ou les collutoires chlorhydriques sont beaucoup plus efficaces que les préparations de chlorate de potasse employées à l'intérieur ou en topiques.

GARGARISME AVEC LE CHLORATE DE POTASSE (Cod. fr.).

Chlorate de potasse........................ 10 gram.
Eau distillée.......... .... 250 —
Sp. de mûres .... 50 —

F. dissoudre le sel dans l'eau; ajoutez le sp. — Angines; stomatite mercurielle, ulcéreuse, gangréneuse.

— Le formulaire H. P. remplace les 50 gram. de sp. de mûres par 60 gram. de mellite de roses.

GARGARISME AU CHLORATE DE POTASSE (F. H. M.).

Chlorate de potasse........................ 5 gram.
Mellite simple........................... 30 —
Décoction d'orge .... 200 —

M. (Voy. ci-dessus.)

GARGARISME ANTISEPTIQUE (Jeannel).

Chlorate de potasse........................ 10 gram.
Eau .... 250 —
Mellite de roses.......................... 50 —
Acide chlorhydrique .... 2 —

— M. Angine; Stomatite ulcéreuse, gangréneuse, mercurielle!

POTION AU CHLORATE DE POTASSE (H. P.).

Potion gommeuse.......................... 125 gram.
Chlorate de potasse....................... 4 —

F. dissoudre. — Stomatite ulcéreuse, mercurielle.

★ TABLETTES DE CHLORATE DE POTASSE (Cod. fr.).

Chlorate de potasse pulv... 200
Sucre blanc pulv.......................... 1800
Carmin................................... 1

Gomme adragant (*Astragalus verus*)............ 20
Eau aromatisée au baume de Tolu............... 180

F. des tablettes de 1 gram. Chaque tablette représente 1 décigram. de chlorate de potasse. — Stomatite mercurielle, ulcéreuse.—Doses : 5 à 50.—Prescrivez de laisser fondre la pastille dans la bouche afin de prolonger le contact du chlorate de
potasse avec les surfaces malades.

★ PASTILLES AU CHLORATE DD POTASSE; PASTILLES AU SEL DE
BERTHOLLET (Dethan).

Chlorate de potasse............................ 5
Sucre en poudre 45
Mucilage de gomme adragant à l'eau de fl. d'o-
ranger .... Q. S.

F. des tablettes de 1 gram. Chaque tablette représente 1 décigram. de chlorate de potasse.—Ces tablettes sont ordinairement
colorées en rose avec un peu de carmin.
— Doses : 5 à 50 par jour.

GLYCÉRÉ DE CHLORATE DE POTASSE (Martinet).

Glycérine.................................... 10
Chlorate de potasse pulv..................... 1

M. — Ulcères phagédémiques; Stomatite ulcéreuse ;—Lotions
(Voy. *Collyre de Lanfranc*, p. 293.)

POTION CONTRE LE CROUP (Hôp. des enfants).

Émétique................................ 1 décigram.
Sp. d'ipeca............................... 30 gram.
Oxymel scillitique....................... 10 —
Infusion de polygala...................... 150 —

M. — Par cuillerées à bouche pour favoriser l'expulsion des
fausses membranes (Voy. *Émétique*, p. 441).

LIMONADE LACTIQUE.

(Voy. *médicaments nutrimentifs* p. 100.)

SOLUTION ANTIDIPHTHÉRITIQUE (Bricheteau et Adrian),

Eau distillée............................. 20 —
Acide lactique........................... 1 —

F. Dissoudre. — Cette solution pulv. par l'appareil Salès-Gi-
rons, doit être mêlée à l'air que respirent les malades. Weber de
Darmstadt confirme l'efficacité de ce traitement.

GARGARISME ANTIDIPHTHÉRITIQUE (Bricheteau et Adrian).

Eau distillée .... 100 gram.
Acide lactique............................. 5 —
Sp. d'orge .... 30 —

M. — Lavages réitérés; faites respirer en même temps la
solution aqueuse pulv. d'acide lactique à 1/20. (Voy. *ci-dessus.*)

MIXTURE ANTIDIPHTHÉRIQUE; POTION ANTIDIPHTHÉRITIQUE (West-Walker).

Chlorate de potasse............................. 5
Alcoolé de quinquina 16
— gayac 20
Eau... 240
Mellite simple................................. 50

F. dissoudre. — Angines diphthéritiques. — Doses : 1 cuillerée
à bouche d'heure en heure pour les adultes ; 1 cuillerée à café
aux mêmes intervalles pour les enfants ?

— Ne comptez pas trop sur le chlorate de potasse au delà des
points où il peut agir comme topique quoiqu'il soit en partie éliminé par la salive. (Voy. *Collutoire au chlorate de potasse*,
p. 701).

★ EAU DE CHAUX.

(Voy. p. 505.)

— Désagrége et dissout les membranes diphthéritiques. (Bricheteau et Adrian.) — F. respirer aux malades atteints d'angine
diphthéritique de l'eau de chaux pulvérisée.

SOLUTION AQUEUSE DE BRÔME (Ch. Ozanam).

Brôme pur................ ....1 goutte ou 5 centigram.
Eau distillée........................... 30 gram.

Agitez jusqu'à solution complète dans un flacon bouché à l'émeri.
Cette solution doit être conservée dans l'obscurité. — Croup ; Angine diphthéritique. — Doses : une goutte d'heure en heure dans
15 gram. d'eau?

POTION BRÔMO-BRÔMURÉE (Ozanam).

Eau distillée......................... 150 gram.
Solution aqueuse de brôme........... 10 gouttes.
Brômure de potassium............... 5 centigram.

M. — Croup; Angine diphthéritique. — Doses : une cuillerée à
bouche d'heure en heure?

POTION DE SULFURE DE POTASSE (Jaccoud).

Sulfure de potassium................... 6 décigram.
Sp. simple........................... 30 gram.
Hydrolat de fl. d'oranger .... 90 —

M. — Croup. — Doses : 1 cuillerée à bouche toutes les heures pour produire des vomissements réitérés. (Voy. *Emétique*, p. 441.)

POTION ANTIDIPHTHÉRITIQUE (Labat).

Acétate de potasse.....................	8 à 12 gram.
Eau.................................	100 —
Sp. simple............................	20 —

M. — Expectorant et modificateur des muqueuses dans les cas de diphthérite croupale, soit avant, soit après la trachéo-tomie. — Doses : la potion entière par cuillerées à café dans les 24 heures ; continuez pendant plusieurs jours de suite s'il est nécessaire ?

INSUFFLATIONS ANTIDIPHTHÉRITIQUES (Jodin, Thévenot, Barbosa).

Soufre sublimé non lavé........	5 décigram. à 1 gram.

Insufflez dans l'arrière-gorge au moyen d'un tube toutes les 3 heures dans les cas graves. Donnez en même temps quelques cuillerées à café d'*Opiat de soufre*. (Voy. p. 653.)

★ SOLUTION D'AZOTATE D'ARGENT CAUSTIQUE (Bretonneau, Trousseau).

Azotate d'argent cristallisé.......................	1
Eau	10

F. dissoudre. — Angine diphthéritique; Croup. — Portez cette solution au fond de la gorge, au moyen d'une petite éponge solidement attachée à l'extrémité d'une tige de baleine recourbée. — Très-douloureux.

★ POUDRE DE SULFATE DE CUIVRE ; POUDRE CAUSTIQUE (Leher).

Sulfate de cuivre pulv..................	aa. P. É.
Sucre pulv.............................	

M. — Angine diphthéritique; Croup. — Doses; 1 à 3 décigram. insufflés au moyen d'un tube. — Très-douloureux.

★ INSUFFLATION D'AZOTATE D'ARGENT.

Azotate d'argent pulv..................	1 décigram.

Insufflez au moyen d'un tube de verre. — Modificateur des surfaces envahies par la diphthérite. — Très-douloureux.

—L'insufflation, qui dissémine le caustique sur toutes les surfaces malades, est peut-être préférable à la cautérisation faite au moyen du crayon d'azotate d'argent. (Voy. *Solution de perchlorure de fer pour inhalations*, p. 171 ; *Alun calciné*, p. 177 ; *Poudre d'alun*, p. 177 ; *Solution d'alun pour inhalations*, p. 178; *Solution de tannin pour inhalations*, p. 190.)

GARGARISME OU LOTION AU PERCHLORURE DE FER (H. P.).

Solution de perchlorure de fer, D. 1,26 (30° B.).... 5
Eau commune................................... 300

M. — On peut édulcorer avec 40 gram. de mellite simple ou augmenter la dose de perchlorure. — Stomatite ulcéreuse, scorbutique ; Pharyngite granuleuse ; Angine diphthérique, etc. ; Hémorrhagies buccales! (Voy. *Potion de perchlorure de fer*, p. 172.)

— Tous les topiques employés contre l'angine diphthérique ne modifient que l'état local et sont beaucoup moins efficaces que les balsamiques qui produisent un double effet général et local! (Trideau.)

§ 7. — *Antiherpétiques végétaux.*

★ SIROP DE DAPHNÉ MÉZÉREUM (Cazenave).

Extrait alcoolique de mézéreum................... 1
Sp. simple....................................... 5000

M. — Affections cutanées rebelles. — Doses : 20 à 60 gram.

TISANE DE SALSEPAREILLE ET DE DAPHNÉ MÉZÉREUM (Cazenave).

Salsepareille (*Smilax medica*).............. 60 gram.
Eau .... 1250 —

F. bouillir jusqu'à réduction à 1000 ; ajoutez vers la fin de l'ébullition :

Éc. de daphné mézéréum (*Daphne mezereum*). 1 gram.

Passez ; ajoutez :

Sp. de squine............................. 100 gram.

M. — Affections cutanées rebelles. — Doses : 3 ou 4 verres par jour.

—Les *Tisanes sudorifiques* ou *Antiherpétiques* de Thompson, de Biett, de Gibert, comportent 2 à 5 gram. d'écorce de daphné mézéréum.

DÉCOCTION DE SALSEPAREILLE COMPOSÉE (Ph. britann.).

Salsepareille (*Smilax sarsaparilla*)........... 70 gram.
Sassafras (*Laurus sassafras*)................ 7 —
Gayac râpé (*Guajacum officinale*).......... 7 —
Réglisse (*Glycyrrhiza glabra*)............... 7 —
Éc. de mézéréum (*Daphne mezereum*)........ 4 —
Eau distillée................................ 850 —

F. bouillir jusqu'à réduction à 575 gram. — Affections syphilitiques et herpétiques rebelles. — Doses : 2 à 4 verres par jour.

★ SIROP DIAPHORÉTIQUE ; SIROP DE CARBONATE D'AMMONIAQUE (Cazenave).

Sp. de salsepareille............................... 25
Carbonate d'ammoniaque.......................... 1

M. — 20 gram. de ce sp. représentent 8 décigram. de carbonate d'ammoniaque. Quelques formulaires indiquent la proportion peut-être exagérée de 1/10 de carbonate d'ammoniaque.—Lèpre; Psoriasis.—Doses : 20 à 60 gram. par jour.—Surveillez les effets secondaires débilitants.

★ POUDRE D'HYDROCOTYLE (Boileau, Lépine).

Hydrocotyle fraîche (*Hydrocotyle asiatica*)........ Q. V.

F. sécher à l'étuve à + 40°; pulv. sans résidu — Lèpres; Éléphantiasis. — Doses : 10 à 30 gram. Délayez la poudre dans le sp. d'hydrocotyle.

DÉCOCTION D'HYDROCOTYLE (Boileau, Lépine).

Hydrocotyle sèche (*Hydrocotyle asiatica*)........ 30 gram.
Eau commune Q. S. pour..... .... 1 lit.

F. bouillir pendant 15 m.; passez. — Lèpre; Eczéma rebelle. — Doses : 1 lit. par jour à prendre pendant 3 semaines. Adjuvants, bains, sp., poudre d'hydrocotyle; préparations iodurées ; quelques purgatifs dans le cours du traitement.

BAIN D'HYDROCOTYLE (Boileau, Lépine).

Hydrocotyle sèche (*Hydrocotyle asiatica*)..... 1500 gram.
Eau.................................... 15 lit.

F. bouillir pendant 15 m.; passez; ajoutez à l'eau du bain. — Lèpre; Eczéma rebelle. — Doses : 1 bain par jour.

★ SIROP D'HYDROCOTYLE (Lépine).

Extrait alcoolique d'hydrocotyle.................. 1
Sucre candi.................................... 335
Eau distillée.................................... 165

Triturez l'extrait avec le sucre ; ajoutez l'eau peu à peu ;-f. dissoudre au B.-M. — Lèpre ; Eczéma ; Psoriasis; Prurigo. — Doses : 30 à 60 gram. — 25 gram. représentent 5 centigram. d'extrait d'hydrocotyle. — Le sucre blanc pourrait remplacer le sucre candi.

TISANE D'ORME PYRAMIDAL (Biett).

Écorce d'orme pyramidal (*Ulmus campestris*)...... 100
Eau.. 3000

F. bouillir jusqu'à réduction à moitié. — Affections squameuses de la peau. — Doses : 2 à 4 verres par jour. — Debreyne, Gubler, déclarent ce médicament de nulle efficacité.

★ EXTRAIT ALCOOLIQUE D'ÉCORCE D'ORME (Cod. fr.).

Prép. comme l'*Extr. alcoolique de digitale*, p. 571. Rendement : 22/100. — Affections cutanées rebelles ? — Doses : 2 à 8 gram.

★ SIROP D'ÉCORCE D'ORME (Cod. fr.).

Extrait alcoolique d'éc. d'orme .... 1.
Eau distillée..................................... 8
Sp. simple....................................... 50

F. dissoudre l'extrait dans l'eau distillée ; filtrez ; mêlez au sp. ; f. cuire jusqu'à D. 1,26 (30° B.) bouillant. — 20 gram. de ce sp. représentent 4 décigram. d'extrait alcoolique d'éc. d'orme. — Antiscrofuleux ? Antiherpétique ? — Doses : 20 à 100 gram.

TISANE ANTIHERPÉTIQUE ; APOZÈME ANTIDARTREUX (Devergie).

Rac. de bardane (*Lappa major*)............... 4 gram.
— patience (*Rumex acutus*)............. 4 —
— saponaire (*Saponaria officinalis*)...... 4 —
Éc. d'orme pyramidal (*Ulmus campestris*)..... 4 —
Tige de douce-amère (*Solanum dulcamara*).... 4 —
Eau... 1 lit.

F. bouillir jusqu'à réduction de 1/5 ; passez ; ajoutez :

Sp. de fumeterre.......................... 100 gram.

— Tonique, stomachique. — Cet apozème ne produit aucune action particulière contre les affections herpétiques.

★ SIROP DÉPURATIF (Devergie).

Racine de bardane (*Lappa major*)................ 100
— patience (*Rumex acutus*)............... 100
Feuil. de saponaire (*Saponaria officinalis*)......... 100
Bois de gayac râpé (*Guajacum officinale*)......... 100
Feuil. de séné (*Cassia acutifolia*)................ 25
Miel (*Apis mellifica*) 400
Sucre (*Saccharum officinarum*) 500
Eau commune 1500

F. bouillir dans l'eau la bardane, la patience, la saponaire et le gayac jusqu'à réduction à 800. Passez ; exprimez ; f. infuser le séné ; passez ; exprimez : ajoutez le miel et le sucre ; f. un sp. par coction bouillant à D. 1,27 (31°B.). — Dépuratif ? Tonique amer, légèrement laxatif. — Doses : 20 à 60 gram.

TISANE DE TIGES DE DOUCE-AMÈRE (Cod. fr.; H. P.; F. H. M.).

Prép. comme la *Tisane de bardane*, 20/1000. Antiherpétique?

★ SIROP DE DOUCE-AMÈRE (Cod. fr.).

Prép. comme le *Sp. de mousse de Corse.* — Antiherpétique? —
Doses : 20 à 100 gram. par jour.

INFUSION DE SCABIEUSE (H. P.).

Prép. comme l'infusion de bourrache, 10/1000. — Prétendu
dépuratif. Inutile.

Les plantes dites dépuratives : fumeterre, scabieuse, trèfle
d'eau, saponaire, pensée sauvage, patience, bardane, etc., ne
sont d'aucune utilité. (Alibert, Debreyne.)

§ 8. — *Prophylactiques de la scarlatine; préventifs des cicatrices
varioliques.*

POUDRE BELLADONÉE (Stievenart).

Rac. de belladone pulv. (*Atropa bella-
dona*) .... 1 décigram.
Sucre blanc pulv .... 8 gram.

M.; pour 60 paquets. — Prophylaxie de la scarlatine.
— Doses : 1 paquet matin et soir?

SOLUTION BELLADONÉE (Stievenart).

Extrait de belladone................... 15 centigram.
Hydrolat de cannelle................... 30 gram.

M. — Prophylaxie de la scarlatine. — Doses : 2 gouttes matin
et soir pour les enfants à la mamelle ; 3 gouttes matin et soir pour
les enfants de 2 ans; 4 gouttes pour les enfants de 3 ans, et ainsi
de suite sans dépasser 12 gouttes ? — E. Gintrac a démontré que
la belladone n'exerce aucune action prophylactique contre la
scarlatine.

POMMADE PRÉVENTIVE DES CICATRICES VARIOLIQUES (Bennett).

Onguent mercuriel.............................. 4
Amidon pulv.................................... 1

M. — Onctions réitérées sur la face. — On a recommandé un
masque de *Sparadrap de Vigo*, les onctions de *Glycérine.* (Voy.
p. 42), ou des badigeonnages journaliers avec l'*Alcoolé d'iode*
(Boinet) (voy. p. 279), un masque de *Collodion mercuriel.* (Voy.
p. 717.) (Deslioux), des onctions de *Glycéré phénique* à 1/100.
(Voy. p. 69). — Les cicatrices ne sont pas apparentes chez les
sujets qui ont été laissés dans l'obscurité pendant la période de
suppuration ?

VINGT-QUATRIÈME SECTION

ANTISYPHILITIQUES

§ 1. — *Mercure.*

—Syphilis. Le mercure n'est pas préventif de la syphilis; il en est un modicateur très-efficace.

La syphilis légère, chez un sujet jeune, bien constitué et bien nourri, peut disparaître spontanément sans traitement.

Le mercure n'est pas un *spécifique* dans toute l'acception de ce mot; il n'a pas d'action directe sur le poison syphilitique, mais sur ses effets; il est inutile contre les accidents tertiaires.

Le mercure est d'une efficacité manifeste contre la syphilis des nouveau-nés, surtout lorsqu'elle n'est pas héréditaire, qu'elle a été transmise au nourrisson.

La salsepareille, le gayac, le sassafras, etc., n'ont aucune propriété antisyphilitique.

Parmi les partisans du mercure, les uns cherchent à faire disparaître les manifestations secondaires dans un temps relativement court, par de hautes doses; les autres prescrivent le médicament à petites doses pendant une période qui varie de 6 mois à 2 ans.

★ POMMADE MERCURIELLE; ONGUENT MERCURIEL DOUBLE; ONGUENT NAPOLITAIN (Cod. fr.)

Mercure métallique 25
Axonge benzoïnée 23
Cire blanche (*Apis mellifica*).................... 2

F. fondre la cire et l'axonge; versez environ 8 du corps gras liquéfié, dans une marmite de fonte modérément chauffée, afin de le maintenir à demi fluide; ajoutez le mercure; agitez avec un bistortier jusqu'à ce que le métal soit entièrement divisé; alors ajoutez le reste du corps gras; M. — Antisyphilitique, résolutif; controstimulant. — Onctions; frictions (Voy. *ci-après*).

La ph. austr. prescrit d'éteindre le mercure, dans un mélange de suif de mouton et d'axonge trituré dans une marmite de fonte modérément chauffée.

Cet excipient est adoptée par la Soc. de ph.

Cl. Wallet ajoute le mercure par très-petites portions dans la totalité de l'axonge pure; l'extinction du métal se produit ainsi successivement et en très-peu de temps.

— Divisez le mercure avec 1/5 de l'axonge sur une table de

marbre, au moyen d'un large couteau flexible; gardez pendant 15 jours le mélange imparfait ainsi obtenu; remettez-le sur la table, malaxez-le au couteau pendant 1/2 h. environ; ajoutez peu à peu le reste de l'axonge et continuez la malaxation jusqu'à ce que le mercure soit entièrement éteint. Par ce procédé, la préparation de 10 kil. de pommade mercurielle peut-être terminée en 6 heures. Si vous employez 1/5 d'ancienne pommade mercurielle pour opérer la division préliminaire du mercure, vous pouvez terminer la préparation séance tenante! (Barbet.)

— La pommade mercurielle n'offre pas le caractère essentiel d'un bon médicament, qui est d'avoir une composition fixe. Une quantité de mercure variable est oxydée, et une quantité variable de graisse est saponifiée pendant la préparation. D'ailleurs, le médicament étant administré en onctions ou en frictions, la quantité de mercure absorbée est nécessairement variable selon l'état de la peau, selon la durée de l'application, l'étendue de la surface, et selon la manière dont la friction est exécutée. C'est pourquoi il est indispensable, lorsqu'on emploie la pommade mercurielle, d'en surveiller attentivement les effets. Le gonflement des gencives indique un commencement d'intoxication.

— Il est dangereux de faire des onctions de pommade mercurielle sur la peau imprégnée de pommade d'iodure de potassium; un composé caustique, probablement le biiodure de mercure, prend alors naissance et détermine la cautérisation superficielle de la peau. Cet accident est particulièrement à redouter sur la peau du scrotum. (Voy. *Pommade au stéarate de mercure*, p. 672.)

★ POMMADE MERCURIELLE (F. H. M.).

Mercure .... ⎫ *aa.* P. É.
Axonge .... ⎭

Triturez le mercure par petites portions avec le tiers de l'axonge dans une marmite en fonte, à l'aide d'un pilon de bois dont le manche est maintenu à la partie supérieure par un anneau, dans lequel il se meut librement. Lorsque les globules métalliques ne seront plus visibles à la loupe; ajoutez peu à peu le reste de l'axonge et continuez la trituration jusqu'à ce que la pommade frottée sur du papier ne laisse plus apercevoir à la loupe aucun globule de mercure.

★ POMMADE MERCURIELLE SIMPLE; ONGUENT GRIS (Cod. fr.; F. H. M.).

Pommade mercurielle à parties égales 1
Axonge benzoïnée 3

M. — Antisyphilitique; résolutif; controstimulant; parasiticide. — Onctions et frictions.

CÉRAT MERCURIEL (Cod. fr.; H. P.; F. H. M.).

Pommade mercurielle à parties égales....... }
Cérat de Galien .... } *aa.* P. É.

M. par trituration. — Pansement des ulcères syphilitiques. —
Vous pouvez employer pour ce mélange, selon l'indication, du
cérat plus ou moins opiacé. (Voy. *Cérat opiacé*, p. 398.)

★ ONGUENT DIGESTIF MERCURIEL (Cod. fr.; H. P.).

Onguent digestif simple................ ... }
Pommade mercurielle à parties égales..... } *aa.* P. É.

M. — Stimulant; antisyphilitique. — Pansement des ulcères
syphilitiques asthéniques.

★ BAUME MERCURIEL DE PLENCK.

Mercure 8
Oléo-rés. de térébenthine. (*Abies pectinata*)........ 4
Axonge (*Sus scrofa*) 24
Onguent d'Arcœus.............................. 34
Calomel à la vapeur............................ 1

Éteignez le mercure dans la térébenthine; ajoutez par trituration les autres substances. — Ulcères vénériens. — Pansements.

★ POMMADE MERCURIELLE (Donovan).

Oxyde noir de mercure........................... 10
Suif de mouton (*Ovis aries*) 16

F. chauffer à + 160° pendant 1 heure en remuant continuellement; laissez refroidir en continuant d'agiter. — Proposé pour
remplacer l'onguent mercuriel. (Voy. p. 709.)

★ POMMADE MERCURIELLE COMPOSÉE (Hôp. de Toulon).

Onguent napolitain............................. 15
Chaux hydratée............................... 4
Chlorhydrate d'ammoniaque pulv.. 2
Soufre sublimé............................... 2

Triturez longuement. — Syphilis. — Frictions.

SUPPOSITOIRE MERCURIEL.

Onguent mercuriel............................. 3
Axonge benzoïnée............................. 1
Cire blanche 1
Beurre de cacao... 4

F. fondre la cire, ajoutez le beurre de cacao, puis l'axonge;

laissez refroidir; lorsque le mélange est à demi figé, ajoutez l'onguent mercuriel; mêlez; coulez; pour 2 suppositoires.
— Rhagades.

★ PILULES MERCURIELLES SIMPLES; PILULES BLEUES (Cod. fr.;Soc. de Ph.).

Mercure pur........................,........ 5 centigram.
Conserve de roses...................... . 75 milligram.
Réglisse pulv. (*Glycyrrhiza glabra*)....... 25   —

Éteignez le mercure avec la conserve de rose; ajoutez la poudre de réglisse, M. pour faire 1 pil. — Antisyphilitique. — Doses : 1 à 4 pil. (Voy. *Mercure purifié*, p. 55.)

★ PILULES MERCURIELLES SAVONNEUSES ; PILULES DE SÉDILLOT
(Cod. fr.; F. H. M.).

Pommade mercurielle récente............   1 décigram.
Savon médicinal pulv...................:.... 66 milligram.
Réglisse pulv. (*Glycyrrhiza glabra*)....... 33   —

M. pour 1 pil. — Antisyphilitique : doses : 1 à 3 pil — Purgatif : doses : 2 à 6. Le formulaire H. P. prescrit 75 milligram. de savon pour 1 décigram. de pommade mercurielle.

★ MERCURE GOMMEUX DE PLENCK.

Mercure... ....-...... 1
Gomme arabique pulv. (*Acacia vera*).............. 3
Sp. diacode..................................... 4

M.; éteignez le mercure par une longue trituration. — Syphilis. -- Doses : 2 décigram. à 1 gram. en potion ou en pilules.

INJECTION URÉTHRALE ANTISYPHILITIQUE (Lagneau).

Onguent mercuriel.... ....: 3
Huile d'olives (*Olea europœa*)..................... 25

M. Chancre uréthral. — Agitez chaque fois.

§ 2. — *Bichlorure de mercure; Cyanure de mercure.*

★ SUBLIMÉ CORROSIF; DEUTOCHLORURE DE MERCURE SUBLIMÉ;
DEUTOCHLORURE DE MERCURE; BICHLORURE DE MERCURE; Hg Cl. (Cod. fr.).

Sulfate de bioxyde de mercure pulv................ 10
Chlorure de sodium décrépité pulv.............. 10
Bioxyde de manganèse pulv...................... 1

M.; introduisez dans un matras à fond plat; laissez en contact pendant 24 h.; f. chauffer dans un bain de sable où le matras soit enfoncé jusqu'au col; laissez le goulot ouvert tant qu'il se dégage .. de la vapeur d'eau; l'humidité étant dissipée, couvrez le goulot d'une capsule ; enlevez le sable pour laisser à découvert la moitié supérieure du matras ; augmentez le feu ; donnez un coup de feu à la fin pour consolider les cristaux par un commencement de fusion ; laissez refroidir lentement ; cassez le matras pour détacher le sel mercuriel.

L'opération doit être faite sous le manteau d'une cheminée tirant bien à cause des vapeurs toxiques qui se dégagent lorsque le bain de sable est un peu trop chauffé.

— Antisyphilitique ; à l'intérieur, doses : 1 à 3 centigram. par jour en potion ou en pil. A l'extérieur, escharotique en poudre, en trochisques ou en solution concentrée (Voy. p. 284) ; antisyphilitique ; antiherpétique : doses variables en bains, injections, lotions, pommades, etc. (voy. p. 665).

⭐ CYANURE DE MERCURE; Hg Cy (Cod. fr.).

Bioxyde de mercure............................ 3
Bleu de Prusse pur............................. 4
Eau distillée... 40

Porphyrisez le bioxyde et le bleu de Prusse ; M. dans une capsule de porcelaine avec 25 d'eau distillée ; f. bouillir ; la matière ayant pris une couleur brune, décantez, filtrez ; f. bouillir le résidu avec 15 d'eau distillée ; décantez ; filtrez ; réunissez les liqueurs ; f. évaporer dans une capsule de porcelaine jusqu'à pellicule ; laissez refroidir et cristalliser ; f. égoutter les cristaux sur un entonnoir et faites-les sécher à l'étuve. Les eaux-mères évaporées fournissent encore des cristaux.

Le bleu de Prusse impur du commerce peut être employé à condition d'être lavé à l'ac. chlorhydrique, puis à l'eau distillée.

— Mêmes indications et mêmes doses que le bichlorure de mercure. — Peu usité. — Toxique.

⭐ SOLUTION DE BICHLORURE DE MERCURE; LIQUEUR DE VAN SWIETEN (Cod. fr.; H. P.; F. H. M.; Soc. de Ph.).

Bichlorure de mercure.................... 1 gram.
Alcool à 80°............................... 100 —
Eau distillée... .... 900 —

F. dissoudre le bichlorure dans l'alcool ; ajoutez l'eau distillée.
— Cette solution contient 1/1000 de bichlorure ; soit 1 centigram. pour 10 gram. — La liqueur de Van Swieten de diverses pharmacopées contient seulement 1/1152 de bichlorure, soit environ 1/9 de moins que celle du Cod. fr. — Antisyphilitique généralement adopté. — Doses : 10 à 30 gram. en 2 fois dans une tasse à thé d'eau ou de lait sucrés. Mêlé au lait, le bichlorure de mercure

s'engage dans une combinaison organique assimilable, qui n'irrite point l'estomac.

★ SOLUTION DE BICHLORURE DE MERCURE (Ph. Lond.).

Bichlorure de mercure.................... ⎫ *aa*..   1
Chlorhydrate d'ammoniaque............... ⎭
Eau distillée............................... 1000

F. dissoudre ; filtrez. — Doses : 10 à 30 gram. par jour. (Voy. *ci-dessus*.)

★ EAU ROUGE (Alibert).

Bichlorure de mercure.......................... 1
Eau distillée 120
Alcoolé d'orcanette........................... Q. S.

F. dissoudre ; M. ; filtrez. — Antisyphilitique ; antiherpétique. — Lotions, applications. — Beaucoup plus active que la liqueur de Van Swieten.—Toxique. (Voy. *Sels caustiques de mercure*, p. 283.)

★ SOLUTION DE BICHLORURE DE MERCURE ET DE PERCHLORURE DE FER; GOUTTES ANTIVÉNÉRIENNES (Ph. anglaises).

Perchlorure de fer cristallisé .... ⎫ *aa*..   1
Bichlorure de mercure.................. ⎭
Eau distillée................................. 1000

F. dissoudre ; filtrez. — Ce médicament représente pour 10 gram. 1 centigram. de perchlorure de fer et 1 centigram. de bichlorure de mercure (Voy. *Perchlorure de fer cristallisé*, p. 171).

Antisyphilitique. — Doses : 10 à 30 gram. dans du lait sucré, de l'eau de gruau.

★ PILULES DE DEUTOCHLORURE DE MERCURE OPIACÉES; PILULES DE DUPUYTREN (Cod. fr.; H. P.).

Deutochlorure de mercure porphyrisé...... 1 centigram.
Extrait d'opium......................... 2   —
   — de gayac...................... 4   —

M. pour 1 pil. — Antisyphilitique; antiherpétique. — Doses : 1 à 2 pil.

★ MERCURE ALBUMINEUX; MERCURE ANIMALISÉ; BICHLORURE DE MERCURE ALBUMINEUX (Lassaigne).

D'une part :

Blanc d'œuf................................. n° 2.
Eau distillée... .... 500 gram.

Battez fortement; d'autre part :.

Bichlorure de mercure..................... 5 gram.
Eau distillée chaude.... 200   —

F. dissoudre ; laissez refroidir ; M. la solution mercurielle à l'eau albumineuse ; lavez le précipité à l'eau distillée par décantation ; recueillez-le sur un filtre ; faites-le sécher à l'étuve. On assure que ce composé entre dans la composition des *Biscuits antisyphilitiques d'Olivier.* — Antisyphilitique — Doses : 5 à 10 centigram. en pil. (Voy. *ci-après.*)

★ BISCUITS DÉPURATIFS D'OLIVIER (Foy).

Ces biscuits préparés avec la farine, le lait, le sucre et l'œuf et du poids de 16 gram., sont supposés contenir 1 centigram. de bi-chlorure de mercure. — Syphilis. — Doses : 1 à 3 par jour.

★ CHOCOLAT ANTISYPHILITIQUE (Jourdan).

Bichlorure de mercure	1 gram.
Baume du Pérou (*Myrospermum Pereiræ*)....	15 —
Chocolat...................................	525 —
Sucre (*Saccharum officinarum*)...........	75 —

F. dissoudre la bichlorure dans Q. S. d'alcool; M.; f. 32 ta-blettes. Chaque tablette du poids de 19 gram., représente 3 cen-tigram. de bichlorure. Cette formule dissimule le bichlorure de mercure. — Doses : 1/2 à 1 tablette.

GARGARISME ANTISYPHILITIQUE (Ricord).

Décocté de ciguë et de morelle......	200 gram.
Bichlorure de mercure............	5 à 10 centigram.

F. dissoudre. — Angine syphilitique ; Plaques muqueuses buc-cales. — Doses : le malade doit se gargariser 3 fois par jour. — Ce gargarisme peut être remplacé par la liqueur de Van Swieten miellée qui est plus active. (Voy. *ci-après.*)

GARGARISME ANTISYPHILITIQUE (Jeannel).

Liqueur de Van Swieten...................	250 gram.
Mellite simple...........................	50 —

M. — Ce gargarisme représente 25 centigram. de bichlorure. — Angine syphilitique ; Plaques muqueuses buccales. — F. laver la bouche 3 ou 4 fois par jour ; recommandez de ne pas avaler le médicament !

GARGARISME MERCURIEL (F. H. M.).

Liqueur de Van Swieten...................	10 gram.
Eau distillée ou, à défaut, eau de pluie......	100 —

M. — La dose de liqueur de Van Swieten est insuffisante. (Voy. *ci-dessus.*)

INJECTION ANTISYPHILITIQUE; INJECTION MERCURIELLE (F. H. M.).

Bichlorure de mercure................... 15 centigram.
Eau distillée....................... . 100 gram.

F. dissoudre. — Chancre uréthral.

INJECTION MERCURIELLE OPIACÉE (Bouchardat).

Liqueur de Van Swieten........................ 100
Laudanum de Sydenham........................ 3

M. — Chancre uréthral ou vaginal.

★ SOLUTION DE BICHLORURE DE MERCURE POUR BAIN (Cod. fr.; H. P.).

Bichlorure de mercure.................. 20 gram.
Alcool à 90°........................ 50 —
Eau distillée...................... 200 —

F. dissoudre pour un bain. — Antisyphilitique; antiherpétique. — Baignoire de bois. — Toxique.

— La dose ci-dessus ne représente que 66 milligram. de bichlorure par litre d'eau si le bain est de 300 litres; la liqueur de
Van Swieten représente 1 gram. de ce sel par litre ou 15 fois
davantage. Aussi ne doit-on pas craindre d'augmenter peu à peu
la dose de sublimé selon les effets obtenus. Les ulcérations, les
plaques muqueuses, etc·, qui ouvrent des voies à l'absorption,
indiquent de diminuer la durée du bain et la dose du sel mercuriel.

★ SOLUTION DE BICHLORURE DE. MERCURE ET DE SEL AMMONIAC POUR BAIN
(H. P.).

Bichlorure de mercure.................. 15 gram.
Sel ammoniac.......................... 15 —
Eau .... 500 —

F. dissoudre les sels dans l'eau; ajoutez la solution dans l'eau
du bain. — Toxique. — Baignoire de bois. (Voy. ci-dessus.)

★ BAIN MERCURIEL; SOLUTION POUR BAIN MERCURIEL (F. H. M.).

Bichlorure de mercure.................. 20 gram.
Chlorure de sodium..................... 20 —
Eau chaude............................ 200 —

F. dissoudre; M. à l'eau du bain. — Toxique — Baignoire de
bois. — Dans les hôpitaux militaires, le pharmacien ne doit délivrer cette solution pour bain mercuriel qu'à l'aide-major de service qui doit la verser lui-même dans la baignoire. (Voy. ci-
dessus.)

★ COLLOLION MERCURIEL.

Collodion...... 30
Sublimé corrosif.......................... 1

F. dissoudre. — Taches syphilitiques; préventif des cicatrices varioliques. (V. p. 708.) — Badigeonnages. (Voy. *Pommade de Cirillo*, p 285.)

§ 3. — *Protochlorure de mercure.*

★ PROTOCHLORURE DE MERCURE PAR SUBLIMATION; PROTOCHLORURE DE MERCURE PORPHYRISÉ; MERCURE DOUX; CALOMEL; CALOMÉLAS; Hg^2 Cl. (Cod. fr.).

Deutochlorure de mercure pulv..................... 4
Mercure métallique............................. 3

Humectez le deutochlorure; ajoutez le mercure; f. un mélange homogène dans un mortier de porcelaine; f. sécher à l'étuve; f. chauffer au bain de sable dans un matras à fond plat, jusqu'à sublimation complète; cassez le matras; porphyrisez la masse cristalline; lavez la poudre à l'eau distillée bouillante à plusieurs reprises jusqu'à ce qu'elle ne brunisse plus par le sulfhydrate d'ammoniaque. (Voy. *ci-après*.)

★ PROTOCHLORURE DE MERCURE PULVÉRULENT; CALOMEL A LA VAPEUR (Soubeyran; Cod. fr.).

Protochlorure de mercure cristallisé............ Q. S.

Introduisez le protochlorure dans un tuyau en terre fermé d'un côté et luté; placez ce tuyau dans un fourneau allongé : son extrémité ouverte, sortant du fourneau par un orifice de dimension convenable, et libre dans une longueur de 4 centim., s'adapte à frottement à la paroi d'une grande jarre en grès percée d'un orifice aux deux tiers de sa hauteur; lutez les joints du tuyau avec le fourneau et avec la jarre; interposez un double écran métallique entre le fourneau et la jarre; fermez celle-ci d'un couvercle en bois ajusté avec une bande de papier collé; percez le couvercle d'un orifice étroit pour le dégagement de l'air dilaté. Alors chauffez le tuyau au rouge sombre en commençant par le côté le plus rapproché de la jarre. Le protochlorure pulvérulent recueilli dans le récipient doit être lavé à l'eau distillée bouillante jusqu'à ce que l'eau de lavage ne brunisse plus par le sulfhydrate d'ammoniaque.

— Dans un tuyau de 10 centim. de diamètre et de 50 centim. de longueur, on peut volatiser 10 kil. de protochlorure de mercure en 2 heures, la capacité de la jarre étant de 2 hectolitres environ. L'opération peut être exécutée sur une petite échelle au moyen d'une cornue de verre à col très-court adaptée à un grand ballon de verre.

— Cette opération fournit le calomel à la vapeur qui doit être délivré lorsque l'ordonnance du médecin ne spécifie pas la nature du calomel prescrit. — A l'intérieur : antisyphilitique, doses : 5 centigram. à 1 décigram. par jour, en pil.; purgatif, vermifuge : 1 décigram. à 1 gram. en poudre, en tablettes, en potion; controstimulant : 5 centigram. à 1 décigram. en 20 prises avec Q. S. de sucre. — A l'extérieur, antisyphilitique, antiherpétique : en poudre, en pommade, etc. (Voy. *Poudre controstimulante*, p. 346; *Purgatifs*, p. 460; *Antiherpétiques*, p. 666.)

— Le calomel ne doit jamais être administré avec l'hydrolat de laurier-cerise ni avec l'émulsion d'amandes qui produisent en réagissant sur lui du cyanure de mercure éminemment toxique, ni avec les aliments salés (Mialhe), ni surtout avec les liquides alcalins (carbonates, bicarbonates) (Jeannel), qui le convertissent partiellement en bichlorure.

★ PROTOCHLORURE DE MERCURE PAR PRÉCIPITATION; PRÉCIPITÉ BLANC
(Cod. fr.).

Mercure...................................... 10
Ac. azotique, D. 1,26 (30° B.)................ 15

F. dissoudre le mercure à froid; après 3 jours, décantez; f. dissoudre les cristaux dans l'eau acidulée d'acide azotique; ajoutez un excès d'acide chlorhydrique; laissez déposer; décantez; lavez le précipité par décantation avec l'eau distillée bouillante, jusqu'à ce que l'eau de lavage ne brunisse plus par le sulfhydrate d'ammoniaque.

— Le précipité blanc, beaucoup plus actif que le calomel porphyrisé ou à la vapeur, ne doit jamais leur être substitué à moins d'indication spéciale.

—A l'intérieur (rarement), antisyphilitique; doses : 2 à 4 centigram. par jour en pil.; purgatif, vermifuge; doses : 5 centigram. à 4 décigram., en tablettes, pil., potions; controstimulant; doses : 5 centigram. en 20 prises avec q. s. de sucre. — A l'extérieur, antisyphilitique, antiherpétique : en poudre, en pommade, etc. (Voy. *ci-dessus*.)

★ MERCURE AVEC LA CRAIE; ÉTHIOPS CALCAIRE.

— Controstimulant, antidiarrhéique, antisyphilitique. — Doses : 1 à 5 décigram. Très-usité en Angleterre. (Voy. p. 509.)

PILULES DE CALOMEL COMPOSÉES (Ph. Britann.).

Calomel......................... ⎫
Sulfure d'antimoine pulv......... ⎬ *aa.* 2 centigram.
Huile de ricin.................. ⎭
Résine de gayac..................... 4   —

M. pour 1 pil. — Antisyphilitique, antiherpétique; doses : 1 à
5 par jour ; purgatif, doses : 5 à 20.

★ ÉLECTUAIRE ANTISYPHILITIQUE BRÉSILIEN DE CARNEIRO (Dorvault).

Feuil. de *Bignonia copaia* pulv................. 30
Salsepareille pulv. (*Smilax sarsaparilla*).......... 30
Feuil. de séné pulv. (*Cassia acutifolia*)........ . . 15
Calomel à la vapeur............................. 1
Sp. simple.................................... Q. S.

M. — Antisyphilitique ; employé contre le Pian. — Doses :
5 à 20 gram. 10 gram. de cet électuaire représentent environ
9 centigram. de calomel. — Très-usité au Brésil.

★ POMMADE DE PROTOCHLORURE DE MERCURE; POMMADE DE CALOMEL
(Cod. fr.; F. H. M.).

Protochlorure de mercure à la vapeur................. 1
Axonge benzoïnée.................................... 3

M. sur le porphyre. — Antiherpétique ; antisyphilitique. —
Onctions ; pansements. — La dose de calomel doit être souvent
atténuée.
— Le formulaire H. P. réduit la dose de calomel à 1/24 ; cette
dose suffit le plus souvent. (Voy. p. 666.)
— La Soc. de ph. propose : calomel à la vapeur, 1 ; axonge
benzoïnée, 9.

★ GLYCÉROLÉ DE PRÉCIPITÉ BLANC (Muller).

Précipité blanc (protochlorure de mercure précipité). 1
Glycéré d'amidon............................... 30

M. — Eczéma ; Impétigo ; Ozène. — Topique.

★ BOUGIES MERCURIELLES (Dorvault).

Calomel 1
Cire blanche................................... 20
Beurre de cacao................................ 2

F. fondre ; M. pour faire des bougies. — Ulcérations syphilitiques de l'urèthre.

TISANE DE ZITTMANN (Ph. Germ.).

Salsepareille *(Smilax sarsaparilla)*..........	100 gram.
Eau commune..............................	2600 —

F. digérer pendant 24 h. ; ajoutez dans un nouet de linge :

Sucre blanc pulv.....	} aa. 6
Alun pulv.................................	
Calomel porphyrisé............................. ...	4
Cinabre pulv...................................	1

Ces 4 substances mêlées, f. chauffer au B.-M. dans un vase couvert pendant 3 heures ; agitez souvent ; ajoutez :

Semences d'anis concassées *(Pimpinella anisum)*.....	4
. — de fenouil concassées *(Fœniculum dulce)*...	4
Feuilles de séné incisées *(Cassia acutifolia)*..........	24
Rac. de réglisse incisée *(Glycyrrhiza glabra)*...	12

F. infuser pendant 1/4 d'heure ; passez ; exprimez ; laissez éclaircir par le repos ; décantez. Le produit total qui doit peser 2500 gram., est ordinairement administré en 8 doses. — Syphilides.

★ CHLOROAMIDURÈ DE MERCURE ; OXYCHLORURE AMMONIACAL DE MERCURE ; PRÉCIPITÉ BLANC (Soc. de Ph.).

Bichlorure de mercure.........................	1
Eau distillée.................................	20

F. dissoudre ; ajoutez :

Ammoniaque liquide à 22°......................	Q. S.

pour un léger excès. Lavez à l'eau distillée par décantation, avec réserve, car il est un peu soluble.

— Sel mal déterminé ; presque inusité en France. Plus actif que le calomel avec lequel on pourrait le confondre en raison de la similitude du nom vulgaire : *Précipité blanc.*

Doses : à l'intérieur (rarement) : 1 à 4 centigram. en pil. ; à l'extérieur, en pommade aux mêmes doses que le calomel.

§ 4. — *Proto-iodure de mercure ; Deuto-iodure de mercure ; Acétate de mercure ; Azotate de mercure ; Sulfure de mercure.*

★ PROTO-IODURE DE MERCURE ; Hg^2I (Cod. fr.).

Mercure....................................	10
Iode.......................................	6
Alcool à 80°.................................	Q. S.

Triturez l'iode et le mercure dans un mortier de porcelaine après avoir ajouté alcool Q. S. pour que le mélange soit pâteux. Continuez la trituration jusqu'à ce que, le mercure ayant disparu, la masse ait pris une couleur jaune verdâtre ; introduisez le produit dans un matras et lavez-le à l'alcool bouillant pour le débarrasser des traces de bi-iodure de mercure qu'il pourrait contenir ; f. sécher à une douce chaleur ; conservez à l'abri de la lumière. N'opérez jamais sur de grandes quantités, car le mélange s'échauffe beaucoup pendant la combinaison.

Le F. H. M. prescrit 50 de mercure pour 31 d'iode, et n'ordonne pas le lavage à l'alcool. Rendement, 80/81 de mercure et d'iode employés.

— Antisyphilitique inférieur au bichlorure de mercure. — Doses : 5 centigram. à 1 décigram. en pilules.

★ PILULES DE PROTO-IODURE DE MERCURE OPIACÉES (Cod. fr.; H. P.).

Proto-iodure de mercure récemment préparé   5 centigram.
Extrait d'opium..........................   2   —
Conserve de roses........................   1 décigram.
Rac. de réglisse pulv....................   Q. S.

M. l'extrait d'opium et la conserve de roses ; ajoutez le proto-iodure, puis la poudre de réglisse pour f. 1 pil. — Antisyphilitique. — Doses : 1 à 2 pil. par jour.

★ PILULES DE PROTO-IODURE DE MERCURE (F. H. M.).

Proto-iodure de mercure...............   25 milligram.
Extrait de genièvre.............. ⎫
Poudre de réglisse.............. ⎭ aa. Q. S.

M. pour 1 pil. — Doses : 1 à 4 pil. par jour.

★ POMMADE DE PROTO-IODURE DE MERCURE (Cod. fr.; H. P.; F. H. M.).

Proto-iodure de mercure.........................   1
Axonge..   20

M. sur un porphyre. — Ulcères vénériens. — Pansements.

★ DEUTO-IODURE DE MERCURE; BI-IODURE DE MERCURE; HgI
(Cod. fr.; F. H. M.).

Bichlorure de mercure...........................   8
Iodure de potassium.............................   10
Eau distillée...................................   Q. S.

F. dissoudre séparément les 2 sels chacun dans 300 gram. d'eau ; mêlez ; lavez le précipité à l'eau distillée ; faites-le sécher à une douce chaleur dans l'obscurité ; conservez à l'abri de la lumière. Rendement : 2/3 des substances employées.—Antisyphilitique.—Doses : 5 à 25 milligram. en pilules. — Toxique.

PILULES DE DEUTO-IODURE DE MERCURE (Bouchardat).

Deuto-iodure de mercure.................. 5 milligram.
Extrait de genièvre....................... 5 centigram.
Réglisse pulv............................. ... Q. S.

M. pour 1 pil. — Antisyphilitique. — Doses : 1 à 5 par jour.

★ SOLUTÉ D'IODHYDRARGYRATE DE POTASSE (Puche).

Bi-iodure de mercure.................... } aa. 1
Iodure de potassium.................... }
Eau distillée............................. 625

Triturez l'iodure de mercure avec l'iodure de potassium ; ajoutez l'eau peu à peu ; filtrez.—5 gram. de ce soluté représentent 8 milligram. de bi-iodure de mercure : c'est là un dosage compliqué. Il vaudrait mieux formuler 1 décigram. de chaque iodure pour 100 gram. d'eau ; alors chaque gram. de soluté représenterait 1 milligram. de bi-iodure.— Syphilis. — Doses : 4 à 20 gram. par jour en potion, dans du sirop. (Voy. *Antiherpétiques*, p. 664).

★ POMMADE DE DEUTO-IODURE DE MERCURE (F. H. M.).

Deuto-iodure de mercure................... 1
Axonge.................................... 50

M. dans un mortier de verre. — Pansement. — Ulcères vénériens et herpétiques. Doit être employée à très-petites doses. — Toxique.

—La *Pommade au deuto-iodure de mercure*, à 1/3 ou 1/1, est employée par Hardy et par Guibout comme substitutif sur les scrofulides érythémateuses, pustuleuses ou tuberculeuses.

★ ACÉTATE DE MERCURE ; PROTO-ACÉTATE DE MERCURE.

Proto-azotate de mercure cristallisé............. 35
Acétate de soude cristallisé.................... 20
Eau distillée............................... Q. S.

D'une part : f. dissoudre l'azotate de mercure avec son poids d'eau acidulée par Q. S. d'acide azotique ; d'autre part : f. dissoudre l'acétate de soude dans son poids d'eau tiède ; mêlez les deux solutions ; recueillez et lavez sur le filtre le précipité d'acétate de mercure. — Prép. des *Dragees de Kayser* (Voy. *ci-après*.)

★ DRAGÉES DE KAŸSER.

Protoacétate de mercure................... 1 centigram.
Manne en larmes..................... 17 —

M.; pour 1 dragée. — Antisyphilitique. — Doses : 1 ou 2 matin et soir. — Inusité.

★ CIGARETTES MERCURIELLES (Trousseau et Reveil).

Azotate de protoxyde de mercure..................... 1
Eau distillée.................................... 20
Ac. azotique.................................... 1

M. ; f. dissoudre. Imbibez de ce liquide une feuille de papier non collé de 0^m,20 sur 0^m,15 ; f. sécher ; divisez en 20 cigarettes. — Pharyngite, laryngite syphilitique. — Doses : fumer lentement 1 à 2 cigarettes par jour en aspirant la fumée. (Voy. *Azotate de protoxyde de mercure*, p. 286.)

★ POUDRE DE SULFURÉ ROUGE DE MERCURE ; POUDRE DE CINABRE (Cod. fr.).

Prép. comme la *Poudre de sulfure d'antimoine*, p. 31.

FUMIGATION DE CINABRE (H. P.).

Cinabre.................................. 30 gram.

Le F. H. M. ne prescrit que 10 gram. de cinabre. — Syphilis rebelles. — Pour le mode d'emploi, voy. *ci-après*.

FUMIGATION MERCURIELLE (Récamier).

Cinabre pulv.......................... 1 gram.
Proto-iodure de mercure.............. 5 décigram.

M. pour 1 paquet ; f. 4 paquets semblables.
— Syphilis rebelle avec ulcérations cutanées.
— Le malade étant assis sur une chaise de paille et étant enveloppé jusqu'au cou dans une épaisse couverture ; introduisez sous la chaise toutes les cinq minutes une pelle rougie au feu, et sur cette pelle déposez l'un des paquets ci-dessus formulés.—La fumigation doit durer environ 20 minutes. (Voy. *ci-après*.)

★ CÔNES AU CINABRE POUR FUMIGATIONS MERCURIELLES.

Cinabre pulv............................ 20 gram.
Charbon léger pulv...................... 40 —
Benjoin pulv. (*Styrax benzoïn*)........ 1 —
Azotate de potasse pulv................. 20 —
Gom. adragant. pulv. (*Astragalus verus*).... 2 —
Eau.................................... Q. S.

F. un mucilage avec la gomme et l'eau ; ajoutez la poudre pour obtenir une pâte ferme et homogène ; divisez en 10 cônes ; f. sécher à l'air libre. Chaque cône représente 2 gram. de cinabre. — Accidents syphilitiques secondaires. — Doses : 1 à 10 cônes. — Il est commode d'asseoir le malade dans la boîte à bains de vapeur, ou simplement sur une chaise, le corps enveloppé d'une couverture qui traîne sur le sol, et de faire brûler le cône sur une brique, sous le malade. (Voy. *ci-dessus*.)

★ ÉTHIOPS MINÉRAL; SULFURE NOIR DE MERCURE (Cod. fr.).

Mercure 1
Fleur de soufre lavé............................. 2

Triturez dans un mortier de verre ou de marbre jusqu'à ce que la matière homogène soit devenue noire. — Inusité.

§ 5. — *Iodure de potassium; Iodure de sodium*.

★ IODURE DE POTASSIUM; KI (Cod. fr.).

Iode... 10
Tournure de fer...................................... 3
Eau distillée 850
Carbonate de potasse .... Q. S. environ 8

Mettez dans une capsule l'eau, le fer et l'iode; agitez jusqu'à ce que la liqueur soit devenue presque incolore; filtrez la dissolution d'iodure de fer; ajoutez le carbonate de potasse dissous jusqu'à ce qu'il ne produise plus de précipité; filtrez; lavez le carbonate de fer à l'eau distillée; réunissez les liqueurs; f. évaporer à siccité; reprenez le sel par l'eau; filtrez; f. évaporer et cristalliser par refroidissement. (Voy. *Iodoforme*, p. 437.)

— Accidents syphilitiques tertiaires; Scrofules; Goître; Herpétisme; Rhumatisme chronique. — Doses : 5 décigram. à 5 gram. en solution étendue. (Voy. *Médicaments antiscrofuleux*, p. 744.)

SOLUTION IODURÉE.

Iodure de potassium 1
Alcoolat de mélisse composé 1
Eau commune...................................... 38

F. dissoudre. Chaque cuillerée à bouche de cette solution représente 5 décigram, d'iodure de potassium. — Syphilis tertiaire. — Doses : 1 à 10 cuillerées à bouche par jour dans 1 bouteille d'eau que le malade doit boire dans les 24 heures.

★ SIROP D'IODURE DE POTASSIUM (Cod. fr.).

Iodure de potassium.............................. 1
Eau distillée.. 1
Sp. de sucre 38

F. dissoudre; M. — Ce sp. représente 5 décigram. d'iodure de potassium pour 20 gram. — Antiscrofuleux, antisyphilitique, antiherpétique; — doses : 5 à 100 gram.

SIROP DE CAFÉ IODURÉ.

Café torréfié et moulu............................ 20
Eau bouillante .... Q. S.
Pour faire 46 d'infusé par déplacement ; ajoutez :
Sucre blanc....................................... 80
F. dissoudre au B. M.; ajoutez :
Iodure de potassium 3

F. dissoudre. — Chaque cuillerée à bouche représente 5 décigram. d'iodure de potassium. (Voy. *ci-dessus.*)

★ SIROP DE GENTIANE IODURÉ (Ricord).

Sp. de gentiane................................... 20
Iodure de potassium.............................. 1

F. dissoudre. — Syphilis tertiaire. — Doses : 1 à 5 cuillerées
par jour, quelquefois jusqu'à 8.

GARGARISME IODÉ (Ricord).

Eau commune 400
Alcoolé d'iode................................. 2 à 8
Iodure de potassium........................... 1

M. — Ulcérations tertiaires de la bouche et de la gorge.

★ IODURE DE SODIUM (Hager).

Solution de soude caustique...................... Q. V.

F. chauffer dans un vase de fer; ajoutez peu à peu en agitant :

Iode .... Q. S.

Pour neutraliser la soude ; f. évaporer à moitié ; ajoutez :
Charbon pulv. 1 dizième de la quantité d'iode employée ;
f. évaporer à siccité; calcinez légèrement dans un creuset couvert; reprenez par l'eau; filtrez la solution ; f. cristalliser à l'é-
tuve. — Antisyphilitique, antiscrofuleux au même titre que l'iodure de potassium ?

§ 6. — *Chlorure d'or; Chlorure d'or et de sodium.*

★ CHLORURE D'OR; Au Cl³ (Cod. fr.).

Or laminé .. ....,.,........................... 1
Ac. azotique, D. 1,32 (35° B.) 1
Acide chlorhydrique, D. 1,17 (21° B).......... 3

Mêlez les acides dans un matras; chauffez doucement au bain
de sable ; le métal étant dissous, versez le liquide dans une cap-

sule de porcelaine; f. chauffer au bain de sable pour chasser l'excès d'eau et d'acide et jusqu'à ce qu'il se dégage des traces de chlore ; le liquide se prendra en masse cristalline par le refroidissement. — Doses : 2 à 6 milligram. — Inusité. (Voy. *Soluté caustique au chlorure d'or*, p. 289 ; *Chlorure d'or et de sodium*.)

POMMADE AU CHLORURE D'OR (Chrestien).

Chlorure d'or 1
Axonge benzoïnée 50

M. — Ulcérations syphilitiques rebelles; Rupias. — Pansements.

★ CHLORURE D'OR ET DE SODIUM; Na Cl, Au Cl³ + 4HO (Cod. fr.).

Or laminé 10
Ac. azotique, D. 1,32 (35° B.) 10
Ac. chlorhydrique, D. 1,17 (21° B.) 30
Chlorure de sodium 3

Opérez comme pour la préparation du chlorure d'or; l'excès d'acide étant chassé par la chaleur, ajoutez au sel liquide son volume d'eau, puis le chlorure de sodium ; agitez; concentrez au bain de sable, jusqu'à pellicule ; le chlorure d'or et de sodium cristallisera par le refroidissement. Cristallisé il contient 4 équivalents d'eau, soit : 63,5 de chlorure d'or et 31,5 d'eau pour 100, ou 32,9 pour 100 d'or métallique. (Voy. *ci-après*.)

PILULES DE CHLORURE D'OR ET DE SODIUM (Chrestien).

Chlorure d'or et de sodium .... 2 milligram.
Amidon .... ⎫
Gomme pulv .... ⎬ aa. Q. S.
Eau distillée .... ⎭

M pour 1 pil. — Scrofules; Syphilis rebelles; Adénites chroniques. — Doses : 1 à 3 pil. par jour. Le malade devra écraser la pil. avec la pulpe du doigt contre la gencive et faire une friction avant d'avaler.

— Les *Pilules d'oxyde d'or de Chrestien* contiennent chacune 3 milligram. d'oxyde d'or et 15 centigram. d'extrait de Daphné mézéréum; elles s'administrent comme les pilules de chlorure d'or et de sodium.

POMMADE AU CHLORURE D'OR ET DE SODIUM (Niel).

Chlorure d'or et de sodium 1
Axonge benzoïnée 30

M. — Ulcérations syphilitiques rebelles; Rupias. — Pansements.

PILULES DE BICHROMATE DE POTASSE (Vicente).

Bichromate de potasse.............. } *aa.* 1 centigram.
Extrait d'opium .... }
Poudre de guimauve............... } *aa.* Q. S.
Miel blanc........................ }

M. pour 1 pil. — Syphilis secondaire. — Doses : 1 pil. matin
et soir, 4 h. après les repas; augmenter d'une chaque jour jusqu'à ce que le malade en prenne 6 par jour. — Inusité.

§ 7. — *Topiques opiacés; Chloroforme; Sels ferriques.*

INJECTION OPIACÉE (Ricord).

Eau commune,................................. 8
Opium brut (*Papaver somniferum*)................. 1

Délayez l'opium dans l'eau; passez. — Phymosis lorsqu'on
soupçonne l'existence des chancres phagédéniques. — Injections
réitérées. — Fournier abaisse la dose d'opium à 1/50.

DÉCOCTION NARCOTIQUE (Hôp. du Midi).

Décoction de morelle et de ciguë.................. 50
Extrait d'opium.................................. 1

F. dissoudre. — Ulcérations douloureuses; Paraphimosis. —
Lotions, applications, bains locaux.—L'eau pourrait remplacer la
décoction de morelle et de ciguë. (Voy. *Fomentation narcotique*
p. 408.)

VIN AROMATIQUE OPIACÉ.

Vin aromatique 100
Opium brut (*Papaver somniferum*)............... 3

F. macérer pendant 4 j.; passez; exprimez! filtrez. — Pansement des chancres rebelles et douloureux.

VIN AROMATIQUE OPIACÉ (Ricord).

Vin aromatique................................. 125
Extrait d'opium................................ 1

M. — Pansement des ulcères syphilitiques, des chancres.—On
emploie souvent une solution aqueuse d'extrait d'opium, 1/10.

CHLOROFORME.

—Le chloroforme employé comme topique modifie très-heureu-
sement les chancres mous ou indurés. Il doit être appliqué au
moyen d'un pinceau, et les plaies pansées avec la charpie sèche.

SOLUTÉ DE TARTRATE FERRICO-POTASSIQUE (Ricord).

Tartrate ferrico-potassique...................... 15
Eau distillée.................................... 100

F. dissoudre, filtrez. — Chancres phagédéniques. — Doses :
20 à 100 gram. en potion ; ou bien Q. S. en lotions, applications
au moyen de gâteaux de charpie.

TOPIQUE CONTRE LE CHANCRE (Rollet).

Acide chlorhydrique, D. 1,18 (22°B.)......... ⎫
Acide citrique cristallisée.................... ⎬ aa. 1
Perchlorure de fer liq. D. 1,26 (30°B.)........ ⎭
Eau distillée................................... 8

F. dissoudre ; mêlez. — Pour toucher plusieurs fois par jour les
ulcères vénériens.

★ POMMADE A L'OLÉO-STÉARATE FERRIQUE (Braille).

Oléo-stéarate ferrique........................... 8
Essence de lavande............................... 1

M. — Chancres phagédéniques. — Pansements. (Voy. *Pommade
à l'oléo-stéarate ferrique, p.* 134.)

§ 8. — *Eaux sulfureuses.*

EAUX SULFUREUSES.

—Les sujets atteints de syphilis consécutive peuvent être envoyés
aux eaux thermales sulfureuses dans le but : 1° de combattre la
cachexie causée tant par la maladie que par le traitement ; 2° de
compléter la cure des syphilides qui dégénèrent facilement chez
certains sujets en irritations dartreuses ; 3° de préparer par l'action fortifiante et éliminatrice des eaux une cure, plus assurée et
moins sujette à inconvénients, par les agents spécifiques, lorsque
le mal a déjà résisté à l'emploi plus ou moins méthodique de ces
agents ; 4° de provoquer l'apparition de syphilides caractéristiques
chez les personnes soupçonnées de syphilis latente ; 5° d'acquérir
plus de certitude pour l'avenir en faveur des sujets supposés gué-
ris d'une syphilis, dont aucun symptôme ne se reproduit sous l'influence de la médication thermale. (Pégot).

§ 9. — *Traitement arabique.*

★ PILULES ARABIQUES.

Mercure métallique................................ 3 centigram.
Bichlorure de mercure............................. 3   —
R. de pyrèthre (*Anacyclus pyrethrum*)... 6   —

Agaric blanc (*Polyporus officinalis*)...... 6 centigram.
Séné (*Cassia acutifolia*)............... 6 —
Miel blanc (*Apis mellifica*).............. Q. S.

Triturez le mercure avec le bichlorure jusqu'à ce qu'il soit éteint ; ajoutez et mêlez les autres substances pulv. pour faire 1 pilule.

TISANE ARABIQUE.

Squine (*Smilax china*)............... } aa. 30 gram.
Salsepareille (*Smilax medica*)......... }
Eau............................... 1500 —

F. bouillir jusqu'à réduction à 1000 ; passez. — Cette tisane est la seule boisson permise pendant le traitement arabique.

OPIAT ARABIQUE.

Rac. de salsepareille pulv................ 150 gram.
Squine pulv. (*Smilax china*)............. 30 —
Coquilles de noisettes torréfiées et pulv. (*Corylus avellana*)...................... 30 —
Girofles (*Caryophillus aromaticus*)........ N° 4
Miel blanc (*Apis mellifica*.............. Q. S.

Pour faire un opiat. — Doses : 24 à 30 gram. matin et soir.
—Traitement arabique : 1° le matin : 1 *Pilule arabique* et 1 verre de *Tisane arabique* ; une heure après : *Opiat arabique*, 24 à 30 gram.; 2° le soir : mêmes médicaments dans le même ordre ; 3° régime alimentaire exclusivement composé de galettes, noix, amandes torréfiées, figues et raisins secs ; 4° pour toute boisson ; *Tisane arabique* dont le malade doit consommer 1 à 2 litres par jour. Ce traitement dure environ 40 jours.

§ 10. — *Anémone pulsatille ; Daphné mézéréum, etc.*

★ HYDROLAT D'ANÉMONE PULSATILLE.

Feuil. fraîch. d'anémone (*Anemone Pulsatilla*)...... 1

Distillez avec eau Q. S. pour obtenir 4 d'hydrolat. — Antisyphilitique ? Antiherpétique ? — Doses : 1 à 5 gram. en potion. — Inusité.

★ ALCOOLATURE DE FEUILLES D'ANÉMONE PULSATILLE (Cod. fr.).

Prép. comme l'*Alcoolature d'aconit*, 1/1.
— Antisyphilitique ? Antiherpétique ?.— Doses : 5 centigram. à 1 gram. en potion.

★ SUC ÉTHÉRÉ D'ANÉMONE (Bouchardat).

Suc d'anémone pulsatille (*Anemone pulsatilla*), ou d'anémone de prés (*Anemone pratensis*)........ Q. V

41.

Ajoutez : éther Q. S. pour qu'après l'agitation un léger excès se sépare (soit environ 1/10); après 24 h., séparez l'excès d'éther au moyen d'une pipette; filtrez; reversez sur le suc filtré l'excès d'éther qui avait été séparé; conservez en flacon bouché. Pour puiser le médicament : retournez le flacon afin que le suc s'écoule sans entraîner l'éther.

Ce mode très-efficace de conservation mériterait d'être usité. — Antisyphilitique? Antiherpétique? — Doses; 5 centigram. à 1 gram. en potion.

★ EXTRAIT ALCOOLIQUE DE FEUILLES D'ANÉMONE PULSATILLE (Cod. fr.).

Prép. comme l'*Extr. alcoolique de digitale*, p. 571, avec les feuil. sèches. — Inusité. A rejeter ; le principe actif de la pulsatille disparaissant par la dessiccation.

★ EXTRAIT DE SUC D'ANÉMONE PULSATILLE (Cod. fr.).

Prép. comme l'*Extrait de ciguë*, p. 428. -

—La chaleur dissipant le principe actif de la pulsatille, cet extrait devrait être préparé dans le vide. — Doses : 1 à 3 décigram. ?

★ SIROP DE DAPHNÉ MÉZÉRÉUM (Cazenave).

Extrait alcoolique de daphné mézérum................ 1
S. simple.. 500

M. — Affections cutanées et syphilitiques rebelles. — Doses : 20 à 60 gram. par jour.

★ ROB BOIVEAU-LAFFECTEUR (Bouchardat).

Salsepareille (*Smilax medica*).................... 200
Séné (*Cassia acutifolia*)........................ 10
Anis (*Pimpinella anisum*)........................ 5
Cannelle (*Laurus cinnamomum*).................... 5
Rob. de sureau (*Sambucus nigra*)................. 10
Sucre (*Saccharum officinarum*)................... 400
Eau.. Q. S.

Épuisez la salsepareille et le séné par digestion au B.-M. à +60°; concentrez les liqueurs au B.-M. jusqu'à réduction à 200; délayez le rob de sureau; clarifiez; f. dissoudre le sucre; versez le sp. sur l'anis et la cannelle enveloppés dans un linge ; couvrez ; laissez refroidir.

— La véritable formule du rob Boiveau-Laffecteur n'est pas connue; on en a publié plusieurs mais c'est en vain, puisque le secret du remède est précisément la condition de la confiance du vulgaire.

VINGT-CINQUIÈME SECTION

MÉDICAMENTS ANTIBLENNORRAGIQUES

§ 1. — *Copahu; Cubèbe; Matico; Goudron, Styrax Tannin, etc.*

CAPSULES DE COPAHU.

(Voy. p. 40) (1). — Le copahu est souvent administré sous cette forme ; chaque capsule en contient 3 à 5 décigr. — La dose de copahu est de 4 à 20 gram. par jour qu'il faut fractionner en 6 à 8 prises à intervalles égaux afin que l'urine soit toujours imprégnée des principes actifs du médicament.

— Les *Bols ou les Pil. de copahu gélatinisés* (Voy. p. 736), remplacent très-bien les capsules.

★ PILULES DE COPAHU (Cod. fr.).

Copahu (*Copaifera officinalis*)........... 25 centigram.
Hydro-carbonate de magnésie......... Q. S.

M. pour 1 pil. — Blennorrhagie. — Doses : 20 à 100 par jour en 6 ou 8 fois.

— La quantité d'hydro-carbonate de magnésie qu'il faut employer pour faire cette préparation extemporanément est égale à celle du copahu. Mais les pilules ne tardent pas à devenir d'une dureté extrême et par suite insolubles dans l'estomac et inactives.

★ PILULES DE COPAHU (F. H. M.).

Oléo-rés. de copahu (*Copaifera officinalis*).......... 16
Magnésie calcinée............................. 1

M. ; remuez de temps en temps jusqu'à solidification en consistance pilulaire. Si la solidification n'a pas lieu, ajoutez magnésie calcinée Q. S. — Antiblennorrhagique après la période aiguë. —Doses : 4 à 20 gram. en bols de 4 à 5 décigram.! (Voy. *Capsules de copahu.*)

— Agitez fortement le copahu avec de l'eau, et décantez ; l'hydratation favorise la solidification par la magnésie ! (Roussin.)

---

(1) Une faute d'impression s'est glissée dans la formule des *Capsules gélatineuses* (Cod. fr.), p. 40 ; lisez :

Gélatine incolore (grénétine)............................	3
Gomme arabique pulv...................................	3
Sucre blanc..	3
Miel blanc	1
Eau commune.	10

— Certaines sortes de copahu d'ailleurs de très-bonne qualité ne sont pas solidifiables par 1/16 de magnésie même après hydratation artificielle.

— Les *Dragées balsamiques de Fortin* contiennent 4 décigram. de copahu pour 2 centigram. de magnésie calcinée.

★ PILULES DE COPAHU ET DE CUBÈBE (Ph. Belge).

Copahu (*Copaifera officinalis*)............	14 centigram.
Cire jaune (*Apis mellifica*)...............	7 —
Cubèbe pulv. (*Piper cubeba*).............	24 —

F. fondre la cire ; ajoutez le copahu et le cubèbe ; laissez refroidir ; f. 1 bol. roulé dans la poudre de réglisse. — Blennorrhagie uréthrale. — Doses : 10 à 60 par j. en 6 ou 8 fois !

★ BOLS DE COPAHU (Dannecy).

Copahu (*Copaifera officinalis*).............	4 décigram.
Cire (*Apis mellifica*)....................	1 —
Magnésie calcinée.....................	2 centigram.

F. fondre la cire ; ajoutez le copahu et la magnésie ; pour 1 bol. — Ce mélange refroidi prend en quelques heures la consistance pilulaire et ne durcit pas avec le temps. — Blennorrhagie. — Doses : 10 à 60 par jour en 6 ou 8 fois !

POTION ÉMULSIVE AU COPAHU (Dorvault).

Hydrolat de menthe......................	125 gram.
Carbonate sodique cristallisé...............	2 —
Copahu (*Copaifera officinalis*).............	30 —
Sp. de gomme...........................	30 —
Éther sulfurique........................	2 —

Agitez fortement ; le copahu s'émulsionne. — Blennorrhagie uréthrale. — Doses : 1 cuillerée à bouche 6 à 8 fois par jour !

ÉMULSION DE BAUME DE COPAHU (H. P.).

Copahu (*Copaifera officinalis*)	30 gram.
Hydrolat de laitue.......................	30 —
— fleur d'oranger	30 —
Sirop diacode..........................	30 —
Gomme arabique pulv. (*Acacia vera*).........	8 —

F. un mucilage dans un mortier de marbre, avec la gomme et une partie de l'hydrolat de laitue ; divisez le copahu dans le mucilage ; ajoutez les hydrolats et le sp. — Antiblennorrhagique. — Doses : 40 à 120 gram. par j. en 6 ou 8 fois.

POTION BALSAMIQUE; POTION DE CHOPART (Cod. fr.; H. P.; F. H. M.).

Oléo-rés. de copahu (*Copaifera officinalis*) 60
Alcool à 80°...................................... 60
Sp. de baume de Tolu 60
Hydrolat de menthe poivrée..................... 120
Ac. azotique alcoolisé........................... 8

M. l'alcool et l'ac. azotique alcoolisé ; ajoutez le copahu, puis l'hydrolat. — Ce médicament représente un peu moins de 1/5 de son poids de copahu. — Blennorrhagie uréthrale. — Doses : 40 à 150 gram. par jour en 6 ou 8 fois. — L'alcool, que comporte cette préparation, est souvent contre-indiqué.

GELÉE DE COPAHU (Caillot).

Oléo-résine de copahu (*Copaifera officinalis*)......... 12
Sucre blanc (*Saccharum officinarum*).............. 4
Eau 8
Colle de poisson ou grénétine.................... 1

F. dissoudre dans l'eau à une douce chaleur la gélatine et le sucre, aromatisez avec Q. S. d'essence de menthe ; M. le copahu. — Doses : 16 à 50 gram. par jour en 6 ou 8 fois. — Les intermèdes ajoutés pour mettre le copahu sous forme de gelée, augmentent le volume du médicament sans beaucoup d'avantages. — S. Martin mélange par fusion au B.-M. 1 de blanc de baleine avec 3 de copahu, et aromatise avec Q. S. d'essence de menthe.

★ OPIAT BALSAMIQUE DE COPAHU ET DE CUBÈBE.

Oléo-rés. de copahu (*Copaifera officinalis*).......... 25
Poiv. cubèbe pulv. (*Piper cubeba*).................. 50
Essence de menthe (*Mentha piperita*).............. 1

M. — La poudre de cubèbe prend la consistance d'électuaire lorsqu'elle est mêlée avec la moitié de son poids de copahu, mais ce mélange n'est pas assez glutineux pour être roulé en pilules sans addition de magnésie ou de cire. — Doses : 12 à 30 gram. par jour en 6 ou 8 fois !

— Raoult-Deslongchamps prescrit d'introduire l'opiat de copahu et de cubèbe à la dose de 20 gram. au fond d'une vessie suspendue par un bandage de corps au devant du pubis ; la verge et les bourses doivent rester plongées dans cette vessie sans être en contact immédiat avec l'opiat qui est renouvelé chaque jour. — Ce traitement, souvent curatif, est toujours au moins adjuvant des injections curatives de la blennorrhagie.

★ OPIAT DE CUDÈBE ET DE COPAHU (A. Fournier).

Cubèbe pulv. (*Piper cubeba*)..................... 10
Copahu (*Copaifera officinalis*).................... 3
Sp. de goudron.............................. Q. S.

M. pour faire des bols de 5 décigram. à prendre en 6 ou 8 fois
dans la journée.

★ BOLS DE COPAHU AU MATICO (Favrot).

Copahu (*Copaifera officinalis*)............. 1 gram.
Essence de matico.......................... 5 centigram.
Magnésie calcinée.......................... Q. S.

F. un bol gélatinisé. — Antiblennorrhagique. — Doses : 5 à
20 bols par jour en 6 ou 8 fois !
— Le matico est un adjuvant et un correctif pour le copahu.
— L'*Essence de santal* (Henderson) et l'*Essence de romarin* (A. Fournier) ont été proposées comme antiblennorrhagiques.

★ ÉLECTUAIRE DE COPAHU, DE CUBÈBE ET DE MATICO (Debout).

Copahu (*Copaifera officinalis*).................... 15
Poivre cubèbe pulv. (*Piper cubeba*)............. 22
Essence de matico (*Piper angustifolium*)......... 1
Sucre blanc pulv............................. Q. S.

M. — Doses ; 10 à 40 gram. en 6 ou 8 fois !

★ OPIAT DE COPAHU COMPOSÉ (Cod. fr.; F. H. M.).

Copahu (*Copaifera officinalis*).............. ⎫
Poivre cubèbe pulv. (*Piper cubeba*)......... ⎬ *aa*. P. É.
Cachou pulv. (*Unkaria gambir*)............ ⎭

M. — Blennorrhagie lorsqu'on redoute les effets purgatifs
du copahu. — Doses : 12 à 20 gram. par jour en 6 ou 8 f. —
La proportion de cachou est beaucoup trop élevée dans cette
formule.

★ OPIAT BALSAMIQUE ASTRINGENT.

Copahu (*Copaira officinalis*) .... 50 gram.
Poivre cubèbe pulv. (*Piper cubeba*).......... 100 —
Cachou pulv. (*Acacia catechu*).............. 10 —
Sirop de coings............................. Q. S.

M. — Blennorrhagies chez les sujets diarrhéiques. — Doses :
8 à 30 gram. en 6 ou 8 fois ! (Voy. *ci-dessus*.)

★ BOLS BASAMIQUES (Debreyne).

Copahu (*Copaifera officinalis*).......
Oléo-rés. de térébenthine...........
Cachou (*Unkaria gambir*)........... } *aa.* 2 décigram.
Extrait de quinquina.............
Poudre de réglisse...................... Q. S.

M. pour 1 bol. — Blennorrhagie chronique; blennorrhée. — Doses : 6 à 18 bols par jour en 6 fois! (Voy. *ci-dessus.*)

★ ÉLECTUAIRE DE COPAHU FERRÉ.

Copahu (*Copaifera officinalis*)..................... } *aa.* 32
Poivre cubèbe pulv. (*Piper cubeba*)........... }
Hydrocarbonate de magnésie..................... 2
Oxyde noir de fer............................. 1

M. le copahu avec l'oxyde de fer; ajoutez le poivre cubèbe, puis l'hydro-carbonate de magnésie. — Blennorrhagies chez les sujets anémiques. — Doses : 10 à 40 gram. en 6 ou 8 fois!

★ OPIAT BALSAMIQUE FERRUGINEUX (Trousseau).

Copahu (*Copaifera officinalis*).................. 5
Poivre cubèbe pulv. (*Piper cubeba*)............. 10
Tartrate ferrico-potassique..................... 1
Eau... 1
Sirop de coings.............................. Q. S.

F. dissoudre dans l'eau le sel de fer; ajoutez le poivre cubèbe, puis le copahu et le sp. pour que le mélange soit en consistance convenable. — Blennorrhagies chez les sujets anémiques, diarrhéiques. — Doses : 8 à 30 gram. par jour en 6 ou 8 fois! — La dose de sel ferrique doit être souvent diminuée.

★ BOLS ASTRINGENTS SIMPLES (Soc. de Pharm. de Bord.).

Copahu solidifié par la magnésie........ 25 centigram.
Poudre de cubèbe (*Piper cubeba*)........ 25 —
Goudron .... 5 —
Magnésie calcinée................... Q. S.

M. pour 1 bol. — Doses : 10 à 40 par jour en 6 ou 8 fois!

★ BOLS ASTRINGENTS AU RATANHIA (Soc. de Pharm. de Bord.).

Copahu solidifié par la magnésie........ 25 centigram.
Poudre de cubèbe (*Piper cubeba*)........ 25 —
Goudron............................. 5 —
Extrait de ratanhia................... 5 —
Magnésie calcinée.................... Q. S.

M. pour 1 bol. Doses : 10 à 40 par jour en 6 ou 8 fois !

BOLS ASTRINGENTS FERRUGINEUX (Soc de Pharm. de Bord.).

Copahu solidifié par la magnésie......... 25 centigram.
Poudre de cubèbe (*Piper cubeba*)........ 25   —
Goudron 5   —
Etiops. martial........................ 5   —
Magnésie calcinée...................... Q. S.

M. pour 1 bol. — Doses : 10 à 40 par jour en 6 ou 8 fois !

BOLS GÉLATINISÉS.

Enveloppez chaque bol d'une couche de gélatine ; à cet effet, faites dissoudre au bain-marie 15 parties de grénétine dans 40 parties d'eau, maintenez cette solution à une tempér. de + 50° environ, enlevez la pellicule qui s'est formée à la surface, et après avoir fixé chaque bol sur une longue épingle, plongez-le dans la solution de gélatine. Relevez-le doucement, et lorsque l'excès de gélatine se sera écoulé, fixez l'épingle sur une caisse remplie de farine de lin convenablement tassée. Quand la gélatine sera assez sèche pour ne plus adhérer aux doigts, chauffez légèrement l'épingle dans sa partie la plus rapprochée du bol, et arrachez-la avec précaution. La gélatine ramollie, fermera, en revenant sur elle-même, l'ouverture laissée par l'épingle.

— Prép. de même les *Pilules gélatinisées.*

★ BOLS DE COPAHU ET DE GOUDRON (Ricord).

Copahu (*Copaifera officinalis*).......... 55 centigram.
Goudron de Norwége.................. 5   —
Magnésie calcinée...................... Q. S.

M. pour 1 bol gélatinisé. — Le goudron couvre en grande partie l'odeur du copahu. — Antiblennorrhagique. — Doses : 10 à 40 bols par jour en 6 ou 8 fois !

★ OPIAT DE COPAHU ET DE GOUDRON (Beyran).

Copahu (*Copaifera officinalis*)............. } aa., P. É.
Goudron de bois....................... }
Magnésie calcinée...................... Q. S.

M. — Doses : 5 à 30 gram. en 6 ou 8 fois !

LAVEMENT AU COPAHU (Velpeau, Ricord).

Copahu (*Copaifera officinalis*)..........15 à   30 gram.
Jaune d'œuf........................... Nᵒ 1.
Eau.................................... 200 gram.
Laudanum de Sydenham.............. 1   —

Délayez l'oléo-résine dans le jaune d'œuf; ajoutez peu à peu l'eau et le laudanum. — Blennorrhagies uréthrales lorsque le copahu ne peut pas être administré par la bouche; à renouveler chaque soir, l'intestin étant lavé par un lavement émollient. — Médiocrement efficace.

SUPPOSITOIRE AU BAUME DE COPAHU (Wernher).

Copahu (*Copaifera officinalis*)............ 180 gram.
Opium pulv......................... 25 centigram.
Beurre de cacao..................... 45 gram.
Blanc de baleine.................... 45 —
Cire blanche....................... 3 —

F. fondre à une douce chaleur la cire, le blanc de baleine et le beurre de cacao; ajoutez le copahu et l'opium; faites 40 suppositoires.— Blennorrhagie; Blennorrhée. — Doses : introduire dans l'anus, 3 fois par jour, 1 suppositoire qui doit être gardé.

★ HYDROLAT DE COPAHU (Dorvault).

Copahu (*Copaifera officinalis*)................. Q. V.
Eau commune..:.......................... Q. S.

Distillez jusqu'à ce que l'essence cesse de passer; séparez l'essence par décantation. — Antiblennorrhagique. — Doses : 150 à 200 gram. par jour. — L'addition de 1/100 d'hydrolat de laurier-cerise masque l'odeur et la saveur du copahu. — Véhicule d'injections anti-blennorrhagiques! (Langlebert.)

L'*Hydrolat de matico* (*Piper augustifolium*) a été proposé comme antiblennorrhagique. (Dorvault.) — Doses : 10 à 50 gram. en potion.

INJECTION CONTRE LA BLENNORRHÉE (Langlebert).

Hydrolat de copahu..................... 100 gram.
Alcoolé d'iode....................15 à   20 gouttes.
M. (Voy. *ci-après.*)

INJECTION DE COPAHU (Clerc).

Copahu (*Copaifera officinalis*)................. 1
Eau 120
Jaune d'œuf....................... Q. S.

Pour faire une émulsion. — Injections uréthrales 5 ou 6 fois par jour, après la miction.

★ ÉMULSION DE COPAHU TITRÉE OFFICINALE (Jeannel).

Oléo-résine de copahu (*Copaifera officinalis*)........ 4
Carbonate sodique cristallisé................. 2
Eau distillée.............................. 94

M. par l'agitation. Le copahu se sépare au bout de quelques heures; mais l'émulsion se rétablit à la moindre agitation. 25 gram. de cette émulsion représentent 1 gram. de copahu et 5 décigram. de carbonate sodique cristallisé. (Voy. *ci-après*.)

ÉMULSION ANTIBLENNORRHAGIQUE AU COPAHU (Jeannel).

Émulsion de copahu officinale.................... 25 gram.
Eau distillée .... 75 —
Laudanum de Sydenham....................... 12 gouttes.

M. — Cette émulsion est stable. — Injections uréthrales 5 ou 6 fois par jour après la miction.

INJECTION ANTILEUCORRHÉIQUE (Gubler).

Infusion de bourgeons de sapin (20/1000)........... 250
Bicarbonate de soude......................... 1

F. dissoudre.

TISANE ANTIBLENNORRHAGIQUE (Jeannel).

Tisane de bourgeons de sapin (Voy. p. 553) édulcorée avec le *Sp. de térébenthine*, 50 gram. (Voy. p. 618).

INHALATIONS D'ESSENCE DE TÉRÉBENTHINE (Zeissl).

Les inhalations de vapeur d'essence de térébenthine sont proposées pour la cure de la blennorrhagie.

BAINS DE VAPEURS TÉRÉBENTHINÉES (Bremond).

Injection de 150 gram. d'essence avec la vapeur d'eau chaude nécessaire pour un bain de vapeur dans la caisse usuelle, la tête du malade étant à l'air libre.

(Voy. *Spéciaux de l'appareil génito-urinaire*, p. 615.)

★ POUDRE DE CUBÈBE (Cod. fr.; F. H. M.).

Prép. comme la *Poudre d'anis*, p. 236. — Rendement 97/100.
— Antiblennorrhagique. — Doses : 8 à 30 gram. en bols, en électuaire, ou simplement délayée dans l'eau, souvent administré avec le copahu! (Voy. *Opiat de copahu et de cubèbe*, p. 733.)

★ BOLS DE POIVRE CUBÈBE.

Poivre cubèbe pulv. (*Piper cubeba*)........... 1 gram.
Cire fondue (*Apis mellifica*).................. Q. S.

M. pour faire 1 bol gélatinisé. — Antiblennorrhagique. — Doses : 8 à 30 en 6 ou 8 fois.

★ ÉLECTUAIRE DE CUBÈBE (A. Fournier).

Cubèbe pulv. (*Piper cubeba*)............ .....16 à 30 gram.
Sp. de goudron.......................... Q. S.

M. pour faire des bols à prendre en 6 ou 8 fois dans la journée.

★ EXTRAIT ALCOOLICO-ÉTHÉRÉ DE CUBÈDE; CUBÉINE (Labélonye).

Poivre cubèbe pulv. (*Piper cubeba*)............... Q. V.

Épuisez par l'éther dans l'appareil à déplacement; ensuite épuisez encore par l'alcool à 55°; distillez séparément au B.-M. l'éthérolé et l'alcoolé; réunissez les deux extraits amenés en consistance sirupeuse; achevez l'évaporation au B.-M.

— 1 de cet extrait représente 5 de cubèbe.—Antiblennorrhagique.
— Doses : 2 à 6 gram. en bols ou en capsules.

★ EXTRAIT OLÉO-RÉSINEUX DE POIVRE CUBÈBE (C. Paul).

Poivre cubèbe pulv. (*Piper cubeba*)............... Q. S.

Épuisez successivement dans l'appareil à déplacement par l'eau, par l'alcool à 90° et par l'éther; réunissez les liqueurs; f. évaporer dans le vide. — Cet extrait équivaut à 10 f. son poids de poivre cubèbe. On l'administre en capsules.
— Blennorrhagie. — Doses : 1 à 3 gram. par jour, en 6 ou 8 fois.

LAVEMENT AU POIVRE DE CUBÈBE (Velpeau).

Poivre cubèbe pulv. (*Piper cubeba*)......... 25 gram.
Décocté de rac. de guimauve............. . 250 —

M. — Blennorrhagies uréthrales, lorsque le poivre cubèbe ne peut pas être administré par la bouche. (Voy. *Lavement au copahu*, p. 736.)

PILULES DE STYRAX (Lepage).

Styrax liquide (*Liquidambar orientale*)..... 3 décigram.
Éc. d'oranges am. pulv. (*Citrus bigaradia*). } aa. Q. S.
Eau simple............................. }

M. pour 1 pil.. — Blennorrhée ; Leucorrhée; Catarrhe vésical; succédané du copahu? Doses : 6 à 30 par jour en 6 ou 8 fois.

BOLS DE STYRAX SOLIDIFIÉ (Lepage).

Styrax liquide (*Liquidambar orientale*)..... 6 décigram.
Chaux hydraté....................... 5 centigram.

M. ; faites chauffer au B.-M. pendant 1 h. ; pour 1 bol. — Blennorrhagie ; succédané du copahu? — Doses : 6 à 24 par jour en 6 ou 8 fois.

★ PILULES DE GOUDRON ET ALUN (Berton; (F. H. M.).

Goudron de bois................ } aa.. P. É.
Alun pulv...................... }
Rac. de réglisse pulv................. Q. S.

M. ; f. des pilules de 3 décigram. — Blennorrhagie. — Doses :
2 à 8 gram. par jour en 6 ou 8 fois.

INJECTION DE POIVRE CUBÈBE (Will).

Poivre cubèbe pulv. (*Piper cubeba*).......6 à 12 gram.
Eau bouillante........................... 100 —

F. infuser jusqu'au refroidissement ; passez ; filtrez ; ajoutez :

Extrait de belladone..................... 2 décigram.

F. dissoudre. — Blennorrhagie uréthrale. — 3 ou 4 injections
par jour.

BOUGIES A L'IODURE DE POTASSIUM (Dorvault).

Gélatine.. 2
Gomme arabique pulv. (*Acacia vera*)................. 2
Sucre... 1
Hydrolat de roses.................................... 4

F. fondre à une douce chaleur, ajoutez :
Iodure de potassium................................. 1

F. dissoudre. Plongez dans ce mélange les bougies élastiques
ordinaires ; retirez-les et faites-les sécher à l'air libre. — Blennorrhées rebelles.

Prép. de même les *Bougies à l'iodure de fer*, ou *de plomb*, au
proto-iodure de mercure au *calomel*, à l'*extrait d'opium*. (Voy.
Bougies caustiques à la potasse, p. 275).

— *Sous-azotate de bismuth ; Calomel ; Amidon ; Tannin ; Sulfate de
zinc ; Acétate de plomb ; Azotate d'argent ; Alun ; Protoiodure de fer ;
Acide phénique.*

INJECTION AU SOUS-AZOTATE DE BISMUTH (Caby).

Sous-azotate de bismuth..................... 15
Eau.. 100

M. — Blennorrhagie uréthrale et vaginale, à toutes les périodes.
— Agitez chaque fois. — Il serait rationnel de substituer l'hydrolat de copahu ou de matico à l'eau pure. L'addition de 10 de
gomme arabique pulvérisée maintient le sous-azotate de bismuth
en suspension et en favorise l'effet thérapeutique. — L'injection
uréthrale doit être renouvelée chaque fois que le malade a uriné !
— Injections vaginales 3 fois par jour, la malade étant couchée
sur le dos ; faire garder dans le vagin un tampon de coton imprégné de ce même médicament. — On conseille aussi d'in-
toduire dans le vagin et de renouveler 3 ou 4 fois par jour un
tampon de coton sec imprégné de sous-azotate de bismuth pulvérulent.

INJECTION ANTIBLENNORRHAGIQUE (Jeannel).

Calomel à la vapeur............................... 4
Mucilage de gomme............................... 10
Eau... 100

M. — Blennorrhagie aiguë ou chronique; Chancre uréthral. — Agitez chaque fois. (Voy. *ci-dessus*).

INJECTION AMIDONNÉE (Manayra).

Eau distillée................................. 100 gram.
Amidon .... 20 —

M. — Blennorrhagie uréthrale et vaginale à toutes les périodes. — 4 à 8 injections par jour après que le malade a uriné. —Luc emploie un mélange pâteux d'amidon et d'eau !

INJECTION ANTIBLENNORRHAGIQUE D'AMIDON.

Amidon....................................... 50 gram,
Hydrolat de copahu........................... 50 —
Gomme arabique pulv......................... 10 —

M. — 4 à 8 injections par jour ! Vaginite blennorrhagique. — Introduisez et laissez en place dans le vagin un long tampon d'ouate imprégné de ce mélange pâteux que vous renouvellerez matin et soir. — On conseille aussi un tampon de coton imprégné d'amidon pulvérulent.

INJECTION D'ALCOOL CAMPHRÉ.

Vaginite. — Introduisez dans le vagin et laissez en place pendant vingt-quatre heures un long tampon d'ouate imbibée d'alcool camphrée; puis faites garder un tampon d'ouate sèche.

INJECTION DE TANNIN (F. H. M.).

Tannin....................................... 1 gram.
Eau distillée................................ 100 —

F. dissoudre. — Blennorrhagie; Leucorrhées. — On peut employer l'hydrolat de roses. — Langlebert prescrit l'hydrolat de copahu, ce qui est préférable !

INJECTION ASTRINGENTE (Jeannel).

Noix de galle concassée....................... 2 à 10
Eau bouillante 250

F. infuser jusqu'au refroidissement; filtrez. — Blennorrhagie chronique ! — Vous pouvez ajouter 50 à 100 vin rouge.

INJECTION TANNIQUE VINEUSE (Ricord).

Vin rouge 125
Tannin...................................... 1

M. — Blennorrhée ; Leucorrhée. — Vous pouvez remplacer le vin rouge ordinaire par le vin aromatique ou par l'infusé vineux de roses de Provins.

— Il est souvent nécessaire d'étendre d'eau cette injection, le vin pur étant trop stimulant. (Voy. *Tannin; Noix de galle,*p. 189.)

INJECTION ASTRINGENTE Soc. de ph. de Bord.).)

Tannin..	1
Hydrolat de roses................................	100
Vin rouge..	20
Laudanum de Sydenham.............................	1
Alcoolé de baume de Tolu.........................	1

M. — Blennorrhagie après la période aiguë ; Leucorrhée. — Injections ! (Voy. *Alun,* p. 177.)

INJECTION DE SULFATE DE ZINC (F. H. M.).

Sulfate de zinc..................................	1
Eau...	200

F. dissoudre. — Blennorrhagies après la période aiguë ! — (Voy. *Sulfate de zinc,* p. 181.)

INJECTION DE SULFATE DE ZINC LAUDANISÉE (H. P.).

Sulfate de zinc..................................	1
Eau distillée...................................	150
Laudanum liquide de Sydenham.....................	2

F. dissoudre le sulfate de zinc dans l'eau ; ajoutez le laudanum. — Blennorrhée. — 3 injections par jour !

INJECTION ASTRINGENTE ; INJECTION DU MIDI (Ricord).

Eau distillée...........................	200	gram.
Sulfate de zinc cristallisé.............	1	—
Acétate de plomb cristallisé...........	2	—
Laudanum de Sydenham.............. } aa.	4	—
Alcoolé de cachou................... }		

M. Il se fait par double décomposition de l'acétate de zinc qui reste en dissolution et du sulfate de plomb qui se précipite. Agitez chaque fois pour mettre le sulfate de plomb en suspension. — Blennorrhagie après la période inflammatoire. — Doses : 3 ou 4 injections par jour après que le malade a uriné. Agitez chaque fois.

INJECTION ASTRINGENTE (F. H. M.).

Azotate d'argent cristallisé............	5	centigram.
Eau distillée..........................	100	gram.

F. dissoudre. — Blennorrhagie ! — Doses : 3 ou 4 injections par jour.

INJECTION SUBSTITUTIVE (Mallez).

Azotate d'argent cristallisé..............	3 décigram.
Eau distillée.........................	100 gram.

F. dissoudre. — Cystite chronique. — Doses : 100 gram. pour 1 injection, à renouveler au bout de 4 ou 5 jours s'il est nécessaire ! La dose d'azotate d'argent peut être portée jusqu'à 1/100 ?

SOLUTION D'AZOTATE D'ARGENT.

Azotate d'argent cristallisé......................	1
Eau distillée.................................	50

F. dissoudre. — Balanoposthite. — Lotions et injections ! Ce liquide est caustique.

INJECTIONS CAUSTIQUES.

— Kuchler porte la dose d'azotate d'argent à 1/15 dans l'injection antiblennorrhagique ; il laisse l'injection 15 à 20 secondes dans le canal, puis il injecte une solution de sel marin. L'injection doit être pratiquée par le médecin lui-même. La dose de l'injection abortive de Carmichael, renouvelée par Debeney, était de 1/30.

— Ces injections, qui ne sont pas sans dangers et qui sont très-douloureuses, sont généralement abandonnées. (V. *Azotate d'argent*, p. 276.)

INJECTION ASTRINGENTE (Thivaud).

Azotate acide de mercure......................	1
Eau distillée.................................	500

M. — Blennorrhagie après la période aiguë. (Voy. *Azotate acide de mercure*, p. 286.)

INJECTION ASTRINGENTE (Cullerier).

Alun..	1
Eau...	50

F. dissoudre. — La dose d'alun peut être doublée. — Blennorrhagie chez la femme (Voy. *Alun*, p. 177.)

INJECTION AU PROTO-IODURE DE FER (Ricord).

Eau distillée.......................	100 gram.
Iodure de fer......................	5 centigram.

F. dissoudre. — Blennorrhagie chronique. — Doses : 3 à 4 injections par jour après la miction.—La dose d'iodure de fer peut être progressivement augmentée.

— La solution d'iodure de fer à 1 ou 2/100 a été employée en injection contre la leucorrhée, mais elle tache le linge. (Voy. *Iodure de fer*, p. 118 ; *Eau hygiénique*, p. 180).

SOLUTION PHÉNIQUE IODÉE (Boys).

Alcoolé d'iode......................... ...	6 gouttes.
Ac. phénique liq. (Voy. p. 66.)............	6 gouttes.
Glycérine....... ....·...............	30 gram.
Eau distillée.........................	150 —

. M. — Blennorrhée chez la femme !

VINGT-SIXIÈME SECTION

MÉDICAMENTS ANTISCROFULEUX

§ 1. — *Iode; Iodure de potassium; Iodure de fer; Chlorure de sodium; Huile de foie de morue; Iodure de plomb; Éponges torréfiées.*

IODE.

—L'iode augmente l'activité nerveuse et circulatoire; excite la peau au point d'y déterminer des éruptions, irrite la muqueuse pharyngée, nasale et bronchique, détermine des érections. (Constantin Paul). L'iode et le brome sont antagonistes. (Gubler) (Voy. *Iode*, p. 279.)

★ SOLUTÉ D'IODURE DE POTASSIUM IODURÉ (Lugol).

Iode	1
Iodure de potassium	2
Eau distillée ....:...	20

F. dissoudre. — Antiscrofuleux. — Doses : 2 à 6 gram. par jour en 3 fois dans une tisane sucrée !

SOLUTION IODURÉE POUR BOISSON (H. P.).

Iode....................·.............	2 décigram.
Iodure de potassium..................	4 —
Eau distillée.......................	1000 gram.

Triturez l'iode et l'iodure de potassium dans un mortier de verre ou de porcelaine, et ajoutez peu à peu l'eau distillée. Cette solution représente 2 centigram. d'iode et 4 centigram. d'iodure de potassium pour 100 gram. — Antiscrofuleux; reconstituant.

— Doses : par verres !

★ SOLUTION IODURÉE (Trousseau).

Iodure de potassium........................... 1
Eau distillée................................. 20

F. dissoudre. — Antiscrofuleux ; antigoîtreux ; reconstituant. —
Doses : à l'intérieur, 1 cuillerée à café ou 5 gram;. soit 25 centigram. d'iodure de potassium avant le dîner ; à l'extérieur, lotions,
applications ! — Ajoutez à cette solution 1/200 d'iode, lorsque
vous l'employez à l'extérieur contre le goître !

POTION ANTIGOÎTREUSE ; MIXTURE ANTIGOÎTREUSE (Véret).

Iodure potassium.............................. 1
Eau... 300
Sp. de gomme 100
Alcoolé de cannelle........................... 36

F. dissoudre ; M. — Doses : 1 cuillerée à bouche tous les
matins !

INJECTION D'IODURE DE POTASSIUM IODÉ (H. P.).

Iode.. 1
Iodure de potassium........................... 1
Alcool à 90°.................................. 10
Eau distillée................................. 20

F. dissoudre l'iode et l'iodure dans l'eau ; ajoutez l'alcool.
— Injections dans les trajets fistuleux ; pansement des plaies
scrofuleuses. Caustique. (Voy. *Iode*, p. 279.)

LOTION RÉSOLUTIVE IODURÉE (Ph. États-Unis).

Iodure de potassium................. ⎱ aa. 1
Chlorhydrate d'ammoniaque........... ⎰
Alcool camphré 40

F. dissoudre. — Engorgements strumeux ; Tumeurs blanches ;
Engelures. — Lotions réitérées !

COTON IODÉ (Méhu).

Iode pulv..................................... 1
Coton cardé sec............................... 10

Introduisez sans tasser dans un flacon à large ouverture bouché à l'émeri ; f. chauffer pendant plusieurs heures au B. M. ;
vous aurez tout d'abord laissé le flacon entre ouvert pour donner
issue à l'air dilaté. Lorsque l'opération est terminée, le coton a
pris une teinte brun foncé. — Engorgement scrofuleux. —
Applications à renouveler lorsque le coton a repris sa blancheur
naturelle par suite de l'évaporation de l'iode.

BAIN IODURÉ (Cod. fr.; H. P.).

Iode	10 gram.
Iodure de potassium........................	20 —
Eau..	250 —

F. dissoudre; ajoutez à l'eau du bain. (Baignoire en bois). — Antiscrofuleux. Les doses peuvent être doublées et même triplées !

— L'absorption de l'iodure de potassium à la surface de la peau a lieu seulement lorsque la solution séchée sur l'épiderme a laissé le sel à l'état pulvérulent? (Roussin.)

★ EAU IODURÉE GAZEUSE (Mialhe).

Iodure de potassium	1 gram.
Bicarbonate de soude........................	4 —
Acide citrique...............................	5 —
Eau commune................................	650 —

F. dissoudre les sels; ajoutez l'acide; bouchez. — Affections scrofuleuses. — Doses : par verres en mangeant !

★ BAUME IODURÉ (D. Schacuffèle).

Savon animal	60
Iodure de potassium...	42
Alcool à 85°	500
Essence de citron............................	4

F. dissoudre dans l'alcool d'abord l'iodure, puis le savon; ajoutez l'essence; filtrez. — Goître. — Frictions plusieurs fois par jour ! (Voy. *Pommade d'iodure de potassium.* p, 583, 584.)

★ GLYCÉRÉ D'IODURE DE POTASSIUM SOLIDE (Thirault).

Glycérine pure	85
Savon animal râpé...........................	20
Iodure de potassium pulv....................	10
Essence d'amandes amères	1

F. fondre le savon au B.-M. dans la glycérine; ajoutez l'iodure de potassium. — Cette préparation plus active que la pommade à base d'axonge, ne rancit que très-lentement ! (Voy. *Glycéré d'iodure de potassium,* p. 585.)

SACHET IODURÉ (Breslau).

Iodure de potassium	1
Chlorhydrate d'ammoniaque.................	8

Pulv.; M. — Goître. — Doses 50 à 60 gram. dans un sachet en forme de cravate !

★ IODURE D'AMIDON INSOLUBLE (Buchanan).

Amidon 25
Eau distillée.. 250
Iode 1
Alcool à 90°.. 12

Délayez l'amidon dans l'eau ; f. dissoudre l'iode dans l'alcool M. ; recueillez sur un filtre l'iodure d'amidon qui s'est formé ; faites-le sécher. Ce composé qui dissimule les propriétés irritantes de l'iode serait très-utile pour l'administration de l'iode à l'intérieur ou à l'extérieur ; il contient environ 1/25 de son poids d'iode. — Antiscrofuleux. — Doses : 1 à 5 gram. dans du pain azyme, ou sous forme d'électuaire avec du miel. — Inusité
— Buchanan a proposé l'iodure d'amidon contre la syphilis.

★ IODURE D'AMIDON SOLUBLE (Soubeiran).

Amidon nitrique................................. 9
Eau 2
Iode 1

Humectez l'amidon avec l'eau ; ajoutez l'iode par petites portions ; triturez ; introduisez le mélange dans un matras ; f. chauffer au B.-M. jusqu'à ce que le produit soit entièrement soluble dans l'eau, ce qui exige environ 1 h, 1/2.—Prép. du *Sp. d'iodure d'amidon.*

— Préparez l'*Amidon nitrique* en traitant l'amidon séché à + 435° par le mélange d'ac. sulfurique et d'ac. azotique comme pour la préparation du *Fulmicoton* (Vrij). (Voy. p. 33.)

★ SIROP D'IODURE D'AMIDON (H. P.).

Iodure d'amidon soluble 1
Eau distillée 36
Sucre blanc (*Saccharum officinarum*) 66

F. dissoudre l'iodure d'amidon dans l'eau distillée, filtrez ; faites fondre dans la liqueur, à une très-douce chaleur, le sucre grossièrement pulvérisé. — 20 gram. de ce sp. représentent 2 centigram. d'iode. — Antiscrofuleux. — Doses : 20 à 60 gram.

★ SIROP DE RAIFORT IODÉ DE GRIMAULT (Dorvault).

Iode... 1
Sp. de raifort comp. préparé à froid.............. 690

F. dissoudre. — Scrofules. — Doses : 20 à 80 gram.
—Labiche fait observer que le *Sp. de raifort composé* du Cod. fr. absorbe très-bien la teinture d'iode par un contact de 24 à 48 h. et que, par conséquent, on peut prescrire, dans ce sp., la

dose d'iode qu'on juge nécessaire selon les indications, par la simple addition d'une quantité proportionnelle de teinture d'iode.

— Dorvault prépare le *Sp. de raifort composé ioduré* en ajoutant au sp. de raifort composé 1/500 d'iodure de potassium. — Doses : 20 à 80 gram.

★ SIROP ANTISCROFULEUX (Verneuil).

Iodure de potassium..................................... 2
Alcoolé d'iode... 2
Sp. de gentiane.. 125
Sp. de quinquina...................................... 125

M. — Doses : 1 à 2 cuillerées à café par jour.

★ MIXTURE IODÉE (Mayet).

Sirop antiscorbutique.................................. 30
— de quinquina................................... 30
Vin de quinquina... 140
Alcoolé d'iode 1

M.; filtrez. — Scrofules. — Doses : 1 cuillerée à bouche matin et soir. — Chaque cuillerée à bouche représente 4 milligram. d'iode, dissimulés à l'état de combinaison tannique !

★ BISCUITS IODURÉS.

Iodure de potassium..................... 1 décigram.
Pâte.. Q. S. —
Pour 1 biscuit. — Scrofules. — Doses : 1 à 5 !

TABLETTES D'ALBUMINE IODÉE (Soubeiran).

Iode 2
Sucre pulv. (*Saccharum officinarum*) 32
Blanc d'œuf... 135
Pâte de chocolat non sucrée......................... 60

F. dissoudre l'iode avec 10 d'alcool à 95°; ajoutez le blanc d'œuf; laissez en contact pendant 1 h.; ajoutez le sucre; f. sécher à l'étuve; ajoutez la pâte de chocolat. M.; f. des tablettes de 4 gram. — Chaque tablette représente 5 centigram. d'iode. — Goître, scrofules, etc. — Doses : 2 à 10 tablettes par jour.

PAIN IODÉ (Boinet).

Ajoutez à Q. S. de pâte pour un petit pain ou un biscuit, soit 5 centigram. d'iodure de potassium, soit 1 à 2 gram. de fucus vesiculosus ou de poudre d'éponge ; ou bien pour faire la pâte, délayez la farine avec de l'eau minérale iodée naturelle !

★ CHLORURE DE SODIUM IODURÉ (Trousseau).

Chlorure de sodium......................... 99 gram.
Iodure de potassium .... 1 —

M. — Pour saler les aliments. (Voy. *Crème chloro-bromo-iodurée*, p. 96 ; *Beurre chloro-bromo-iodurée*, p. 98.)

SIROP D'IODURE DE CALCIUM (S. Martin).

Chaux éteinte lavée........................... 5
Iode... 2
Sucre blanc................................... 200
Eau distillée................................. 100
Alcoolature d'éc. d'orages .... à

Triturez la chaux avec 30 de sucre ; ajoutez peu à peu l'eau distillée ; laissez en contact et agitez de temps en temps pendant 3 ou 4 h.; filtrez ; ajoutez l'iode puis le reste du sucre; f. dissoudre à froid ; ajoutez l'alcoolature. — 20 gram. de ce sp. représentent 133 milligram d'iode. — Doses : 20 à 60 gram.

★ POUDRE D'IODOFORME.

Iodoforme...................................... 1
Sucre blanc................................... 8
— vanillé 1

Pulv.; M. — Sédatif antiscrofuleux. — Doses : à l'intérieur, 1 gram. 3 ou 4 fois par jour. (Voy. *Iodoforme*, p. 437.)

PILULES D'IODOFORME (Bouchardat).

Iodoforme..................................... 5 centigram.
Extrait d'absinthe............................ 1 décigram.

M. pour 1 pil. — Scrofules, goîtres. — Doses : 2 à 6 par jour !

BAIN A L'IODURE DE FER (Soubeiran).

Iodure ferreux................................ 60 gram.
Eau... Q. S.

Pour 1 bain. — Maladies scrofuleuses ; Chloro-anémie. La dose peut être augmentée selon les indications ! (Voy. *Iodure de fer*, p. 118.)

★ BROMURE DE FER ; SOLUTION NORMALE DE BROMURE DE FER (Prince).

Limaille de fer............................... 10
Eau... 80
Brome... 21

Introduisez la limaille et l'eau dans un matras, puis peu à peu le brome en agitant; bouchez le matras après chaque addition de brome. La réaction étant achevée ce que vous reconnaîtrez à la disparition de la couleur du brome, versez et conservez le tout y compris l'excédant de fer dans un flacon à l'éméri. La solution contient 1/3 de son poids de bromure de fer. — Scrofules. — Doses : 1 à 5 décigram.

★ PILULES DE BROMURE DE FER (Prince).

Solution normale de bromure de fer filtrée. 12 gram.
Limaille de fer porphyrisée.............. 1 décigram.
Gomme arabique pulv.............. } *aa.* Q. S.
Réglisse pulv..................... }

F. évaporer la solution en présence de la limaille de fer, jusqu'à ce qu'elle soit réduite à 4 gram.; versez dans un mortier de porcelaine chaud et sec ; ajoutez les poudres préalablement mêlées, en Q. S. pour obtenir une masse pilulaire que vous diviserez en 80 pil. vernies au tolu. (Voy. p. 122.) — Chaque pil. contient 5 centigram. de bromure de fer. — Scrofules. — Doses : 2 à 10.

SIROP DE BROMURE DE FER (Soc. de Ph. de Bord.).

Solution normale de bromure de fer filtrée........ 12
Sp. de gomme à la fl. d'oranger.................. 620

M. — 31 gram. de ce sp. représentent 2 décigram. de bromure de fer. — Scrofules. — Doses : 1 à 4 cuillerées à bouche.

BAIN DU SEL MARIN (Cod. fr.; F. H. M.).

Sel marin............................... 5000 gram.
Pour 1 bain.

— Antiscrofuleux; tonique! — Le formulaire H. P. réduit la dose de sel marin à 1000 gram.; cette dose est insuffisante.

LOTION SALÉE (F. H. M.).

Chlorure de sodium............................ 1
Eau commune.................................. 25

F. dissoudre. — Pansements des plaies (Devendre)! La dose de chlorure de sodium peut être augmentée selon les indications. (Voy. p. 97.)

★ BAIN DE MER ARTIFICIEL (Guibourt).

Sel marin.............................. 8 kil.
Sulfate sodique cristallisé................. 3500 gram.
Chlorure de calcium..................... 700 —
Chlorure de magnésium.................. 2950 —
Iodure de potassium..................... 4 —
Bromure de potassium.............. 4 —
Eau commune........................... 300 lit.
F. dissoudre. Pour 1 bain.

★ BAIN DE MER ARTIFICIEL (Van den Corput).

Chlorure de sodium....................	7500	gram.
— de magnésium crist........	2515	—
— de calcium crist..........	515	—
— de potassium crist........	60	—
Sulfate sodique crist............	2525	—
Iodure de potassium.................	15	centigram.
Bromure de potassium...............	15	—
Sulfhydrate d'ammoniaque.	5	gouttes.
Eau de pluie à + 25°..............	250	litres.

F. dissoudre. — Le meilleur *Bain de mer artificiel* serait obtenu par la dissolution, dans 250 lit. d'eau douce, du mélange salin résultant de l'évaporation de 250 lit. d'eau de mer.

★ HUILE IODÉE (Dorvault).

Iode	1
Huile d'amandes (*Amygdalus communis.*).........	200

F. dissoudre en triturant; f. chauffer au B.-M jusqu'à décoloration. — Antiscrofuleux. — Doses : 15 à 30 gram.

L'*huile iodée de Personne* (remède secret), est analogue; on présume que la combinaison de l'iode est favorisée par un courant de vapeur d'eau. (Voy. *Huile de foie de morue*, p. 83.)

★ HUILE DE FOIE DE MORUE PHOSPHORÉE.

Phosphore	1 décigram.
Huile de foie de morue (*Gadus morrhua.*).	100 gram.

F. dissoudre à une douce chaleur dans un flacon plein. — Stimulant; reconstituant. — Doses : 1 à 5 gram. (1 à 5 milligram. de phospore) par jour, en potion, ou avec l'huile de foie de morue ordinaire. (Voy. *Phosphore*, p. 214.)

★ POMMADE D'HUILE DE FOIE DE MORUE (Brefeld).

Huile de foie de morue (*Gadus morrhua.*)...........	2
Axonge (*Sus scrofa*)	2
Sous-acétate de plomb liquide....................	1

M. — Ulcères scrofuleux. — Pansements.

★ IODURE DE PLOMB; Ph I. (Cod. fr.).

Azotate de plomb..................... }	*aa.* P. É.
Iodure de potassium................. }	

F. dissoudre séparément les deux sels dans 10 f. leur poids d'eau distillée; mêlez les deux solutions; décantez; lavez à l'eau distillée froide le précipité d'iodure de plomb; faites-le sécher à l'étuve.

— L'iodure de potassium doit être neutre, s'il contient du carbonate de potasse, saturez celui-ci par Q. S. d'acide azotique. Un excès d'iodure de potassium est nécessaire pour la complète précipitation de l'iodure de plomb. — Faites dissoudre l'iodure de plomb dans une solution concentrée bouillante d'acétate de soude acidulée par l'acide acétique, vous l'obtiendrez par le refroidissement en magnifiques paillettes cristallines. — Astringent résolutif? Antiscrofuleux?

★ IODURE DE PLOMB; Pb I. (F. H. M.).

Acétate neutre de plomb........................... 1
Iodure de potassium............................... 1
Eau distillée..................................... 20

F. dissoudre séparément chaque sel dans 10 d'eau distillée ; filtrez ; neutralisez par quelques gouttes d'acide acétique la solution d'iodure de potassium, si elle est alcaline ; versez la solution d'acétate dans celle d'iodure ; recueillez le précipité sur un filtre ; lavez ; f. sécher à l'étuve ou à l'air libre. Rendement 110 à 120/100 d'acétate de plomb employé. (Voy. ci-dessus.)

★ POMMADE D'IODURE DE PLOMB (Cod fr.; F. H. M.).

Iodure de plomb.................................. 1
Axonge benzoïnée................................. 9

M. sur le porphyre. — Adénites chroniques ; Engorgements scrofuleux. — Frictions, onctions ?

PILULES D'IODURE DE PLOMB (Cottereau).

Iodure de plomb....................... 5 centigram.
Conserve de roses...................... Q. S.

M. pour 1 pil. — Antiscrofuleux ? — Doses : 1 à 10 pilules.

★ ÉPONGES TORRÉFIÉES (Cod. fr.).

Éponges fines, brutes et non lavées (*Spongia officinalis*).. Q. V.

Déchirez les éponges en petits fragments ; battez-les pour séparer les matières étrangères et la poussière ; torréfiez-les dans un brûloir à café jusqu'à ce qu'elles aient perdu 1/4 de leur poids ; pulv. — Antiscrofuleux. — Doses : 1 à 4 gram. — Inusité.

★ TABLETTES D'ÉPONGES TORRÉFIÉES (Cod. fr.).

Éponges torréfiées pulv......................... 20
Sucre blanc (*Saccharum officinarum*)............. 80
Gomme adragante (*Astragalus verus*)............. 1
Hydrolat de cannelle............................ 9

F. des tablettes de 5 décigram. — Chaque tablette représente 1 décigram. d'éponge torréfiée. — Scrofules; Goître. — Doses: 10 à 40. — Inusité.

★ POUDRE CONTRE LE GOÎTRE (Bouchardat).

Éponges torréfiées (*Spongia officinalis*)............... 20
Chlorhydrate d'ammoniaque pulv............. } aa.   1
Charbon de saule pulv...................... }

M. — Doses : 1 gram. 3 ou 4 fois par jour dans du pain azyme.
— Proposé pour remplacer la *Poudre de Sancy*, remède secret.
L'*Insolation du goître* en détermine la résolution (Vingtrinier)?

INJECTION D'ACIDE IODIQUE (Luton).

Acide iodique.................................... 1
Eau distillée.................................... 5

F. dissoudre. — Goître ; Tumeur scrofuleuse, etc. — Injectez au moyen de la seringue Pravaz 1 à 2 gram. de cette solution au sein de la tumeur pour en déterminer la résolution. (Voy. *Injection hypodermique de pepsine*, p. 590)

§ 2. — *Chlorure de baryum; Chlorure de calcium.*

★ CHLORURE DE BARYUM; BaCl. (Cod. fr.).

Sulfate de baryte pulv.......................... 5
Noir de fumée.................................. 2
Huile .... Q. S.

F. un mélange homogène; introduisez dans un creuset; recouvrez d'une couche de 2 centim. de charbon pulv. ; lutez le couvercle ; calcinez fortement pendant 4 h, ; laissez refroidir dans le fourneau ; brisez le creuset ; f. bouillir le sulfure de baryum impur en 2 fois avec 6 fois son poids d'eau distillée ; filtrez ; traitez par un léger excès d'ac. chlorhydrique étendu ; brûlez l'ac. sulfhydrique qui se dégage ; filtrez ; f. évaporer à siccité : reprenez par l'eau additionnée d'un léger excès de sulfure de baryum pour précipiter le fer ; filtrez ; f. évaporer ; laissez cristalliser par refroidissement. — Antiscrofuleux. — Doses : 1 à 3 décigram.

★ LIQUEUR ANTISCROFULEUSE.

Chlorure de baryum............................. 1
Eau distillée.................................. 10

F. dissoudre ; filtrez. — Doses : 1 à 3 gram. en potion à prendre par cuillerées. — La liqueur antiscrofuleuse de Hufeland contient 1/15 de chlorure de baryum ; celle de Lisfranc 1/400.

★ MIXTURE BARYTIQUE (Lauth).

Chlorure de baryum............................... 36
Elixir de Whytt (Voy. p. 142).................... 300
Eau distillée.................................... 1000

F. dissoudre ; M. — Antiscrofuleux. — Doses : 1 à 5 gram. en potion à prendre par cuillerées.

★ CHLORURE DE FER ET DE BARYUM.

Chlorure de baryum crist. 1 équivalent.......... 1523,50
Sulfate ferreux crist. 1/2 équiv................ 868,32

F. dissoudre chacun des sels dans la plus petite quantité d'eau possible ; mêlez les solutions ; filtrez ; f. évaporer dans un matras ; f. cristalliser à l'abri de l'air par refroidissement.
— Antiscrofuleux. — Doses : 5 centigram. à 4 décigram. en potion à prendre par cuillerées, ou en pil. Ajoutez à chaque pilule 1 ou 2 centigram. de limaille de fer pour prévenir la suroxydation du sol ferreux.

MIXTURE ANTISCROFULEUSE (Hufeland).

Chlorure de baryum................... ⎫ aa. 2 gram.
Chlorure ferreux..................... ⎭
Hydrolat de cannelle................. ⎫ aa. 50 —
Sp. d'éc. d'oranger.................. ⎭

M. — Doses : 8 à 16 gram. en potion à prendre par cuillerées.

★ MIXTURE DE CLARUS (Dorvault).

Chlorure de fer et d'ammoniaque.................. 1
— de baryum................................ 1
Eau distillée................................... 50

F. dissoudre ; filtrez. — Antiscrofuleux. — Doses : 1 à 4 gram. en potion à prendre par cuillerées.

POMMADE D'IODURE DE BARYUM.

Axonge benzoïnée................................ 100
Iodure de baryum................................ 1

M. — Engorgements scrofuleux. — Frictions.

POTION ANTISCROFULEUSE (Righini).

Chlorure de calcium............................ 4 gram.
Eau distillée.................................. 350 —
Sp. de mousse de Corse .... 50 —

M. — A prendre en 4 f. dans la journée.

§ 3. — *Noyer; Gentiane; Fiel de bœuf.*

TISANE DE FEUILLES DE NOYER (Négrier).

Feuilles sèches de noyer (*Juglans regia*)............	10
Eau bouillante	1000

F. infuser jusqu'au refroidissement ; passez ; édulcorez avec le sp. de noyer. — Antiscrofuleux. — Doses : 3 ou 4 verres par jour ! (Voy. *Injection de feuilles de noyer*, p. 203.)

EXTRAIT DE FEUILLES DE NOYER.

Préparez comme l'*Extrait de digitale*, p. 571. (Voy. *ci-après.*)

★ EXTRAIT DE BROU DE NOIX.

Prép. comme l'*Extrait de ciguë*, p. 428.)
— Tonique, astringent, antiscrofuleux. — Doses : 5 décigram. à 2 gram. par j. en pil. — Remplace avec avantage l'*Extrait de feuilles de noyer*.

SUC DE FEUILLES DE NOYER (Cod. fr.).

Prép. comme le *Suc de feuil. de bourrache*, p. 321.—Prép. du *Sp. de feuilles de noyer*.

★ SIROP DE FEUILLES DE NOYER (Cod. fr.).

Prép. comme le *Sp. de fleurs de pêcher*, p. 501.) — Tonique. — Antiscrofuleux. — Doses : 20 à 60 gram.

★ ÉLIXIR TONIQUE (Gendrin).

Extrait de cascarille......................	
— d'absinthe...................... aa.	5
— de gentiane......................	
Myrrhe (*Balsamodendron myrrha*)..........	
Fl. sèch. de camomille (*Anthemis nobilis*)..........	6
Éc. d'orange amère (*Citrus bigaradia*)............	10
Sous-carbonate de potasse......................	15
Hydrolat de menthe...........................	250

Mêlez et triturez toutes les substances ; f. macérer pendant 2 j. ; passez ; exprimez ; filtrez. — Tonique antiscrofuleux. — Doses : 5 à 10 gram. dans 1/2 verre d'eau avant les repas ! (Voy. *Elixir de gentiane; Elixir de Peyrilhe*, p. 156.)

ÉLECTUAIRE ANTISCROFULEUX (Kortum).

Conserve de cochlearia......................	100
Extrait de chiendent...................... aa.	50
Extrait de pissenlit......................	
Acétate de potasse	40

M. 10 à 30 gr. par jour en 3 ou 4 fois.

★ SIROP DÉPURATIF DE MAJAULT.

Vin rouge...............................	1200	gram.
Rac. de saponaire (*Saponaria officinalis*)....	12	—
Feuil. d'arnica (*Arnica montana*)..........	12	—
— Menyanthe (*Menyanthes trifoliata*)....	12	—
Fumeterre (*Fumaria officinalis*)............	12	—
Baies de genièvre (*Juniperus communis*)....	6	—
Rac. de câprier (*Capparis sativa*)..........	6	—
— squine (*Smilax china*)...............	6	—
Fl. de sureau (*Sambucus nigra*)...........	6	—
Bois de gayac (*Gajacum officinale*).........	6	—
Rac. de sassafras (*Laurus sassafras*)........	6	—
Pied de veau (*Bos taurus*)................	N° 3	—

F. bouillir jusqu'à réduction de moitié; passez; ajoutez.

Cassonade blanche........................ 750 gram.

F. évaporer jusqu'à 31° B. bouillant; passez; laissez refroidir; ajoutez ammoniaque liquide 2/1000.

— Cette préparation, dont rien ne justifie la complexité, est quelquefois employée contre les scrofules. C'est en réalité un tonique stimulant stomachique. — Doses : 10 à 50 gram.

LINIMENT ANTISCROFULEUX (Golfin).

Fiel de bœuf (*Bos taurus*)......................	120
Huile de noix (*Juglans regia*)....................	90
Ammoniaque liq., D. 0,92 (22° B)................	12

M. — En frictions et en applications pour résoudre les tumeurs scrofuleuses? (Voy. *Extrait de fiel de bœuf*, p. 167.)

VINGT-SEPTIÈME SECTION

AGENTS EMPLOYÉS COMME SPÉCIFIQUES DES MALADIES GOUTTEUSES, RHUMATISMALES, NÉVRALGIQUES.

§ 1. — *Électricité.*

— Les *Courants continus* sont souvent très-utiles pour combattre les rhumastismes musculaires ou articulaires.

§ 1. — *Colchique d'automne.*

★ COLCHIQUE D'AUTOMNE (*Colchicum autumnale*).

— A faibles doses : quelques nausées; ralentissement modéré de la circulation;

À fortes doses : 1° Gastro-entérite plus ou moins grave ; 2° Sédation marquée du système circulatoire ; ralentissement du pouls ; tendance à l'algidité ; 3° ivresse particulière ; désordres nerveux.

— Fait disparaître par une action spécifique l'inflammation et la douleur de la goutte ; ses effets thérapeutiques sont d'autant plus satisfaisants que ses effets pathogéniques sont mieux évités. (Garrod).

— Il faut se borner aux faibles doses et ne point administrer le médicament dès le début de l'accès, afin d'éviter la suppression brusque qui pourrait être suivie de rétrocession viscérale (Trousseau).

— Il ne faut pas le donner longtemps, même à faibles doses ; les effets semblent s'accumuler et de graves désordres peuvent éclater ; d'ailleurs les malades peuvent s'habituer au colchique dont on est porté à augmenter peu à peu les doses qui alors produisent un état asthénique grave. (Pothon).

— Éviter le colchique dans la goutte asthénique, le réserver pour les paroxymes. (Goupil).

— L'action doit être favorisée par tous les adjuvants indiqués (diète, repos au lit, alcalins, narcotiques locaux).

— La spécificité du colchique contre la goutte est une illusion thérapeutique ; ce médicament agit comme purgatif drastique, (Béhier.)

— Beaucoup de remèdes secrets sont à base de colchique ; *Elixir de Reynolds, Liqueur de Laville, Vin d'Anduran, Pilules de Lartigue.* (Voy. *plus loin*).

★ ALCOOLÉ DE BULBES DE COLCHIQUE ; TEINTURE DE BULBES DE COLCHIQUE (Cod. fr.).

Prop. comme la *Teinture de gentiane* ; 1/5. (p. 155.)

— Doses : 3 ou 4 gram. toutes les 3 h. dans une tasse d'infusé aromatique pour obtenir une purgation abondante, ce qui est le plus ordinaire, ou bien de la diurèse ou de la diaphorèse. Une crise plus ou moins violente déterminée par le médicament, paraît nécessaire à la cure de l'accès de goutte ? (Fiévée). — Cette dose paraît fort élevée ; le plus ordinairement on ne devra pas dépasser 8 gram. en 24 heures.

POTION ANTIRHUMATISMALE.

Eau commune	90 gram.
Sp. de fl. d'oranger	30 —
Alcoolé de bulbes de colchique	2 —
Iodure de potassium	2 —

M. — Par cuillerées dans la journée.

★ ALCOOLATURE DE BULBES DE COLCHIQUES (Cod. fr.).

Prép. comme l'*Alcoolature d'aconit*; 1/1. (p. 761,)
— L'alcoolature de bulbes de colchique est préférable à l'alcoolé.
— Même dose (Voy. *Alcoolé de colchique* p. 757).

★ VIN DE BULBE DE COLCHIQUE (Cod. fr.).

Préparation comme le vin de scille. 6/100. — Doses : 5 à 16 gram. par jour, en plusieurs fois. — Les vins de colchique sont beaucoup plus actifs que la plupart des vins médicinaux et se donnent à une dose beaucoup moindre.

★ VIN DE COLCHIQUE (Husson).

Bulbe de colchique (*Colchicum autumnale*)........ 60
Vin de Xérès.... 125

F. macérer pendant 8 j. ; passez. — Antigoutteux. — Doses : 1 à 4 gram. dans un verre d'eau sucrée 3 ou 4 fois par jour. — Le *Vin de Reynolds* coloré avec les pétales de coquelicot et aromatisé au rhum, contient à peu près la même proportion de colchique.

★ VIN ANTIGOUTTEUX D'ANDURAN (Bouchardat).

Bulbe de colchique (*Colchicum autumnale*)......... 30
Feuilles de frêne (*Fraxinus ornus*)............... 30
Vin de Malaga 300

F. macérer pendant 4 j.; passez; ajoutez :

Alcoolé d'aconit............................... 8
— de digitale............................. 5

M. ; filtrez. — Doses : 5 gram. matin et soir dans une tasse de thé.

POTION DE COLCHIQUE (Forget).

Infusé de camomille .... 120 gram.
Vin de colchique .... 30 —
Hydrolat de laurier-cerise .... 5 —
Sp. simple.............................. 30 —

M. — Accès de goutte. — Doses : 1 cuillerée à bouche toutes les 2 heures.

★ VINAIGRE DE BULBES SECS DE COLCHIQUE (Cod. fr.).

Prép. comme le *Vinaigre scillitique*, 1/12. (Voy. p. 551.)
— Doses : 5 à 20 gram. en potion à prendre par cuillerées.

★ EAU DIURÉTIQUE GAZEUSE (Deschamps).

Sulfate de magnésie........................ ⎫ *aa*. 4 gram.
Vinaigre de colchique...................... ⎭

Introduisez dans une bouteille munie d'un siphon, que vous remplirez d'eau gazeuse. — Doses : 2 à 5 verres par jour.

★ EXTRAIT ACÉTIQUE DE BULBES DE COLCHIQUE (Ph. Lond.).

Bulbes frais de colchique (*Colchicum autumnale*).... 370
Acide pyroligneux (Vinaigre de bois)............... 75

Pilez les bulbes; ajoutez peu à peu l'acide à la pulpe; passez; exprimez; filtrez; f. évaporer au B.-M. dans une capsule de verre ou de porcelaine. — Doses : 5 centigram. à 3 décigram. en pilules.

★ EXTRAIT ACÉTIQUE DE BULBES DE COLCHIQUE (Scudamore).

Bulbes secs de colchique pulv.................... Q. V.
Vinaigre distillé............................... Q. S.

Épuisez les bulbes par le vinaigre; passez; exprimez; filtrez; f. évaporer au B.-M. — Doses : 5 centigram. à 5 décigram. en pilules.

★ PILULES ANTIGOUTTEUSES (Halfort).

Extrait acétique de colchique.......... ⎫
Extrait de coloquinte composé (Ph. Lond. ⎪
Voy. p. 479)....................... ⎬ *aa.* 1 décigram.
Poudre de Dower.................... ⎭

M.; pour 1 pil. — Doses : 1 pil. matin et soir administrée après que le malade a pris pendant 3 ou 4 jours 1 à 2 gram. de *Vin de colchique*. (Voy. *Vin de colchique*, p. 758).

★ MELLITE DE BULBES DE COLCHIQUE (Cod. fr.).

Prép. comme le *Mellite de scille.* — Doses : 15 à 60 gram. dans 1 lit. de boisson.

★ ALCOOLÉ DE SEMENCES DE COLCHIQUE; TEINTURE DE SEMENCES DE COLCHIQUE (Cod. fr.; F. H. M.).

Sem. de colchique pulv. (*C. autumnale*)........... 1
Alcool à 60°.................................. 10

F. Macérer pendant 10 j.; passez; exprimez; filtrez. — Rendement 100/100 d'alcool employé. — Doses : 1 à 8 gram. en potion, ou dans 100 gram. de thé, de café, à prendre par cuillerées.

— Les semences de colchique doivent être préférées aux bulbes en raison de la constance de leur richesse en colchicine, et par conséquent de leurs effets thérapeutiques (Oberlin).

★ MIXTURE ANTIGOUTTEUSE (Fiévée).

Alcoolé de bulbes de colchique.................. 2
—   sem. de colchique.................. 1
Sp. de limon................................. 20

M. — Doses: 1 cuillerée à bouche toutes les 3 ou 4 h. dans une tasse d'infusé de mélisse.

★ VIN ANTIRHUMATISMAL (Delioux de Savignac).

Alcoolé de sem. de colchique......................	25
— de feuil. d'aconit	12
— de digitale...........................	5
Vin blanc...............................	1000

M.; filtrez. — Rhumatismes musculaires. — Doses : 8 à 30 gram., matin et soir, dans une tasse de thé. La substitution des alcoolatures aux alcoolés améliorerait cette formule. (Voy. *Alcoolature de bulbe de colchique*, p. 758).

POTION ANTIRHUMATISMALE (Delioux de Savignac).

Alcoolé de sem. de colchique................	5	gram.
Alcoolature d'aconit.....................	2	—
Sp. d'opium.............................	30	—
Eau gommeuse 5/100....................	170	—

M. — Doses: 2 à 4 cuillerées à bouche pendant la nuit.

★ EXTRAIT ALCOOLIQUE DE SEMENCES DE COLCHIQUE (Cod. fr.).

Prép. comme l'*Extrait alcoolique de sem. de stramoine*, p.424. — Rendement: 97/100. Doses : 1 centigram. à 1 décigram.

★ VIN DE SEMENCES DE COLCHIQUE (Cod. fr.).

Prép. comme le *Vin de scille*, 6/100. — Doses : 4 à 16 gram. par jour en potion ou dans du thé.

Le F. B. M. prescrit de préparer le *Vin de sem. de colchique* en ajoutant 1/100. d'alcoolé dans du vin blanc (Voy. *Alcoolé de sem. de colchique* p. 757).

★ ALCOOLATURE DE FLEURS DE COLCHIQUE (Cod. fr.).

Prép. comme l'*Alcoolature d'aconit*, 1/1.—Doses : 4 à 16 gram. en potion à prendre par cuillerées.

★ OXYMEL DE COLCHIQUE (Cod. fr.).

Prép. comme l'*Oxymel scillitique*, p. 551. — Doses : 15 à 60 gram. en potion ou en tisane.

★ GOUTTES ANTIARTHRITIQUES (Terrier).

Alcoolé de sem. de colchique......................	40
Bois de gayac...............................	80
Iode.......................................	6
Iodure de potassium......................	12
Laudanum de Sydenham......................	40

M.; filtrez. — Doses : 10 à 20 gouttes 3 fois par jour.

★ PILULES ANTIGOUTTEUSES (Becquerel).

Sulfate de quinine......................	15 centigram.
Extrait de digitale......................	2 —
Sem. de colchique pulv.................	5 —

M. pour 1 pil. — Doses : 1 à 3 par jour.

PILULES ANTIGOUTTEUSES.

Extrait de coloquinte comp. (Ph.
  britan. Voy. p. 479)............. ⎫
Extr. alcool. de sem. de colchi- ⎬ *aa.* 8 centigram.
  que................. .... ⎭
Extrait d'opium........................ 4 milligram.

M. pour 1 pil. — Doses : 1 à 6. — Imitation des *Pilules de Lartigue,* dont la formule est secrète.

★ PILULES ANTIGOUTTEUSES (Bouchardat).

Extrait de coloquinte comp. (Voy. p. 479)	73 milligram.
— de colchique.................	73 —
— d'opium...................	37 dix-milligram.

F. 1 pil. — Doses : 1 à 6 jusqu'à effet purgatif. Proposées pour remplacer les *Pilules de Lartigue,* dont la formule est secrète. Formule simplifiée : Extrait de coloquinte composé et Extrait de colchique *aa,* 8 centigram., Extrait d'opium, 4 milligram., pour 1 pil.

★ PILULES ANTIGOUTTEUSES (Genissieu).

Extrait de coloquinte comp. (Ph. britan.).	16 centigram.
— hydro-alcoolique de sem. de colchique......................	8 milliigram.
— de digitale	8 —

M. pour 1 pil. — Doses : 1 à 6. Cette formule est proposée comme la précédente pour remplacer les *Pilules de Lartigue.*

§ 2. — *Aconit; Aconitine; Vératrine; Digitale; Narcotiques,*

★ ALCOOLATURE D'ACONIT (Cod. fr.; F. H. M.).

Feuil. fraîches d'aconit napel cueillies au
  commencement de la floraison (*Aconi-* ⎫
  tum napellus)..................... ⎬ *aa.* P. É.
Alcool à 90°.......... ....,...... ⎭

Contusez les feuilles ; ajoutez l'alcool ; laissez macérer pendant 10 j. ; passez ; exprimez ; filtrez.

— Névralgies ; Névroses. — Doses : 1 à 8 gram. en potion, par fractions successives. — Surveillez les effets. (Voy. *Aconitine*, p. 763.)

— Quelques formulaires prescrivent la poudre et la teinture d'aconit; ces médicaments sont à rejeter, car la dessiccation fait disparaître presque entièrement le principe actif de l'aconit.

— Hottot conseille de substituer la racine à la feuille d'aconit dans toutes les préparations, la racine étant plus riche en aconitine et moins variable quant à la proportion de celle-ci.

POTION D'ACONIT (Bouchardat).

Alcoolature d'aconit...................... 1 gram.
Infusé de mélisse (*Melissa officinalis*)........ 100 —
Sp. diacode .... 30 —

M. — Névralgies; Névroses. — Doses: par cuillerées à bouche toutes les 2 heures; augmentez la dose d'alcoolature selon les effets obtenus.

★ MIXTURE CALMANTE (Gueneau de Mussy).

Alcoolat de mélisse composé...................... 4
Alcoolature d'aconit............................ 2
Chloroforme 1

M. — Névralgie dentaire. — En frictions sur les gencives, au moyen d'un tampon de ouate. (Voy. *Dentrifices*.)

★ POMMADE ANTINÉVRALGIQUE (Geay).

Alcoolature d'aconit (*Aconitum napellus*)............ 1
Chloroforme................................. 1
Axonge..................................... 4

M. — Onctions *loco dolenti*; recouvrez d'une pièce de ouate, puis de taffetas ciré ou d'une feuille de gutta-percha.

★ EXTRAIT DE FEUILLES D'ACONIT (Cod. fr.).

Prép. comme l'*Extrait de feuil. de ciguë*, p. 428. — Rendement: 4/100. — Rhumatisme; Névralgies.— Doses: 5 à-20 centigram. (Voy. *Alcoolature d'aconit*, p. 761. — Ce médicament s'altère avec le temps et devient inerte; il est *quelquefois* d'une extrême activité, lorsqu'il est récemment préparé, ce qui dépend des conditions dans lesquelles la plante a végété. A rejeter. (Voy. *ci-après*.)

★ EXTRAIT D'ACONIT (F. H. M.).

Feuilles d'aconit (*Aconitum napellus*), recueillies au moment de la floraison.................... Q. V.

Pilez; exprimez; passez; f. évaporer sur des assiettes à l'étuve à + 40° environ. Rendement : 4/100. — Le suc n'ayant pas subi l'action de la chaleur, cet extrait est préférable à celui du Cod. fr. L'évaporation dans le vide vaudrait encore mieux. — Doses : 5 à 20 centigram.

★ EXTRAIT ALCOOLIQUE DE FEUILLES D'ACONIT (Cod. fr.).

Prép. comme l'*Extrait alcoolique de digitale*, p. 571. Rendement : 225/1000. — Cet extrait devrait être évaporé dans le vide. — Rhumatismes; Névralgies. — Doses : 1 à 3 centigram. — Les extraits d'aconit perdent peu à peu leur activité ; l'alcoolature est la meilleure préparation d'aconit.

PILULES D'ACONIT (Biett).

Extrait alcoolique d'aconit................. 5 centigram.
Rac. de guimauve pulv................. Q. S.

M. pour 1 pil. — Douleurs ostéocopes; Névralgies. — Doses : 1 à 2 matin et soir. — Médicament peu fidèle.

★ SIROP D'ACONIT (Cod. fr.).

Alcoolature d'aconit................. 1
Sirop de sucre................. 9

Mêlez l'alcoolature au sp. froid. — 20 gram. de ce sp. représentent 2 gram. d'alcoolature d'aconit.

— Névralgies; Névroses; Accès de goutte. — Doses : 10 à 80 gram. en potion, par fractions, selon les effets obtenus.

★ SUC ÉTHÉRÉ D'ACONIT (Bouchardat).

Prép. comme le *Suc éthéré d'anémone*, p. 729. — Doses : 1 à 8 gram. en potion par fractions, selon les effets obtenus. (Voy. *Alcoolature d'aconit*, p. 761.)

★ ACONITINE (Cod. fr.).

Rac. d'aconit divisée (*Aconitum napellus*)...... 1
Alcool à 85°.................................. ⎫
Ac. sulfurique............................... ⎬ Q. S
Magnésie calcinée........................... ⎪
Éther sulfurique............................ ⎭

F. digérer pendant 8 j. la rac. d'aconit avec 3 d'alcool légèrement acidulé par l'ac. sulfurique; exprimez ; filtrez ; distillez au B.-M. pour recueillir l'alcool; laissez refroidir le résidu; séparez l'huile verte qui surnage; f. évaporer en consistance sirupeuse; lavez avec un peu d'éther pour séparer le reste de la matière grasse; séparez l'éther ; délayez dans l'eau et neutralisez le résidu par un lait de magnésie; agitez le tout avec son poids d'éther. D. 0,723; séparez la solution éthérée; faites-la évaporer à l'air libre; le résidu constitue l'aconitine impure.

F. dissoudre l'aconitine impure dans l'ac. sulfurique étendu; décolorez par le charbon animal; filtrez; précipitez l'aconitine par ammoniaque Q. S.; f. bouillir pour chasser l'excès d'ammoniaque; recueillez sur un filtre; f. sécher; f. dissoudre dans l'éther; f. évaporer à l'air libre; reprenez par l'ac. sulfurique étendu; précipitez par l'ammoniaque ajoutée goutte à goutte; filtrez pour séparer les premières portions qui sont encore impures; achevez la précipitation par l'ammoniaque en léger excès; recueillez l'aconitine sur un filtre; f. sécher à froid. (Voy. ci-après.)

★ ACONITINE CRISTALLISÉE (Duquesnel).

Racine d'aconit Napel en poudre demi-fine
    (*Aconitum napellus*).................... 100 parties.
Acide tartrique pulv...................... 1 —
Alcool à 90°.............................. ⎫
Ether rectifié et lavé..............   ⎬ *aa*. Q. S.
Bicarbonate de potasse............. ⎭

Mélangez l'acide tartrique avec l'aconit; épuisez à froid par l'alcool à l'aide de trois macérations successives de trois jours chacune; réunissez les liqueurs; filtrez; distillez au B.-M., à une douce chaleur et autant que possible à l'abri du contact de l'air. Reprenez l'extrait par l'eau; filtrez; agitez la solution aqueuse avec Q. S. d'éther; séparez celui-ci; saturez la solution aqueuse par le bicarbonate de potasse pulv. en léger excès. Agitez avec Q. S. d'éther lavé, afin de dissoudre l'aconitine mise en liberté par le bicarbonate alcalin. Distillez les deux tiers de la solution éthérée, puis laissez-la évaporer à l'air libre; l'aconitine cristallise un peu colorée. Faites-la dissoudre dans l'eau acidulée par l'ac. chlorhydrique; saturez la solution par le bicarbonate de potasse; agitez avec l'éther comme la première fois; vous obtiendrez par l'évaporation de l'éther l'aconitine blanche, cristallisée en lames rhomboédriques plus ou moins régulières.

Cet alcaloïde donne des sels cristallisables avec la plupart des acides.

— Action thérapeutique mal déterminée; activité excessive. Considérée comme propre à combattre les névralgies congestives et acrodyniques, les douleurs de la goutte. (Gubler.)

— Doses : 1/2 milligram. à 1 milligramme 1/2 chaque jour, par fractions de 1/4 de milligram. On l'administre ordinairement en granules. — Surveillez les effets. — Peu usitée.

★ SOLUTION ALCOOLIQUE D'ACONITINE.

Aconitine............................... 1 décigram.
Alcool à 85°............................. 100 gram.

F. dissoudre. — Cette solution représente 1 milligram. d'aconitine par gram. — Névralgies. A l'intérieur, doses : 5 décigram.
à 1 gram. chaque jour, par fractions de 5 décigram. en potion ;
à l'extérieur, doses : 2 à 10 gram. en frictions.

★ GRANULES D'ACONITINE (Hottot).

Faites des granules contenant 1/2 milligram. d'aconitine, préparés d'ailleurs comme les *Granules de digitaline*, (Voy. p. 573.)
— Névralgies. — Doses : 1 à 6. Augmentez lentement les doses ;
surveillez les effets.

★ POMMADE D'ACONITINE (Turnbull).

Aconitine............................... 1
Alcool à 85°............................. 2
Axonge................................. 40

Broyez l'aconitine avec l'alcool ; ajoutez l'axonge ; M. — Névralgies ; Tic douloureux de la face. — Doses : 1 à 2 gram. en
frictions. — Toxique ; à surveiller de près.

★ POMMADE CONTRE LA SCIATIQUE (Oppolzer).

Aconitine............................... 1
Axonge (*Sus scrofa*)..................... 100
M. — Névralgies ; frictions *loco dolenti*. — Toxique.

★ VÉRATRINE $C^{64}H^{52}Az^2O^{16}$ (Cod. fr.).

Fruit de cévadille pulv. (*Veratrum sabadilla*)...... 1
Alcool à 80°............................. 10
Ac. sulfurique.......................... ⎱
Chaux vive............................. ⎰ *aa.* Q. S.
Ammoniaque............................ ⎰

Épuisez la cévadille par l'alcool acidulé par l'ac. sulfurique ;
exprimez ; réunissez les solutions alcooliques acides ; ajoutez la
chaux éteinte ; filtrez : distillez pour recueillir l'alcool ; délayez le
résidu dans l'eau acidulée par l'ac. sulfurique ; décolorez par le
charbon animal ; filtrez ; ajoutez de l'ammoniaque jusqu'à réaction
alcaline ; recueillez le précipité sur un filtre ; lavez avec un peu
d'eau distillée ; f. sécher ; reprenez par l'ac. sulfurique étendu ;
décolorez par le charbon animal ; filtrez ; ajoutez de l'ammoniaque jusqu'à réaction alcaline ; recueillez le précipité sur un filtre ;
lavez avec un peu d'eau distillée ; f. sécher ; f. dissoudre dans
l'éther ; f. évaporer à l'air libre ; la vératrine cristallise.

43

— Analogue à l'aconitine, mais 5 fois moins active (Gubler).
Purgatif, vomitif, diurétique ; ralentit le pouls et abaisse la température organique (Narvood). — Doses : 5 milligram. à 3 centigram. par fractions ; surveillez les effets.

— La vératrine ne doit pas être associée à la morphine; ces deux alcaloïdes sont antagonistes (Gubler). (Voy. *Extr. de Veratrum viride,* p. 347.)

★ ALCOOLÉ DE VÉRATRINE.

Vératrine..... 1
Alcool à 85°.................................... 100

F. dissoudre. — 1 gram. représente 1 centigram. de vératrine.
— Névralgies ; Accès de goutte ; Rhumatisme aigu. — Doses :
5 décigram. à 3 gram. en potion à prendre par cuillerées toutes les 2 ou 3 heures.

PILULES DE VÉRATRINE (Magendie).

Vératrine .... 4 milligram.
Poudre de gomme....................... 3 centigram.
Sp. simple *(Sus scrofa)*................... Q. S.

M. pour 1 pil. — Névralgies; Accès de goutte; Rhumatisme aigu. — Doses : 1 pil. toutes les 4 ou 5 h. — Surveillez les effets.

★ POMMADE CONTRE LA SCIATIQUE (Oppolzer).

Vératrine.. 1
Axonge *(Sus scrofa)*........................... 10

M. — Névralgies. — Frictions *loco dolenti.* — Toxique; à surveiller.

★ POUDRE DE DIGITALE.

— Rhumatisme. — Doses : 5 décigram. à 1 gram. de feuil.
de digitale pulv. en infusion dans 100 gram. d'eau distillée à
+ 70°, filtrez; édulcorez. — Par cuillerées à bouche d'heure en heure. — Au bout de 36 à 48 heures le pouls et la température commencent à baisser; vers le 3e ou le 4e j. il survient des nausées et des vomissements, et la rémission se prononce. La digitale exerce une action sur l'élément fébrile, non pas une action spécifique sur le rhumatisme (Oulmont). (Voy. *Médicaments spéciaux de l'appareil circulatoire,* p. 570.)

★ MIXTURE ANTINÉVROPATHIQUE (Neverman).

Alcoolé de noix vomique.................. 5 gram.
—   d'opium............................ 5 —
Éthérolé de stramoine.................... 5 —
Essence de valériane.................... 8 gouttes.

M. — Névralgies rhumatismales. — Doses : 20 à 30 gouttes dans une tasse d'infusé de camomille; à renouveler selon les effets obtenus. (Voy. *Antispasmodiques,* p. 347; *Narcotiques,* p. 392.)

★ PILULES ANTIGOUTTEUSES (Lemazurier).

Sulfate de quinine .... 25 milligram.
Poudre digitale (*Digitalis purpurea*)...... 12 —
— de rac. de belladone (*Atropa belladona* .... 5 —
Acétate de morphine................... 5 —
Extrait de laitue vireuse........... ⎫ *aa.* Q. S.
Poud. tempérante de Stahl (Voy.p. 346) ⎭

M. pour 1 pil. — Doses : 5 à 10 par j. selon la violence des accès.

★ LINIMENT ANTIGOUTTEUX (Reveillé-Parise).

Hydrolat de laurier-cerise 16
Éther sulfurique................................. 2
Extrait de belladone 1
Laudanum de Rousseau........................... 1

M. (Voy. *Solution antinévralgique*, p. 403.)

§ 3. — *Gayac; Frêne.*

TISANE DE BOIS DE GAYAC (Cod. fr.).

Bois de gayac râpé (*Guajacum officinale*)......... 50
Eau Q. S. pour 1000

F. bouillir pendant 1 h.; passez; laissez déposer; décantez. — Stimulant, diaphorétique. — Doses : par verres.

★ POUDRE DE GAYAC (Cod. fr.).

Prép. comme la *Poudre de quassia amara*, p. 151. — Inusité.

★ ALCOOLÉ DE GAYAC; TEINTURE DE BOIS DE GAYAC; EAU-DE-VIE DE GAYAC (Cod. fr.).

Prép. comme l'*Alcoolé de gentiane; 1/5.* (Voy. *Dentifrices*).

★ EXTRAIT DE GAYAC (Cod. fr.).

Bois de gayac râpé (*Guajacum officinale*)........... 1
Eau distillée 18

F. bouillir le gayac avec 9 d'eau pendant 1 h.; passez; f. bouillir le résidu avec 9 d'eau pendant 1 h.; laissez déposer pendant 12 h.; décantez; f. évaporer les liqueurs réunies en consistance molle; ajoutez à cet extrait 1/8 d'alcool à 80°; délayez; f. évaporer en consistance convenable. — Rendement : 32/1000. — Diaphorétique ; antirhumatismal ? — Doses : 1 à 10 gram. en pilules.

★ SIROP DE GAYAC (Cod. fr.).

Bois de gayac râpé (*Guajacum officinale*)..........   3
Sucre (*Saccharum officinarum*)..................   10
Eau... Q. S.

F. bouillir à deux reprises le gayac dans 30 d'eau ; passez ; f. évaporer les liqueurs réunies jusqu'à réduction à 6.; alors ajoutez le sucre et f. cuire à D. 1,27, (31° B.) (Voy. *ci-après.*)

★ SIROP DE GAYAC (Falières).

Bois de gayac (*Guajacum officinale*)...............   500
Eau .... Q S.
Sucre (*Saccharum officinarum*)...........   1000
Alcool à 60°.................................   60

F. bouillir le gayac à deux reprises, et pendant 1 h. chaque fois, dans 3000 gram. d'eau ; passez ; réunissez les liqueurs ; concentrez-les jusqu'à ce qu'elles soient réduites à 550 ; laissez refroidir ; ajoutez l'alcool ; filtrez au papier ; f. avec le sucre un sp. par solution au B.-M. ; passez à l'étamine. L'alcool favorise la filtration des liqueurs et rend le sp. limpide.

Diaphorétique, antirhumatismal. — Doses : 30 à 50 gram.

★ SIROP ANTIARTHRITIQUE (Dubois).

D'une part :

Salsepareille coupée et fendue (*Smilax medica*)............................... 60 gram.
Gayac râpé (*Guajacum officinale*)...........   60 —
Eau....................................... 3000 —

F. bouillir jusqu'à réduction à 1500 gram.; ajoutez :
Sucre (*Saccharum officinarum*)............ 1000 gram.
F. bouillir pour faire un sirop.

D'autre part :

Extrait d'opium......................... 6 décigram.
Résine de gayac........................ 16 gram.
Carbonate de potasse.................. 12 —
Alcoolé de colchique à 1/3.............. 5 —
Essence de citron .... 2 gouttes.

Triturez ensemble toutes ces substances ; ajoutez-les peu à peu au sirop refroidi ; filtrez.

— Rhumatisme chronique. — Doses : 20 à 60 gram.

★ POUDRE DE RÉSINE DE GAYAC (Cod. fr.).

Prép. comme la *Poudre de benjoin*, p. 559.— Antirhumatismal.
— Doses : 2 à 4 gram. en potion, en pilules.

★ ALCOOLÉ DE RÉSINE DE GAYAC ; TEINTURE DE RÉSINE DE GAYAC
(Cod. fr.).

Prép. comme l'*Alcoolé de benjoin*, 1/5. (p. 559.) — Antirhumatismal. — Doses : 2 à 8 gram. en potion.

★ ÉLIXIR ANTIARTHRITIQUE ; RATAFIA DES CARAÏBES ; TEINTURE
D'ÉMÉRIGON (Cadet).

Résine de gayac. (*Guajacum officinale*)............	1
Tafia...................................	45

F. dissoudre ; filtrez. — Antirhumatismal ; antigoutteux. —
Doses : 10 à 20 gram. tous les matins.

ÉMULSION DE RÉSINE DE GAYAC ; LAIT DE GAYAC.

Résine de gayac pulv. (*Guajacum officinale*).......	2
Gomme arabique (*Acacia vera*)	8
Sp. simple................................	30
Eau commune................................	100

Mêlez la résine avec la gomme; ajoutez le sirop, en triturant,
puis l'eau peu à peu. — Goutte ; Rhumatisme. — Doses : 1 cuillerée
à bouche toutes les deux heures.

★ ALCOOLÉ DE GAYAC AMMONIACAL (Ph. allem).

Résine de gayac (*Guajacum officinale*).............	3
Alcool à 90°................................	10
Ammoniaque liquide, D. 0,96..................	5

F. dissoudre la résine dans l'alcool; ajoutez l'ammoniaque:
filtrez. — Diaphorétique ; antirhumatismal. — Doses : 1 à 4 gram.
en potion.

★ GOUTTES ANTIARTHRITIQUES (Græfe).

Alcoolé de potasse (Pot. caustiq. 1; Alcool à 85°,6) ...	15
Alcoolé de gayac ammonical (Voy. *ci-dessus*)........	7
Opium brut (*Papaver somniferum*).................	2

F. macérer pendant 4 jours; filtrez. — Doses : 10 à 20 gouttes
3 fois par jour.

★ ÉLECTUAIRE ANTIRHUMATISMAL (Ph. britann.).

Résine de gayac (*Guajacum officinale*).......	4 gram.
Racine de rhubarbe (*Rheum palmatum*)......	8 —
Soufre sublimé......................	60 —

Muscade (*Myristica moschata*)............... N° 1
Crème de tartre......................... 30 gram.
Miel blanc (*Apis mellifica*)..................... 500 —

M. — Antirhumatismal ; laxatif. — Doses : 10 à 30 gram. par jour en 2 fois.

★ ÉLECTUAIRE DE GAYAC COMPOSÉ (A. Fernandez).

Résine de gayac (*Guajacum officinale*)....... 15 gram.
Rhubarbe pulv. (*Rheum palmatum*)........... 10 —
Crème de tartre pulvérisée................. 25 —
Soufre sublimé et lavé..................... 50 —
Muscade pulv. (*Myristica moschata*)... ..... N° 1
Miel blanc (*Apis mellifica*)................... Q. S.

M. — Employé contre le rhumatisme chronique par les médecins espagnols ; laxatif. — Doses : 15 à 20 gram. matin et soir.

★ ÉLIXIR ANTIARTHRITIQUE DE L'ILE DE FRANCE.

Myrrhe (*Balsamodendron myrrha*).................. 3
Résine de gayac (*Guajacum officinale*)............. 4
Aloès succotrin (*Aloe socotrina*)................ 4
Alcool à 52°............................. 300

F. dissoudre séparément chaque substance dans 100 d'alcool ; mêlez les alcoolés ; filtrez. — Antirhumatismal, antigoutteux. — Doses : 10 à 30 gram. tous les matins. — 15 gram. de ce médicament représentent 2 décigram. d'aloès ; il faut donc prévoir un effet purgatif.

★ PILULES ANTIARTHRITIQUES (Græfe).

Kermès minéral. .... 2 centigram.
Extrait d'aconit..................... 2 —
— de douce-amère............... 4 —
Résine de gayac (*Guajacum officinale*).. 4 —
Baume du Pérou (*Myrospermum Peireiræ*). Q. S.
M. pour 1 pil. — Doses : 1 à 2 toutes les 3 ou 4 heures.

INFUSÉ DE FEUILLES DE FRÊNE.

Feuil. sèch. de frêne (*Fraxinus excelsior*)....... 10 à 50
Eau bouillante. 1000

F. infuser jusqu'au refroidissement ; passez. — Antigoutteux, purgatif. — Doses : 1 lit. par jour en boisson ; est aussi employé en fomentations. Les feuilles de frêne ont été prescrites contre la goutte : en poudre, 10 à 20 gram., et sous la forme de vin. (Voy. *Vin antigoutteux d'Auduran*, p. 758).

DÉCOCTION DE FEUILLES DE FRÊNE (Pouget).

Feuil. sèches de frêne (*Fraxinus excelsior*)   30
Eau   1000

F. bouillir pendant 10 minutes ; passez. — Doses : par verres.

§ 4. — *Iodure de potassium.*

POTION ANTIRHUMATISMALE (Wardclevorth).

Iodure de potassium . . . .   2 gram.
Hydrolat de menthe . . . .   175 —
Sp. de safran . . . .   15 —

M. — Rhumatisme aigu ; Rhumatisme musculaire chronique.
— Doses : 30 gram. trois fois par jour.

§ 5. — *Jus de citron ; Spécifiques divers.*

POTION ANTIRHUMATISMALE (Lebert, Perkins).

Suc de citron (*Citrus limon*) . . . .   180 gram.
Sucre blanc (*Saccharum officinarum*) . . . .   20 —

F. dissoudre. — Rhumatisme articulaire aigu. — Doses : 2 cuillerées à bouche toutes les quatre heures ! (Voy. p. 330.)

FUMIGATION DE GENIÈVRE.

Baies de genièvre (*Juniperus communis*). . .   une poignée.

Jetez sur des charbons ardents dans une bassinoire ; passez celle-ci entre les draps du lit. — Douleurs rhumatismales ; stimulant, diaphorétique.

★ HUILE DE LIN SOUFRÉE ; BAUME DE SOUFRE (Hager).

Huile de lin (*Linum usitatissimum*)   4
— d'olive (*Olea europæa*)   1
Soufre sublimé, lavé et sec   1

F. chauffer les huiles dans un vase de fer ; ajoutez peu à peu le soufre en remuant jusqu'à ce que le mélange d'un brun rouge ait pris la consistance de miel épais. — Douleurs arthritiques.
— Frictions.

★ BAUME DE SOUFRE TÉRÉBENTHINÉ (Hager).

Huile de lin soufrée (Voy. *ci-dessus*) . . . . }
Huile de lin (*Linum usitatissimum*) . . . . } aa,   1

F. chauffer à feu doux ; ajoutez :

Essence de térébenthine (*Pinus maritima*) . . . .   4.

M. — Douleurs arthritiques. — Frictions.

SACHET ANTIRHUMATISMAL; CEINTURE ANTIRHUMATISMALE (Marjolin).

Camphre (*Laurus camphora*) 1
Benjoin (*Styrax benzoin*) ....:..................... 2
Euphorbe (*Euphorbia canariensis*) 2
Chlorhydrate d'ammoniaque...................... 4

Pulv. gross. ; M. — Douleurs rhumatismales ; Lumbago. — Doses : 50 gram. pour saupoudrer une pièce de ouate qui sera cousue dans un morceau de flanelle de dimension convenable pour faire une ceinture.

BAIN ARSENICAL (Trousseau, Gueneau de Mussy).

Arséniate de soude................... 1 à 8 gram.
Carbonate de soude cristallisé......... 100 à 150 —

Pour 1 bain, température + 30° ; durée 45 minutes. — Rhumatisme chronique généralisé dans les petites articulations.

— L'action est purement topique ; on n'a jamais constaté aucun symptôme d'absorption. Reveil a pris des bains contenant 120 gram. d'arséniate de soude et n'a jamais retrouvé de traces d'arsenic dans ses urines.

§ 6. — *Essence de térébenthine; Camphre; Savon; Ammoniaque; Baumes; Papiers résineux, etc.*

POTION TÉRÉBENTHINÉE (Récamier, Martinet, Debreyne).

Hydrolat de laitue 180
Essence de térébenthine (*Pinus maritima*) 25
Gomme arabique pulv. (*Acacia vera*).............. 15
Sp. simple......................... 60

F. un mucilage avec la gomme, le sp. simple et Q. S. d'hydrolat ; ajoutez l'essence en triturant, puis le reste de l'hydrolat.

— Sciatique lorsque les vésicatoires volants morphinés, les injections hypodermiques d'eau distillée, ou de solution de chlorhydrate de morphine, et la cautérisation sulfurique ont échoué.

— Doses : 3 cuillerées à bouche par jour, 1 ou 2 h. avant les repas. Chaque cuillerée à bouche représente environ 1gr,3 d'essence de térébenthine. — Il vaut mieux administrer l'essence sous forme de perles ou bien en capsules, après lesquelles on fait avaler un peu de potion gommeuse. (Voy. *Perles*, p. 41).

LOOCH TÉRÉBENTHINÉ (Récamier).

Essence de térébenthine (*Pinus maritima*)..... 10 gram.
Jaune d'œuf......... .... N° 2 —

Mêlez par trituration ; ajoutez :

Sp. de menthe............................,.......... 60 gram.
Sp. de fl. d'oranger................... ... 30 —
Sp. d'éther.............................. 30 —
Alcoolé de cannelle........................ 2 —

M. — Sciatique. — Doses : 1 cuillerée à bouche d'h. en h.

OPIAT TÉRÉBENTHINÉ (Récamier, Martinet).

Gomme arabique pulv. (*Acacia vera*)............... 6
Sucre (*Saccharum officinarum*)........ 2

M.; ajoutez :

Essence de térébenthine (*Pinus maritima*)........... 1
Sp. de fleurs d'oranger.......... 4

M. — Névralgies. — Doses : 10 gram. 3 fois par jour.

★ LINIMENT TÉRÉBENTHINÉ)Cod. fr.; H. P.).

Huile de camomille........................ } aa. P. É.
Essence de térébenthine.................. }

M. — Stimulant, antirhumatismal. — Frictions.

★ HUILE DE CAMOMILLE TÉRÉBENTHINÉE (Van den Corput)

Fleurs sèches de camomille (*Anthemis nobilis*)...... 120
Essence de térébenthine (*Pinus maritima*)......... 1
Eau... 300

F. macérer pendant 2 jours; distillez au B.-M.; séparez l'essence qui surnage. — Antiarthritique. — Frictions.

★ HUILE DE MENTHE TÉRÉBENTHINÉE.

Menthe crépue sèche (*Mentha crispa*).............. 15
Essence de térébenthine (*Pinus maritima*)........... 1
Eau... 30

F. macérer pendant 2 jours; distillez au B.-M.; séparez l'essence qui surnage. — Stimulant; antiarthritique; — Frictions.

★ LINIMENT TÉRÉBENTHINÉ CAMPHRÉ (Ph. Lond.).

Savon mou (Savon de potasse).:.................... 4
Camphre (*Laurus camphora*)...................... 2
Essence de térébenthine (*Pinus maritima*).......... 25

F. dissoudre. — Douleurs rhumatismales. — Frictions.

★ LINIMENT AMMONIACAL TERÉBENTHINÉ.

Liniment ammoniacal camphré Cod. fr. (p. 210)...... 3
Essence de térében .ine (*Pinus maritima*)........... 1

M. — Douleurs rhumatismales. — Stimulant, rubéfiant ou vésicant selon la durée de l'application. — Frictions.

POMMADE TÉRÉBENTHINÉE (Debreyne).

Essence de térébenthine (*Pinus maritima*)..........	8
Alcool camphré................................	4
Ammoniaque liq. D. 0,92 (22° B)...................	1
Axonge (*Sus scrofa*)...........................	30

M. — Névralgie sciatique. — Doses : 10 à 20 gram. en frictions, *loco dolenti*, matin et soir.

★ HUILE CAMPHRÉE; LINIMENT CAMPHRÉ (Cod. fr.; H. P.; F. H. M.).

Camphre râpé (*Laurus camphora*).................	1
Huile d'olive (*Olea europœa*)....................	9

F. dissoudre; filtrez. — Rendement : 100/100 de matières employées.

— Stimulant, antirhumatismal ? très-usité, banal, médiocre.

★ HUILE CAMPHRÉE; LINIMENT CAMPHRÉ (Ph. britann.; Soc. de Ph.).

Camphre.......................................	1
Huile d'olive (*Olea europœa*)....................	4

F. dissoudre ; filtrez. — (Voy. *ci-dessus*.)

★ LINIMENT SAVONNEUX (F. H. M.).

Alcoolé de savon	30	gram.
Huile d'arachide (*Arachis hypogœa*)........	5	—
Alcool à 80°.........................	30	—

M. dans une fiole bouchée.

★ LINIMENT SAVONNEUX CAMPHRÉ (Cod. fr.; H. P.).

Alcoolé de savon.............................	10
Huile d'amandes douces.......................	1
Alcool camphré...............................	9

M. — Douleurs rhumatismales. — Frictions ; lotions, alors
ajoutez eau commune, Q. S.

★ BAUME DE SAVON (Béral):

Savon blanc.................................	}	
Camphre (*Laurus camphora*)................	} aa.	1
Alcool à 88°................................		8

F. dissoudre au B.-M.; filtrez. — Douleurs rhumatismales. —
Frictions ; lotions, alors, ajoutez eau commune, Q. S.

★ LINIMENT SAVONNEUX AMMONIACAL (F. H. M.).

Alcoolé de savon.......................... 30 gram.
Huile d'arachides (*Arachis hypogœa*)........... 5 —
Alcool à 85°............................... 30 —
Ammoniaque liquide, D. 0,92 (22° B)......... 10 —

M. dans une fiole bouchée. (Voy. *Liniment ammoniacal* p. 209.)

★ LINIMENT SAVONNEUX AMMONIACAL CAMPHRÉ (F. H. M.).

Alcoolé de savon.......................... 30 gram.
Huile d'arachide (*Arachis hypogœa*).......... 5 —
Alcool à 85°............................... 30 —
Ammoniaque liquide, D. 0,92 (22° B).......... 10 —
Camphre.................................. 10 —

F. dissoudre le camphre dans l'alcool; M. — Douleurs rhumatismales.

— Ce liniment peut remplacer le *Baume Opodeldoch*.

★ LOTION RUBÉFIANTE (Ph. États-Unis).

Alcoolé de poivre de Guinée (*Capsicum annuum*) (Poiv.
de Guinée, 1; Alcool à 85,5)................. 25
Alcoolé de camphre......................... 25
Ammoniaque liquide, D. 0,92 (22° B).......... 12

M. — Douleurs rhumastimales; Raideurs articulaires. — Lotions réitérées.

EMPLÂTRE AMMONIACAL CAMPHRÉ (Ph. batav.).

Emplâtre de ciguë......................... } aa. 15
Emplâtre de savon .... }

F. fondre à une douce chaleur; laissez refroidir à demi; ajoutez :

Carbonate d'ammoniaque pulv................... 4
Camphre pulv. (*Laurus camphora*)............... 2

M. — Remuez jusqu'au refroidissement. — Antirhumatismal. — Écussons.

LINIMENT EXCITANT (F. H. M.).

Alcoolé de cantharides....................... 1
Alcoolé de savon ,.......................... 5
Huile d'arachides (*Arachis hypogœa*)............ 2

M. — Pour prép. le *Liniment excitant camphré* (F. H. M.), ajoutez au *Liniment excitant*, Camphre 1.

★ ALCOOLÉ DE SAVON AROMATIQUE; TEINTURE DE SAVON AROMATIQUE;
ESSENCE DE SAVON (Guibourt).

Savon blanc râpé...............................	72
Eau..	100

F. dissoudre ; ajoutez :

Alcool à 56°....................................	200
Essence de citron (*Citrus limon*)............., ...	3
Carbonate de potasse...........................	3

M. — Filtrez. — Résolutif, antirhumatismal. — Frictions ;
lotions avec eau commune, Q. S. — Cosmétique.

★ LINIMENT DE SAVON (Ph. britann.).

Savon blanc....................................	71
Camphre (*Laurus camphora*).....................	35
Essence de romarin (*Rosmarinus officinalis*).........	9
Alcool à 85°....................................	425
Eau distillée....................................	56

M. — F. fondre à une douce chaleur ; filtrez.
— Névralgies ; Douleurs rhumatismales. — Frictions.

★ LINIMENT DE ROSEN (Cod. fr.).

Beurre de muscade (*Myristica moschata*)...........	1
Essence de girofle (*Caryophyllus aromaticus*)........	1
Alcoolat de genièvre............................	18

M. par trituration le beurre de muscade avec l'essence de girofle ; ajoutez l'alcoolat. — Douleurs rhumatismales. — Frictions.

★ BAUME DE MARJOLAINE (Ph. wurt.).

Essence de marjolaine (*Origanum majorana*).........	2
Beurre de muscade (*Myristica moschata*).............	5

F. fondre le beurre de muscade ; ajoutez l'essence.
Prép. de même le *Baume de Rue*, de *Lavande*, etc.
— Douleurs rhumatismales ; Névralgies. — Frictions.

★ BAUME NERVAL (Cod. fr.).

Moelle de bœuf purifiée.........................	70
Huile d'amandes (*Amygdalus communis*)............	20
Beurre de muscade (*Myristica moschata*)...........	90
Essence de romarin (*Rosmarinus officinalis*).	6
— de girofle (*Caryophyllus aromaticus*).... ...	3
Camphre (*Laurus camphora*)......................	3
Baume de Tolu (*Myrospermum toluiferum*)...........	6
Alcool à 80°.....................................	12

F. fondre au B.-M. la moelle de bœuf et le beurre de muscade
avec l'huile d'amandes ; passez à travers une toile ; remuez pen-

dant le refroidissement; ajoutez les essences, le camphre et le baume de Tolu préalablement dissous dans l'alcool.

— La Soc. de Ph. propose l'adoption de cette formule. sauf le degré de l'alcool qu'elle porte à 86.

— Stimulant. — Rhumatisme chronique; Goutte; Rétractions musculaires, etc. — Frictions.

★ POMMADE DE ROMARIN COMPOSÉE; ONGUENT NERVIN (Ph. pruss.).

Axonge (*Sus scrofa*)	16
Suif de mouton (*Ovis aries*)	8
Cire jaune (*Apis mellifica*)	2
Beurre de muscade (*Myristica moschata*)	2
Essence de romarin (*Rosmarinus officinalis*)	1
— genièvre (*Juniperus communis*)	1

F. fondre la cire au B.-M.; ajoutez le suif, l'axonge et les autres composants. — Douleurs rhumatismales. — Frictions.

★ BAUME OPODELDOCH (Cod. fr.; Soc. de Ph.).

Savon animal râpé	15
Camphre pulv. (*Laurus camphora*)	12
Ammoniaque liquide, D. 0,92 (22° B)	5
Essence de romarin (*Rosmarinus officinalis*)	3
— thym (*Thymus vulgaris*)	1
Alcool à 90°	125
Charbon animal	5

F. dissoudre au B.-M le savon dans l'alcool; ajoutez le camphre et les essences; f. dissoudre; ajoutez le charbon animal; agitez vivement; ajoutez l'ammoniaque; filtrez. — Douleurs rhumatismales. — Frictions.

— Si l'on abaisse à 10 la dose de savon dans la formule ci-dessus, le baume reste transparent, et fond à la chaleur de la main sans laisser de grumeaux.

★ BAUME OPODELDOCH LIQUIDE (Giseke).

Savon blanc	50
Camphre (*Laurus camphora*)	15
Alcool à 85°	500

F. dissoudre à une douce chaleur; filtrez; ajoutez :

Essence de thym (*Thymus vulgaris*)	4
— romarin (*Rosmarinus officinalis*)	8
Ammoniaque liquide, D. 0,92 (22° B.)	30

M. — Douleurs rhumatismales. — Frictions.

★ BAUME ANTIARTHRITIQUE DE SANCHEZ (Cadet).

Savon blanc	30

Camphre (*Laurus camphora*)....................... 8
Alcoolat de lavande............................... 125
Essence de menthe (*Mentha piperita*)............. 1
— cannelle (*Laurus cinnamomum*)........ 1
— lavande (*Lavandula vera*)............. 1
— girofle (*Caryophyllus aromaticus*) 1
— muscade (*Myristica moschata*)....·........ 1
— sassafras (*Laurus sassafras*)............ 1
Éther acétique.................................... 30

F. dissoudre ; filtrez. —Rhumatismes ; Névralgies. — Frictions.

★ BAUME ACÉTIQUE CAMPHRÉ ; ÉTHÉROLÉ ACÉTIQUE SAVONNEUX CAMPHRÉ
(Pelletier).

Savon animal..................................... 10
Éther acétique................................... 75

F. dissoudre au B.-M. ; ajoutez :

Camphre (*Laurus camphora*)...................... 10
Essence de thym ((*Thymus vulgaris*)............. 1

F. dissoudre à une douce chaleur ; filtrez. — Douleurs rhumatismales ; Névralgies. — Frictions !

★ BAUME ANODIN ; BAUME ARTHRITIQUE CAMPHRÉ (Bath).

Savon blanc...................................... 25
Opium brut (*Papaver somniferum*)................ 6
Camphre (*Laurus camphora*)...................... 12
Essence de romarin (*Rosmarinus officinalis*)........ 3
Alcool à 85°..................................... 200

F. dissoudre à une douce chaleur ; filtrez. — Douleurs rhumatismales ; Névralgies. — Frictions !

★ LINIMENT DIALYTIQUE BITUMINEUX (Bonjean).

Naphte pur....................................... 80
Liniment narcotique (p. 406)..................... 15
Essence de térébenthine (*Pinus maritima*)........... 5

M. — En frictions en même temps qu'on administre les *Pilules* et le *Sp. dialytiques*. (Voy. p. 600.)

★ LINIMENT DIALYTIQUE ÉTHÉRÉ (Bonjean).

Éther acétique 80
Alcoolé d'aconit................................. 15
Alcoolé d'arnica................................. 5

M. — En frictions. (Voy. *ci-dessus*.)

BAIN AROMATIQUE SAVONNEUX (Jeannel).

Espèces aromatiques incisées..................... 3 kil.
Eau bouillante .... 20 lit.

F. infuser pendant 1 h. ; passez à travers une toile ; exprimez ;
ajoutez :

Alcoolé de savon.......................... .... 1 kil

M. à l'eau du bain très-chaud. — Douleurs rhumatismales !

— 250 gram. d'eau de Cologne remplaceraient au besoin l'infusé d'espèces aromatiques.

BAIN ANTIRHUMATISMAL (Smith).

Essence de térébenthine...................	100 gram.
— romarin......................	10 —
Carbonate sodique cristallisé...............	500 —
Eau tiède ......,...	1000 —

F dissoudre ; agitez fortement. — Rhumatisme chronique. —
M. à l'eau du bain qui doit être chaude !

CATAPLASME ANTIARTHRITIQUE (Trousseau).

Prenez d'une part :

Pain	2 kilog.
Alcool camphré	300 gram.

Coupez le pain par morceaux ; faites-le tremper dans l'eau pendant 15 minutes ; exprimez-le fortement dans un nouet de linge
que vous chaufferez au B.-M. pendant trois heures. Alors pétris-
sez et ramollissez la pâte de pain en y ajoutant peu à peu l'alcool camphré, étalez-la sur une compresse de dimension conve-
venable.

Prenez d'autre part :

Camphre (Laurus camphora).................	7 gram.
Extr. de belladone.........................	8 —
Extr. d'opium...............................	5 —

M. — Étendez cette mixture sur le cataplasme, que vous appliquerez à nu sur l'articulation malade. Ensuite recouvrez d'une
pièce de taffetas gommé et fixez le tout par une bande de flanelle de 10 mètres de long, exerçant une pression assez énergique, recouverte elle-même d'une bande de toile. Le malade
gardant le repos, ce cataplasme n'est levé que du 9e au 12e jour ;
renouvelez l'application s'il est nécessaire. — Arthrites simples,
blennorrhagiques, rhumatismales ; Hydarthroses ; Tumeurs blanches au début. (Peter, Demarquay, Dieulafoy.)

✳ CHLORODYNE DE COLLIS BROWNE (Dorvault).

Chloroforme............................	30
Ether sulfurique........................	20
Acide perchlorique......................	30
Alcoolé de Cannabis indica, (1/5).........	20

Mélasse....................................... 2)0
Alcoolé de *Capsicum annuum*, (1/5) 30
Morphine 10
Acide cyanhydrique médicinal à 1/50............. 10
Essence de menthe (*Mentha piperita*)............ 50

F. dissoudre la morphine dans l'acide perchlorique; mêlez. Agitez avant de vous en servir.

— Antispasmodique, antinévralgique, très-usité en Angleterre.

— Doses à l'intérieur : 4 à 20 gouttes dans un peu d'eau sucrée; à l'extérieur : 4 à 5 gram. et plus en frictions.

— Remède secret: la formule ci-dessus a été déduite de l'analyse; il en a été publié beaucoup d'autres.

★ LINIMENT ANTIGOUTTEUX (Boubée).

Huile camphrée ,............................... 250
— de croton tiglium (*Croton tiglium*)........... 1
— animale de Dippel....................... 2

M. — Stimulant; rubéfiant. Douleurs arthritiques. — Frictions.

★ PAPIER RÉSINEUX (Ph. germ.).

Poix noire............................... }
Cire jaune (*Apis mellifica*)............... } aa. P. É.
Essence de térébenthine................... }

F. fondre à une douce chaleur; laissez refroidir à moitié; étendez sur des bandes de papier. — Douleurs rhumatismales.

— Applications.

★ PAPIER GOUDRONNÉ; EMPLATRE DÚ PAUVRE HOMME (Cod. fr.).

Colophane (*Pinus maritima*)..................... 3
Goudron purifié (*Pinus maritima*)................. 2
Cire jaune (*Apis mellifica*)..................... 1

F. fondre ensemble; étendez sur du papier. — Léger stimulant; préserve la peau du contact de l'air.

★ PAPIER CHIMIQUE (Cod. fr.).

Huile d'olive (*Olea europœa*) 100
Minium pulv 50
Cire jaune (*Apis mellifica*) 3

F. chauffer l'huile dans une grande bassine jusqu'à ce qu'elle commence à répandre des vapeurs; ajoutez peu à peu le minium en agitant jusqu'à ce qu'il se produise un boursouflement considérable et un dégagement de fumée; retirez la bassine du feu et continuez de remuer le mélange jusqu'à ce qu'il se forme à la surface une écume blanchâtre; ajoutez la cire; mêlez. Cette espèce d'emplâtre est étalée sur du papier imprégné de la composition suivante ·

Huile de lin (*Linum usitatissimum*)	20
Ail haché (*Allium sativum*)	2
Essence de térébenthine (*Pinus maritima*)	16
Oxyde rouge de fer porphyrisé	8
Céruse broyée à l'huile	3

F. chauffer l'ail avec l'huile jusqu'à ce qu'il soit torréfié; passez; remettez sur le feu avec les autres substances; remuez le mélange; étendez-le sur du papier mousseline au moyen d'une éponge; faites sécher pendant 15 j. — C'est ce papier ainsi imprégné qui reçoit une couche de l'emplâtre de minium formulé ci-dessus. — Douleurs rhumatismales; Catarrhe chronique; applications prolongées. (Voy. *ci-dessus*.)

★ SPARADRAP ANTIARTHRITIQUE; PAPIER ANTIARTHRITIQUE (Ph. Belge).

Axonge (*Sus scrofa*)	754
Cire jaune (*Apis mellifica*)	142
Blanc de baleine (*Physeter macrocephalus*)	94
Extrait éthéré de garou	10

F. fondre à une douce chaleur; M.; enduisez légèrement des feuilles de papier. — Douleurs rhumatismales!

★ EMPLATRE DE GALBANUM (Ph. espagn.).

| Oléo-rés. de térébenthine (*Pinus maritima*) | 5 |
| Cire jaune (*Apis mellifica*) | 8 |

F. fondre à une douce chaleur; ajoutez:

| Galbanum (*Galbanum officinale*) | 12 |

D'abord ramolli avec Q. S. de vinaigre; mêlez. — Stimulant, antirhumatismal.

★ EMPLATRE DE GALBANUM SAFRANÉ (Ph. espagn.).

| Emplâtre de galbanum | 50 |
| Safran pulv (*Crocus sativus*) | 3 |

F. fondre l'emplâtre; ajoutez le safran; M. — Stimulant; antirhumatismal.

★ EMPLATRE DE GALBANUM CAMPHRÉ (Dorvault).

Emplâtre de galbanum safrané	8
Carbonate d'ammoniaque pulv	1
Camphre pulv. (*Laurus camphora*)	1
Pétrole	1

F. fondre l'emplâtre; ajoutez les autres substances; M. — Stimulant, antirhutismal.

INJECTIONS HYPODERMIQUES D'EAU DISTILLÉE (Laffitte).

L'eau distillée à la dose de 4 à 10 gram. en injections hypodermiques réitérées *loco dolenti* suffit souvent pour la cure des névralgies du lumbago.

BAIN FROID.

Le bain froid a été prescrit avec succès pour combattre le rhumatisme cérébral lorsque la température organique dépasse + 40°.

§ 7. — *Lithine; Phosphate d'ammoniaque.*

★ CARBONATE DE LITHINE.

— Dissout l'acide urique et l'urate de soude beaucoup plus activement que ne fait le carbonate de patasse. Empêche la formation des tophus d'urate de soude; et les dissout lorsqu'ils sont formés à condition d'être administré longtemps en solution dans une grande quantité d'eau.

— A Wielbach, la source *Natrolithionquelle* renferme une forte proportion de lithine. L'eau de Vals (source Magdeleine) contient de la lithine.

★ EAU DE VILDBAD ARTIFICIELLE; EAU GAZEUSE ANTIGOUTTEUSE (Stricker).

Eau chargée d'acide carbonique......... 500 gram.
Bicarbonate sodique.................. 25 centigram.
Carbonate de lithine.................. 1 décigram.

M. — Tophus: — La dose entière dans la journée; à continuer pendant une ou deux semaines.

★ EAU GAZEUSE ANTIGOUTTEUSE (Garrod).

Bicarbonate de soude................. 5 décigram.
Carbonate de lithine............... 2 —
.. Eau chargée d'acide carbonique...... 1000 gram.

Introduisez les sels dans une bouteille munie d'un siphon; remplissez d'eau gazeuse. — Concrétions goutteuses; Néphrites calculeuses. — Doses : 2 à 6 verres par jour.

POTION CONTRE LA GRAVELLE URIQUE (Venables).

Borate de lithine .... 5 décigram.
Bicarbonate de soude................... 6 —
Eau gazeuse....................... 150 gram.
Sp. d'écorce d'oranges................. 30 —

M. — A prendre en 1 ou 2 fois; continuer pendant plusieurs semaines. — On prescrit aussi le citrate et le benzoate de lithine.

★ SIROP DE LITHINE (Duquesnel).

Hydrate de lithine 1
Sp. simple.. 200

F. dissoudre; filtrez. — Gravelle urique; Concrétions goutteuses. — Doses : 20 à 40 gram.

TISANE AU PHOSPHATE D'AMMONIAQUE; TISANE ANTIARTHRIQUE (Matter).

Phosphate d'ammoniaque...................... 5 à 20
Alcoolature de zestes d'orange............ } aa. 1
Acide citrique .... }
Sucre (*Saccharum officinarum*)............... 50
Eau.. 1000

F. dissoudre. — Antiarthritique; antirhumatismal. — Doses : par verres. (Voy. *Diurétiques et Dialytiques minéraux*, p. 594.)

VINGT-HUITIÈME SECTION

MÉDICAMENTS EMPLOYÉS COMME ANTISCORBUTIQUES

§ 1. — *Cresson; Cochléaria; Cresson de Para; Raifort; Suc de citron.*

SUC DE CRESSON (Cod. fr.).

Feuill. fraîches de cresson (*Nasturtium offic.*) Q. V.
Pilez; exprimez; filtrez.
— Antiscorbutique; antidyspeptique. — Doses : 100 à 250 gram. ! — Beaucoup de praticiens se bornent à prescrire 100 à 250 gram. de feuilles fraîches de cresson, avec ou sans assaisonnement de sel et de vinaigre! Les *Radis*, le *Raifort* agissent de même.

★ HYDROLAT DE CRESSON; EAU DISTILLÉE DE CRESSON.

Prép. comme l'*Hydrolat de cochléaria*, p. 501. Véhicule de potions ou de gargarismes antiscorbutiques

★ SIROP DE CRESSON (Cod. fr.).

Prép. comme le *Sp. de fleurs de pêcher*, p. 501. — Antiscorbutique. — Doses : 20 à 60 gram.

SUC DE COCHLÉARIA (Cod. fr.).

Prép. comme le *Suc de cresson*, p. 783.
— N'est guère employé isolément. (Voy. *Suc antiscorbutique*, p. 785.)

★ EAU DISTILLÉE DE COCHLÉARIA; HYDROLAT DE COCHLÉARIA.

Feuil. fraîch. de cochléaria (*Cochlearia officinalis*).... 1
Eau commune 1

Contusez les feuil.; distillez à feu modéré pour obtenir 1 d'hydrolat. — Véhicule de gargarismes antiscorbutiques.

★ ALCOOLAT DE COCHLÉARIA COMPOSÉ (Cod. fr.; F. H. M.).

Feuil. fraîches de cochléaria (*Cochlearia officinalis*).. 30
Rac. fraîches de raifort (*Cochlearia armoracia*)...... 4
Alcool à 80°.. 35

Pilez le cochléaria avec le raifort; f. macérer dans l'alcool pendant 2 j., distillez pour obtenir 30 d'alcoolat. — Doses : 10 à 30 gram. dans un gargarisme, une tisane. — Affections scorbutiques.

TISANE ANTISCORBUTIQUE (F. H. M.).

Infusion amère (avec les espèces amères ou
l'une des plantes qui les composent) .... 1 lit.
Alcoolat de cochléria .... 20 gram.

M. — Affections scorbutiques.

GARGARISME ANTISCORBUTIQUE (H. P.).

Espèces amères .... 2 gram.
Eau bouillante .... 250 —
Mellite simple .... 30 —
Alcoolé antiscorbutique................... 30 —

F. infuser les espèces amères dans l'eau pendant 1 h.; passez; ajoutez le mellite et l'alcoolé. — Stomatite scorbutique.

GARGARISME ANTISCORBUTIQUE (F. H. M.).

Alcoolat de cochléaria composé............ 15 gram.
Mellite simple........................... 30 —
Infusion................................. 200 —

M. — Stomatite scorbutique.

★ VIN DE COCHLÉARIA; VIN ANTISCORBUTIQUE (F. H. M.).

Alcoolat de cochléaria composé............ 8 gram.
Vin blanc..... .... 100 —

M. — Doses : 50 à 150 gram. — Affections scorbutiques !

★ CONSERVE DE COCHLÉARIA (Cod. fr.).

Feuil. fraîch. de cochléaria (*Cochlearia officinalis*).. 1
Sucre blanc (*Saccharum officinarum*)............ 3

Pilez la plante et le sucre dans un mortier de marbre pour obtenir une pulpe homogène ; f. passer à travers un tamis de crin. — Affections scorbutiques. — Doses : 20 à 60 gram.

★ CONSERVE ANTISCORBUTIQUE DE SELLE (Cadet).

Feuilles de cochlearia (*Cochlearia officinalis*).. ⎫
— cresson (*Nasturtium officinale*).... ⎪
— trèfle d'eau (*Menyanthes trifoliata*). ⎬ aa P. É.
Suc de raifort (*Cochlearia armoracia*)........ ⎪
— bigarade (*Citrus bigaradia*)...... .. ⎭
Sucre blanc pulv. (*Saccharum officinarum*) ...... Q. S.

Pulpez les feuilles ; ajoutez les sucs, puis le sucre à froid pour obtenir une conserve en consistance voulue. — Affections scorbutiques.— Doses : 10 à 50 gram. en 2 ou 3 f. dans la journée.

★ SIROP DE COCHLÉARIA (Cod. fr.).

Prép. comme le *Sp. de fleurs de pêcher*, p. 501. — Doses : 50 à 60 gram.

SUC ANTISCORBUTIQUE (Cod. fr.; H. P.).

Feuil. fraîches de cochlearia (*Cochlearia officinalis*). ⎫
— cresson (*Nasturtium officinale*.... ⎬ aa. P. É.
— ményanthe (*Menyanthes trifoliata*). ⎭

Pilez dans un mortier de marbre ; exprimez ; filtrez. — Doses : 40 à 250 gram. !

SUC DE COCHLÉARIA (Ph. États-Unis).

Cochléaria (*Cochlearia officinalis*)............ ⎫
Cresson (*Nasturtium officinale*)............... ⎬ aa. 125
Oranges fraîches (*Citrus aurantium*)......... ⎭
Alcoolat de muscade 3

Pilez les feuilles et les fruits ; exprimez ; ajoutez l'alcoolat ; filtrez. — Antiscorbutique. — Doses : 100 à 250 gram.

POTION ANTISCORBUTIQUE.

Sp. de quinquina .... ⎫ au. 50 gram.
Suc de citron. (*Citrus limon*).... .... ⎭
Hydrolat de menthe................ .... 150 —
Alcoolat de cochléaria..................... 10 —

M. — Scorbut ; *Purpura hemorrhagica.*—Doses : 1 cuillerée à bouche toutes les 2 heures !

★ ALCOOLAT ANTISCORBUTIQUE ; ESPRIT DE RAIFORT COMPOSÉ (Ph. Londr.).

Rac. de raifort (*Cochlearia armoracia*)............. 25
Ec. d'oranges fraîches (*Citrus aurantium*)........... 25

44.

Muscades (*Myristica moschata*)...................... 6
Alcool à 85°................................... 160
Eau.. 40

F. macérer pendant 4 j; distillez au B.-M. pour obtenir 160 d'alcoolat. — Doses : 10 à 30 gram. en tisane, en potion ou en gargarisme. — Affections scorbutiques.

GARGARISME ANTISCORBUTIQUE (Kortum).

Feuil. de sauge sèches (*Salvia officinalis*)..... 20 gram.
Vin rouge.....:............................... 250 —

F. digérer à + 50° pendant 1 h.; passez; exprimez; ajoutez :

Acide chlorhydrique, D.1,18 (22° B)............. 2 à 4 gram.
Mellite de roses.............................. 30 —

M. — Stomatite ulcéreuse, scorbutique, gangréneuse! (Voy. *Collutoire chlorhydrique*, p. 700).

★ ALCOOLATURE DE CRESSON DE PARA (Cod. fr.).

Prép. comme l'*Alcoolature d'aconit*, 1/1. — Doses : Voy. ci-après.

★ ALCOOLÉ DE CRESSON DE PARA COMPOSÉ (Ph. allem.).

Cresson de Para en fleurs (*Spilanthes oleracea*)....... 2
Rac. de pyrèthre (*Anacyclus pyrethrum*)............. 1
Alcool à 90°.. 4

F. macérer pendant 3 j.; passez; exprimez; filtrez. — Doses : 10 à 40 gram. en gargarisme, en collutoire. — Affections scorbutiques.

★ ALCOOLÉ ANTISCORBUTIQUE; TEINTUR DE RAIFORT COMPOSÉE; TEINTURE ANTISCORBUTIQUE (Cod. fr.).

Rac. fraîche de raifort (*Cochlearia armoracia*)....... 4
Sem. de moutarde noire (*Sinapis nigra*)............. 2
Chlorhydrate d'ammoniaqué....................... 1
Alcool à 60°...... 8
Alcoolat de cochléaria composé................... 8

Coupez le raifort en tranches minces; pulv. la moutarde et le sel ammoniac; f. macérer pendant 10 jours dans les liquides alcooliques; passez; exprimez; filtrez. — Doses : 10 à 30 gram. en gargarisme. — Cette formule n'est pas rationnelle car la moutarde ne fournit point d'essence et devient inerte en présence de l'alcool.

GARGARISME ANTISCORBUTIQUE (Cod. fr.).

Espèces amères................................ 5 gram.
Eau bouillante................................ 250 —

Mellite simple............................... 60 gram.
Alcoolé antiscorbutique..................... 30 —

F. infuser les espèces dans l'eau bouillante pendant 1 h.; passez; ajoutez le mellite et l'alcoolé. — Stomatite scorbutique.

★ VIN ANTISCORBUTIQUE (Cod. fr.).

Rac. fraîch. de raifort (*Cochlearia armoracia*)...... 30
Feuil. fraîch. de cochléaria (*Cochlearia officinalis*).. 15
— cresson (*Nasturtium officinale*).... 15
— trèfle d'eau (*Menyanthes trifoliatia*). 15
Sem. de moutarde pulv. (*Sinapis nigra*).......... 15
Chlorhydrate d'ammoniaque...:............... 7
Alcoolat de cochléaria composé................. 170
Vin blanc généreux........................... 1000

F. macérer le tout ensemble pendant 10 jours; agitez de temps en temps; passez; exprimez; filtrez. — Doses: 50 à 150 gram. — Affections scorbutiques, scrofuleuses.

★ BIÈRE ANTISCORBUTIQUE (Cod. fr.).

Feuil. fraîch de cochléaria (*Cochlearia officinalis*)... 3
Rac. fraîch. de raifort (*Cochlearia armoracia*)...... 6
Bourgeons de sapins secs (*Abies pectinata*).......... 3
Bière récente................................. 200

F. macérer pendant 4 j.; agitez de temps en temps; passez; exprimez; filtrez. — Doses: 2 à 4 verres par jour. — Affections scorbutiques, scrofuleuses.

★ SIROP DE RAIFORT COMPOSÉ; SIROP ANTISCORBUTIQUE (Cod. fr.)

Feuil. fraîch. de cochléaria (*Cochlearia officinalis*).. 20
— de cresson (*Nasturtium officinale*).... 26
Rac. fraîch. de raifort (*Cochlearia armoracia*)....:.. 20
Feuil. sèch. de ményanthe (*Menyanthes trifoliata*)... 2
Ec. d'oranges amères (*Citrus bigaradia*)........... 4
Cannelle de Ceylan (*Laurus cinnamomum*).......... 1
Vin blanc.................................... 80
Sucre blanc (*Saccharum officinarum*) 100

Pilez les feuilles de cochléaria et de cresson; incisez le raifort; les feuilles de ményanthe et les écorces d'oranges; concassez la cannelle; f. macérer dans le vin blanc pendant 2 j.; distillez au B.-M. pour obtenir 20 de liqueur aromatique; exprimez le marc resté dans l'alambic; clarifiez le liquide au blanc d'œuf; passez à l'étamine; ajoutez à ce liquide 60 de sucre; faites par coction en clarification un sp. cuit à D. 1,27 (31 B.) bouillant; faites avec 30 de sucre et Q. S. d'eau un sp. cuit au boulé; mêlez ce sp. à celui que vous avez déjà fait; laissez refroidir à moitié; mêlez la liqueur aromatique provenant de la distillation ; laissez refroidir à couvert avant de mettre en bouteilles. — Affections scorbutiques, scrofuleuses. Souvent administré aux enfants lymphatiques ! — Doses : 20 à 60 gram.

★ SIROP ANTISCORBUTIQUE (F. H. M.).

Rac. fraîches de raifort (*Cochlearia armoracia*)	100
F. fraîch. de cochléaria (*Cochlearia officinalis*)	100
— de cresson (*Nasturtium officinale*)	100
F. sèch. de ményanthe (*Menyanthes trifoliata*)	10
Ec. d'oranges amères (*Citrus bigaradia*)	20
Ec. de cannelle de Ceylan (*Laurus cinnamomum*)	5
Vin blanc	400
Sucre blanc (*Saccharum officinarum*)	600
Alcool à 90°	24

Pilez les feuilles de cochléaria et de cresson; incisez les racines de raifort, les feuilles de ményanthe et les écorces d'oranges amères; concassez la cannelle ; f. macérer pendant 3 j. dans le vin auquel vous aurez ajouté l'alcool ; distillez au B.-M. pour obtenir 100 de liqueur aromatique; passez ; exprimez le résidu de la distillation et conservez à part ce nouveau liquide chargé de principes fixes.

F. d'une part avec le liquide distillé et 200 de sucre un sirop par solution; d'autre part : clarifiez par la chaleur le liquide provenant du résidu de la distillation; faites-le évaporer au B.-M. jusqu'à ce qu'il soit réduit à environ 250, et faites un sirop par coction avec les 400 de sucre restant. Mêlez les deux sirops après qu'ils seront entièrement refroidis. Rendement : 900. — Affections scorbutiques, scrofuleuses. — Doses : 20 à 70 gram. !

★ SIROP ANTISCORBUTIQUE DE PORTAL (Cod. fr.).

Rac. fraîche de raifort (*Cochlearia armoracia*)	6
Feuil. de cochléaria (*Cochlearia officinalis*)	20
— de cresson (*Nasturtium officinale*)	20
Rac. de gentiane (*Gentiana lutea*)	5
— de garance (*Rubia tinctorum*)	2
Ec. de quinquina calisaya (*Cinchona calysaya*)	1
Eau	110
Sucre blanc (*Saccharum officinarum*)	236

D'une part : pilez le raifort et les plantes fraîches dans un mortier de marbre ; exprimez le suc; filtrez.

D'autre part : f. infuser dans l'eau bouillante pendant 12 h. les racines et le quinquina ; passez ; filtrez ; réunissez 100 d'infusé et

24 de suc pour faire dissoudre le sucre au B. M., laissez refroidir; passez. — Affections scorbutiques, scrofuleuses. Souvent administré aux enfants lymphatiques! — Doses : 20 à 60 gram.

— Selon Guibourt, ce sp. comporte une addition de 1/10,000 de bichlorure de mercure ; cette addition doit être faite au fur et à mesure des besoins ; le sel doit être dissous dans un peu d'alcool.

★ SIROP ANTISCORDUTIQUE DE PORTAL (Falières).

Rac. de gentiane (Gentiana lutea)........	20
— de garence (Rubia tinctorum)...............	10
Quinquina calisaya (Cinchona calysaya).............	5
Alcool à 56°...............................	60
Eau...	600

Laissez macérer le tout pendant 24 heures ; passez ; introduisez la colature dans la cucurbite d'un alambic avec les plantes ci-dessous contusées :

Rac. fraîch. de raifort (Cochlearia armoracia).......	30
Feuil. de cochléaria (Cochlearia officinalis).........	100
— de cresson (Nasturtium officinale)...........	100

Distillez au B.-M. pour obtenir 60 d'alcoolat que vous réserverez.

Exprimez les matières restées dans la cucurbite; filtrez; ajoutez :

Sucre blanc (Saccharum officinarum).............. 1200

F. un sp. auquel, lorsqu'il sera refroidi, vous ajouterez l'alcoolat! (V. ci-dessus.)

APOZÈME ANTISCORBUTIQUE (Cod. fr.; H. P.).

Rac. de bardane (Lappa major). } aa.......		10 gram.
— patience (Rumex acutus). }		
Sp. antiscorbutique.......................	100	—
Eau bouillante...........................	1000	—

Concassez les racines; f. infuser pendant 2 h.; passez; ajoutez le sp. antiscorbutique. — Doses : par verres.

— Les racines de bardane et de patience ne jouissent d'aucune propriété antiscorbutique ; la formule ci-dessus ne justifie donc son titre qu'en raison du sp. qu'elle contient.

★ SUC DE CITRON ; LIME-JUICE (Lind).

Citrons (Citrus limon)......................... Q. V.

Exprimez le suc; laissez déposer pendant 24 h.; filtrez; f. évaporer au B.-M. en consistance de sirop. Le suc de 150 citrons se trouve ainsi réduit à environ 507cc environ 600 gram. (1 pinte).

Ce suc épaissi fait partie de l'approvisionnement des navires de guerre anglais et français. — Prophylactique et curatif du scorbut. — Doses : 15 gram. par jour pour aciduler les aliments et les boissons !

— Les *Sucs d'orange* et *de groseilles* préparés de la même manière produiraient les mêmes effets hygiéniques, et thérapeutiques !

VINGT-NEUVIÈME SECTION

MÉDICAMENTS ANTHELMINTIQUES

§ 1. — *Calomel; Étain.*

PILULES ANTHELMINTIQUES (Chaussier).

Calomel à la vapeur...................... 2 centigram.
Semen-contra pulv. (*Artemisia contra*)..... 8 —
Camphre (*Laurus camphora*)............ 3 —
Sp. simple....................... Q. S.

M. pour 1 pil. — Doses : 2 à 8 le soir en se couchant ! (Voy. *Tablettes de calomel*, p. 460.)

★ BISCUITS VERMIFUGES AU CALOMEL.

Calomel à la vapeur.................... 1 décigram.
Pâte............................ Q. S.

Pour 1 biscuit. — Doses : 1 à 4. — Réduisez la dose de calomel à 5 centigram. pour les enfants au-dessous de 5 ans ! — Ces biscuits sont purgatifs et contro-stimulants en même temps que vermifuges. (Voy. *Bol anthelminthique,*, p. 791.)

★ LIMAILLE D'ÉTAIN (Cod. fr.).

Étain pur .... Q. V.

Divisez à la lime. (Voy. *ci-après*.)

★ POUDRE D'ÉTAIN (Cod. fr.).

Étain pur........................... Q. V.

F. fondre dans une cuiller de fer; triturez avec un pilon chaud dans un mortier de fer chauffé, jusqu'à solidification de l'étain; passez au tamis de soie. — Ténifuge. — Inusité en France.

— On suppose qu'une petite quantité de la poudre d'étain peut entrer en dissolution à la faveur de l'acide chlorhydrique du suc gastrique, et que l'action vermifuge est due au chlorure d'étain ainsi formé.

§ 2. — *Semen-contra; Santonine.*

★ POUDRE DE SEMEN-CONTRA (Cod. fr.; F. H. M.).

Prép. comme la *Poudre de roses rouges,* p. 200. Rendement : 90/100.

— Lombrics. — Doses : 1 à 6 gram. dans du miel, des confitures ou dans du pain azyme !

— On fait des *Dragées de semen-contra ;* ce sont les capitules entiers enrobés de sucre !

APOZÈME DE SEMEN-CONTRA (H. P.).

Semen-contra pulv. (*Artemisia contra*)....... 10 gram.
Eau bouillante............................. 500 —

F. infuser ; passez. — Vermifuge, à prendre en 2 ou 3 f. dans la journée !

POTION VERMIFUGE AU SEMEN-CONTRA (Soubeiran).

Semen-contra (*Artemisia contra*).......... 4 à 8 gram.
Eau bouillante.......................... 125 —

F. infuser ; filtrez ; ajoutez :

Sp. d'écorce d'oranges...................... 30 gram.

M. — Lombrics ; Ascarides lombricoïdes. — Doses : la potion entière en 3 ou 4 fois !

★ SIROP DE SEMEN-CONTRA (Cod. fr.).

Prép. comme le *Sp. de coquelicot,* p. 547. — 20 gram. de ce sp. représentent les principes solubles de 1 gram. de semen-contra. — Vermifuge. — Doses : 30 à 100 gram. !

LAVEMENT VERMIFUGE AU SEMEN-CONTRA.

Semen-contra (*Artemisia contra*)......... 2 à 10 gram.
Eau bouillante....................... 100 —

F. infuser pendant 1/2 h. ; passez. — Ascarides lombricoïdes ; Lombrics !

★ BISCUITS VERMIFUGES AU SEMEN-CONTRA.

Semen-contra (*Artemisia contra*)...... 2 à 5 décigram.
Pâte............................... Q. S.

Pour un biscuit. — Doses : 1 à 5 biscuits !

BOL ANTHELMINTIQUE (F. H. M.).

Semen-contra pulv. (*Artemisia contra*).... 25 centigram.
Calomel à la vapeur.................... 5 —
Mellite simple...................... Q. S.

M. pour 1 bol. — Doses : 4 à 12 !

DOL VERMIFUGE.

Semen-contra pulv. (*Artemisia contra*).....	1 décigram.
Calomel à la vapeur......................	5 centigram.
Extr. d'absinthe.......................	Q. S.

M. pour 1 bol. — Doses : 4 à 12. (Voy. *Pil. anthelmintiques*, p. 790.)

★ ESSENCE DE SEMEN-CONTRA (Cod. fr.).

Prép. comme l'*Essence de fl. d'oranger*, p. 377.)
— Doses : 2 à 10 gouttes sur du sucre. — Inusité.

★ SANTONINE $C^{30}H^{18}O^3$ (Cod. fr.).

Semen-contra (*Artemisia contra*).................	10
Chaux éteinte.......................................	3
Alcool à 85°..	20
Eau commune.......................	20

M.; distillez au B.-M. pour retirer 10 d'alcool ; laissez refroidir ; versez sur les matières l'alcool recueilli ; agitez ; exprimez. Traitez le résidu de nouveau par 20 d'alcool et 20 d'eau ; distillez au B.-M. pour retirer encore 10 d'alcool ; exprimez ; réunissez les liqueurs ; séparez l'alcool par distillation ; filtrez le résidu aqueux ; réduisez-le à moitié par évaporation au B.-M. ; ajoutez : ac. acétique Q. S. pour rendre le liquide acide ; laissez cristalliser ; lavez les cristaux avec l'alcool à 50° ; faites-les sécher entre des doubles de papier joseph ; broyez-les avec le 1/4 de leur poids de charbon animal ; ajoutez 8 f. leur poids d'alcool absolu ; f. bouillir ; filtrez ; laissez cristalliser par refroidissement ; faites sécher les cristaux entre des doubles de papier joseph. — Doses : 5 à 30 centigram.

★ TABLETTES DE SANTONINE (Cod. fr.).

Santonine pulv......	40
Sucre blanc (*Saccharum officinarum*).............	2000
Carmin de cochenille...	4
Mucilage de gomme adragante..................	180

F. des tablettes de 5 décigram. — Chaque tablette représente 1 centigram. de santonine. — Vermifuge. — Doses : 5 à 30 tablettes !

★ TABLETTES A LA SANTONINE (Soc. de Ph. de Bord.).

Santonine.............................	25 gram.
Sucre bl. pulv...........................	305 —
Mucilage de gomme adragant à l'eau de fl. d'oranger............................	Q. S.

F. 500 tablettes. Chaque tablette représente 5 centigram. de santonine. — Doses : 1 à 6 par jour !

★ PILULES DE SANTONINE (F. H. M.).

Santonine............................ 5 centigram.

Poudre de réglisse.................

Miel.............................. } aa. Q. S.

M. pour faire 1 pil. — Doses : 1 à 6 !

★ BISCUITS VERMIFUGES A LA SANTONINE.

Santonine pure.......................... 1 décigram.

Pâte............................... Q. S.

Pour 1 biscuit. — Vermifuge. — Doses : 1 à 3 biscuits. Réduisez la dose de santonine à 5 centigram. pour 1 biscuit, si le sujet est âgé de moins de 5 ans, ou donnez 1/2 biscuit !

LAVEMENT DE SANTONINE.

Santonine...... .... 5 à 30 centigram.

Alcoolat de menthe................ 10 gram.

F. dissoudre ; ajoutez :

Eau tiède............................. 200 gram.

Pour 1 lavement. — Oxyures vermiculaires.

§ 3. — Mousse de Corse.

★ POUDRE DE MOUSSE DE CORSE (Cod. fr.).

Mousse de Corse (*Gigartina helminthocorton*) ..... Q. S.

Contusez ; mondez à la main ; criblez ; f. sécher à l'étuve ; pulv. par contusion sans résidu ; passez au tamis de soie. — Anthelminthique ; Ascarides lombricoïdes ; antispasmodique. — Doses : 1 à 40 gram. en électuaire avec Q. S. de miel, de sp. de gomme !

TISANE DE MOUSSE DE CORSE (H. P.).

Mousse de Corse......................... 30 gram.

Eau bouillante .... 1000 —

F. infuser pendant 1 h.; passez ; exprimez ; laissez déposer ; décantez. — Anthelminthique ; Ascarides lombricoïdes; antispasmodique. — Très-usité pour les enfants. — Doses : 100 à 1000 gram. par jour en 2 ou 3 fois.

— On peut édulcorer avec le *Sp. de mousse de Corse*, ce qui augmente l'activité du remède !

POTION VERMIFUGE (F. H. M.).

Mousse de Corse..........................	30 gram.
Sp. simple...............................	30 —
Eau bouillante	160 —

F. infuser pendant 1 h.; passez; exprimez; ajoutez le sirop. —
Doses : la potion entière en 2 ou 3 fois !

LAIT VERMIFUGE (Bouchardat).

Mousse de Corse..........................	5 gram.
Lait bouillant	100 —

Laissez infuser pendant 10 m.; passer ; ajoutez :

Sucre	29 gram.

F. dissoudre. — A prendre en 1 fois pour les enfants de 1 à 5
ans !

★ SIROP DE MOUSSE DE CORSE (Cod. fr.).

Mousse de Corse (*Gigartina helminthocorton*)......	20
Eau bouillante	Q. S.
Sucre (*Saccharum officinarum*)	100

F. infuser pendant 6 h. la mousse de Corse avec 50 d'eau ; passez ; exprimez ; lavez le marc avec une Q. S. d'eau bouillante
pour compléter 53 d'infusé ; laissez déposer ; décantez ; délayez
Q. S. de pâte de papier ; passez ; f. dissoudre le sucre au B.-M.
dans l'infusé clair. — Anthelminthique; spécialement contre les
ascarides lombricoïdes. — Doses : 20 à 60 gram. par jour !

★ SIROP DE MOUSSE DE CORSE (Falières).

Mousse de Corse (*Gigartina helminthocorton*)......	200
Eau bouillante	Q. S.
Sucre (*Saccharum officinarum*)	1000

F. deux infusions successives de 6 h. de durée chacune, pour
obtenir 530 de colature filtrée ; ajoutez le sucre pour faire un sp.
par solution au B.-M. couvert ; laissez refroidir ; ajoutez :

Alcoolé de mousse de Corse 1/5..................	45

(Voy. *ci-dessus*.)

GELÉE DE MOUSSE DE CORSE (Cod. fr.).

Mousse de Corse (*Gigartina helminthocorton*)........	6
Sucre blanc (*Saccharum officinarum*)..............	12
Vin blanc.................................	12
Colle de poisson (*Acipenser huso*)	1

F. bouillir la mousse de Corse pendant 1 h. pour obtenir environ 40 de décocté ; passez ; exprimez ; ajoutez le sucre, le vin blanc, et la colle de poisson préalablement ramollie par macération dans 6 d'eau froide ; f. cuire jusqu'à ce qu'une petite portion, refroidie, se prenne en gelée ; passez à l'étamine. — Les quantités ci-dessus fournissent 25 de gelée. — Anthelminthique. — Doses : 20 à 60 gram !

POUDRE ANTHELMINTHIQUE (Bouchardat).

Mousse de Corse (*Gigartina herminthocorton*)..	} *aa.*	20
Semen-contra (*Artemisia contra*).............		
Calomel à la vapeur...............		1

M. — Doses : 5 décigram. à 2 gram.! (Voy. *Bols anthelminthiques*, p. 791.)

LAVEMENT ANTHELMINTIQUE (Foy).

Mousse de Corse (*Gigartina helminthocorton*)..	12 gram.
Eau........	375 —

F. bouillir quelques minutes ; ajoutez :

Huile de ricin (*Ricinus communis*)	30 —

M. — Lombrics ; Ascarides lombricoïdes !

§ 4. — *Absinthe ; Essence de térébenthine ; Tanaisie ; Espèces anthelminthiques ; Aloès ; Acide phénique, etc.*

INFUSION D'ABSINTHE ; TISANE DE FEUILLES D'ABSINTHE Cod. fr.; F. H. M.).

Prép. comme la *Tis. de feuil. d'oranger ;* 5/1000. (Voy. p. 376). — Tonique, stimulant, vermifuge. — Doses : par verres.

★ EXTRAIT DE SOMMITÉS D'ABSINTHE (Cod. fr.).

Prép. comme l'*Extrait de digitale,* p. 571.
Rendement : 19/100.
— Tonique, anthelminthique. — Doses : 5 décigram. à 5 gram. (Voy. *Espèces amères,* 162).

★ HYDROLAT D'ABSINTHE ; EAU DISTILLÉE D'ABSINTHE (Cod. fr.).

Prép. comme l'*Hydrolat de laitue,* p. 322.
La même opération fournit l'*Essence d'absinthe* dans le récipient florentin. (Cod. fr.) — Véhicule de potions stimulantes et vermifuges.

★ ALCOOLÉ D'ABSINTHE ; TEINTURE DE FEUILLES D'ABSINTHE (Cod. fr.; F. H. M.).

Prép. comme l'*alcoolé de quinquina ;* 1/5. (Voy. p. 140).
Rendement : 90/100 d'alcool employé. — Tonique, stimulant, vermifuge. — Doses : 5 à 30 gram. en potion, dans du vin, etc.

★ SIROP DE FEUILLES D'ABSINTHE (Cod. fr.).

Prép. comme le *Sp. de coquelicot*, p. 547.
— Tonique, stomachique; vermifuge. — Doses : 20 à 100 gram.

★ VIN D'ABSINTHE (Cod. fr.).

Feuil. sèch. d'absinthe *(Artemisia absinthium)*..... - 3
Alcool à 60°................................... 6
Vin blanc...................................... 1000

F. macérer l'absinthe avec l'alcool pendant 24 h.; ajoutez le vin; laissez macérer pendant 10 j.; passez; exprimez; filtrez. — Tonique, stomachique; vermifuge. — Doses : 50 à 150 gram.

★ VIN D'ABSINTHE (F. H. M.).

Alcoolé d'absinthe........................ 8 gram.
Vin rouge...................... .... 100ᶜ

M. — Tonique, stomachique; anthelmintique. — Doses : 60 à 150 gram.

★ BIÈRE D'ABSINTHE (Van Mons).

Feuill. fraich. d'absinthe *(Artemisia absinthium)*..... 1
Bière forte.................................... 60

F. macérer pendant 3 j.; passez; exprimez; filtrez. — Doses : 1 à 4 verres.

★ HUILE DE SOMMITÉS D'ABSINTHE (Cod. fr.).

Prép. comme l'*Huile de camomille*, p. 164.
— Stimulant; prétendu vermifuge employé en embrocations sur le ventre contre les coliques que l'on croit causées par les vers.

★ MYROLÉ D'ABSINTHE TÉRÉBENTHINÉ ; ESSENCE D'ABSINTHE TÉRÉBENTHINÉE (Ph. Hamb.).

Feuilles d'absinthe *(Artemisia absinthium)*........ 432
Essence de térébenthine *(Pinus maritima)*........ 18
Eau commune....................:............... Q. S.

Distillez; séparez l'huile essentielle au moyen du récipient florentin. — Anthelmintique. — Doses : à l'intérieur, 3 décigram. à 1 gram.; à l'extérieur, en frictions. — Peu usité.

★ MYROLÉ DE CAMOMILLE TÉRÉBENTHINÉ ; ESSENCE DE CAMOMILLE TÉRÉBENTHINÉE.

Fl. de camomille *(Anthemis nobilis)*............. 120
Essence de térébenthine *(Pinus maritima)*........ 1
Eau commune.................................... Q. S.

Distillez ; séparez l'huile essentielle au moyen du récipient florentin. — Anthelminthique, antispasmodique, — Doses : à l'intérieur, 3 décigram. à 1 gram. ; à l'extérieur, en frictions. — Peu usité.

LAVEMENT TÉRÉBENTHINÉ (Soubeiran).

Essence de térébenthiné.................	10 à 30 gram.
Jaune d'œuf...........................	N° 1
Eau tiède.............................	300 gram.

Délayez l'essence avec le jaune d'œuf ; ajoutez l'eau peu à peu. — Ascarides lombricoïdes ; Névralgies. (Voy. p. 772.)

★ ESSENCE DE TANAISIE (Cod fr.).

Prép. comme l'*Essence de fl. d'oranger*, p. 377.
— Anthelminthique. — Doses : 1 à 2 gouttes en pil. avec une poudre vermifuge. — Inusité.

★ ESPÈCES ANTHELMINTHIQUES (Cod. fr.).

Absinthe (*Artemisia absinthium*)..........
Tanaisie (*Tanacetum vulgare*)............. } aa. P. É.
Fl. de camomille (*Anthemis nobilis*)........
Semen-contra (*Artemisia contra*)...........

F. sécher ; incisez les trois premières substances ; ajoutez le semen-contra. — Anthelminthique. — Doses : 10 à 20/1000 en infusion !

★ SIROP VERMIFUGE COMPOSÉ (Deschamps).

Sp. de jalap................................	2
— de semen-contra................	4
— de rhubarbe............................	1
— d'éc. d'oranges amères......................	1

M. — Vermifuge ; purgatif. — Doses : 20 à 60 gram. !

★ ÉLIXIR VERMIFUGE (Dorvault).

Absinthe maritime (*Artemisia maritima*)..........	150
Ec. de citron (*Citrus limon*)...................	50
Rac. de fougère mâle (*Nephrodium filix-mas*).....	100
Rac. de rhubarbe exot. (*Rheum palmatum*).......	25
Eau bouillante..............................	1000

F. infuser jusqu'au refroidissement ; passez ; exprimez ; ajoutez :

Alcoolé d'écorce d'orange amère................	300
— de citron......................	20
Acide tartrique.............................	9
Sucre blanc (*Saccharum officinarum*)	600

F. dissoudre ; mêlez ; laissez en contact pendant 2 j.; filtrez. — Lombrics ; Ascarides lombricoïdes. — Doses : 10 à 40 gram.!

★ POUDRE VERMIFUGE COMPOSÉE.

Fougère mâle (*Nephrodium filix-mas*) ..... ⎫
Rhubarbe (*Rheum palmatum*)............. ⎪
Semen-contra (*Artemisia contra*).......... ⎬ aa. P. É.
Mousse de Corse (*Gigartina helminthocor-* ⎪
lon)............................... ⎭

Pulv.; M. — Vermifuge. — Doses : 5 décigram. à 2 gram. dans du pain axyme ! (Voy. *Poudre de fougère mâle*, p. 800.)

BOLS VERMIFUGES (Spielmann).

Fougère pulv. (*Nephrodium filix-mas*) ..... 2 décigram.
Semen-contra pulv. (*Artemisia contra*).... 2 —
Rhubarbe pulv. (*Rheum palmatum*)....... 1 — ·
Calomel à la vapeur...................... 5 centigram.
Sp. d'absinthe........................... Q. S.

M. pour 1 bol. — Doses : 1 à 3 bols !

LAVEMENT ALOÉTIQUE (Clarck).

Aloès succotrin (*Aloe socotrina*)................... 5
Eau de son.. 300

F. dissoudre en triturant. — Ascarides lombricoïdes ; Oxyures!

LAVEMENT ANTHELMINTHIQUE (Kempster).

Solution aqueuse d'acide phénique 1/300.... 4 gram.
Eau................................. 120 —

M. pour 1 lavement ! — Oxyures.

— Les *Lavements : Sulfate de quinine* 5 décigram., Eau 50 gram.; *Liqueur de Van Swieten* 15 gram., Eau 35 gram.; ou *Sucre blanc* 20 gram., Eau 40 gram., sont efficaces contre les oxyures vermiculaires.

§ 5. — Remèdes tænifuges.

ÉLECTUAIRE TÆNIFUGE (Mathieu et Kuttinger).

Électuaire n° 1.

Limaille d'étain...................................... 30
Fougère pulv. (*Nephrodium filix-mas*).............. 24
Semen-contra pulv. (*Artemisia contra*)............. 15
Jalap pulv. (*Exogonium purga*)..................... 4
Sulfate de potasse pulv............................. 4
Miel blanc (*Apis mellifica*)........................ Q. S.

Électuaire n° 2.

Jalap pulv. (*Exogonium purga*)................. 20
Gomme-gutte pulv. (*Hebradendron cambogioides*).. 5
Scammonée pulv. (*Convolvulus scammonia*)......... 10
Sulfate de potasse pulv........................ 26
Miel blanc (*Apis mellifica*).................... Q. S.

— Doses : 1 cuillerée à café de l'électuaire n° 1 toutes les
2 heures pendant 2 ou 3 jours, ensuite 1 cuillerée à café de l'é-
léctuaire n° 2 toutes les 2 heures jusqu'à expulsion du tænia. Si
l'expulsion est trop tardive, administrez 30 gram. d'huile de
ricin.

APOZÈME D'ÉCORCE DE RACINE DE GRENADIER; DÉCOCTION D'ÉCORCE DE
RACINE DE GRENADIER (Cod. fr.; H. P.).

Ec. sèche de rac. de grenadier coupée et contusée
(*Punica granatum*)........................... 60
Eau commune................................. 750

F. macérer pendant 12 h.; f. bouillir à feu doux pour réduire
à 500 ; passez. — Tænifuge. — Toute la dose en trois fois à
demi-heure d'intervalle le matin à jeun; à renouveler après un
jour de repos en cas d'insuccès ! — L'écorce de racine de grenadier fraîche est préférable à l'écorce sèche ; la dose en doit être
de 120 gram. pour 500 gram. d'apozème sans macération préalable.

★ EXTRAIT ALCOOLIQUE D'ÉCORCE DE RACINE DE GRENADIER (Cod. fr.).

Prép. comme l'*Extrait alcoolique de digitale*, p. 571. — Rendement : 18/100. — Tænifuge. — Doses : 25 gram. en potion.

POTION CONTRE LE TÆNIA.

Extr. alcooliq. d'éc. de rac. de grenadier...... 25 gram.
Suc de citron........................
Hydrolat de menthe................. } aa. 50 —
Hydrolat de tilleul ....

M. — Tænifuge. — Doses : 1 cuillerée à bouche toutes les
1/2 h. — Chaque cuillerée à bouche représente environ 2 gram.
d'extrait alcoolique d'éc. de rac. de grenadier.—L'*Apozème d'écorce
de racine de grenadier* vaut mieux.

★ POUDRE DE COUSSO (Cod. fr.).

Fleurs de Cousso (*Banksia abyssinica*)........... Q. V.

F. sécher à l'étuve; pulv. sans résidu; passez au tamis de crin.
(Voy. *ci-après*).

APOZÈME DE COUSSO (Cod. fr.; H. P.).

Fleurs de cousso en poudre demi-fine............. 20

Eau... 150

Délayez la poudre dans l'eau bouillante; laissez refroidir. — Tænifuge. — Ce médicament doit être administré en une fois et sans avoir été passé!

POTION DE COUSSO (F. H. M.).

Fleurs de cousso (*Banksia abyssinica*)........ 20 gram.

Sucre blanc (*Saccharum officinarum*)........ 30 —

Eau bouillante............................ 250 —

F. sécher le cousso; pulvérisez-le avec le sucre; f. infuser cette poudre avec l'eau bouillante pendant 1/2 h. — Tænifuge. — Cette potion doit être administrée en une fois sans être passée!

★ POUDRE DE FOUGÈRE MALE (Cod. fr.).

Rhizôme de fougère mâle (*Nephrodium filix-mas*), mondé de l'extrémité la plus ancienne en voie de destruction.......................... Q. V.

Coupez en tranches minces; vannez pour séparer les écailles foliacées; f. sécher à l'étuve; pulv. par contusion. — Tænifuge. — Doses: 4 à 6 gram.

TÆNIFUGE NOUFFER.

Poudre de fougère mâle.................... 4 à 6 gram.

Eau.................................... 125 —

M. — A faire prendre en 1 fois le matin à jeun; une heure après administrez le *Bol purgatif* ci-après:

Calomel à la vapeur .... }

Scammonée pulv. (*Convolvulus scam-* } aa 6 décigram.

monia .... }

Gomme gutte (*Hebradendron cambogioides*). 3 —

Miel.................................. Q. S.

M. pour 1 bol.

INFUSION DE FOUGÈRE MALE; TISANE DE FOUGÈRE MALE (H. P.).

Prép. comme la *Tisane de bardane*; 20/1000, p. 162.

★ EXTRAIT ÉTHÉRÉ DE FOUGÈRE MALE; EXTRAIT OLÉO-RÉSINEUX DE FOUGÈRE MALE (Cod. fr.).

Poudre de fougère mâle (*Nephrodium filix-mas*).... 1

Éther sulfurique........................... 2

Traitez la poudre par l'éther dans l'appareil à déplacement hermétique; distillez l'éthérolé au B. M. pour retirer l'éther; achevez l'évaporation au B. M.

Tænicide. — Doses : 4 gram. en 4 f. à 1/4 d'h. d'intervalle; cette dose doit être répétée 2 j. de suite; le malade a dû subir préalablement 2 j. de diète lactée; aussitôt après les 4 prises du remède, administrez 50 gram. de sp. d'éther ou mieux 2 gram. d'éther sous la forme de capsules ou de perles; enfin 1/2 heure après, administrez un looch additionné de 1 à 3 gouttes d'huile de croton tiglium! (Trousseau).

— Ou bien : 3 j. entiers de diète rigoureuse; 1 bouteille d'eau de Sedlitz le soir; le lendemain matin, 3 gram. d'extrait éthéré de fougère mâle en 2 f., à 1 h. d'intervalle; 2 h. après la seconde prise d'extrait, 30 gram. d'huile de ricin! (Albers).

★ CAPSULES D'EXTRAIT OLÉO-RÉSINEUX DE FOUGÈRE MALE (Trousseau).

Extrait oléo-résineux de fougère mâle...... 5 décigram.

Pour 1 capsule. — Tænia. — Doses : 6 à 10 capsules; 1 capsule de 10 en 10 minutes. Une heure après la dernière capsule : 2 à 4 perles d'éther; 2 heures après : 30 gram. d'huile de ricin!

BOLS VERMIFUGES (Peschier).

Extrait éthéré de fougère mâle........... 2 décigram.
Rac. de fougère mâle pulv.............. 5 —
Conserve de roses.................... Q. S.

M. pour 1 bol. — Tænia — Doses : 10 bols en une seule fois. — Le malade a été nourri les deux jours précédents de potages maigres très-légers; immédiatement après avoir avalé les bols, il doit boire une tasse de décoction de fougère mâle (30/1000), et 2 h. après, il doit prendre 30 gram d'huile de ricin!

★ PILULES D'EXTRAIT ÉTHÉRÉ DE FOUGÈRE MALE (Mayet).

Extrait éthéré de fougère mâle (Cod. fr.)... 2 décigram.
Gomme arabique pulv............. } aa. 5 centigram.
Eau .... }
Fougère mâle pulv. (*Nephrodium filix-mas*) Q. S.

M. pour 1 pil. — Tænifuge. — Doses : 10 pil. le soir au coucher, 10 pil. le lendemain matin; 1 h. et 1/2 après la deuxième prise, administrez huile de ricin 45 gram.

Si le tænia n'est point expulsé, recommencez le même traitement après quelques jours de repos, mais ajoutez aux 45 gram. d'huile de ricin; 8 gram. d'essence de térébenthine!

45.

★ ÉLECTUAIRE ANTHELMINTHIQUE (Ph. bad., belg.).

Fougère mâle pulv. (*Nephrodium filix-mas*) ..... ⎫
Rac. de valériane pulv. (*Valeriana officinalis*) ... ⎪ *aa.* 2
Semen-contra (*Artemisia-contra*) .... ⎬
Sulfate de potasse pulv .... ⎭
Miel (*Apis mellifica*) 16

M. — Tænifuge ; purgatif. — Doses 4 à 16 gram. !

ELECTUAIRE DE SEMENCES DE COURGE (Brunet).

Sem. de courge mondées (*Cucurbita maxima*).. ⎫ *aa.* 60
Sucre blanc (*Saccharum officinarum*) .... ⎭

F. une pâte fine. — Tænifuge. — Doses : toute la quantité ci-dessus à prendre en une fois le matin. Le malade qui a dù s'abste-nir de tout aliment depuis 24 h., a pris la veille au soir 30 gram. d'huile de ricin dans une tasse de bouillon maigre ; il doit prendre encore 30 gram. d'huile de ricin 1 h. après avoir consommé l'élec-tuaire de semences da courge ! — Sèches, les semences sont aussi efficaces que fraîches.

POTION CONTRE LE TÆNIA (Dupont).

Sem. de courge mondées (*Cucurbita maxima*).. 50 gram.
Sucre blanc (*Saccharum officinarum*) .... 30 —
Lait .... 60 —

Réduisez les semences en pâte avec le sucre ; ajoutez le lait peu à peu en triturant ; passez ; exprimez. — 240 gram. de semences entières fournissent environ 50 gram. de semences mondées.

Cette émulsion doit être administrée à jeun. Deux heures après donnez 30 gram. d'huile de ricin.

POTION CONTRE LE TÆNIA (Levacher).

Huile de ricin (*Ricinus communis*) .... 60 gram.
Essence de térébenthine (*Pinus maritima*) ..... 15 —
Hydrolat de menthe .... 60 —
Sp. simple .... 30 —
Gomme arabique pulv. (*Acacia vera*) .... 10 —

Battez la gomme avec le sp. ; ajoutez l'huile, l'essence et peu à peu l'hydrolat. — Doses : la potion entière en une fois le matin à jeun.

ÉLECTUAIRE TÉRÉBENTHINÉ (Thompson).

Essence de térébenthine (*Pinus maritima*) 1
Miel blanc (*Apis mellifica*) 2

M. — Tænicide. — Doses : 10 à 30 gram. le soir en se cou-chant.

ÉMULSION TÆNIFUGE (Radius).

Gomme arabique (*Acacia vera*)..............	7 gram.
Hydrolat de camomille....	180 —
Essence de térébenthine (*Pinus maritima*)....	22 —.
Éther sulfurique..........................	7 —

F. un mucilage avec la gomme et l'hydrolat; ajoutez l'essence et l'éther peu à peu en triturant. Agitez avant d'administrer.
— Doses : 3 cuillerées à bouche matin et soir.

⋆ OXYDE NOIR DE CUIVRE.

Tænifuge. — Doses : 5 à 20 centigram. quatre fois par jour? (Rodemacher). — Inusité en France.

REMÈDE TÆNIFUGE (Vezu).

⋆ 1° ÉLECTUAIRE DE RACINE DE FOUGÈRE MALE ET DE SEMENCE DE COURGE.

Rac. sèche de fougère mâle (*Nephrodium*
  filix-mas)............................... ⎫
Semences de courge (*Cucurbita maxima*)... ⎬ *aa*. P. É.
Sucre blanc (*Saccharum officinarum*)....... ⎭
Mêlez.

⋆ 2° ALCOOLATURE D'ÉCORCE DE GRENADIER.

Éc. fraîches de rac. de grenadier contusée ⎫
  (*Punica granatum*)..................... ⎬ *aa*. P. É.
Alcool à 95°............................. ⎭

F. macérer pendant 10 j.; passez; exprimez; filtrez.

⋆ 3° ALCOOLÉ DE COUSSO.

Fleurs sèches de cousso gross pulv. (*Banksia abyssinica*.... 1
Alcool à 95°................................. Q. S.

Opérez par déplacement pour obtenir 4 d'alcoolé.

⋆ 4° EXTRAIT ÉTHÉRÉ DE FOUGÈRE MALE (Cod. fr.) (Voy. p. 800).

— Prenez 50 gram. de l'Electuaire de rac. de fougère mâle et de sem. de courge (n° 1); ajoutez : Alcoolature d'éc. de rac. de grenadier (n° 2) et Alcoolé de cousso (n° 3) de chaque 5 gram.; mêlez pour faire une pâte molle; ajoutez : Extrait éthéré de fougère mâle (n° 4) 4 gram.
— Le malade étant à jeun, faites prendre, en 2 fois. à 1/2 h. d'intervalle ce mélange délayé dans une tasse d'infusion de café sucré.
3 h. après, à la deuxième dose, administrez en une fois la potion ci-après :

POTION PURGATIVE VERMIFUGE.

Huile de ricin (*Ricinus communis*)............	40 gram.
Alcoolature d'éc. de rac. de grenadier (n° 2).... .....:.....................	
Alcoolé de cousso (n° 3)...............	*aa.* 10 —
Eau commune..................	60 —

Ce remède qui rassemble les tænifuges les plus énergiques est employé avec succès par les médecins lyonnais.

— L'auteur recommande de préparer l'alcoolature de rac. de grenadier et l'alcoolé de cousso avec l'alcool absolu. L'alcool à 95° suffit pour obtenir des solutions efficaces.

TRENTIÈME SECTION

REMÈDES CONTRE LES BRULURES

§ 1. — *Liniment oléo-calcaire; Hypochlorites; Collodion, etc.*

LINIMENT OLÉO-CALCAIRE; LINIMENT CALCAIRE (Cod. fr ; H. P.; Soc. de Ph.).

Huile d'amandes (*Amygdalus verus*)................	1
Eau de chaux..................................	9

M. dans un flacon; agitez; les deux liquides étant bien mélangés, versez sur un entonnoir en verre dont vous tiendrez la douille fermée; laissez en repos pendant 1 minute; f. écouler et rejetez l'eau qui s'est rassemblée à la partie inférieure; recueillez la masse crémeuse formant la couche supérieure. — Brûlures; applications réitérées !

— Le *Liniment oléo-calcaire* du F. H. M. comporte : Eau de chaux 7, Huile d'arachides 1.

LINIMENT OLÉO-CALCAIRE AU GLYCÉRÉ DE SACCHARATE DE CHAUX (Latour)

Préparez d'abord une *Solution de glycéré de saccharate de chaux* :

Chaux hydratée........	2
Sucre pulv...	4
Eau...	20
Glycérine...	4

M. le sucre et la chaux; ajoutez l'eau peu à peu pour obtenir une bouillie claire, laissez en contact pendant 24 h. dans un flacon bouché; agitez de temps en temps; filtrez; ajoutez la glycérine, puis la quantité d'eau nécessaire pour le liquide offre la densité 1,144.

Prenez :

Solution ci-dessus............................... 1
Huile. d'olive ou d'arachides 2

M. agitez. Le liniment ainsi obtenu paraît préférable au liniment oléo-calcaire. (Voy. *ci-dessus*.)

LINIMENT OLÉO-CALCAIRE PHÉNIQUÉ (Déclat).

Liniment oléo-calcaire 40
Acide phénique cristallisé......................... 1

M. — Brûlures ; ulcères rebelles ; arrosez chaque jour les pièces de pansement sans les déranger ; cela suffit pour prévenir l'altération du pus et pour déterminer rapidement la cicatrisation des 'plaies ! (Voy. *Désinfectants*, p. 62.)

LINIMENT CHLORO-CALCAIRE (Debourge).

Chlorure de chaux sec............................ 1
Eau.. 3

Agitez fortement pendant quelques minutes ; filtrez ; ajoutez à la solution aqueuse de chlorure de chaux un poids égal au sien d'huile d'amande ; agitez fortement. — Pansement des brûlures !

LINIMENT OLÉO-BARYTIQUE (H. P.).

Eau de baryte saturée........................ } *aa*. P. É.
Huiles d'amandes douces .... }

Introduisez les deux liquides dans un flacon ; agitez vivement jusqu'à ce que le mélange prenne une consistance crémeuse qu'il conserve indéfiniment.

MIXTURE CALMANTE.

Glycérine .... } *aa*. 15
Hydrolat de laurier-cerise.................... }
Laudanum de Sydenham 6

M. — Brûlure au premier et au second degré. — Onctions après lesquelles il faut saupoudrez d'amidon pour former une sorte d'enduit sur les parties malades !

CÉRAT CALMANT (Roux de Brignoles).

Cire (*Apis mellifica*)................................ 1
Huile d'amandes (*Amygdalus communis*)............. 4
Hydrolat de laurier-cerise 3

Prép. comme le *Cérat de Galien*, p. 51. — Brûlures, plaies douloureuses. — Pansements.

CÉRAT SAFRANÉ (Larrey).

Cérat simple... 15
Safran pulv. (*Crocus sativus*)........................ 1

M. — Brûlures. — Pansements.

SOLUTION D'HYPOCHLORITE DE SOUDE ; SOLUTION DE CHLORURE D'OXYDE DE SODIUM POUR PANSEMENTS (Lisfranc).

Hypochlorite de soude liquide........................ 1
Eau commune.. 5

M. — Brûlure au premier et au second degré. — Couvrez les surfaces malades de linges fénêtrés enduits de cérat ; appliquez par-dessus des gâteaux de charpie imprégnés de la solution chlorurée ci-dessus. Vous pouvez augmenter ou diminuer la proportion d'hypochlorite de soude selon les indications.

FOMENTATION ANTISEPTIQUE.

Hypochlorite de chaux (Chlorure de chaux).......... 1
Eau distillée... 22

Mêlez ; agitez ; laissez déposer ; décantez ; ajoutez :

Mucilage de gomme arabique......................... 2

M — Pansement des brûlures graves.

★ POMMADE AU CARBONATE DE PLOMB CAMPHRÉE ; ONGUENT BLANC CAMPHRÉ (Ph. allem.).

Carbonate de plomb..................................... 10
Axonge benzoïnée.. 50
Camphre pulv. (*Laurus Camphora*).................. 1

M. — Pansement des brûlures. (Voy. *Onguent blanc de Rhasis.* p. 188.)

PULPE DE POMME DE TERRE (Cod. fr.).

Râpez. — Brûlures. — Cataplasmes. Remède populaire.

LOTION CONTRE LES BRULURES (Pirondi).

Hydrolat de laurier-cerise.............................. 100
Gomme arabique pulv. (*Acacia vera*) 8

F. dissoudre ; filtrez. — Étendez au moyen d'un pinceau pour former une espèce de vernis sur les parties dénudées !

★ COLLODION.

Le *Collodion;* la *Baudruche gommée*, un *Vernis* quelconque recouvrant les parties malades et les préservant du contact de l'air, calment les douleurs et favorisent la cicatrisation. (Voy. *Collodion*, p. 34; *Baudruche gommée*. p. 61.)

★ MIEL.

Le *Miel*, les *Confitures de groseilles* remèdes, populaires dans certaines provinces ont pour effet, comme le collodion, de garantir les parties malades contre le contact de l'air, de calmer les douleurs et de favoriser la cicatrisation.

★ BAIN D'HUILE D'OLIVES (Wyster).

Bain permanent d'huile d'olive, de + 10° à + 18°. — Brûlures étendues au premier et au second degré, le plus tôt possible après l'accident !

★ OUATE DE COTON OU COTON CARDÉ.

Sur les brûlures récentes ; il adhère aux surfaces dénudées de leur épiderme jusqu'à la guérison ! —Quelques praticiens l'imbibent de liniment oléo-calcaire. (Voy. *Coton*, p. 33.)

BAIN LOCAL.

L'immersion continue dans l'eau fraîche incessamment refroidie, calme la douleur des brûlures récentes et prévient souvent la formation des phlyctènes !

BAIN ASTRINGENT (Most).

Alun cristallisé	200 gram.
Eau froide	200 lit.
Lait caillé	20 —

F. dissoudre l'alun dans l'eau ; ajoutez le lait caillé. — Brûlures étendues. — Laissez le malade dans ce bain pendant plusieurs heures.

TRENTE-UNIÈME SECTION

REMÈDES CONTRE LES ENGELURES, LES GERÇURES, LES FISSURES

§ 1. — *Iode; Alcool camphré, Perchlorure de fer, Acide chlorhydrique, Hypochlorite de soude, Acétate de plomb, Borate de soude, Baumes, Oxyde de zinc, Ratanhia.*

★ ALCOOLÉ DE CAMPHRE CONCENTRÉ.

(Voy. p. 361). — Engelures non ulcérées. — Applications au moyen de compresses imbibées !

SOLUTION DE PERCHLORURE DE FER.

Perchlorure de fer D. 1,26 (30° B)................ 1
Eau distillée.................................... 4
M. — Engelures non ulcérées. — Lotions.

ACIDE CHLORHYDRIQUE ÉTENDU.

Acide chlorhydrique D. 1,17 (21° B)............... 1
Eau commune.................................... 10
M. — Engelures non ulcérées. — Lotions.

LOTION D'HYPOCHLORITE DE SOUDE IODÉE (Testelin).

Solution d'hypochlorite de soude................... 3
Alcoolé d'iode................................... 1
M. — Engelures non ulcérées. — Lotions matin et soir !

★ LOTION CONTRE LES ENGELURES (Fiévée).

Alcoolat de Fioravanti........................... 10
Acide chlorhydrique, D. 1,17 (21° B.)............. 1
M. — Frictions matin et soir sur les engelures non ulcérées !

★ TOPIQUE CONTRE LES ENGELURES (Berton).

Baume de Fioravanti.............................. 3
Extrait de Saturne............................... 3
Huile d'olive.................................... 3
Acide chlorhydrique. C. 1, 17 (21° B)............. 1
M.; agitez avant l'usage. — Lotions sur les engelures non ulcérées !

★ CÉRAT CONTRE LES ENGELURES (Mialhe).

Cérat simple.................................... 200
Baume d'Arcæus.................................. 40
Baume du Commandeur............................ 10
Extrait d'opium................................. 1
Délayez l'extrait dans le baume du Commandeur ; mêlez.
— Pansement des engelures ulcérées, des crevasses, des gerçures !

★ POMMADE CONTRE LES ENGELURES (Carreau).

Graisse de porc (Sus scrofa)............... 30 gram.
Iodure de potassium........................ 4 —
Alcoolée d'iode............................ 1 —
F. dissoudre l'iodure de potassium dans 3 gram. d'eau ; ajoutez l'alcoolé et la graisse ; mêlez. — Pansement des engelures ulcérées !

★ POMMADE DE GIACCOMINI (Ph. italienne).

Acétate de plomb cristallisé........................ 1
Hydrolat de laurier-cerise........................... 1
Axonge benzoïnée................................... 4

F. dissoudre l'acétate de plomb dans l'hydrolat tiède; mêlez.
— Engelures; Érythèmes. — Onctions réitérées; applications.

★ BAUME CHIRON OU DE LAUSANNE.

Huile d'olive (*Olea europœa*) 500
Oléo-rés. de thérébenthine (*Abies pectinata*.)....... 100
Cire jaune (*Apis mellifica*)......................... 133
Rac. d'orcanette pulv. (*Anchusa tinctoria*).......... 25

F. digérer au B.-M. pendant 1/2 h.; passez; ajoutez :

Baume du Pérou (*Myrospermum Pereirœ*)............. 16
Camphre (*Laurus camphora*)....................... 1

Remuez jusqu'au refroidissement.
— Pansement des Gerçures du sein, des Engelures ulcérées !

★ LOTION GLYCÉRINÉE BORACIQUE.

Borate de soude .... 2 à 4
Hydrolat de roses.................................. 100
Glycérine... 25
Alcoolé de benjoin................................. 2

F. dissoudre le borate de soude dans l'eau; ajoutez la glycérine. — Gerçures du mamelon, des mains, des lèvres. — Lotions :
3 ou 4 fois par jour !

GLYCÉRÉ ASTRINGENT.

Tannin 1
Oxyde de zinc..................................... 1
Glycérine 15
Alcoolé de benjoin 2
Camphre. 1

Triturez le camphre avec l'alcoolé de benjoin ; ajoutez la glycérine puis le tannin et l'oxyde de zinc. — Gerçures des mains et
des lèvres. — Onctions légères le soir.

★ POMMADE CONTRE LES CREVASSES DU MAMELON (Cruveilhier).

Axonge benzoïnée 10
Baume du Pérou liquide (*Myrospermum Pereirœ*). ... 1

M. — Onctions ! — Les onctions de *Beurre de cacao* après que
l'enfant a tété suffisent souvent.
— La salive de l'enfant dissout la muqueuse du mamelon dans

les plis duquel elle séjourne ; la meilleure précaution est-donc de laver soigueusement le mamelon chaque fois que l'enfant a teté, et de l'enduire d'un corps gras un peu résineux et aromatique. Il est cependant nécessaire, le plus souvent, de faire teter l'enfant au moyen d'un bout de sein en caoutchouc jusqu'à la guérison des gerçures. On conseille aussi d'enduire l'auréole d'une couche de *Collodion* (voy. p. 34).

⋆ LOTION CONTRE LES GERÇURES DU MAMELON.

Tannin.. 1
Vin blanc.. 200
Sucre blanc...................................... 10

F. dissoudre. — Pour laver le mamelon après que l'enfant a teté !

⋆ LINIMENT CONTRE LES CREVASSES DU MAMELON (Stoltz).

Hydrolat de roses 10
Gomme arabique pulv. (*Acacia vera*) 5

F. un mucilage, ajoutez :

Huile d'amandes (*Amygdalus communis*)............ 5
Baume du Pérou (*Myrospermum Pereiræ*) 1

M. — Onctions sur le mamelon, qu'il faut laver aussitôt après que l'enfant a teté !

LINIMENT CONTRE LES GERÇURES DU MAMELON (Harless).

Baume du Pérou (*Myrospermum Pereiræ*)..... 3 gram.
OEuf battu................................. 12 —
Borate de soude........................... 2 —
Huile d'amandes (*Amygdalus communis*)...... 15 —

M. — Onctions. — Lavez le mamelon aussitôt après que l'enfant a teté !

⋆ GLYCÉRÉ CONTRE LES GERÇURES DU SEIN (Ch. Maître).

Glycéré d'amidon................................. 20
Oxyde de zinc.................................... 4
Extrait de ratanhia pulv........................ 5

M. — Onctions 3 f. par jour. — L'extrait de ratanhia peut avoir l'inconvénient d'empêcher l'enfant de teter, à moins que le mamelon ne soit essuyé soigneusement avant d'être offert.

⋆ POMMADE CONTRE LES FISSURES DU MAMELON (Blacquières).

Beurre de cacao .... 20 gram.
Extrait de ratanhia .... 1 —

M. — Onctions ; laver le mamelon que l'enfant vient de quitter.

Extrait de ratanhia...................... 4 à 8 gram.
Eau commune.......................... 185 —
Alcool à 56°........................... 2 —

F. dissoudre l'extrait peu à peu en triturant. — Fissures anales.
— Doses : 1 lavement matin et soir.

SUPPOSITOIRE D'EXTRAIT DE RATANHIA (Cod. fr.).

Beurre de cacao (*Theobroma cacao*)................ 4
Extrait de ratanhia pulv....................... 1

F. fondre le beurre de cacao ; lorsqu'il sera à demi refroidi incorporez l'extrait par trituration ; coulez dans le moule. On peut aussi diviser l'extrait à chaud dans son poids de glycérine et ajouter le beurre de cacao fondu avec 1/10° de son poids de cire. — Fissures anales ; flux hémorrhoïdaux. (Voy. *Hémorrhoïdes*, p. 518.)

— Le traitement des fissures anales doit être le plus souvent chirurgical.

TRENTE-DEUXIÈME SECTION

MÉDICAMENTS EMPLOYÉS CONTRE LE CANCER

Brôme, Acide phénique, Chlorate de potasse, Stramoine, Acide citrique, Laurier-cerise, Suie, Caustiques, Suc gastrique; Pepsine.

PILULES ANTICANCÉREUSES (Landolfi).

Chlorure de brôme........................... 1 centigram.
Sem. de phellandrium (*Phellandrium aquaticum*). 1 décigram.
Extrait de ciguë............................. 5 centigram.

M. pour 1 pil. — A prendre 2 à 4 jour.
— Le *Chlorure de brôme* s'obtient en faisant passer un courant de chlore à travers du brôme refroidi.

★ CAUSTIQUE ANTICANCÉREUX (Landolfi).

Chlorure de brôme................... ⎞
— de zinc .... ⎥ aa. P. E.
— d'or .... ⎥
— d'antimoine .... ⎠

M. — Cautérisation des Cancers. L'auteur panse l'eschare avec l'*Onguent anticancéreux* (Voy. *ci-après*) et hâte la cicatrisation en appliquant sur les plaies des plumasseaux imbibés de solution aqueuse de chlorure de brôme (chlorure de brôme 1, eau 1000) ; en outre, il donne les *Pilules anticancéreuses de Landolfi.* (Voy. *ci-dessus.*)

ONGUENT ANTICANCÉREUX (Landolfi).

Oléo-rés. de térébenthine (*Abies pectinata*)...........	3
Huile d'olive (*Olea europæa*).......................	15
Cire jaune (*Apis mellifica*)........................	12
Blanc de baleine (*Physeter macrocephalus*)..........	3
Bois de santal pulv. (*Santalum album*)..............	2
Camphre pulv. (*Laurus camphora*)...................	1

F. fondre à une douce chaleur la cire et le blanc de baleine avec l'huile d'olive, ajoutez l'oléo-résine, le bois de santal et le camphre ; mêlez.

— Pansement des eschares produites par le *Caustique anticancéreux* (voy. *ci-dessus*).

★ SOLUTION D'ACIDE PHÉNIQUE (Déclat).

Acide phénique cristallisé.......................	1
Alcool à 90°...................................	2
Eau distillée.................................	20

F. dissoudre l'acide phénique dans l'alcool; M. — Pansements des Cancers ulcérés, des Plaies de mauvais caractère ; employez la solution pure ou plus ou moins étendue d'eau selon les indications. — Caustique. — Toxique. (Voy. *Désinfectants*, p. 62.)

★ SOLUTION D'ACIDE ACÉTIQUE (Richet, Azam).

Acide acétique cristallisable.....................	1
Eau...	4

M. — Croûtes suspectes sur la face ; Cancroïdes. — En applications continues au moyen de compresses imbibées recouvertes de taffetas ciré. La dose d'acide peut être augmentée de moitié.

★ SOLUTION D'ACIDE CITRIQUE (Denny, Barclay).

Acide citrique.................................	1 à 3
Eau...	100

F. dissoudre. — Collutoire contre le cancer de la langue ; pansement des cancers ulcérés.

LOTION ANTICANCÉREUSE.

Chlorate de potasse............................	2
Alcoolé d'opium..............................	1
Eau...	1000

F. dissoudre ; M.; ajoutez :

Acide chlorhydrique. D. 1,17 (21° B.).............	1

M. — Palliatif des douleurs et de l'infection des Cancers ulcérés.

★ POMMADE CALMANTE ANTICANCÉREUSE (Hôp. de Middlesex).

Feuil. fraîches de stramoine (*Datura stramonium*)..... 1
Axonge (*Sus scrofa*)................................ 4

F. chauffer jusqu'à évaporation complète de l'humidité ; passez. — Douleurs du Cancer ulcéré. — Pansements. (Voy. *Extrait de Belladone*, p. 415.)

POMMADE DE JAMES.

Essence de laurier-cerise......... 1
Axonge (*Sus scrofa*)............................. 8

M. Contre les douleurs du Cancer ulcéré. — Pansement.

— L'essence de laurier-cerise est le produit accessoire de la préparation de l'*Hydrolat de laurier-cerise*, elle retient de l'acide cyanhydrique. (Voy. *Cérat pour le toucher*, p. 41 ; *Hydrolat de laurier-cerise*, p. 433.)

POMMADE DE SUIE COMPOSÉE (Debreyne).

Suie..⎫
Axonge (*Sus scrofa*)..........................⎬ *aa.* 15
Extrait de belladone...........................⎭

M. — Cancers ulcérés. — Pansements.

— La glycérine est préférable à l'axonge pour cette préparation.

PATE CAUSTIQUE ANTICANCÉREUSE (Plunkett).

Acide arsénieux pulv............................... 4
Fleurs de soufre ....⎫
Feuilles de renoncule pulv. (*Ranunculus acris*) ⎬ *aa.* 30
Gom. rés. asa-fœtida pulv. (*Ferula asa fœtida*) ⎭

M. Pour faire une pâte au moyen du blanc d'œuf. — Cancer épithélial. — Cette pâte ne doit pas être employée sur une surface de plus de 1 centimètre carré, à cause de l'absorption possible de l'acide arsénieux. (V. *Escharotiques; acide arsénieux*, p. 281.)

SUC GASTRIQUE.

Le suc gastrique recueilli, au moyen d'une éponge qu'on a fait avaler de force à un chien à jeun, et qu'on a retirée quelque temps après à l'aide d'une ficelle restée en dehors de la gueule, ou bien au moyen d'une fistule stomacale, a été employé avec succès comme topique sur des Cancers ulcérés, il en a déterminé la résolution et la cicatrisation ? (Lussana ; Jansini ; Pagello.)

SUC PANCRÉATIQUE.

Le suc pancréatique a été essayé en injection dans le parenchyme des Tumeurs malignes? (Lussana). (Voy. *Injections de pepsine*, p. 590.)

TRENTE-TROIZIÈME SECTION

MÉDICAMENTS EMPLOYÉS CONTRE LES EMPOISONNEMENTS

§ 1. — *Antidotes multiples.*

Les antidotes multiples ont l'avantage de satisfaire à la pressante indication de combattre l'empoisonnement, même lorsque la nature du toxique reste incertaine.

En attendant les antidotes spécifiques, on doit toujours administrer le lait ou l'eau albumineuse en abondance, et provoquer le vomissement, soit par la titillation de luette, soit par le tartre stibié, l'ipéca, le sulfate de cuivre, le sulfate de zinc, l'eau de savon.

★ ANTIDOTE MULTIPLE A L'HYDRATE FERRIQUE (Jeannel).

Solution de sulfate ferrique D. 1.45 (45° B)......... 100
Eau commune........................... 800
Magnésie calcinée........................·............ 80
Charbon animal lavé............................... 40

Conservez séparément, d'une part : la solution de sulfate ferrique, d'autre part : la magnésie et le charbon animal dans un flacon avec l'eau. Au moment du besoin, versez dans ce flacon la solution ferrique; agitez fortement.

— La réaction est complète et immédiate. Le mélange représente pour 100 gram. :

Hydrate ferrique 2 Fe^2O^3 $3HO$.................... $2^{gr},77$
Sulfate de magnésie............................ $4^{gr},57$
Magnésie libre......................: .... $6^{gr},45$
Charbon animal...................................... $4^{gr},00$

— Cette formule comportant avec l'hydrate de peroxyde de fer extemporanément préparé, l'hydrate de magnésie, le sulfate de magnésie et le charbon animal satisfait comme contrepoison à un grand nombre d'indications; savoir : empoisonnements par les acides, les préparations arsénicales, les sels métalliques à acides minéraux, l'iode, le brôme, les alcaloïdes et leurs sels. Elle est inefficace contre les alcalis minéraux, le phosphore, les hypo-chlorites, l'acide cyanhydrique, les cyanures et l'émétique.

— Doses : le mélange devra être administré coup sur coup par doses de 50 à 100 gram. On favorisera les vomissements par la titillation de la luette.

— 120 gram. de cet antidote insolubilisent 5 décigram d'arsénite de soude.

★ ANTIDOTE GÉNÉRAL DES EMPOISONNEMENTS MÉTALLIQUES ; PROTOSULFURE DE FER HYDRATÉ (Mialhe).

D'une part :

Sulfate de protoxyde de fer cristallisé............ Q. V.
Eau bouillie.................................... Q. S.

F. dissoudre ; d'autre part :

Sulfhydrate de soude cristallisé................. Q. S.
Eau bouillie.................................... Q. S.

F. dissoudre ; mêlez les deux solutions ; décantez ; lavez le pré-cipité par décantation avec de l'eau bouillie ; conservez-le sous l'eau distillée bouillie et sucrée dans un flacon bouché qui doit être toujours plein : la facilité avec laquelle le protosulfure de fer absorbe l'oxygène de l'air nécessite ces précautions.

— Antidote des composés métalliques.

— Doses : par cuillerées dans de l'eau sucrée, tant que per-sistent les symptômes résultant de la présence d'un poison mé-tallique dans les voies digestives.

— Cet antidote serait très-dangereux en présence des acides, car il dégagerait de l'acide sulfhydrique ; d'ailleurs, il ne contient pas de sel purgatif. Nous proposons la formule ci-après comme préférable :

★ ANTIDOTE MULTIPLE AU SULFURE DE FER (Jeannel).

D'une part :

Sulfate ferreux cristallisé....................... 139
Eau distillée tiède 700

F. dissoudre ; d'autre part :

Sulfhydrate de soude cristallisé..... 110
Magnésie calcinée............................... 29
Eau distillée.................................... 600

F. dissoudre ; M. les deux solutions. Conservez à l'abri du con-tact de l'air.

— Ce mélange produit du sulfure de fer sans aucun excès de sulfhydrate de soude ni de sulfate de fer, du sulfate de soude, un peu de sulfate de magnésie et d'oxyde ferreux, plus un grand

excès de magnésie, soit trois contre-poisons efficaces : le sulfure
de fer, l'oxyde ferreux et la magnésie, et deux sels purgatifs ;
c'est le magma composé de toutes ces substances inoffensives qui
doit être administré à grandes doses et coup sur coup contre les
empoisonnements métalliques, y compris les Cyanures et contre
l'acide cyanhydrique. Mais il est inefficace contre les préparations
arsenicales, l'émétique et les sels alcaloïdiques.

· § 2. — *Empoisonnement par le mercure ; salivation mercurielle.*

★ SOUFRE.

— Les composés de mercure ingérés, sous quelque forme que
ce soit, se transforment dans l'organisme en bichlorure qui tend
à former avec les tissus des composés stables ; ces composés s'é-
liminent très-lentement et déterminent une intoxication ou une
cachexie spéciale éminemment asthénique ; administré à l'intérieur, le soufre agissant comme stimulant général et peut-être
comme dissolvant, est très-propre à dissiper cette intoxication. —
Doses : soufre sublimé et lavé ; 8 à 20 gram. par jour sous forme
d'électuaire avec du miel ou du sp. de sucre. (Voy. *Electuaire de
soufre,* p. 653.)

— Les bains sulfureux et les bains de vapeur favorisent l'élimination par la peau des composés mercuriels fixés dans l'organisme.

— La *Fleur de soufre* répandue dans les ateliers où les ouvriers
sont exposés aux vapeurs mercurielles prévient l'intoxication résultant de la respiration de ces vapeurs. (Merget.)

★ AMMONIAQUE.

Le gaz ammoniac purifie l'atmosphère des ateliers où sont ré-
pandues les vapeurs mercurielles. (Merget.) (Voy. *ci-dessus.*)

★ IODURE DE POTASSIUM.

— Dissolvant des composés mercuriels fixés dans l'organisme,
en accélère l'élimination, surtout par la salive. — Il convient
donc de recommander au malade de cracher la salive. (A. Schaeu-
fèle.)

— Doses : 1 à 4 gram. par jour en potion.

COLLUTOIRE IODURÉ (Ph. de Turin).

Iodure de potassium.......................	1 gram.
Eau distillée	100 —
Hydrolat de roses.......	50 .—

M. Ajoutez.

Alcoolé d'iode.............................	8 gout.
Sp. simple.................................	40 gram.

M. — Salivation mercurielle. — Laver la bouche 3 ou 4 f. par jour.

Le *Collutoire* et le *Gargarisme au chlorate de potasse*, le *Gargarisme chlorydrique* (p. 701), sont des spécifiques de la salivation mercurielle.

§ 3. — *Empoisonnement par l'arsenic.*

★ PEROXYDE DE FER HYDRATÉ ; HYDRATE DE PEROXYDE DE FER (Cod. fr.).

Solution officinale de perchlorure de fer.........⎯ Q. V.

Étendez cette solution de 100 fois son vol. d'eau; versez-la peu à peu en agitant dans une quantité d'ammoniaque liquide plus que suffisante pour précipiter tout le fer peroxydé; laissez déposer; lavez à grande eau par décantation jusqu'à ce que l'eau de lavage ne précipite plus par l'azotate d'argent acidulé par l'ac. azotique. Conservez alors le produit sous l'eau distillée.

— L'action de l'hydrate de peroxyde de fer comme contre-poison de l'arsenic est d'autant plus assurée qu'il est plus récemment préparé. La modification allotropique spontanée qui le rend incapable d'absorber l'acide arsénieux est favorisée par une température supérieure à + 12° (Leroy). Voy. *Hydrate ferrique stable*, p. 173.)

— Les premiers lavages du précipité doivent être faits à l'eau commune, les derniers à l'eau distillée, autrement l'eau de lavage précipiterait presque toujours par l'azotate d'argent, puisque l'eau commune contient presque toujours des chlorures.

— Il doit être administré à très-hautes doses, coup sur coup; 300 à 400 gram. de magma ferrique ne neutralisent qu'environ 1 décigram. d'acide arsénieux.

— L'*Antidote multiple à l'hydrate ferrique* (Voy. p. 814) et l'*Antidote de l'arsenic* ci-après, sont préférables à l'hydrate de peroxyde de fer du Cod. fr.

ANTIDOTE DE L'ARSENIC (Ph. germ.).

Solution de sulfate ferrique D. 1,34 (p. 174.)....... 60
Eau commune. 233
Magnésie calcinée................................... 7

Mêlez dans un flacon la solution ferrique avec la moitié de l'eau; ajoutez la magnésie délayée avec l'autre moitié de l'eau; agitez fortement jusqu'à ce que le précipité en suspension soit homogène. Cette préparation doit être exécutée au moment du besoin, et administrée par verres, coup sur coup; elle joint l'action purgative du sulfate de magnésie à l'action décomposante et absorbante de l'hydrate ferrique !

La Ph. germ. prescrit aux pharmaciens d'avoir toujours au

moins 500 gram. de solution de sulfate ferrique préparée d'avance. (Voy. *ci-dessus.*)

★ ANTIDOTE DE L'ACIDE ARSÉNIEUX (Collége de santé de Brunswick).

Sulfate de protoxyde de fer 31
Eau.. 31
Acide sulfurique D. 1,84 (66° B°) 6
Acide azotique.................................... 6

F. chauffer jusqu'à cessation des vapeurs rutilantes; laissez refroidir; ajoutez : eau Q. S. pour compléter 62 de liquide; filtrez: la liqueur limpide, brune, un peu épaisse, acide : D. 1,42, est une *Solution acide de persulfate de fer.* Lorsqu'il s'agit de combattre un empoisonnement par l'ac. arsénieux, prenez :

Solution acide de persulfate de fer................. 30
Eau.. 250
Magnésie calcinée............................. . 12

Mêlez. — Ce mélange trouble doit être administré à la dose de 60 à 120 gram. tous les quarts d'heure. Cet antidote offre donc l'avantage de réunir l'hydrate de peroxyde de fer et la magnésie calcinée qui forment avec l'acide arsénieux des composés insolubles et inactifs, et le sulfate de magnésie qui entraîne le poison en raison de ses effets purgatifs; il est préférable à l'*Hydrate de peroxyde de fer.* (Cod. fr., voy. *ci-dessus.*)

La solution de sulfate de peroxyde de fer (F. H. M., p. 174), étendue de 10 fois son poids d'eau et mêlée avec la moitié de son poids de magnésie calcinée, remplacerait au besoin l'*Antidote de l'ac. arsénieux* du collége de santé de Brunswick, (Voy. *Antidotes multiples,* p. 814).

★ HYDRATE DE MAGNÉSIE GÉLATINEUX (Lebaigue).

Sulfate de magnésie........................ 1
Eau distillée 20

F. dissoudre; ajoutez :
Solution de soude caustique D. 1,075 (10° B°)........ 4

Recueillez le précipité sur une toile; lavez-le à l'eau distillée. — Il retient 9/10 d'eau et ne peut être desséché à l'air sans absorber beaucoup d'acide carbonique.

—Antidote de l'acide arsénieux. — Doses : un excès sous forme de bouillie !

— L'*Hydrate de magnésie,* délayé dans l'eau et administré à très-hautes doses, neutralise l'acide arsénieux au moins aussi bien que l'hydrate de peroxyde de fer. Il a l'avantage de déterminer des évacuations alvines abondantes. (Mandell, Bussy.)

§ 4. — *Empoisonnement par l'émétique.*

Boissons astringentes ; solution de tannin 2/100, décoction de noix de galle 4/100 ; décoction de quinquina 6/100 ; forte infusion de café.

§ 5. — *Empoisonnement par le plomb.*

★ ÉLECTUAIRE DE SOUFRE (Lutz).

Soufre sublimé et lavé..................... }
Miel blanc..... .... } *aa.* P. É.

M. — Colique saturnine. — Doses : 80 à 120 gram. en 3 ou 4 fois dans la journée. L'effet purgatif est produit dès le 2e jour ; diminuez alors la dose progressivement ! — Les narcotiques, les fomentations chaudes sur le ventre sont des adjuvants utiles.

POTION CONTRE LA COLIQUE SATURNINE (Rabuteau, Bucquoy).

Potion gommeuse............... :........   250 gram.
Bromure de potassium ....   4 à 8 —

M. — A prendre en 4 fois dans la journée ! — Le bromure de potassium a le double effet de calmer les douleurs et de déterminer l'élimination du métal toxique.

POTION CONTRE LA COLIQUE DE PLOMB (Moutaneix).

Alun cristallisé ....   4 à 6 gram.
Eau....................................   200 —
Sp. simple..............................   50 —
Hydrolat de fl. d'oranger................   5 —

F. Dissoudre l'alun dans l'eau chaude ; filtrez ; laissez refroidir ; ajoutez le sirop et l'hydrolat. — Doses : la potion entière par cuillerées à bouche dans le courant de la journée.

— *Limonade sulfurique* en boisson ordinaire est prophylactique de l'intoxication saturnine. (Voy. p. 176).

— Les *Inhalations anesthésiques* réitérées, les *Applications continues de glace* sur l'abdomen, au moyen d'une grande vessie en caoutchouc, calment les douleurs de la colique saturnine.

— Les *Bains sulfurés* (p. 657) sont très-utiles contre l'intoxication aiguë ou chronique.

TRAITEMENT DE LA CHARITÉ.

N° 1. TISANE SUDORIFIQUE LAXATIVE (H. P.).

Bois de gayac râpé (*Guajacum officinale*) ......   30 gram.
Rac. de salsepareille (*Smilax medica*).........   15 —
— de sassafras (*Laurus sassafras*)..........   4 —

Rac. de réglisse *Glycyrrhiza glabra* .... 6 gram.
Feuilles de séné (*Cassia acutifolia*) .... 16 —
Eau .... Q. S.

Pour 500 gram... de tisane. F. bouillir la salsepareille et le gayac dans Q. S. d'eau pendant 1 h.; ajoutez le sassafras, la réglisse et le séné; laissez infuser pendant 2 h. — Colique des peintres. — Doses : par verres.

N° 2. EAU DE CASSE AVEC LES GRAINS (H. P.).

Casse en gousse (*Cassia fistula*) .... 60 gram.
Sulfate de magnésie .... 30 —
Émétique .... 15 centigram.
Eau chaude .... 1000 gram.

Ouvrez la gousse en l'appuyant sur une de ses sutures et en frappant sur l'autre avec un maillet; délayez la pulpe dans l'eau chaude; après quelques instants, passez à travers un blanchet; f. dissoudre le sulfate de magnésie et l'émétique.

N° 3. POTION PURGATIVE DES PEINTRES (H. P.).

Électuaire diaphœnix .... 30 gram.
Poudre de jalap *Exogonium purga*) .... 4 —
Feuilles de séné (*Cassia acutifolia*) .... 8 —
Sirop de nerprun .... 20 —
Eau bouillante .... 125 —

Versez l'eau bouillante sur le séné; laissez infuser; passez; délayez dans la colature la poudre de jalap, l'électuaire diaphœnix et le sirop de nerprun. — A prendre en 3 ou 4 fois.

N° 4. POTION VOMITIVE DES PEINTRES, EAU BÉNITE (H. P.).

Émétique .... 30 centigram.
Eau commune .... 250 gram.

F. dissoudre. — A prendre en 2 fois.

N° 5. LAVEMENT PURGATIF DES PEINTRES (H. P.).

Électuaire diaphœnix .... 30 gram.
Poudre de jalap (*Exogonium purga*) .... 4 —
Feuilles de séné (*Cassia acutifolia*) .... 8 —
Sirop de nerprun .... 30 —
Eau bouillante .... 500 —

F. infuser le séné; ajoutez le sirop, la poudre de jalap et le diaphœnix.

N° 6. LAVEMENT ANODIN DES PEINTRES (H. P.).

Huile de noix............................. 190 gram.
Vin rouge..... .... 375 —
Mêlez.

N° 7. ÉLECTUAIRE DIAPHŒNIX (H. P.).

Pulpe de dattes (*Phœnix dactylifera*).........	250	gram.
Amandes douc. mond. (*Amygdalus communis*)..	112	—
Poudre de gingembre (*Zingiber officinale*).....	8	—
— poivre noir (*Piper nigrum*).........	8	—
— macis (*Myristica moschata*)........	8	—
— cannelle (*Laurus cinnamonum*).....	8	—
— safran (*Crocus sativus*)...........	3	décigram.
— daucus de Crète (*Athamanta cretensis*)	8	gram.
— fenouil (*Fœniculum dulce*)....... ..	8	—
— rue (*Ruta graveolens*)........	8	—
— turbith (*Ipomœa turpethum*).......	125	—
— scammonée (*Convolvulus scammonia*)	48	—
— sucre (*Saccharum officinarum*).....	250	—
Miel dépuré (*Apis mellifica*).................	1000	—

Broyez les amandes avec le sucre ; mélangez peu à peu la pulpe de dattes, puis le miel ; incorporez les poudres. — Purgatif. — — Doses : à l'intérieur 2 à 15 gram. ; en lavement : 15 à 30 gram.

— Le traitement, dit de la Charité, est aujourd'hui presque inusité.

§ 6. — *Empoisonnement par le brôme, par l'iode.*

— L'empoisonnement chronique par le brôme (Brômisme) pourrait être combattu par l'*Iodure de sodium* et réciproquement l'empoisonnement par l'iode (Iodisme). par le *Brômure*, en raison de l'antagonisme de ces deux métalloïdes. (Gublér.) Contre l'empoisonnement aigu, Voy. *Antidote multiple à l'hydrate ferrique*, p. 814.

§ 7. — *Empoisonnement par le phosphore.*

★ ESSENCE DE TÉRÉBENTHINE.

— Préservatif de l'empoisonnement professionnel des fabricants d'allumettes chimiques au phosphore blanc. (Lethetby.) La vapeur d'essence de térébenthine empêche la combustion lente du phosphore dans l'air atmosphérique à la température ordinaire. Les ouvriers qui portent sur le devant de la poitrine un petit vase non bouché en fer-blanc contenant de l'essence de térébenthine sont préservés par cette seule précaution de la nécrose du maxillaire supérieur et des autres affections auxquelles sont exposés les sujets qui respirent les vapeurs de phosphore !

46.

POTION CONTRE L'EMPOISONNEMENT PAR LE PHOSPHORE (Audant).

Potion gommeuse...................... 100 gram.
Sp. de fl. d'oranger................... 20 —
Gomme adragante pulv................. 25 centigram.
Essence de térébenthine .... 4 gram.

F. un mucilage avec la gomme et le sirop; incorporez l'essence;
ajoutez peu à peu la potion gommeuse en triturant.

— A prendre en 4 fois, de quart d'heure en quart d'heure, le
plus tôt possible après l'empoisonnement; agitez chaque fois; eau
albumineuse pour boisson !

—. L'essence de térébenthine anciennement distillée, qui a été
exposée au contact de l'air, est probablement plus efficace que
l'essence récente non oxygénée.

POTION CONTRE L'EMPOISONNEMENT PAR LE PHOSPHORE (Bamberger).

Carbonate de cuivre................. 2 à 4 décigram.
Eau .... 20 gram.

M. — A prendre en 1 fois ; à renouveler plusieurs fois dans la
journée; au début de l'empoisonnement, après qu'on a provoqué
le vomissement par le sulfate de cuivre (5 décigram.; eau.
100 gram.) ? — Le phosphore réduit les sels de cuivre et passe à
l'état de phosphure de cuivre insoluble.

§ 8. — *Empoisonnement par les acides minéraux ou organiques,
l'acide phénique.*

★ MAGNÉSIE CALCINÉE.

— Magnésie calcinée délayée dans l'eau Q. S. — L'indication de
saturer l'acide par un alcali est très-pressante; à défaut de magnésie calcinée, employez : le savon râpé, la cendre de bois, délayée dans l'eau et même le carbonate de magnésie, la craie ou
le bicarbonate de soude, malgré l'inconvénient qu'ils présentent
de ne saturer l'acide contenu dans l'estomac qu'en dégageant du
gaz acide carbonique

— Eau albumineuse, lait en abondance.

★ SACCHARATE DE CHAUX.

Le saccharate de chaux (Voy. p. 506) en dissolution dans l'eau
sucrée par doses répétées de 4 à 5 gram. est le meilleur contre-
poison de l'Acide phénique (Husemann).

§ 9. — *Empoisonnement par les alcalis, l'eau de Javelle.*

★ ACIDES ÉTENDUS.

— Boissons très-abondantes, vinaigrées, 1/10, ou acidulées au moyen d'un acide quelconque, et gommées, 3 à 5/100. Lait. — Empoisonnement par les alcalis caustiques et les carbonates alcalins.

SULFITES OU HYPOSULFITES.

Les solutions de sulfites ou d'hyposulfites sont les meilleurs contrepoisons des Hypochlorites ; ceux-ci sont désoxydés et ramenés à l'état de chlorures inoffensifs, par les sulfites qui passent à l'état de sulfates. (Carles.)

§ 10. — Empoisonnement par les narcotiques.

INFUSION DE CAFÉ.

Café torréfié pulv.............................. 1
Eau bouillante................................. ...

Introduisez le café dans un appareil à déplacement ou dans une cafetière à la Dubelloy ; versez dessus la moitié de l'eau bouillante ; reversez sur le café l'infusé trouble qui est passé le premier, puis le reste de l'eau. — Antidote des narcotiques ; Opium, Belladone, etc. — Doses : environ 60 gram. tous les quarts d'heure, après que les organes digestifs ont été débarrassés des matières vénéneuses qu'ils pouvaient contenir, au moyen des vomitifs et des purgatifs. (Voy. *Antidotes multiples*, p. 814.)

SONDE ŒSOPHAGIENNE.

— Si le narcotisme annule l'effet des vomitifs, il est nécessaire de vider l'estomac au moyen d'une sonde œsophagienne adaptée à une pompe aspirante et de le laver par une ample injection d'eau tiède envoyée puis retirée par la sonde au moyen de la pompe.

INJECTIONS HYPODERMIQUES.

— Les *Injections hypodermiques de sulfate d'atropine* (Voy. p. 422) ont été employées contre l'empoisonnement par l'opium et réciproquement, les *Injections hypodermiques de chlorhydrate de morphine* (voy. p. 411) ont été employées contre l'empoisonnement par les Solanées vireuses et l'Atropine. Les doses des solution de sulfate d'atropine et de chlorhydrate de morphine doivent être proportionnées à la persistance des accidents.

§ 11. — Empoisonnement par les alcaloïdes, la strychnine.

★ SOLUTION D'IODURE DE POTASSIUM IODURÉ (Bouchardat).

Iode 5
Eau distillée................................. 495
Iodure de potassium........................... 16

F. dissoudre. — 4gr,70 de cette solution précipitent 5 centigram. de Strychnine. Mais le précipité n'est pas inactif et doit être évacué au plus tôt. (Constantin Paul.)

SOLUTION DE TANNIN.

Tannin 1
Eau distillée 100

F. dissoudre. — 20 gram. de cette solution précipitent 5 centigram. de Strychnine. Mais le précipité qui n'est pas inactif doit être évacué au plus tôt. (Mayet).

INHALATIONS DE CHLOROFORME.

— Empoisonnement par la Strychnine. — Les inhalations de chloroforme offrent une ressource contre les convulsions tétaniques qui menacent le malade d'asphyxie. (Voy. p. 387.)

★ CHLORAL.

Le chloral à doses répétées de 1 à 2 gram. en potion se montre efficace contre les convulsions tétaniques, symptôme de l'empoisonnement par la Strychnine. (Voy. p. 439.)

§ 12. — *Empoisonnement par les champignons, les moules, etc.*

POTION CONTRE L'EMPOISONNEMENT PAR LES CHAMPIGNONS OU PAR LES MOULES.

Potion gommeuse .... 130 gram.
Huile d'amandes .... 10 —
Éther sulfurique.. .... 10 —

M. — A prendre par cuillerées à bouche tous les quarts d'heure, lorsque l'on a pourvu à l'indication des évacuants. — L'huile de ricin qui interrompt la digestion intestinale est le purgatif à préférer après qu'on a fait vomir le malade.

§ 13. — *Empoisonnement par les gaz délétères; l'acide cyanhydrique; Asphyxie; Strangulation; Submersion.*

— Gaz délétères; ac. cyanhydrique. — Dégagez du chlore près du malade au moyen d'un mélange d'hypochlorite de chaux et de vinaigre; lavez la face, la bouche et les narines avec de la solution d'hypochlorite de chaux ou de soude; air pur, respiration artificielle exécutée par un mouvement alternatif d'élévation et d'abaissement des bras, accompagné de pressions sur l'abdomen au moment de l'abaissement des bras; inhalations d'oxygène (Limousin); courant électrique transmis par deux aiguilles implantées l'une à l'occiput l'autre à la région dorsale; application du marteau de Mayor; frictions avec des brosses rudes sur toute la surface du corps; affusions réitérées d'eau froide.

— Asphyxie par le gaz acide carbonique; Asphyxie par immersion, par strangulation : mêmes moyens moins les inhalations chlorées. Le retour à la vie est souvent tardif.

§ 1g. — *Morsures d'animaux enragés; venimeux.*
Plaies infectées de virus syphilitique, de liquides putrides.

— Morsures d'animaux enragés. — Ligature serrée du membre
le plus tôt possible après l'accident.

— Cautérisation profonde par le chlorure d'antimoine, le chlorure de zinc, les acides azotique, sulfurique concentrés ou bien
par le fer rouge, pratiquée aussitôt après l'accident.

— Comme prophylactique, résection des dents canines de tous
les chiens. (Bourel.)

★ ALCOOLÉ D'AMMONIAQUE SUCCINÉ; EAU DE LUCE (Soubeiran).

Huile de succin rectifiée.......................... 2
Savon blanc...................................... 1
Baume de Mecque (*Balsamodendron gileadense*)...... 1
Alcool à 86°...................................... 96

F. macérer pendant 8 j. ; filtrez ; ajoutez :

Ammoniaque liquide. D. 0,92 (22° B.)............. 1600

— A l'extérieur, caustique ; stimulant. — Applications sur les
Plaies, les Piqûres, les Morsures envenimées. Frictions contre les
Rhumatismes, les Paralysies.—A l'intérieur, doses : 10 à 20 gouttes
dans un verre d'eau.

★ EAU DE LUCE (Ph. Lond.).

Mastic (*Pistacia lentiscus*)................. 12 gram.
Essence de lavande................... ⎫ aa. 15 gouttes.
Huile volatile de succin............. ⎬
Ammoniaque liquide D. 0,92 (22° B.)........ 300 gram.
Alcool à 86°............................. 280 —

F. dissoudre le mastic dans l'alcool; ajoutez les autres substances ; filtrez. (Voy. *ci-dessus*.)

— L'ammoniaque liquide remplace au besoin l'eau de Luce.

— La solution ammoniacale : Ammoniaque liquide 1, eau distillée 10, à la dose de 3 gram. environ, a été employée, en injection
dans la veine médiane céphalique, contre la Morsure des serpents
venimeux ? (Halford.)

★ SOLUTION PROPHYLACTIQUE DE LA SYPHILIS (Rodet).

Eau distillée................................... 32
Perchlorure de fer officinale du Cod. fr. .... ⎫
Ac. citrique cristallisé........................ ⎬ aa. 4
Ac. chlorhydrique, D. 1,18 (22° B.)........... ⎭

F. dissoudre. — Contre l'infection chancreuse. — Appliquez
pendant 2 h. un bourdonnet de charpie imbibé de ce liquide sur

les plaies ou les érosions dont l'infection virulente est à redouter. (Voy. *Eau hygiénique*, p. 180.)

TRENTE-CINQUIÈME SECTION

FORMULAIRE SPÉCIAL DE L'OCULISTIQUE

§ 1. — *Émollients.*

COLLYRE ÉMOLLIENT (H. P.).

Graine de lin (*Linum usitatissimum*)............   2 gram.

F. bouillir dans Q. S. d'eau pour obtenir 125 gram. de décocté ; passez.

— Ophthalmies aiguës. — Bains oculaires. (Voy. *Emollients*, p. 310.)

COLLYRE SIMPLE (H. P.).

Hydrolat de roses........................   125 gram.

— Conjonctivites légères ; baignez les yeux matin et soir.

—Delioux propose de remplacer l'hydrolat de roses par l'*Hydrolat de Lavande* pour la prép. des collyres. (Voy. *Essence de Lavande*, p. 241.)

MUCILAGE DE COING (Cod. fr.).

— Émollient employé en collyre — La glycérine est préférable ; la dissolution de mucilage de coings se décompose rapidement tandis que la glycérine est stable.

★ MUCILAGE DE COING DESSÉCHÉ (Garot).

Sem. de coing (*Cydonia vulgaris*).................   1
Eau...   30

F. macérer les semences de coing avec 15 d'eau pendant 12 h. ; passez ; f. macérer de nouveau avec 15 d'eau pendant 12 h. ; passez ; exprimez ; f. évaporer au B.-M. jusqu'à réduction à 8 ; f. sécher à l'étuve sur des assiettes.

— Émollient usité pour la préparation des collyres. 1/1000 de ce mucilage sec suffit pour rendre l'eau presque sirupeuse. On emploie aussi le mucilage de Psyllium (*Plantago psyllium*).

CATAPLASME OPHTHALMIQUE (Plenck).

Mie de pain tendre.......................   100 gram.
Jaunes d'œufs............................   N° 3
Safran pulv. (*Crocus sativus*)..............   2 gram

. Mêlez. — Ophthalmies aiguës. — Appliquez la pâte, contenue dans une enveloppe de mousseline claire, sur les yeux malades. (Voy: *Cataplasme de fécule*, p. 314.)

§ 2. — *Détersifs; Astringents; Cathérétiques; Caustiques.*

COLLYRE DÉTERSIF (Sichel).

Borax... 1
Eau distillée.. 100
Hydrolat de laurier-cerise........................ 1

F. dissoudre; M.; filtrez. — Conjonctivites. — Lotions, bains oculaires.

COLLYRE DÉTERSIF (Danncey).

Borax... 1
Eau distillée.. 84
Glycérine pure...................................... 10
Hydrolat de laurier cerise......................... 5

F. dissoudre; M.; filtrez. — Conjonctivites. — Lotions, bains oculaires. — Vous pouvez augmenter la dose de borax ; la glycérine favorise la dissolution de ce sel.

COLLYRE BORATÉ (Foy).

Borate de soude..................................... 2 gram.
Sucre candi.. 4 —
Hydrolat de roses................................... 125 —

F. dissoudre ; filtrez. — Taches de la cornée; Kératite. — Instillations, lotions ; bains oculaires.

SOLUTION ALCALINE POUR DOUCHES OCULAIRES (Rieux).

Bicarbonate de soude................................ 1 à 4
Eau commune.. 1000

F. dissoudre. — Ophthalmie purulente. — Pour douches oculaires à renouveler toutes les 4 heures. La douche, dont la durée doit être de 5 à 10 minutes, déterge complétement la conjonctive.

COLLYRE DÉTERSIF (Sous).

Eau distillée.. 500
Liqueur de Labarraque............................... 1

M. — Conjonctivites purulentes. — Bains oculaires; irrigations presque continues!

COLLYRE ALUMINEUX.

Sulfate d'alumine (Voy. p. 181).................... 1
Hydrolat de roses ou de plantain.................. 100

M. — Conjonctivites chroniques. — Instillations; bains oculaires. (Voy. *Alun*, p. 177.)

COLLYRE DÉTERSIF (Soelberg, Wels).

Sulfure de zinc précipité...............	1 décigram.
Alun cristallisé........	2 —
Eau distillée.........................	30 gram.

F. dissoudre; M. — Ophthalmies des nouveau-nés. — Injections tous les quarts d'heure entre les paupières.

CATAPLASME ALUMINEUX (Plenck).

Alun pulv................................	4 gram.
Blancs d'œufs..........................	N° 2

Battez ensemble. — Ophthalmies chroniques. — Appliquer sur l'œil le magma résultant de l'albumine coagulée par l'alun.

★ COLLYRE SEC DE BEER (Dorvault).

Alun desséché pulv.......................... ⎞	
Sulfate de zinc pulv......................... ⎬ *aa.* 1	
Borate de soude pulv........................ ⎠	
Sucre blanc pulv.	2

M. sur le porphyre. — Taches de la cornée. — Doses : insufflations 1 fois par jour. (Voy. *Sulfate de soude purifié*, p. 453.)

★ SULFATE DE CUIVRE.

— Un cristal de sulfate de cuivre est souvent employé comme caustique ou substitutif. — Conjonctivites granuleuses, scrofuleuses, chroniques.

— Le sulfate de cuivre en poudre impalpable est prescrit en insufflations sur la face interne des paupières. — Conjonctivite granuleuse (M. Jeannel).

— Les crayons de sulfate de cuivre pur ou mitigé (Voy. p. 290) sont d'un grand usage comme caustiques ou substitutifs.

COLLYRE AU SULFATE DE CUIVRE (H. P.).

Sulfate de cuivre cristallisé.............	1 décigram.
Eau distillée :...........................	30 gram.

F. dissoudre.

— Conjonctivite chronique, scrofuleuse. — Instillations 1 ou 2 fois par jour. — Il est souvent nécessaire de diminuer beaucoup la dose de sulfate de cuivre; 5 centigram. pour 100 gram. d'eau suffisent ordinairement. (Voy. *Sulfate de cuivre*, p. 290.)

COLLYRE AVEC LA PIERRE DIVINE (Cod. fr.; H. P.).

Pierre divine 1
Eau distillée 250

F. dissoudre ; filtrez. — Astringent ; léger cáthérétique ; Ophthalmies chroniques, scrofuleuses. — Instillations, lotions, bains oculaires !

— Il est souvent nécessaire de diminuer la dose de pierre divine jusqu'à 0,1/100. (Voy. *Pierre divine*, p. 291.)

★ GLYCÉRÉ DE SULFATE DE CUIVRE (Müller).

Sulfate de cuivre... 1
Glycéré d'amidon................................. 30

M. — Cathérétique ; Ophthalmies scrofuleuses ; Blépharites chroniques. — Onctions légères sur le bord libre des paupières. (Voy. *Crayons au sulfate de cuivre*, p. 291.)

COLLYRE AU SULFATE DE CUIVRE (F. H. M.).

Sulfate de cuivre................................ 1
Laudanum de Sydenham............................. 4
Eau distillée 300

F. dissoudre; M. — Souvent trop actif, doit être alors étendu d'eau distillée.

COLLYRE ASTRINGENT RÉSOLUTIF (Debreyne).

Sulfate de cuivre...................... 1 gram.
Hydrolat de roses..................... 130 —
Sulfate de morphine.................. 1 décigram.

F. dissoudre. — Taches de la cornée. — Instillations 1 fois par jour.

COLLYRE DÉTERSIF (Guépin).

Sulfate de cuivre..................... 5 décigram.
— morphine.................... 1 —
Alun cristallisé...................... 1 gram.
Eau distillée........................ 100 —

M. — Taches de la cornée ; Conjonctivites. — Doses : 3 gouttes dans une cuillerée à bouche d'eau commune pour lotions, à renouveler 10 à 20 fois par jour.

COLLYRE DÉTERSIF (Helvétius).

Sulfate de cuivre.................... 1 gram.
Alun cristallisé..................... 1 —
Azotate de potasse.................. 1 —
Camphre pulv. (*Laurus camphora*)...... 4 centigram.
Eau distillée....................... 200 gram.

F. dissoudre en triturant; filtrez. — Conjonctivites chroniques.
— Instillations ; lotions. — Ce collyre doit être le plus souvent
étendu de beaucoup d'eau.

★ COLLYRE AZURÉ (Scarpa).

Acétate de cuivre cristallisé............. 1 décigram.
Chlorhydrate d'ammoniaque............. 12 —
Eau de chaux .... 125 gram.

F. dissoudre; laissez en repos pendant 24 h ; filtrez. — Conjonctivites chroniques. — Instillations matin et soir.

POMMADE OPHTHALMIQUE (Desmares).

Sulfate de cuivre................................ 1
Beurre frais,................................... 20
Camphre (*Laurus camphora*).................... 2

M. sur le porphyre. — Caustique substitutif. — Ophthalmies
scrofuleuses; Conjonctivites chroniques; Ulcérations des paupières.
— Onction légère 1 fois par jour.

★ POMMADE RÉSOLUTIVE (Sichel).

Oxyde noir de cuivre........................... 1
Axonge (*Sus scrofa*)........................... 10

Délayez d'abord l'oxyde de cuivre avec quelques gouttes d'huile
d'olive ; mêlez.
— Affections inflammatoires du globe oculaire? — Frictions
sur le front et sur les tempes.

COLLYRE AVEC LE SULFATE DE ZINC (Cod. fr.; H. P.).

Sulfate de zinc cristallisé.............. 15 centigram.
Hydrolat de roses...................... 100 gram.

F. dissoudre; filtrez. — Astringent; Ophthalmies chroniques.
— Instillations; lotions; bains oculaires.
—La pureté du sulfate de zinc est indispensable ; le sel du commerce, contenant des quantités variables de sulfate de fer, est
quelquefois très-irritant. (Voy. *Sulfate de zinc*, p. 181.)

COLLYRE AU SULFATE DE ZINC (F. H. M.).

Sulfate de zinc cristallisé........................ 1
Hydrolat de roses.............................. 250

F. dissoudre; filtrez. — Cette dose est souvent beaucoup trop
forte; vous pourrez la réduire jusqu'à 0,05/100. (Voy. *ci-dessus.*)

COLLYRE AU SULFATE DE ZINC LAUDANISÉ (H. P.).

Sulfate de zinc crist. pulv............... 15 centigram.
Hydrolat de roses .... 100 gram.
Laudanum de Sydenham............... 20 gouttes..

F. dissoudre le sel dans l'eau; filtrez; ajoutez le laudanum.
— Conjonctivites chroniques. — Instillations, lotions, bains oculaires. — Formule médiocre : le laudanum précipite partiellement le sel de zinc, il est d'ailleurs à trop petite dose pour agir sensiblement. (Guépin.)

COLLYRE AU SULFATE DE ZINC CAMPHRÉ (Ph. Lond.).

Sulfate de zinc cristallisé pur................... 1
Alcoolé de camphre 1/40...................... 3
Eau distillée................................. 200

F. dissoudre le sel; ajoutez l'alcoolé; agitez; filtrez. — Conjonctivites. — Instillations, lotions.

★ COLLYRE DE LOCHES (Cadet).

Hydrolat de mélilot................ } aa. 90 gram.
Eau distillée......................
Alcool à 85°......................... 4 —
Sulfate de zinc cristallisé.......... } aa. 1 —
Sulfate d'alumine bibasique (p. 181).
Alcoolé d'aloès .... 6 décigram.

F. dissoudre; M.; filtrez. — Conjonctivite chronique; Epiphora. — Doses : 3 ou 4 gouttes en instillation 3 ou 4 fois par jour.

COLLYRE RÉSOLUTIF; LIQUEUR OPHTHALMIQUE DÉTERSIVE (Dorvault).

Sulfate de zinc cristallisé pur ....)
Sucre candi............................ } aa. 1
Rac. d'iris de Florence (Iris florentina)......)
Hydrolat de roses...................... 625

F. macérer; filtrez. — Conjonctivites chroniques. — Instillations, lotions. — Formule populaire.

★ COLLYRE DE BRIDAULT ; EAU DE PROVENCE; EAU DE L'ÉPICIER OU DE LA DUCHESSE D'ANGOULÊME.

Sulfate de zinc cristallisé............)
Sucre candi......................... } aa. 1
Iris pulv. (Iris florentina)..............)
Eau commune........................ 200
Alcool à 85°.......................... 20

F. macérer; filtrez. — Ophthalmies chroniques, scrofuleuses. — Instillations, lotions. — Formule populaire.

★ EAU OPHTHALMIQUE DE CRESPY (Dorvault).

Sulfate de zinc cristallisé.......................... 12
Iris de Florence pulv. (*Iris florentina*)............   3
Eau commune....................................... 700

F. macérer. Lotions; agitez au moment de l'emploi. — Formule populaire.

★ POMMADE A L'OXYDE DE ZINC (Galezowski).

Axonge.. 25
Oxyde de zinc......................................   1

M. — Conjonctivites. — Onctions sur le bord des paupières
1 fois par jour.

★ COLLYRE SEC A L'OXYDE DE ZINC (F. H. M.).

Oxyde de zinc porphyrisé..................)
Rac. d'iris pulv. (*Iris florentina*).......... } aa. P. É.
Sucre blanc pulv ....)

M. — Astringent? Contro-stimulant? — Ophthalmies chroniques. — Projeté entre les paupières une seule fois par jour, au moyen d'un petit pinceau qu'un coup sec met en vibration. (Voy. *Oxyde de zinc*, p. 347.)

PATE CATHÉRÉTIQUE (Mackensie).

Sulfate de zinc desséché pulv.................. Q. V.
Glycérine .... Q. S.

M. pour faire une pâte épaisse. — Ulcération cancéreuse des
paupières. — Applications.

COLLYRE ASTRINGENT.

Azotate d'argent cristallisé............   5 centigram.
Eau distillée........................... 100 gram.

F. dissoudre; filtrez. — Conjonctivites. Instillations; lotions,
bains oculaires. — La dose d'azotate d'argent dans les collyres est
très--variable selon les indications.

— L'application réitérée et prolongée de l'azotate d'argent a le
grave inconvénient de colorer la conjonctive en brun noir d'une
manière indélébile (Argyrose). Il est prudent, après l'application
d'un collyre à l'azotate d'argent, de laver l'œil avec une solution
de sel marin à 1/100, qui décompose le sel argentique.

— Les collyres à l'azotate d'argent doivent être délivrés dans
des flacons en verre noir, lavés à l'eau distillée. (Voy. *Azotate
d'argent*, p. 276.)

COLLYRE A L'AZOTATE D'ARGENT (H. P.; F. H. M.).

Azotate d'argent cristallisé.............. 5 centigram.
Eau distillée......................... 30 gram.

F. dissoudre; filtrez. — Conjonctivites catarrhales, chroniques. — Instillations matin et soir, lotions, bains oculaires. — Il est souvent nécessaire de diminuer la dose d'azotate d'argent jusqu'à 5 centigram. pour 100 gram. d'eau. (Voy. *ci-dessus*).

COLLYRE A L'AZOTATE D'ARGENT GLYCÉRINÉ (Tavignot).

Azotate d'argent cristallisé........ . ... 3 décigram.
Glycérine............................ 100 gram.

F. dissoudre; filtrez. — Ophthalmies purulentes, etc. — Caustique léger. Instillations.

COLLYRE CAUSTIQUE (Fouché).

Azotate d'argent cristallisé..................... 1
Eau distillée 150

F. dissoudre; filtrez. — Ophthalmie purulente. — Instillations entre les paupières 3 à 5 fois par jour suivies de lotions à l'eau salée. Dans les intervalles, le pus doit être fréquemment et soigneusement enlevé au moyen d'une solution de chlorure de sodium à 5/100.

COLLYRE CAUSTIQUE A L'AZOTATE D'ARGENT (Desmarres).

Azotate d'argent cristallisé . ... 5 gram.
Eau distillée............................ 100 —

F. Dissoudre; filtrez. — Ophthalmies purulentes ; kératites. — Instillations.

SOLUTION CAUSTIQUE D'AZOTATE D'ARGENT (Ricord).

Azotate d'argent cristallisé........................ 1
Eau distillée................................ 5

F. dissoudre. — Ophthalmie purulente, blennorhagique. — Badigeonnez au moyen d'un pinceau la conjonctive oculaire et palpébrale préalablement détergée par une irrigation d'eau tiède. Continuez les irrigations d'eau tiède, et si le chémosis persiste, cautérisez de nouveau avec la solution d'azotate d'argent à 1/30.

— Après chaque badigeonnage il est indispensable de passer sur tous les points touchés par la solution argentique un pinceau imbibé de solution de sel marin 1/5.

POMMADE OPHTHALMIQUE (Velpeau).

Azotate d'argent cristallisé.................. 1
Axonge (*Sus scrofa*)........................... 80

M. sur le porphyre. — Caustique substitutif ; Ophthalmies scrofuleuses ; Ophthalmies purulentes graves. — Onctions journalières entre les paupières. — La dose d'azotate d'argent est portée à 1/20 dans la *Pommade de Guthrie*. (Voy. *Azotate d'argent*, p. 276.)

★ CRAYON D'AZOTATE D'ARGENT.

(Voy. p. 277). — La cautérisation au moyen du crayon d'azotate d'argent pur ou mitigé est très-fréquemment employée comme caustique ou substitutif ; elle doit toujours être suivie de lotions à l'eau salée.

★ SOLUTION OFFICINALE D'ACIDE CHROMIQUE (Hairion).

— Granulations fibro-plastiques ; touchez légèrement au moyen d'un pinceau d'amiante. (Voy. p. 270.)

COLLYRE ASTRINGENT (F. H. M.).

Acétate neutre de plomb cristallisé.......   2 décigram.
Eau distillée...........................   125 gram.

F. dissoudre ; filtrez. — Instillations, lotions. (Voy. *ci-après*.)

COLLYRE ASTRINGENT (Sichel).

Acétate de plomb cristallisé......................   1
Eau distillée...................................   100

F. dissoudre ; filtrez. — Conjonctivite catarrhale ecchymotique sans lésion de la cornée. — Instillations ; lotions réitérées.

— L'acétate de plomb doit être évité lorsqu'il existe des lésions inflammatoires de la cornée ; le précipité qu'il forme avec les liquides animaux s'incruste entre les lames de la cornée et forme des taches indélébiles.

— L'acétate de plomb neutre en poudre appliqué sur la conjonctive palpébrale est recommandé en Belgique comme le meilleur modificateur à employer contre les granulations de l'ophthalmie épidémique. (Voy. *Acétate de plomb*, p. 183.)

COLLYRE ASTRINGENT (Debreyne).

Hydrolat de roses (*Rosa centifolia*).............   100
Sous-acétate de plomb liquide..................   1 à 2

F. dissoudre ; filtrez. — Ophthalmie catarrhale ; Kératite grave. — Lotion 5 ou 6 f. par j. concurremment avec les instillations de solution d'azotate d'argent. (Voy. *Sous-acétate de plomb*, p. 185.)

COLLYRE RÉSOLUTIF (H. P.).

Hydrolat de roses.........................   125 gram.
Sous-acétate de plomb liquide..............   4 —
Alcoolat vulnéraire........................   8 —

Mêlez. — Conjonctivites chroniques; Blépharites. — Instillations 2 f. par j. — Lotions, bains oculaires selon l'irritabilité des organes.

★ COLLYRE ALUMINO-PLOMBIQUE ; EAU DE LA DUCHESSE DE LAMBALLE.

Hydrolat de roses.................. ⎫ aa 125 gram.
—   de plantin.............. ⎭

Sulfate d'alumine bibasique (p. 181)..... 1 —
Acétate de plomb cristallisé............. 5 décigram.

M. — Agitez au moment de l'emploi. — Conjonctivites chroniques. — Instillations réitérées.

— Ce collyre contient un précipité de sulfate de plomb dans une solution d'acétate et de sulfate d'alumine. (Voy. *Eau d'alun composée*, p. 180.)

GLYCÉRÉ DE SULFATE DE MAGNÉSIE (Sous).

Glycéré d'amidon................................. 30
Sulfate de manganèse pulv........................ 1

M. — Fistules lacrymales avec catarrhe du sac. — Introduisez dans le sac de la corde à boyau chargée de ce médicament.

COLLYRE ASTRINGENT (Desmarres).

Tannin.................................. 1 gram.
Hydrolat de laurier-cerise .... 20 —
Eau distillée .... 100 —

F. dissoudre. — Conjonctivites catarrhales au déclin. — Instillations, lotions, bains oculaires.

COLLYRE ASTRINGENT (Sichel).

Tannin 1
Eau distillée.................................. 10

F. dissoudre. — Conjonctivite purulente modérée. — Lotions réitérées. (Voy. *Tannin*, p. 189.)

COLLYRE ASTRINGENT (Hairion).

Tannin... 1
Eau distillée 4
Gomme arabique pulv. (*Acacia vera*)............. 2

F. dissoudre ; M. — Granulations palpébrales. — Touchez au moyen d'un pinceau.

SOLUTION ASTRINGENTE (Dor).

Alcoolé d'iode.......................... ⎫ aa P. É.
—   de noix de galle .... ⎭

M. — Blépharite chronique. — Touchez le bord des paupières au moyen d'un pinceau. (Voy. Prép. *Iodo-tanniques*, p. 191.)

COLLYRE VÉGÉTO-MINÉRAL (Tavignot).

Éc. de chêne concassée (*Quercus robur*).....	14 gram.
Eau commune.......................	200 —

F. bouillir jusqu'à réduction à 100 gram.; filtrez; ajoutez :

Chlorure de sodium......................	14 gram.

F. Dissoudre.—Conjonctivites chroniques; Kératites ulcéreuses. — Instillations ; Lotions. — Ce collyre peut être affaibli par addition d'eau commune selon les indications. (Voy. *Lotion de tan*, p. 193.)

COLLYRE ASTRINGENT (Sous).

Perchlorure de fer officinal D. 1,26 (p. 170)........	1
Eau distillée..................................	100

M. — Vascularisation chronique de la conjonctive ou de la cornée. — Instillations.

GLYCÉRÉ DE PERCHLORURE DE FER (Foucher).

Perchlorure de fer officinal. D. 1,26 (p. 170)......	1 à 4
Glycérine..................................	30

M. — Ophthalmies scrofuleuses, chroniques. — Instillations, très-ménagées.

★ POMMADE OPHTHALMIQUE (Ph. allem.).

Colcothar.....................................	1
Axonge benzoïnée...............................	8

M. sur le porphyre. — Ophthalmies chroniques. — Onctions sur le bord des paupières. (Voy. *Colcothar*, p. 113.)

COLLYRE DÉTERSIF AU SEL MARIN.

· Sel marin..........................	2 à 5 décigram.
Hydrolat de roses..................	100 gram.

F. dissoudre ; filtrez. — Conjonctivites légères. — Lotions 3 ou 4 f. par j. (Voy. *Chlorure de sodium*, p. 97.)

SOLUTION DE SEL MARIN POUR DOUCHES OCULAIRES (Rieux).

Sel marin.................................	2 à 5
Eau commune.............................	1000

· F. dissoudre. — Ophthalmies scrofuleuses. — Douches oculaires à renouveler toutes les 4 heures.

★ LINIMENT RÉSOLUTIF (Hewson).

Fleurs de millepertuis (*Hypericum perforatum*)......	1
Huile d'olives (*Olea europæa*)....................	10

Faites digérer pendant 2 h. au B.-M. dans un vase couvert ;
agitez ; passez ; exprimez ; filtrez.

— Ecchymoses des paupières. — Onctions. — Remède populaire aux États-Unis.

CATAPLASME RÉSOLUTIF (Mackensie).

Rhizôme de sceau de Salomon gross. pulv. (*Poly-*
    gonatum vulgare)............................ Q. V.
Eau commune....................................... Q. S.

F. bouillir doucement jusqu'en consistance convenable pour un
cataplasme. — Ecchymose des paupières. — Remède populaire en
Angleterre.

COLLYRE RÉSOLUTIF (Dixon).

Hyposulfite de soude .... 1 gram.
Eau distillée........................... 60 —

F. dissoudre.

— Argyrose de la conjonctive. — Lotions ; bains oculaires.

POMMADE CATHÉRÉTIQUE ; POMMADE DE BIOXYDE DE MERCURE.
(Wecker, Pagenstécher).

Bioxyde de mercure précipité.................... 1
Cold-cream... 8

M. sur le porphyre. — Kératites ; pustules de la conjonctive et
de la cornée ; Conjonctives chroniques. — Onctions légères sur
l'œil ! — La proportion d'oxyde de mercure peut être diminuée selon
les indications.

— Toutes les pommades au bioxyde de mercure rancissent rapidement ; le bioxyde de mercure saponifie à froid les corps
gras qui, bientôt après, le réduisent ; ces pommades doivent donc
être considérées comme des médicaments magistraux, et, par
conséquent, doivent être préparées au fur et à mesure des besoins.

— *L'oxyde jaune précipité*, qui est en poudre impalpable et
amorphe (Voy. p. 283), est bien préférable à l'oxyde rouge cristallisé obtenu par la calcination des azotates de mercure. Cependant, nous n'avons pas cru devoir corriger à cet égard les formules des différents auteurs.

Dans tous les cas, le mélange de l'oxyde avec les corps gras
doit être opéré avec le plus grand soin sur le porphyre. (Voy.
Oxyde de mercure, p. 282.)

POMMADE D'OXYDE ROUGE DE MERCURE ; POMMADE DE LYON
(Cod. fr.; H. P.).

Pommade rosat......... 15
Oxyde rouge de mercure porphyrisé...... 1

M. sur le porphyre. — Cathérétique. Blépharite chronique ; Ulcérations syphilitiques, herpétiques. — Onctions très-légères sur
le bord libre des paupières, 1 fois par jour ; pansement.
— La Soc. de Ph. propose l'Axonge benzoïnée au lieu de la Pommade rosat.
— Cette préparation peut remplacer la plupart des pommades
ophthalmiques à l'oxyde rouge de mercure ; il est souvent nécessaire de l'atténuer par une addition de pommade rosat. (Voy.
ci-dessus.)

CÉRAT ANTIOPHTHALMIQUE (Foy).

Cérat.. 18
Oxyde rouge de mercure...................
Camphre pulvérisé........................ } *aa.*   1
Safran pulvérisé...........................

M. sur le porphyre. — Conjonctivites ; Blépharites chroniques.
— Onctions sur le bord des paupières 1 fois par jour !

POMMADE DE DÉSAULT (Cod. fr.; H. P.).

Oxyde rouge de mercure porphyrisé..........
Oxyde de zinc ....
Acétate de plomb cristallisé................ } *aa.*   20
Alun calciné................................
Sublimé corrosif 3
Pommade rosat................................. 160

Porphyrisez les oxydes et les sels ; ajoutez la pommade rosat ;
broyez sur le porphyre.
— Conjonctivites ; Blépharites chroniques. — Onctions légères
sur le bord des paupières 1 fois par jour !

POMMADE DU RÉGENT (Cod. fr.; H. P.).

Beurre très-frais lavé 180
Oxyde rouge de mercure porphyrisé.......... } *aa.*   10
Acétate de plomb cristallisé...............
Camphre divisé.................................. 1

Porphyrisez le sel de plomb avec l'oxyde de mercure ; ajoutez
le camphre, puis le beurre, en broyant sur le porphyre.
— Conjonctivites ; Blépharites chroniques. — Onctions légères
sur le bord des paupières 1 fois par jour !

POMMADE OPHTHALMIQUE (F. H. M.).

Axonge (*Sus scrofa*)........ 170
Oxyde rouge de mercure.................... } *aa.*   10
Acétate de plomb cristallisé................
Camphre (*Laurus camphora*)...................... 1

M. sur le porphyre. — Conjonctivites ; Blépharites chroniques. — Onctions légères sur le bord des paupières 1 fois par jour.

— Cette préparation se rapproche beaucoup de la *Pommade du Régent.* (Voy. *ci-dessus.*)

POMMADE OPHTHALMIQUE (Cunier).

Oxyde rouge de mercure......................... 1
Huile de foie de morue (*Gadus morrhua*)..,........ 20
Cérat simple 10

M. sur le porphyre. — Blépharites scrofuleuses, herpétiques ; Ulcérations interciliaires ; Kératites ; Pannus. — Onctions journalières ! (Voy. *Pommade cathérétique*, p. 839.)

★ GLYCÉRÉ DE PRÉCIPITÉ ROUGE (Müller).

Oxyde rouge de mercure......................... 1
Glycéré d'amidon................................. 60

M. sur le porphyre. — Cathérétique léger. — Blépharites chroniques. — Onctions légères sur le bord libre des paupières!

POMMADE OPHTHALMIQUE (Dupuytren).

Oxyde rouge de mercure......................... 1
Sulfate de zinc 2
Axonge benzinée.............................. 96

M. sur le porphyre. — Conjonctivites ; Blépharites chroniques. — Onctions entre les paupières 1 f. par jour. — Diminuez ou augmentez les doses de bioxyde de mercure et de sulfate de zinc, selon les effets obtenus.

POMMADE CATHÉRIQUE (Wecker).

Oxyde rouge de mercure................... 1
Sous-acétate de plomb liquide.. 10
Huile d'amandes (*Amygdalus communis*)........... 20
Axonge (*Sus scrofa*).......................... 60

M. sur le porphyre. — Blépharite chronique. — Onctions légères sur le bord des paupières 1 fois par jour.

POMMADE OPHTHALMIQUE (Bénédict).

Oxyde rouge de mercure....................... 3
Sous-acétate de cuivre.......................... 6
Oxyde de zinc....... 7
Beurre frais.................................. 150

M. sur le porphyre. — Ophthalmies scrofuleuses ; Ptérygion. — Onctions entre les paupières 1 fois par jour.

POMMADE OPHTHALMIQUE, DITE DE SAINT-ANDRÉ DE BORDEAUX
(Soc. de Pharm. de Bord.).

Acétate de plomb cristallisé...................... 52
Chlorhydrate d'ammoniaque...................... 6
Oxyde de zinc................................... 3
Oxyde rouge de mercure......................... 32
Beurre lavé à l'eau de roses..................... 300

M. sur le porphyre. — Conjonctivites ; Blépharites chroniques.
— Onctions légères entre les paupières 1 fois par jour.

— Il est souvent nécessaire d'étendre cette pommade de beurre
frais ou de cérat lorsqu'elle produit trop d'irritation. Elle doit
être renouvelée très-souvent.

POMMADE OPHTHALMIQUE (Janin).

Protochlorure de mercure, précipité blanc.......... 4
Oxyde de zinc................................... 8
Bol d'arménie................................... 8
Axonge fraîche, lavée........................... 15

M. sur le porphyre. — Conjonctives chroniques ; Kératites. —
Onctions légères entre les paupières 1 ou 2 fois par jour !

POMMADE OPHTHALMIQUE (Gibert).

Cold-cream..................................... 120
Calomel précipité, précipité blanc............... 8
Sulfure rouge de mercure pulv................... 4
Chlorhydrate de morphine....................... 1

M. sur le porphyre. — Blépharites herpétiques. — Onctions
sur le bord libre des paupières matin et soir !

§ 3. — Stimulants.

★ COLLYRE AMMONIACAL (F. H. M.).

Chaux éteinte.................................. 30
Chlorhydrate d'ammoniaque pulv................. 4
Charbon végétal pulv........................... 1
Cannelle de Ceylan pulv. (Laurus cinnamomum)..... 1
Girofle pulv. (Caryophyllus aromaticus)........... 1

M. 25 de chaux avec le charbon ; introduisez dans un flacon à
l'émeri ce mélange par couches alternées avec le sel ammoniac ; recouvrez avec les poudres de cannelle et de girofle et
enfin avec les 5 de chaux éteinte qui ont été réservés.

— Stimulant. — Pour faire usage de ce collyre, on expose les
yeux aux émanations du flacon sans l'agiter. Le Collyre de

Leayson offre les mêmes composants, plus 2 de bol d'Arménie dont l'effet est nul. (Voy. *Ammoniaque*, p. 208.)

★ COLLYRE STIMULANT (Græfe).

Ammoniaque liquide, D. 0,92 (22° B.)... 20
Éther sulfurique................................... 3
Essence de menthe................................. 6

M. — Amblyopie ; Blépharoptose. — Doses : quelques gouttes versées dans la main que l'on approche de l'œil ; frictions sur les paupières. — Ce collyre en application quelque peu prolongée produirait la vésication.

COLLYRE STIMULANT (Soelberg Wells).

Sp. d'éther nitrique......................... 4 gram.
Vinaigre aromatique......................... 6 gouttes.
Eau distillée............................... 6 gram.

M. — Hypérémie de la conjonctive. — Instillations.

★ COLLYRE GAZEUX (Furnari).

Eau distillée..................................... 4
Éther sulfurique................................. 1
Ammoniaque liq., D. 0,92 (22° B.)................. 10

M. — Stimulant. — Doses : quelques gouttes versées dans la main que l'on approche de l'œil.
— Ce mélange en application directe serait vésicant.

★ LINIMENT STIMULANT (Sichel).

Alcoolat de romarin............................... 2
Baume de Fioravanti.............................. 1

M. — Affections asthéniques de la rétine. — Frictions sur le front et sur les tempes. (Voy. *Baume de Fioravanti*, p. 253.)

★ LINIMENT STIMULANT (Fano).

Baume de Fioravanti....................... }
Alcoolé de romarin........................ } aa. P. É.

M. — Presbytie. — En frictions sur la région orbitaire, ou bien en vapeurs auxquelles on expose les yeux, quelques gouttes du médicament étant versées dans le creux de la main ?

★ LINIMENT STIMULANT (Fano).

Alcoolat de mélisse....................... 15
Ammoniaque liquide, D. 0,92 (22° B°.).............. 1

M. — Presbytie. — Employé comme ci-dessus ?

★ HUILE PHOSPHORÉE (Tavignol).

(Voy. p. 214.) — L'auteur emploie l'huile phosphorée à 1/200 ou à 1/300.

— Cataractes. — Doses : 3 à 5 instillations par jour entre les paupières. — Les effets de ce traitement se manifestent au bout de 12 à 15 jours; la guérison complète a lieu dans l'espace de 2 à 3 mois?

COLLYRE TONIQUE (Brun).

Aloès succotrin (*Aloe socotrina*).................... 4
Vin blanc.. 45
Hydrolat de roses................................ 45
Alcoolé de safran................................ 2

F. dissoudre; filtrez. — Ulcération chronique des paupières. — Lotions, applications.

POUDRE DE SEIGLE ERGOTÉ (Von Willebrand).

Seigle ergoté pulv..................... 25 centigram.
Carbonate de magnésie................. 20 —

M. pour 1 paquet.—Paralysie de l'accommodation. — Doses : à l'intérieur, 1 paquet toutes les 6 heures?

FOMENTATION A LA STRYCHNINE (Sichel).

Strychnine................................ 1
Éther sulfurique.......................... 60

F. dissoudre. — Amauroses torpides. — Doses : 2 à 4 gram. en frictions sur le front. — Toxique.

LINIMENT STIMULANT (Fano).

Huile d'olives....................... 120 gram.
Ammoniaque liquide, D. 0,92 (22° B.)... 8 —
Baume de Fioravanti.................. 15 —
Strychnine.......................... 3 décigram.

M. — Paralysie des muscles de l'œil. — Frictions autour de l'orbite. — Toxique. (V. *Strychnine* p. 632.)

POMMADE CONTRE L'AMAUROSE (Sichel).

Strychnine pulv 1
Pommade au garou....................... 24
Cérat de Galien 24

M. — Amaurose torpide. — Doses : 3 à 4 décigram. pour le pansement d'un vésicatoire appliqué sur la tempe ou sur le front. — Toxique.

MIXTURE DE PULSATILLE STIBIÉE (Rust).

Extrait de suc non dépuré de pulsatille............ 2
Vin stibié (1/300)............................. 15

M. — Amaurose. — Doses : 20 à 60 gouttes 3 f. par jour, en
potion ? (Voy. *Extrait d'anémone pulsatille* p. 730.)

COLLYRE DE GRÆFE.

Feuil. fraîch. d'anémone pulsatille (*Anemone pulsatilla* ...'................ 12 gram.
Eau bouillante....................... 200 —

F. infuser ; passez ; ajoutez :

Bichlorure de mercure................ 5 centigram.

F. dissoudre. — Obscurcissement de la cornée ; Cataracte commençante. — Instillation. (Voy. *Anémone pulsatille*, p. 729.)

§ 4. — *Contro-stimulants.*

★ COLLYRE SEC AU CALOMEL.

Calomel à la vapeur......................... Q. S.

Ophthalmie scrofuleuse ; Kératites superficielles, vésiculeuses,
ulcéreuses. — Projeté entre les paupières une seule fois par jour
à l'aide d'un petit pinceau qu'un coup sec met en vibration (Voy.
Calomel p. 460, 717).

★ COLLYRE AU CALOMEL (Ware).

Calomel porphyrisé .... } aa. P. É.
Sucre en poudre .... {

M. — Ulcération chronique de la cornée ; Kératite chronique.
— Insufflez environ 5 centigram. de ce collyre dans l'œil 1 ou
2 f. par jour au moyen d'un petit tube de verre, d'un pinceau
ou d'un tuyau de plume ; on peut aussi le faire tomber sur l'œil
au moyen d'un triangle de papier, la tête du malade étant renversée. — Giraud-Teulon prescrit le calomel à la vapeur pour la préparation de ce collyre.

★ COLLYRE SEC AU CALOMEL (Cod. fr.; H. P.; F. H. M.).

Calomel à la vapeur........................... 1
Eau distillée............................... 8

M. — Ophthalmie scrofuleuse ; Ulcération de la cornée. —
Agitez le mélange au moment de l'employer ; faites en tomber
deux ou trois gouttes dans le grand angle de l'œil matin et soir.
— Gardez-vous d'administrer le calomel sous forme de col-

lyre aux sujets qui prennent de hautes doses d'iodure de potassium à l'intérieur. L'iodure de potassium éliminé par les larmes forme au contact du calomel un composé excessivement irritant. Ne pas associer non plus le calomel à l'hydrolat de laurier-cerise. (Voy. *Calomel*, p. 460.)

★ COLLYRE SEC A L'OXYDE DE ZINC (H. P.).

Oxyde de zinc...................................... 1
Sucre pulv... 15

M. — Ophthalmies chroniques, granuleuses. — Faire tomber dans l'œil environ 3 centigram. de ce collyre matin et soir.

POUDRE CONTRO-STIMULANTE (Sichel).

Calomel à la vapeur..................... 1 centigram.
Soufre doré d'antimoine................. 5 milligram.
Sucre blanc pulv....................... 1 décigram.

M. pour 1 paquet. — Affections inflammatoires du globe oculaire. — Doses : à l'intérieur, 1 paquet toutes les 2 heures. (Voy. *Poudre contro-stimulante*, p, 346.)

POMMADE CONTRO-STIMULANTE (Wecker).

Oxychlorure ammonical de mercure (p. 720).... }
Extrait de belladone .... } *aa.* 1
Axonge.. 4

M. — Kératite; Iritis; Choroïdite; Rétinite. — Frictions sur le front et sur les tempes matin et soir.

PILULES RÉSOLUTIVES (Sous).

Calomel à la vapeur....................... 3 centigram.
Scille pulv. (*Scilla maritima*)............. 4   —
Extr. alcoolique de digitale.............. 2   —

M. pour 1 pil. — Hémorrhagie de la rétine. — Doses : 1 pil. par jour?

COLLYRE CONTRO-STIMULANT (Van Roosbroeck).

Tartre stibié.................................... 1
Eau distillée.................................... 200

F. dissoudre. — Kératite interstitielle. — Instillations.

§ 5. — Narcotiques.

COLLYRE LAUDANISÉ SIMPLE (H. P.).

Laudanum de Sydenham .... 20 gouttes.
Eau .... 100 gram.

— Ophthalmies douloureuses. — Fomentations; bains oculaires. (Voy. *Laudanum de Sydenham*, p. 404).

COLLYRE OPIACÉ (Cod. fr.; H. P.).

Extrait d'opium............................	2 décigram.
Hydrolat de roses..........	100 gram.

F. dissoudre ; filtrez. — Calmant. — Lotions ; bains oculaires. Le F. H. M. emploie 125 gram. d'hydrolat de roses pour la même dose d'extrait d'opium. (Voy. *Extrait d'opium*, p. 395.)

COLLYRE NARCOTIQUE (Foy).

Extrait de belladone...................	2 centigram.
— d'opium......................	1 décigram.
Infus. de feuil. de jusquiame (30/1000).	125 gram.

F. dissoudre. — Ophthalmies douloureuses. — Lotions ; applications. (Voy. *Extrait de belladone*, p. 415.)

COLLYRE CALMANT.

Hydrolat de roses	100
Alcoolé de safran..	2
Laudanum de Sydenham	1

M. — Ophthalmies douloureuses. — Instillations ; lotions.
— Les collyres laudanisés sont souvent plus irritants par le vin que calmants par l'opium qu'ils contiennent. (Guépin.)

COLLYRE SÉDATIF.

Extrait de jusquiame............................	1
Hydrolat de roses.	100
Laudanum de Rousseau.........................	1

M. — Ophthalmies douloureuses. — Instillations ; lotions !

COLLYRE ANTISCROFULEUX.

Décócté de feuil. de noyer (2 à 6/100).............	200
Laudanum de Rousseau.........................	1
Extrait de belladone.............................	1

M. — Ophthalmies scrofuleuses avec photophobie. — Instillations ; lotions.

PILULES CALMANTES (Tournié).

Valériane de zinc...........................	5 centigram.
Extrait de jusquiame.......................	3 —
— d'opium.........................	1 —

M. pour 1 pil. — Névralgies oculaires ; Iritis. — Doses : 3 à 4 pil. par jour et plus !

COLLYRE NARCOTIQUE (Fano).

Laudanum de Sydenham................... 2 gram.
Hydrolat de laurier-cerise................. 30 —
Sulfate d'atropine........................ 5 centigram.

M.; f. dissoudre. — Kératites. — Instillations plusieurs fois par jour. — Toxique.

COLLYRE CALMANT (Furnari).

Infusé de safran (1/100).......... }
   —   coquelicot (1/100)......... } *aa.* 60 gram.
Chlorhydrate de morphine............... 5 centigram.
Alcoolé de myrrhe..................... 12 gouttes.

M. = Ophthalmie phlegmoneuse. — Instillations toutes les 2 heures ou fomentations.

SOLUTION NARCOTIQUE POUR INJECTIONS HYPODERMIQUES (Giraud-Teulon).

Chlorhydrate de morphine..................... 1
Eau distillée.............................. 50

F. dissoudre. — Iritis aiguë avec douleurs orbitaires; Ophthalmies douloureuses. — Doses : 6 à 12 gouttes pour 1 injection hypodermique. — Toxique; à surveiller de près.

PILULES CALMANTES ANTIPÉRIODIQUES (Deval).

Sulfate de quinine.................... 5 centigram.
Extrait de valériane.................. 1 décigram.
Extrait d'opium..................... 5 milligram.

M. pour 1 pil. — Névralgie ciliaire intermittente. — Doses : 5 à 10 par jour, 3 heures avant l'accès. (Voy. *Sulfate de quinine,* p. 639.)

COLLYRE CALMANT (Ansiaux).

Cyanure de mercure.................... 25 milligram.
Eau distillée......................... 60 gram.
Hydrolat de laurier-cerise.............. 2 —

F. dissoudre; M. — Photophobie avec blépharospasme. — Lotions. (Voy. *Cyanure de mercure,* p. 713.)

POMMADE CALMANTE (Deval).

Cyanure de potassium................... 1 décigram.
Huile essentielle d'amandes amères....... 1 gram.
Cérat :............................. 10 —

M. — Névralgie ciliaire et faciale. — Frictions sur les tempes. Toxique. (Voy. *Cyanure de potassium,* p. 435.)

COLLYRE CALMANT (Cunier).

Cyanure de potassium.................... 1 décigram.
Hydrolat de belladone.................. 20 gram.

F. dissoudre. — Photophobie. — Instillations réitérées. — Toxique.

★ POMMADE ANTINÉVRALGIQUE (Cunier).

Essence d'amandes amères.............. } aa. P. É.
Beurre de cacao (*Theobroma cacao*)....... }

M. — Névralgies symptomatiques de l'iritis. — Doses : 1 à à 2 gram. en friction sur le front et sur les tempes. Toxique. (Voy. *Essence d'amandes amères*, p. 435.)

★ COLLYRE CALMANT (Mauthner).

Cicutine................................. 1
Alcool à 50°............................ 100

F. dissoudre. — Photophobie compliquant l'ophthalmie scrofuleuse. — Lotions sur les paupières. — Toxique. (Voy. *Cicutine*, p. 430.)

★ LINIMENT CALMANT (Mauthner).

Cicutine................................. 1
Huile d'amandes....................... 160

F. dissoudre. — Blépharospasme sans inflammations. — Onctions sur les paupières, 2 ou 3 fois par jour ? — Toxique.

§ 6. — *Mydriatiques; Antimydriatiques.*

COLLYRE A L'ATROPINE (H. P.).

Sulfate d'atropine........................ 1
Eau..................................... 600

F. dissoudre. — Pour dilater la pupille et rompre les adhérences cristalloïdiennes de l'iris. — Instillations 3 ou 4 fois par jour !

— Les collyres d'atropine seraient éminemment toxiques, s'ils étaient pris à l'intérieur; à la suite des lotions oculaires ou des instillations, ces collyres, absorbés par les points lacrymaux et descendant jusque dans le pharynx, ont pu produire des empoisonnements. Liebreich prévient les accidents de cette nature en comprimant les conduits lacrymaux au moyen d'une serre-fine de forme particulière. Wecker se contente de recommander la pression exercée dans le grand angle de l'œil par le bout du doigt pendant que l'œil est baigné par le médicament. (Voy. *Atropine*, p. 420.)

COLLYRE AU SULFATE D'ATROPINE (F. H. M.).

Sulfate d'atropine... 1
Eau distillée.. 300

F. dissoudre ; filtrez.

— Pour dilater la pupille, il suffit d'instiller dans l'œil 1 ou 2 gouttes de cette solution ! — Toxique. (Voy. *ci-dessus*.)

— La solution à 1/200 est à préférer pour l'examen ophthalmoscopique des conscrits ; elle produit la mydriase dans l'espace de 45 minutes environ, lorsqu'elle a été appliquée au moyen d'un pinceau sur la face interne de la paupière inférieure. Les solutions plus fortes agissent plus rapidement, mais leur effet est trop persistant.

SOLUTION MYDRIATIQUE FORTE (H. P.).

Sulfate d'atropine... 1
Eau distillée.. 50

F. dissoudre. — 1 à 2 gouttes en instillations ! — Toxique.

GLYCÉRÉ DE SULFATE D'ATROPINE (Müller).

Sulfate d'atropine... 1
Glycéré d'amidon.. 150

M. — Mydriatique. — Ophthalmies profondes et douloureuses. — Onctions légères et très-ménagées. — Toxique.

POMMADE D'ATROPINE (Bouchardat).

Atropine.. 1
Axonge.. 20

M. — Dilatation de la pupille ; rupture des adhérences cristalloïdiennes de l'iris. — Doses : gros comme une tête d'épingle entre les paupières. — Toxique à surveiller de près.

COLLYRE D'EXTRAIT DE BELLADONE (Sichel).

Extrait de belladone...................................... 3 gram.
Eau... Q. S.

Pour faire une dissolution sirupeuse. — Badigeonnage des paupières au moyen d'un pinceau, pour dilater la pupille avant les opérations. Les collyres au sulfate d'atropine sont préférables. — Toxique.

★ ÉSÉRINE (Vée et Leven).

Fève de Calabar pulv...................................... Q. V.
Alcool à 94°.. Q. S.

F. un extrait alcoolique ; traitez cet extrait par Q. S. de solution concentrée d'acide tartrique ; saturez par un excès de bicarbonate de potasse pulv. ; filtrez ; agitez avec Q. S. d'éther ; séparez l'éther qui a dissous l'ésérine ; faites-le évaporer.

— Déprime les fonctions de la moelle, diminue la sensibilité réflexe, paralyse les muscles inspirateurs et le cœur. Antagoniste formel de la strychnine ; spécifique du tétanos ? (Watson.) Antimydriatique. — Doses 1 à 4 milligram.

★ BROMHYDRATE D'ÉSÉRINE (Duquesnel).

Ésérine. .... Q. V.

Acide bromhydrique liquide................... Q. S.

Saturez l'ésérine par l'acide ; f. évaporez au B.-M., puis à froid sous une cloche en présence de l'acide sulfurique.

— Même action que l'ésérine (V. ci-dessus).

— Doses : 2 à 6 milligram. — Pour la préparation des collyres antimydriatiques, f. dissoudre le bromhydrate d'ézérine dans l'eau distillée bouillie additionnée de 1/20 de glycérine.

★ EXTRAIT DE FÈVE DE CALABAR (Cod. fr.; H. P.; F. H. M.).

Fève de Calabar pulv. (Physostigma venenosa) 1

Alcool à 80°... 4

F. digérer la poudre avec son poids d'alcool dans le bain-marie d'un alambic à une douce chaleur pendant 2 h.; versez le mélange dans l'appareil à déplacement ; épuisez la poudre par l'alcool; bouillant ; distillez l'alcoolé pour recueillir la totalité de l'alcool ; achevez l'évaporation au B.-M. ; agitez continuellement pour que l'extrait reste homogène. Rendement : 25 à 30/1000.

— Doses : 1 centigram. qu'on peut renouveler plusieurs fois dans la journée ! — Toxique. (Voy. Ésérine, p. 848.)

★ PAPIER DE CALABAR (F. H. M.).

Extrait alcoolique de fève de Calabar ...... 2 décigram.

Eau distillée............................. 2 gram.

Acide acétique........................... 2 gouttes

F. dissoudre ; plongez dans cette dissolution un carré de papier Berzélius de 0m,1 de côté ; laissez sécher à l'air libre; plongez de nouveau le papier dans la dissolution et faites-le sécher jusqu'à ce que la totalité du liquide soit absorbée. Ce papier sera en outre quadrillé en centimètres carrés dont chacun représentera 2 milligram. d'extrait. 1/5 ou 1/4 de chaque centimètre carré suffit pour déterminer une forte contraction de la pupille.

—Hart remplace le papier par une feuille très-mince de gélatine qu'il imprègne de solution d'extrait de Calabar dans la même proportion ; il obtient ainsi des petites tablettes de 2 millimètres carrés qui se dissolvent aisément dans le liquide lacrymal dont l'œil est lubréfié et produisent moins d'irritation que le papier (Voy. *Tablettes gélatineuses*, p. 41.)

— Le papier de Calabar est très-bien remplacé par les collyres au bromhydrate d'ésérine ou à l'extrait de Calabar.

GLYCÉRÉ D'EXTRAIT DE CALABAR (Giraldès).

Extrait de Calabar...........................	1
Glycérine................................	5

F. dissoudre. — Doses : 1 goutte instillée entre les paupières produit la contraction de la pupille ! — Toxique

COLLYRE ANTIMYDRIATIQUE AU CALABAR (H. P.).

Extrait de Calabar........................	1
Eau distillée.............................	100

F. dissoudre.—La dose d'extrait de Calabar peut être portée à 5 décigram. — Instillations. — Toxique.

§ 7. — *Antiscrofuleux; Taies.*

COLLYRE ANTISCROFULEUX (Baudelocque).

Extrait de suie................................	24
Vinaigre.....................................	300
Extrait de roses rouges........................	1

F. dissoudre. — Ophthalmies scrofuleuses. — Quelques gouttes dans un verre d'eau pour lotions.

L'extrait de roses dont la dose est insignifiante pourrait être supprimé, ou remplacé par 5 gram. d'alcoolé de cachou. (Voy. *Collyres contro-stimulants*, p. 843.)

COLLYRE DE SUIE (Garrion du Villards).

Infusé de roses rouges (20/100)...............		300
Suc de citron................................	}	
Extrait de suie...............................	} aa :	1

F. dissoudre ; M. — Ophthalmies des nouveau-nés. — Lotions.

POTION IODURÉE (Deval).

Fleurs d'arnica (*Arnica montana*)...........	4 gram.
Eau bouillante.............................	125 —

F. infuser pendant 1/4 d'heure.; filtrez ; ajoutez :

Iodure de potassium........................	2 gram.
Sp. de gomme..............................	25 —

M. — Choroïdite exsudative et atrophique. — Doses : 3 cuillerées à bouche par jour.

POMMADE RÉSOLUTIVE (Sichel).

Iodure de potassium 1
Axonge.. 15

M. — Ophthalmie scrofuleuse. — Frictions sur le front et sur les tempes. (Voy. *Pommade d'iodure de potassium*, p. 583.)

COLLYRE BARYTIQUE (Mojon).

Chlorure de baryum......................... 2 gram.
Eau distillée............................... 85 —
Mucilage de coings.......................... 20 —
Laudanum de Rousseau .... 5 —

M. — Blépharites scrofuleuses. — Lotions.

COLLYRE QUININÉ (Nigel).

Chlorhydrate de quinine................. 1 à 2 gram.
Eau distillée.......................... 100 —

F. dissoudre. — Kératites scrofuleuses. — Instillations. (Voy. *Chlorhydrate de quinine*, p. 644.)

GLYCÉRÉ DE CHLORHYDRATE DE QUININE.

Chlorhydrate de quinine...................... 1
Glycéré d'amidon............................. 4

M. — Kératites ; Conjonctivite scrofuleuse. — Onctions légères sur le bord libre de la paupière inférieure.

★ SULFATE DE SOUDE CRISTALLISÉ.

— Taies. — La tête du malade étant renversée en arrière, f. tomber sur l'œil une pincée de ce sel pulv.; laissez fondre le sel dans le liquide dont il provoque la sécrétion ; renouvelez l'application 2 ou 3 fois par jour. Ce traitement doit durer plusieurs mois ! (De Luca.) (Voy. *Sulfate de soude purifié*, p. 453.)
— Gardez-vous d'employer le sulfate de soude effleuri qui est très-irritant. (Sous.)

COLLYRE SEC (Græfe).

Oxyde rouge de mercure.................... } aa. 1
Agaric blanc (*Polyphorus officinalis*).........
Sucre blanc pulv.......................... 15

M. sur le porphyre. — Taches de la cornée. — Insufflation 1 fois par jour.

COLLYRE D'IODURE DE POTASSIUM (Dorvault).

Iodure de potassium...................................... 1
Hydrolat de laitue.. 99

F. dissoudre. — Taies de la cornée. — Lotions. (Voy. *Iodure de potassium*, p. 583, 724, 744.)

COLLYRE IODURÉ IODÉ (Desmarres).

Iodure de potassium................... 5 gram.
Iode.................................. 1 décigram.
Eau distillée......................... 100 gram.

F. dissoudre. — Taches de la cornée sans inflammation ; ophthalmie scrofuleuse. — Instillations, lotions, bains oculaires. (Voy. *Iode*, p. 279.)

COLLYRE IODURÉ MERCURIQUE (Soelberg Wells).

Iodure de potassium.................... 5 centigram.
Bioxyde de mercure de précipité........ 1 décigram.
Axonge .... 30 gram.

M. — Taies de la cornée. — Onctions sur le bord libre des paupières 3 ou 4 fois par jour.

COLLYRE SEC (Récamier).

Oxyde de zinc........................... }
Sucre blanc............................. } *aa*. P. É.

M. sur le porphyre. — Taches de la cornée. — Insufflation, 1 fois par jour.

★ COLLYRE SEC (Dupuytren).

Oxyde de zinc..........................)
Calomel à la vapeur.................... } *aa*. P. É.
Sucre candi pulv.......................)

M. sur le porphyre. — Taches de la cornée. — Insufflation 1 fois par jour.

★ COLLYRE SEC (Van Roosbrœck).

Calomel à la vapeur....................)
Tannin .... } *aa*. P. É.
Sucre..................................)

Pulv.; M. — Taies de la cornée. — Faire tomber dans l'œil environ 3 centigram. de cette poudre au moyen d'un pinceau, ou d'un petit tube de papier 2 fois par jour.

★ COLLYRE SEC ALOÉTIQUE (Boerhaave).

Calomel à la vapeur.................... 3
Aloès pulv............................. 4
Sucre blanc............................ 160

M. sur le porphyre. — Taches de la cornée.—Insufflations 3 fois par jour.

MIXTURE TÉRÉBENTHINÉE (Dor).

Essence de térébenthine (*Pinus maritima*).. }
Térébenthine de Venise (*Abies pectinata*)... } *aa.* P. É.

M. — Taches récentes de la cornée. — Doses : 1 goutte par jour dans l'œil.

MIXTURE OPIACÉE (Wecker).

Alcoolé d'opium........................... }
Eau distillé............................... } *aa.* P. É.

M. — Taches de la cornée. Doses : 1 goutte par jour dans l'œil.

DILUTION D'ENCRE DE CHINE.

La dilution d'encre de Chine dans l'eau est employée pour tatouer la cornée dans les cas de leucome.

§ 8. — *Antisyphilitiques.*

COLLYRE ANTISYPHILITIQUE (Foy).

Bichlorure de mercure................ 1 centigram.
Hydrolat de roses.................... 50 gram.

F. dissoudre; filtrez. — Ulcères syphilitiques des paupières. — Lotions réitérées. (Voy. *Bichlorure de mercure,* p. 712.)

COLLYRE AU BICHLORURE DE MERCURE (Hôp. allem.).

Bichlorure de mercure................. 3 centigram.
Hydrolat de roses..................... 94 gram.
Mucilage de coing..................... 4 —
Hydrolat de laurier-cerise............. 2 —

F. dissoudre le sel dans l'hydrolat de roses; mêlez; agitez; filtrez. — Ophthalmies syphilitiques. — Instillations; lotions, bains oculaires.

§ 9. — *Héméralopie.*

★ HUILE DE FOIE DE MORUE.

—, Doses : 15 à 30 gram. par jour. — Maintenir les malades dans l'obscurité. (Voy. *Huile de foie de morue,* p. 83.)

§ 10. — *Parcelles d'acier ; Corps étrangers.*

COLLYRE IODURÉ IODÉ (Reisinger).

Iodure de potassium .... 5 décigram.
Iode .... 5 centigram.
Hydrolat de roses.................... 100 gram.

JEANNEL.

48

F. dissoudre. — Parcelles d'acier logées dans la conjonctive ou dans la cornée.—Instillations; lotions, bains oculaires. (Voy. *Iode*, p. 279.)

— L'ablation chirurgicale des paillettes de fer métallique logées dans l'épaisseur de la conjonctive est préférable à la dissolution chimique par le Collyre ioduré iodé. (Sous.)

— Les corps étrangers introduits dans les replis palpébraux peuvent être entraînés par le *Mucilage de gomme*. (Voy. p. 311.)

TRENTE-SIXIÈME SECTION

FORMULAIRE SPÉCIAL DE L'HYGIÈNE ET DE LA PATHOLOGIE DENTAIRE

★ ALCOOLÉ DE RACINE PYRÈTHRE; TEINTURE DE PYRÈTRE (Cod. fr.).

Prép. comme l'*Alcoolé de cannelle* 1/5 (p. 230).

Stimulant. — Usage extérieur; doses : 10 à 20 gram. dans un gargarisme de 200 gram. — Odontalgie : imbibez d'alcoolé de pyrèthre pur un tampon de ouate pour l'introduire dans la cavité de la dent cariée.

★ ÉLIXIR ANTIODONTALGIQUE (Ancelot).

Rac. de pyrèthre. (*Anacyclus pyrethrum*)........... 3
Alcoolat de romarin 25

F. macérer pendant 4 j.; filtrez. — Odontalgie. — Imbiber un petit flocon de coton et l'introduire dans la cavité de la dent malade; renouveler cette application tous les jours jusqu'à ce que la dent soit devenue insensible.

★ TEINTURE ODONTALGIQUE.

Alcoolé de pyrèthre....................... 4
Alcoolé d'opium........................... 1

M. — Pour imbiber un petit flocon d'ouate qu'on introduit dans la cavité des dents cariées!

COLLUTOIRE ANTIODONTALGIQUE.

Rac. de pyrèthre (*Anacyclus pyrethrum*)........... 4
Opium brut (*Papaver sommiferum*)................ 1
Vinaigre blanc 25

F. digérer pendant 12 h.; passez; exprimez; filtrez. — Pour badigeonner les gencives.

★ ALCOOLÉ DE CRESSON DE PARA COMPOSÉ ; PARAGUAY-ROUX
(Ph. allem.).

(Voy. p. 786.)—Antiodontalgique. — Introduire dans la cavité de la dent malade un peu de coton imbibé du médicament. Le paraguay-roux était souvent employé lorsqu'il était annoncé dans tous les journaux.

★ SOLUTÉ ODONTALGIQUE ; ÉTHÉROLÉ DE CAMPHRE ET D'AMMONIAQUE
(Cottereau).

Éther sulfurique saturé de camphre, 20 ; Ammoniaque liq. D. 0,92 (à 22°), 1.

M. — Douleurs de la carie dentaire. — Introduire dans la cavité de la dent un peu de coton imbibé de ce médicament.

★ ÉLIXIR DENTIFRICE ; EAU DITE DE BOTOT (Soc. de Ph. de Bord.).

Badiane (*Illicium anisatum*) ; Girofles (*Caryophyllus aromaticus*) ; Cannelle (*Laurus cinnamomum*) aa 2 ; Cochenille (*Coccus cacti*) ; Crème de tartre ; Ess. de menthe (*Mentha piperita*), aa 1 ; Alcool à 80°, 320.

Divisez les substances sèches ; f. un alcoolé par déplacement ; ajoutez l'essence. — Toilette de la bouche ; mêlé avec eau commune, Q. S !

★ EAU DENTIFRICE DE PRUDHOMME.

Rac. d'angélique (*Archangelica officinalis*), 25 ; Sem. d'anis (*Pimpinella anisum*), 25 ; Essence de menthe anglaise, 9 ; Éc. de cannelle (*Laurus cinnamomum*), 6 ; Muscade (*Myristica moschata*, 6 ; Girofle (*Caryophyllus aromaticus*), 6 ; Alcool à 60°, 800.

F. macérer pendant 8 j. ; distillez au B.-M jusqu'à ce qu'il ne passe plus rien ; ajoutez à l'alcoolat :

Éc. de quinquina rouge (*Cinchona micrantha*) ; Rac. de ratanhia (*Krameria triandra*) ; Baume de Tolu (*Myrospernum toluiferum*), aa 6 ; Alcoolé de vanille, Cochenille pulv. (*Coccus cacti*), aa 3.

F. macérer pendant 6 j. ; filtrez. — Toilette de la bouche ; mêlé avec eau commune Q. S. !

★ ALCOOLAT DE COCHLÉARIA ET DE CRESSON COMPOSÉ ; EAU DE MADAME
DE LA VRILLIÈRE (Guibourt).

Feuil. fraîches de cochléaria (*Cochlearia officinalis*), 32 ; Feuil. fraîches de cresson (*Nasturtium officinale*), 32 ; Éc. de cannelle Ceylan (*Laurus cinnamomum*), 8 ; Zestes frais de citron (*Citrus limon*), 6 ; Roses rouges (*Rosa Gallica*), 4 ; Girofle (*Caryophyllus aromaticus*), 3 ; Alcool à 85°, 192.

Laissez macérer pendant 4 j.; distillez au B.-M, pour retirer la totalité de l'alcool. — Scorbut; Ramollissement fongueux des gencives. — Doses : 5 à 30 gram. avec eau commune Q. S. en collutoires, en gargarisme!

★ ALCOOLÉ DENTIFRICE (Jeannel).

Alcoolé de cachou 80; alcoolé de benjoin 20.; Eessence de menthe, 1.

F. macérer pendant 24 h.; filtrez. — Tonique astringent. Gingivite expulsive; Ramollissement des gencives. — Doses : 1 à 4 gram. dans 1/2 verre d'eau fraîche pour rincer la bouche matin et soir !

★ EAU PHÉNIQUÉE DENTIFRICE.

Acide phénique................................... 1
Essence de menthe............................... 1
Eau... 1000

F. dissoudre par l'agitation. — Lotions pour corriger la fétidité de l'haleine.

★ TOPIQUE ODONTALGIQUE.

Acide phénique cristallisé, 1 ; chloroforme, 3.

M. — Appliquez au moyen d'un tampon de ouate, pour cautériser la dent malade !

★ GOUTTES ODONTALGIQUES.

Alcool à 100°, 40; Créosote, 40; Essence de menthe, 1.

M. — Imbibez un peu de coton à introduire dans la cavité de la dent cariée !

★ GOUTTES ODONTALGIQUES (Copland).

Alcool à 95°,20 ; Extrait d'opium; Camphre (*Laurus camphora*), *aa* 6 ; Essence de girofle; Huile de cajeput, *aa*. 40.

F. dissoudre. — Imbibez du coton; introduisez dans la dent malade.

★ BAUME ODONTALGIQUE (Beasley).

Ext. d'opium, 12 ; Essence de térébenthine, 55; essence de girofle, 18 ; Huile de cajeput, 18 ; Baume du Pérou (*Myrospermum Pereiræ*), 75.

— F. dissoudre. Imbibez de coton; introduisez dans la dent malade.

★ GOUTTES ODONTALGIQUES (Dobberan).

Laudanum de Sydenham; Liq. d'Hoffmann; Essence de menthe

aa, P, É. Mêlez.—Frictions sur la joug. Topiqu à introduire dans la cavité de la dent malade au moyen d'un peu de coton.

★ MIXTURE CONTRE LA CARIE DENTAIRE (Magitot).

Chloroforme, 5; Laudanum de Sydenham. 2; Alcoolé de benjoin; 10, M. — Introduisez dans la cavité de la dent un flocon de coton imbibé de ce mélange; renouvelez cette introduction jusqu'à ce que l'insensibilité soit obtenue; alors vous pouvez sans danger obturer la cavité définitivement! — L'alcool absolu est souvent prescrit de la même manière et dans le même but! (Voy. *Alcool absolu*, p. 27.)

★ CAUSTIQUE ODONTALGIQUE.

Acide arsénieux pulv................................:. 2
Chlorhydrate de morphine......................... 1
Glycérine.. 4

—M. Introduisez Q. S. de ce médicament dans la dent cariée au moyen d'un flocon de coton; laissez en contact pendant 1/4 d'h. la pulpe du doigt recouvrant la dent malade; évitez d'avaler la salive.

★ POUDRE DENTIFRICE ABSORBANTE (Cod. fr.).

Carbonate de chaux par précipitation; Hydro-carbonate de magnésie; quinquina gris pulv. (*Cinchona huanuco*), *aa* 100; Essence de menthe, 1. — Mêlez. — Dentifrice!

★ POUDRE DENTIFRICE ALCALINE (Deschamps).

Talc de Venise, 400; Bicarbonate sodique pulv., 100; Carmin 1; Essence de menthe, 2. — Mêlez. — Dentifrice!

★ POUDRE DENTIFRICE ACIDE (Cod. fr.).

Bitartrate de potasse pulv., 200; Sucre de lait pulv., 200; Laque carminée, 20; Essence de menthe, 1.

M. sur le porphyre. — L'usage habituel de ce dentifrice serait dangereux pour la conservation des dents. Le bitartrate de potasse nettoie fort bien les dents, mais il en attaque l'émail.

★ POUDRE DENTIFRICE (Soc. de Ph. de Bord.).

Crème de tartre, 100; Kaolin, 100; Tannin, 2; Sucre, 50; Iris (*Iris florentina*), 25; Cochenille (*Coccus cacti*), 10; Essence de menthe, 1.

Porphyrisez séparément; M.; ajoutez l'essence. (Voy. *ci-dessus*.)

★ POUDRE DENTIFRICE (Ph. pruss.).

Bitartrate de potasse, 62; Iris (*Iris florentina*), 30; Myrrhe

(*Balsamodendron myrrha*), 15; Sang-dragon (*Calamus draco*), 15; Essence de girofle (*Caryophyllus aromaticus*), 1.

Pulv. — Mêlez. (Voy. *ci-dessus.*)

★ POUDRE DENTIFRICE AU CHARBON (Cod. fr.).

Charbon de bois léger lavé et pulv., 200; Quinquina gris pulv. (*Cinchona huanuco*), 100; Essence de menthe, 1.

M. — La poudre de charbon a souvent l'inconvénient de s'introduire sous le bord dentaire des gencives et d'y marquer une strie noire. — L'usage prolongé des dentrifices au charbon pourrait altérer l'émail des dents.

★ POUDRE DENTIFRICE (Maury).

Charbon léger ou charbon de pain, 125; Quinquina jaune (*Cinchona calysaya*), 62; Sucre blanc, 125; Essence de menthe (*Mentha piperita*), 8; Essence cannelle (*Laurus cinnamomum*), 4; Alcoolé d'ambre gris, 1.

Pulv. — Mêlez. (Voy. *ci-dessus.*)

★ POUDRE DENTIFRICE A LA SUIE (Kemmerer).

Suie de bois pulv., 2; Rac. de fraisier pulv. (*Fragaria vesca*) 2; Essence de menthe, Q. S. Mêlez.

★ OPIAT DENTIFRICE AU CHARBON.

Charbon de saule pulv., 15; Chlorate de potasse pulv., 1; Hydrolat de menthe, Q. S.

M. pour un opiat. — Gingivite chronique. Frictions avec de l'eau Q. S.

CORAIL ROUGE PULVÉRISÉ; POUDRE DE CORAIL ROUGE (Cod. fr.).

Corail rouge (*Iris nobilis*)..................... Q. S.

Pulv. dans un mortier de fer; passez au tamis de crin; lavez à l'eau bouillante à 4 ou 5 reprises; porphyrisez la poudre humide; séparez; par dilution (lévigation) la poudre la plus tenue; porphyrisez de nouveau la poudre grossière; recommencez la dilution, etc. jusqu'à ce que la totalité du corail soit en poudre impalpable; f. égoutter les dépôts; f. sécher en trochisques. — *Poudres dentifrices; Opiat dentifrice.* (Voy. *ci-après.*)

★ OPIAT DENTIFRICE AU CORAIL; ÉLECTUAIRE DENTIFRICE (Anc. Cod. fr.).

Corail rouge pulv. (*Isis nobilis*) 125; Os de sèche pulv. (*Sepia officinalis*) 30; Bitartrate de potasse pulv., 60; Cochenille (*Coccus cacti*), 30; Alun crist., 2; Miel blanc, 300.

Broyez la cochenille avec l'alun et un peu d'eau; ajoutez le miel et incorporez les autres substances; aromatisez avec Q. S. d'essence de girofle ou d'essence de menthe. Les dentrifices au corail ont le grave inconvénient d'user à la longue l'émail des dents. (Voy. *Poudre dentrifice acide* p. 857).

★ ÉTHÉROLÉ DE MASTIC; TEINTURE ÉTHÉRÉE DE MASTIC; MASTIC POUR LES DENTS (Cod. fr.).

Mastic en larmes choisi (*Pistacia lentiscus*), Q, V.; éther alcoolisé, D.0,76; (Éther pur : 712 ; alcool à 90 : 288), Q. S.

Mettez le mastic en excès en macération dans l'éther alcoolisé pendant 8 j.; agitez de temps en temps, pour obtenir une dissolution saturée; décantez et distribuez dans de très-petits flacons hermétiquement bouchés. — Cet éthérolé qui se solidifie très-aisément par l'évaporation du véhicule, sert à remplir la cavité des dents cariées. On peut imbiber un tampon qu'on tasse au moyen d'un stylet dans la cavité de la dent cariée et qui s'y durcit rapidement.

SOUFRE MOU; CIMENT POUR LES DENTS CARIÉES (Henriot).

Soufre, Q. V.

F. chauffer dans un tube à essai jusqu'à l'ébullition; versez brusquement dans l'eau froide. — Le soufre ainsi traité reste mou pendant quelques heures et peut être employé comme ciment.

PATE ALUMINEUSE ACÉTIQUE (Lefoulon).

Alun pulv., 5; Gomme arabique pulv. (*Acacia vera*), 5; Éther acétique, 1; Eau, Q. S.

Triturez pour faire une pâte destinée à emplir la cavité des dents cariées.

CIMENT POUR LES DENTS (Evans).

Étain pur..	2
Cadmium...	1

F. fondre pour obtenir un alliage que vous réduirez en limaille. F. avec cette limaille et Q. S. de mercure un amalgame demi-liquide; exprimez fortement dans un morceau de peau de chamois pour séparer l'excès de mercure; malaxez le résidu métallique dans le creux de la main et introduisez-le dans la cavité dentaire où il ne tardera pas à se solidifier.

★ MASTICATOIRE IRRITANT (Butler).

Mastic (*Pistacia lensticus*), 6; Liquidambar (*Liquidambar styraciflua*, 3; F. fondre au B.-M.; ajoutez : Rac. de pyrèthre pulv. (*Anacyclus pyrethrum*), 2; Piment pulv. (*Capsicum annuum*), 1.

M. — Stimulant salivaire. — Doses : 2 à 5 gram. qu'on fait mâcher.

MASTICATOIRE INDIEN; BÉTEL.

Chaux vive provenant d'écailles d'huîtres calcinées. 1 ; Feuil. de bétel (*Piper betel*), 1 ; Amande d'arec coupée (*Areca catechu*); 2.

La chaux vive et les tranches d'arec sont enveloppées dans la feuille de bétel. — Très-usité dans l'Inde, dans les îles de la Sonde, etc.

TRENTE-SEPTIÈME SECTION

COSMÉTIQUES ET PARFUMS.

ENFLEURAGE ; EXTRACTION DU PARFUM DES FLEURS (Piesse, Reveil).

1° *Par la graisse.* On se sert de cadres carrés ou châssis de 0ᵐ,15 de profondeur, de 0ᵐ,64 de large sur 0ᵐ,97 de long ; le fond de ces châssis est formé d'une glace, sur laquelle on étend au moyen d'une spatule une couche de graisse de 0ᵐ,05 d'épaisseur environ ; on remplit le reste du vide avec les fleurs, puis les châssis sont empilés. Au bout de 2 ou 3 jours, on enlève les fleurs et on les remplace par des fleurs fraîches. Cette dernière opération est renouvelée pendant 2 ou 3 mois, tant que dure la floraison de l'espèce dont on veut obtenir le parfum. La graisse recueillie est parfumée très-fortement ; on peut l'employer comme pommade, ou en extraire l'huile essentielle en l'agitant, avec environ son poids d'alcool à 85°.

2° *Par l'huile d'olive.* — Des châssis garnis de toile métallique, reçoivent des morceaux rectangulaires de grosse toile de coton imbibés d'huile d'olives, puis une couche de fleurs ; ensuite ils sont empilés. Les fleurs sont renouvelées au bout de 2 ou 3 jours, pendant toute la saison de la floraison. L'huile parfumée est extraite par expression des morceaux de toile qu'elle humecte. Elle peut être employée directement, mais le plus souvent elle est lavée à l'alcool auquel elle abandonne l'huile essentielle dont elle s'était chargée.

3° *Par la méthode pneumatique.* Les fleurs fraîches sont contenues dans un vase qui en est rempli ; ce vase communique par un tube avec un récipient contenant de l'huile ou de la graisse liquéfiée ; une pompe foulante oblige l'air à traverser le corps gras après avoir circulé à travers les fleurs. L'air arrive en bulles très-divisées à travers une pomme d'arrosoir, et son passage à travers le corps gras est retardé par un système de disques superposés et tournants. (Piver).

4° *Par le sulfure de carbone.* Les fleurs empilées dans un appareil à déplacement sont soumises à l'action du sulfure de carbone ; le sulfure de carbone est distillé à + 45° ; les vapeurs sont condensées dans un serpentin refroidi ; le résidu de la distillation, d'abord chauffé au B.-M., est débarrassé des dernières traces de sulfure de carbone, par un courant d'air. (Millon.)

— La glycérine peut être employée comme les corps gras pour extraire les parfums par enfleurage . (Voy. *Glycérine*, p. 42.)

AXONGE INODORE (Piesse).

Panne de porc fraîche coupée et lavée, 14 kil.; f. chauffer au B.-M. d'eau salée jusqu'à fusion, ajoutez : alun pulv., 30 gram,; sel marin pulv., 60 gram., mêlez ; continuez de faire chauffer jusqu'à ce qu'il se forme à la surface une écume épaisse ; écumez ; laissez refroidir. Lavez la graisse par petites portions à l'eau froide en la triturant dans un mortier ; faites-la fondre au B.-M. jusqu'à ce qu'elle ne retienne plus d'eau ; laissez refroidir lentement.

— La purification absolue de la graisse destinée à la parfumerie est indispensable.

★ HUILE VOLATILE DE FLEUR D'ORANGER ; ESSENCE DE FLEUR D'ORANGER ; NÉROLI (Cod. fr.).

(Voy. p. 376.) — L'enfleurage fournit un parfum beaucoup plus suave que la distillation.

Prép. de même les huiles volatiles de toutes les plantes aromatiques.

— Les huiles volatiles s'altèrent plus ou moins rapidement dans les flacons en vidange, le mélange de 1/10 d'alcool en assure la conservation. (Bouchardat.)

★ ESSENCE DE ZESTES DE BERGAMOTTE, DE BIGARADE, DE CÉDRAT, DE CITRON, D'ORANGE (Cod. fr.).

Prép. par distillation comme l'*Essence de fleurs d'oranger* (p. 376) ou bien par expression, alors : enlevez le zeste à la surface des fruits au moyen d'une râpe fine ; exprimez dans un sac de coutil ; laissez déposer ; enlevez avec une pipette l'essence qui surnage.—Les essences d'hespéridées préparées par expression sont plus suaves, mais elles se détériorent plus rapidement que les essences préparées par distillation ; ces dernières sentent un peu la térébenthine. — Préparation d'alcoolés ou d'alcoolats cosmétiques.

★ ALCOOLÉ DE PORTUGAL ; EAU DE PORTUGAL (Piesse).

Alcool à 85°, 600 ; Essence d'orange (*Citrus aurantium*), 32 ; Essence de citron (*Citrus limon*), 8 ; Essence de bergamotte (*Citrus limetta*), 4 ; Essence de rose (*Rosa centifolia*), 1.

M. ; filtrez.

★ EAU DE COLOGNE (Cod. fr.).

Essence de bergamotte (*Citrus limetta*), 4 ; Essence de cannelle (*Laurus cinnamomum*), 1 ; Essences de citron (*Citrus limon*), 4 ; Essence de cédrat (*Citrus medica*), 4 ; Essence de lavande (*Lavandula vera*), 2 ; Essence de fleur d'oranger (*Citrus aurantium*), 2 ; Essence de romarin (*Rosmarinus officinalis*), 2 ; Alcool à 90°, 480 ; Alcoolat de mélisse composé, 60 ; Alcoolat de romarin, 40.

M. ; laissez en contact pendant 8 j. ; distillez au B.-M. pour obtenir 464 d'alcoolat.

★ EAU DE COLOGNE (Dorvault).

Alcool à 85°, 1750 ; Essence de citron *(Citrus limon)*, 30 ; Essence de cédrat *(Citrus medica)*, 12 ; Essence de bergamotte *(Citrus limetta)*, 23 ; Essence de lavande (*Lavandula vera*), 6 ; Alcoolé de benjoin, 45.

M. Laissez en contact pendant 24 h. ; filtrez.

★ EXTRAIT DE FLEUR D ORANGER [1] (Piesse).

Axonge fraîche, 4 ; Fleurs d'oranger fraîche *(Citrus aurantium)*, 1.

Traitez par le procédé de l'enfleurage ; renouvelez 32 fois les fleurs pour la même dose d'axonge ; agitez l'axonge parfumée avec son poids d'alcool à 85°! (Voy. *Enfleurage*, p. 860). Le parfum de l'alcoolé, ou extrait ainsi obtenu, est plus suave que celui de l'essence obtenue par distillation, et même que celui de l'alcoolature.

— Prép. de même l'*Extrait de tubéreuse, d'héliotrope, de roses, d'iris*, etc.

★ ESPRIT DE NÉROLI ; ALCOOLATURE DE NÉROLI (Piesse).

Fleurs d'oranger, 1 ; Alcool à 85°, 8.

[1] En parfumerie on donne souvent le nom d'extraits aux alcoolés aromatiques.

F. macérer pendant 15 j.; filtrez. Cette alcoolature, quoique très-agréable, est inférieure comme parfum à l'*Extrait de fleurs d'oranger* obtenu par l'enfleurage. (Voy. *Enfleurage*, p. 860.)

★ EAU DE LAVANDE (Piesse).

Essence de lavande anglaise, 23 ; Alcool à 85°, 680 ; Hydrolat de rose, 55.

M.; filtrez.

★ EAU DE LAVANDE (Smith).

Essence de lavande, 6 ; Alcoolé d'ambre, 3 ; Eau de Cologne, 50 ; Alcool à 85°, 100.

M.; filtrez.

★ EAU DE LAVANDE FRANÇAISE.

Alcoolat de lavande, 2 ; Hydrolat de roses, 1.

M.; distillez au B.-M. pour obtenir 2 d'alcoolat.

★ ALCOOLÉ DE LAVANDE COMPOSÉ (Ph. britann.).

Essence de lavande (*Lavandula vera*), 8 ; Essence de romarin (*Rosmarinus officinalis*), 1 ; Éc. de cannelle Ceylan (*Laurus cinnamomum*), 16 ; Muscade (*Myristica moschata*), 16 ; Santal rouge (*Pterocarpus indicus*), 32 ; Alcool à 85°, 1600.

F. macérer la cannelle, la muscade et le santal dans l'alcool pendant 8 j. ; passez ; exprimez ; ajoutez les essences ; ajoutez sur le résidu de la macération: Alcool à 85° Q. S. pour compléter 1600 d'alcoolé ; filtrez.

★ POMMADE A LA VANILLE (Piesse).

Vanille (*Vanilla sativa*), 1 ; Axonge, 16.

F. macérer à + 25° pendant 8 j. ; f. fondre au B.-M. ; laissez déposer ; décantez. — Prép. l'*Huile à la vanille* par un procédé analogue.

★ ALCOOLÉ DE VANILLE ; EXTRAIT DE VANILLE (Piesse).

Vanille coupée (*Vanilla sativa*), 6 ; Alcool à 85°, 100.

F. macérer pendant 1 mois; passez ; exprimez; filtrez. — Rarement employé isolément; sert à préparer les eaux pour la chevelure par mélange avec les hydrolats de rose de fleurs d'oranger, de sureau de romarin, etc. (Voy. *Alcoolé de vanille*, p. 248)

★ POMMADE DE CASSIE (Piesse).

Axonge, 1; Fleurs de cassie (*Acacia farnesiana*), 2.

F. fondre l'axonge ; ajoutez autant de fleurs que la graisse en peut couvrir ; laissez infuser pendant 6 h. ; passez; exprimez; renouvelez la même opération 8 ou 10 fois pour épuiser la totalité des fleurs.

—Prép. de même l'*Huile de cassie* en vous servant d'huile d'olive au lieu de graisse.

★ EXTRAIT DE CASSIE (Piesse).

Pommade ou huile de cassie, 3 ; Alcool à 85°, 5.

M. dans un flacon bouché ; agitez fortement; laissez digérer à la température de + 25° à + 30° pendant un mois ; séparez l'alcool de la pommade.

★ ALCOOLÉ DE MUSC COMPOSÉ (Piesse).

Alcoolé de musc 7/1000, 4 ; Alcoolé d'ambre gris, 2 ; Extrait de rose, 1.

M. ; filtrez. — Parfum des plus persistants. (Voy. *Alcoolé de musc*, p. 371 ; *Alcoolé d'ambre gris*, p. 864 ; *Extrait de roses*, p. 862).

★ ALCOOLÉ DE CIVETTE (Piesse).

Civette (*Viverra civetta*), 7 ; Rac. d'iris pulv. (*Iris florentina*), 7 ; Alcool à 85°, 1000.

Divisez la civette au moyen de la poudre d'iris ; ajoutez l'alcool ; f. macérer pendant un mois ; filtrez. — Employée pour préparer des parfums composés où il n'entre qu'en très-faible proportion.

★ ALCOOLÉ D'AMBRE GRIS (Piesse).

Alcool à 85°, 800 ; Ambre gris (*Physeter macrocephalus*), 17.

F. macérer pendant un mois ; agitez de temps en temps; filtrez. — Employé pour préparer des parfums composés.

★ EXTRAIT D'AMBRE (Piesse).

Extrait de rose, 250, p. ; Alcoolé d'ambre gris, 500 ; Alcoolé de musc 7/1000, 125 ; Alcoolé de vanille, 56.

M. ; filtrez. — Parfums des plus persistants.

★ ESSENCE D'AMBRE.

Ambre gris (*Physeter macrocephalus*), 1 ; Musc (*Moschus moschiferus*), 1 ; Éther sulfurique alcoolisé, 70.

F. macérer pendant 2 j. ; filtrez. — Parfum des plus persistants.

★ ALCOOLÉ D'AMBRE ET DE MUSC COMPOSÉ ; ESSENCE ROYALE POUR MOUCHOIR (Guibourt).

Ambre gris (*Physeter macrocephalus*), 25 ; Musc (*Moschus*

moschiferus), 12; Civette (*Viverra civetta*), 5; Essence de roses (*Rosa centifolia*), 2; Essence de cannelle (*Laurus cinnamomum*), 3; Essence de bois de Rhodes (*Convolvulus scoparius*), (préparée comme l'*Essence de cannelle*, p. 292) 2; Essence de fleurs d'oranger (*Citrus aurantium*), 2; Carbonate de potasse, 6; Alcool à 90°, 860.

F. macérer pendant 15 j.; filtrez. — Parfum très-persistant.

★ EAU D'HÉLIOTROPE; ESSENCE D'HÉLIOTROPE ARTIFICIELLE (Marquez).

Vanille coupée (*Vanilla sativa*), 12; Alcool à 85°, 1000; Hydrolat de fl. d'oranger, 125.

F. macérer pendant 8 j.; filtrez.

★ ALCOOLÉ DE PATCHOULY (Piesse).

Alcool à 85°, 600; Essence de patchouly (*Plectranthus crassifolius*), (prép. comme l'*Essence de fleur d'oranger*, p. 377), 7; Essence de roses (*Rosa centifolia*). 1.

M.; filtrez.

— Les feuilles de patchouly sont très-usitées pour faire des sachets qui servent à parfumer le linge, à préserver les vêtements de l'attaque des mites.

★ ALCOOLÉ DE VÉTYVER; EXTRAIT DE VÉTYVER (Piesse).

Rac. de vétyver coupée (*Andropogon muricatus*), 1; Alcool à 85°, 2.

F. macérer pendant 15 j.; passez; exprimez; filtrez. — Rarement employé isolément; entre dans la composition de plusieurs bouquets très-estimés.

★ EXTRAIT ARTIFICIEL DE VERVEINE (Piesse).

Alcool de vin à 85°, 500; Essence d'orange (*Citrus aurantium*), 28; Essence de citron (*Citrus limon*), 56; Essence de schœnanthe (*Andropogon nardus*), 4! (prép. comme l'*Essence de fleur d'orang.* p. 377); Extrait (alcoolé) de fleurs d'oranger, 175; Extrait (alcoolé) de tubéreuse, 175; Extrait (alcoolé) d'essence de roses, 250 (Voy. p. 862.)

M. — Cette mixture très-estimée est d'autant meilleure qu'elle est plus récente, parce que le parfum des essences d'aurantiacées s'altère à la longue.

★ EXTRAIT ARTIFICIEL DE VIOLETTES (Piesse).

Extrait de cassie, 500 gram.; Extrait de rose, 250 gram.; Extrais d'iris; 250 gram.; Extrait de tubéreuse, 250 gram.; Essence d'amandes amères, 3 gouttes.

M.; filtrez.

49

JEANNEL.

★ ALCOOLÉ ARTIFICIEL D'ŒILLET (Piesse).

Extrait (alcoolé) d'essence de rose, 56; Extrait (alcoolé) de fleur d'oranger, 28. Extrait (alcoolé) d'acacia farnesiana, 28; Extrait (alcoolé) de vanille, 11; Essence de girofle (*Caryophyllus aromaticus*), 1. (Voy. p. 862.)

M.; filtrez.

★ BOUQUET DE FOIN COUPÉ (Piesse).

Extrait de fève de Tonka, 113; Extrait de géranium, 56; Extrait de fleurs d'oranger, 56; Extrait de roses, 56; Extrait de jasmin, 56; Extrait de rose, 56. (Voy. *Extrait de fl. d'oranger*, p. 862),

M.; filtrez.

★ BOUQUET DE LA REINE D'ANGLETERRE (Piesse).

Extrait de roses, 56; Extrait de violettes, 56; Extrait de tubéreuse, 28; Extrait de fleurs d'oranger, 14; Essence de bergamote (*Citrus limetta*), 7. (Voy. *Extrait de fl. d'oranger*, p. 862).

M.; filtrez.

★ ESSENCE VOLATILE (Ph. anglaise).

Essence de citron (*Citrus limon*), 48; Essence de bergamote (*Citrus limetta*) 48; Essence du girofle (*Caryophyllus aromaticus*), 12; Essence de lavande (*Lavandula vera*), 8; Essence de néroli (*Citrus aurantium*), 4; Essence de cannelle (*Laurus cinnamomum*), 4; Essence de roses (*Rosa centifolia*), 12; Essence d'écorce d'orange (*Citrus aurantium*), 1; Essence de santal (*Santalum album*), 1; Ammoniaque liquide à 22° B., 1000.

M. — Parfum pour garnir les flacons de poche.

★ NITRO-BENZINE; ESSENCE DE MIRBANE (Mansfield).

Acide azotique, D. 1,38 (40° B); Benzine, *aa.* P. É.

F. couler lentement et simultanément les deux liquides dans un long serpentin en verre; lavez à l'eau distillée la nitro-benzine qui s'écoule; lavez-la de nouveau avec une solution légère de carbonate de soude. — Parfumerie commune; aniline.

★ LAIT VIRGINAL.

Hydrolat de roses, 100; Alcoolé de benjoin, 1.

M. en versant l'hydrolat peu à peu sur l'alcoolé de benjoin !

LAIT VIRGINAL (Piesse).

Hydrolat de roses, 565; Alcoolé de Tolu, 7 !

M. en versant peu à peu l'hydrolat sur l'alcoolé.

★ EAU COSMÉTIQUE DE VIENNE.

Tourteau d'amandes, 15; Hydrolat de fl. d'oranger, 62; Hydrolat de roses, 62.

Délayez le tourteau dans les hydrolats mêlés ; passez ; exprimez ; ajoutez :

Borate de soude, 1 ; Alcoolé de benjoin, 2.

F. dissoudre ; M.; agitez; filtrez. — Acné.

— Cosmétique économique et d'une odeur très-suave !

★ LOTION A LA GLYCÉRINE (Piesse).

Hydrolat de fleur d'oranger, 2270 ; Glycérine, 113 ; Borate de soude, 14.

M.; f. dissoudre ; filtrez. — Ephélides ; Gerçures ; Erythème, etc.! (Voy. *Médicaments antiherpétiques*, p. 683).

★ VINAIGRE DE BULLY (Auber).

Eau de Cologne, 100 ; Alcoolé de benjoin, 1 ; Vinaigre radical, 5.

M.; filtrez.

★ VINAIGRE VIRGINAL (Dorvault).

Vinaigre à 3° B.; Alcool à 85°; Benjoin concassé (*Styrax benzoin*), aa. P. É.

F. macérer pendant 4 j.; agitez de temps en temps; filtrez.

★ VINAIGRE COSMÉTIQUE (Piesse et Lubin).

Alcool à 85°, 950 ; Benjoin (*Styrax benzoin*), 94 ; Vinaigre aromatique anglais, 31 ; Baume du Pérou (*Myrospermum Pereiræ*), 31 ; Essence de néroli (*Citrus aurantium*), 2 ; Essence de muscade (*Myristica moschata*), 1.

M.; filtrez. (Voy. *Vinaigre framboisé*, p. 342.)

★ SACHET A LA CASSIE (Piesse).

Fleurs de cassie (*Acacia farnesiana*) ; Iris gross. pulv. (*Iris florentina*), aa. P. É.

M.

★ SACHET DE LAVANDE (Piesse).

Lavande gross. pulv. (*Lavandala vera*), 75 ; Benjoin pulv. (*Styrax benzoin*), 20 ; Essence de lavande, 1.

M.; tamisez.

★ SACHET A L'HÉLIOTHROPE (Piesse).

Iris pulv. (*Iris florentina*), 2000 ; Roses pulv. (*Rosa centifolia*),

1000; Fève de Tonka pulv. (*Coumarouna odorata*), 500; Gousses de vanillon coupées (*Vanilla pompona*), 250; Musc pulv. (*Moschus moschiferus*), 10; Essence d'amandes amères, 1.

Pilez les gousses de vanille et le musc avec l'iris; M.; passez au tamis peu serré. — Imitation surprenante du parfum de l'héliotrope.

★ SACHET A LA MARÉCHALE (Piesse).

Bois de santal (*Santalum album*), 280; Rac. d'iris (*Iris florentina*), 280; Roses (*Rosa centifolia*), 140; Clous de girofle (*Caryophyllus aromaticus*), 140; Écorce de cassia (*Laurus cassia*), 140; Musc (*Moschus moschiferus*), 1.

Pulv. gross.; mêlez.

★ SACHET POUR PARFUMER LE LINGE.

Rac. d'iris (*Iris florentina*), Roses (*Rosa centifolia*), aa. 125; Clous de girofle (*Caryophyllus aromaticus*), Muscades (*Myristica moschata*), aa, 8; Graines d'ambrette *Hybiscus abelmoschus*), 15.

Pulv. gross.; mêlez.

★ CLOUS FUMANTS (Cod. fr.).

Benjoin (*Styrax benzoin*), 4; Baume de Tolu (*Myrospermum Pereiræ*), 1; Santal citrin (*Santalum album*), 1; Charbon de bois léger, 25; Azotate de potasse. 2; Mucilage de gomme adragante, Q. S.

Pulv.; M.; f. une pâte ferme avec le mucilage; divisez en cônes de 3 centim. de hauteur environ, dont vous façonnerez la base en forme de trépied. Ces cônes, allumés au sommet par l'approche d'un corps en combustion, continuent de brûler et répandent une fumée aromatique. (Voy. *Médicaments antiasthmatiques*, p. 562).

★ POUDRE FUMIGATOIRE (Ph. Lond.).

Oliban (*Boswellia serrata*), Benjoin (*Styrax benzoin*), Myrrhe (*Balsamodendron myrrha*), aa. 30; Cascarille (*Croton eluteria*), 15; Styrax calamite (*Styrax officinale*), 8.

Pulv.; M. — Parfum. — Doses : 1 à 2 gram projetés sur des charbons ardents.

★ SAVON A LA FLEUR D'ORANGER (Piesse).

Savon blanc de suif, 35; Essence de néroli, 1.

Divisez le savon en copeaux fins au moyen d'un rabot; s'il est sec, humectez-le avec 4 à 5 d'hydrolat de fleur d'oranger que vous lui laisserez absorber par 24 h. de contact dans un vase couvert ; ajoutez l'essence ; battez dans un mortier de marbre jusqu'à ce le savon soit réduit en pâte homogène ; mettez en forme ; f. sécher sur du papier.

— Lorsqu'on opère en grand, on se sert pour broyer le savon de machines spéciales analogues à celles qui servent à broyer le chocolat. — Prép. de même les savons parfumés aux diverses essences.

★ ALCOOLÉ DE SAVON AROMATIQUE ; ESSENCE DE SAVON (Piesse).

Savon blanc râpé, 72 ; Eau, 100 ; Alcool à 56°, 200 ; carbonate de potasse, 3 ; Essence de bergamote, 3.

F. dissoudre. — Pour aromatiser les bains. — Doses : 125 à 500 gram. pour 1 bain. — (Voy. *Alcoolé de savon aromatique,* p. 776.)

★ POUDRE D'AMANDES AROMATISÉE ; PATE D'AMANDES (Piesse).

Tourteau d'amandes amères pulv., 1,500 ; Poudre de riz (*Oriza sativa*), 250 ; Poudre d'iris (*Iris florentina*), 250 ; Benjoin pulv. (*Styrax benzoin*), 60 ; Carbonate de potasse pulv., 60 ; Essence de lavande (*Lavandula vera*), 3 ; Essence de girofle (*Caryophyllus aromaticus*), 3 ; Essence de Rhodes (*Convolvulus Scoparius*), 3.

M. — Toilette !

★ FARINE D'AMANDES (Piesse).

Tourteau d'amandes pulv., 1000 ; Poudre d'iris (*Iris florentina*), 60 ; Essence de citron (*Citrus limon*), 14 ; Essence d'amandes amères, 1.

M. — Toilette !

★ COSMÉTIQUE D'ALIBERT.

Savon amygdalin râpé, 6 ; Pommade de concombre ou Beurre de cacao, 45 ; Hydrolat de roses ou de laurier-cerise, 500.

Délayez le savon avec un peu d'hydrolat ; mêlez le corps gras ; ajoutez peu à peu le reste de l'hydrolat en triturant. — Dans cette préparation, le corps gras est émulsionné par le savon. — Cosmétique hygiénique pour assouplir et nettoyer la peau ; l'application en doit être suivie de lavages à grande eau.

★ ALCOOLÉ DE QUILLAYA.

Écorce de quillaya pulv. (*Quillaya saponaria*), 100 ; Alcool à 70°, 400.

F. macérer pendant 4 j. ; filtrez ; ajoutez : Essence de bergamote (*Citrus limetta*), 1.

—Environ 100 gram. de cet alcoolé mêlés avec 500 gram. d'eau tiède fournissent un liquide qui émulsionne puissamment les corps gras et peut servir à dégraisser les cheveux, les étoffes, etc. (Voy. *Coaltar saponiné*, p. 64.)

★ COLD-CREAM (Cod. fr.).

Huile d'amandes (*Amygdalus communis*), 2150 ; Blanc de baleine (*Physeter macrocephalus*), 650 ; Cire blanche (*Apis mellifica*), 300 ;. Hydrolat de roses, 600 ; Alcoolé de benjoin, 150 ; Essence de roses (*Rosa centifolia*), 3.

F. fondre le blanc de baleine dans l'huile ; versez dans un mortier de marbre chauffé ; triturez jusqu'au refroidissement ; ajoutez l'essence ; mêlez l'hydrolat à l'alcoolé : passez ce mélange à travers un linge et incorporez-le peu à peu en triturant. — Pour adoucir et parfumer la peau ; prescrit quelquefois pour calmer les affections prurigineuses, guérir les excoriations et comme excipient de pommades.

— La Soc. de Ph. propose : Huile d'amandes, 140 ; Blanc de baleine, 40 ; Cire blanche, 20 ; Hydrolat de roses, 40 ; Essence de rose, 1 goutte.

Prép. comme le *Cérat de Galien*. (Voy. p. 51)

★ COLD-CREAM (Réveil).

Huile d'amandes (*Amygdalus communis*), 150 ; Blanc de baleine (*Physeter macrocephalus*), 20 ; Paraffine, 15 ; Cire blanche (*Apis mellifica*), 15 ; Hydrolat de roses, 50 ; Alcoolé de benjoin, 2.

F. fondre le blanc de baleine, la paraffine et la cire ; ajoutez l'huile, puis l'hydrolat de roses ; battez jusqu'au refroidissement ; ajoutez l'alcoolé de benjoin. Cette prép. a l'avantage de pouvoir être conservée plusieurs années sans rancir.

★ HUILE PHILOCÔME.

Moelle de bœuf (*Bos taurus*) ; Huile d'amandes (*Amygdalus communis*; Huile de noisettes (*Corylus avellana*), aa. P. È.

F. fondre à une douce chaleur ; aromatisez *ad libitum*.

★ HUILE DES CÉLÈBES.

Huile d'olives (*Olea europœa*), 1000 ; Cannelle de Ceylan pulv. (*Laurus cinnamomum*), 30 ; Santal citrin pulv. (*Santalum album*), 45.

F. digérer pendant 8 j. ; filtrez ; ajoutez :

Essence d'orange (*Citrus aurantium*), 4.

M. — Cosmétique pour la chevelure.

★ POMMADE COSMÉTIQUE A LA MOELLE DE BŒUF.

Moelle de bœuf (*Bos taurus*); Graisse de veau (*Bos taurus*), aa. 15; Huile d'amandes (*Amygdalus communis*), 4; Baume du Pérou (*Myrospermum Pereirœ*), 2; Vanille coupée (*Vanilla sativa*), 1.

F. chauffer au B.-M. pendant 1 h.; passez; battez dans un mortier jusqu'à complet refroidissement.

★ POMMADE CONTRE L'ALOPÉCIE (A. Hardy).

Graisse de bœuf (*Bos taurus*), 30; Huile de ricin (*Ricinus communis*), 12; Acide gallique, 1; Alcoolé de vanille, 2.

F. fondre la graisse avec l'huile; M. — Alopécie sans affection syphilitique ni parasitaire. — Onctions.

POMMADE DIVINE (Piesse).

Blanc de baleine (*Physeter macrocephalus*), 125; Axonge (*Sus scrofa*) 250); Huile d'amandes (*Amygdalus communis*), 375; Benjoin pulv. (*Styrax benzoin*), 125; Vanille coupée (*Vanilla sativa*), 42.

F. digérer au B.-M. pendant 6 h.; décantez. — Cosmétique.

★ POMMADE POUR FAIRE POUSSER LES CHEVEUX (Griffith).

Essence de lavande (*Lavandula vera*); Beurre de muscade (*Mystica moschata*); Beurre de cacao (*Theobroma cacao*), aa, P. É.

F. fondre au B.-M.; mêlez.

★ POMMADE CONTRE L'ALOPÉCIE (Stéege).

Beurre de cacao (*Theobroma cacao*), 100; Huile d'olives (*Olea europœa*), 50; Tannin, 2; Quinine, 1; Alcoolat aromatique ammoniaeal. (Voy. p. 521), 20.

F. fondre le beurre de cacao; ajoutez l'huile; laissez refroidir; mêlez les autres substances. — Onctions journalières.

★ POMMADE CONTRE LA CALVITIE; POMMADE DE DUPUYTREN (Guibourt).

Moelle de bœuf (*Bos taurus*); Baume nerval, aa, 75; Huile rosat, 10; Extrait alcoolique de cantharides, 1.

F. fondre la moelle de bœuf et le baume nerval; ajoutez l'huile rosat; laissez refroidir; mêlez l'alcoolé. — Onctions journalières.

★ POMMADE CONTRE LA CHUTE DES CHEVEUX (Dauvergne).

Axonge (*Sus scrofa*), 600; Goudron, 60; Beurre de muscade (*Myristica moschata*), 40; Benjoin (*Styrax benzoin*), 10; Baume de Fioravanti, 30; Baume du commandeur, 30; Musc (*Moschus moschiferus*) , 1 ; Essence de patchouly (*Plectranthus crassifolius*), 5.

F. fondre au B.-M. l'axonge, le goudron et le beurre de muscade ; f. dissoudre le benjoin dans le baume de Fioravanti et le baume du commandeur mêlés ; ajoutez à cette solution le musc et l'essence ; mêlez aux corps gras encore chauds ; passez. — Onctions journalières.

★ POUDRE A POUDRER A LA VIOLETTE.

Amidon, 600 ; Iris pulv. (*Iris florentina*), 100 ; Fleurs de cassie pulv. (*Acacia farnesiana*); 10 ; Girofles pulv. (*Caryophyllus aromaticus*), 1.

M.

★ BLANC FRANÇAIS.

Talc. pulv. Q. V.

★ BLANC DE PERLE LIQUIDE.

Hydrolat de roses ou de fleurs d'oranger, 5 ; Oxyde de bismuth, 1.

M. par trituration. — Ce blanc doit être employé à l'exclusion de celui qui est à base de céruse. Ce dernier produit à la longue l'intoxication saturnine.

★ FLEUR DE ROSES.

Ammoniaque liq. D. 0,92 (22° B.), 14 ; Carmin, 7 ; Hydrolat de roses, 500 ; Alcoolé (Extrait) de roses, 14. (Voy. p. 862.)

Introduisez le carmin dans un flacon ; ajoutez l'ammoniaque ; laissez en contact pendant 2 j.; agitez de temps en temps; ajoutez l'hydrolat et l'alcoolé ; M. laissez déposer pendant 8 j.; décantez.

★ COSMÉTIQUE BLANC EN BATONS (Piesse).

Axonge (*Sus scrofa*), 500 ; cire ou paraffine, 250 ; Essence de bergamote (*Citrus limetta*), 28; Essence de cassie (*Laurus cassia*), 1 ; Essence de thym (*Thymus vulgaris*), 1.

F. fondre au B.-M. l'axonge et la cire ; ajoutez les essences. Vous pouvez colorer en noir ou en brun en ajoutant : noir de fumée ou terre d'ombre broyée dans l'huile d'amandes, Q. S.
— Pour cirer les moustaches.

★ COSMÉTIQUE BLANC OU NOIR (Piesse).

Savon parfumé râpé, Q. V.; f. fondre au B.-M.; ajoutez : noir de fumée ou terre d'ombre, Q. S.

M. par trituration ; laissez refroidir.
— Pour cirer ou noircir les moustaches.

★ POUDRE POUR TEINDRE LES CHEVEUX.

Chaux éteinte pulv., 3 ; Carbonate de plomb pulv., 2 ; Litharge pulv., 1.

M.; tamisez. — Délayez cette poudre avec eau Q. S. pour obtenir une crème épaisse, dont vous couvrirez les cheveux ; enveloppez la tête d'un bonnet de toile cirée. Après 4 h. de contact, les cheveux sont teints en brun clair ; après 6 h., en brun foncé ; après 12 h., en noir. Enlevez soigneusement la composition par un lavage à grande eau. (Voy. *ci-après.*) — Le fréquent usage de cette teinture exposerait à l'intoxication saturnine.

★ EAU DE LA FLORIDE; TEINTURE EN NOIR POUR LES CHEVEUX
(Reveil).

Acétate neutre de plomb, 28 ; Fleur de soufre, 26 ; Hydrolat de rose, 945.

M. — Appliquez sur les cheveux dégraissés ; l'effet n'est produit qu'un bout de 3 ou 4 h.; mais si les cheveux sont humectés de solution de sulfure de potassium, la teinture en noir est immédiate.
— L'usage habituel des préparations plombiques peut causer l'intoxication saturnine. (Voy. *ci-après.*)

★ TEINTURE BRUNE FRANÇAISE POUR LES CHEVEUX.

N° 1. Solution saturée de sulfate de cuivre additionnée d'ammoniaque jusqu'à dissolution de l'oxyde.

N° 2. Solution saturée de cyanure jaune de potassium et de fer.

— Les cheveux étant dégraissés par un lavage à l'eau de savon, puis séchés, humectez-les de solution n° 2; laissez-les sécher, puis humectez-les de solution n° 1. Préservez la peau par un corps gras.
Cette teinture n'expose pas comme l'*Eau de la Floride* à l'intoxication saturnine, mais la solution n° 1 est caustique.

★ TEINTURE BRUNE AU MANGANÈSE.

Permanganate de potasse, Q. V.; Eau distillée, Q. S. pour faire une solution saturée.

— Les cheveux dégraissés et séchés qu'on humecte de cette solution prennent une belle couleur châtain. Il faut préserver la peau, qui prendrait la même couleur. Cette solution est inoffensive.

TEINTURE BLONDE POUR LA BARBE OU LES CHEVEUX.

D'une part, n° 1 :

Chlorure d'argent.	1 gram.
Ammoniaque liquide à 22°	12 —
Sulfate de cuivre	1 —
Eau distillée	88 —

F. dissoudre le chlorure dans l'ammoniaque et le sulfate dans l'eau ; mêlez.

D'autre part, n° 2 :

Sulfhydrate de soude cristallisé	5 gram.
Hydrolat de roses	100 —
Eau de Cologne	1 —

F. dissoudre ; mêlez.

Pour employer cette teinture : lavez les cheveux ou la barbe à l'eau de savon ; essuyez-les ; humectez-les légèrement avec la solution n° 1 au moyen d'une brosse, puis avec la solution n° 2. Vous obtiendrez des teintes blondes plus ou moins claires, selon que vous employez la solution n° 1 plus ou moins étendue d'eau !

— Les préparations d'argent ont l'inconvénient de donner aux cheveux ou à la barbe une nuance d'un brun rouge qui trahit l'artifice de la teinture. La solution de sulfhydrate de soude atténue beaucoup cet inconvénient.

TEINTURE BLONDE (Wimmer).

Acide pyrogallique	1
Eau	10

F. dissoudre. Humectez de ce liquide les cheveux dégraissés. La proportion d'acide varie selon les nuances qu'on veut obtenir.

DÉPILATOIRE (Boudet).

Sulfhydrate de soude, 3 ; Chaux vive pulv., 10 ; Amidon, 10.

F. une pâte avec un peu d'eau ; appliquez pendant 3 ou 4 minutes ; lavez.

DÉPILATOIRE (Reveil).

Sulfhydrate de chaux en pâte égouttée, 20 ; Essence de citron, 1 ; Glycéré d'amidon, Amidon, aa. 10.

F. une pâte que vous laisserez appliquée pendant quelques minutes.

DÉPILATOIRE (Martins ou Bœttger).

Sulfhydrate de chaux en bouillie, Q. S. Appliquez une couche de 1 à 2 millimètres d'épaisseur sur la partie velue qu'il s'agit de dépiler. Au bout de 7 à 8 minutes, la pâte s'est solifiée'; alors lavez à l'eau tiède ; les poils se trouvent dissous. Si l'application se fait sur la lèvre supérieure, il faut boucher les narines pour éviter l'inspiration de l'hydrogène sulfuré. — Prép. le *Sulfhydrate de chaux* en faisant passer un courant d'acide sulfhydrique à travers un lait de chaux épais, jusqu'à refus.

DÉPILATOIRE DE DELCROIX (Dorvault).

Chaux vive pulv., 15 ; Gomme pulv., 30 ; Orpiment pulv., 2.

M. ; faites avec eau Q. S. une pâte que vous laisserez appliquée pendant quelques minutes.

DÉPILATOIRE (Plenck).

Orpiment pulv., 1 ; Amidon, 10 ; Chaux vive pulv., 16.

M. ; f. une pâte claire avec de l'eau. — L'effet est produit dès que la pâte est sèche ; lavez à grande eau.

RUSMA DES TURCS (Plater).

Sulfure jaune d'arsenic pulv., 1 à 2 ; Chaux vive pulv., 8.

M. Au moment de l'application, ajoutez : blanc d'œuf et lessive des savonniers P. É., Q. S. pour faire une pâte molle, que vous laisserez sécher sur les parties à dépiler ; lavez à grande eau.

— L'arsenic ne joue qu'un rôle secondaire dans ces compositions ; les poils sont détruits par le sulfure de calcium ou le sulfure de sodium résultant de la réaction de la chaux ou de la soude sur le sulfure d'arsenic. (F. Boudet).

— Les dépilatoires qui contiennent du sulfure d'arsenic et de la chaux vive offrent quelque danger ; ceux qui sont à base de sulfhydrate de chaux sont préférables.

ADDITIONS

ACIDE SALICYLIQUE (Kolbe).

Phénate de soude sec...................... Q. V.

F. chauffer dans une cornue à la température de + 100° ; f. passer à travers le sel un courant d'acide carbonique sec ; élevez peu à peu la température jusqu'à + 180° en continuant le courant d'acide carbonique, enfin chauffez jusqu'à + 250° pour chasser l'excès de phénol qui échappe à l'action de l'acide carbonique. Il reste dans la cornue du salicylate et du carbonate de soude. F. dissoudre ce mélange de sels dans l'eau chaude Q. S.; ajoutez un léger excès d'acide chlorhydrique; l'acide salicylique brut cristallise; exprimez-le; redissolvez-le dans l'eau chaude pour le faire cristalliser de nouveau.

— L'acide salicylique antiseptique au même degré que l'acide phénique n'en a pas l'odeur repoussante ni les propriétés caustiques et toxiques.

— Doses : à l'extérieur en poudre sur du coton cardé, pour pansements; en solution alcoolique ou glycérique 1/10 à 1/100, en collutoires, gargarismes, injections, lotions; à l'intérieur, 1 à 4 gram. et plus en potion.

POMMADE SALICYLIQUE (Wagner).

Acide salicylique............................	1
Alcool à 85°................................	3
Axonge.....................................	10

Délayez l'acide avec l'alcool; ajoutez l'axonge; M. — Plaies gangréneuses, putrides.

SOLUTION SALICYLIQUE (Muller).

Acide salicylique............................	1
Glycérine..................................	20
Eau.......................................	80

F. dissoudre l'acide dans la glycérine; ajoutez l'eau. — Plaies gangréneuses, putrides; Stomatites ulcéreuses; Muguet. — Lotions, applications, collutoires, gargarismes.

POTION SALICYLIQUE (Maury).

Acide salicylique....................	1 gram.
Gomme arabique pulv................	10 —
Sucre blanc pulv....................	10 —
Hydrolat de fleur d'oranger..........	20 —
Eau distillée.......................	100 —

M. le sucre avec la gomme; ajoutez l'acide salicylique, puis l'eau distillée en triturant et l'hydrolat.

— La dose d'acide salicylique peut être portée à 4 gram. et plus.—Administrez par cuillerée à bouche.— Affections typhiques.

PANCRÉATINE (Dufresne).

Pancréas frais............................	2
Ether sulfurique rectifié...................	1

Broyez les pancréas; introduisez-les avec l'éther dans un récipient en verre à fermeture hermétique; faites digérer à + 45° pendant 24 heures; passez; faites évaporer le liquide éthéré dans l'étuve à + 40°.

— Dyspepsie résultant des maladies du pancréas; digestion imparfaite des matières grasses; Phthisie pulmonaire; pour favoriser la digestion de l'huile de foie de morue. — Doses : 1 à 2 gram. avant les repas.

PILULES DE PANCRÉATINE (Dufresne).

Pancréatine............................	2 décigram.
Miel blanc..............................	25 milligram.
Poudre de guimauve....................	Q. S.

M. pour 1 pil.; argentez ou bien enrobez de stéarine fondue, puis de sucre pulv. — Doses : 3 à 6 deux fois par jour avant les repas. (Voy. *ci-dessus*.)

ELIXIR PANCRÉATIQUE (Dufresne).

Pancréatine.....................................	1
Vin blanc dépouillé de tannin par l'albumine........	30
Sucre cristallisé................................	45
Alcoolé de café torréfié (alcool à 85° 5; café 1)......	10

F. dissoudre la pancréatine dans le vin; ajoutez le sucre et l'alcoolé de café; f. dissoudre. — Chaque cuillerée à bouche contient environ 25 centigram. de pancréatine. — Doses : 2 à 5 cuillerées à bouche avant chaque repas.

POUDRE DE SEIGLE ERGOTÉ PURIFIÉE (Homolle).

Lavez la Poudre de seigle ergoté dans l'appareil à déplacement par l'Essence de pétrole (D. 0,716) jusqu'à ce qu'elle ne cède plus rien; faites-la sécher à l'air libre.

— La poudre ainsi traitée se conserve indéfiniment sans altération, et doit être administrée à doses moitié moindres que la poudre ordinaire. (Voy. *Seigle ergoté*, p. 626.)

EXTRAIT D'AUNÉE (Cod. fr.).

Prép. comme l'*Extrait de gentiane*. (Voy. p. 139.) — Stomachique. (Voy. *Poudre de racine d'aunée*, p. 252.)

KOUMYS (Médecins russes).

Boisson gazeuse obtenue par la fermentation alcoolique et lactique du lait de jument.

Mêlez le lait récemment tiré avec 1/10 de Koumys préparé précédemment; versez-le dans une cuve en bois couverte; agitez de temps en temps avec une tige en bois; au bout de quelques heures, versez le liquide dans des bouteilles dont les bouchons seront fixés par un fil de fer; conservez les bouteilles à la cave.

Sous l'influence de l'acide lactique le sucre de lait se convertit en sucre interverti, ce dernier subit la fermentation alcoolique sous l'influence de la caséine.

Le Koumys est achevé après 5 à 7 jours.

— Consomption, phthisie. — Doses : 1 à 4 bouteilles par jour. Durée du traitement au moins 6 semaines.

On a tenté d'imiter le koumys russe en faisant fermenter dans des bouteilles closes le lait de vache étendu de son volume de solution aqueuse saturée de sucre de lait.

TABLEAU

DES EAUX MINÉRALES NATURELLES

Indiquant la distance de Paris, les principes minéralisateurs prédominan la température des sources et les époques d'ouverture et de fermeture annuelles des établissements.

1° EAUX ALCALINES.

Les *Eaux alcalines* contiennent du bicarbonate de soude et souvent des bicarbonates terreux, tenus en dissolution par l'acide carbonique en excès; quelques-unes apportent, en outre, de l'arsenic, du fer, de l'iode, etc.; elles sont froides ou chaudes; celles qui sont froides se rapprochent des eaux acidules, peuvent être transportées et consommées comme eaux de table; elles sont prescrites contre les affections intestinales gastriques ou hépatiques, le Diabète, la Gravelle, la Goutte, les Scrofules, la Chloro-anémie, etc.

BOURBON-L'ARCHAMBAULT (*Allier*), 310 k. — Bicarbonates; ac. carbonique. — + 60°. — Du 15 mai au 15 octobre.

BOURBOULE (la) (*Puy-de-Dôme*), 432 k. — Bicarbonates; arsenic; ac. carbonique. — + 52°. — Du 15 juin au 15 septembre.

CUSSET (*Allier*), 352 k. — Bicarbon. sodique; arsenic; fer; — ac. carbonique. — + 16°. — Du 15 mai au 15 octobre.

EMS (*Nassau*). — Bicarbon. sodique; ac. carbonique. — + 45°. — Du 15 juin au 15 septembre.

EVIAN (*Haute-Savoie*), 514 k. — Bicarbonates. — + 12°. — Du 1er juin au 15 septembre.

FACHINGEN (*Nassau*). — Bicarbon. sodique ; ac. carbonique. — + 10°. — Du 15 juin au 15 septembre.

LAMALOU (*Hérault*), 824 k. — Bicarbonates ; fer ; ac. carbonique. — + 35°. — Du 1er mai au 1er octobre.

MONT-DORE (*Puy-de-Dôme*), 435 k. — Bicarbonates ; fer ; arsenic. — + 45°. — Du 15 juin au 15 septembre.

NÉRIS (*Allier*), 322 k — Bicarbonates. — + 51°. — Du 20 mai au 15 octobre.

PLOMBIÈRES (*Vosges*), 405 k. — Bicarbonates ; sulfates; fer. — De + 15° à + 63°. — Du 15 mai au 15 octobre.

POUGUES (*Nièvre*), 225 k. — Bicarbonates ; iode; ac. carbonique. — + 12°. — Du 15 mai au 1er octobre

SAINT-ALBAN (*Loire*), 500 k. — Bicarbonates ; fer ; ac. carbonique. — + 17°. — Du 1er juin au 15 septembre. — Eau de table.

SAINT-GALMIER (*Loire*), 500 k. — Bicarbonates ; ac. carbonique. — + 12°. — Eau de table.

SAINT-NECTAIRE (*Puy-de-Dôme*), 415 k. — Bicarbonates ; ac. carbonique. — + 38°. — Du 15 juin au 15 septembre.

SOULTZMATT (*Haut-Rhin*), 449 k. — Bicarbon. sodique ; ac. carbonique. — + 10°. — Eau de table.

VALS (*Ardèche*), 618 k. — Bicarbonate sodique ; fer; arsenic ac. carbonique. — + 12°. — Du 15 mai au 1er octobre. — Eau de table.

VICHY (*Allier*), 349 k. — Bicarbonate sodique ; fer. — De + 15° à + 43°. — Du 15 mars au 1er octobre.

2° EAUX ACIDULÉS.

Les *Eaux acidules* sont caractérisées par l'ac. carbonique qui les rend petillantes et piquantes; elles contiennent, en outre, une certaine proportion de bicarbonates alcalins ou terreux, souvent des chlorures et, à très-petites doses, des sels variés; elles ne sont point altérées par le transport et sont employées comme eaux de table sur une très-large échelle ; on les prescrit contre les Dyspepsies, la Gravelle, les Gastralgies, les Entérites, les Engorgements hépatiques, etc.

CHATELDON (*Puy-de-Dôme*), 341 k. — Bicarbonates ; fer ; ac. carbonique. — Froide. — Du 1er mai au 1er octobre. — Eau de table.

CONDILLAC (*Drôme*), 508 k. — Bicarbonate sodique ; ac. carbonique. — Froide. — Eau de table.

RENAISON (*Loire*). — Bicarbonates ; ac. carbonique. — Froide. — Eau de table.

SCHWALHEIM (*Hesse-Electorale*). — Bicarbonates ; ac. carbonique. — Froide. — Eau de table.

SELTERS ou SELTZ (*Nassau*). — Bicarbonates; chlorures; ac. carbonique. — Froide. — Eau de table.

VIC-SUR-CÈRE (*Cantal*), 566 k. — Bicarbonates; fer; ac. carbonique. — Froide. — Du 1er juin au 15 septembre.— Eau de table.

3° EAUX SULFUREUSES.

— Les *Eaux sulfureuses* caractérisées par l'acide sulfhydrique libre ou combiné, exhalent une odeur d'œufs pourris; elles contiennent de la barégine, matière organique particulière qui les rend onctueuses au toucher. Elles sont très-altérables au conctact de l'air. La plupart sont thermales. Elles sont employées en bains ou en boissons contre les Affections herpétiques et rhumatismales, les Névralgies, les Maladies chroniques de la poitrine, les Scrofules, la Syphilis, les infirmités consécutives des Traumatismes, etc.

AIX–LA–CHAPELLE. — De $+$ 45° à $+$ 55°.

AIX-LES-BAINS (*Haute-Savoie*), 581 k. — De $+$ 43° à $+$ 45°.—Du 15 mai au 15 septembre.

AMÉLIE–LES–BAINS (*Pyrénées-Orientales*), 923 k. — De $+$ 20° à $+$ 61°. — Toute l'année.

AX (*Ariége*), 789 k. — $+$ 77°. — Du 1er mai au 15 octobre.

BAGNOLS (*Lozère*), 578 k. — De $+$ 31° à $+$ 42°. — Du 1er juillet au 1er septembre.

BARÉGES (*Hautes-Pyrénées*), 840 k. — De $+$ 18° à $+$ 44°.—Du 1er juin au 15 septembre.

BONNES ou EAUX-BONNES (*Basses-Pyrénées*), 800 k. —De $+$ 12° à $+$ 32°. — Du 1er juin au 15 septembre.

CAUTERÉTS (*Hautes-Pyrénées*), 899 k. — De $+$ 24° à $+$ 60°.—Du 1er juin au 15 septembre.

DIGNES (*Basses-Alpes*), 802 k. — De $+$ 33° à $+$ 42°.—Du 1er mai au 1er septembre.

EAUX-CHAUDES (*Basses-Pyrénées*), 800 k. — De $+$ 10° à $+$ 36°. — Du 1er juillet au 15 septembre.

ENGHIEN (*Seine-et-Oise*), 11 k.— De $+$ 10° à $+$ 14°.—Du 1er mai au 1er octobre.

GAZOST (*Hautes-Pyrénées*), 845 k. — De $+$ 12° à $+$ 13°.

LABASSÈRE, BAGNÈRES-DE-BIGORRE (*Hautes-Pyrénées*), 840 k. — $+$ 13°. — Du 1er juin au 15 septembre. — Exportée.

LUCHON ou BAGNÈRES-DE-LUCHON, 829 k. — De $+$ 17° à $+$ 66°. — Du 1er juin au 1er octobre.

MARLIOZ (*Haute-Savoie*), 582 k. — $+$ 14°. Du 15 mai au 15 septembre,

PIERREFONDS (*Oise*), 87 k. — De $+$ 10 à $+$ 12.—Du 15 mai au 15 septembre.

SAINT-HONORÉ (*Nièvre*), 313 k. — De + 26ᵇ à + 31°. — Du 1ᵉʳ juin au 15 septembre.

SAINT-SAUVEUR (*Hautes-Pyrénées*), 805 k. — De + 19° à + 35°. — Du 15 mai au 1ᵉʳ octobre.

URIAGE (*Isère*), 633 k. — De + 26° à + 27°. — Du 15 mai au 15 septembre.

IVERDON (*Suisse*). — De + 23° à + 25°. — Du 1ᵉʳ juin au 15 septembre.

4° EAUX FERRUGINEUSES.

Les *Eaux ferrugineuses* presque toujours froides contiennent le fer à l'état de protocarbonate de protosulfate ou de crénate ; elles offrent aussi très-souvent de petites doses d'arsenic et quelquefois de manganèse. Elles sont plus souvent employées en boisson qu'en bains ; quelques-unes qui contiennent un excès d'acide carbonique se rapprochent de eaux acidulées et sont employées comme eaux de table. Elles répondent aux indications de la Chloro-anémie, des Scrofules, de l'Aménorrhée, de certaines Dyspepsie, des Convalescences de maladies graves, etc.

AUTEUIL-PARIS (*Seine*). — Froide. — Pas d'établissement.

BUSSANG (*Vosges*). — Froide. — Pas d'établissement ; eau de table.

CONTREXÉVILLE (*Vosges*), 380 k. — Froide. — Du 15 juin au 15 septembre.

CRANZAC (*Aveyron*), 692 k. — Froide. — Du 1ᵉʳ juin au 1ᵉʳ octobre.

FORGES (*Seine-Inferieure*), 114 k. — Froide. — Du 1ᵉʳ juillet au 15 septembre.

LOÈCHE (*Suisse*). — De + 31° à + 51°. — Du 1ᵉʳ juin au 15 septembre.

OREZZA (*Corse*). — + 15°. — Pas d'établissement ; eau de table.

PASSY-PARIS (*Seine*). Froide. — Pas d'établissement.

PROVINS (*Seine-et-Marne*), 86 k. — Froide. — Pas d'établissement.

PYRMONT (*Wesphalie*). — De + 10° à + 17°. — Du 1ᵉʳ juin au 1ᵉʳ septembre.

RENNES-LES-BAINS (*Aude*), 709 k. — + 51°. — Du 1ᵉʳ mai au 1ᵉʳ octobre.

ROYAT (*Puy-de-Dôme*), 384 k. — De + 19° à + 35°. — Du 15 mai au 15 septembre.

SAINT-PARDOUX (*Allier*), 322 k. — Froide. — Pas d'établissement.

SPA (*Belgique*). — Froide. — Du 1ᵉʳ juin au 15 octobre.

SYLVANÈS (*Aveyron*), 675 k. — De + 33° à + 38°. — Du 15 mai au 15 septembre.

5° ÉAUX SALINES.

Les *Eaux salines* sont caractérisées surtout par les sulfates et les chlorures calcaires, magnésiens et sodiques ; elles contiennent comme principes secondaires de l'acide carbonique et des bicarbonates, du fer, des sulfures alcalins, etc. Quelques-unes ont une grande importance et une activité particulière en raison des iodures et des bromures qu'elles apportent, d'autres laissent déposer des boues organiques et minérales qui sont utilisées en bains. Les *Eaux salines* sont fréquemment employées en boissons ; la plupart sont purgatives et sont utilisées comme de puissants agents de dérivation et de déplétion contre les Engorgements viscéraux, les Phlegmasies chroniques, les Rhumatismes chroniques, les Paralysies résultant d'anciens épanchements en voie de résorption, etc. En bains, elles sont prescrites avec avantage contre les affections chroniques les plus diverses. Celles qui sont bromo-iodurées rendent de grands services en boisson et surtout en bains contre les infirmités résultant d'anciens Traumatismes, les Scrofules, les Ulcères rebelles, etc.

AIX (*Bouches-du-Rhône*), 889 k. — Bicarbonates. — De + 20° à + 36°. — Du 1er mai au 1er octobre.

ALET (*Aude*), 966 k. — Bicarbonates. — + 28° — Du 1er mai au 1er octobre.

BADEN (*Duché de Bade*). — Sulfatée calcaire. — De + 46° à + 50°. — Du 1er juin au 15 septembre.

BAGNÈRES-DE-BIGORRE (*Hautes-Pyrénées*). — 840 k. — Sulfatée calcaire. — De + 13° à + 51°. — Du 1er juin au 15 septembre.

BAINS (*Vosges*), 386 k. — Chlorurée sodique. — De + 29° à + 50°. — Du 15 juin au 15 septembre.

BALARUC (*Hérault*), 881 k. — Chlorurée sodique. — + 47°. — Du 1er mai au 1er octobre.

BIRMENSTORF (*Suisse*). — Sulfate magnésique. — Froide. — Pas d'établissement

BOURBONNE (*Haute-Marne*), 280 k. — Chlorurée, bromurée sodique. — De + 50° à + 58°. — Du 1er juin au 1er octobre.

CHAUDES-AIGUES (*Cantal*), 802 k. — Bicarbonates. — De + 57° à + 81°. — Du 15 mai au 15 septembre.

DAX (*Landes*), 726 k. — Sulfates. — De + 31° à + 61°. — Du 15 mai au 1er octobre.

EPSOM (*Angleterre*). — Sulfate magnésique. — Froide. — Pas d'établissement.

HOMBOURG (*Hesse*). — Chlorure sodique. — Froide.

KISSINGEN (*Bavière*). — Chlorure sodique. — De + 9° à + 18°.

KREUTZNACH (*Hesse-Darmstadt*). — Chlorure sodique. — De + 12° à + 30°.

LUCQUES (*Italie*). — Sulfate calcique. — De + 39° à + 54°.

LUXEUIL (*Haute-Saône*), 429 k. — Chlorure calcique. — De + 19° à + 56°. — Du 1er mai au 15 octobre.

PULLNA (*Bohême*). — Sulfates magnésique et sodique. — Froide.

SAINT-AMAND (*Nord*), 285 k. — Sulfate calcique. — + 19°. — Du 1er juin au 1er septembre.

SAINT-GERVAIS (*Haute-Savoie*), 688 k. — Chlorure sodique. — + 20° à + 42°. — Du 1er mai au 1er octobre.

SALINS (*Jura*), 400 k. — Chlorure sodique. — Froide. — Du 1er juin au 15 septembre.

SAXON (*Suisse*). — Bicarbonates; iode; brome. — + 25°.

SEDLITZ (*Bohême*). — Sulfate magnésique. — Froide.

SOULTZ-LES-BAINS (*Bas-Rhin*). — Chlorurée sodique. — + 16°.

USSAT (*Ariége*), 900 k. — Bicarbonates. — De + 32° à + 40°. — Du 1er juin au 1er octobre.

VITTEL (*Vosges*), 384 k. — Sulfate calcique. — Froide. — Du 1er juin au 15 septembre.

WIESBADEN (*Nassau*). — Chlorure calcique. — De + 13° à + 60°.

TABLEAU DES DOSES

TABLEAU des doses minima et maxima auxquelles les médicaments les plus actifs peuvent être administrés à l'homme adulte, dans les vingt-quatre heures.

DÉNOMINATION		Le présent formulaire	Gubler	Trousseau et Pidoux	Dorvault	Bouchardat	Pharmacopée germanique	Pharmacopée helvétique	Beasley et Mesdows	OBSERVATIONS
ACIDE. Arsénieux	de	0,001	0,004	0,001	0,002	0,01	0,005	0,005	0,001	— Les teintures diffèrent souvent de composition et d'activité, il est nécessaire de spécifier le nom de l'auteur, si l'on ne prescrit pas celle du Cod. fr.
	à	0,015	0,020	0,05	0,006	»	0,01	0,01	0,005	
Azotique	de	2 gram.	1 gram.	0,1	0,25	1 gram.	»	0,75	0,6	
	à	4 gram.	4 gram.	0,8	0,30	»	»	2,5	1,8	
Chlorhydrique (n. 1,18)	de	1 gram.	1 gram.	4 gram.	0,25	1,5	0,04	0,06	0,5	
	à	4 gram.	1 gram.	12 gram.	0,75	0,25	0,16	0,02	1,5	
Cyanhydrique (Médic 1/10)	de	5 g^tes	2 gram.	0,3	0,45	0,2	»	0,54	0,12	
	à	15 g^tes	0,25	0,4	1 gram.	0,25	»	1 gram.	0,5	
(Voy. plus bas potassium cyanure) Liq. Fowler (ac. arsénieux.)	de	5 g^tes	0,25	0,25	»	0,25	»	»	0,12	
	à	20 g^tes	1 gram.	1 gram.	»	0,5	»	»	0,6	
Phénique	de	0,5	0,5	»	»	»	»	»	»	
	à	1,5	1 gram.	»	»	»	»	»	»	
Phosphorique (n. 1,45)	de	0,2	1 gram.	»	1 gram.	1 gram.	»	1 gram.	»	
	à	4 gram.	3 gram.	»	8 gram.	2 gram.	»	4 gram.	0,6	
Sulfurique	de	2 gram.	2 gram.	2 gram.	0,0005	0,0005	0,004	0,007	0,0005	
	à	4 gram.		8 gram.	0,001	0,001	0,03	0,08	0,001	
ACONIT. Aconitine	de	0,0005	0,005	»	0,05	0,2	»	0,32	»	— Les extraits alcooliques sont presque toujours beaucoup plus actifs que les extraits aqueux.
	à	0,0015	»	0,02	0,5	»	0,03	4,3	»	
Fenille	de	»	»	0,02	0,05	0,05	»	0,2	»	
	à	»	0,025	»	0,3	»	0,03	0,8	0,06	
Extrait aqueux	de	0,05	0,4	0,25	0,05	0,45	0,12	»	0,12	
	à	0,2		0,3	0,45	0,3		»		
Extrait alcoolique	de	0,01	»	4 gram.	0,3	1 gram.	1 gram.	»	»	
	à	0,03	»	0,25	2 gram.	»	4 gram.	»	»	
Alcoolé	de	»	1 gram.	4 gram.	0,45	1 gram.	1 gram.	1 gram.	1 gram.	
	à	»	8 gram.	0,9	0,9	»	4 gram.	4 gram.	1,5	
Alcoolature	de	1 gram.	1 gram.			1 gram.			1 gram.	
	à	8 gram.	8 gram.			»			1,5	

	Médicament		de / à						Observations
AMMONIAQUE.	Liquide (D. 0,92)	de / à	0,5 / 1,5	5 g.ttes / 20 g.ttes	» / »	5 g.ttes / 20 g.ttes	» / »	0,2 / 0,6	
	Carbonate	de / à	0,5 / 8,0	0,5 / 0,6	» / »	0,05 / 0,75	» / 1 gram.	0,25 / 1 gram.	
ANTIMOINE.	Emétique	de / à	0,05 / 0,5	0,05 / 0,6	0,9 / 1 gram.	0,02 / 0,05	0,9 / 1 gram.	de 0,004 à 0,005 / de 0,008 à 0,04 / de 0,06 à 0,12	Contro-stimulant. Diaphorétique, expectorant vomitif.
ARGENT.	Azotate	de / à	0,02 / 0,06	0,01 / 0,0005	0,05 / 0,1	0,02 / 0,4	0,03 / 0,2	0,01 / 0,02	
	Atropine	de / à	0,0005 / 0,001	0,0005 / 0,0045	» / 0,4	0,0005 / 0,003	0,0005 / 0,004	0,001 / 0,002	
BELLADONE.	Feuille pulv.	de / à	0,005 / 0,005	0,4 / 0,4	0,9 / 4,5	» / 0,3	0,25 / 0,2	0,06 / 0,06	Jusqu'à dilatation de la pupille et commencement de délire.
	Extrait alcoolique	de / à	0,1 / 0,02	0,02 / 0,05	0,01 / 0,3	0,01 / 0,1	0,6 / 0,1	0,36 / 0,007	
	Racine pulv.	de / à	0,2 / 0,005	0,05 / 0,005	0,3 / 4,5	» / 0,4	» / 0,1	0,007 / 0,06	
	Alcoolé	de / à	0,1 / 0,2	0,1 / 0,5	0,1 / 0,6	0,4 / 0,6	0,2 / 0,6	» / 0,3	
BARYUM.	Chlorure	de / à	0,5 / 0,1	» / 0,3	0,01 / 0,25	0,04 / 0,2	0,54 / 4,6	1,8 / 0,006	
CANTHARIDE.	Poudre	de / à	0,3 / »	0,025 / 0,1	0,25 / 0,05	0,02 / 0,05	0,32 / 4,3	0,3 / 0,005	
	Alcoolé	de / à	5 g.ttes / 20 g.ttes	0,05 / 1 gram.	0,2 / »	0,05 / 0,5	0,06 / 0,25	0,01 / 0,3	
COLOQUINTE.	Poudre	de / à	0,1 / 0,8	» / 0,05	0,4 / 0,75	0,02 / 0,075	0,24 / 0,06	1,2 / 0,12	
	Extrait alcoolique	de / à	0,1 / 0,3	0,05 / 0,25	0,4 / 0,3	0,1 / 0,01	0,06 / 0,4	0,6 / 0,48	
CUIVRE.	Sulfate	de / à	0,1 / 1 gram.	0,1 / 0,4	0,025 / 0,04	0,007 / 0,1	0,1 / 0,4	0,6 / 0,03	
CHLORAL.		de / à	1 gram. / 5 gram.	0,4 / 6 gram.	» / »	5 gram. / 6 gram.	» / »	0,6 / »	
CIGUE.	Cicutine (Conicine)	de / à	0,001 / 0,005	0,0005 / 0,0025	» / »	« / »	» / »	» / »	

TABLEAU DES DOSES.

DÉNOMINATION		SELON — Le présent formulaire	Giblor	Trousseau et Pidoux	Dorvault	Bouchardat	Pharmacopée germanique	Pharmacopée helvétique	Beasley et Meadows	OBSERVATIONS
CIGUE — Semence	de / à	» / »	» / »	» / »	0,05 / 1 gram.	0,2 / »	» / »	» / »	0,12 / 0,36	
Extrait alcooliq. de feuille	de / à	0,05 / 1 gram.	0,05 / 0,1	0,05 / 6 gram.	0,05 / 0,20	0,2 / »	0,18 / 0,3	0,21 / 1,21	0,12 / 0,36	
Feuille pulv.	de / à	1 gram. / 3 gram.	0,1 / 2 gram.	0,02 / 8 gram.	0,05 / 1 gram.	0,2 / »	1 gram. / 2 gram.	0,32 / 2 gram.	0,12 / 0,5	
CRÉOSOTE — Huile	de / à	0,15 / 0,20	0,02 / 0,06	» / »	1 gram. / 2 gram.	0,05 / »	0,04 / 0,16	0,06 / 0,2	0,06 / 0,48	
CROTON — Alcoolé	de / à	1 gtto / 2 gttes	1 gtto / 2 gttes	0,05 / 0,15	1 gtto / 2 gttes	0,05 / »	0,06 / 0,3	0,06 / 0,25	0,015 / 0,12	
COLCHIQUE — Vin	de / à	3 gram. / 8 gram.	1 gram. / 8 gram.	2 gram. / 14 gram.	1 gram. / 5 gram.	10 gram. / 50 gram.	6 gram. / 12 gram.	» / »	1,8 / 3,6	
Digitaline	de / à	5 gram. / 16 gram.	8 gram. / 16 gram.	5 gram. / 25 gram.	4 gram. / 8 gram.	0,001 / 0,006	2 gram. / 6 gram.	1,35 / 5,2	0,6 / 3,5	
DIGITALE — Feuille pulv.	de / à	0,001 / 0,008	0,004 / 0,006	0,002 / 0,008	0,002 / 0,006	0,001 / 0,006	0,003 / 0,12	0,003 / 0,13	0,001 / 0,002	
Extrait	de / à	0,5 / 1 gram.	0,05 / 0,05	0,04 / »	0,05 / 1 gram.	0,6 / 0,04	0,12 / 0,3	0,32 / 1,3	0,03 / 0,48	
Alcoolé	de / à	0,4 / 0,5	0,4 / »	0,6 / 1,8	0,05 / 0,20	0,4 / »	0,3 / 0,8	0,2 / 0,8	0,06 / 0,09	
ELLÉBORE BLANC — Vératrine	de / à	1 gram. / 5 gram.	0,6 / 8 gram.	0,005 / 0,03	0,5 / 2 gram.	1 gram. / 4 gram.	1 gram. / 2 gram.	1 gram. / 4 gram.	0,6 / 2,4	
Racine	de / à	0,005 / 0,03	0,005 / 0,02	0,005 / 0,03	0,005 / 0,045	0,04 / 0,03	6 gram. / 0,006	4 gram. / 0,005	0,005 / 0,015	
GOMME — Gutte	de / à	0,1 / 0,3	0,05 / 0,1	» / 0,25	0,03 / 0,1	» / 0,4	0,03 / 0,3	0,06 / 0,25	» / 0,12	
	de / à	0,4 / 0,5	0,1 / 0,8	0,25 / 1 gram.	0,1 / 0,3	0,4 / 1,5	0,3 / 1 gram.	0,25 / »	0,12 / 0,24	

				Expectorant. Vomitif,			Selon que l'on veut obtenir des effets contro-stimulants ou purgatifs.	Jusqu'à commencement de strychnisme.
JUSQUIAME	Feuille	de 0,02 à 2 gram.	de 0,02 à 2 gram.	de 0,2 gram. à 2 gram.	de 0,2 gram. à 1 gram.	0,2 à 2 gram.	0,2 gram. à 2 gram.	0,78 / 0,6	
	Extrait de feuille	de 0,1 à 0,5	de 0,1 à 0,5	de 0,2 à 0,2 gram.	de 0,5 à 0,5	de 0,2 à 0,2	0,2 / 0,2	0,18 / 0,6	
IODE	Métalloïde	de 0,1 à 0,5	»	»	de 0,01 à 0,04	de 0,01 à 0,01	0,01 / 4,2	0,03 / »	
	Alcoolé	de 0,3 à 0,5	»	»	de 0,05 à 0,05	de 0,05 à 0,05	0,05 / 5,06	0,3 / 4,2	
IPÉCA	Racine pulv.	de » à 3 gram.	de » à 3 gram.	de 0,2 à 0,5	de 0,2 à »	de 0,75 à 1 gram.	0,2 / 0,4	de 0,03 à 0,42	
JALAP	Racine	de 1 gram. à 3 gram.	de 1 gram. à 3 gram.	de 1 gram. à 1 gram.	de 1 gram. à 4 gram.	de 1 gram. à 2 gram.	2 gram. / 4 gram.	de 0,9 à 1,8	
	Résine	de 1 gram. à 3 gram.	de 1 gram. à 3 gram.	de 3 gram. à 3 gram.	de 5 gram. à »	de 2 gram. à »	0,4 / 0,8	0,6 / 1,8	
LOBÉLIE	Alcoolé	de 0,2 à 0,8	de 0,2 à 0,8	de 0,2 à 0,2	de 0,8 à »	de 0,3 à »	0,4 / 1,35	0,12 / 0,3	
LAURIER-CERISE	Hydrolat.	de » à 4 gram.	de » à 4 gram.	de 0,5 à 1,25	de 1,5 à 2,0	de 4,5 à »	1,35 / 5,2	1,8 / 44 gram.	
MERCURE	Cyanure	de 5 gram. à 20 gram.	de 45 gram. à 20 gram.	de 4 gram. à 4 gram.	de 30 gram. à »	de 2 gram. à 12 gram.	0,3 / 0,09	0,3 / 5 gram.	
	Bi-chlorure	de 0,01 à 0,03	de 0,01 à 0,05	de 0,005 à 0,005	de 0,03 à »	de 0,03 à 0,09	0,03 / 0,008	0,004 / 0,008	
	Bi-iodure	de 0,01 à 0,03	de 0,01 à 0,05	de 0,005 à 0,005	de 0,03 à »	de 0,05 à 0,03	0,005 / 0,045	0,004 / 0,045	
	Calomel	de 0,03 à »	de 0,03 à 0,05	de 0,05 à 0,02	de 0,05 à 0,02	de 0,05 à 0,4	0,13 / 0,015	0,004 / 0,015	
NOIX VOMIQUE	Bioxyde	de 0,005 à 0,025	de 0,005 à 0,01	de 0,005 à 0,0025	de 0,005 à »	de 0,0025 à 0,03	0,015 / 0,06	de 0,03 à 0,06	
	Strychnine	de 0,05 à 1 gram.	de 0,1 à 0,2	de 0,05 à 0,5	de 0,05 à 1 gram.	de 0,2 à 1 gram.	1,35 / 2,6	de 0,08 à 04	
	Sulfate de strychnine	de » à »	de » à »	» / »	» / »	0,005 / 0,04	0,03 / 0,09	0,015 / 0,03	
	Poudre noix vomique	de 0,004 à 0,006	de 0,004 à 0,006	de 0,002 à 0,002	de 0,002 à 0,002	0,01 / 0,01	0,015 / 0,015	0,0025 / 0,005	

JUSQUIAME . . .
IODE . . .
IPÉCA . . .
JALAP . . .
LOBÉLIE . . .
LAURIER-CERISE .
MERCURE . . .
NOIX VOMIQUE . .

TABLEAU DES DOSES.

DÉNOMINATION		Le présent formulaire	Gubler	Trousseau et Pidoux	Dorvault	Bouchardat	Pharmacopée germanique	Pharmacopée helvétique	Bessley et Meadows	OBSERVATIONS
NOIX VOMIQUE — Extrait	de	0,01	0,05	0,01	0,02	0,05	0,06	0,25	0,03	
	à	0,25	0,2	0,15	0,1	0,1	0,24	1 gram.	0,06	
Alcoolé	de	1 gram.	0,25	»	0,5	0,5	1 gram.	1 gram.	0,3	
	à	5 gram.	0,5	»	2 gram.	2 gram.	3 gram.	4 gram.	1,8	
Morph. chlorhydrate	de	0,005	0,01	0,005	»	0,01	0,03	0,03	0,007	
	à	0,03	0,05	0,05	0,04	0,02	0,12	0,09	0,03	
Codéine	de	0,05	0,05	0,05	0,05	»	»	»	0,03	
	à	0,45	0,25	0,5	0,05	»	»	0,16	0,12	
Poudre d'opium brut	de	0,05	»	»	0,1	0,01	0,4	0,4	0,02	
	à	0,3	0,01	»	0,04	0,05	0,4	0,12	0,12	
OPIUM — Extrait	de	0,02	0,4	0,005	0,05	»	0,01	0,4	0,03	
	à	0,4	»	0,4	0,25	»	0,4	1,35	0,12	
Alcoolé d'opium brut	de	0,5	0,6	0,25	1 gram.	0,5	0,6	4 gram.	0,3	
	à	3 gram.	»	4,5	0,05	1 gram.	2 gram.	»	2,4	
Alcoolé d'extrait	de	0,5	1 gram.	»	1 gram.	0,3	»	1,35	»	
	à	2 gram.	»	0,25	0,05	0,5	0,6	4 gram.	»	
Laudanum de Sydenham	de	0,5	0,6	4,5	1 gram.	»	2 gram.	»	0,3	
	à	2 gram.	»	0,4	0,5	0,3	»	»	2,4	
— de Rousseau	de	0,2	0,35	0,75	0,3	0,6	»	»	»	
	à	1 gram.	1,5	»	»	0,004	»	1,35	»	
Goutte noire anglaise	de	0,4	0,20	0,4	0,5	0,06	0,06	4 gram.	0,3	
	à	0,3	0,60	2 gram.	1 gram.	0,001	0,2	0,25	0,6	
Poudre Dower	de	0,2	0,003	»	0,04	»	0,015	0,06	0,48	
	à	1 gram.	»	0,002	0,03	0,04	0,06	0,015	0,9	
OR — Chlor. d'or et de sodium	de	0,002	0,001	»	0,043				0,003	
	à	0,006	0,010	»	0,05			0,00	0,006	
PHOSPHORE	de	0,001							0,006	
	à	0,005							0,015	

Substance	Préparation	(de … à …)				Astringent.	Vomitif.
PLOMB	Acétate cristallisé	de 0,1 à 0,5	de 0,1 à 0,3	de 0,04 à 0,1	de 0,04 à 0,01	0,06	»
POTASSIUM	Cyanure	de 0,01 à 0,05	de 0,01 à 0,20	de 0,1 à 0,1	de 0,1 à 0,1	0,3	»
QUININE	Sulfate	de 0,3 à 1 gram.	de 0,20 à 2 gram.	de 0,01 à 0,025	de 0,05 à 0,01	0,06	»
SEMEN-CONTRA	Santonine	de 0,05 à 0,3	de 0,1 à 0,4	de 0,05 à 0,05	de 0,05 à 4 gram.	»	»
SEIGLE ERGOTÉ	Poudre	de 0,3 à 1 gram.	de 0,3 à 0,25	de 0,15 à 0,3	de 0,02 à 0,05	0,1	»
	Extrait (Ergotine)	de 0,2 à 4,0	de 2 gram. à 4 gram.	de 0,3 à 0,6	de 0,15 à 0,3	0,5	»
SABINE	Feuille	de 0,5 à 2 gram.	de 0,4 à 2 gram.	de 0,3 à 2 gram.	de 0,6 à 2 gram.	0,12	»
SCILLE	Poudre	de 0,1 à 0,3	de 0,1 à 0,5	de 0,2 à 0,5	de 0,2 à 0,2	0,6	»
SCAMMONÉE	Scammonée	de 0,5 à 1 gram.	de 0,5 à 1 gram.	de 0,5 à 1 gram.	de 0,3 à 0,5	1,8	»
	Résino	de 0,4 à 0,6	de 0,4 à 0,6	de 0,6 à 0,4	de 0,3 à 0,4	3,6	»
STRAMOINE	Feuille	de 0,05 à 0,3	de 0,05 à 0,3	de 0,1 à 0,05	de 0,6 à 0,05	0,06	»
	Extrait alcooliq. de feuille	de 0,02 à 0,2	de 0,3 à 0,3	de 0,2 à 0,01	de 0,3 à 0,06	0,3	»
	Alcoolé	de 0,1 à 0,1	de 0,1 à 0,1	de 0,3 à 0,1	de 0,4 à 0,4	0,3	»
ZINC	Chlorure	de 1 gram. à 1 gram.	de 1 gram. à 1 gram.	de 0,6 à 0,6	de 0,6 à 0,65	0,6	»
	Cyanure	de 0,02 à 0,1	de 0,01 à 0,05	»	»	0,015	»
	Sulfate	de 0,5 à 1 gram.	de 0,5 à 0,45	de 0,45 à 0,1	de 0,1 à 0,06	de 0,06 à 0,18	de 0,6 à 1,8
	Phosphure	de 0,002 à 0,008	de 0,001 à 0,005	»	»	»	»

Abcès aigus; *Phlegmons.* — Emissions sanguines; ponction sous-cutanée et aspiration; incision; Cautérisation par la pâte de Vienne, 273. Alcool, 218. Cataplasme maturatif, 258. Onguent de la mère, 259. Pulpe de bulbe de lys, 321. Glycéré, Pommade d'extrait de belladone, 416. Pommade mercurielle, 710.

Abcès froids; Abcès par congestion. — Ponction sous-cutanée et aspiration; Térabdelle, 57. (Voy. *Scrofules.*)

Accouchement douloureux. — Anesthésie, 389. Solution chlorhydrate morphine pour injection hypodermique, 410.

Accouchement laborieux. — *Par étroitesse :* Moyens chirurgicaux, Anesthésie, 389. — *Par contraction spasmodique du col :* Bains tièdes; Belladone, 414. — *Par inertie :* Seigle ergoté, 626, 627, 628, 877. Lavement stibié, 443. Faradisation, 628.

Accouchement prématuré artificiel. — Cônes d'éponge préparée, 38. Douches utérines, 628.

Acné. — Régime doux; bains tièdes. Pom. astring., 193. Lot. alcaline; bain alcalin, 661. Lot. alcaline; alcoolé savon, 663. Lot. résolutive, 682. Mixt. c. acné, 683.

Acné rosacea. — Iodure soufré, 655. Iodure chlorure merc., 667, 668. Lot. iodo-chloro-mercurielle, 670.

Adenite chronique. — Poudre de Vienne, 273. Sol. azotate argent; solut. sel marin, 276. Alcoolé iodé, 279. Pâte Canquoin, 288. Flèches caustiques, 289. Courants continus, 583. Pom., Glycéré iodure potassium, 584. Emplât. iodure potassium, 585. Emplât. ciguë, 586. Emplât. ciguë iodure de plomb, 586. Emplât. mercuriel, Sparadrap de Vigo, Emplât. des quatre fondants, 587. Glycéré résolutif, 588. Emplât. savon, Emplât. savon camphré, Emplât. Nuremberg, 589. Inject. hypodermiq. pepsine, 590. Eaux alcalines, 590 à

593 et 878. Pom. merc., 710. Chlorure or sodium, 726. Pom. iodure plomb, 752. (Voy. *Scrofules.*)

Adenite suppurée. (Voy. *Abcès, Bubons.*)

Adhérences de l'iris. — Collyre, glycéré, pom. atropine, 848.

Adynamie. (Voy. *Fièvre typhoïde, Affections spasmodiques.*)

Affections articulaires. — (Voy. *Rhumatisme.*)

Affections asthéniques. — Prép. de fer, de 106 à 138. Ac. arsénieux, 138. Prép. de quinq., 139 à 149. Reconstituants végétaux, 150 à 16). Elixir antiseptiq.; Elixir de Huxham, 141. Elixir roborant de Whytt, 142. Prép. de gentiane, 153 à 156. Glands de chêne; glands doux, 156, 157. Petite centaurée; Trèfle d'eau; Grande centaurée; Chirette, 157. Houblon; Chicorée; Pissenlit, 158. Chardon bénit; Chardon marie; Chardon roland; Fumeterre, 159. Pensée sauvage, Suc cerfeuil; Saponaire, 160. Sucs d'herbes; Germandrée, 161. Esp. amères, 162. Bière amère; Camomille, 163. Ec. d'orange, 165. Thériaque, 168. Esp. aromatiq., 249, 250. (Voy. *Chloro-anémie.*)

Affections asthéniques du cœur. — Pil. antichlorotiq., 108. Poud. de digitale, 570. Digitaline, 572, 573, 574. Sp. pointes d'asperges, 576. Caféine, 577. Arséniate d'antimoine. 577.

Affections herpétiques. — Alimentation végétale; pas de stimulants; purgatifs salins réitérés. Collodion, 34. Glyconine, 43. Pommade de goudron, 64. S. sulfate bioxyde mercure, 287. Bain d'amidon, 314. Elect. de soufre tartarisé, 459. Tis. Feltz, 579. Soufre, 651 à 654. Iodure soufre, 655. Sulfures alcalins, 656 à 660. Carbonates alcalins, 661, 662, 663. Bioxyde merc.; Pomm. citrine, 664, 665. Oxychlorure ammoniacal merc. 671. Prép. arsénicales, 672 à 679. Liq. Clemens, 676. Iodure arsenic.; Liq. Donovan, 677. Arséniate fer, 678. Prép. antimoniales, 679. Cérat calaminaire, 687, 688. Sp. daphné mézéréum; Décot. salsepar. comp., 705. Orme pyramidal, 706, 707. Tis. antiherpétiq.; sp. dépuratif, 707. Douce amère; Scabieuse; Plantes dépuratives, 708. Bain merc., 716. Collodion mercuriel, 717. Pil., Pom. calomel, 719. Iodure potassium, 724. Anémone pulsatille, 729. Sp. daphné mézéréum, 730. Eaux minérales sulfureuses, 880. (Voy. *Eczéma*, *Lichen*, *Prurigo*, *Psoriasis*, *Pityriasis*, *Zóna*.)

Affections oculaires. — Collyres mydriatiq. 847, 848. Collyres antimydriatiq., 848, 849. — (Voy. *Cataracte*, *Conjonctivite*, *Blepharite*, *Iritis*, *Kératite*, *Ophthalmie*).

Affections prurigineuses. — (Voy. *Prurigo*, *Lichen*, *Eczéma*.)

Affections rhumatismales. — (Voy. *Rhumatisme*.)

Affections scrofuleuses. — (Voy. *Scrofules*.)

Affections spasmodiques. — Elixir antiseptique, 141. Huile de camomille camphrée, 164. Poudre craie aromatiq.; Poudre craie aromatiq. op., 229. Alcoolat d'angéliq. comp., 237. Infus. Hydrolat.; Hydrolé; de menthe, 238. Alcoolé menthe, 239. Alcoolé lavande comp., 241. Elixir de santé, 247. Vanille, 248. Vinaigre aromatiq., 257. Courants continus; Oxyde de zinc, 347. Pil. de Méglin, 348. Poudre antispasmodiq.. 348. Valérianate de zinc, 349. Ethérolé de chlor. de zinc; Pot. stim. antispasm., alcoolat ammon. Aromat.; Carbon. ammoniaque 'empyreumatiq., 350. Esprit volatil de corne de cerf; Huile volatile de corne de cerf; Ac. succinique; Succinate d'ammoniaque, 351. Baume de vie; Ether sulfurique, 352. Liq. d'Hoffmann; Sp. d'éther; Pot. éthérée; Pot. antispasmodiq., 353, 354. Ethérolé d'ammoniaque; Teinture éthérée de camphre; Pot. chloroforme, 355, Chloroforme, 356. Chloral, 358, 439. Ether azoteux, 358. Alcool nitrique, 359. Ether azoteux alcoolisé, 359. Ether acétique; Ether acétiq. alcoolisé; Poudre de camphre; Eau camphrée, 360. Alcoolé camphre safrané, 362. Valériane, 363. Valérianate d'ammoniaque, 365, 366. Alcoolé valériane ammoniacal; Pot. antispasmodiq., 366. Bière céphaliq. anglaise, 367. Asa fœtida, 368, |369. Mixture antihystériq., 369. Pil. sédative; Pil. galbanum asafœtida, 370. Musc, 371. Ambre gris, 372. Castoréum, 372, 373. Alcoolat bryone comp.; Teinture éthérée castoréum; Mixture antispasmodiq., 374. Safran, 375. Feuilles et fleurs oranger, 376, Tilleul, 377. Sp. d'œillets, 378. Pivoine; Millepertuis; Mélilot, 378. Gouttes anodines, 394. Alcoolé d'extr. d'opium camphré, 403. Laudanum de Sydenham, 404. Sol. chlorhydrate morphine p. injection hypodermiq., 410. Belladone, 414. Atropine, 420. Stramoine, 423. Extr. de chanvre indien, 427. Cicutine, 430. Sp. d'ac. cyanhydriq.; Hydrolat de laurier cerise, 433. Hydrolat d'amandes amèr, 435. Chloral, 439. Pil. camph. nitrées; Bol tempérant, 619. Myrolé absinthe térébenthiné, 796.

Affections sthéniques. — (Voy. *Plegmasie*, *Fièvre*.)

Affections sthéniques du cœur. — Pédiluve chlorhydrique. (Voy. *Phlegmasie*.)

Affections vermineuses. — Bière amère, 163. Calomel, 460. Aloès, 483. Pil. aloétiq. savonneuses, 484. Elixir de longue vie, 487. Suppositoires aloès, 488. Huile de ricin, 493. (Voy. *Ascarides lombricoïdes*, *Oxyures*, *Tænia*.)

Age critique. — Exercice musculaire; frictions sèches; bains; hydrothérapie; vie régulière; alimentation modérée non stimulante.

Aigreurs. — (Voy. *Pyrosis*.)

Albuminurie. — Alimentation substantielle; exercice musculaire; frictions sèches; vin rougé. Café, 223. Pil. antichl rotiq., 108 Tannin, 189. Ac. galliq., 193. Poudre d'élatérine, 480. Limon. azotiq.; Eau de chaux, 603. (Voy. *Hydropisie*.)

Alcoolisme. — (Voy. *Delirium tremens*.)

Algidité. — Chaleur, 207. Frictions; Bain stimulant. Punch, 220. Café, 223. Thé, 224. Mixture stimulante, 225. Pot. cordiale, 230, 231. Vin cordial; Alcoolé de cannelle comp., 231. Alcoolat menthe comp., 240. Infus. sauge, 240. Alcoolat mélisse comp.; Eau de mélisse des Carmes, 245, 246. Bain vap. à la chaux, 271. Bain sinapisé; Sinapisme; Papier sinapique, 296.

Aliénation mentale. — Traitement moral; isolement; bains prolongés. Granules de Dioscoride, 138. Chlorhydrate morphine, 409. Pot. calmante, 427. Café purgatif au séné, 463.

Allaitement artificiel. — Lait, 95.

Alopécie. — (Voy. *Calvitie*.)

Amaurose. — Phosphore, 214. Phosphure zinc, 218. Liniment stimulant, 634. Fomentat strychnine; Pom. c. amaurose, 842. Mixt. pulsatille stibiée, 843. (Voy. *Diabètes*.)

Amblyopie. — Collyre stimulant, 841.

Aménorrhée. — Rechercher les causes; traitement hygiénique; gymnastique; reconstituants; deux sangsues aux cuisses par intervalles mensuels; Eaux minérales ferrugineuses, 881. (Voy. *Chloro-anémie, Dysménorrhée*.)

Amygdalite. — (Voy. *Angine tonsillaire*.)

Anaphrodisie. — Alimentation réparatrice et stimulante; lotions froides; frictions sèches; hydrothérapie; faradisation. Alcoolé cannelle ambrée musquée, 232. Vanille, 248. Cachundé, 255. Pastille sérail, Ginseng, 256. Alcoolé de cantharides, 298. Ethérolé de cantharides, 299. Ac. phosphoriq., 602, 603. Courants induits; Baume Gilead, 615.

Anasarque. — Ec. de sureau, 482. Pot. diurétiq., 606. (Voy. *Hydropisie*.)

Anémie. — (Voy. *Chloro-anémie*.)

Anémie syphilitique. — (Voy. *Chloro-anémie, Syphilis*.)

Anévrysme. — Compression; ligature; glace. Galvanocaustie chimique, 39. Perchlorure de fer, 170. Réfrigération par l'éther pulv., 345.

Angine chronique. — Alun calciné; Alun, 177. Garg. astring., 179. Garg. astring., 190. Sol. tannin p. inhalat., 190. Garg. détersif, 202.

Angine couenneuse. — (Voy. *Diphthérite*.)

Angine de poitrine. — (Voy. *Affections spasmodiques*.)

Angine diphthéritique. — (Voy. *Diphthérite*.)

Angine inflammatoire. — Tisane antiphlogistique; Garg. acidulé; Garg. oxymellé, 341. Garg. opiacé, 399. Limonade chlorhydriq., 516. (Voy. *Phlegmasie*.)

Angine gangréneuse, ulcéreuse. — Gargarisme créosoté, 70. Garg. chloruré, 75. Garg. détersif, 149. Garg. sulfuriq., 176. Collyre de Lanfranc, 293. Garg. antiseptiq., 700, 701. Collut., Garg.; Pot. chlorate potasse, 701.

Angine granuleuse. — (Voy. *Pharyngite granuleuse*.)

Angine laryngée chronique. — Mixture antispasmodiq., 355. (Voy. *Angine chronique*.)

Angine pultacée. — Garg. détersif, 149. Poud. borate soude; Garg., Collut. boraté, 698. (Voy. *Angine inflammatoire*.)

Angine syphilitique. — Garg. antisyphilitiq., 715. (Voy. *Syphilis*.)

Angine tonsillaire. — Emissions sanguines; purgatifs; boissons tempérantes très-abondantes; repos et transpiration. Garg. détersif, 202. Garg. boraté, 698. (Voy. *Angine inflammatoire, Phlegmasie*.)

Animaux nuisibles. — Pâte arsénicale; Pâte phosphoée, 693. Pâte scillitique, 694. (Voy. *Parasites*.)

Ankylose. — Exercices gradués; bains; douches; électricité. Eaux minérales salines, 882.

Anorexie. — (Voy. *Dyspepsie*.)

Anthrax. — (Voy. *Charbon*.)

Aphonie. — Solut. alumin. benziné, 179. Solut. alun p. inhalat., 172. Sp. erysimum, 539. Eau goudron, 552. Cigarettes balsamiques, 559,

Aphthes. — Poud. borate soude, Garg., Collut. boraté, 698. Glycéré, Pastilles borax, 699.

Apoplexie cérébrale. — Sinapisme 295. Purgatifs, 446. Vésicatoires, 300. *Prophylaxie*: Granules d'ac. arsénieux, 138, (Voy. *Congestion cérébrale*.)

Arachnitis. — (Voy. *Méningite*.)

Argyrose de la conjonctive. — Collyre résolutif 837.

Arthrite chronique. — Moxas, 266. Cautérisation sulfuriq., 267. Iodure potassium ioduré, 745. Catapl. antiarthriq., 779. (Voy. *Rhumatisme*).

Ascarides lombricoïdes. — Pil. anthelmintiq. Biscuits vermifug. 790. Semen contra, Bol anthelmintiq., 791, 792. Santonine, 792,

793. Mousse corse, 793, 794, 795. Absinthe 795, 796. Myrolé absinthe térébenthiné ; Myrolé camomille térébentiné, 796. Lav. térébenthiné. Essence tanaisie, Esp. anthelmintiq , Sp. vermifuge, comp., Elixir vermifuge, 797. Poud. vermif. comp., Bols vermifug. Lav. aloétique, 798.

Ascite. — Alcoolé d'iode, 279 (Voy. *Hydropysie*).

Asphyxie. — Respirat. artificielle ; courants électriques. 390; Inhal. d'oxygène 208 ; Flagellation ; aspersions d'eau froide. Chlore, Hypochlorites 73, 74. Lav. de tabac, 426. (Voy. *Empoisonnement par les gaz délétères.*

Asphyxie par l'ac. carbonique. — (Voy. *Asphyxie, Empoisonnement par les gaz délétères.*)

Asthénie. — (Voy. *Affections Asthéniques.*)

Asthme. — Inhalat. d'oxyg., 208. Potion ammoniacale, 209. Sulfate de cuivre ammoniacal, 292. Sol. chlorhydrate morphine p. injection hypodermiq. 410. Phellandrie. 561. Potion antisasthmatiq.; Pot. ammoniacale op., Alcoolé ammoniaq. anisé, 562. Papier arsenical, Cigarettes arsenical. Cônes antiasthmatiq. 563. Pil. cyanure potassium, Pot. antiasthmatiq., Inhalat. ac. cyanhydriq., Pil. Lathâm, Pot. antiasthmatiq. gom. ammoniaq., 564. Pot. Mixture, Infus. antiastmatiq. 565. Alcoolé de lobélie, 565. Tubes, Pil., Pot. antiasthmatiq., 565. Poud., Mixture, Papier antiasthmatiq., Cigarettes, belladone, Cigarres op. 567, 568. Cigarettes pectorales, 568. Carton fumigatoire, Papier nitré, 569 papier nitré aromatiq. 570.

Asystolie. — Voy. *Affections asthéniques du cœur.*

Ataxie locomotrice. — Courants continus. 632.

Atrophie musculaire. — Courants continus, 632.

Balanite ; Balano-posthite. — Charpie sèche. Eau hygiéniq. 180. Lot. cathérétiq., 278. Cautérisation superficielle à l'azotate d'argent. Inject. chlorurée 75.

Blennorrhagie. — Inject. saturnine , 184. Liq. iodo-tanniq., Sol. tanniq. iodo-ferrée 191. Capsules. Pil. copahu, 731. Dragées balsamiq.,

pil. cop. cubèbe, Bols copahu. Emuls copahu, 732. Pot. Chopart, Gelée copahu, Opiat balsamiq. 733. Opiat cubèbe copahu; Bols cop. matico;Elect. cop. cub. matico: Opiat cop. comp., Opiat balsamiq. astring. 734. Bols balsamiq.; Elect. cop. ferré; Op. balsamiq. ferrugin.; Bols astring. 735. Bols astring. ferrugin., Bols gélatinisés; Bols cop. goudron; Opiat cop. goudron; Lav. copahu, 736. Supposit. copahu, Hydrolat copahu ; Inject. copahu ; Emuls. cop. titrée 737. Emuls., Tis. antiblennorrhagiq., Inhalat. essence térébenthine, Bains vap,; térébenthinés, Poud cubèbe; Bols, Elect. cubèbe, 738. Extr. alcoolico-éthéré, Extr. oléo-résin. cub., Lav. poiv. cub., Pil. Bols styrax ; Pil. goudron alun, 739. Inject. poiv. cub.; Inject. s. azot. bismuth., 740. Inject. antiblennorrhag. amidon ; Inject. tannin, astring. vin., 741. Inject. astring. ; Sulfate zinc, du midi 742. Inject. substitutive, azot. argent, caustique, alun, iodure fer, 743.

Blennorrhée. — Sol. antiseptiq. phéniquée-iodée 69. Pom. astring. 199. Bougies caustiq., 275. Bougies cathérétiq., 284. Sulfate de cuivre ammoniacal, 292. Pil., bols térébenthine. 617. Inject. copahu, 737. Pil. styrax 739. Bougies iodure potassium, 740. Inject. astring. 742. (Voy. *Blennorrhagie*.)

Blépharite. — Glycérine, 42 Glycéré sulfate cuivre, 829. Collyre résolutif, 834. Solut. astring. 835. Pom. cathérétiq., Pom. oxyde rouge merc. 837. Cérat antiophthalmiq., Pom. Desault, régent, ophthalmiq. 838-839. Collyre barytiq. 851.

Blépharoptose. — Collyre stimulant, 841.

Blépharospasme. — Collyre calmant, 843. Linim. calmant, 847

Blessures. — (Voy. *Plaies*.)

Bronchite aiguë. — Émissions sanguines ; émollients tempérants ; boissons très-abondantes Lait 84. Tis. orge 313. Pot calmant 398. Kermes, 525. Inhalat. chioroforme 528. Infus. violettes, Sp. violette 530-531. Manne, Crème pectorale, Marmelade Tronchin, 532. Marmelade Zanetti, Pot. huileuse, Tis de miel, Tis. de dattes, Pulpe de dattes 533. Pulpe de jujube, Pâte de jujube Tis. fruits pectoraux, Gelée pectorale 634. Pâte gom. arabiq., Pâte pectorale

Pâte manne, 535. Pâte réglisse,Extrait. réglisse, Pastilles pectorales 536. Sp· limaçons, Sp. mou de veau 537. Lierre terrestre, Capillaire, chevrefeuille, Tussilage, Hysope, 538. Chou rouge, 539. Espèces pectorales, 542, 543. Tis. orge comp., Poud. réglisse comp., Bouillon pectoral, 544. Pot. béchiq., Looch blanc, 545. Looch huileux, Coquelicot, 546, Sp. pectoral, Sp. Lamouroux, Sp. Briant, 547. Lait de poule aromatiq. Tablette béchiques, Tablettes balsamo-sodiq. 558. (Voy. *Bronchite chronique.*

Bronchite chronique. — Bouillon de Nauche 94. Sol. alun p. inhalat., 178. Sol. tannin p. inhalat., 190. Empl. poix Bourgogne, 260. Empl. gom. ammoniaq., 263. Mucilage de limaçon, 323. Kermes 525. Tablettes ipéca; Sp. Desessartz, 529. Marmelade pectorale, Marmelade expectorante, Infus. violettes 530; Sp. violettes; Polygala, 531. Sp. d'érysimum, Lichen, 539, 540, 541. Carragaheen, 541. Baume de miel, Pâte pectorale 548. Pâte réglisse brune, Pâte lichen op., Pastilles op. 549. Bonbon pectoral bordelais, Pastilles manne comp., 550. Scille, 551, 552. Eau de goudron 552. Solut. ac. phéniq. pour inhalations, 554. Eaux minérales sulfureuses, 880.

Bronchorrhée. — Solut. ac. phéniq. pour inhalations, 554. Pil. pectorales purgatives, 555. (Voy. *Bronchite chronique.*

Brulures. — Eau froide; Bains tièdes prolongés; Coton cardé, 33, Collodion, 34. Glyconine, 43. Baudruche gommée, 61. Cérat laudanisé, 405. Linim. oléo-calcaire, Linim. oléocalc. glycéré saccharate chaux, 804. Linim. oléo-calc. phéniqué, Linim. chloro-calc., Linim. oléo-baryliq., Mixt. calmante, Cérat calmant 805. Cérat safrané, Solut. hypochlorite soude, Foment. antiseptiq., Pom. carbon. plomb camph., Pulpe pomme de terre, Lot. c. brûlures, Collodion; Baudruche gommée, 806. Miel, Confitures groseilles, Bain huile olives, Ouate coton, Bain local, Bain astring., 807.

Bubon. — Lot. mercurielle, 284. Voy. *Abcès, Adénite, Plaies, Syphilis.*

Calculs biliaires. — Eviter la constipation; régime végétal herbacée. Tempérants, 329. Calomel, 460,

631. Mixture Whitt, Remède Durande, Pot: c. calculs biliaires; Alcoolat essence térébenthine 631.

Calculs vésicaux. — Boissons abondantes. Tempérants, 329. Savon amygdalin, 459. Eau, Eaux acidules, Eaux alcalines, 594, 595, 878, 879, Bicarbonate soude, 595, 596.Solut. dialytip., Eau alcaline gazeuse, Tis. alcaline, 598. Benzoate ammoniaq., Silicate soude, Sp. dialytiq., Pil. dialytiq., Pot. lithontriptiq., 600. Pil. savon nitrées, Liqueur Palmieri, 601.

Calvitie. — Pom. goudron, 684. Pom. c. alopécie, c. chute des cheveux, 871.

Cancer. — Régime végétal; exercice musculaire; frictions; hydrothérapie: bains de mer. Lot. fuliginique. 65. Pommade fuliginique, 65. Solut. caustique d'acide phénique, 65. Glycéré caustiq. iodo-phéniqué, 69. Glycéré tannin. 189. Poud. Vienne, 273. Pâte Canquoin, 288. Ciguë 428. Cicutine, 430. Lot. anticancéreuse, 434. Pil. iodoforme, 438. Pil. anticancér., Caustiq. anti-cancér. 811.Onguent anti-cancéreux, Solut. ac. phéniq., Solut. ac. citriq., Lot.] anticancér., 812. Pom. calmante, Pom. James, Pom. suie comp.; Pâte caustiq. anticancér., Suc gastriq., 813. Suc pancréatique, 814. (Voy. *Désinfectants,*)

Cancer de l'estomac. — Lavement analeptique 91. Peptone, 104.

Cancer utérin. — Inject. calmante, 414, 416. (Voy. *Cancer, Désinfectants.*)

Cancroïde. — Pâte arsenicale, 281. Solut. acide acétique 812.

Carie osseuse. — Sol astring. cathérétiq., 292. Liq. de Villate, 293. Liq. de Smaltz 294. (Voy. *Rachitisme, scrofules.*)

Carie dentaire. — Alcool absolu. Mixt. c. carie dentaire, Caustiq. odontalgiq., 857. Ethérolé mastic, Soufre mou, Pâte alumineuse acétiq., ciment p. les dents, 859. (Voy. *Odontalgie.*)

Carreau. — Viande crue; régime substantiel; bains salés; paillasse aromatique; frictions sèches; vêtements de laine sur la peau; vie en plein air au bord de la mer. (Voy. *scrofules, chloro-anémie.*)

Cataracte. — Révulsifs réitérés ? Phosphore, 214. Phosphure zinc, 218. Huile phosphorée, 842. Colly. Graefe, 843.

Catarrhe pulmonaire. — Sp. d'ac. phénique 68. Infus. genièvre, Extr. genièvre, 262. Gom. ammoniaq. 554. Pil. pectorales purgatives, Pil. anticatarrhales, Sp. gom. ammoniaq. 555. Pot. pector. gom. ammoniaq., Emuls. gom. ammoniaq. Oxymel pectoral, Gelée gom. ammoniaq. 556. Baume Tolu 557, 558, Poud. oliban, Poud. benjoin 558, 559. Poud. pector. balsamiq. 559. Baume soufre anisé, Pil. balsamiq. Morton; Baume soufre térébenthiné; Infus. eucalyptus, Essence eucalyptus, 560. Phellandrie, 561. Pil. carbon. ammoniaq. comp. 562. Pot. benzoïq., Benzoate soude 599, Benzoate ammoniaq. 600. Baume soufre, 654. (Voy. *Bronchite chronique*.)

Catarrhe suffoquant. — Urtication, 298. Sinapisme, 296. (Voy. *Asthme*.)

Catarrhe vésical. — Infus. genièvre; Extr. genièvre, 262; Inject. eau froide, 345. — Pil. anticatarrhales, 555. Opiat balsamiq.; Pil. essence térébenthine, 616. Pil. térébenthine, 617. Sp. térébenthine; Bols goudron; Sp. goudron, 618. Alcoolat essence térébenthine, 97. Pil. styrax, 739. (Voy. *Cystite*.)

Céphalalgie nerveuse. — Poudre narcotique à priser, 410. Pil. chlorure argent, 379. (Voy. *Migraine, Affections spasmodiques*.)

Chancre. — Caustiq. sulfo-carboniq.; Caustiq. sulfo-safrané, 268. Vin aromatiq., 251. Décoct. narcotiq.; Vin aromatiq. opiacé, 727. Topique c. chancre, 728. (Voy. *Syphilis, Ulcère syphilitique*.)

Chancre mou. — Chlorure zinc, 287. Lotion au chlorure de zinc, 289. Chloroforme, 727. (Voy. *Ulcère vénérien*.)

Chancre phagédénique. — Pom. chlorate potasse, 70. Tartrate ferrico-potassiq., 123. Pot. ferrug., 125. Pom. oléo-stéarate ferriq., 134. Chlorure zinc, 287. Inject. opiacée, 727. Solut. tart. ferrico-potassiq.; Pom. oléo-stéarate ferriq., 728. (Voy. *Ulcère syphilitique*.)

Chancre serpigineux. — Azotate ac. bioxyde mercure, 286. (Voy. *Chancre phagédénique*.)

Chancre uréthral. — Inject. antisyphil., 712. Inject. merc.; inject. merc. opiacée, 716. Bougies mercur., 719. (Voy. *Syphilis*.)

Charbon. — Incision profonde; cautérisation au fer rouge; caustiq. de Vienne, 273. Poudre bichlor. mercure, 284.

Chloro-anémie. — Bains de mer: exercice en plein air; frictions sèches; massage. Reconstituants alimentaires gras, 83. Protéiques, 89. Salins, 97. Poudre phosphatée reconstituante, 100. Limaille de fer porphyrisée; Chocolat ferrugineux; Tablettes martiales; Pil. chalybées; Mixture de fer aromatiq., 107. Opiat antichlorotiq.; Pil. antichlorotiq.; Fer réduit, 108. Chocolat, dragées au fer réduit; Pil. ferrug. comp., 109. Oxyde n. de fer, 110. Opiat antichlorotiq.; Elect. ferrug. laxatif; Past. d'oxyde n. de fer, 111. Bols ferrugineux; pil. toniq. antileucorrhéiq.; Elect. ferrug.; Sucre ferrug., 112. Pil. ferrug. aloétiq.; Eau ferrée; Carbon. ferreux; Pil. Vallet, 114. Pil. de Blaud, 115. Carbon. de fer sucré, 116; Pil. de mirrhe fer; Poudre ferrug.; Poudre gazogène ferrug., 117. Eau ferrug. acidulé; Biscuits ferrug.; Dragées protochlor. fer; Iodure fer, 118. Tartrate ferrico-potassiq., 123. Eau ferrée gazeuse, 124; Pil. toniq. emménag. laxatives, 126. Teinture Mars tartaris., 126. Boules de Mars, 127. Sp. iodo-ferré, 128. Citrate fer, 129. Vin ferrug.; Elixir au citro-lactate de fer, 130. Lactate fer, 131. Pyrophosphate fer, 132. Huile de foie de morue ferrée, 134. Chlorure de fer ammoniac.; Prép. de manganèse, 136. Prép. de quinq., de 139 à 149. Inhalat. d'oxygène, 208. Bains stimulants, 263. Bain iodure fer, 749. Brômure fer; Bain de mer artif., 750. Eaux alcalines, 878. Eaux ferrugineuses, 881.

Chlorose. — (Voy. *Chloro-anémie*.)

Chlorose hystérique. — Bols ferrugineux, 112. (Voy. *Affections spasmodiques*.)

Choléra. — Dissémination des populations et des malades; habitation sous des tentes; pureté des eaux; transfusion ?. Solution alcaline pour injections dans les veines, 98. Granules de Dioscoride, 138. Punch, 220. Café, 223. Thé, 224. Glace 344. Pot. c. la cholérine 511. Pot. c. diarrhée prodromiq., 513. Mixture anticholérique. (Voy. *Algidité*.)

Chorée. — Gymnastiq.; hydrothérapie; Sulfate de cuivre ammoniacal, 292. Glace, 344. Réfrigération par l'éther pulv., 345. Pil. antispasmodiq., 370. Pil. azotate argent comp., 379. Pil. atropine, 381. Courants continus, 384. Pot. c. la chorée; Pil. antichoréiq.; Pil. antispasmodiq., 385. Bromure potassium, 436.

Choroïdite. — Pom. controstimulante, 844. Potion iodurée. 851.

Chute des cheveux. — (Voy. *Calvitie*.)

Colique flatulente. — Huile de camomille; Huile de camomille camphrée, 164. Infus. anis, Anisette, 235. Oléo-saccharure d'anis; Pot. carminative; Pot. anisée, 235. Esp. carminatives; Poudre carminative, 237. Tis. menthe comp., 238. Eau de mélisse des Carmes, 245. Elixir Grande-Chartreuse, 246. Elixir Garus, 247. Pot. absorbante, 489. Pot. antiacide, 515. Charbon végétal, 518.

Colique saturnine; Colique des peintres. — (Voy. *Empoisonnement par le plomb*.)

Colique hépatique. — (Voy. *Calculs biliaires*.)

Colique néphrétique. — Cataplasme antispasmodiq., 376. Pot. lithontriptiq., 600. Huile Harlem, 601. (Voy. *Gravelle*.)

Coliques nerveuses. — Lav. chloroforme, 356. Lav. anodin, 405. Fomentation narcotique, 415. Huile de belladone, 417. Baume tranquille, 418. (Voy. *Affections spasmodiques*.)

Coliques utérines. — Pot. antispasmodiq. à la valériane, 366. Lav. antispasmodiq., 367, 368. Cataplasme antispasmodiq., 376. Lav. anodin, 405. Huile de belladone, 417, 418. (Voy. *Affections spasmodiques*.)

Condylomes. — Excision; caustique, Soluté escharotiq.; 285.

Congestion cérébrale; Commotion. — Emissions sanguines continues; glace sur la tête. Granules de Dioscoride, 138. Pédiluve sinapisé, 295. Papier sinapique, 296. Purgatifs aloétiques, 483.

Conjonctivite. — Eau d'alun de Bath, 180. Glycéré astring., 184. Pierre divine; Pierre miraculeuse, 291. Courants continus, 583. Mucilage

coing, 826. Collyre détersif; Colly. alumineux, 827. Cataplasme alumineux; Sulfate cuivre, 828. Colly. pierre divine, 829. Colly. azuré; Pom. ophthamiq.; Colly. sulfate zinc, 830. Colly. sulfate zinc laudanisé, camphré; Colly. Loches; Colly. résolut., Bridault, 831. Colly. Crespy; Pom. oxyde zinc; Colly. sec. oxyde zinc; Colly. astring., 832. Colly. azot. argent, 833. Colly. alumino-plombiq.; Colly. astring., 835. Colly. végéto-minéral. astring., 836. Pom., colly. bioxyde merc., 837, 838, 839. Pom. St-André; Pom. ophthalmiq., 840. (Voy. *Ophthalmie*.)

Consomption. — Habitation au bord de la mer; pays chauds, reconstituants alimentaires. Huile de foie de morue, 83. Beurre, 84. Bain huileux, 84. Viande crue, 91. Sang, 94. Ac. arsénieux; Granules de Dioscoride, 138.(Voy. *Chloro-anémie*, *Convalescence*.)

Constipation. — Régime herbacé; lav. froid. Miel, 54. Huile d'olive, 50. Pain d'épices, 54. Tempérants, 329. Poudre de belladone, 414. Purgatifs, 441 à 501. Pil. laxatives, 483. Huile de croton, 497. Pruneaux; Moutarde blanche; Semences de lin entières, 498.

Contracture spasmodique de l'anus. — Belladone, 414. Supposit. camphré, 619.

Contracture spasmodique du vagin. — (Voy. *Vaginisme*.)

Contusion. — Eau de boule, 127. Eau vinaigrée; Vinaigre camphré, 177. Lot. acétate plomb, 186. Fomentat. résolutive; Liniment saturné, 187. Esp. vulnéraires; Alcoolat vulnéraire; Eau vulnéraire, 252. Arnica, 255.

Convalescence. — Reconstituants alimentaires, 83. Bain huileux, 84. Potion analeptique; Sp. d'œufs, 91. Viande crue, 91. Marmelade de viande; Gelée de viande; Sp. de musculine, 92. Bouillon; thé de bœuf, 93. Limon. vineuse, 221. Vin cannelle; Potion cordiale, 222. Eaux minérales ferrugin., 880. (Voy. *Chloro-anémie*.)

Convulsions. — (Voy. *Affections spasmodiques*.)

Coqueluche. — Pil. atropine; Poudre c. la coqueluche, 381, 382.

383. Sp. c. la coquelûche, 382, 383. Pot. c. la coqueluche, 382, 383. Sp. brômure potassium comp.; Trochisq. c. la coqueluche; Gazéole, 384. Pil. antispasmodiq., 385. Belladone, 414. Atropine, 420. Sp. Désessartz, 529.

Corps étrangers dans les yeux. — Extraction chirurgicale. Mucilage gomme, 311. Colly. ioduré iodé, 853.

Cors aux pieds. — Chaussures lâches. Cire verte, 294. Emplâtre c. les cors; Cérat doré, 295.

Coryza. — Bains de vapeur; vêtements de flanelle. Suif, 53. Ss. nitrate bismuth. 503. Poud. c. coryza, 522. Alcoolé d'iode; Ammoniaq. liquide, 523. Poud. antiprurigin., 688.

Coryza chronique. — Solut. antiseptiq. phéniquée iodée, 69. Sol. perchlor. fer p. inhalat., 171. Inject. c. ozène; Solut. tannin, 523. Poud. c. ozène, 524. Lot. astring. 695. Glycéré précip. blanc, 719.

Coup de sang. — (Voy. Apoplexie.)

Couperose. — Iodure chlorure mercureux, 667. 668. Pom. astring. 694. Lot. astring., 695. (Voy. Acne rosacea, Erythème chronique.)

Coxalgie. — (Voy. Carie osseuse, Scrofules.)

Crevasses. — (Voy. Gerçures.)

Croup. — (Voy. Diphthérite.)

Croûtes de lait. — (Voy. Impétigo.)

Cystite aiguë. — Vider la vessie toutes les six heures au moins; irrigations vésicales; bains tièdes prolongés; lavements émollients. Suppost. morphiné, 412.(Voy.Phlegmasie.)

Cystite cantharidienne. — Camphre, 608. (Voy. Cystite aiguë.)

Cystite chronique purulente. — Injection antiputride, 67, 77, 78. Inject. détersive, 280, 281. Baume de miel, 548. Goudron, 552, 553. Bourgeons de sapins, 553. -Ac. benzoïq. ; Benzoate soude, 599. Pil. antispasmodiq., 617. Solut. azot. ar gent, 743. (Voy. Cystite aiguë.)

Danse de Saint-Guy. — (Voy. Chorée.)

Dartres. — (Voy. Affections herpétiques.)

Débilité des nouveaunés. — Bain sinapisé, 296.

Débilité infantile. — Poud.

de carragaheen comp., 88. Viande crue, 91. Marmelade de viande, 92. Phosphate de blé, 97. Lacto-phosphate de chaux, 101.

Delirium tremens. — Elixir ; Emuls. chloroforme, 356. Extr. op. à hautes doses, 395. Chloral, 437. (Voy. Ivresse alcoolique.)

Dentition douloureuse. — Incision des gencives, Glycéré chloroforme safrané, 357. Mellite safran, 375.

Dermatoses. — (Voy. Affections herpétiques.)

Diabètes. — Supprimer les boissons et les aliments sucrés; point ou peu d'aliments féculents ; aliments protéiques; graisses. Huile de foie de morue, 83. Vins rouges ; café ; thé, 223. Exercice journalier en plein air jusqu'à la sueur ; laine sur la peau ; continence. Viande crue, 91 ; Marmelade de viande, 92 ; pain de gluten, 86, 96. Pot. diaphorétiq., 211. Bicarbonate soude, 595 ; Citrate soude ; Pain au citrate soude, 597. Limon. phosphoriq., 602. Eaux alcalines, 878.

Diarrhée. — Flanelle sur la peau diète. Eau phéniquée, 67. Viande crue; 91. Marmelade de viande, 92. Carbonate de chaux; Poudre calcique, 98. Phosphate de chaux, 99. Pot. au colombo, 152. Pot. perchlor. fer, 172. Acétate plomb, 183, 184. Lav. astring., 191. Tis. cachou, 195, 196. Tis. astring.; Vin cachou ; Elect. japonais, 196. Ratanhia, 196, 197. Paullinia, 199. Extr. monésia, 200. Diascordium, 205. Elect. astring., 206. Poudre craie aromatiq.; Poudre craie aromatiq. op., 229. Elect. aromatiq., 232. Poudre anis, 234. Tisane corne de cerf, 323. Lav. morphiné, 443. Tis. de riz, 504, 502. Lav. amylacé ; Lav. amylacé op., 503. Ss-nitrate de bismuth, 504, 505. Eau de chaux, 505. Saccharate de chaux, 506. Décoction blanche ; Emuls. Van Swieten, 507. Elect. antidiarrhéique, 508. Mercure avec la craie; Mixture calcaire, 509. Pil. antidiarrhéiq., 510. Pot. antidiarrhéiq. ; Pot. astringente, 511. Pil. azotate d'argent, 512. Emuls. cire, 513. Elect. cire; Tablettes s.-azotate bismuth, 514.

Diarrhée cholériforme. — (Voy. Diarrhée, Choléra.)

Diarrhée colliquative. — (Voy. Diarrhée, Chloro-anémie.)

Diathèse urique. — (Voy. Goutte, Gravelle.)

Diphthérite. — Pot. perchlor. fer, 172. Pot. vomitive sulfate de cuivre, 443. Kermes, 525. Pot. cubèbe; Bols cop. cubèbe; Lot. antidiphtéritiq., 700. Suc citron, 701. Glycéré chlorate potasse; Pot. c. croup.; Lim. lactiq.; Solut. antidiphtheritiq., 702. Garg.; mixt. antidiphthéritiq.; Eau de chaux; Solut. aqueuse brome; Pot. bromo-brômurée; Pot. sulfure potasse, 703. Pot. antidiphthéritiq.; Insufflat. antidipthéritiq.; Azotate argent; Sulfate cuivre; Garg. perchlorure fer, 704, 705.

Dothiénentérie. — (Voyez *Fièvre typhoïde.*)

Douleurs. — (Voy. *Névralgies, Syphilis.*)

Dyssentérie. — Ac. sulfuriq. dilué; Eau Rabel, 175. Limonade sulfuriq., 176. Pil. acétate plomb op., 183. Extr. monésia, 200. Tis. antidysentérique, 489. Pil. s.-nitrate bismuth op.. 503. Lav. s.-nitrate bismuth, 504. Limonade minérale; Lav. ipeca, 509. Pil. de Segond; Pil. antidysentériq.; Pil. antidiarrhéiq.; 510. Eau albumineuse; Pot. c. la dyssenterie, 511. Lav. astringent; Lav. antidysentériq.; Pil. azotate d'argent; Lav. c. la dyssenterie, 512; Pot. huilense antidysentériq., 513.

Dysménorrhée. — Sangsues en petit nombre ou ventouses scarifiées à la partie supérieure des cuisses. Pot. antispasmodiq. à la valériane, 366. Lav. antispasmodiq., 367, 368. Safran, 375. Lav. anodin, 405. Gom.-gutte, 477. Aloès, 483. Médicaments antispasmodiq., 347. Emménagogues, 622. Tis., Alcoolé safran, 622. Fumig. stimulante; Sp. d'armoise composé, 623. Vin emménagogue; Pot. c. dysménorrhée; Gouttes calmantes; Inject. ammoniacale, 624. Sabine; Rue; Electuaire de rue; Pot. emménagogue, 625. Apiol, 626.

Dyspepsie. — Exercice musculaire; vie en plein air; bains stimulants; hydrothérapie; frictions; alimentation réglée et modérée; mastication et insalivation complètes. Viande crue, 91. Marmelade de viande, 92. Thé de bœuf, 93. Bouillon de Nauche, 94. Pain à l'eau de mer, 97, Limonad. lactique, 100. Lactate de soude; Pot. c. la dyspepsie; Pot. antidyspeptique; Pepsine, 101. Elixir; sp. de pepsine, 103. Pastilles de pepsine, 104. Malt.;

Diastase; Maltine, 105. Gentiane 153. Ec. d'orange, 165, 166. Elixir d'Hoffmann, 166, 167. Elixir de Stoughton, 167. Extrait de fiel de bœuf, 167. Poudre antidyspeptiq, 410. Pastilles Patterson, 514. Limonade chlorhydriq.; Pot. digestive, 516. Pastilles ac. lactiq.; Poudre stomachique, 517. Pancréatine, 876. Pil. pancréatine; Elixir pancréatiq., 877. Eaux minérales alcalines, acidulées, 878, 879.

Dyspepsie atonique. — Pil. ferrugin. comp., 109. Poudre stomachiq.; Vin rhubarbe aromatiq.; Pil. rhubarbe comp.; Pil. ante cibum; Pil. stomachiq., 150. Elect. de safran comp., 151. Quassia amara, 151. Bittera, Simarouba, Colombo; Pil. de Moscou, 152. Gouttes am. de Baumé, 153. Cachou de Bologne, 195. Poudre gingembre, 226. Bière gingembre, 227. Curcuma; Galanga, 227. Poudre cannelle; Poudre aromatiq., 228. Oléosaccharum cannelle, 229. Sp. cannelle, 230. Elixir Garus, Alkermès, 231. Elect. aromatiq., 232. Anis, 235. Badiane; Carvi; Coriandre; Fenouil, 236. Esp. carminatives; Poudre carminative, 237. Tablettes; Pastilles menthe, 239. Vin d'année, 243. Elixir Garus, 247. Cachundé, 255. Tablettes aromatiq., 256. Pil. Rufus; Grains de santé; Pil. de vie, 484. Pil. myrrhe et aloès, 486. Eau-de-vie purgative; Teinture aloès comp.; Elixir Radcliffe, 487. Poud. rhubarbe; Poud. rhubarbe comp., 488. Pil. rhubarbe savon; Infus. alcalin rhubarbe, 489. Alcoolé rhubarbe comp., 490. Elixir sacré; Sp. de rhubarbe; Sp. chicorée comp., 491. Vin de rhubarbe, 492. Granules; Sp. sulfate strychnine, 635. Vin, Bière absinthe, 796. Eaux minérales ferrugin., 881. (Voy. *Chloro-anémie.*)

Dyspnée. — (Voy. *Asthme.*)

Dystocie. — (Voy. *Accouchement laborieux.*)

Dysurie. — Glace, 344. Lav. camph.; Lav. camph. op., 620. (Voy. *Cystite.*)

Ecchymose. — (Voyez *Contusion.*)

Ecchymose des paupières. — Linim. résolutif, 836. Catapl. résolutif, 837.

Eclampsie. — Saignées; affusions d'eau froide. Anesthésiq., 386. Sol. chlorhydrate morphine p. injection hypodermique, 410. Chloral, 437.

(Voy. *Affections spasmodiques, Epilepsie, Hystérie.*)

Ecthyma. — Pom. oléo-stéarate merc.; Pom. stéarate merc., 672. Pom. chlorure or sodium 726. (Voy. *Syphilis, Ulcère syphilitique.*)

Eczéma aigu. — Emollients, tempérants, laxatifs. Cérat calm., 436. Glyc. antiherpétiq., 659. Pom. antiherpétiq., 660. Lot. carbon. soude, 661. Lot. alcaline ; Alcoolé savon, 663. Pòm. antidartreuse, 666. Pom. oléo-stéarate merc.; Pom. stéarate merc., 672. Pom. goudron camph., 684. Pom. phéniq.; Onguent Righini, 685. Cérat Hufeland ; Glycéré oxyde zinc ; Cérat calaminaire, 687, 688. Glycéré s.-azot. bismuth ; onction anti-herpétiq., 688. Glycéré précipité blanc. 719. (Voy. *Affections herpétiques.*)

Eczéma chronique. — Glycéré astring., 184. Poud. sulfuro-magnés.; Pil. sulfuro-alcaline, 653. Iodure soufre, 655. Lot. sulfurée, 658. Pom. antiherpétiq., 665, 667. Pil. asiatiq., 673. Liq. Donavan-Ferrari, 678. Caoutchouc ; Gutta-percha en feuilles ; Sp. hyposulfite soude, 682. (Voy. *Eczéma aigu, Affections herpétiques.*)

Eléphantiasis. — Arséniate fer, 678. Poud.; décoct.; bain ; sp. hydrocotyle, 706.

Embarras gastrique. — Diète ; hydrothérapie ; bains tièdes ; frictions, gymnastiques. Purgatifs salins, 450 à 458. Tempérants, 329 à 443. Vomitifs, 441 à 446. Infus. camomille, 163. Mixture, antidysptiq., 166.

Emphysème pulmonaire. — Air comprimé, 26. (Voy. *Asthme.*)

Embaumement. *Pièces anatomiques.* — Glycéré d'ac. phénique, 66. Eau phéniquée, 66. Poudre pour la conservation des cadavres, 69, 70. Eau créosotée, 70. Lotion désinfectante ; Hyposulfite de soude, 77. Sol. p. conservation des pièces anatomiq., 79. Solution de chlorure de zinc, 79. Sulfate d'alumine et de zinc, 80. Poud. pour la conservation des cadavres, 80. Bichlorure d'étain, 81. Mixture pour la conservation des pièces anatomiq., 81. Solution de caramel, 81. Savon arsenical, 82. Procédé Brunetti, 82. Chlorure zinc, 287.

Empoisonnement par l'acide phénique. — Lait, albumine, stimulants. Saccharate chaux, 822.

Empoisonnement par les acides. — Antidote multiple, 814. Magnésie calcinée ; eau albumineuse ; lait, 823.

Empoisonnement par les alcalis. — Acides étendus, 822.

Empoisonnement par les alcaloïdes. — Antidote multiple, 814. Solut. iod. potassium ioduré, 823. Solut. tannin, 824.

Empoisonnement par les prép. arsenicales. — Antidote multiple, 814. Hydrate peroxyde fer ; Antidote de l'arsenic, 817, 818. Hydrate magnésie, 818.

Empoisonnement par le brome. — Antidote multiple, 814. Iodure sodium, 821. Magnésie, 446.

Empoisonnement par les champignons. — Pot. c. empoisonnement par champignons, 824.

Empoisonnement par les cyanures et l'acide cyanhydrique. — Antidote au sulfure de fer, 815. (Voy. *Empoisonnement par les gaz délétères.*)

Empoisonnement par l'émétique. — Sol. tannin ; Décoct. noix de Galle ; Décoct. quinquina ; Inf. café, 819.

Empoisonnement par les gaz délétères. Chlore ; air pur ; respiration artificielle ; inhalat. oxygène ; courants électriques ; marteau Mayor ; frictions rudes ; affusions eau froide, 824.

Empoisonnement par les hypochlorites, l'*Eau dejavelle.* — Sulfites ou hyposulfites, 823.

Empoisonnement par l'iode. — Antidote multiple, 814. Bromure sodium, 821.

Empoisonnement par le mercure. — Antidotes multiples, 814, 815. Soufre ; Ammoniaque ; Iodure potassium ; Collut. ioduré, 816. Garg. chlorhydriq., 701. (Voy. *Stomatite mercurielle.*)

Empoisonnement par les moules. — Pot. c. empoison. par les moules, 824.

Empoisonnement par les narcotiques. — Antidote multiple, 814. Infusion café ; Sonde œsophagienne, 823. (Voy. *Empoisonnement par l'opium, la morphine, les alcaloïdes.*)

Empoisonnement par l'opium, la morphine. — Inject.

hypodermiq.; sulfate atropine, 823.
(Voy. *Empoisonnement par les narcotiques, par les alcaloïdes*.)

**Empoisonnement par le
phosphore.** — Essence térébenthine, 821, 822. Pot. c. empoisonnement par phosphore, 822.

**Empoisonnement par le
plomb.** — Lav. chloroforme, 356,
357. Electuaire soufre ; Pot. c. colique
saturnine, 819. Limon. sulfuriq.; Inhalat. anesthésiq.; Applications glacc.
Bains sulfurés, 819. Traitement de la
Charité, 819, 820, 821.

**Empoisonnement par les
sels métalliques.** — Antidote
multiple, 814, 815.

**Empoisonnement par les
solanées vireuses, l'atropine.** — Inject. hypodermiq. chlorhydrate morphine, 823. (Voy. *Empoisonnement par les narcotiques,
par les alcaloïdes*.)

**Empoisonnement par la
noix vomique, la strych-
nine.** — Solut. iod. potassium ioduré, 823 ; Solut. tannin; Inhalat. chloroforme ; Chloral, 824. Esérine, 849.

Encéphalite. — (Voy. *Méningite*.)

Endocardite. — (Voy. *Affections sténiques*.)

Engelures. — Collodion, 34.
Fomentat. résolutive, 212. Pom. phéniquée, 685. Lot. résolutiv. iodurée,
745. Alcoolé camph., 807. Solut. perchlor. fer ; Ac. chlorhydriq. étendu ;
Lot. hypochlor.; soude iodée ; Lot. topique c. engelures ; Cérat, Pom. c.
engelures, 808. Pom. Giaccomini ;
Baume Chiron. 809.

**Engorgement ganglion-
naire.** — Pom. résolutive ; sol.
chlorhydrate ammoniaq.; fomentat.
résolutive, 212.

Engorgement hépatique.
— Eaux minérales alcalines, 878.
Acidules, 879. Salines, 882. (Voy.
Hépatite.)

**Engorgement lymphati-
que, strumeux.** — Lot. résolut.
iodurée; Coton iodé, 745. Pom iodure
plomb, 752. Pom. iodure baryum,
754. Liniment antiscroful., 756.

Engorgement utérin. —
Séjour au lit, le bassin relevé ; continence ; Inject. astringentes feuilles du
noyer, 203. Manuluve sinapisé, 207.
Eaux minérales salines, 881

Enrouement. — Sp. d'érysimum comp. 539. (Voy. *Aphonie*.)

Entéralgie. — Lav. morphiné, 413. Préparations de bismuth,
514, 515. (Voy. *Névralgie, Constipation, Hystérie, Affections spasmodiques*.)

Entérite. — (Voy. *Gastrite*.)

Entorse. — Bains locaux froids
prolongés ; fomentations astringentes
froides ; position élevée du membre ;
repos ; alimentation très-légère ; tempérants ; appareil inamovible ; massage. Lot. acétate plomb, 186. Fomentat. résolutive, 187, 212.

Epanchement. — (Voy. *Hydrocèle, Hydarthrose, Hydropisie,
Hydrocéphale*.)

Ephélides. — Pom. antidartreuse, 666. Lot. borax ; Lot. c. éphélides, 683. Lot. glycérine, 867.

Epididymite. — (Voy. *Orchite*.)

Epilepsie. — Sulfate de cuivre
ammoniacal, 292. Glace, 344. Oxyde
de zinc, 347. Poudre antispasmodiq.,
348. Cyanure de zinc ; Pot. valérianate de zinc, 349. Sol. bromure potassium, 379, 436. Chlorure d'argent;
Pil. chloro-argentiq.; Pil. azotate argent ; Pil. c. l'épilepsie, 379. Lactate
de zinc ; Poudre antiépileptique ; Cyanure ferroso-ferriq., 380. Suc *Cotyledon ombilicus* ; Pil. antiépileptiq.;
Pil. atropine, 381. Atropine. 420.

Epiphora. — Glycéré astring.
184.

Epistaxis. — Glace sur le front.
Perchlorure fer, 172. Pédiluve sinapisé, 296. Tamponnement. (Voy. *Hémorrhagie*.)

Erections douloureuses.
— Emollients, diurétiques. Camphre,
360. Extr. de chanvre indien, 427.
Pot. émuls. camph., 618. Emuls.
camph. nit., 649. Pil. camph. op.;
Pil. calmantes ; Lav. camph. op., 620.
Supposit. calmant, 621. (Voy. *Saty-
riasis*.)

Erosion. — Pom. carbon. plomb,
188. (Voy. *Plaies superficielles*.)

Erotomanie. — (Voy. *Satyriasis*.)

Erysipèle. — Diète, tempérants.
Poudre gazogène, 332, 333. Vomitifs,
441. Purgatifs, 456, 457. Coton cardé,
33. Collodion, 34. Glyconine, 43. Alcoolé iodé, 279. Collodion, 34. Amidon
camph.; Pom. protosulfate fer, 681.

51

dées. — Phosphate de chaux, 99. Poudre phosphatée reconstituante, 100. Lacto-phosphate de chaux, 101.

Furoncle. — (Voy. *Abcès.*)

Gale. — Savon noir, 58. Pommades, baumes, savons, liniments, mixture, bains antipsoriques, 689, 790, 691.

Gangrène. — (Voy. *Ulcères gangréneux* ; *Infection* ; *Stomatite gangréneuse*).

Gangrène du poumon. — Poudre antiseptique 62. Alcoolature eucalyptus, 751. Essence eucalyptus, 560. (Voy. *Infection.*)

Gangrène sénile. — Préparations phéniquées, créosotées, thymiques 66 à 71. Sol. aq. de chloral, 71. Pédiluve chlorhyd. ammoniaq., 212. (Voy. *Infection, Plaies gangréneuses.*)

Gastralgie. — Pastilles de lactate de soude et de magnésie, Pot. antidyspeptiq., pepsine 101. Poudre stomachique, 153. Oxyde de zinc, 347. Pot. c. la gastralgie ; Julep. antigastralgiq. 411. Préparations de bismuth, 514, 515. Poud. alcaline, Poud. c. vertige stomacal, Pil. antigastralgiq., 515. Pot. antiacide, 516. Mixture calmante, apozème rhubarbe colombo, 517. Charbon végétal, 518. Bicarbonate soude, Pastilles Vichy, 595, 596. Gouttes antigastralgiq. 632. Eaux minérales alcalines, acidules, 878. (Voy. *Dyspepsie, Névralgie.*)

Gastrite aiguë. — Boissons froides ; régime lacté. Gomme, 310. Bain amidon 314. Cataplasme émollient 315. Emuls. simple. 326. Sp. orgeat 327. Tempérants, 329. Poud. gazogène, 332. Sp. groseilles, cerises, 337.

Gastrite chronique. — Alimentation exploratrice, 90. Bouillon de Nauche, 94. Lait froid 95. Poudre calmante antispasmodiq., 398. Eaux minérales alcalines, acidules, 878. (Voy. *gastrite aiguë. Dyspepsie.*)

Gastro-entérite. — (Voy. *Gastrite.*)

Gerçures. — Collodion, 34. Glycomne, 43. Poudre d'iris, lycopode, amidon, farine de riz, poudre de vieux bois, talc, craie, s. azotate de bismuth, 46. Beurre de cacao, 48. Huile d'œufs, 53. Cérat de muscade, 226. Onguent rosal, 324. Pom. goudron, 684. Lot. glycérinée boraciq.,

Glycéré astring. Pom. c. crevasses, 809. Lot., linim. glycéré, pom. c. gerçures du mamelon 810 Lot. glycérine, 867. Cold-cream, 870.

Gingivite. — (Voy. *Stomatite.*)

Glygosurie. — (Voy. *Diabètes.*)

Goître. Sp. iodo-tanniq., 192. Chlorure de zinc, 288. Iodure potassium, 724. Baume ioduré, Sachet ioduré, 746. Tablettes éponges torréf. 752. Poud. c. goître ; Inject. ac. iodique, 753. (Voy. *Scrofules.*)

Gonorrhée. — (Voy. *Blennorrhagie.*)

Goutte. — Régime tempérant ; Boissons aqueuses abondantes ; eau de Vals ; exercice musculaire. Poud. ipéca. op. 582, 583. Ac. benzoïq., Pot. benzoïq. 599. Colchiq. d'automne, 756 à 761. Pot. antirhummatism., 757. Vin Anduran, 758. Mixt. antigoutt. 759. Vin antirhumatism., Pot. antirhumatism., Goutt. antiarthritiq, 760. Pil. antigoutt. 761, 767. Linim. antigoutt. 767. Elix. antiarthritiq. Gouttes antiarthritiq., 769. Linim antigoutt. 780. Carbonate lithine, Eau Vals, Eau Vildbad, Eau gazeuse anti-goutteuse, 782. Sp. lithine, Tis. phosphate ammoniaq., 783. Eaux alcalines, 877.

Granulation du col utérin. — Caustiques ; astringents. (Voy. *Leucorrhée.*)

Gravelle. — Solut. dialytiq. ; Eau alcaline gazeuse ; Tis. alcaline, 598. Ac. benzoïq., Pot. benzoïq., Benzoate soude, 599. Borate soude, Huile Harlem, Liq. Palmièri, 601. Ac. phosphoriq., 602, 603. Azotate potasse ; Poud. diurétiq. 603. Acétate pot. ; Acétate soude, 604. Eau gazeuse antigoutteuse, 782. Sp. lithine, Tis. phosphate ammoniaq., 83. Eaux alcalines, 877, acidules, 878. (Voy. *Goutte, rhumatisme chronique.*)

Grippe. — (Voy. *Bronchite*).

Haleine fétide. — (Voy. *Fétidité de l'haleine.*)

Hallucination. — (Voy. *Aliénation.*)

Hématémèse. — Boissons glacées ; cataplasmes froids sur l'épigastre. Pot. perchlorure fer, 172. (Voy. *Hémorrhagie*).

Hématurie. — Injections froides ; lav. froid. Pil. alunées, 178 Inf. busserolle, 204. (Voy. *Cystite chronique, Hémorrhagie.*)

Héméralopie. — Huile de

foie de morue, malades maintenus dans l'obscurité, 853.

Hémiplégie. — (V. *Paralysie*.)

Hémoptysie. — Sol. perchlor. fer p. inhalat. 171. Pil. alunées, Pil. astring., Pot. astring. 178. Pil. tannin, 190. Tis. cachou, 195. Ratanhia 197, 198. Poud. Kino comp. 199. Chaleur, 207. Ac. phosphorique, 527, 528. (Voy. *Hémorrhagie*.)

Hémorrhagie. — Ligature: torsion ; compression. Ouate 33. Eponges 38. Hémostatiques physiques, forcipressures, acupressures, réfrigération, 44. Sulfate ferreux, 113. Perchlorure de fer, 170. Lot. hémostatiq. 172. Chloroxyde ferriq. 173. Sol. azotate ferriq. 173. Sol. sulfate ferriq. 174. Elixir ac. aromatiq.; Eau Theden, 176. Pot. antihémorrhagiq. 177. Sol. alumineux benziné, 179. Eau Pagliari, 179, 180. Sulfate d'alumine basiq. 181. Pil. tannin ; Pot. astring., 190. Collodion styptiq., liq. iodo-tanniq. 191. Tis. cachou, 195, 196. Tis. astring. 196. Réfrigération par l'éther pulv. 345.

Hémorrhagie cérébrale. — (Voy. *Apoplexie*.)

Hémorrhagie hémorrhoïdale. — Perchlor. fer. 170. Sol. alumineux benziné, 179. Pom. astring. 193, 198. (Voy. *Hémorrhagie*.)

Hémorrhagie intestinale. — Lav. perchlor. fer. 172. Pil, Pot. alunées 178. Lav. ratanhia, 197. (Voy. *Hémorrhagie*.)

Hémorrhagie nasale. — (Voy. *Epistaxis*.)

Hémorrhagie rétinienne. — Pil. résolutives, 844.

Hémorrhagie utérine. — (Voy. *Métrorrhagie*)

Hémorrhoïdes. — Alun calciné, 177. Alun ; Glycéré tannin, 189. Onguent populéum, 419. Pom. antinévralgiq., 420. Pil. capsique ; Pom. antihémorrhoïdale, 518. Supposit. narcotiq., astringent, antihémorrhoïd. ; Pom. à la chaux, 519. Poud. antiprurigin., 688. Supposit. extr. ratanhia, 811.

Hépatite. — Diète ; saignées générales ou locales ; bains ; cataplasme émoll. Calomel ; Pil. savon composées, 460.

Hernie étranglée. — Position déclive du corps. Réfrigération, 45. Insufflations anales, 46. Pot.

café, 223. Anesthésie générale, 386. Taxis ; opération.

Hernie inguinale des enfants. — Pom. astring., 193. Collodion, 34. Sparadrap, 59. Applications astringentes alunées, 177. Tannin, 189.

Hernie ombilicale des nouveau-nés. — Collodion, 34. Sparadrap, 59.

Herpès circiné. — Pom. baréges, 657. Pom. calomel camph., 667. Solut. caustiq. bichlor. merc., 667. Pom. antiherpétiq., 685, 686. (Voy. *Affections herpétiques.*)

Hoquet. — Ether, 353. Chloroforme, 355. Boissons gazeuses, 332.

Hydarthrose. — Chaleur, 207. Inject. iodée, 279. Catapl. antiarthritiq., 779.

Hydrocèle. — Inject. irritante, 222. Inject. iodée, 279.

Hydrocéphale. (Voy. *Hydropisie*.)

Hydropisie. — Lait froid, 94. Poud. digitale, 570, 605. Digitaline. 573, 574, 575. Jaborandi ; Pilocarpine, 578. Acétate potasse ; Acétate soude, 604. Mixture diurétiq. ; Pot. diurétiq.; Pil, diurétiq., 606. Scille, 607, 608. Bière diurétiq. anglaise ; Vins diurétiques, 608, 609, 610. Bière diurétiq. ; Poud. diurétiq. ; Pil. scille comp. ; Pot. scillitiq, 610. Pot. diurétiq.,; Liniment diurétiq. ; Tis. genêt ; Ext. caïnça, 611. Apozème diurétiq. ; Lait et oignon ; Esp. diurétiq. ; Tis. apéritive ; Sp. diurétiq., 612. Ponction ; Injection iodée, 279.

Hydrothorax. — Sol. iodurée, 280. Mixture, pot. diurétiq., 606. Pil. c.; hydrothorax, 607. Opération de l'empyzème ; Injection iodée, 279. (Voy. *Hydropisie*.)

Hygiène de la bouche. — Eau de Botot, de Prudhomme, 855. Poudres dentifrices, 857, 858. Opiat. dentifrice, 858.

Hygromas. — (Voy. *Kystes synoviaux*.)

Hyperesthésie cutanée. — Courants continus, 347. Solut. acétate cuivre, 686. (V. *Prurigo*.)

Hypertrophie du cœur. — (Voyez *Affections asthéniques du cœur*.)

Hypocondrie. — (Voy. *Affections spasmodiques, Aliénation mentale, Hystérie*.)

mercur., 723. Garg. iodé, 725. (Voy. *Angine, Syphilis.*)

Lèpre. — (Voy. *Psoriasis.*)

Leucophlegmasie. — (Voy. *Hydropisie.*) .

Leucorrhée. — Sol. antiseptiq. phéniquée-iodée, 69. Injection chlorurée, 75. Eau hygiéniq.; Eau d'alun; Eau alumineuse comp.. 180. Suppositoires vaginaux, 48, 182. Acétate plomb, 183, 184. Alcoolé noix de Galles, 192, 193. Inject. feuil. noyer, 203. Sulfate de cuivre ammoniacal, 292. Pil. styrax, 739. Inject. alcool camph.; Inject. tannin; Inject. tannin. vin, 741. Inject. astring., 742. Inject. phéniq. iodée, 744. (Voy. *Blennorrhagie, Chloro-anémie, Vaginite.*)

Lichen. — Cérat calmant, 436. Glycéré anti-herpétiq., 659. Pom. anti-herpétiq., 660. Pom. azot. merc., 665. Pil. asiatiq., 673. Liq. Donavan-Ferrari, 678. Caoutchouc; gutta-percha en feuilles; Sp. hyposulfite soude, 682. Lot. calmante, 683. Pom. goudron camph., 684. Pom. phéniquée; Pom. napthaline; Pom. anti-herpétiq., 685, 686. Lot. anti-prurigen.; Pom. cyanure potassium, 686. Poud. sédative, 687. (Voy. *Prurigo. Affections herpétiques.*)

Lipôme. — Poud. de Vienne, 273, 274. Caustiq. Filhos, 274. Chlorure de zinc, 288.

Lumbago. — (Voy. *Rhumatisme, Névralgie.*)

Loupes. — (Voy. *Lipomes.*)

Lupus. — Pom. contre le lupus, 66. Glycéré caustique iodo-phéniqué, 69. Glycéré phénique, 69. Glycéré thymique, 71. Alcoolé iode, 279. Glycéré iode caustiq., 281. Pom. Cyrillio, 285. Azotate ac. bioxyde mercure, 286. Iodure soufre, 655. Lot. substitutive, 666. Iodure merc. potassium, 669. (Voy. *Affections herpétiques, Scrofules.*)

Lypothimie. — (Voy. *Syncope.*)

Mal de mer. — Sp. de Chloral, 440.

Mal de Pott. — (Voy. *Carie osseuse, Scrofules.*)

Maladies de la peau. — (Voy. *Affections herpétiques.*)

Maladie des yeux. (Voy. *Conjonctivite, Blépharite, Ophthalmie, etc.*)

Maladies du cœur. (Voy. *Affections du cœur.*)

Méningite. — . *Fièvre cérébrale, Encéphalite, Arachnoïdite.* — Antiphlogistiques; diète; glace sur la tête. Calomel à doses réfractées, 346. Opium, 392. Révulsifs, 296, 300.

Méningite tuberculeuse. — Pom. stibiée sur le crâne, 308. (Voy. *Scrofules.*)

Mentagre. — (Voy. *Sycosis.*) .

Métrite. — Suppositoire morphiné, 412. Antiphlogistiques; diète; position élevée du bassin; cataplasm.; bain de siége; lav. émoll. Fomentat. émoll., 320. Foment. narcotiq. Laxatifs salins, 454, 455, 456.

Métro-péritonite. — Collodion, 34. Pom. merc. bellad., 588. (Voy. *Métrite.*)

Métrorrhagie. *Perte utérine.* — Position élevée du bassin; compression de l'aorte abdominale; réfrigération, 45. Pot. perchlor. fer, 172. Pot. astring., 178. Tis. astring., 196. Poud. Kino comp., 199. Ergot seigle, 626, 627, 628 877.

Miasmes. — (Voy. *Infection.*)

Migraine. — Paullinia, 199. Essence de Ward, 211. Emplâtre d'opium; Mouches calmantes, 396. Caféine; Citrate de caféine, 577. Pot. c. migraine, 639. (Voy. *Affections spasmodiques, Dyspepsie.*)

Miserere. (Voy. *Iléus.*)

Morsures envenimées. — Sol. iodée, 280. Chlorure d'antimoine, 290. Ligature; cautérisation. Eau de Luce; Ammoniaque, 825.

Morve. — Iodure soufre, 655. (Voy. *Ozène.*)

Mouches volantes. — Collyre stimulant, 840. Collyre gazeux, 841.

Muguet. *Oïdium albicans.* — Gargarisme créosoté, 70. Garg. détersif, 202. Poud. borate soude; Garg., Collut. boraté, 698. Glycéré, Pastilles borax, 699. Solut. salyciliq., 876.

Nœvus. — Inoculation de vaccin. Potasse caustiq., 272. Poud. de Vienne, 273. Pâte caustiq., 174.

Narcotisme. — (Voy. *Empoisonnement par les narcotiques.*)

Néphrite aiguë. — (Voy. *Phlegmasie, Colique néphrétique.*)

Néphrite chronique. — Pil. balsamiq. Morton, 560. Pil. balsamiq., 646. (Voy. *Gravelle.*)

Ophthalmic syphilitique.
— Collyre au bichlor. merc., 853.
(Voy, Syphilis.)

Orchite aiguë. — Suspensoir
garni de ouate 33. (Voy. Phlegmasie).

Orchite chronique. — Suspensoir garni de ouate, courants continus, 583. Pom. iodure potas. iod.,
584. Empl. cig. iodure plomb, 586.

Orchite syphilitique. —
Pil. ciguë calomel, 586. (Voy. Orchite
chronique, syphilis).

Ostéomalacie. — (Voy.
Rachitisme).

Otite. — Liniment c, l'otite,
419 (Voy. Phlegmasie, Otorrhée).

Otorrhée. — Inject. cau alun
compos.; Eau alumin, comp. 180.
Glycéré tannin, 189, 190. Poud. caustique, 278.

Oxyures. — Lav. santonine,
793. Lav. aloétiq.; Lav. anthelmintiq.; Lav. sulf. quin. ; Lav. liq. Van
Swieten ; Lav. sucré, 798.

Ozène. — (Voy. Coryza chronique.)

Panari. — Pom. c. le panari,
420. Pom. merc.-belladonée, 588.
(Voy. Phlegmasie, Abcès aigu.)

Palpitations. — Emplâtre
d'opium, 395. (Voy. Chloro-anémie,
Affections spasmodiques, Affections
asthéniques du cœur.)

Pannus. — (Voy. Taies).

Paralysie. (sans lésion des
centres nerveux,) — Phosphore, 114.
Courants continus, 632. Noix vomique; 633. Strychnine, sulfate strychnine, 634, 645. Extr. rhus radicans,
636. Eaux minérales salines, 881.

**Paralysie de l'accommo-
dation.**—Poud. seigle ergoté, 842.

Paralysie de la langue.—
Garg. stimulant, 212. Strychnine,
sulfate strychnine, 634, 635. (Voy.
Paralysie.)

**Paralysie des muscles de
l'œil.** — Linim. stimulant, 852.

Paralysie de la vessie. —
Pot. cantharidée op. 646. Inject. sulf.
strychnine, 636.

Paraphymosis. — Bains
généraux tièdes, bains locaux froids.
Décoct. narcotiq. 727. Opération (Voy.
Phlegmasie).

Parasites. — Poud. sabine,
309. Pom. parasiticide; Pom. antiparasitaire; Poud, pyrèthre; Solut. para-

siticide, 681. Papier tue-mouches,
692. Décoct. feuil. noyer,; Liq. insec-
ticide, Poud. staphisaigre, Poud. cévadille, Glycéré parasiticide; Onguent
parasitaire, 693. Pom. merc. 710 (Voy.
Animaux nuisibles.)

Parotidite. — (Voy. Abcès
aigu).

Parcelles d'acier dans les
yeux. — (Voy. Corps étrangers).

Péricardite. — (Voy. Phlegmasie.)

Pediculi. — (Voy. Parasites).

Péritonite puerpérale. —
(Voy. Métro-péritonite.)

Pemphigus. — Bains sulfurés
656, 657, 658. (Voy. Affections herpétiques.)

Péritonite. — Poudre contro-
stimulante, 346. (Voy. Phlegmasie.)

Pertes séminales. — (Voy
Spermatorrhée.)

Perte utérine. — (Voy. Métrorrhagie.)

Petite vérole. — (Voy.
Variole.)

Pharyngite. — (Voy. Angine).

Pharyngite granuleuse.
— Sol. perchlor. fer p. inhalat. 170.
Insufflat. alun calciné, 177. Garg.
astring. 179. Glycéré iode phénique,
281 ; Garg. calmant, 405. (Voy. An
gine chronique.)

Phymosis. — Inject. opiacée,
727. Dilatation, circoncision. (Voy.
Syphilis ; Ulcères syphilitiques.)

Phlébite. — Alcool, 218. Alcoolé iodé, 279. (Voy. Phlegmasie.)

Phlegmasie aiguë. — Émissions sanguines. Emollients, 310.
Tempérants; Contro-stimulants, 329.
Collodion, 34. Chaleur, 207. Alcool,
218.

Phlegmon. — (Voy. Abcès
aigu.)

Photophobie. — Alcoolé iode,
279. Colly. antiscrofuleux, 845. Colly,
calmant, 846.

Phthisie. — Climat chaud maritime; exercice en plein air ; équita-
tion; insolation. Pot. antizymotiq.,
78. Huile de foie de morue, 83.
Beurre, 84. Chlorure de sodium, 97.
Iodure de fer, 118. Alcoolé iodé, 279,
280. Hypophosphites, 526, 527. Eaux
Bonnes, 529. Eau de goudron, 552.
Fumigat. goudron, goudronnière, 553.
Phellandrie, 560. Eaux minérales sulfureuses, 879.

Pian. — Electuaire antisyphil. brésilien, 719.

Pièces anatomiques. — (Voy. *Embaumements*.)

Piqûres envenimées. — (Voy. *Morsures*.)

Pytiriasis. — Glycérine, 42. Glycéré goudron, 63. Pom. de goudron, 64. Pom. onguent citrin, 665. Solut. merc., 666. Pom. goudron, 684. Pom. phéniquée, 685. Onction antiherpétiq., 688.

Pityriasis versicolore. — Savon hydrargyriq., 667. Lotion c. pityriasis ; Pom. nitriq. ; Lot. borax, 683.

Plaies. — Réunion ; contension ; repos. Occlusion par la ouate, 33. Collodion, 34. Greffe dermique. Drainage, 32. Lames de plomb, 56. Glycérine, 42. Glycéré d'amidon, glyconine, 43. Cérat blanc de baleine, 50. Cérat, 50. Sparadraps, 59, 60. Topiq. p. pansement, 79. Eau salée, 97, 750. Alcool, 218. Alcoolé aloès, 253. Teint balsamiq., 254. Alcoolé arnica, brou de noix, 255. Emplâtre de cire, 326. Cérat Hufeland, 687.

Plaies atoniques. — Glycéré thymique, 71. Emplâtre de Canet, 113. Alun calciné, alun, 177. Sol. alumineux benziné, 179. Cataplasme astring., 181. Glycère chlorure zinc, 182. Cérat saturné, 187. Onguent cire saturné ; Pom. carbon. plomb, 188. Onguent tannate plomb, 189. Vin aromatiq. tanniné, 190. Lot. de tan, 192. Fomentat. toniq. astring.; Fomentat. toniq. astring. camph. ; Catapl. toniq. astring. ; Catapl. toniq. camph., 194. Fomentat. feuil. noyer, 203. Fomentat. vineuse ; fomentat. antiseptiq., 222. Cérat de muscade. 226. Vin aromatiq. ; Fomentat. aromatiq. ; Fomentat. aromatiq. camph., 251. Esp. vulnéraires; Alcoolat vulnéraire ; Eau vulnéraire rouge; Alcoolé aloès ; Alcoolé brou de noix,253.Baume du Commandeur, 254. Alcoolé aloès et benjoin; Baume Friard, 244. Arnica, 255. Onguent digestif simple, Onguent basilicum, 257. Onguent arcæus ; Baume Frahm ; Baume Gaïac, 258. Pom. stimulante ; Baume Hollande ; Baume Geneviève ; Onguent althæa, 259. Pom. laurier, 260. Cérat poix blanche, 261. Onguent styrax, 264. Glycéré cathérétique; Sulfate de cuivre ammoniacal, 292. Baume vert

de Metz, 294. Iodure potassium ioduré, 745. (Voy. *Plaies*.)

Plaies douloureuses. — Landanum de Sydenham ; Glyceré de laudanum ; Cérat laudanisé, 404. Foment. narcotiq., 405. Onguent populéum ; Cataplasme narcotiq., 419.

Plaies fistuleuses. — Sol. iodée,279. Sol. astring. escharotique, 292. Liq. de Villate. Liq. de Schmalz, 294. (Voy. *Trajets fistuleux*.)

Plaies gangréneuses, putrides. — Poudre antiputride, 62. Cataplasme antiseptique camphré, 62. Glycéré de goudron, 63. Emuls. de goudron, 63, 64. Goudron glycériné, 63. Coaltar saponiné, 64, 65. Pom. de goudron, 64. Sol. phéniquée, 66. Eau phéniquée, 66. Poudre désinfectante, 67. Glycéré phénique, 69. Eau créosotée, 70. Pom. créosotée, 70. Pom. à l'ac. thymiq., 71. Glycéré thymique, 71. Sol. aq. de choral, 71. Hypochlorites, 73. Alcoolé de brome, d'iode, 75. Soluté de permanganate de potasse, 76. Lotion désinfectante, 77. Tis. d'hyposulfite de soude, Pot. antizymotiq., 78. Sol. antiseptiq., 78. Sulfite de chaux, 79. Charpie boriquée, boracic lint., 80. Onguent boracique, 80. Tissus imperméables, 81. Perchlorure de fer, 170. Collodion styptiq, 191. Fomentat. antiseptiq., 222. Onguent digestif animé, 264. Alcoolé iode, 279, 280. Camphre, 360. Glycéré coaltar, 684. Pom. phéniquée, 683. Pom., solut. salyciliq., 876. (Voy. *Plaies*.)

Plaies superficielles. — Collodion, 34. Taffetas d'Angleterre, 60. Percaline agglutinative, 59. Baudruche gommée, 61. Collodion styptiq., 191. Cérat de muscade, 226. Cérat rouge, 244. Sparadrap de cire, 325. Cérat Hufeland, 687. Poud. antiprurigin., 688 Cold-cream, 870. (Voy. *Plaies*.)

Plaques muqueuses. — Chlorure de zinc, 288. Supposit. merc., 711. Lot. avec solut. de bichlorure merc., 613, 614. Garg. antisyphil., 615. (Voy. *Syphilis*.)

Pleurésie. — Chaleur, 207. Révulsifs locaux ; ponction, aspiration. (Voy. *Phlegmasie*.)

Pleurésie chronique. — Révulsifs locaux ; purgatifs ; diurétiq. ; thoracentèse, aspiration. Inject. soluté ioduré, 280. (Voy. *Hydropisie*.)

tement chirurgical. Laminaire, 35.
Bougies emplastiques, 64.

Rétrécissement de l'œso-phage. — Lavement analeptique,
91. Peptone, 104.

Rhinagre. — (Voy. *Sycosis*.)

Rhumatisme articulaire.
— Ouate, 33, Chaleur, 207. Tisane
antiphlogistique, 341. Extr. *veratrum viride*, 347. Huile opiacée;
Emplâtre d'opium, 395. Poudre digitale, 570. Digitaline, 572, 573, 574.
Poud. ipéca. op., 582. 583. Azotate
potasse; Poud. diurétiq., 603. Acétate potasse; Acétate soude, 604. Pil.
essence térébenthine, 616. Emuls.
térébenthinée, 617. Alcoolat essence
térébenthine, 631. Sulfate quinine,
644. Bromhydrate quinine, 644. Poud.
digitale, 766. Jus citron, 771. Pot.;
looch térébenthiné, 772. (Voy. *Phlegmasie*.)

Rhumatisme blenno-rrhagique. — Catapl. antiarthriq.,
779. (Voy. *Rhumatisme articu-
laire*.)

Rhumatisme cérébral. —
Bain froid, 782. (Voy. *Méningite*.)

Rhumatisme chronique.
— Acupuncture, 26. Electricité, 756.
Liniment ammoniacal, 209; Liniment
ammoniacal camphré, camphré op.,
excitant, camphré comp., Glycéré ammoniacal, 210. Alcoolat Fioraventi,
253. Moxa, 266. Alcoolé de cantharides, 298. Ethérolé de cantharides,
299. Pommade chloroforme, 358.
Glycéré de camphre; Pommade camphrée, 362. Liniment calmant, 406.
Pom. calmante, 412. Liniment anodin,
419. Courants continus, 583, 756. Iodure potassium, 724. Gayac, 767 à 769.
Elect. antirhumatismal, 769. Elect.
gayac comp.; Elixir, Pil. anthiar-
thritiq.; Infus. feuilles frêne, 770.
Pot. antirhumatism., Fumigat. genièvre; Baume soufre; Baume soufre
térébenthiné, 771. Sachet antirhumatism.; Bain arsenical, 772. Linim.
térébenthiné, 773. Linim. camphré,
774. Linim. savonneux, 774, 775,
776. Lot. rubéfiante; Emplâtre ammoniacal camph., 775. Linim. Rosen; Baume marjolaine; Baume Nerval, 776. Pom. romarin; Baume
opodeldoch; Baume Sanchez, 777.
Baume acétiq. camph.; Baume anodin; Linim. dialytiq.; Bain aromatiq.
savon., 778. Bain antirhumatism.;

Catapl. antiarthritiq.; Chlorodyne,
779. Papier goudronné; Papier chim.,
780. Sparadrap antiarthritiq.; emplâtres galbanum, 781. Eaux minérales sulfureuses, 879. Salines, 881.

Rhume. — (Voy. *Bronchite*,
Coryza.)

Rougeole. — Diète; repos au
lit; boissons tempérantes ou légèrement stimulantes. (Voy. *Exanthèmes languissants*, *Bronchites*.)

Rupia. — (Voy. *Ecthyma*.)

Salivation mercurielle.—
(Voy. *Stomatite mercurielle*.)

Sarcocèle. — Pil. ciguë calomel, 586. (Voy. *Orchite chronique*.)

Satyriasis. — Teinture éthérée de camphre, 355. Camphre, 360,
361. Pil. calmantes, 621.

Scarlatine. — Poud., solut.
belladonée, 708. (Voy. *Rougeole*,)
Angine, *Exanthèmes languissants*.

Scarlatine maligne. — Lotions froides, 344. (Voy. *Exanthèmes
languissants*, *Affections asthéniques*.

Sciatique.—(Voy. *Névralgie*.)

Scorbut. — Alimentation substantielle; végétaux frais; insolation;
fruits acides. Garg. détersit., 149.
Bicarbonate potasse, 597. Limon.,
garg., collut. chlorhydriq., 639, 700.
Garg. antiseptiq., 700 Cresson; Cochléaria, 783. Tis., garg., vin antiscorbutiq., 784. Conserve, suc, pot.,
alcoolat anticorbutiq., 785. Garg., alcoolé antiscorbut., 786. Vin, bière,
sp. antiscorbutiq., 787, 788. Apozème
antiscorbutiq.; Suc citron, 789. Suc
orange; Suc groseilles, 790.

Scrofules. — Air marin: bains
de mer; vie en plein air; insolation;
alimentation animale. Huile foie morue, 83. Crème de lait chloro-bromo-
iodurée, 96. Chlorure de sodium, 97.
Beurre chloro-bromo-ioduré, 98. Carbonate de chaux; Poudre calcique,
98. Lacto phosphate de Chaux, 101.
Iodure de fer, 118. Sp. quinq. iodoferré, 121. Huile foie de morue iodoferré; Chlorure de fer et d'ammon.,
135. Sp. quinq. ferrug., 144, 148.
Moka-kina, 148. Elixir gentiane;
Elixir Peyrilhe; Elixir am. Dubois,
156. Sp. iodotanniq., 192. Inhalat.
d'oxygène, 208. Esp., aromatiq. p.
sommiers; Bain aromatiq., 250. Bain
vap. aromatiq., 251. Bain stimulant,
salin, stimulant toniq., 263. Iodo-

hydrargyrate potasse, Dragées Kayser, 722. Pil. bichromate potasse, 727. Eaux sulfureuses; Traitement arabique, 728. Anémone pulsatille, 729. Daphné mézéréum, ; Rob Boiveau-Laffecteur, 730. Eaux minérales sulfureuses, 879.

Syphilis tertiaire. — Iodure merc. potassium, 669, 670. Pil. Plummer, poud. Plummer, 681. Iodure potassium, 724. Sp. gentiane ioduré; Garg. iodé; Iodure sodium; Chlorure or sodium, 726.

Taches d'azotate d'argent. — Iodure potassium, ammoniaq., hyposulfite-soude, iodocyanure potassium, 277.

Tache de la cornée. — (Voy. Taies.)

Taches syphilitiques. — Collodion mercuriel, 717.

Taies, Opacité de la cornée. — Coilyre boraté, 827. Colly. sec de Beer, 828. Colly. astring. résolutif; Colly. détersif, 829. Colly. Græfe, 843. Sulfate soude crist.; Colly. sec, 851, Colly. ioduré; Colly. ioduré merc.; Coll. sec ; Colly. sec aloétiq., 852. Mixt. térébenthinée ; Mixt. opiacée ; Dilut. encre Chine, 853.

Tænia, Ver solitaire. — Poud. étain, 790. Elect. tænifuge, 798; Ec. rac. grenadier. Poudre cousso, 789, 800. Poudre foug.; Tænifuge Nouffer. Extr. éthéré foug. mâle, 800. Extr. oléo-rés, fougère mâle, 801. Elect. sem. courge; Pot. c. tænia; Elect. anthelm.; Elect. térébenthiné, 802. Emus. tænifuge; Oxyde noir cuivre, remède tænifuge, 803.

Teigne. — Epilation, 65. Eau phéniquée, 66. Pom. huile cade ; Anesthésie locale, 695. Lotions, pommades, poudres, onctions contre la teigne, 695, 696, 697.

Tenesme vésical. — Pil. antisparmodiq., 617. Camphre, 618, 619. Lav. camph. op. 620. Supposit. calmant, Bougies op. 621.

Tétanos. — Courants continus, 378. Laudanum de Sydenham, 404. Chloral, 439. Esérine, 849.

Tic douloureux. — (Voy. Névralgie faciale).

Toux convulsive. — (Voy. Coqueluche; Pharyngite granuleuse.)

Trajets fistuleux. — Dilatateurs, 35. Trochisq. escharotiq.,

285. Pommade d'euphorbe, 307. (Voy. Plaies fistuleuses.)

Tuberculose, — (Voy. Consomption ; Phthisie.)

Tumeur blanche. — (Voy. Arthrite chronique.)

Tumeur hémorroïdale. — (Voy. Hémorrhoïdes.)

Tumeur indolente. — (Voy. Adénite chronique, Hygroma, Lipome.)

Tympanite. — (Voy. Coliques flatulentes.)

Typhus. — (Voy. Fièvre typhoïde.)

Ulcérations des paupières. — Pâte cathérétiq., 832. Pom. cathérétiq.; Pom. oxyde rouge merc., 837. Pom. ophthalmiq., 839. Colly. toniq., 842.

Ulcération de la cornée. — Colly. sec calomel, 843. (Voy. Kératite.)

Ulcération du col utérin. — Caustiq. Filhos, 274. Alcoolé iode, 279. Azotate ac. bioxyde mercure, 286.

Ulcère atonique, Variqueux. — Oléo-stéarate ferrig., 134. Onguent acetate plomb; Pom. chloroplombiq., 184. Cérat minium, 188. Sol. iodée, 279. Glycéré iode, 281. Poudre de sabine, 309. Eaux minéral. salines, 881. (Voy. Plaies atoniques.)

Ulcère calleux. — Alcoolé iode, 279. Onguent égyptiac, 294.

Ulcère douloureux. — Cataplasme houblon, 158. Glycéré d'extr. d'opium, 308. Onguent digestif laudanisé, 406. Pom. lupulin, 622.

Ulcère gangréneux. — Pot. ferrug., 125. Poud. quinq. camph., 139. Cérat à l'extr. quinq., 149.

Ulcères herpétiques. — Baume soufre, 654. Pom. suie, 685. Pom. deuto-iodure merc. 722.

Ulcères phagédéniques. — (Voy. Chancre phagédémique).

Ulcères scrofuleux. — Sol. iodurée caustiq., 279. Pom. huile foie morue, 751. (Voy. Scrofules.)

Ulcères syphilitiques ou vénériens. — Solution caustique d'ac. phéniq., 65. Eaux phagédéniq. 283, 284. Onguent brun, 284. Chlorure zinc, 288. Cérat, onguent digestif. merc.; Baume merc. Plenck;

Pom. merc. 711. Pom. proto-iodure merc. 721. Pom. deuto-iodure merc., 722. Pom. chlorure d'or, 726. Colly. antisyphilitiq, 853. (Voy. *Chancre uréthral, Syphilis.*)

Ulcères variqueux. — (Voy. *Ulcère atonique.*)

Uréthrite. — (Voy. *Blennorrhagie.*

Urticaire. — Poud. sédative oxyde zinc ; Poud. anti-prurigin. 687. Tempérants, purgatifs salins.

Vaginite. — Suppositoires vaginaux, 48, 182. Acétate plomb, 183, 184. Glycéré tannin ; Alcool iode, 279. Inject. alcool camph. 741. Inject. astring., alun, 743. Solut. phéniq. iodée, 744.

Vaginisme. — Dilatation forcée pendant l'anesthésie. Iodoforme, 438. Supposit. camphré 619.

Varices. — Bas élastiq. Liq. iodo-tanniq. 191.

Variole. — Collodion 34 ; Eau phéniquée, 685. Pom. préventive cicatrices, 708. Sparadrap Vigo 587. Glycérine, 42. Alcoolé iode, 279, collodion merc. 717. Glycéré phéniq. 69.

Variole hémorrhagique. — Pot. ferrugineuse, 125 ; Vin antiscorbutique., 787.

Végétations. — Excision. Alun calciné, 177. Ac. chromiq., 270.

Poud. caustiq. 284. Soluté escharotiq, 285. Azotate ac. bioxyde mercure, 206. Poud. escharotiq. de Hunter, 292. Poud. phagédémiq., 309. Pom. phagédéniq., 310.

Ver solitaire. — (Voy. *Tænia.*)

Verrues. — Ac. acétiq. pur, 270. Pâte caustiq. Pollau, 274, 275. Suc d'*Euphorbia villosa*, 307. Poud. de Sabine, 309. (Voy. *Végétations*.)

Vers intestinaux. — (Voy. *Affections vermineuses ; Ascarides ; Tænia.*)

Vertige stomacal. — Poud. c. vertige stomacal, 515. (Voy. *Dyspepsie.*)

Vésicatoires. — Ammoniaq. liquia., 208 ; Pom. Gondret, 276 ; Cantharides, Garou, 298 ; Pommades, Papiers épispastiq., 303-308 ; Pansement par la ouate 43.

Vomissements des femmes enceintes. — Chloral, 439. Poud. anti-vomitive ; Solut. anti-vomitive ; Mixt. c. vomissement 629.

Vomissement spasmodique. — Potion anti-vomitive, 334. Pot. Rivière éthérée opiacée, 355. Eau camphrée gazeuse, 361. Poud. calmante antispasmodiq., 398

Vulvite. — (Voy. *Vaginite*).

Zona. — Solut. caustiq. ; Glycéré perchlorure fer, 688.

TABLE GÉNÉRALE DES MATIÈRES

52

</>

53

FIN DE LA TABLE DES MATIÈRES.

TABLE DES AUTEURS

51.

HISTOIRE NATURELLE MÉDICALE

CAUVET. *Nouveaux éléments d'Histoire naturelle médicale*, comprenant des notions générales sur la zoologie, la botanique et la minéralogie, l'histoire et les propriétés des animaux et des végétaux utiles ou nuisibles à l'homme, soit par eux-mêmes, soit par leurs produits, par D. CAUVET, professeur à l'École supérieure de pharmacie de Nancy, 2 vol. in-18 jés., avec 700 fig.......................... 12 fr.

DUCHARTRE. *Éléments de Botanique*, comprenant l'anatomie des plantes et la physiologie, l'organographie, les familles naturelles et la distribution géographique. Deuxième édition. 1 vol. de 800 pages, avec 500 figures, carte............... 15 fr.

GERVAIS et VAN BENEDEN. *Zoologie médicale*, par Paul GERVAIS, professeur au Muséum d'histoire naturelle, et J. VAN BENEDEN. 2 vol. in-8, avec 198 figures..................... 15 fr.

MOQUIN-TANDON. *Éléments de Botanique médicale*, par A. MOQUIN-TANDON, professeur à la Faculté de médecine de Paris, membre de l'Institut. *Troisième édition*, 1 vol. in-18 jésus, avec 128 figures........................ 6 fr.

— *Éléments de Zoologie médicale. Deuxième édition*, 1 vol. in-18, avec 178 figures........................ 6 fr.

MATIÈRE MÉDICALE, THÉRAPEUTIQUE ET PHARMACOLOGIE

ANDOUARD. *Nouveaux éléments de Pharmacie*, par ANDOUARD, professeur à l'École de médecine de Nantes, 1 vol. gr. in-8 de 800 pages, avec figures.................... 14 fr.

BÉCLU (H.), *Nouveau manuel de l'Herboriste*, ou Traité des propriétés médicinales des plantes exotiques et indigènes du commerce. 1 vol. in-12 de XIV-256 pages, avec fig.. 2 fr. 50

Codex medicamentarius. Pharmacopée française rédigée par ordre du gouvernement. 1 fort volume grand in-8, cartonné à l'anglaise.......................... 9 fr. 50

Commentaires thérapeutiques du Codex medicamentarius, ou Histoire de l'action physiologique et des effets thérapeutiques des médicaments inscrits dans la pharmacopée française, par M. GUBLER, professeur de thérapeutique à la Faculté de médecine. *Deuxième édition*. 1 vol. gr. in-8. cart.... 15 fr.

L'auteur a passé successivement en revue les diverses substances qui sont employées en nature ou qui figurent dans les formules du Codex, lesquelles sont rangées en deux séries : 1° *Substances tirées directement des végétaux ou des animaux;* 2° *Substances tirées des minéraux et produits chimiques.* Puis sont venues les préparations réellement pharmaceutiques, c'est-à-dire les produits auxquels le pharmacien a fait subir une élaboration spéciale dans le but, soit de les purifier, soit de les approprier à leur emploi médical, ou bien de créer à leurs dépens de nouveaux agents thérapeutiques.

Les principaux médicaments, tels que les Alcaloïdes du Quinquina, de l'Opium et de la Belladone, l'Ergot, l'huile de foie de Morue, le Tartre stibié, l'Alcool, le Chloroforme, la Digitaline, etc., ont été traités avec des développements qu'on chercherait en vain dans la plupart des ouvrages classiques. Chemin faisant M. Gubler a trouvé l'occasion d'insérer quelques détails relatifs à des substances importantes omises dans le nouveau Codex, et parmi lesquelles je me contenterai de citer l'Iodoforme, dont les remarquables propriétés méritaient cette distinction.

Voici le jugement qu'une Commission de l'Académie des Sciences a récemment représenté à l'Institut sur les *Commentaires thérapeutiques du Codex.*

« Dans ce long ouvrage sont passées en revue, et les questions » de principes qui dominent la Thérapeutique tout entière. et » la plupart des innombrables questions particulières dont se » compose cette science, si vaste, sous le double rapport de la » connaissance des médicaments de toute espèce, et du mode ou » de la formule de leur application aux innom- brables cas de » la pratique médicale. Un tel ouvrage n'est donc pas susceptible ». d'une analyse détaillée.

» Qu'il nous suffise de signaler ici ce qu'on peut en appeler » l'esprit. Toutefois, n'oublions pas de dire auparavant que les » *Commentaires* du *Codex* ne sont pas seulement une compila- » tion, mais qu'ils contiennent un grand nombre d'articles neufs, » originaux, dont l'esprit ingénieux et lucide de leur auteur a, » pour ainsi dire, fait tous les frais.

» Sous le rapport de ce que nous avons appelé son esprit, l'œuvre » de M. Gubler se distingue surtout par la savante application » qu'il a faite à la Thérapeutique de toutes les conquêtes modernes » dont les sciences physico-chimiques et la Physiologie expéri- » mentale se sont enrichies. »

FERRAND (A.). *Traité de Thérapeutique médicale,* ou Guide pour l'application des principaux modes de médication à l'indication thérapeutique et au traitement des maladies, par le docteur A. FERRAND, médecin des hôpitaux, 1 vol. in-18 jésus de 800 pages. Cartonné...................................... 8 fr.

FERRAND (E.). *Aide-mémoire de pharmacie,* vade-mecum du pharmacien à l'officine et au laboratoire, par M. E. FERRAND, pharmacien. 1 vol. in-18 jésus de 700 p., avec 181 fig., cart .... 6 fr.

Voici ce que M. Ferraud a tenté de faire . réunir les éléments divers dont se compose l'histoire d'un médicament ; grouper dans un cadre restreint et méthodique les origines, la composition, l'action physiologique. et les applications thérapeutiques nombreuses des substances qui font partie de notre matière médicale ; rassembler toutes ces informations précieuses, disper- sées dans des ouvrages volumineux et spéciaux, ou enfouies au milieu de développements considérables, qui permettent de résou- dre les graves problèmes si souvent posées au savoir et à la sagacité du pharmacien, soit qu'il s'agisse de dévoiler une fraude commerciale, d'éclairer une question d'hygiène, ou de retrouver les traces d'un crime mystérieux.

Le pharmacien n'a pas toujours à sa disposition une bibliothèque coûteuse ; ses occupations diverses ne lui permettent pas les longues recherches ; et cependant le temps presse, il faut qu'il se mette à l'œuvre. Que de fois n'est-il pas pris de découragement en face de ces obstacles matériels qui entravent ses premiers efforts ! M. Ferrand a essayé de réunir à son usage les éléments du travail inattendu qui lui est imposé, et de lui tracer la voie qui conduit au but.

Il a adopté la forme de dictionnaire afin de faciliter les recherches et d'éviter autant que possible au lecteur la nécessité de feuilleter une table volumineuse. Des caractères distincts sont employés pour la chimie, la toxicologie et les falsifications et mélanges ; chaque article est précédé d'un titre apparent qui en indique la nature ; les formules sont composées dans un type typographique plus fin avec des titres qui se lisent aisément ; de nombreuses figures éclairent les indications du texte.

GALLOIS. *Formulaire de l'Union médicale, Douze cents formules favorites* des médecins français et étrangers, par le docteur N. GALLOIS, lauréat de l'Institut. 1 volume in-32 de VII-452 pages... 2 fr. 50

GIACOMINI. *Traité de Matière médicale et de Thérapeutique.* 1 vol. in-8 de 600 pages... 5 fr.

GLONER. *Nouveau Dictionnaire de Thérapeutique,* comprenant l'exposé des diverses méthodes de traitement employées par les plus célèbres praticiens pour chaque maladie. 1 vol. in-18 jésus de VIII-805 pages... 7 fr.

GUIBOURT. *Histoire naturelle des Drogues simples,* par J.-B. GUIBOURT, *Septième édition,* par G. PLANCHON, professeur à l'École de pharmacie, 4 forts vol. in-8, avec 1077 fig. 36 fr.

GUIBOURT (J.-B.), *Manuel légal des Pharmaciens et des élèves en pharmacie,* ou Recueil des lois, arrêtés, règlements et instructions concernant l'enseignement, les études et l'exercice de la pharmacie. Paris. 1852, 1 vol. in-12 de 230 pages..... 2 fr

GUIBOURT. *Pharmacopée raisonnée,* ou Traité de pharmacie pratique et théorique, par N.-E. HENRY et J.-B. GUIBOURT. *Troisième édition,* par J.-B. GUIBOURT. In-8 de 880 pages, avec 22 pl. 8 fr.

Nouveau dictionnaire des plantes médicinales, description, habitat et culture, récolte, conservation, partie usitée, composition chimique, formes pharmaceutiques et doses, action physiologique, usages dans le traitement des maladies, suivi d'une étude générale sur les plantes médicinales au point de vue botanique, pharmaceutique et médicale, avec dichotomique, tableau des propriétés médicales et mémorial thérapeutique, par le docteur A. HÉRAUD, professeur d'histoire naturelle à

---

l'école de médecine navale de Toulon, 1875, 1 vol. in-18 jésus, de 600 pages, 261 fig. cartonné...................... 6 fr.

J'ai voulu être court et précis, et j'ai voulu donner ce que la botanique médicale présente de plus positif et de plus important, c'est-à-dire ce que doivent savoir les étudiants en médecine et en pharmacie pour leurs examens, les praticiens, pour l'exercice de leur art.

J'ai voulu en même temps être utile à ceux qui, à la campagne, où l'on est souvent éloigné de tout secours médical, s'adonnent à l'étude des plantes; ce travail leur permettra soit de substituer à une espèce absente une espèce analogue, soit d'enrayer la marche de la maladie en attendant l'arrivée du médecin, soit de distinguer les plantes inertes des plantes actives ou vénéneuses, soit enfin d'indiquer aux pauvres gens, dont les ressources ne sont pas toujours en harmonie avec le luxe des pharmacies de la ville, des remèdes qu'ils ont, pour ainsi dire, sous la main. J'ai cherché à me mettre à la portée de tous par la clarté des descriptions, par la précision des détails, par l'abondance des renseignements.

Je serai heureux si j'ai pu inculquer au lecteur le goût de la botanique et augmenter sa confiance dans les propriétés des plantes.   (Extrait de la *Préface de l'auteur*.)

JEANNEL. *Formulaire officinal et magistral international*, comnant environ 4,000 formules, suivi d'un mémorial thérapeutique, par J. JEANNEL, inspecteur du service de santé des armées. *Deuxième édition*, 1 vol. in-18 de 1000 pages, cart... 6 fr.

JOURDAN. *Pharmacopée universelle*, ou Conspectus des pharmacopées, *Deuxième édition*. Paris, 8140, 2 vol. in-8 de chacun 800 pages, à deux colonnes (25 fr.)................, 15 fr.

LEFORT. *Traité de Chimie hydrologie*, comprenant des notions générales d'hydrologie et l'analyse chimique des eaux douces et des eaux minérales, par J. LEFORT, membre de l'Académie de médecine. *Seconde édition*, 1 vol. in-8, 800 pages, avec 50 fig. et 1 planche chromo-lithographiée.......... 12 fr.

REVEIL. *Formulaire raisonné des médicaments nouveaux et des médications nouvelles*, par le docteur O. REVEIL, professeur agrégé à la Faculté de médecine et à l'École de pharmacie. *Deuxième édition*, 1 vol. in-18 jésus, avec 48 fig.... 6 fr.

SOUBEIRAN. *Nouveau Dictionnaire des Falsifications et des altérations* des aliments, des médicaments et de quelques produits employés dans les arts, l'industrie et l'économie domestique, exposé des moyens scientifiques et pratiques d'en reconnaître le degré de pureté, l'état de conservation, de constater les fraudes dont ils sont l'objet, par J. Léon SOUBEIRAN, professeur à l'École supérieure de pharmacie de Montpellier, 1 beau volume grand in-8 de 640 pages, avec 218 figures. Cartonn... 14 fr.

M. Soubeiran a pensé qu'il était utile, s'inspirant des travaux de ses savants devanciers, dont il s'est fait un devoir de rappeler les noms chaque fois qu'il a étudié une des questions élucidées par leurs recherches, de faire connaître les nombreuses falsifications qui se font journellement et d'indiquer les moyens de les reconnaître aussi bien que les altérations auxquelles les aliments et médicaments sont sujets.

Non-seulement M. Soubeiran a demandé à la chimie tous les moyens qu'elle peut donner pour la recherche et la découverte des falsifications ; mais, sans nier, en quoi que ce soit, la grandeur des ressources qu'elle fournit dans une œuvre de ce genre, et pour laquelle elle a longtemps seule fourni des armes (elle est encore aujourd'hui d'une absolue nécessité dans quelques cas), il a pensé qu'il ne fallait pas non plus négliger les ressources que donnent les sciences physiques et naturelles, et, en particulier, insisté sur les caractères indiqués par l'étude microscopique de la structure intime des substances. Pour rendre plus faciles des recherches avec lesquelles beaucoup de personnes ne sont pas encore bien familiarisées, malgré les progrès de la science micrographique, M. Soubeiran a intercalé dans le texte de nombreuses figures dont nous donnons ici des spécimens.

En vue de faciliter les recherches, M. Soubeiran a pensé qu'il valait mieux adopter l'ordre alphabétique ; une classification raisonnée d'ailleurs n'eût été que difficilement établie pour des substances de natures si diverses, et n'eût rien ajouté à l'utilité de l'ouvrage.

Bien que M. Soubeiran eût en vue spécialement les falsifications et altérations des matières alimentaires et médicamenteuses, nous n'avons pas cru devoir passer complétement sous silence quelques sujets d'une grande importance, tels que les bouteilles, cartes de visite, charbons, dentelles, dorure et argenture, engrais, étoffes, guano, houille, monnaies, papier, noir d'engrais, parfums, savons, etc.

WUNDT. *Traité élémentaire de physique médicale*, par W. WUNDT, professeur à l'Université de Heidelberg, traduit par F. MONOYER, professeur agrégé à la Faculté de médecine de Nancy, 1 vol. in-8, avec 396 fig. et 1 planche chromolithographiée. 12 fr.

HYGIÈNE ET MÉDECINE LÉGALE

BRIAND. *Manuel complet de Médecine légale*, par J. BRIAND et Ernest CHAUDÉ, et contenant un Manuel de chimie légale, par J. BOUIS, professeur à l'École de pharmacie de Paris. *Neuvième édition*, 1 vol. gr. in-8 de 1048 pages, avec 3 pl. et 34 figures.. 18 fr.

ROBIN. *Traité du Microscope*, son mode d'emploi, ses applications à l'étude des injections, à l'anatomie humaine et comparée, à l'anatomie médico-chirurgicale, à l'histoire naturelle animale et végétale et à l'économie agricole, par Ch. ROBIN, professeur à la Faculté de médecine de Paris, membre de l'Institut, 1 vol. in-8, 1028 pages avec 317 figures et 3 planches. Cartonné. 20 fr.

LÉVY. *Traité d'hygiène publique et privée*, par Michel LÉVY, directeur de l'École du Val-de-Grâce. *Cinquième édition*, 2 vol. gr. in-8, ensemble 1900 pages, avec fig............. 20 fr.

TARDIEU (A.). *Étude médico-légale et clinique sur l'Empoisonnement*, 1 vol. in-8, avec 53 fig. et planche......... 14 fr.

— *Étude médico-légale sur la Folie*, 1 vol. in-8 de 500 pages, avec 105 pages de fac-simile d'écriture d'aliénés...... 8 fr.

— *Étude médico-légale sur la Pendaison, la Strangulation et la Suffocation*, 1 vol. in-8, avec planches............ 5 fr.

— *Étude médico-légale sur les attentats aux mœurs*. Sixième édition, in-8 de 520 pages, avec 4 pl. gravées..... 4 fr. 50

— *Étude médico-légale sur l'Avortement*. Troisième édition, 1 vol. in-8 de VIII-280 pages.................... 4 fr.

— *Étude médico-légale sur l'Infanticide*, 1 vol. in-8, avec 3 pl. coloriées...................................... 6 fr.

M. Tardieu s'est attaché, après avoir fait connaître les conditions dans lesquelles s'accomplit d'ordinaire l'empoisonnement, à donner une description étendue des symptômes et des lésions, de la marche et des différentes formes de chaque genre d'empoisonnement. Passant ensuite en revue les questions médico-légales que peuvent faire naître les divers cas d'empoisonnement, il a cherché à fixer les éléments du diagnostic, à faire ressortir les signes tirés des symptômes et des lésions qui peuvent permettre de distinguer chaque espèce des maladies spontanées ou des autres empoisonnements avec lesquels on pourrait le confondre ; il s'est efforcé de déterminer avec précision les doses auxquelles commence l'action vénéneuse de telle ou telle substance, le temps que chaque poison met à agir, la durée que peut avoir chaque empoisonnement. Ces données intéressent au même degré le médecin légiste et le médecin praticien.

L'auteur a cru utile de donner pour chaque empoisonnement un choix d'exemples puisés dans la science ou dans sa propre pratique ; les uns consistant en observations cliniques propres à confirmer par le contrôle des faits les descriptions pathologiques ; les autres comprenant des rapports et des expertises complètes, destinés à éclairer dans leur application pratique les questions médico-légales qui se rapportent aux principales espèces d'empoisonnement ; à cette occasion sont citées ou résumées les grandes affaires criminelles qui, tant en France qu'à l'étranger, ont à diverses époques suscité des débats intéressants pour la science.

VANDERCOLME (ED.) *Histoire botanique et thérapeutique des Salsepareilles*. Paris, 1871, in-8 de 138 pages, avec 4 planches coloriées............................. 3 fr. 50

WEDDELL (H.-A.). *Histoire naturelle des quinquinas*. Paris, 1849, 1 vol. in-fol. avec une carte et 32 planches gravées, dont 3 coloriées.......................... 60 fr.

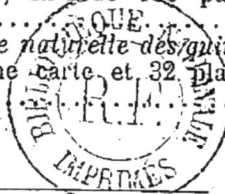

GALEZOWSKI (X.). *Traité des maladies des yeux.* 2ᵉ édition. 1 vol. in-8, XVI-896 pages, avec 416 figures. 20 fr.

GILLETTE. *Chirurgie journalière des hôpitaux de Paris,* répertoire de thérapeutique chirurgicale. 1 vol. in-8, 772 pages, avec 662 figures. Cartonné............ 12 fr.

GOFFRES. *Précis iconographique de bandages, pansements et appareils.* 1 vol. in-18 jésus de 596 pages, avec 81 planches, figures noires. Cartonné................ 18 fr.
— Le même, fig. col. Cartonné................ 36 fr.

GOSSELIN. *Clinique chirurgicale de l'hôpital de la Charité,* Troisième édition. 3 vol. in-8, avec 80 fig...... 36 fr.

GUYON. *Éléments de chirurgie clinique,* comprenant le diagnostic chirurgical, les opérations en général, les méthodes opératoires, l'hygiène, le traitement des blessés et des opérés. 1 vol. in-8, avec 63 figures...... 13 fr.

ROCHARD. *Histoire de la chirurgie française au XIXᵉ siècle,* étude historique et critique sur les progrès faits en chirurgie et dans les sciences qui s'y rapportent, 1 vol. in-8 de XVI-800 pages...................... 12 fr.

VIDAL (de Cassis). *Traité de pathologie externe et de médecine opératoire.* Cinquième édition, par S. FANO. 5 vol. in-8, de chacun 800 pages, avec 761 figures...... 40 fr.

ACCOUCHEMENTS, CLINIQUE OBSTÉTRICALE
MALADIE DES FEMMES ET DES ENFANTS

BOUCHUT. *Traité pratique des maladies des nouveau-nés, des enfants à la mamelle et de la seconde enfance.* Septième édition. 1 vol. in-8, 1150 pages, avec 179 fig. 18 fr.
— *Clinique de l'hôpital des enfants malades.* 1884, 1 vol. in-8.. 8 fr.

CHAILLY. *Traité pratique de l'art des accouchements.* Sixième édition. 1 vol. in-8, avec 282 figures.... 10 fr.

CHARPENTIER. *Traité pratique des accouchements,* par le docteur A. CHARPENTIER, professeur agrégé à la Faculté de médecine de Paris. 2 vol. gr. in-8 de 1700 pages, avec 600 figures et 1 planche chromolithographiée... 30 fr.

CHURCHILL (Fleetwood) et LEBLOND (A.). *Traité pratique des maladies des femmes,* 3ᵉ édition, 1 vol. gr. in-8, XVI-1254 pages, avec 337 figures............ 18 fr.

DESPINE et PICOT. *Manuel pratique des maladies de l'enfance.* 3ᵉ édition. 1 vol. in-18 jésus de 600 pages. 6 fr.

EUSTACHE (G.). *Manuel pratique des maladies des femmes,* médecine et chirurgie, par G. EUSTACHE, professeur à la Faculté de médecine de Lille. 1 vol. in-18 jésus, 748 pages.. 8 fr.

GALLARD. *Leçons cliniques sur les maladies des femmes.* Deuxième édition. 1 vol. in-8, avec 94 figures... 14 fr.

HOLMES. *Thérapeutique des maladies chirurgicales des enfants.* 1 vol. in-8 de 1000 pages, avec 330 figures. 15 fr.

NÆGELÉ et GRENSER. *Traité pratique de l'art des accouchements,* avec une introduction par J.-A. STOLTZ, doyen de la Faculté de Nancy, Deuxième édition. 1 vol. in-8 de XXVIII-733 pages, avec 1 planche et 207 figures. 12 fr.

PENARD. *Guide pratique de l'accoucheur et de la sage-femme.* 5ᵉ édition. 1 vol. in-18, 551 pages, avec 156 figures.. 6 fr.

POULLET. *Des diverses espèces de forceps, leurs avantages et leurs inconvénients.* 1883, in-8, avec 80 fig. 6 fr.

SIMPSON. *Clinique obstétricale et gynécologique.* 1 vol. grand in-8 de 820 pages, avec figures......... 12 fr.

THÉRAPEUTIQUE, PHARMACIE, MATIÈRE MÉDICALE

ANDOUARD. *Nouveaux éléments de pharmacie,* par ANDOUARD, professeur à l'Ecole de médecine de Nantes. 2ᵉ édition. 1 vol. in-8 de 880 pages, avec 120 fig. 16 fr.

FERRAND (A.). *Traité de thérapeutique médicale* ou guide pour l'application des principaux modes de médication à l'indication thérapeutique et au traitement des maladies, par le Dʳ A. FERRAND, médecin des hôpitaux. 1 vol in-18 jésus, XXIV-848 pages. Cartonné.............. 8 fr.

FERRAND (E.). *Aide-mémoire de pharmacie,* vade-mecum du pharmacien à l'officine et au laboratoire. 3ᵉ édition. 1 vol. in-18 jésus de 800 pages, avec 181 fig. Cart. 7 fr.

FONSSAGRIVES (J.-B.). *Principes de thérapeutique générale.* 1 vol. in-8... 7 fr.

GALLOIS. *Formulaire de l'Union médicale. Douze cents formules* favorites des médecins français et étrangers. Troisième édition. 1 vol. in-32. Cartonné........ 3 50

JEANNEL. *Formulaire officinal et magistral international,* comprenant environ 4000 formules. 1 vol. in-18. Cartonné.. 6 fr.

NOTHNAGEL et ROSSBACH. *Nouveaux éléments de matière médicale et de thérapeutique*, exposé de l'action physiologique et thérapeutique des médicaments, avec une introduction par Ch. BOUCHARD, professeur de pathologie et de thérapeutique à la Faculté de Paris. 1 vol. in-8 de XXXII-860 pages.................................. 14 fr.

REVEIL. *Formulaire raisonné des médicaments nouveaux*. Deuxième édition. 1 vol. in-18 jésus, avec fig. .... 6 fr.

HYGIÈNE ET MÉDECINE LÉGALE

ARNOULD. *Nouveaux éléments d'hygiène*, par Jules ARNOULD, professeur d'hygiène à la Faculté de médecine de Lille. 1 vol. in-8 de 1360 pages, avec 284 fig. Cart... 20 fr.

BRIAND et CHAUDÉ. *Manuel complet de médecine légale*, contenant un traité élémentaire de chimie légale, par J. BOUIS. 10 édition. 2 vol. grand in-8 de 1200 pages, avec 5 planches et 36 figures.................. 24 fr.

CHAPUIS. *Précis de toxicologie*, in-18, avec fig. Cart. 8 fr.

DUBRAC. *Traité de jurisprudence médicale et pharmaceutique*, comprenant la législation, l'état civil, les dispositions à titre gratuit, la responsabilité, le secret professionnel, les honoraires des médecins et les créances des pharmaciens, l'exercice illégal de la médecine, les rentes viagères, les assurances sur la vie, la police sanitaire, les ventes de clientèle, les eaux minérales, etc. 1 vol. in-8 de 800 pages. ·......................·......... 12 fr.

HOFMANN (E.). *Nouveaux éléments de médecine légale*, introduction et commentaires par P. BROUARDEL, professeur à la Faculté de médecine de Paris. 1 vol. in-8, avec 50 figures....................................... 14 fr.

LEVY (MICHEL). *Traité d'hygiène publique et privée*. Sixième édition. 2 vol. grand in-8, avec figures. 20 fr.

SOUBEIRAN. *Nouveau dictionnaire des falsifications et des altérations des aliments*, des médicaments et de quelques produits employés dans les arts, l'industrie et l'économie domestique. 1 vol. in-8, avec 218 fig. Cart. 14 fr.

TARDIEU. *Médecine légale* : attentats aux mœurs, avortement, blessures, empoisonnement, folie, identité, infanticide, maladies produites accidentellement ou involontairement, pendaison. 9 vol. in-8, avec pl. coloriées. 54 fr.

VIBERT. *Précis de médecine légale*, par le Dr C.-A. VIBERT, médecin expert près les tribunaux. 1884, 1 vol. in-8 jésus.